D1919610

Thieme

Taschenatlas

Anästhesie

Norbert Roewer
Holger Thiel

5., aktualisierte und erweiterte Auflage

174 Farbtafeln von Jürgen Wirth

Georg Thieme Verlag
Stuttgart · New York

Impressum

Bibliografische Information
der Deutschen Nationalbibliothek

Die Deutsche Nationalbibliothek verzeichnet diese Publikation in der Deutschen Nationalbibliografie; detaillierte bibliografische Daten sind im Internet über http://dnb.d-nb.de abrufbar.

1. Auflage 2001
2. Auflage 2004
3. Auflage 2008
4. Auflage 2010

Wichtiger Hinweis: Wie jede Wissenschaft ist die Medizin ständigen Entwicklungen unterworfen. Forschung und klinische Erfahrung erweitern unsere Erkenntnisse, insbesondere was Behandlung und medikamentöse Therapie anbelangt. Soweit in diesem Werk eine Dosierung oder eine Applikation erwähnt wird, darf der Leser zwar darauf vertrauen, dass Autoren, Herausgeber und Verlag große Sorgfalt darauf verwandt haben, dass diese Angabe **dem Wissensstand bei Fertigstellung des Werkes** entspricht.
Für Angaben über Dosierungsanweisungen und Applikationsformen kann vom Verlag jedoch keine Gewähr übernommen werden. **Jeder Benutzer ist angehalten**, durch sorgfältige Prüfung der Beipackzettel der verwendeten Präparate und gegebenenfalls nach Konsultation eines Spezialisten festzustellen, ob die dort gegebene Empfehlung für Dosierungen oder die Beachtung von Kontraindikationen gegenüber der Angabe in diesem Buch abweicht. Eine solche Prüfung ist besonders wichtig bei selten verwendeten Präparaten oder solchen, die neu auf den Markt gebracht worden sind. **Jede Dosierung oder Applikation erfolgt auf eigene Gefahr des Benutzers.** Autoren und Verlag appellieren an jeden Benutzer, ihm etwa auffallende Ungenauigkeiten dem Verlag mitzuteilen.

Rüdigerstraße 14
70469 Stuttgart
Deutschland
Telefon: +49/(0)711/89 31-0
Unsere Homepage: www.thieme.de

Zeichnungen: Prof. Jürgen Wirth, Dreieich
Umschlaggestaltung: Thieme Verlagsgruppe
Umschlagfotos: Paavo Blåfield
Redaktion: Brigitte Söllner, Erlangen
Satz: Druckhaus Götz GmbH, Ludwigsburg
gesetzt in 3B2, Version 9.1, Unicode
Druck: L.E.G.O. s.p.A., in Lavis (TN)

ISBN 978-3-13-128785-4   1 2 3 4 5 6
Auch erhältlich als E-Book:
eISBN (PDF) 978-3-13-154365-3

Lerne zweifeln!

HoThi

Vorwort zur fünften Auflage

Liebe Leserin, lieber Leser,

der Taschenatlas der Anästhesie will Ihnen einen grundlegenden, zusammenhängenden Einblick in die Anästhesie und damit in das zentrale Tätigkeitsfeld des Anästhesisten verschaffen. Er richtet sich vornehmlich an Medizinstudenten, anästhesiologische Berufsanfänger, das anästhesiologische Fachpflegepersonal und an Ärzte anderer Fachrichtungen.
Im Mittelpunkt steht die Erläuterung der Grundlagen der Anästhesie. Was ist Narkose? Wie entsteht sie? Was passiert dabei im (ganzen) Körper? Was ist zu beachten im Vorfeld einer Anästhesie (Prämedikationsvisite, vorbereitende Maßnahmen), bei der Narkoseeinleitung und -ausleitung, während der Operation und in der frühen postoperativen Phase. Wie reagieren Patienten mit Begleiterkrankungen auf Narkotika? Welche Komplikationen können bei einer Anästhesie auftreten, wie lassen sie sich (meist) verhindern, und wie werden sie behandelt? Antworten auf diese Fragen (und weitere) dürfen Sie erwarten, und zwar in dem Maße, wie es nach dem gegenwärtigen Stand der medizinischen Erkenntnis möglich ist.
Während es im ersten Kapitel vor allem darum geht, was heutzutage eine Narkose ausmacht, lassen sich die darauf folgenden Kapitel als eine „kleine Reise durch die Anästhesie" ansehen, gleichsam wie aus dem Blickwinkel eines fiktiven zu operierenden Patienten betrachtet. Sie beginnt typischerweise mit der präoperativen Visite und endet mit seiner Entlassung aus dem Aufwachraum bzw. der perioperativen Anästhesiestation. Man muss zwar mit dem Lesen nicht unbedingt vorn beginnen, aber die Kapitel bauen aufeinander auf, d. h., das, was am Anfang erklärt wird, wird im Weiteren natürlich vorausgesetzt.
Zum Titel: Die Anästhesiologie ist ein Fachgebiet, das 4 Teilbereiche umfasst, neben der eigentlichen Anästhesie die Schmerz- und Notfalltherapie sowie die Intensivtherapie. Schmerz- und Notfalltherapie können in diesem Buch zwar gestreift werden, die Intensivtherapie lässt sich aber nicht angemessen darstellen, ohne den Umfang eines Taschenbuches völlig zu sprengen oder an anderen Stellen erhebliche inhaltliche Abstriche machen zu müssen. Deshalb ist es also kein Taschenatlas der Anästhesiologie geworden, sondern eben „nur" der „Taschenatlas der Anästhesie". Dieser jedoch wurde sorgfältig überarbeitet, d. h. inhaltlich aktualisiert, der Medikamententeil im Anhang wurde nochmals erweitert. Neu hinzugekommen ist eine Zeittafel, die dem interessierten Leser einen kurzen Überblick über die wichtigsten Stationen der Anästhesieentwicklung ermöglicht.
Die Sprache ist bewusst einfach und anschaulich gehalten, um Ihnen das Warum und Wie der Anästhesie so klar, eindeutig und einprägsam wie möglich nahezubringen und das Interesse möglichst vieler für unser Fachgebiet zu wecken. Falls auch Sie Lust bekommen haben sollten, könnte Ihre „Reise" nun beginnen. Ihre beiden „Reiseführer", sprich die Verfasser, würden sich jedenfalls darüber freuen.

Würzburg im Mai 2013

Norbert Roewer
Holger Thiel

Vorwort zur ersten und zweiten Auflage

Das wirklich Spannende an der Anästhesie ist die enge Verzahnung von Theorie und Praxis mit Bezug zu vielen klinischen und vorklinischen Fächern. Die theoretischen Grundlagen umfassen dabei neben der Kunde der Anästhesie die Physiologie und Pathophysiologie, die Pharmakologie, die Nosologie und die anästhesiespezifischen Besonderheiten der einzelnen operativen Fachgebiete.

Die Anästhesie hat sich von ihren Anfängen, der „bloßen Narkose“, mittlerweile zu einem herausragenden Faktor in der „perioperativen Medizin“ entwickelt und hat wesentlichen Anteil an der Durchführbarkeit und dem Erfolg invasiver medizinischer Eingriffe. Das bedingt für den klinisch tätigen Anästhesisten während seiner Ausbildung neben dem Erwerb diverser praktisch-manueller Fähigkeiten die Aneignung profunder Detailkenntnisse in den oben erwähnten Teilgebieten. Hier setzt nun der vorliegende Taschenatlas an. Er ordnet und selektiert die inzwischen überbordende stoffliche Fülle des Fachgebiets Anästhesie und bereitet sie so auf, dass der theoretische Einstieg für den Anfänger erleichtert, ja erst ermöglicht wird.

In diesem Buch werden nicht nur die komplexen Grundlagen der Anästhesie Schritt für Schritt herausgearbeitet und anschaulich dargestellt, mehr noch wurde größter Wert auf eine eingehende, differenzierte Beleuchtung der für rationales Handeln wesentlichen Hintergründe gelegt – mit dem Ziel, so eine möglichst verständliche Präsentation der entsprechenden Wissensinhalte zu erreichen. Deshalb findet sich auch hier das bewährte Thieme-Prinzip der „dualen Didaktik“ wieder, das sich wie ein roter Faden durch die gesamte Reihe der Taschenatlanten zieht. Gemeint ist die enge Verknüpfung von „Wort und Bild“ auf jeweils einer Doppelseite. An dieser Stelle gebührt unser ganz besonderer Dank Jürgen Wirth für die grafische Gestaltung und mehr noch für die kreativ-konstruktive Illustration zuweilen doch recht abstrakter Inhalte. Gleichwohl kaum minder richten wir das Dankeswort an Susanne Schimmer als der Projektplanerin vom Georg Thieme Verlag für die produktiven, fast schon „mäeutischen“ Diskussionsstunden, die uns auch der Antwort auf die klassische philosophische Streitfrage näherbrachten, ob denn nun am Anfang das Wort oder das Bild war ... Mag hier die Antwort strittig sein – unstrittig war die Beibehaltung der alten Rechtschreibregelung.

Der Taschenatlas der Anästhesie richtet sich in erster Linie an Studenten und AIPs bzw. Berufsanfänger, daneben aber auch an das anästhesiologische Fachpflegepersonal sowie interessierte Ärzte anderer Fachrichtungen. Er soll diesen Leserkreisen die grundlegenden Zusammenhänge erschließen, die das Fundament eines ganzheitlichen Verständnisses der Anästhesie bilden.

Würzburg im August 2004 Norbert Roewer
Holger Thiel

Anschriften

Roewer, Prof. Dr. med. Dr. h. c. Norbert
Klinik und Poliklinik für Anästhesiologie
Universitätsklinikum Würzburg
Zentrum Operative Medizin
Oberdürrbacher Straße 6
97080 Würzburg

Thiel, Dr. med. Holger
Klinik und Poliklinik für Anästhesiologie
Universitätsklinikum Würzburg
Zentrum Operative Medizin
Oberdürrbacher Straße 6
97080 Würzburg

Inhaltsverzeichnis

Monitoring und perioperative Homöostase ... 168

Regionalanästhesien ... 232

Komplikationen in der Anästhesie ... 292

Postoperative Versorgung ... 330

A. Anästhesie

Der Begriff „Anästhesie" leitet sich vom griechischen „αναισθησια" ab, was soviel bedeutet wie Unempfindlichkeit eines Organismus oder Empfindungslähmung. Man versteht darunter die Aufhebung *sämtlicher* peripherer Sinnesqualitäten wie Berührungs-, Tast-, Temperatur- und Schmerzempfinden. Der Teil- oder Unterbegriff „Analgesie" bezeichnet dagegen lediglich die Schmerzlosigkeit.
Im Zentrum der anästhesiologischen Tätigkeit steht, allgemein gesagt, die **Ermöglichung schmerzloser Eingriffe in die Körperintegrität.** Hierbei handelt es sowohl um die klassischen, d.h. offenen Operationen als auch um die sog. minimalinvasiven (videoassistierten) Eingriffe, daneben um invasive diagnostische Maßnahmen und zunehmend um interventionelle Eingriffe, also solche, die mithilfe bildgebender Verfahren durchgeführt werden. Das anästhesiologische Hauptziel bei derartigen Eingriffen, die Schmerzfreiheit, kann grundsätzlich auf zweierlei Art erreicht werden:

1. mit der klassischen Narkose oder
2. mit einer Regionalanästhesie.

Synonym für „Narkose" steht semantisch die Allgemeinanästhesie. Sie unterscheidet sich von den regionalanästhesiologischen Methoden unter anderem durch die Ausschaltung des Bewusstseins.
Eine **Allgemeinanästhesie** umfasst die Anästhesie des *gesamten* Körpers. Sie geht immer mit der Aufhebung, zumindest aber mit einer deutlichen Einschränkung des Bewusstseins einher.[1] Für eine Allgemeinanästhesie können

- inhalative, d.h. über die Lungen zugeführte Gase oder
- intravenöse, d.h. in Wasser gelöste Stoffe

eingesetzt werden. Sie alle haben ihre Hauptwirkorte im zentralen Nervensystem (ZNS = Gehirn und Rückenmark). Begrifflich werden

- die Inhalations-,
- die intravenöse und
- die balancierte Anästhesie

voneinander unterschieden, wobei unter einer balancierten Anästhesie der kombinierte Einsatz von Inhalations- und intravenösen Anästhetika verstanden wird. Da eine Allgemeinanästhesie stets zu einer Beeinträchtigung oder Ausschaltung der Atemtätigkeit führt, werden hierbei künstliche Atemwegshilfen und außerdem maschinelle Systeme benötigt, die die Atmung unterstützen oder ersetzen.

Bei einer **Regional- oder Lokalanästhesie** kann die Anästhesie auf bestimmte Körperareale begrenzt werden („topische Anästhesie"). Man unterscheidet folgende Formen:

- rückenmarknahe Regionalanästhesien (= zentrale Nervenblockaden: Spinalanästhesie, Epi- oder Periduralanästhesie, Kaudal- oder Sakralanästhesie),
- periphere Nervenblockaden (z.B. Plexus brachialis, einzelne Nerven),
- Infiltrationsanästhesie (z.B. sub- oder intrakutan) und
- Oberflächenanästhesie (z.B. epikutan).

Bei all diesen Verfahren werden spezielle Wirkstoffe, die sog. Lokalanästhetika, nicht systemisch (z.B. inhalativ oder intravenös) appliziert, sondern, bis auf die Oberflächenanästhesie, in die unmittelbare Nähe von nervalen Strukturen injiziert, um dort die Erregungsentstehung und -fortleitung selektiv auszuschalten. Bewusstsein und Spontanatmung bleiben so erhalten. Rückenmarknahe Regionalanästhesien und Plexus-brachialis-Anästhesien liegen – wie die Allgemeinanästhesie – ausschließlich in der Hand des Anästhesisten.

B. Kombinationsanästhesie

Unter gewissen Umständen oder bei bestimmten Eingriffen können Allgemein- und Regionalanästhesieverfahren auch vorteilhaft miteinander kombiniert werden („Kombinationsanästhesie"). Ein solches Vorgehen empfiehlt sich besonders dann, wenn Regionalanästhesiekatheter als Bestandteil eines gesamtheitlichen perioperativen Anästhesiekonzepts postoperativ zur selektiven Analgesie genutzt werden sollen. Die Kombinationsanästhesie muss semantisch von der *Kombinationsnarkose* abgegrenzt werden. Letztere bezeichnet die gemeinsame Verwendung zentral wirksamer Pharmaka, z.B.:

- i.v. Hypnotikum zur Narkoseeinleitung und Inhalationsanästhetikum zur Aufrechterhaltung oder
- i.v. Hypnotikum zur Bewusstseinsausschaltung, Opioid zur Analgesie und Relaxans zur Muskelerschlaffung.

---

[1] Der hierfür umgangssprachlich benutzte Begriff „Vollnarkose" ist ein Pleonasmus und sollte deshalb in der Fachsprache nicht angewendet werden.

Begriffsbestimmungen

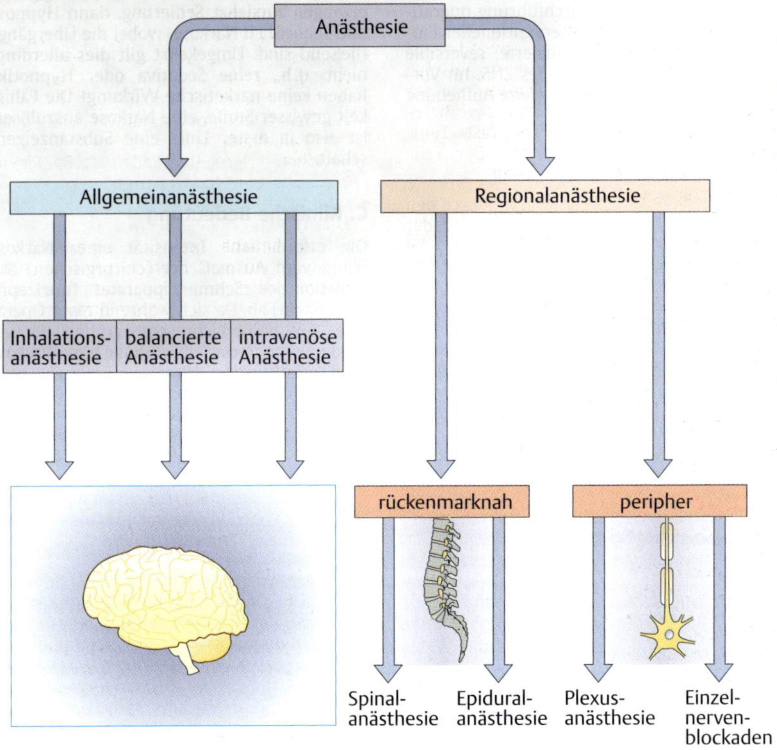

A. Anästhesieverfahren

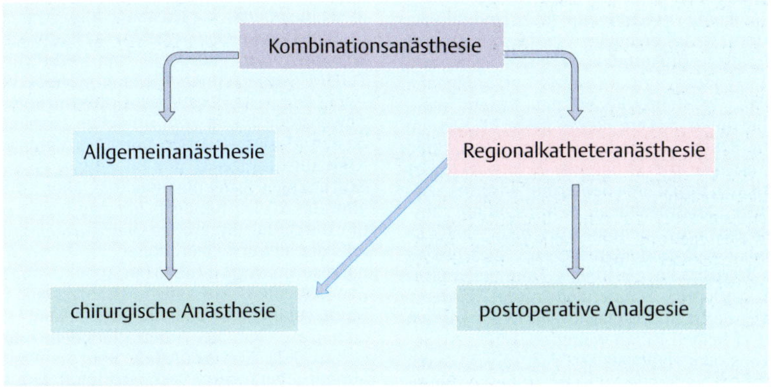

B. Kombinationsanästhesie

Unter **„Narkose"** (Syn.: Allgemeinanästhesie) versteht man eine zur Durchführung operativer, diagnostischer oder interventioneller Eingriffe pharmakologisch induzierte, reversible Verminderung der Aktivität des ZNS. Im Vordergrund steht dabei die *komplette* Aufhebung der Sinneswahrnehmung.

A. Komponenten der Narkose

Der Zustand der Narkose ist geprägt durch den Verlust des Bewusstseins *(Hypnose)* und der Schmerzwahrnehmung *(Analgesie)*. Für die Dauer der Hypnose und in der Regel noch für einige Zeit danach ist die Wahrnehmung blockiert, sodass die Erinnerung fehlt *(anterograde Amnesie)*. Meist geht aber auch die Erinnerung an Sinneseindrücke verloren, die in die Phase unmittelbar vor Eintritt der Hypnose fallen *(retrograde Amnesie)*. Mit der Analgesie verschwinden nicht nur die willkürlichen, sondern auch die unwillkürlichen Schmerzreaktionen (Reflexe). Durch die Unterdrückung der Reflexaktivität werden Abwehrbewegungen verhindert, der Skelettmuskeltonus wird vermindert, das vegetative Nervensystem gedämpft (vorrangig Sympathikushemmung). In tieferen Narkosestadien kommt es dann zu einer wirklichen Erschlaffung (*Relaxation*) der Skelettmuskulatur, in diesem Fall hervorgerufen durch eine Hemmung der motorischen Aktivität auf Rückenmarkebene.

B. Dämpfung zerebraler Funktionen

Die Narkose ist das Ergebnis einer *generalisierten* Dämpfung der Aktivität des ZNS. Sie kann durch Pharmaka unterschiedlichster chemischer Struktur und Herkunft erzeugt werden *(B1)*. Die Vorstufen sind die **Sedierung,** ein Zustand psychomotorischer Indifferenz, in dem Schlaf ermöglicht wird, der Patient aber ansprechbar oder weckbar bleibt, und die **Hypnose,** ein Zustand erzwungenen Schlafs, während dessen der Patient nicht mehr durch äußere Reize geweckt werden kann. Beiden Zuständen *fehlt* im Unterschied zur Narkose die *somatische Komponente der Analgesie*. Durch eine Sedierung wird der psychische, angstbezogene Schmerzanteil ausgeschaltet („der Schmerz tut nicht mehr so weh"), durch eine Hypnose geht auch das an das Bewusstsein gekoppelte Schmerzempfinden verloren. Schmerzinduzierte Abwehrbewegungen und Kreislaufreaktionen können aber in beiden Fällen weiterhin auftreten. Sedierung oder Hypnose lässt sich sowohl durch spezifisch wirkende Substanzen herbeiführen als auch durch Narkotika im engeren Sinn. Narkotika wirken nämlich *dosisabhängig* und erzeugen zunächst Sedierung, dann Hypnose und schließlich Narkose, wobei die Übergänge fließend sind. Umgekehrt gilt dies allerdings nicht, d.h., *reine* Sedativa oder Hypnotika haben keine narkotische Wirkung! Die Fähigkeit gewisser Stoffe, eine Narkose auszulösen, ist also in erster Linie eine Substanzeigenschaft.

C. Klinische Bedeutung

Die erforderliche Intensität einer Narkose hängt vom Ausmaß der (chirurgischen) Stimulation des „Schmerzapparates" (nozizeptives System) ab. Da sich während einer Operation unterschiedlich schmerzhafte Phasen miteinander abwechseln, muss eine Narkose vom Anästhesisten *dynamisch* gesteuert werden.

▸ **Rückblick.** Bis weit ins 20. Jahrhundert konnten Narkosen jeweils nur mit *einer* Substanz durchgeführt werden. Für diese „Mononarkosen" standen ausschließlich Inhalationsanästhetika zur Verfügung: anfangs „Äther" (Diethylether), Chloroform und Lachgas. Da Chloroform aber zu toxisch und Lachgas nicht potent genug war, wurden sie rasch durch Äther verdrängt, der dann lange Zeit das Narkosemittel schlechthin blieb. Die erste öffentlich demonstrierte (und auch publizierte) Narkose war eine Äthernarkose, 1846 von W. T. G. Morton in Boston vorgenommen. Doch auch Äther war alles andere als frei von Nebenwirkungen. Neben der Tatsache, dass er zusammen mit Luft ein explosibles Gasgemisch bildet, ist die Einschlaf- und Aufwachphase mit einer ausgeprägten, lang dauernden Exzitation belastet. Äther reizt stark die Schleimhäute (→ Hustenanfälle, vermehrte Schleimsekretion) und ist ausgesprochen emetogen (→ Übelkeit und Erbrechen). Zudem sind – typisch für eine Mononarkose – z.T. sehr hohe Dosen zum Unterdrücken der Abwehrreflexe und zum Erreichen einer adäquaten Muskelrelaxation nötig (→ Atem- und Kreislaufstörungen).
Aus heutiger Sicht unvorstellbar, aber zu Beginn des 20. Jahrhunderts gängige Praxis war die Durchführung großer Oberbaucheingriffe, z.B. der Billroth-Operationen, in Äthertropfnarkose am nicht intubierten, spontan atmenden Patienten. Auf einem Drahtgestell, das Mund und Nase überspannte, befand sich eine Gaze, auf die Äther geträufelt wurde (s. Kap. 7.2). Er verdunstete und der Patient atmete ätherangereicherte Raumluft ein. Die Narkosetiefe wurde ausschließlich anhand kli-

Eigenschaften der Narkose I

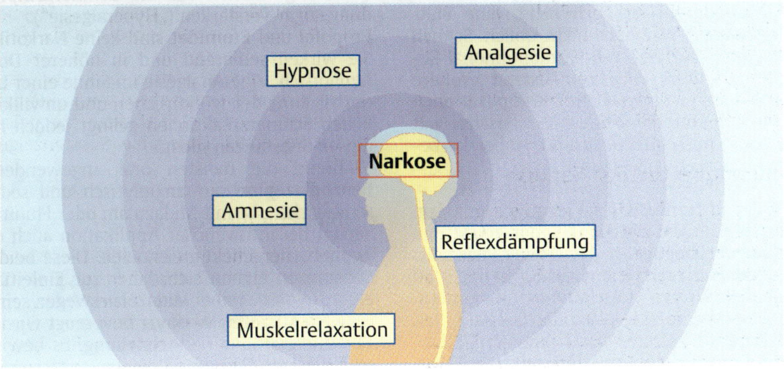

A. Komponenten der Narkose

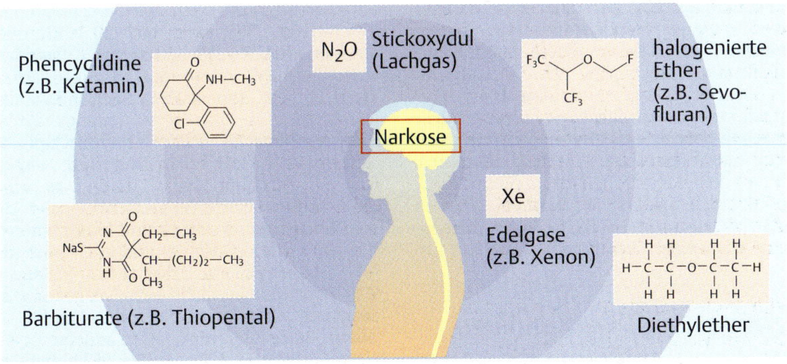

1. Narkotika

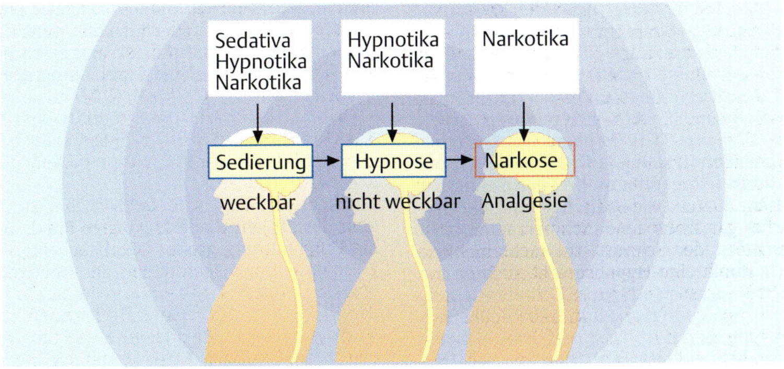

2. Dämpfung des Bewusstseins

B. Dämpfung zerebraler Funktionen

nischer Zeichen bestimmt (s. Kap. 1.3), den EKG-Monitor gab es noch nicht, eine Blutdruckmessung war noch nicht üblich. Schnell wird einem klar, dass nur kardiopulmonal Gesunde in gutem Allgemeinzustand größere Operationen in Narkose ohne Komplikationen überstehen konnten. Höheres Lebensalter galt damals als Ausschlusskriterium, wobei das bereits für den etwa 50-Jährigen galt.

▸ **Moderne Narkose.** Zur Verminderung von Nebenwirkungen werden bei der modernen Narkose verschiedenartig wirkende Pharmaka wie Sedativa oder Hypnotika, Opioide und Muskelrelaxanzien miteinander kombiniert. Auf diese Weise lassen sich die Teilqualitäten der Narkose selektiv verwirklichen („Kombinationsnarkose"). Von den ursprünglichen Inhalationsanästhetika wird heute nur noch Lachgas (Distickstoff[mon]oxid, Stickoxydul, N_2O) verwendet, was auf seiner guten analgetischen Wirkung beruht. Äther und Chloroform sind dagegen durch neuere dampfförmige (= volatile) Substanzen, wie z. B. Isofluran oder Sevofluran, ersetzt worden. Diese sind deutlich besser verträglich und zudem nicht explosibel. Volatile Anästhetika zeichnen sich durch gute hypnotische Eigenschaften aus, während die analgetische Komponente um einiges geringer ausfällt. Sie werden daher in der Regel zusammen mit N_2O und intravenösen Substanzen verabreicht („balancierte Anästhesie").

D. ZNS-Wirkungen von Anästhetika

Im Gegensatz zu den volatilen Anästhetika kann die narkotische Wirkung von N_2O klinisch nicht genutzt werden. Die maximal mögliche Beimischung zum Atemgas ist auf 79% begrenzt, damit ein minimaler inspiratorischer Sauerstoffanteil (FIO_2) von 21% (bzw. 0,21 als „Fraktion") gewährleistet bleibt. In der Praxis wird allerdings aus Sicherheitsgründen eine FIO_2 von 0,3 nicht unterschritten und ein N_2O-Anteil von 0,7 nicht überschritten. In dieser Konzentration wirkt N_2O analgetisch und meist nur sedierend; es führt aber nicht sicher zu einer Bewusstseinsausschaltung.

Das Edelgas **Xenon** ist in einer Konzentration von ca. 70% anästhetisch wirksam, es erzeugt Hypnose und Analgesie. Dem Vorteil der chemischen Inertheit stehen jedoch als Nachteile die geringe Verfügbarkeit und die hohen Kosten gegenüber.

Barbiturate werden in der Regel nur als Hypnotika eingesetzt, weil höhere, narkotisch wirksame Dosen eine zu starke Kreislaufdepression hervorrufen. In subanästhetischer Dosierung können sie die Schmerzempfindung sogar verstärken („Hyperalgesie").

Propofol und **Etomidat** sind keine Narkotika! Sie wirken sedierend und in höherer Dosis hypnotisch; eine Analgesie im Sinne einer Unterdrückung der willkürlichen und unwillkürlichen Schmerzreaktionen gelingt jedoch mit diesen Substanzen nicht.

Während die meisten oral angewendeten **Benzodiazepine** nur anxiolytisch und sedierend wirken, ist mit Midazolam oder Flunitrazepam bei intravenöser Applikation auch ein hypnotischer Effekt zu erzielen. Diese beiden Substanzen eignen sich daher zur Einleitung einer Narkose, wobei Midazolam wegen seiner deutlich kürzeren Wirkung bevorzugt wird.

Ketamin hat eine Sonderstellung. Es bewirkt weniger eine Dämpfung des Bewusstseins als vielmehr eine Veränderung der Bewusstseinsinhalte (z. B. Halluzinationen) und gilt daher im engeren Sinne nicht als Hypnotikum oder Narkotikum. Man kann sich aber die guten analgetischen Eigenschaften von Ketamin zunutze machen, indem man es mit einem Sedativum oder Hypnotikum, meist Midazolam, kombiniert.

Die hypnotische Wirkung von **Opioiden** kommt nur in sehr hoher Dosierung zum Tragen und ist daher klinisch kaum von Bedeutung. Früher wurde Fentanyl mit hochdosiertem Droperidol, einem Neuroleptikum aus der Gruppe der Butyrophenone, kombiniert („Neuroleptanalgesie"). Da allerdings auch so das Bewusstsein nicht sicher auszuschalten war und nicht selten Nebenwirkungen, vor allem Bewegungsstörungen, auftraten, wird dieses Verfahren schon lange nicht mehr angewendet. Statt mit Droperidol oder anderen Neuroleptika werden Opioide heute gemeinsam mit intravenösen Hypnotika („total intravenöse Anästhesie") oder Inhalationsanästhetika („balancierte Anästhesie") eingesetzt, wodurch das Bewusstsein verlässlich unterdrückt wird.

Eigenschaften der Narkose II

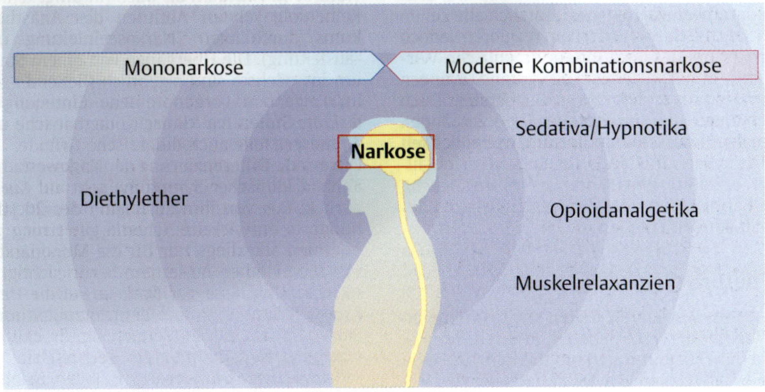

C. Klinische Bedeutung

	narkotisch	hypnotisch	sedierend	amnestisch	analgetisch
Volatile (dampfförmige) Anästhetika Diethylether, Isofluran, Sevofluran	+	+	+	+	+
Gasförmige Anästhetika Stickoxydul (Lachgas, N_2O)	(+)	+	+	+	+
Xenon	+	+	+	+	+
Barbiturate Thiopental, Methohexital	(+)	+	+	+	(+)
Propofol		+	+	+	
Etomidat		+	+	+	
Benzodiazepine Diazepam		(+)	+	(+)	
Midazolam, Flunitrazepam		+	+	+	
Ketamin	(+)	(+)	(+)	(+)	+
Opioide Fentanyl, Sufentanil, Alfentanil, Remifentanil		(+)	(+)		+

D. ZNS-Wirkungen von Anästhetika

Narkotika wirken nicht isoliert auf das ZNS, sondern beeinflussen grundsätzlich alle Zellen des Organismus. Hirnzellen reagieren jedoch am empfindlichsten, sodass narkotische Wirkungen in der Regel vor relevanten Störungen der Funktion anderer Organe auftreten. Doch auch unter den Hirnzellen bzw. Zellverbänden bestehen Unterschiede in der Empfindlichkeit auf Narkosemittel, was im Folgenden detailliert erläutert wird und was es ermöglicht, die Entwicklung einer Narkose in verschiedene Stadien einzuteilen.

A. Ausbreitung einer Narkose

Als erstes werden die Zellen der Großhirnrinde (zerebraler [Neo-]Kortex) in ihrer Aktivität gehemmt (Stadium I), dann die in subkortikalen Arealen (Stadium II), danach die des Rückenmarks (Stadium III) und zuletzt die der vegetativen Steuerzentren im Hirnstamm (Stadium IV). So ist gewährleistet, dass die lebenswichtigen Mechanismen der Atem- und Kreislaufregulation auch in tiefer Narkose erhalten bleiben. Es lässt sich als Regel erkennen, dass die entwicklungsgeschichtlich jüngsten, endständigen neuronalen Strukturen (Großhirn [Telenzephalon] mit Neokortex) am empfindlichsten auf Narkotika reagieren, während sich die älteren und ältesten, tiefer gelegenen Zellformationen deutlich resistenter verhalten (z. B. Zwischenhirn [Dienzephalon], Mittelhirn [Mesenzephalon], Hinterhirn [Metenzephalon]; verlängertes Rückenmark [Myelenzephalon oder Medulla oblongata]).
Die unterschiedliche Narkotikaempfindlichkeit der einzelnen Hirnanteile korrespondiert auch mit der ebenfalls unterschiedlichen Stoffwechselrate. So ist der als Gradmesser der metabolischen Aktivität fungierende Sauerstoffverbrauch in den (neo-)kortikalen Zellen am höchsten und in den pontinomedullären Zellen (Hirnstamm) am geringsten. Dies lässt den Rückschluss zu, dass Narkotika ihre zellulären Wirkungen am besten in den Geweben mit dem höchsten Energiebedarf entfalten können. Aus der Reihenfolge der von *kortikal nach medullär* fortschreitenden Ausschaltung zentralnervöser Strukturen lässt sich eine Narkose in Stadien einteilen, und jedes Stadium lässt sich grob dem Ausfall bestimmter Regionen des ZNS zuordnen (→ „Topografie der Narkosewirkungen").

B. Monoinhalationsanästhesie

Die einzelnen Narkosestadien sind nur bei einer Monoinhalationsanästhesie deutlich voneinander zu unterscheiden. Sie werden sowohl beim Anfluten als auch (in umgekehrter Reihenfolge) beim Abfluten des Anästhetikums durchlaufen (Narkoseeinleitung und -ausleitung). Die Übergänge von einem Stadium ins nächste sind eigentlich fließend – die im Folgenden vorgenommene Einteilung in *diskrete* Stufen hat klinisch-pragmatische und an dieser Stelle auch didaktische Gründe.
Die exakte Differenzierung der Narkosestadien anhand klinischer Symptome geht auf *Guedel* zurück. Das von ihm zu Beginn des 20. Jahrhunderts entwickelte Schema gilt streng genommen allerdings nur für die Mononarkose mit Diethylether. Außerdem berücksichtigt es nicht die Einflüsse der Narkose auf die Herz-Kreislauf-Funktion. Zum damaligen Zeitpunkt war nämlich die EKG- und Blutdrucküberwachung wegen fehlender technischer Voraussetzungen klinisch noch nicht etabliert oder wurde in ihrer Bedeutung noch nicht richtig eingeschätzt. So standen zur Beurteilung der Narkosetiefe die klinisch gut zu beobachtenden Veränderungen der Spontanatmung ganz im Vordergrund, nicht zuletzt auch deshalb, weil die Spontanatmung bis in tiefe Narkosestadien zumindest in abgeschwächter Form, zuletzt als reine Zwerchfellatmung, aufrechterhalten bleibt (s. u.). Daneben wurden die typischen Auswirkungen der Narkose auf die Augen- und Pupillenmotorik sowie der allmähliche Ausfall bestimmter Hirnnervenreflexe als Kriterien für die Narkosetiefe herangezogen. Noch bis zur Mitte des 20. Jahrhunderts war es in Deutschland alltägliche Praxis, große Oberbaucheingriffe wie die Billroth-Operationen in tiefer Äthermononarkose am nicht intubierten, spontan atmenden Patienten auszuführen (s. Kap. 1.2).
Bei den modernen Allgemeinanästhesien mit Einleitung durch intravenöse Substanzen werden die einzelnen Stadien der Narkose zwar prinzipiell genauso durchlaufen; dies geht in der Regel jedoch zu rasch, als dass es klinisch gleichermaßen beobachtet werden könnte.

Narkosestadien I

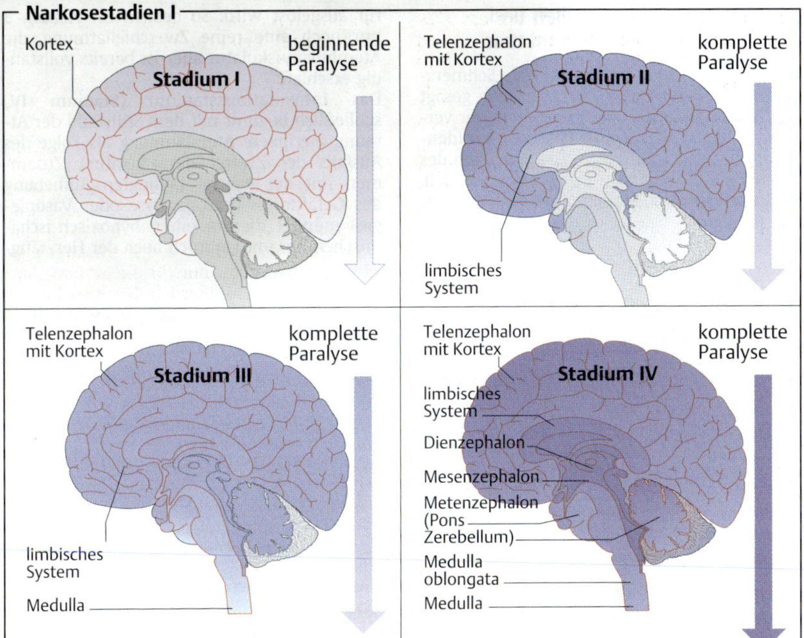

A. Ausbreitung einer Narkose

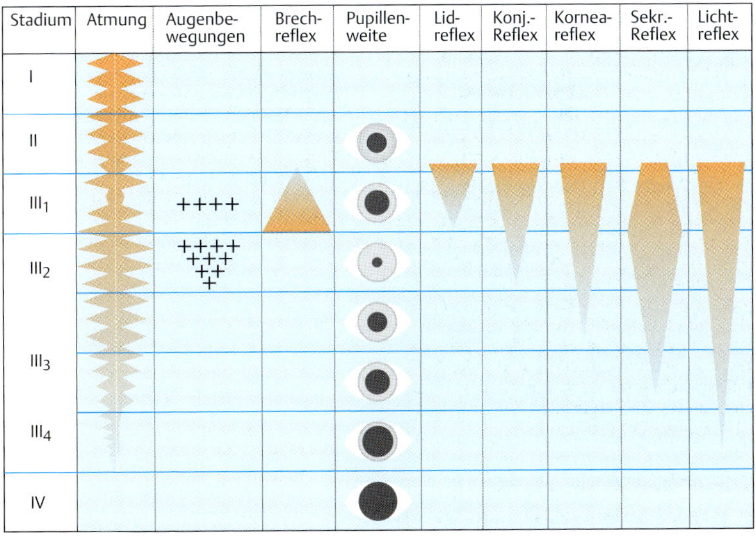

B. Zeichen der Narkosetiefe für Monoinhalationsanästhesien nach Guedel

C. Klinische Narkosestadien und korrespondierende Hirnfunktion

Im **Stadium I** wird nur die kortikale Schmerzwahrnehmung herabgesetzt, genauer gesagt geht der angstbesetzte Schmerzcharakter verloren *(„Anxiolyse")* und die Fähigkeit zur Identifizierung von Schmerzen (das Erkennen des Schmerzes als Schmerz) verschlechtert sich. Die irreführende Bezeichnung als Stadium der Analgesie hat historische Gründe und geht auf die ersten Zahnextraktionen unter Lachgasinhalation im 19. Jahrhundert zurück. Der eigentliche, d. h. der somatische Schmerz bleibt erhalten und dementsprechend laufen auch die subkortikal verschalteten Schmerzantworten des Organismus, die Schmerzreaktionen und -reflexe, unbewusst weiter ab. Mit dem Eintritt der Bewusstlosigkeit folgt der Übergang ins zweite Stadium, erkennbar daran, dass der Patient nicht mehr auf Ansprache reagiert und beim Berühren der Augenwimpern kein Lidreflex mehr auslösbar ist.

Kortikale und subkortikale neuronale Netze sind so miteinander verbunden, dass wechselseitig *aktivierende* und *hemmende* Impulse gleichzeitig verarbeitet und integriert werden müssen. Im Wachzustand dominiert der hemmende Einfluss des Kortex auf tiefer gelegene Hirnschichten. Dieser Einfluss entfällt im **Exzitationsstadium** (**Stadium II**). Mit der Ausschaltung der kortikalen Aktivität können nun die aktivierenden Impulse aus dem Subkortex ungefiltert auf die somatischen und vegetativen Hirnzentren Einfluss nehmen, was sich in typischen klinischen Symptomen äußert *(C)*. Das Exzitationsstadium geht mit einer potenziellen Gefährdung des Patienten einher und gilt deshalb als die kritische Narkosephase.

Herausragendes Charakteristikum des sich daran anschließenden **Toleranzstadiums** (**Stadium III**) ist die *somatische Analgesie*. Erst hiermit wird die Durchführung chirurgischer Eingriffe ohne störende Abwehrbewegungen möglich. Deswegen ist das Toleranzstadium das eigentlich angestrebte Narkosestadium. Es wird, was heutzutage aber keine praktische Bedeutung mehr hat, in ein sog. *Planum 1 – 4* unterteilt. Maßgeblich dafür ist eine zunehmende Automatisierung der Atemtätigkeit, die schließlich unabhängig vom Einfluss äußerer Reize abläuft. Außerdem nimmt als Folge einer Hemmung der Vorderhornzellaktivität im Rückenmark der Skelettmuskeltonus ab, wodurch zwar einerseits das operative Vorgehen in der Körpertiefe erleichtert wird (z. B. Verlust der Bauchdeckenspannung für abdominale Eingriffe), andererseits aber eine fortschreitende Lähmung der Atemmuskulatur ausgelöst wird. So besteht im Planum 3 nur noch eine reine Zwerchfellatmung, die Atemhilfsmuskulatur aber ist bereits vollständig erschlafft.

Das **Intoxikationsstadium** (**Stadium IV**) schließlich beginnt mit dem Stillstand der Atmung (*periphere* Atemlähmung als Folge des Ausfalls der Zwerchfellmuskulatur). Zusammen mit der zentral bedingten Aufhebung des Gefäßtonus (Vasoparalyse oder Vasoplegie) mündet dies in einen hypoxisch-ischämischen Zusammenbruch auch der Herztätigkeit.

D. Unterschiede zwischen physiologischem Schlaf und Narkose

Der Zustand des physiologischen Schlafs unterscheidet sich ganz erheblich von dem der Narkose *(D)*. Entscheidend ist, dass in Narkose die elektrische Aktivität des Gehirns fast völlig zum Erliegen kommt, während im Schlaf lediglich der kortikale Anteil gedrosselt wird. Der Funktionsstoffwechsel der Hirnzellen ist in tiefer Narkose aufgehoben und es bleibt nur noch der zum Überleben unbedingt nötige Strukturstoffwechsel übrig. Das hat – ähnlich wie beim tiefen Koma – zur Folge, dass keine äußeren Sinneseindrücke mehr wahrgenommen oder verarbeitet werden können; potenzielle Weckreize verlieren also ihre Wirksamkeit. Der Verlust des Skelettmuskeltonus führt im Falle der Mundbodenmuskulatur dazu, dass die Zunge in Rückenlage nach hinten fällt und die oberen Atemwege verlegt (→ Erstickungsgefahr). Dies und der Ausfall der Schutzreflexe lassen die Narkose zu einem potenziell lebensbedrohlichen Zustand werden, was eine Sicherung und Überwachung der Vitalfunktionen durch geeignete Maßnahmen unentbehrlich macht.

Narkosestadien II

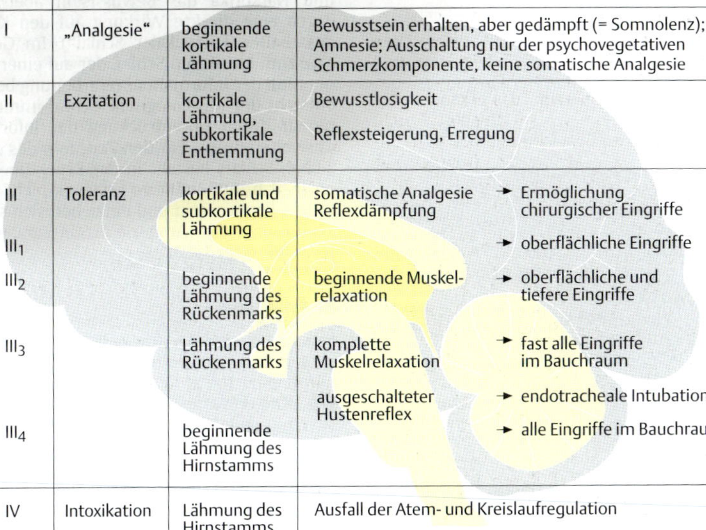

Stadium	Bezeichnung	Hirnfunktion	Klinik	
I	„Analgesie"	beginnende kortikale Lähmung	Bewusstsein erhalten, aber gedämpft (= Somnolenz); Amnesie; Ausschaltung nur der psychovegetativen Schmerzkomponente, keine somatische Analgesie	
II	Exzitation	kortikale Lähmung, subkortikale Enthemmung	Bewusstlosigkeit Reflexsteigerung, Erregung	
III	Toleranz	kortikale und subkortikale Lähmung	somatische Analgesie Reflexdämpfung	→ Ermöglichung chirurgischer Eingriffe
III_1				→ oberflächliche Eingriffe
III_2		beginnende Lähmung des Rückenmarks	beginnende Muskelrelaxation	→ oberflächliche und tiefere Eingriffe
III_3		Lähmung des Rückenmarks	komplette Muskelrelaxation	→ fast alle Eingriffe im Bauchraum
			ausgeschalteter Hustenreflex	→ endotracheale Intubation
III_4		beginnende Lähmung des Hirnstamms		→ alle Eingriffe im Bauchraum
IV	Intoxikation	Lähmung des Hirnstamms	Ausfall der Atem- und Kreislaufregulation	

Klinische Symptome des Exzitationsstadiums

- Tachykardie, Arrhythmie
- Blutdruckanstieg
- unregelmäßige Atmung, Tachypnoe
- Schwitzen
- Übelkeit/Erbrechen
- evtl. Harn- und Stuhlentleerung
- vermehrter Speichelfluss (Hypersalivation)
- Pupillenerweiterung
- Nystagmus
- Bulbidivergenz
- Zunahme des Skelettmuskeltonus, Hypermotilität, Kloni, Kieferklemme

C. Klinische Narkosestadien und korrespondierende Hirnfunktion

	Schlaf	Narkose
Hirnelektrische Aktivität (EEG)	auch im Tiefschlaf	Burst-suppression-EEG/Nullinie
Hirnstoffwechsel und O_2-Verbrauch		
kortikal	deutlich vermindert	maximal unterdrückt
global	unverändert bis leicht vermindert	in tiefer Narkose maximal unterdrückt
Schutzreflexe	unverändert	aufgehoben
Muskeltonus	unverändert (außer in den REM-Phasen)	aufgehoben
Verarbeitung von Sinneseindrücken	ja	nein
Aufwachen durch äußere Reize	ja	nein
Aspirationsgefahr	nein	ja
Erstickungsgefahr in Rückenlage	nein	ja

D. Unterschiede zwischen physiologischem Schlaf und Narkose

Die Hauptbestandteile einer Narkose
- Hypnose,
- Analgesie und
- Muskelrelaxation

sind das Ergebnis eines pharmakologischen Eingriffs in unterschiedliche Regionen und Strukturen des zentralen Nervensystems.

A. Hypnose

Neurophysiologisch ist nach wie vor nicht genau geklärt, auf welche Weise in neuronalen Netzen Bewusstsein im Sinne von Wachheit (= Wachbewusstsein [nicht zu verwechseln mit dem Ich-Bewusstsein]) entsteht. Gesicherte Erkenntnis ist allerdings, dass das **Wachbewusstsein** kein Zustand per se ist, der sich einem einzelnen, klar abzugrenzenden Hirnanteil zuordnen ließe, sondern in überaus komplexer Weise von der kontinuierlichen Aktivierung des assoziativen Kortex durch subkortikale Afferenzen abhängt. Darüber hinaus können kortikale Neuronenfelder über rückgekoppelte Verbindungen mit subkortikalen Zellverbänden ihren eigenen Aktivitätszustand aber auch selbst beeinflussen. Das Wachbewusstsein entwickelt sich also aus speziellen Interaktionen verschiedener Zentren im Gehirn und könnte als das Resultat eines dynamischen Gleichgewichts zwischen kortikalem Input und Output aufgefasst werden.

Schlaf entsteht, mechanistisch betrachtet, durch direkte oder indirekte Ausschaltung des Neokortex. Hierbei können 2 Arten des Schlafs unterschieden werden:
- der physiologische Schlaf (z. B. „Nachtschlaf")
- und der artifizielle, d. h. pharmakologisch induzierte Schlaf („Hypnose").

Die **indirekte** schlaferzeugende Wirkung kommt durch eine Hemmung afferenter Bahnen in den medialen Kerngebieten der Formatio reticularis zustande („retikulärer Schlaf"). Auf diese Weise wird der Fluss von Signalen zum Kortex reduziert. Die Formatio reticularis zieht sich als neuronales Netz durch den gesamten Hirnstamm und bestimmt unter anderem den kortikalen Aktivitätszustand und damit den Wachheits- oder Vigilanzgrad („aufsteigendes retikuläres aktivierendes System"). Sie ist maßgeblich an der Steuerung des physiologischen Schlaf-wach-Rhythmus beteiligt. Eine Zerstörung der Formatio reticularis, z. B. durch Trauma, führt zu einem Bewusstseinsverlust, d. h. Koma. In dieses System greifen auch die Sedativa, Hypnotika und Narkotika ein. Sie unterbinden die Fortleitung der aufsteigenden „Weckimpulse" in unterschiedlicher Ausprägung („Deafferenzierung"). Im Unterschied zu Sedativa können Hypnotika und Narkotika das Bewusstsein aber auch durch eine **direkte** Wirkung auf den Kortex ausschalten („kortikaler Schlaf"). Im Gegensatz zum kortikalen Schlaf, der auf einer Suppression der Informationsverarbeitung beruht, entsteht der physiologische Schlaf immer retikulär durch Unterdrückung der Informationsweiterleitung. Für den Zeitraum des artifiziellen Schlafs besteht in der Regel eine **Amnesie,** d. h., äußere Reize gelangen nicht mehr bis ins Bewusstsein und entziehen sich so der Erinnerung. Die Amnesie ist integraler Bestandteil einer Narkose.

B. Analgesie

Schmerzen sind Ausdruck eines für den Organismus potenziell bedrohlichen Eingriffs in die körperliche Integrität und erfüllen von Natur aus eine Warnfunktion. Phylogenetisch hat sich ein fein abgestimmtes System herausgebildet, das die Schmerzleitung, die Schmerzverarbeitung und die Schmerzantwort umfasst („nozizeptives System").

Der **Schmerz** durchläuft auf seinem *afferenten* Weg von den peripheren Schmerzrezeptoren zum Kortex, d. h. bis zur Bewusstwerdung, spinomedulläre und subkortikale Umschaltstationen. Die erste ist das *Hinterhorn* des Rückenmarks. Hier werden die aus schnell leitenden Aδ- und langsam leitenden C-Fasern stammenden Schmerzrohsignale auf das jeweilige 2. Neuron umgeschaltet. Dessen Fasern bilden den nach kranial verlaufenden Tractus spinothalamicus. Zentrale und wichtigste subkortikale Durchgangsstation ist der *Thalamus*. Erst an dieser Stelle werden die Rohsignale zum Schmerz, d. h., der Schmerz wird als solcher auch erkannt („Schmerzidentifikation"). Vom Thalamus aus existieren Verbindungen zum Neokortex und im Nebenschluss zum limbischen System. Das *limbische System*, ein Grenzgebiet zwischen Groß- und Stammhirn, verleiht dem Schmerz seinen emotionalen Charakter („Schmerzaffektion"). Kortikale Areale im *Gyrus postcentralis* dienen zur Schmerzlokalisierung und vor allem zur Schmerzwahrnehmung; hier werden die Schmerzimpulse zum bewussten Sinneseindruck verknüpft, hier wird der Schmerz „erlebt" („bewusste Schmerzintegration"). Unterhalb der Thalamusebene werden die Schmerzimpulse durch die Formatio reticularis des Mittelhirns geleitet und erreichen über Kollateralen auch die motorischen Kerne im Hirnstamm sowie den Hypothalamus. Unter dem Einfluss der in der *Formatio reticularis* eintref-

Topografie der Narkosewirkungen I

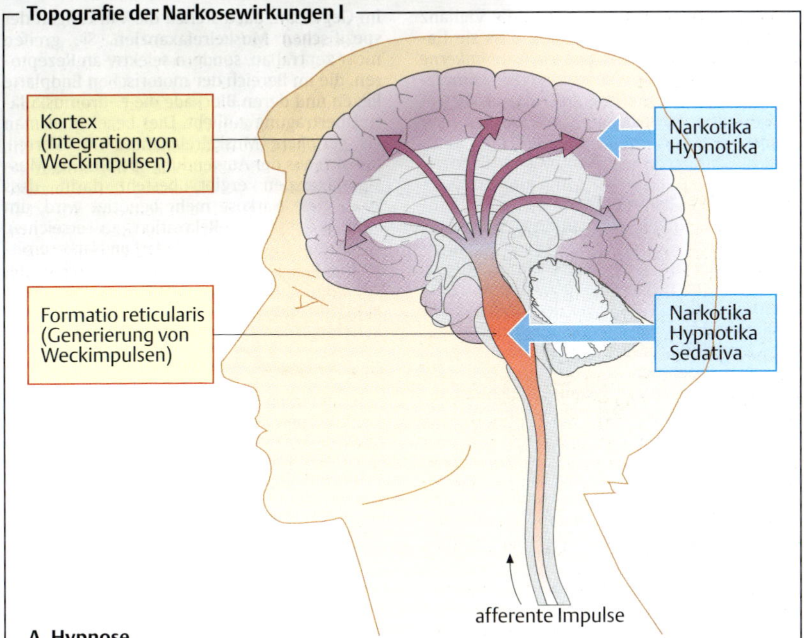

A. Hypnose

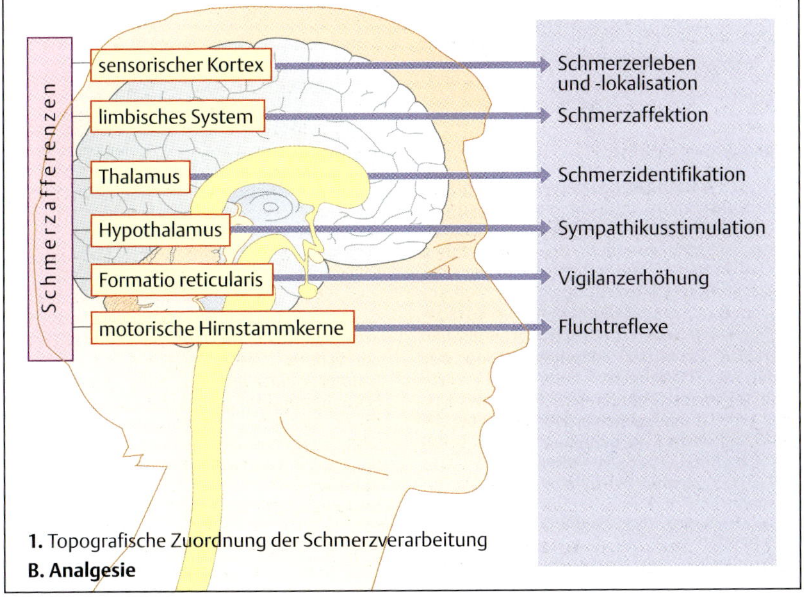

1. Topografische Zuordnung der Schmerzverarbeitung

B. Analgesie

fenden Schmerzreize erhöht sich die Vigilanz (für eine Narkose bedeutet dies, dass sie flacher wird). Die motorischen *Hirnstammkerne* vermitteln über *efferente* Bahnen die schmerzinduzierten Fluchtreflexe und Abwehrbewegungen. Vom *Hypothalamus* aus werden über afferent-efferente Verbindungen die *autonomen* Schmerzreflexe kontrolliert. Schmerzen aktivieren hier das sympathoadrenerge System, und es kommt unter anderem zu Blutdruck- und Herzfrequenzanstieg, Steigerung der Stoffwechselaktivität, Schwitzen, Pupillenerweiterung und unter Spontanatmung auch zu einer Intensivierung der Atemtätigkeit („Stressreaktion"). Als Folge der Stoffwechselsteigerung kann der Energiebedarf und damit der Sauerstoffverbrauch des Organismus ganz erheblich zunehmen.
Das überaus komplexe System von Schmerzerzeugung und -verarbeitung macht deutlich, dass die alleinige Ausschaltung des Bewusstseins keinesfalls genügt, um eine klinisch suffiziente, d. h. eine auch die Schmerzreflexe ausschaltende **Analgesie** hervorzurufen. Erst Pharmaka, die die zentralnervöse Schmerzintegration beeinflussen, können eine adäquate, umfassende Analgesie bewirken, was durch den Begriff „somatische Analgesie" gekennzeichnet werden soll. Ihre Wirkung kann dabei *umfassend* sein (Narkotika) oder *selektiv*, d. h. auf die Schlüsselpositionen der Schmerzverschaltung beschränkt (z. B. Opioide). Überdies können Lokalanästhetika die Impulsfortleitung im Bereich peripherer Nerven bzw. Nervengeflechte oder auch auf Rückenmarkebene (z. B. Hinterhornzellen) *regional* unterbrechen.

C. Muskelrelaxation

Die durch **Narkotika** induzierte Relaxation der Skelettmuskulatur entsteht zunächst durch eine Suppression der übergeordneten motorischen Zentren, vor allem der Basalganglien des Endhirns, die wesentlichen Anteil an der Vermittlung des Muskeltonus haben, und außerdem durch eine Hemmung der im Rückenmark verlaufenden absteigenden motorischen Bahnen. In tiefen Narkosestadien wird die Aktivität der Vorderhornzellen im Rückenmark auch direkt vermindert. Das Zusammenwirken dieser Mechanismen wird als *zentrale* Muskelrelaxation bezeichnet. Sie umfasst also die Absenkung des Muskeltonus und die Hemmung polysynaptischer Reflexe. Letzteres findet sich nicht nur bei den eigentlichen Narkotika, sondern interessanterweise und als Nebeneffekt auch bei den ja nur sedierend wirkenden Benzodiazepinen.

Im Gegensatz dazu stehen die Wirkungen der spezifischen **Muskelrelaxanzien.** Sie greifen nicht zentral an, sondern selektiv an Rezeptoren, die im Bereich der motorischen Endplatte liegen und deren Blockade die neuromuskuläre Übertragung aufhebt. Dies bezeichnet man als *periphere* Muskelrelaxation. Der Vorteil, der sich aus der Anwendung spezifischer Muskelrelaxanzien ergibt, besteht darin, dass keine tiefe Narkose mehr benötigt wird, um eine vollständige Relaxation zu erreichen. Durch den verringerten Bedarf an Narkosemitteln lassen sich deren negative Auswirkungen, vor allem auf das Herz-Kreislauf-System, deutlich reduzieren. Die Wirkung peripherer Muskelrelaxanzien kann außerdem wenn nötig in gewissen Grenzen pharmakologisch antagonisiert werden. Aufgrund der unterschiedlichen Ansatzpunkte kommt es, wenn zentral relaxierende Narkotika mit peripher wirkenden Muskelrelaxanzien kombiniert werden, zu einer intraoperativ günstigen Wirkungsverstärkung („Synergismus").

Topografie der Narkosewirkungen II

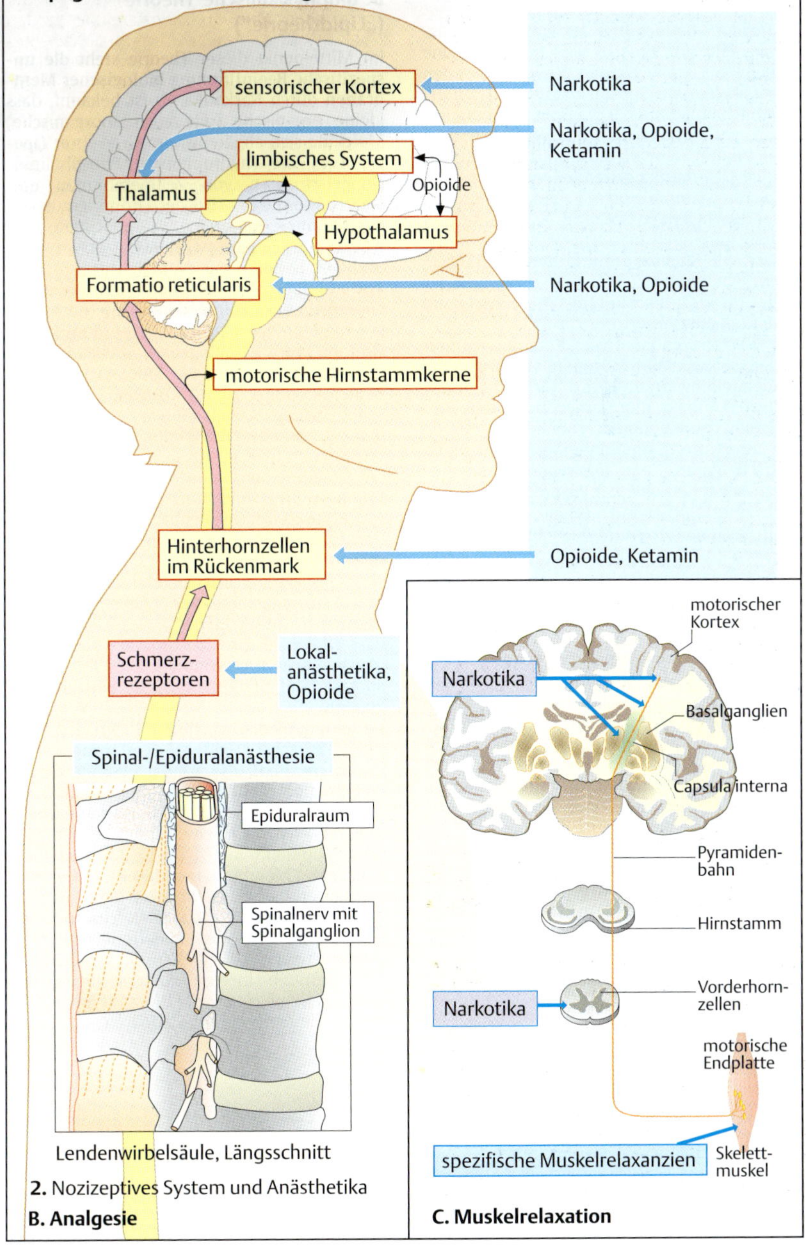

2. Nozizeptives System und Anästhetika

B. Analgesie

C. Muskelrelaxation

A. Anästhetika

Bei genauer Betrachtung der einzelnen Anästhetika fällt auf, dass es sich nicht um eine homogene Gruppe handelt. Vielmehr können pharmakologische Substanzen mit ganz unterschiedlicher chemischer Struktur und entsprechend unterschiedlichen physikochemischen Eigenschaften eine Narkose auslösen. Als eigentliche **Narkotika** gelten jedoch nur

- volatile (dampfförmige) Etherverbindungen wie Diethylether, Isofluran, Sevofluran und Desfluran,
- Gase wie Stickoxydul und Xenon (Edelgas) sowie
- die Injektionsbarbiturate Thiopental und Methohexital.

Das Cyclohexanonderivat Ketamin nimmt wegen seiner halluzinogenen Wirkung eine Sonderstellung ein und wird höchstens im erweiterten Sinn zu den Narkotika gezählt.

Lediglich als **Hypnotika** (ohne analgetische und damit streng genommen auch ohne anästhetische Potenz) sind anzusehen:

- das Alkylphenolderivat Propofol,
- das Imidazolderivat Etomidat sowie
- die Benzodiazepine Midazolam und Flunitrazepam.

Bei der Beschäftigung mit der Frage, wie sich narkotische Wirkungen pharmakologisch erklären lassen, stößt man auf folgende **Gesetzmäßigkeiten:**

1. Prinzipiell wirkt jedes ausreichend hoch dosierte, kleine, lipophile organische oder anorganische Molekül narkotisch.
2. Die Wirksamkeit von Narkotika in Zellverbänden ist umso besser, je höher deren *Stoffwechselrate* ist. Demgemäß reagieren die einzelnen Hirnanteile unterschiedlich stark auf Narkotika, was überhaupt erst eine Narkose ermöglicht.
3. Die narkotische Potenz von *stereospezifischen Isomeren* unterscheidet sich in der Regel recht deutlich, d. h., es bestehen hinsichtlich der erforderlichen Dosis ausgeprägte Unterschiede zwischen den Enantiomeren eines Razemats.

Aufgrund der Tatsache, dass Narkotika pharmakologisch ausgesprochen verschieden sind, erscheint es eher unwahrscheinlich, jemals eine einheitliche, konsistente Theorie zum Wirkungsmechanismus der Narkose entwickeln zu können. Aus experimentellen Untersuchungen haben sich zwei unterschiedliche Erklärungsansätze herauskristallisiert, die *biophysikalische* und die *biochemische* Theorie.

B. Biophysikalische Theorie („Lipidtheorie“)

Im Mittelpunkt dieser Theorie steht die **unspezifische Beeinflussung biologischer Membranen** durch Narkotika. Es ist bekannt, dass kleine organische (wie auch anorganische) Moleküle sich abhängig vom Grad ihrer *Lipophilie* in die (hydrophoben) Phospholipid-Doppelschichten von Zellmembranen einlagern. Hierdurch wird der Ordnungszustand der Membran verändert. Die geordnete Gelfraktion der Lipoproteine wird aufgeweicht und geht in einen mehr flüssig-ungeordneten Zustand über. Die Flüssigkeits- und die damit einhergehende Volumenzunahme beeinflussen die Membranpermeabilität, indem sie die Öffnung von Ionenkanälen beeinträchtigen und so transmembranale Ionenströme hemmen. Dies führt zu Änderungen der elektrischen Ladung der betroffenen Zellen und folglich auch zu Änderungen der Zellerregbarkeit. Die Membranexpansion in Nervenzellen, d. h. die Zunahme der „Unordnung“, ist durch eine Erhöhung des Umgebungsdruckes reversibel, was klinisch mit der Beobachtung wieder abflachender oder aufgehobener Anästhesie korrespondiert („pressure reversal of anaesthesia“). Ab einer *kritischen Molekülgröße* lässt sich kein anästhetischer Effekt mehr ausmachen („Cut-off-Effekt“). Das liegt daran, dass Moleküle eine bestimmte Länge nicht überschreiten dürfen, um sich „stabil“ in die apolare Membraninnenschicht einlagern zu können.

Die biophysikalische Theorie liefert aus thermodynamischer Sicht ein Erklärungsmodell für **holenzephal**, also auf das gesamte Gehirn einwirkende Anästhetika (z. B. Inhalationsanästhetika, mit Einschränkung auch Barbiturate). Typisch für solche Substanzen ist, dass sie sich ubiquitär in neuronale (und auch nicht neuronale) Membranen einlagern. Dabei wird deutlich, dass bei gasförmigen und volatilen Anästhetika die narkotische Potenz mit steigender Lipophilie oder Lipidaffinität zunimmt (*Meyer/Overton, 1901*). Auch die Wirksamkeit der chemisch inerten Edelgase ließe sich durch rein physikalische Veränderungen im Bereich der Zellmembran erklären.

Wirkungsmechanismen der Narkose I

Volatile (dampfförmige) Anästhetika

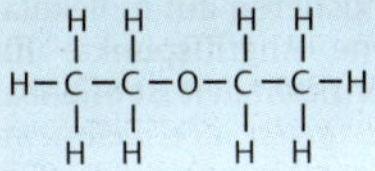

Diethylether

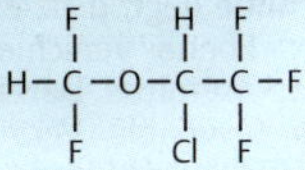

Isofluran

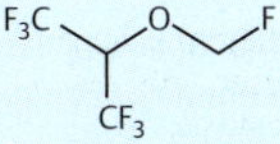

Sevofluran

Gasförmige Anästhetika

N_2O

Stickoxydul (Lachgas)

Xe

Xenon

Barbiturate

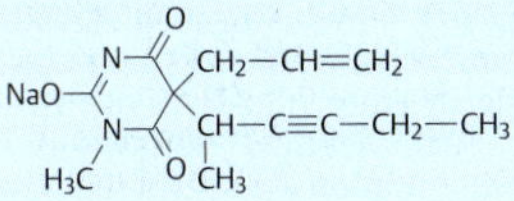

Methohexital-Natrium

Propofol

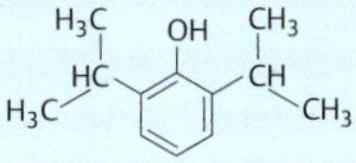

Etomidat

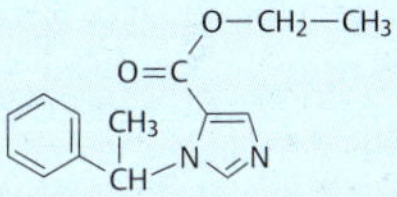

Benzodiazepine

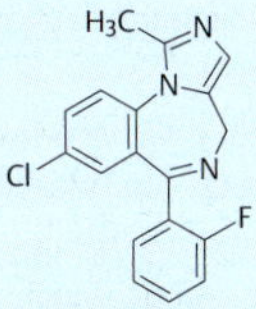

Midazolam

Ketamin

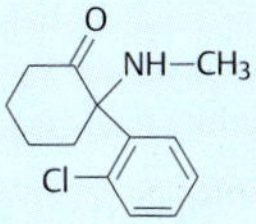

Opioide

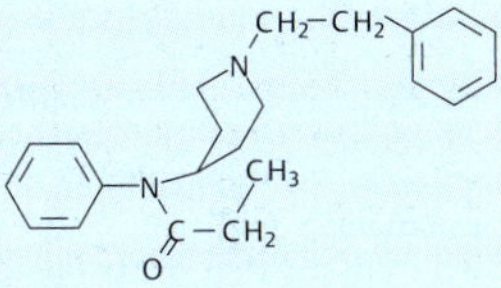

Fentanyl

A. Strukturformeln der Anästhetika

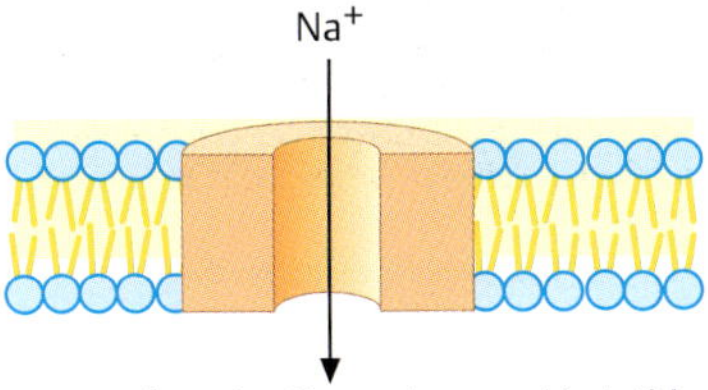

1. Membran im Normalzustand bei Ablauf eines Aktionspotenzials

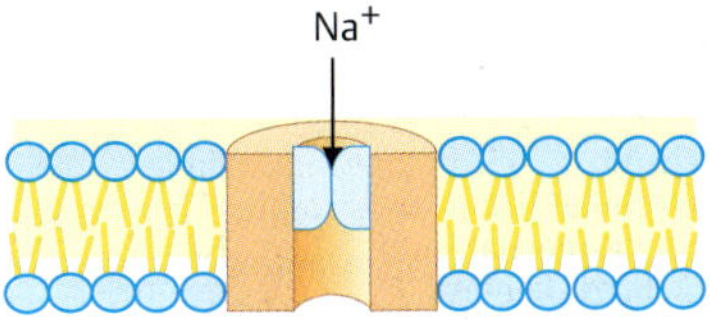

2. Membranexpansion unter Einwirkung von Narkotika (Ionenkanäle blockiert, keine Aktionspotenziale möglich)

B. Biophysikalische Theorie

C. Biochemische Theorie („Protein- oder Rezeptortheorie“)

Die anästhesiologische Grundlagenforschung konzentriert sich heutzutage in erster Linie auf die vielfältigen Interaktionen von Anästhetika mit spezifischen neuronalen Bindungsstellen. Der biochemischen Theorie liegt die Vorstellung zugrunde, dass bestimmte, vor allem die intravenösen Anästhetika mit **Proteinrezeptoren** der Zellmembran und der Zellorganellen reagieren und dadurch die Funktion von Neurotransmittern beeinflussen, was Auswirkungen auf den transmembranalen Ionentransport und zellulären Stoffwechsel hat. Potenzielle Angriffspunkte im Bereich der Zellmembran sind

- die Kanalproteine,
- Modulatoren der Kanalproteine oder
- die umgebende Lipidmembran.

Durch Pharmakon-Rezeptor-Interaktionen werden in Abhängigkeit von dem Rezeptortyp, der Rezeptordichte und -verteilung **spezifische Wirkungen** vermittelt. Hiermit lassen sich z. B. die anxiolytisch-sedierenden Eigenschaften der Benzodiazepine, die hypnotische Wirksamkeit von Propofol und Etomidat, aber auch die Analgesie durch Opioide sowie einige Wirkungen von Ketamin erklären. All diesen Substanzen ist gemeinsam, dass sie **nicht holenzephal** wirken. Ihre Effekte beschränken sich auf diejenigen ZNS-Regionen, in denen die typischen Bindungsstellen und Zielstrukturen vorhanden sind. So verwundert es nicht, dass diese Stoffe keine Narkose mit allen erforderlichen Qualitäten auslösen können, sondern lediglich Teilqualitäten. Erst die sinnvolle Kombination mehrerer Substanzen führt zu einer Narkose. Dies bildet die rationale Grundlage der modernen Narkose, bei der möglichst spezifische, selektiv wirkende Pharmaka bedarfsabhängig eingesetzt werden sollen.

D. Zusammenfassung

Im Zentrum des wissenschaftlichen Interesses an der Entstehung von **Narkose** stehen heutzutage

- der Natriumkanal (Auslösung des Aktionspotenzials, Membrandepolarisation),
- der Kalium- und der Chloridkanal (Membranhyperpolarisation und -repolarisation),
- der $GABA_A$- und der NMDA-Rezeptorkanal als Ansatzpunkte für inhibitorische und exzitatorische Neurotransmitter,
- Opioid-, cholinerge und adrenerge Rezeptoren,
- Second-Messenger-Systeme und
- die Zelllipidmembran selbst.

Trotz großer Forschungsaktivitäten ist das Wissen über die Wirkungsmechanismen der Narkose nach wie vor recht lückenhaft. Wahrscheinlich ist, dass der Entwicklung von Narkose ein multimechanistisches Prinzip zugrunde liegt, d. h., es existieren auf molekularer Ebene verschiedene Angriffspunkte für Narkosemittel. Deren Wirksamkeit ist offenbar an reversible Veränderungen der Zellmembranstruktur und -funktion gekoppelt. Gemeinsame Endstrecke ist schließlich die Beeinträchtigung der synaptischen Signaltransmission, der Impulsweiterleitung und der neuronalen Signalintegration in bestimmten subkortikalen Hirnzentren sowie im (Neo-)Kortex, was dann zu einer Verminderung der zerebralen Aktivität führt. Die Tatsache, dass es sich bei der Narkose um eine Form der zerebralen Dämpfung handelt, zeigt sich in der Unterdrückung der hirnelektrischen Aktivität im spontanen und evozierten Elektroenzephalogramm sowie in einer Abnahme des Hirnstoffwechsels. Nach heutiger Auffassung ist die Stoffwechselreduktion aber nicht die Ursache der Narkose, sondern deren Folge.

Fazit der Narkosetheorien

Da chemisch völlig verschiedenartige Pharmaka eine Narkose hervorrufen können, kann Narkose neurophysiologisch als uniforme, unspezifische Reaktion auf eine reversible Hemmung der neuronalen Signalübertragung und -verarbeitung verstanden werden. In klinisch-pragmatischer Hinsicht aber ist Narkose kein absoluter, statischer Zustand, d. h. keine „Alles-oder-nichts-Antwort“ auf die Wirkung zentral dämpfender Substanzen, sondern muss immer in Bezug zur jeweiligen operativen oder manipulativen Reizkonstellation gesehen werden. Eine flache Narkose kann bei fehlender operativer Stimulation zu tief, eine tiefe Narkose bei starker Stimulation zu flach sein.

Wirkungsmechanismen der Narkose II

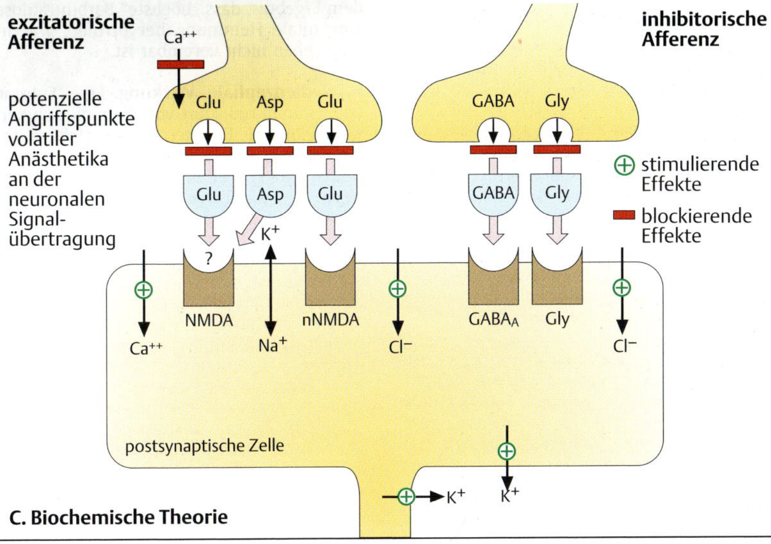

C. Biochemische Theorie

	biophysikalisch	biochemisch
Wirkungen auf Funktionsproteine	indirekt	direkt
Wirkungsweise	unspezifisch 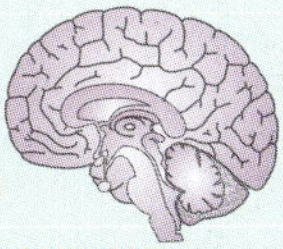	spezifisch 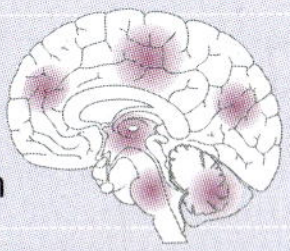
Primärer Angriffsort	Zellmembran 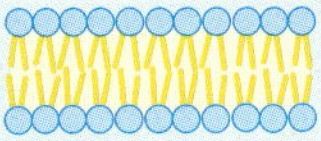	Rezeptoren 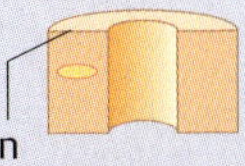
Benötigte Substanzmenge	groß 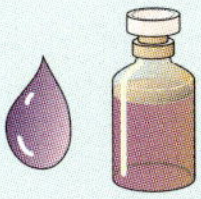	gering 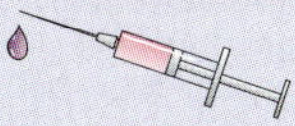

1. Hauptunterschiede zwischen biophysikalischer und biochemischer Narkosetheorie

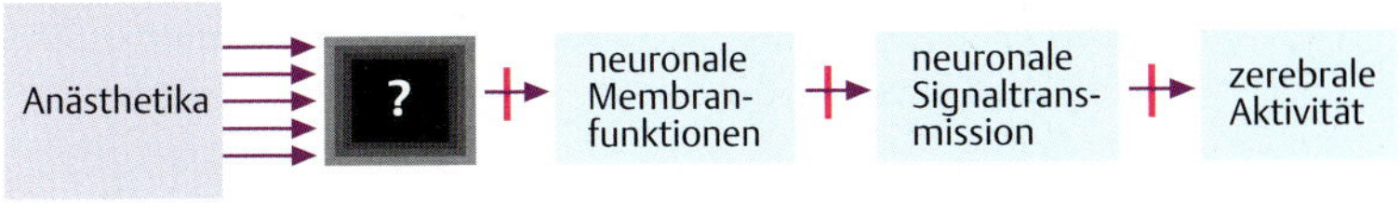

2. Entstehung von Narkose

D. Zusammenfassung

▸ **Holenzephale Wirkung.** Holenzephal wirkende Anästhetika hemmen dosisabhängig nacheinander die Funktionen des Groß- oder Endhirns (Telenzephalon), des limbischen Systems, des Zwischenhirns (Dienzephalon), Mittelhirns (Mesenzephalon), Hinterhirns (Metenzephalon), Nach- oder Markhirns (Myelenzephalon oder auch Medulla oblongata) und des Rückenmarks (Medulla spinalis). Sie bewirken eine „assoziierte Anästhesie". Da hierin *alle* Teilqualitäten einer Narkose enthalten sind, werden solche Wirkstoffe als **Narkotika** bezeichnet. In hohen Dosen beeinträchtigen sie die vegetativen Steuerungsfunktionen im Hirnstamm (→ Atem- und Kreislaufstillstand). Zu dieser Gruppe gehören die *Inhalationsanästhetika* und die *Barbiturate (A).*

▸ **Telenzephale Wirkung.** Substanzen mit überwiegend telenzephaler Wirkung unterdrücken die kortikale Aktivität, ohne tiefere Hirnanteile wesentlich zu beeinflussen. Sie werden wegen der fehlenden analgetischen Komponente **Hypnotika** genannt und müssen für chirurgische Eingriffe mit Opioiden kombiniert werden. Die vegetativen Hirnstammfunktionen bleiben intakt. Die kortikale Hemmung hat eine subkortikale Enthemmung zur Folge, was sich klinisch in unwillkürlichen Bewegungen bis hin zu Myoklonien äußern kann („Exzitationsäquivalente"). Typische Vertreter dieser Gruppe sind *Propofol* und *Etomidat (A).*

▸ **Telemesenzephale Wirkung.** Zu den telemesenzephal wirkenden Pharmaka zählen die *Benzodiazepine.* Sie sind in erster Linie **Sedativa.** Ihre Angriffspunkte liegen in der Formatio reticularis, im limbischen System und im Neokortex. Dort setzen sie an spezifischen Stellen des $GABA_A$-Rezeptorkanals an *(B),* des wichtigsten Pfeilers im System der Regulation physiologischer Hemmmechanismen („inhibitorisches neuronales System"). Benzodiazepine aktivieren dieses System, indem sie die Wirkungen des körpereigenen Transmitters γ-Aminobuttersäure (GABA) verstärken und beschleunigen (wie bei einer Servobremse). Hiermit erklärt man ihre anxiolytisch-sedierenden und auch die z.T. vorhandenen hypnotischen Eigenschaften. Der Unterschied zu Barbituraten ist folgender *(C)*: Benzodiazepine unterliegen einem Sättigungseffekt (Ceiling-Phänomen), weil physiologische Hemmmechanismen naturgemäß nicht mehr als maximal verstärkt werden können. Das bedeutet, dass eine darüber hinausgehende Dosissteigerung nicht zu einer weiteren Zunahme der Wirkung führt. Barbiturate hingegen unterdrücken dosisabhängig auch exzitatorische Mechanismen. Bei ihnen verläuft die Dosis-Wirkungs-Kurve daher nahezu linear, mit dem Ergebnis, dass „höchste" Barbituratdosen eine totale Hemmung hervorrufen, was mit dem Leben nicht vereinbar ist.

▸ **Teledienzephale Wirkung.** Eine Substanz wie *Ketamin* reduziert vor allem die Schmerzwahrnehmung. Dies geschieht in tieferen, thalamischen Hirnschichten. Die kortikalen Funktionen und damit das Bewusstsein werden dagegen nur mäßig gedämpft. Bei diesem Zustand, auch als „dissoziierte Anästhesie" bezeichnet, handelt es sich nicht um eine Narkose im eigentlichen Sinn. Man kann ihn, was die Bewusstseinsveränderung angeht, mit der Katalepsie des psychotischen Patienten vergleichen. Aufgrund einer Stimulation subkortikaler Areale können abnorme traumhafte Erlebnisse (Halluzinationen), ein erhöhter Skelettmuskeltonus und eine ungesteuerte motorische Aktivität auftreten. Ferner werden hirnstammabhängige Funktionen wie die Kreislauftätigkeit aktiviert („zentrale Sympathikusstimulation"), der Atemantrieb wird in der Regel nicht oder nur mäßig gedämpft. Die pharyngolaryngealen Schutzreflexe bleiben meist erhalten und können sogar gesteigert sein. Einige Wirkungen des Ketamins (u.a. Amnesie, „Sedierung" und Analgesie) werden auf Interaktionen mit NMDA-(N-Methyl-D-Aspartat-)Rezeptorkanälen zurückgeführt. NMDA-Rezeptoren sind maßgeblich an der Steuerung zentral erregender Impulse beteiligt („exzitatorisches neuronales System"). In dieses System greift Ketamin als Antagonist an der Phencyclidinbindungsstelle ein.

▸ **Mesodienzephale, medulläre und periphere Wirkungen.** Wirkstoffe wie die *Opioide* vermindern durch Stimulation spezieller Rezeptoren sowohl die Schmerzentstehung an den peripheren Nervenendigungen als auch die Erregungsübertragung und -verarbeitung im ZNS *(D).* Die Analgesie soll supraspinal wie spinal hauptsächlich über μ-Rezeptoren und schwächer über κ-Rezeptoren vermittelt werden. In höheren Dosen entwickeln Opioide unter Beteiligung von κ-Rezeptoren zudem direkte kortikal dämpfende Wirkungen und führen zu einer Bewusstseinseinschränkung (Somnolenz).

Anästhetikagruppen und ihre typische Wirkungsweise

	telenzephal	dienzephal	mesenzephal	medullär	peripher
Inhalationsanästhetika	⊖	⊖	⊖	⊖	
Barbiturate	⊖	⊖	⊖	⊖	
Propofol, Etomidat	⊖		⊖		
Benzodiazepine	⊖		⊖	⊖	
Ketamin	⊖	⊖		⊕	⊖
Opioide	⊖	⊖	⊖	⊖	⊖

⊖ gedämpft ⊕ stimuliert

A. Einteilung der Anästhetika nach wirktopographischen Gesichtspunkten

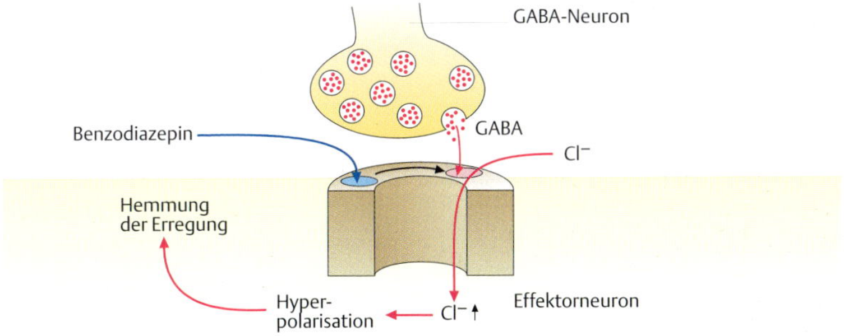

B. Angriff der Benzodiazepine am GABA$_A$-Rezeptorkanal

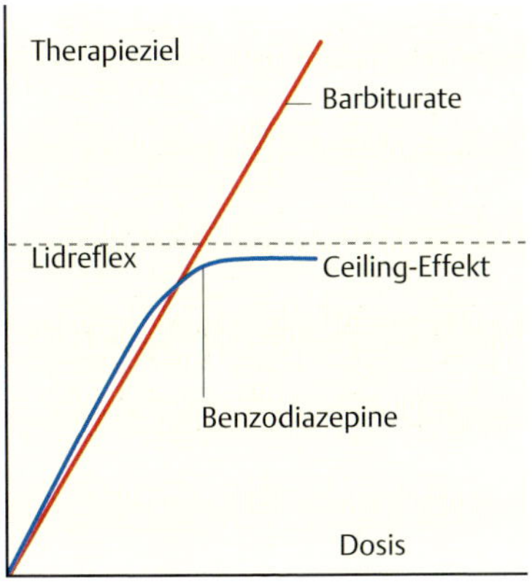

C. Dosis-Wirkungs-Beziehung von Benzodiazepinen und Barbituraten

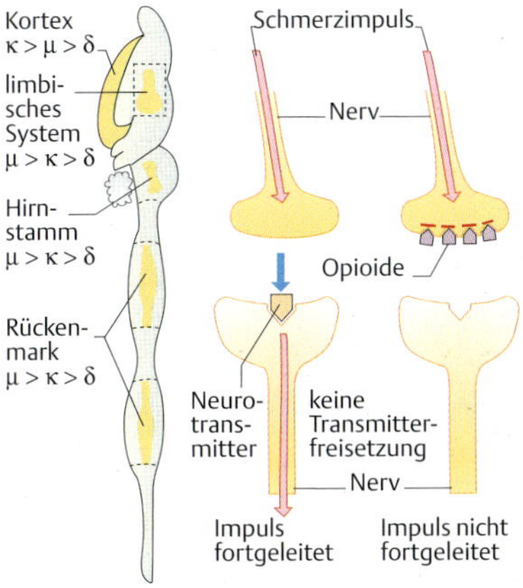

D. Angriff der Opioide an Opioidrezeptoren

Der präoperativen anästhesiologischen Visite, auch Prämedikationsvisite genannt, kommt entscheidende Bedeutung zu, weil hier der Grundstein für den erfolgreichen Ablauf der Anästhesie gelegt wird. Die Visite hat zwei wesentliche Ziele: Dem Patienten muss neben den nötigen Sachinformationen das Gefühl von Sicherheit und bestmöglicher medizinischer Versorgung gegeben werden; der Anästhesist dagegen muss sich ein möglichst objektives Bild vom physischen und psychischen Zustand des Patienten verschaffen. Diese von sich aus nicht immer kongruenten Ziele gilt es im präoperativen Gespräch miteinander in Einklang zu bringen.

A. Inhalte und Ablauf

Die Prämedikationsvisite sollte vor planbaren Eingriffen spätestens am Vortag der Operation in angenehmer, entspannter Atmosphäre stattfinden, um dem Patienten genügend Zeit und Freiheit für seine Entscheidungsfindung und Einwilligungserklärung zu lassen. Nach Möglichkeit sollte sie der Anästhesist durchführen, der auch die Anästhesie vornimmt. Eine Anästhesieaufklärung am Operationstag ist, abgesehen von dringlichen oder notfallmäßigen Eingriffen, nur in Ausnahmefällen zulässig, z. B. im ambulanten Bereich. Während des Gesprächs ist es wichtig, dass ein Vertrauensverhältnis zwischen Anästhesist und Patient zustande kommt, um dessen Ängste zu verringern und so den Ablauf für beide Seiten zu erleichtern. Demselben Ziel dient auch die zusätzliche Verordnung einer geeigneten Prämedikation. Sie soll in der Regel am Vorabend und am Tag der Operation verabreicht werden.
Vor elektiven Eingriffen (das sind Eingriffe, bei denen der Eingriffszeitpunkt frei wählbar ist) gelten ethisch und forensisch die höchsten Qualitätsanforderungen an die medizinische Vorbereitung, d. h., anästhesierelevante krankhafte Befunde dürfen nicht übersehen und reversible Funktionsstörungen lebenswichtiger Organe müssen präoperativ unbedingt korrigiert werden, damit sich der Patient zum Zeitpunkt von Eingriff und Anästhesie im bestmöglichen Zustand befindet. Außerdem müssen eventuelle Begleiterkrankungen bei der Auswahl des Anästhesieverfahrens berücksichtigt werden.

B. Prämedikationsambulanz

Zur optimalen Vorbereitung des Patienten auf die Anästhesie sind gewisse Untersuchungen erforderlich. Deren Umfang hängt vom Gesundheitszustand und Alter des Patienten sowie von eingriffsspezifischen Faktoren wie Lokalisation und Ausmaß der operativen Maßnahmen ab. Um den Ablauf zu vereinfachen, wird, was Laboranalysen, das EKG und das Thoraxröntgen betrifft, meist nach kliniküblichen Schemata verfahren. Die Ergebnisse sollten idealerweise bereits zur anästhesiologischen Visite vorliegen. Mitunter ergeben sich Aspekte, die eine weiterführende Diagnostik notwendig machen, mit der möglichen Konsequenz, dass der Operationstermin verschoben und neu geplant werden muss. Um generell die Operationsplanung zu verbessern, aber auch um den Komfort der Patienten zu erhöhen, sind inzwischen vielerorts anästhesiologische Ambulanzen („Prämedikationsambulanzen") eingerichtet worden. Hier stellt sich der Patient deutlich vor dem Eingriffstermin dem Anästhesisten vor. Gerade bei längerfristig planbaren stationären wie auch bei ambulant durchführbaren Eingriffen hat sich dieses Vorgehen überaus gut bewährt, weil es die Entwicklung individueller patientenorientierter Strategien erheblich erleichtert.

C. Anamnese

Nach der Kontaktaufnahme mit dem Patienten steht zunächst die Erhebung der Anamnese im Vordergrund. Hierfür ist es sinnvoll, anhand eines schematisierten Erfassungsbogens, der dem Patienten am besten schon vorher ausgehändigt wurde, die wichtigsten anästhesierelevanten Punkte nacheinander durchzugehen. Wichtig ist dabei vor allem die Beantwortung der Fragen nach Erkrankungen der Atmungsorgane, des Herz-Kreislauf-Systems und des zentralen Nervensystems, da naturgemäß der Aufrechterhaltung der Vitalfunktionen bei jeder Anästhesie die größte Bedeutung zukommt. Ergeben sich bereits aus der Anamnese Hinweise auf präexistente Störungen, sollte der Arzt versuchen, diese Auffälligkeiten während der körperlichen Untersuchung zu objektivieren. Gegebenenfalls muss ihr Ausmaß aber auch durch weiterführende apparative und/oder laborchemische Untersuchungen abgeklärt werden, um die richtigen Konsequenzen für Operation und Anästhesie ziehen zu können.

Grundsätzliches und Anamnese

- Erhebung der anästhesierelevanten Anamnese
- Einschätzung des Zustands des Patienten
- klinische Untersuchung
- Befundung bereits vorliegender Untersuchungen
- ggf. Festlegung zusätzlicher diagnostischer und therapeutischer Maßnahmen
- Beurteilung des Anästhesierisikos
- Auswahl des Anästhesieverfahrens
- Aufklärung des Patienten und dessen (schriftliche) Einwilligung
- Verminderung von Angst und Aufregung
- Verordnung der Prämedikation

A. Inhalte und Ablauf

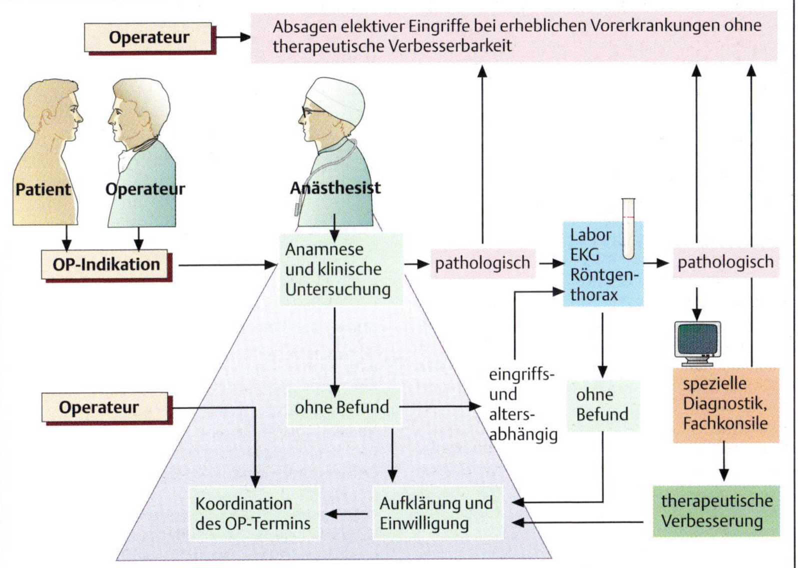

B. Prämedikationsambulanz (Ablaufschema)

1. Allgemeine Fragen: frühere Krankheiten u. Operationen, Art der Anästhesie, periop. Komplikationen, postop. Intensivtherapie, Bluttransfusionen, chron. Erkrankungen, Medikamente, Allergien, letzte Regelblutung bei gebärfähigen Frauen, Besonderheiten bei Narkosen an Blutsverwandten

Atmung	Herz und Kreislauf	ZNS	Sonstiges
wiederholte Infekte	Hypertonie/Hypotonie	Gefäßerkrankungen	Adipositas (permagna)
chron. Bronchitis	koronare Herzkrankheit	Schädel-Hirn-Trauma	Refluxkrankheit
Asthma bronchiale	Herzinfarkt/-insuffizienz	Hirntumoren	chronische Niereninsuffizienz
Lungenemphysem	Herzrhythmusstörungen	Epilepsie	Lebererkrankungen
Lungenfibrose	Herzklappenfehler	Rückenmark-erkrankungen	Stoffwechsel-erkrankungen
Bronchialtumoren	Myokarditis		Muskelerkrankungen
Tuberkulose	Cor pulmonale		

2. Anästhesierelevante Erkrankungen (Auswahl)

C. Anamnese

Das Hauptziel präoperativer Diagnostik ist aus anästhesiologischer Sicht, die Faktoren, die das perioperative Risiko erhöhen, zu erkennen, um sie dann durch gezielte therapeutische Maßnahmen soweit wie möglich zu minimieren. Außerdem kann das anästhesiologische Vorgehen umso besser dem individuellen Risiko angepasst werden, je genauer dieses bekannt ist. Nach größeren Statistiken ist die Bedeutung routinemäßig, altersunabhängig durchgeführter Untersuchungen zur Aufdeckung präexistenter, noch nicht erkannter Erkrankungen jedoch äußerst gering einzuschätzen. Der Umfang des präoperativen Untersuchungsprogramms kann deshalb am anamnestisch-klinischen Gesundheitszustand und dem Alter des Patienten sowie an Art, Ausmaß, Dauer und Dringlichkeit des Eingriffs ausgerichtet werden.

▸ **Allgemeine Prinzipien.** In den meisten anästhesiologischen Einrichtungen wird **vor elektiven Eingriffen** folgendes Vorgehen mit evtl. geringen Modifikationen praktiziert:

1. Bei *gesunden Kindern* werden für kleine Eingriffe Anamnese und körperliche Untersuchung als ausreichend angesehen (Ausnahme: Hb oder Hkt bei Säuglingen in den ersten 6 Lebensmonaten wegen der Trimenonanämie).
2. Bei *Erwachsenen* mit unauffälliger Anamnese und unauffälliger klinischer Untersuchung genügt die Bestimmung der Hämoglobin- und der Blutzuckerkonzentration, *ab 60 Jahren* ergänzt durch ein (Ruhe-)EKG und eine Röntgenaufnahme des Thorax.
3. Vor *rückenmarknahen Regionalanästhesien* sowie vor *infraklavikulären und interskalenären Plexusblockaden* wird – auch bei unauffälliger Anamnese und Klinik – eine Kontrolle der globalen Gerinnungsparameter inkl. Thrombozytenzahl vorgenommen.
4. Vor *umfangreichen Operationen* werden weitere Laboruntersuchungen, bei anamnestischen und/oder klinischen Hinweisen auf *Vor- bzw. Begleiterkrankungen* auch weiterführende Untersuchungen zur differenzierten Abklärung durchgeführt.
5. Bei Erfordernis von Voruntersuchungen sollten die Befunde zum Operationstermin hin möglichst *aktuell* sein, d. h. bei unverändertem Gesundheitszustand die Laborwerte nicht älter als 14 Tage, das EKG nicht älter als 4 Wochen und die Röntgenaufnahme des Thorax nicht älter als 3 Monate.

A. Systematik der klinischen Untersuchung

Die klinische Untersuchung umfasst die
- Inspektion,
- Palpation,
- Perkussion und
- Auskultation.

Sie sollte, um so effektiv wie möglich zu sein, systematisch, nach Organen oder Organsystemen gegliedert, durchgeführt werden.

B. EKG

Die Frage ist, ab welchem Alter ein Ruhe-EKG präoperativ als Suchtest für nicht bekannte kardiovaskuläre Erkrankungen eingesetzt werden sollte. Retrospektive Analysen des Datenmaterials zeigen, dass die Häufigkeit pathologischer EKG-Befunde, die eine Veränderung des anästhesiologisch-operativen Konzepts nach sich ziehen, bei klinisch gesunden Patienten *unter 60 Jahren* sehr niedrig ist. Deshalb erscheint eine routinemäßige Durchführung eines EKGs in dieser Altersgruppe nicht nötig. Bei Patienten mit Hinweisen auf eine kardiovaskuläre Erkrankung ist ein EKG dagegen immer indiziert. Hier soll es helfen, behandlungsbedürftige Veränderungen aufzudecken und abzuschätzen, ob eine weiterführende Diagnostik sinnvoll ist (z. B. Echokardiografie, Koronarangiografie). Folgende **EKG-Veränderungen** sind anästhesiologisch von Bedeutung:
- ST-Strecken-Veränderungen
- Zeichen eines Herzinfarkts
- absolute Arrhythmie bei Vorhofflimmern
- Vorhofflattern
- AV-Blockierungen
- Schenkelblockbilder
- Extrasystolen (supraventrikulär/ventrikulär)
- Präexzitationssyndrome
- Rechtsherz- oder Linksherzhypertrophie
- Aktionen eines künstlichen Herzschrittmachers

Die Sensitivität des Ruhe-EKGs ist allerdings gering, d. h., dass ein unauffälliger Befund keineswegs schwere myokardiale oder koronare Veränderungen ausschließen lässt. Auf die einzelnen EKG-Bilder kann an dieser Stelle nicht näher eingegangen werden. Es wird daher auf die einschlägigen Lehrbücher verwiesen.

Als **Standardtechnik** auch für die präoperative Diagnostik gilt ein *im Ruhezustand* durchgeführtes 12-Kanal-Oberflächen-EKG mit den bi- und unipolaren Extremitätenableitungen I,

Voruntersuchungen I

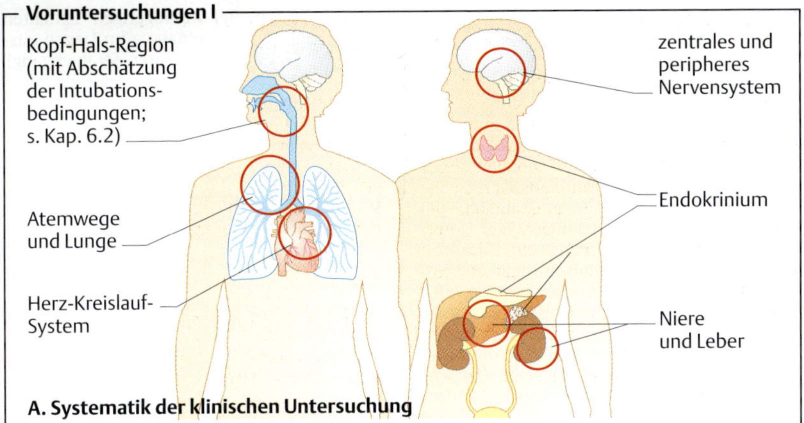

A. Systematik der klinischen Untersuchung

- Herzrhythmus und -frequenz
- Lagetyp
- Erregungsausbreitung (Depolarisation)
- Erregungsrückbildung (Repolarisation)
- Niedervoltage oder Hypertrophiezeichen (?)

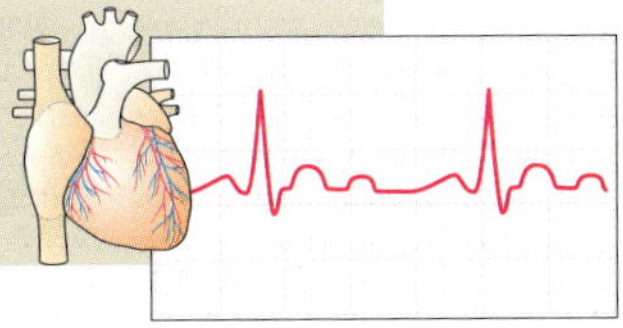

1. Systematische EKG-Analyse

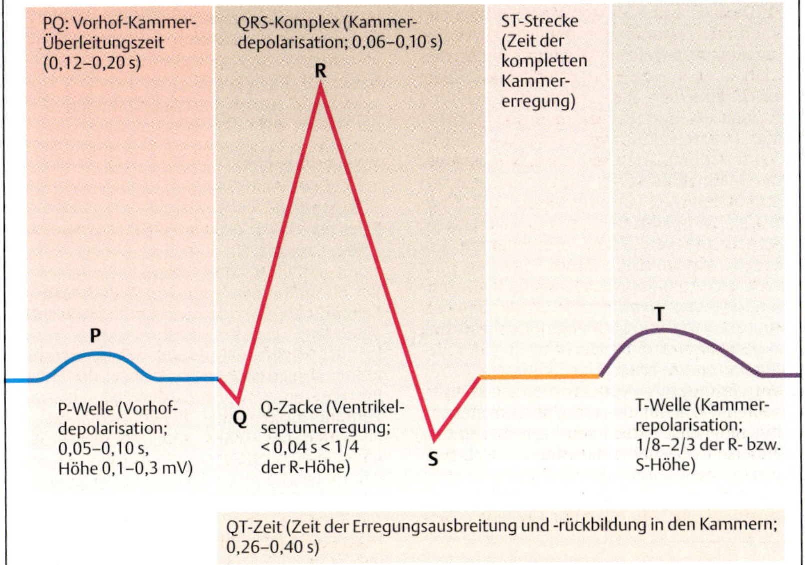

2. Schema einer elektrischen Herzaktion

B. EKG

II, III, aVR, aVL, aVF sowie den unipolaren Brustwandableitungen V_{1-6}.

C. Radiologische Untersuchung

Die häufigste radiologische Untersuchung dürfte präoperativ nach wie vor die **Röntgenaufnahme des Thorax** sein. Auch damit sollen vorher nicht erkannte kardiopulmonale Erkrankungen aufgedeckt oder Auffälligkeiten in der Anamnese und der klinischen Untersuchung auf ihre Bedeutung hin überprüft werden. Nach den Ergebnissen mehrerer Studien kann davon ausgegangen werden, dass bei Patienten *unter 60 Jahren* ohne anamnestische und klinische Hinweise auf Erkrankungen der Thoraxorgane nur selten für Anästhesie und Operation relevante pathologische Veränderungen im Thoraxröntgenbild zu erkennen sind.

Davon unabhängig ist in bestimmten Fällen eine präoperative radiologische Diagnostik aber unverzichtbar, so z. B.

- vor einer Strumektomie,
- vor thoraxchirurgischen Eingriffen,
- bei Patienten mit einem (zentralen) Bronchialtumor und
- bei Patienten mit einer Herzinsuffizienz.

Vor einer **Strumektomie** muss eine Verdrängung oder Stenose der Trachea erkannt werden. Deshalb sollte zunächst ein Röntgenbild im posterior-anterioren und im lateralen Strahlengang angefertigt werden. Bringt dies noch keinen ausreichenden Aufschluss, dann werden eine sog. Tracheazielaufnahme und ggf. auch ein Computertomogramm (CT) benötigt. Während **thoraxchirurgischer Eingriffe** kann es durch anästhesiologische oder operative Maßnahmen (z. B. Einlungenbeatmung; Kompression von Lungengewebe, Einblutungen) zu Veränderungen (z. B. Atelektasen) kommen, die von einem präexistenten Geschehen abgegrenzt werden müssen. Bei einem größeren hilusnahen **Bronchialtumor** kann sich eine Ventilstenose entwickeln, die dann unter Beatmung zu einer Überbelüftung der gesunden und Minderbelüftung der betroffenen Lunge führt. Daher müssen Größe und Lage des Tumors bekannt sein. Bei Hinweisen auf eine **Linksherzinsuffizienz** geht es darum, die Herzgröße und das Ausmaß einer etwaigen pulmonalen Stauung (→ Lungenödem) einzuschätzen.

Die **Standardtechnik** für die röntgenologische Darstellung der Thoraxorgane ist die *Übersichtsaufnahme im Stehen in maximaler Inspiration* (Sagittalbild im posterior-anterioren Strahlengang). So lassen sich bronchopulmonale und kardiovaskuläre Strukturen am besten beurteilen. Bei bettlägerigen Patienten muss man auf eine Aufnahme im Liegen ausweichen (anterior-posteriorer Strahlengang), was die Beurteilung aufgrund des Zwerchfellhochstands, der intrathorakalen Blutumverteilung und von Abbildungsartefakten jedoch deutlich erschwert.

D. Laboruntersuchungen

Der Nutzen routinemäßiger (umfangreicher) Laboruntersuchungen zum Aufdecken vorher unbekannter Erkrankungen oder Störungen ist ebenfalls gering. Aus diesem Grund kann präoperativ wie oben beschrieben verfahren werden. Um die Patientenvorbereitung zu vereinfachen, kann es auch sinnvoll sein, von Klinik zu Klinik unterschiedliche Standards für das Vorgehen in „Routinefällen" festzulegen (z. B. Würzburger „18/7-Schema" *[D]*). Die Notwendigkeit erweiterter Analyseprogramme ergibt sich in Abhängigkeit von der Anamnese und vom Ergebnis der klinischen Untersuchung sowie von Art und Umfang des geplanten Eingriffs.

E. Spezielle Untersuchungen

Bei Hinweisen aus der Anamnese, Auffälligkeiten in der klinischen und apparativen Untersuchung und vor Operationen mit erheblichen Auswirkungen auf die Funktion lebenswichtiger Organe wird eine gezielte Diagnostik erforderlich. Vor Einleitung aufwendiger Untersuchungen zur Abklärung krankhafter Befunde sollten aber 2 Voraussetzungen geprüft werden:

1. Sind diese Untersuchungen für die Beurteilung des Anästhesierisikos von essenzieller Bedeutung?
2. Ist mit hoher Wahrscheinlichkeit zu erwarten, dass sich therapeutische Konsequenzen aus pathologischen Befunden ergeben?

Bei Erkrankungen oder vor Operationen mit Beeinträchtigung der Lungenfunktion sollte eine sog. **Lungenfunktionsanalyse** durchgeführt werden. Diese sollte neben einer *arteriellen Blutgasanalyse* (BGA; PaO_2, $PaCO_2$) zur Einschätzung des pulmonalen Gasaustausches zumindest auch eine *„kleine" Spirometrie* zur Erfassung der wichtigsten atemmechanischen Parameter (Vitalkapazität [VC], forciertes Exspirationsvolumen [FEV_1]) mit einschließen. Die Aussagekraft einer arteriellen BGA in Ruhe hinsichtlich der postoperativen respiratorischen Morbidität ist relativ gering. Erst eine BGA unter Belastung (Ergometrie) oder die Ermittlung der FEV_1 lässt eine eingeschränkte pulmonale Reserve erkennen und

Voruntersuchungen II

- Weichteile
- knöcherne Strukturen
- Zwerchfell (Kuppel re. 9.–11. Rippe hinten, 4.-6. vorne; li. 1 ICR tiefer)
- Mediastinum
- Lunge/Pleura
- Lungenhilus
- Herz (Größe ≤ halber Thoraxinnendurchmesser!)
- Lage von Tuben, Kathetern und Drainagen

1. Systematische Bildanalyse

- Symmetrie: seitengleicher Abstand zwischen den medialen Klavikelenden und den Dornfortsätzen der oberen BWS
- Schärfe
- optimale Belichtung, wenn
  - Zwischenwirbelräume der oberen BWS sichtbar sind
  - Trachea u. Bifurkation erkennbar sind
  - Retrokardialraum einsehbar ist
  - Gefäßzeichnung bis 2 cm unter der Lungenoberfläche zu verfolgen ist

2. Beurteilung der Bildqualität

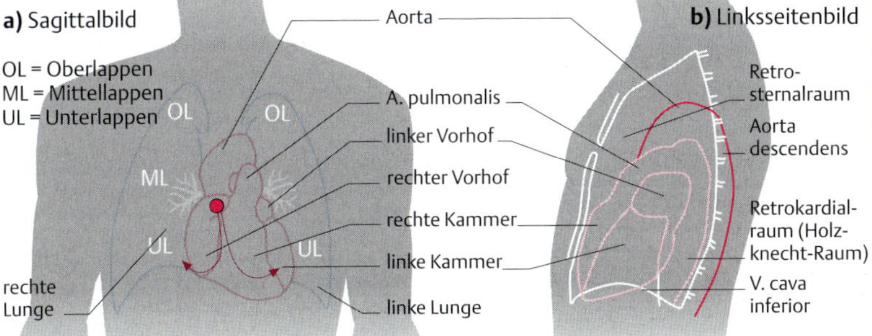

3. Schematische Standardprojektionen

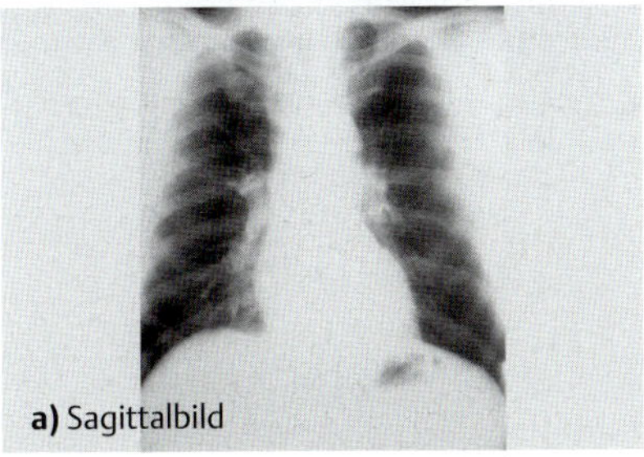

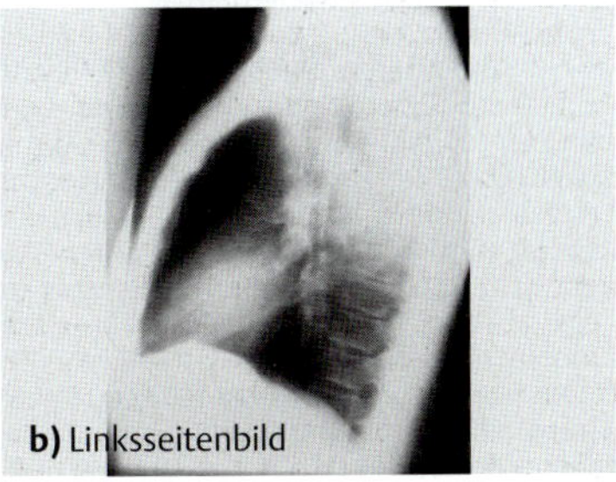

4. Normalbefund

C. Radiologische Untersuchung (Röntgenthorax)

Würzburger „18/7-Schema"

- Hb oder Hkt
- Blutzucker
- Natrium/Kalium
- Quick, PTT
- Thrombozytenzahl

D. Laboruntersuchungen

ermöglicht Rückschlüsse auf zu erwartende respiratorische Komplikationen (Einzelheiten s. Kap. 12.1). Wird eine bronchiale Obstruktion festgestellt, so sollte ein *Broncholysetest* (Inhalation eines β_2-Sympathomimetikums) angeschlossen werden, um die Reversibilität beurteilen zu können. Neben der Identifizierung von Patienten mit pathologischer Lungenfunktion dient die Lungenfunktionsanalyse auch als Grundlage für die Einleitung gezielter therapeutisch-prophylaktischer Maßnahmen und zur Überprüfung deren Effektivität.
Genauso wichtig ist eine präoperative Abklärung kardiovaskulärer Erkrankungen. Zur Einschätzung der **Herzfunktion** können folgende Verfahren eingesetzt werden:

- die transthorakale Echokardiografie,
- das Belastungs-EKG und
- die Herzkatheteruntersuchung.

Die Domäne der **transthorakalen Echokardiografie** ist die Untersuchung des myokardialen Kontraktions- und des linksventrikulären Auswurfverhaltens. Hierdurch lässt sich eine Herzinsuffizienz mit hoher Genauigkeit nachweisen oder ausschließen. Darüber hinaus kann die Funktion der Herzklappen beurteilt werden. Während das **Ruhe-EKG** eine hohe Treffsicherheit für den Nachweis eines Herzinfarkts hat, ist seine Sensitivität für die Diagnose einer koronaren Herzkrankheit (KHK) nur gering und beschränkt sich hier auf das Erkennen myokardialer Ischämien im Anfall. Mit einem **Belastungs-EKG** können anamnestische Angaben im Sinne von Belastungsstenokardien objektiviert werden. Zusätzlich lässt sich das Blutdruckverhalten besser einschätzen (z. B. labiler Hypertonus) und die Relevanz von in Ruhe auftretenden Herzrhythmusstörungen klären. Verschwindet eine Arrhythmie nämlich unter Belastung, so spricht dies im Allgemeinen für eine vegetative Genese und nicht für eine KHK. Umgekehrt ist aber eine durch Belastung provozierte Arrhythmie in der Regel Ausdruck einer organischen Herzerkrankung, wie z. B. einer KHK oder einer Herzinsuffizienz. Die **Herzkatheteruntersuchung** besteht aus einer Koronar- und Ventrikulografie. Sie übertrifft die Aussagemöglichkeiten der Echokardiografie besonders im Hinblick auf die Diagnostik einer KHK. Mit ihrer Hilfe lassen sich Koronarstenosen bereits bei geringerer Ausdehnung nachweisen, exakt lokalisieren und nicht selten einer umgehenden Therapie zuführen (Ballondilatation, Stenteinlage). Allerdings ist sie als invasive Methode deutlich aufwendiger und auch risikoträchtig. Weitere Einzelheiten zum Stellenwert der unterschiedlichen Untersuchungsmethoden siehe Kap. 12.2.

▸ **Konsiliaruntersuchungen.** Fachkonsile (am häufigsten internistisch-kardiologischer oder neurologischer Art) werden nur zur Beantwortung gezielter Fragen angefordert. Dabei geht es nicht um die Beurteilung der Anästhesiefähigkeit des Patienten durch den Konsiliar. Dies ist alleinige (!) Aufgabe des Anästhesisten. Vielmehr soll z. B. bei risikoerhöhenden Begleiterkrankungen geklärt werden, ob durch eine Behandlung der Zustand des Patienten präoperativ gebessert und damit das perioperative Risiko vermindert werden kann. In anderen Fällen soll eine bereits laufende Therapie auf ihre Wirksamkeit hin überprüft werden.

Voruntersuchungen im Notfall

Der Umfang von Voruntersuchungen wird im Notfall wesentlich von der Eingriffsdringlichkeit mitbestimmt. Da hier nur wenig Zeit bleibt, wird zunächst – soweit möglich – die Anamnese erhoben (Allergien!). Daran schließt sich eine kurze körperliche Untersuchung an. Es folgt eine Blutentnahme zur Bestimmung von Laborwerten und der Blutgruppe sowie zum Ansetzen der Kreuzprobe für die Fremdblutbereitstellung. In Extremsituationen muss eine Operation beginnen, bevor die Laborwerte vorliegen (z. B. bei einem perforierten Bauchaortenaneurysma). Apparative Untersuchungen werden bei Notfallpatienten nur dann durchgeführt, wenn sie für die Strategie des operativen Vorgehens maßgeblich oder für die Beurteilung lebensbedrohlicher Störungen unerlässlich sind (z. B. CCT bei polytraumatisierten Patienten).

Voruntersuchungen III

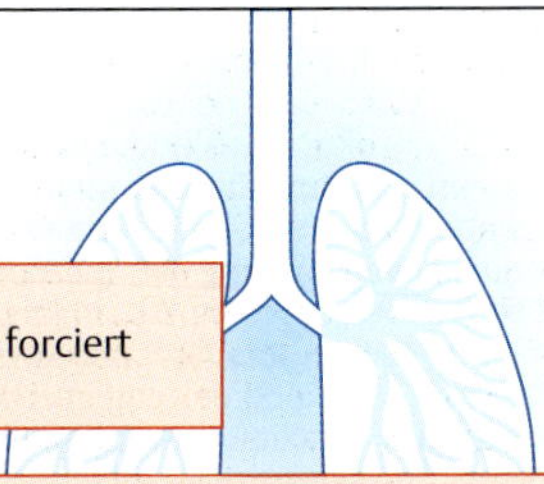

(Inspiratorische) Vitalkapazität (VC)
das Volumen, das nach langsamer, vollständiger Exspiration maximal eingeatmet werden kann

Forcierte Vitalkapazität (FVC)
das Volumen, das nach vollständiger Inspiration forciert ausgeatmet werden kann

Forciertes exspiratorisches Volumen (FEV_1, Sekundenkapazität, Tiffeneau-Wert)
das Volumen, das nach vollständiger Inspiration innerhalb 1 s maximal ausgeatmet werden kann

Ergebnis: Angabe entweder absolut in „l" oder relativ in „% der Vitalkapazität"
Normalwert (Erwachsene): FEV_1 > 2 l oder > 75 % der VC

1. Definitionen

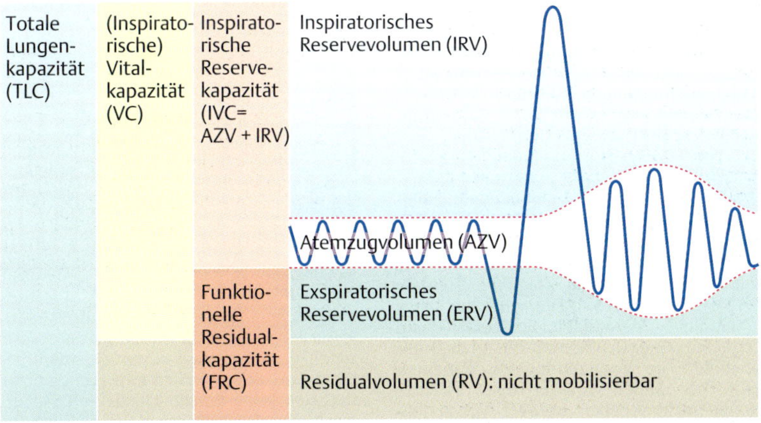

2. Statische Lungenvolumina und -kapazitäten

- klinische Zeichen einer chronischen Lungenerkrankung
- starke Raucher mit persistierendem Husten
- stenosierende Prozesse im Bereich der oberen Atemwege
- ausgeprägte Thorax- oder Wirbelsäulendeformitäten
- neuromuskuläre Erkrankungen
- Adipositas permagna
- Alter > 70 Jahre (?)
- geplanter thoraxchirurgischer Eingriff (bes. Lungenresektionen)
- geplanter abdominalchirurgischer Eingriff (bes. große Oberbaucheingriffe)

3. Indikationen für eine präoperative Lungenfunktionsanalyse

E. Spezielle Untersuchungen (z.B. Lungenfunktionsanalyse)

Zur bestmöglichen Vorbereitung des Patienten auf Anästhesie und Operation sollte die anästhesiologische Visite, wie bereits dargelegt, möglichst frühzeitig stattfinden. Erst die umfassende Würdigung aller wesentlichen Begleiterkrankungen und -umstände ermöglicht eine genaue Einschätzung des *perioperativen Gesamtrisikos*. Von diesem Gesamtrisiko, das sich aus Anästhesie- und Operationsrisiko zusammensetzt, lässt sich das eigentliche Anästhesierisiko nur unscharf abtrennen, weil sich anästhesie- und operationsbezogene Faktoren in erheblichem Maße wechselseitig beeinflussen und entsprechend eng miteinander verknüpft sind.

A. Einflussfaktoren

Das Anästhesierisiko hängt nicht nur von möglichen Begleiterkrankungen, sondern auch von eingriffsspezifischen Merkmalen ab. Die Faktoren, die den größten Einfluss auf die perioperative Morbidität und Mortalität haben, sind

- Herz-Kreislauf-Erkrankungen (vor allem arterielle Hypertonie, KHK, Herzinsuffizienz),
- Lungenerkrankungen (vor allem COPD),
- Art, Umfang und Dringlichkeit des Eingriffs,
- die Dauer der Operation und
- das Lebensalter des Patienten.

Die Bedeutung und die Auswirkungen kardiopulmonaler Vorerkrankungen werden im Einzelnen in Kap. 12 erläutert. Was den Eingriff angeht, so steigt das perioperative Risiko mit dem Ausmaß des chirurgischen Traumas. Ganz oben in der Risikoskala rangieren Thorax-, Oberbauch- und Zweihöhleneingriffe sowie intrakranielle Operationen. Bei Notfall- und dringlichen Eingriffen kommt hinzu, dass nur wenig Zeit zur Vorbereitung des Patienten bleibt. Hier können mitunter sogar relevante Befunde nicht erhoben werden. Mit zunehmender Operationsdauer wächst die Schwierigkeit, alle Bedingungen zu kontrollieren, die für die Aufrechterhaltung der Homöostase bedeutsam sind. So können bei lang dauernden Eingriffen eine Hypothermie und extrazelluläre Flüssigkeitsdefizite nicht immer vermieden werden. Auch mit steigendem Lebensalter wird das perioperative Risiko größer, aber nicht durch das Alter selbst bedingt, sondern durch die mit fortschreitendem Alter vermehrt auftretenden Begleiterkrankungen. Ebenfalls ist das Risiko bei Neugeborenen und Säuglingen erhöht, weil bei ihnen die kardiopulmonalen Kompensationsmöglichkeiten eingeschränkt sind.

B. Klassifizierung

Als Hilfestellung zur Einschätzung des Anästhesierisikos sind zahlreiche Klassifizierungssysteme entwickelt worden. Es handelt sich dabei z.T. um modifizierte Checklisten, z.T. um Scoring-Systeme. Bei Letzteren soll mithilfe einer Punkteskala das Risiko quantifiziert werden, wobei die Akzente auf Funktionsstörungen einzelner Organe oder von Organsystemen liegen. Am häufigsten wird das Schema der **American Society of Anesthesiologists** (ASA) verwendet *(B)*, obwohl es nur den Allgemeinzustand des Patienten berücksichtigt und damit nur eine grobe Risikoeinschätzung zulässt. Trotzdem hat es sich in der Praxis als Orientierungshilfe bewährt, denn in verschiedenen Untersuchungen konnte gezeigt werden, dass die ASA-Einstufung statistisch gut mit der perioperativen Mortalität korreliert.

Die Beurteilung des Anästhesierisikos führt zwangsläufig auch zu der Frage nach der Anästhesiefähigkeit. Die **Anästhesiefähigkeit** ist allerdings eine relative Größe. Sie ist zum einen natürlich eng mit dem objektiven Anästhesierisiko verknüpft; zum anderen muss sie aber auch in Beziehung zur Notwendigkeit und Dringlichkeit des Eingriffs gesetzt werden. Eingriffe, die unmittelbar zur Lebenserhaltung erforderlich sind, müssen immer durchgeführt werden, auch bei erheblichen (chronischen) Erkrankungen, die im anderen Extrem z.B. plastische Eingriffe aus ästhetischen Gründen niemals zuließen. So gesehen existiert also keine absolute „Nicht-Anästhesiefähigkeit". In der Praxis wird der Anästhesist nach seiner Einschätzung des Anästhesierisikos den Operateur in Kenntnis setzen, wenn aus seiner Sicht Zweifel an der Anästhesiefähigkeit bestehen. Dem Operateur fällt dann, falls sich zwischen ihm und dem Anästhesisten keine Einigung erzielen lässt, unter Abwägung der indizierenden und kontraindizierenden Faktoren die letztliche Entscheidung zu, ob der Eingriff durchgeführt wird. Damit übernimmt er dann ggf. aber auch die volle ärztliche und rechtliche Verantwortung.

Anästhesierisiko

Wichtige präoperative Informationen

- Eingriff und Indikation sowie Dringlichkeit
- anästhesiebezogene Anamnese
- klinische Untersuchung
- Befunde apparativer und konsiliarischer Untersuchungen
- kardiopulmonale Leistungsfähigkeit
- Hypovolämie
- Stoffwechsel- und andere Organstörungen
- Dauermedikation

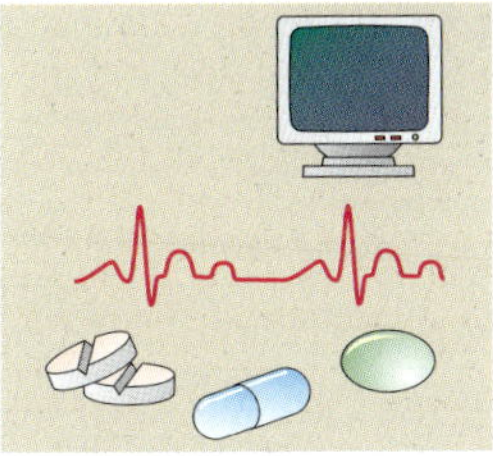

A. Einflussfaktoren

ASA-Risikogruppe		Perioperative Mortalität (bis 7. postop. Tag)
I	keine organische Erkrankung oder Störung des Allgemeinbefindens: außer der chirurgischen Erkrankung gesunder Patient	0,1 %
II	leichte Allgemeinerkrankung *ohne* Leistungseinschränkung: z.B. mäßige Anämie, geringe Störungen des Wasser- u. Elektrolythaushalts, gut eingestellter Diabetes mellitus, latente Hyperthyreose, mäßiger Hypertonus, beginnendes Lungenemphysem, leichte Bronchitis, Asthma bronchiale ohne Komplikationen, kompensierte Niereninsuffizienz, Adipositas (WHO-Grad 2), Varikosis – Neugeborene, Greise, Schwangere im 3. Trimenon	0,5 %
III	schwere Allgemeinerkrankung *mit* Leistungseinschränkung: z.B. erhebliche Anämie, schwere Störungen des Wasser-, Elektrolyt- u. Säure-Base-Haushalts, schwerer Diabetes mellitus (mit Komplikationen), manifeste Hyperthyreose, schwerer Hypertonus, kompensierte Herzinsuffizienz, KHK, Z. n. Myokardinfarkt, ausgeprägtes Lungenemphysem, schwere eitrige Bronchitis, COPD, dialysepflichtige Niereninsuffizienz, Adipositas permagna, Kachexie	4,4 %
IV	lebensbedrohliche Allgemeinerkrankung: z.B. hochgradige Anämie; maligne Hypertonie; akutes Koronarsyndrom; manifeste, d.h. dekompensierte Insuffizienz des Herzens, der Lunge, der Nieren, der Leber, des endokrinen Systems; diffuse Peritonitis; Schock jeder Genese; Koma; Polytrauma	23,5 %
V	moribunder Patient, der mit oder ohne Operation 24 Stunden voraussichtlich nicht überleben wird: z.B. perforiertes Aortenaneurysma, fulminante Lungenembolie	50,8 %

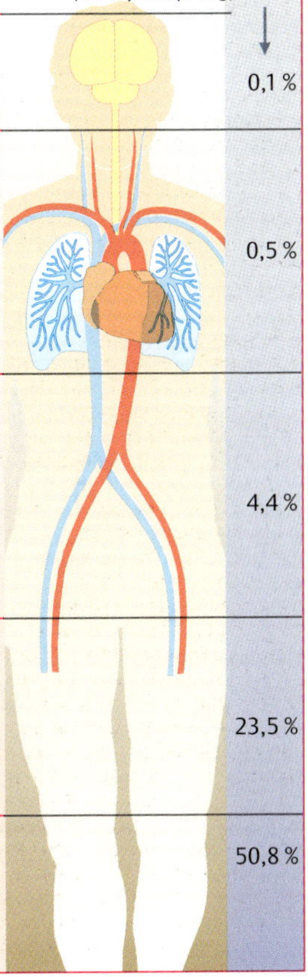

B. Klassifizierung

A. Operative Dringlichkeit

Die Zeit, die für die Vorbereitung eines Patienten auf eine Operation bleibt, wird entscheidend von der Dringlichkeit des Eingriffs bestimmt. Im Allgemeinen werden **4 Dringlichkeitsstufen** unterschieden, wobei z. T. eine unterschiedliche Terminologie benutzt wird:
1. elektiv = Wahleingriff (nicht dringlich)
2. geplant = Planeingriff (bedingt dringlich)
3. dringlich = organerhaltender Eingriff
4. Notfall = lebenswichtiger Soforteingriff

Wenn von *aufschiebbaren* oder manchmal auch von *planbaren* Eingriffen gesprochen wird, handelt es sich um Eingriffe der Stufe 1 oder 2, *nicht aufschiebbare* Eingriffe gehören zur Stufe 3 oder 4.

▸ **Festlegung des Operationstermins.** Vor *aufschiebbaren* Eingriffen gilt die Regel, den Patienten zur Minimierung des perioperativen Risikos in den bestmöglichen Zustand zu bringen. Hier müssen die höchsten Maßstäbe an die präoperative Vorbereitung, die Diagnostik von Begleiterkrankungen und deren Behandlung angelegt werden. Bei wesentlichen Störungen der Funktion wichtiger Organe dürfen deshalb keine elektiven oder geplanten Eingriffe stattfinden.
Für Notfall- oder dringliche Eingriffe gelten andere Kriterien. Ein *Notfalleingriff* ist indiziert zur akuten Lebensrettung bei bereits bestehender oder unmittelbar bevorstehender Dekompensation vitaler Organfunktionen (z. B. perforiertes Bauchaortenaneurysma mit hämorrhagischem Schock, schwere intrathorakale Blutung mit respiratorischer Insuffizienz). Als Indikation für einen *dringlichen* Eingriff wird ein drohender irreversibler Verlust der Funktion von Organen oder Körperteilen angesehen, wenn damit eine verzögerte Lebensbedrohung verbunden ist (z. B. Ileus mit der Gefahr einer Darmgangrän).

▸ **Herzinfarktanamnese.** Nach einem *transmuralen* Myokardinfarkt sollen während der ersten 3 Monate keine aufschiebbaren operativen Eingriffe durchgeführt werden, da das Reinfarktrisiko innerhalb dieser Frist deutlich erhöht ist (Einzelheiten s. Kap. 12.2).

▸ **Nahrungs- und Nikotinkarenz.** Außer bei Notfall- und dringlichen Eingriffen sollte eine präoperative Nahrungskarenz von *mindestens 6 Stunden für feste Bestandteile* und *2 Stunden für (klare) Flüssigkeiten* eingehalten werden, um eine pulmonale Aspiration während der Narkoseeinleitung zu verhindern (Einzelheiten s. Kap. 5.2). Das Rauchen sollte spätestens am Vorabend der Operation eingestellt werden. Diese *kurzfristige* Nikotinabstinenz dient vor allem zur Reduktion perioperativer hypoxischer Komplikationen, die durch Kohlenmonoxid (CO) ausgelöst werden. Aufgrund der hohen Affinität von CO zum Hämoglobin entsteht COHb (bei starken Rauchern bis zu 20%!), das dann nicht mehr für den Sauerstofftransport zur Verfügung steht. Die CO-Bindung ist allerdings mit einer Halbwertszeit von ca. 8 Stunden reversibel, sodass eine Nikotinabstinenz schnell zu einer Normalisierung des Sauerstofftransports führt. Dagegen wird die durch das Rauchen induzierte bronchiale Hyperreagibilität nicht so rasch gebessert. Hierzu ist eine *längerfristige* Abstinenz von meist mehr als 4 Wochen erforderlich.

B. Auswahl des Anästhesieverfahrens

Nach der Einschätzung des Anästhesierisikos wird in Abhängigkeit vom Zustand des Patienten und von eingriffsspezifischen Faktoren wie Art, Lokalisation, Dauer und Dringlichkeit der Operation das Anästhesieverfahren ausgewählt. Prinzipiell wird dasjenige Verfahren mit der **größtmöglichen Sicherheit für den Patienten** angewandt. Wünsche des Patienten sollen hierbei soweit wie möglich Berücksichtigung finden. Im Zweifelsfall geht aber die *objektive* Sicherheit des Patienten vor dessen subjektivem Komfort! Betrachtet man Untersuchungen zur perioperativen Morbidität und Mortalität nach Allgemein- und rückenmarknahen Anästhesien in Abhängigkeit von Begleiterkrankungen, so ist kein statistisch signifikanter Unterschied zwischen beiden Verfahrensarten festzustellen. Dies macht es im Einzelfall schwierig, ein Verfahren unter dem Aspekt seiner möglichen Vorteile zu bevorzugen.

Operative Dringlichkeit und Auswahl des Anästhesieverfahrens

Notfalleingriffe – Soforteingriffe
Vorbereitungszeit: Minuten

z. B. perforiertes Bauchaortenaneurysma, schwere intrathorakale Blutung, schwere gastrointestinale Blutung, Leber- oder Milzruptur, Hämatom, Notsectio

Dringliche Eingriffe
Vorbereitungszeit: Stunden

z.B. Ileus, Mesenterialinfarkt, inkarzerierte Hernie, Hodentorsion, akuter arterieller Extremitätenverschluss, offene Frakturen, Schenkelhalsfrakturen, penetrierende Verletzungen ohne akute Blutung, Abszesse, Luxationen

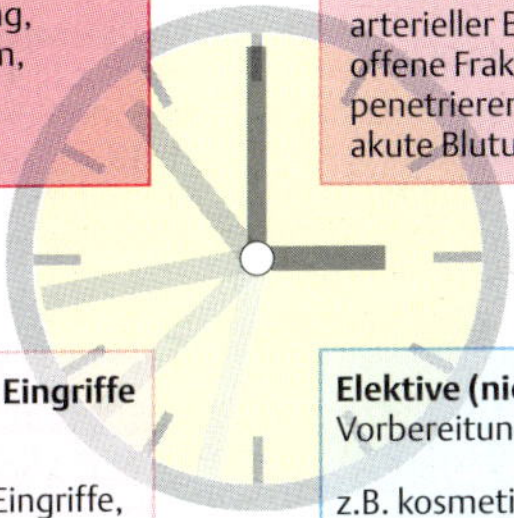

Geplante (bedingt dringliche) Eingriffe
Vorbereitungszeit: Tage

z.B. Malignome, diagnostische Eingriffe, Probeexzisionen

Elektive (nicht dringliche) Eingriffe
Vorbereitungszeit: Wochen/Monate

z.B. kosmetische Operationen, Cholezystolithiasis ohne Verschlusssymptomatik, Hernien ohne Inkarzeration

A. Operative Dringlichkeit

	Indikationen	Kontraindikationen
Allgemeinanästhesie		
endotracheale Intubation	Thorax-, Oberbauch-, 2-Höhlen-Eingriffe, intrakranielle Operationen; Eingriffe in Bauchlage, bei Nicht-Nüchternheit oder mit langer Dauer	
Gesichtsmaske	Kurzeingriffe (< 30 min)	Nicht-Nüchternheit, Bauchlage, Kopftieflage, Adipositas permagna, Laparotomie, Thorakotomie (s. Kap. 6.1)
Kehlkopfmaske	Eingriffe > 30 min	wie bei Gesichtsmaske
Regionalanästhesie	Vermeidung einer Allgemeinanästhesie; Notfall- oder dringliche Eingriffe	unkooperative, verwirrte oder bewusstseinsgetrübte Patienten, Kinder (Einzelfallentscheidung), ambulante Patienten (axilläre Plexusanästhesie möglich)
Plexus brachialis	Eingriffe an der oberen Extremität, der Skapula und Klavikula	Blutgerinnungsstörungen (wie unten) bei infraklavikulärer oder interskalenärer Technik (weitere Einzelheiten s. Kap. 10.3)
rückenmarknah	Eingriffe an der unteren Extremität, im Beckenbereich und Unterbauch	Blutgerinnungsstörungen oder Antikoagulanzientherapie (außer Low-dose-Heparin od. Low-dose-ASS), Hypovolämie, Schock, dekomp. Herzinsuffizienz

B. Auswahl des Anästhesieverfahrens

A. Selbstbestimmungsrecht des Patienten

Invasive medizinische Maßnahmen gelten strafrechtlich als Körperverletzung, es sei denn, der Patient hat rechtswirksam seine **Einwilligung** zu deren Durchführung erteilt. Ob er einwilligt oder nicht, entscheidet er in *freier* Selbstbestimmung. Um sein Selbstbestimmungsrecht ausüben zu können, muss er vorher hinreichend und in angemessener Form über Art und Inhalt der geplanten Maßnahmen informiert worden sein und deren Wesen, Bedeutung und Tragweite in ihren Grundzügen erkennen und begreifen können. Dies setzt eine Aufklärung über

- methodentypische Risiken sowie über
- Vor- und Nachteile alternativ in Betracht kommender Verfahren voraus.

Art und Umfang der Aufklärung sind abhängig

- von Dringlichkeit und Risiko des Eingriffs sowie
- vom Bildungs- und Wissensstand des Patienten.

Es gilt also: Je weniger dringlich und je risikoreicher ärztliche Maßnahmen sind, umso umfangreicher und nachhaltiger ist der Patient aufzuklären!

B. Einwilligungsfähigkeit und Aufklärungsart

Die Einwilligung in ärztliche Maßnahmen erfordert aus juristischer Sicht nicht die volle Geschäftsfähigkeit des Patienten, sondern nur seine **natürliche Einsichts- und Willensfähigkeit.** Ist sie gegeben – was vor der Anästhesieaufklärung zu prüfen ist –, so gilt uneingeschränkt das Selbstbestimmungsprinzip. Fehlt sie, dann muss entweder die Einwilligung eines legitimierten Vertreters eingeholt oder eine richterliche Verfügung beim Vormundschaftsgericht erwirkt werden. In einem Notfall allerdings kann (und muss) der Arzt nach dem Prinzip der „Geschäftsführung ohne Auftrag" verfahren, d. h., er wird seine Hilfeleistung nach dem mutmaßlichen Willen des Patienten zu dessen Besten ausführen.

Ein *Aufklärungsverzicht* von Seiten des Patienten ist möglich, im anderen Extrem kann er aber auch eine Aufklärung über sämtliche Risiken einfordern *(„Totalaufklärung")*. Normalerweise findet die sog. **Stufenaufklärung** nach *Weißauer* Anwendung, d. h., nach Ansprechen der üblichen Risiken entscheidet der Patient, welche Bereiche vertieft werden sollen. In der Rechtsprechung stößt man auch auf den Begriff des *„wissenden Patienten"*. Hiermit sind solche Patienten gemeint, die medizinische Vorkenntnisse haben oder bei denen eine ähnliche Behandlung schon einmal durchgeführt worden ist. Bei ihnen kann die Aufklärung deutlich abgekürzt werden, nachdem sich der aufklärende Arzt vom Kenntnisstand des Patienten überzeugt hat. Ein *therapeutisches Privileg zur Nichtaufklärung*, z. B. aus psychologischen Gründen, wird von der deutschen Rechtsprechung generell nicht eingeräumt und kann schon gar nicht für die Anästhesieaufklärung in Anspruch genommen werden.

C. Anästhesieaufklärung

Das anästhesiologische Aufklärungsgespräch muss im Einzelnen umfassen:

- Darstellung des perioperativen Ablaufs des für den Eingriff vorgesehenen Anästhesieverfahrens,
- Erläuterung alternativer Verfahren, falls solche in Betracht kommen, und deren Vor- und Nachteile,
- Auswahl des geeigneten Verfahrens unter Beachtung etwaiger Kontraindikationen und größtmöglicher Berücksichtigung der Patientenwünsche,
- Aufklärung über *typische* Risiken des ausgewählten Verfahrens unabhängig von deren Häufigkeit,
- Aufklärung über *generelle* Risiken nur, wenn sie im Einzelfall nicht als bekannt vorausgesetzt werden können.

Herausragende zivilrechtliche Bedeutung hat die ärztliche **Dokumentation** (→ Beweissicherung). Bei mangelhafter oder fehlender Dokumentation kommt es im Zivilverfahren zur sog. *Beweislastumkehr*, d. h., der Arzt muss nun nachweisen, dass er keinen Fehler begangen hat (und nicht mehr der Patient, dass der Arzt einen begangen hat). Aus diesem Grund ist die Verwendung der vom Berufsverband Deutscher Anästhesisten (BDA) geprüften Anamnese- und Aufklärungsbogen zweckmäßig. Bei der Aufklärung *nicht einwilligungsfähiger* Patienten und von *Minderjährigen* sind zudem einige **Besonderheiten** zu berücksichtigen *(C)*.

Aufklärung und Einwilligung

„VOLUNTAS AEGROTI SUPREMA LEX!"

A. Selbstbestimmungsrecht des Patienten

Aufklärungsverzicht → **Stufenaufklärung** → **Totalaufklärung**

B. Einwilligungsfähigkeit und Aufklärungsart

Leitsätze zur Aufklärung und Einwilligung in besonderen Fällen

1. Wenn der Patient nicht einwilligungsfähig ist:

– bei Erfordernis einer *notfallmedizinischen* Versorgung

Bei *Bewusstlosigkeit oder Bewusstseinsstörung* gilt der Grundsatz „Geschäftsführung ohne Auftrag".

– bei *aufschiebbaren* Eingriffen

Besteht eine *Geisteskrankheit* oder *Unmündigkeit*, so ist die Einwilligung des gesetzlichen Vertreters (gerichtlich bestellter Betreuer oder persönlich Bevollmächtigter) notwendig. Handelt es sich aber um einen das Leben des Patienten gefährdenden Eingriff, dann muss überdies die Zustimmung des Vormundschaftsgerichts eingeholt werden.

Bei neu aufgetretener, akut zur Einwilligungsunfähigkeit führender *geistiger Verwirrung* muss eine richterliche Verfügung erwirkt werden.

Steht der Patient unter dem Einfluss von *Pharmaka*, die die Geschäftsfähigkeit beeinträchtigen (Sedativa, Alkohol etc.), so muss bis zum Abklingen deren Wirkung abgewartet werden.

Erhebliche *Schmerzen* müssen vor dem Einwilligungsgespräch durch nicht die Einwilligungsfähigkeit vermindernde Analgetika beseitigt werden.

Bei Patienten, die die *deutsche Sprache* **nicht** beherrschen, muss das Einwilligungsgespräch mithilfe eines Dolmetschers geführt werden.

Bei *Blinden* muss zur korrekten Dokumentation der Einwilligungserklärung eine Person ihres Vertrauens anwesend sein.

2. Wenn es sich um Minderjährige handelt:

– Bei Kindern unter 14 Jahren sollten *beide* Eltern einem planbaren Eingriff zustimmen; für dringliche Eingriffe genügt die Einwilligung eines Elternteils.

– Bei Verweigerung der elterlichen Zustimmung in einen *lebensrettenden Eingriff* liegt ein Sorgerechtsmissbrauch vor. Zur Umgehung der elterlichen Verfügungsgewalt kann (und muss) dann umgehend eine richterliche Genehmigung eingeholt werden. Wenn dazu keine Zeit bleibt, handelt der Arzt unter dem Aspekt der „Geschäftsführung ohne Auftrag".

– Jugendliche können vom vollendeten 14. Lebensjahr an *selbst* rechtswirksam in einen Eingriff einwilligen, wenn sie dessen Bedeutung und Tragweite voll erfassen können.

C. Anästhesieaufklärung

A. Prämedikationsziele

Der Begriff „Prämedikation" steht im engeren Sinn für die spezifische medikamentöse Vorbereitung des Patienten auf die Anästhesie und Operation. Früher wurden wegen der Nebenwirkungen der Narkosemittel weitgesteckte, umfangreiche Prämedikationsziele formuliert. Davon übrig geblieben ist heutzutage als vorrangiges und obligates Ziel die Stressreduktion oder -vermeidung durch **Anxiolyse**, d. h., Angst und Aufregung sollen dem Patienten genommen werden. Die präoperative psychische Verfassung des Patienten hat einschlägigen Untersuchungen zufolge erheblichen Einfluss auf das intraoperative Kreislaufverhalten und sogar auf den postoperativen Schmerzmittelbedarf. Durch eine anxiolytisch wirksame Prämedikation lassen sich sonst während der Anästhesieeinleitung häufiger zu beobachtende Kreislaufdysregulationen (tachykarde Rhythmusstörungen, hyper- oder hypotensive Episoden, vasovagale Synkopen) deutlich reduzieren wie auch der postoperative Analgetikaverbrauch vermindern. Eine über die Anxiolyse hinausgehende Sedierung ist nicht in jedem Fall notwendig, sie ist aber nicht immer zu vermeiden. Die Kooperationsfähigkeit des Patienten, die vor allem für die Durchführung von Regionalanästhesien erwünscht ist, sollte dabei aber ebenso wie die Schutzreflexe erhalten bleiben. Als weitere, akzessorische oder nur in Einzelfällen angestrebte Prämedikationsziele können genannt werden:

- Amnesie
- Antikonvulsion (Verhinderung zerebraler Krampfanfälle)
- „Antipsychose"
- Vermeidung anaphylaktoider Reaktionen
- Antiemesis (d. h. Verhinderung von Übelkeit und Erbrechen in der postoperativen Phase)
- Aspirationsprophylaxe
- Antisalivation (Hemmung der Speichel- und Bronchialsekretion)
- Verminderung der Intensität autonomer (Kreislauf-)Reflexe
- Analgesie

B. Substanzübersicht

Für die Prämedikation steht eine Reihe von Pharmaka aus unterschiedlichen Gruppen mit entsprechend unterschiedlichen Eigenschaften und Wirkungsmustern zur Verfügung:

- Benzodiazepine
- Barbiturate
- Neuroleptika
- Antihistaminika
- Antazida
- Parasympatholytika
- α_2-Rezeptor-Agonisten
- Opioide

Mit deren Hilfe lassen sich sämtliche oben genannten Ziele erreichen *(B1)*. Zur Anxiolyse werden am häufigsten **Benzodiazepine** eingesetzt. Sie vermitteln darüber hinaus noch eine (anterograde) Amnesie und sind antikonvulsiv wirksam. Sollen mehrere Ziele gleichzeitig erreicht werden, so ist oftmals aber eine Kombination von Wirkstoffen erforderlich, da das gesamte Spektrum nicht allein von einer Substanz abgedeckt wird. Bei bestimmten Patienten oder in speziellen Situationen kann es wegen möglicher Nebenwirkungen oder fehlender Notwendigkeit auch einmal sinnvoll sein, ganz auf eine Prämedikation zu verzichten *(B2)*.

B1: Prämedikationsziele und verwendete Pharmaka

Anxiolyse	Benzodiazepine, α_2-Rezeptor-Agonisten
Sedierung	Benzodiazepine, Barbiturate, α_2-Rezeptor-Agonisten
Amnesie	Benzodiazepine
Antikonvulsive Wirkung	Benzodiazepine, Barbiturate
Antipsychotische Wirkung	Neuroleptika
Antiemetische Wirkung	H_1-Rezeptor-Antagonisten, Neuroleptika
Histaminhemmung	H_1- und H_2-Rezeptor-Antagonisten, Neuroleptika aus der Gruppe der Phenothiazine
Salivationshemmung	Parasympathikolytika
Reflexdämpfung	Parasympathikolytika, α_2-Rezeptor-Agonisten
Analgesie	Opioide

Prämedikationsziele und Substanzübersicht

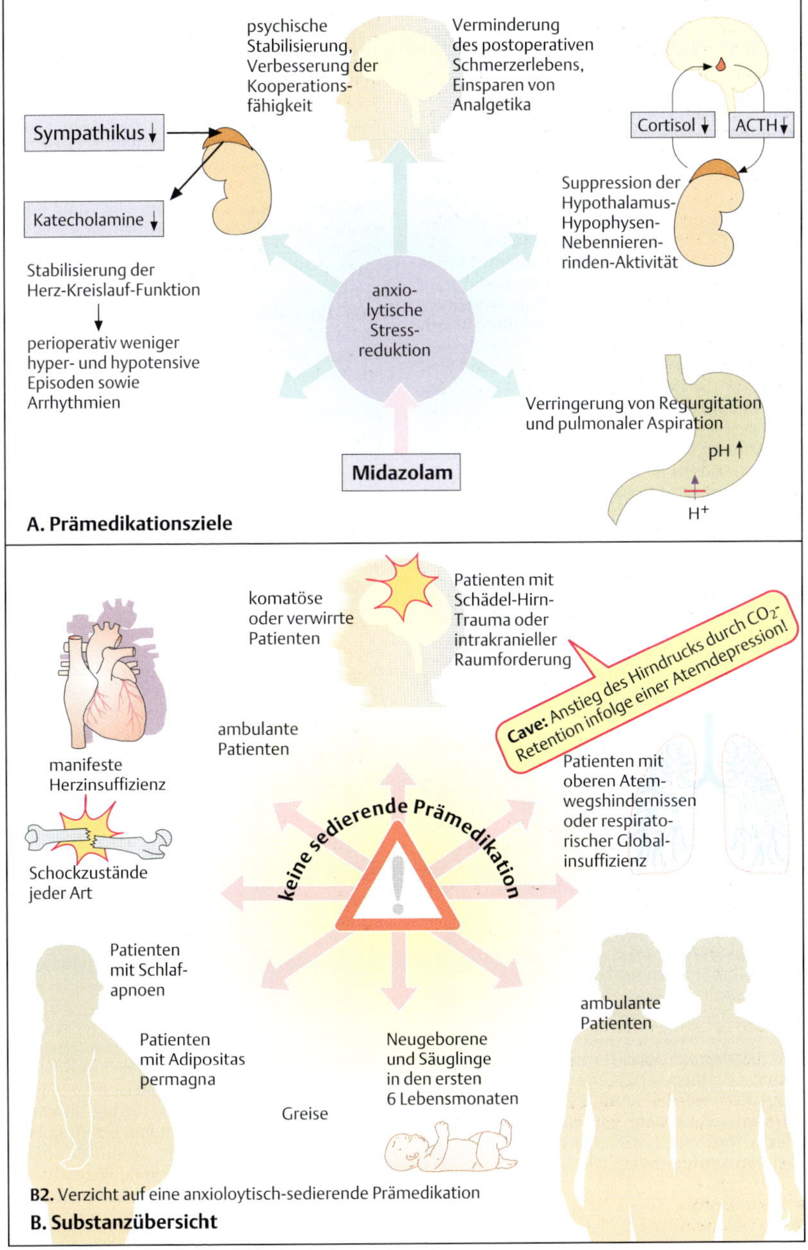

A. Prämedikationsziele

B2. Verzicht auf eine anxioloytisch-sedierende Prämedikation

B. Substanzübersicht

A. Pharmaka

▸ **Benzodiazepine.** Benzodiazepine eignen sich wegen ihrer guten Wirksamkeit bei nur geringen Nebenwirkungen am besten für eine **anxiolytische Prämedikation.** Nahezu alle Benzodiazepine wirken *qualitativ* gleich *(A1)*. Deutliche Unterschiede bestehen aber z.T. im hepatischen Metabolismus und in der Wirkungsdauer *(A2)*. Benzodiazepine vermitteln ihre Effekte nach Bindung an einer spezifischen Stelle des GABA-Rezeptorkomplexes (s. Kap. 1.6), indem sie die Wirkungen von GABA als inhibitorischem endogenem Neurotransmitter verstärken. Während Barbiturate eine „schlaferzwingende" Wirkung haben, wirken Benzodiazepine als Folge ihres anxiolytisch-sedierenden Effekts primär nur *„schlafanstoßend"*. Daneben erzeugen sie auch *amnestische* (in der Regel nur anterograd) und *antikonvulsive* Effekte. Benzodiazepine zeichnen sich durch gute Kreislaufstabilität aus. Die Atmung wird nach den zur Prämedikation üblichen Dosen in der Regel nicht beeinträchtigt (Einzelheiten s. Kap. 4.3). Bei älteren Patienten kann es jedoch nach schneller intravenöser Gabe zu Störungen des *zentralen* Atemmusters mit kurz dauernder Apnoe kommen. Bei gleichzeitiger Opioidapplikation muss bedacht werden, dass Benzodiazepine die opioidinduzierte Atemdepression verstärken. Wie unter Barbituraten können auch unter Benzodiazepinen als unerwünschte Wirkungen, besonders bei älteren Patienten, *paradoxe* Reaktionen wie Unruhe, Agitiertheit, Desorientiertheit und Logorrhö auftreten. Bei *Myasthenien* sind Benzodiazepine wegen ihres zentral muskelrelaxierenden Effektes absolut kontraindiziert.

▸ **Substanzauswahl.** Am Vorabend der Operation werden Benzodiazepine mit mittellanger Wirkung, z.B. *Temazepam*, bevorzugt, am Operationstag zumeist das kurz wirksame **Midazolam.** Sie werden jeweils *oral* verabreicht. Da im Alter wie auch bei Lebererkrankungen die sog. Phase-I-Reaktionen (u.a. Oxidation, Reduktion, Hydrolyse) beeinträchtigt, die Phase-II-Reaktion der Konjugation, z.B. mit Glukuronsäure (Glukuronidierung), aber in der Regel noch intakt ist, sollten hier Substanzen wie *Oxazepam* oder *Lorazepam* zur abendlichen Prämedikation verwendet werden, denn diese werden unmittelbar konjugiert, sodass am wenigsten mit einem verzögerten Abbau und einer verlängerten Wirkung gerechnet werden muss.

▸ **Barbiturate.** Wegen nicht unerheblicher Risiken *(A3)* wird auf Barbiturate zur Prämedikation nur noch in seltenen Fällen zurückgegriffen, z.B. bei Kontraindikationen für Benzodiazepine oder zur **Konvulsionsprophylaxe** bei Epileptikern (z.B. Phenobarbital [Luminal]). In niedriger Dosierung können Barbiturate das Schmerzempfinden verstärken, was bei ihrer Anwendung zur Prämedikation beachtet werden sollte. Bei den hepatischen Formen der *Porphyrie* sind sie absolut kontraindiziert.

▸ **Neuroleptika.** Der Einsatz von Neuroleptika als „Sedativa" zur Prämedikation gilt heute als überholt, denn sie führen häufig zu einer psychomotorischen Entkopplung, d.h., die Patienten können äußerlich ruhig und teilnahmslos wirken, während sie innerlich eine hochgradige Unruhe verspüren. Neuroleptika werden daher nur noch in niedriger Dosis zur Emesisprophylaxe verwendet (z.B. Haloperidol [Haldol], 1 – 2 mg i.v. bei Narkoseeinleitung). Die Kombination mit Benzodiazepinen kann ihre negativen Effekte auf die Psyche meist unterdrücken. Nur Neuroleptika, die zur Dauertherapie von *Psychosen* eingenommen werden, sollten auch am Operationstag verordnet werden. Eine Kontraindikation für Neuroleptika besteht bei *Morbus Parkinson*, weil selbst nach einmaliger, niedrigdosierter Gabe ein Parkinsonismus mit Akinesie, Rigor und Tremor auftreten kann.

▸ **Antihistaminika.** Histamin ist entscheidend an der Vermittlung *anaphylaktoider*, pseudoallergischer Reaktionen beteiligt (H_1- und H_2-Rezeptoren). Darüber hinaus fungiert es als wesentlicher Mediator der *Magensäuresekretion* (H_2-Rezeptoren) und es trägt außerdem zur Entstehung von *Übelkeit und Erbrechen* bei (H_1-Rezeptoren). Die meisten anästhesiologisch eingesetzten Medikamente sind in der Lage, unspezifisch Histamin freizusetzen, was zu kardiovaskulären und bronchialen Nebenwirkungen führen kann (Tachykardie, Arrhythmie, AV-Blockierung, Blutdruckabfall; Bronchokonstriktion) (s. auch Kap. 13.4). Prädisponierte Patienten (z.B. Atopiker, Patienten mit kardiozirkulatorischen und pulmonalen Erkrankungen) mögen hiervon besonders betroffen sein.
Durch die kombinierte Gabe von *H_1- und H_2-Rezeptor-Antagonisten* kurz vor der Narkoseeinleitung lassen sich sämtliche histaminvermittelten Wirkungen verhindern oder zumindest deutlich in ihrer Ausprägung abschwächen. Dieses Vorgehen scheint bei Atopikern gerechtfertigt zu sein, um **anaphylaktoiden** Reaktionen entgegenzuwirken. Ebenfalls erfolgreich lässt sich diese Kombination bei Patienten, die besonders gefährdet sind, postoperativ Übelkeit und Erbrechen (PONV =

Pharmaka und Applikationsprinzipien I

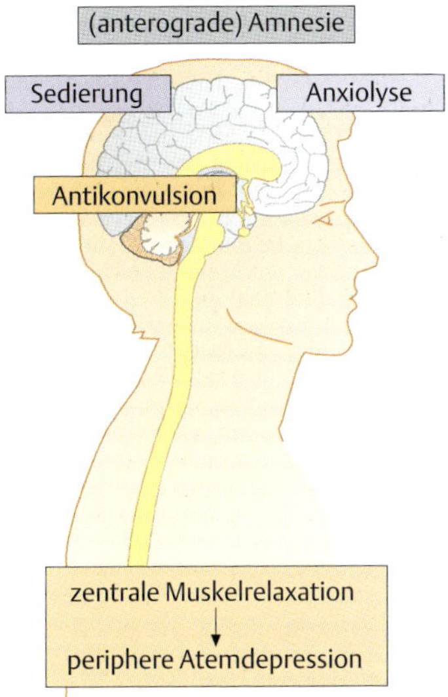

1. Wirkungsprofil von Benzodiazepinen

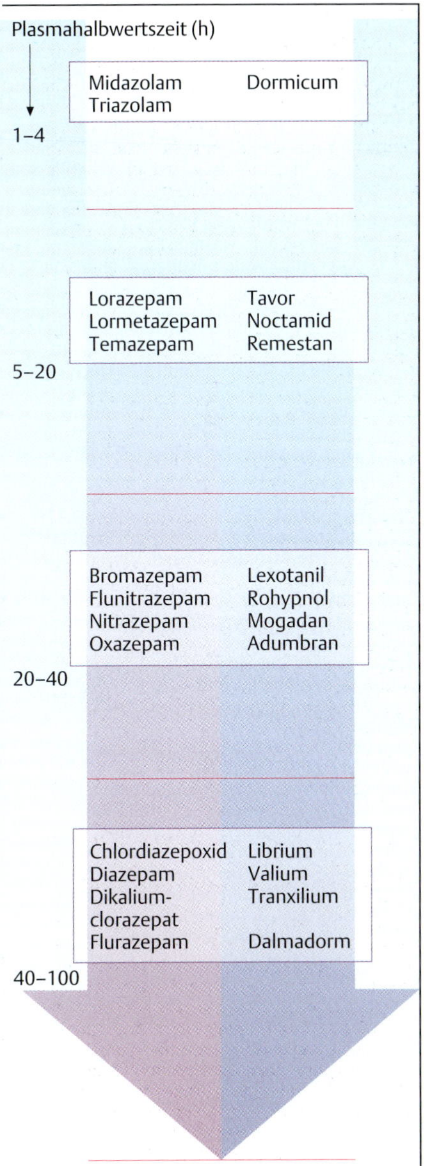

2. Einteilung der Benzodiazepine nach der Wirkungsdauer

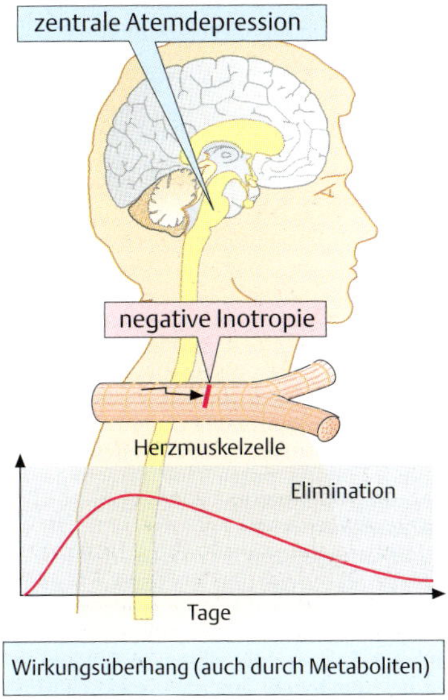

3. Nebenwirkungen von Barbituraten

A. Pharmaka

„postoperative nausea and vomiting") zu entwickeln, zur **Emesisprophylaxe** einsetzen (s. auch Kap. 14.3). Hierdurch kann die PONV-Rate erheblich stärker reduziert werden als z. B. durch die Gabe von Haloperidol. Gute Erfahrungen bestehen auch mit der präventiven Applikation des H_1-Antagonisten *Dimenhydrinat* (Vomex A, 62 mg i. v. bei der Narkoseeinleitung).
Durch eine Blockade von H_2-Rezeptoren in der Magenmukosa werden das Magensaftvolumen und der Säuregehalt vermindert, sodass die Gefahr einer pulmonalen Aspiration abnimmt und, was im Vordergrund steht, deren Auswirkungen gemildert werden. Im Sinne einer so verstandenen **Aspirationsprophylaxe** am wirksamsten sind *H_2-Antagonisten* wie Ranitidin, wenn sie am Vorabend und zusätzlich ca. 2 Stunden vor der Narkoseeinleitung oral verabreicht werden. Ihr mögliches Anwendungsgebiet sind geplante geburtshilfliche Eingriffe in Intubationsnarkose. Zu weiteren Einzelheiten und den *Antazida* siehe Kap. 5.2.

▸ **Parasympatholytika.** Parasympatholytika (Syn.: Anticholinergika) wie das am häufigsten eingesetzte **Atropin,** daneben Glycopyrronium (Robinul) und Scopolamin hemmen durch Konkurrenz mit dem Neurotransmitter Acetylcholin die parasympathische Erregungsübertragung an muskarinartigen Rezeptoren. Hierdurch wird die Speichel- und Schleimsekretion in den oberen und unteren Atemwegen vermindert und die Herzfrequenz erhöht *(A6).*
Vor allem der **antisalivatorische** (speichelflusshemmende) Effekt ist aus prophylaktischen Gründen von anästhesiologischem Interesse, z. B. bei Operationen im Mund-Rachen-Bereich, fiberoptischen Intubationen oder Bronchoskopien, Larynxmaskennarkosen, vor Ketamingaben sowie bei Kindern in den ersten Lebensjahren wegen der bei ihnen erhöhten Neigung zu Laryngospasmen. Die Gabe von Parasympatholytika bereits auf der Krankenstation ist allerdings nicht zu empfehlen, weil die maximale Wirkung nach oraler oder subkutaner Applikation nicht immer rechtzeitig zur Narkoseeinleitung erreicht wird. Außerdem wird die Mundtrockenheit von den meisten Patienten als unangenehm empfunden. Besser ist daher eine *intravenöse Verabreichung* unmittelbar vor Einleitungsbeginn. Die Wirkung von Atropin setzt so z. B. innerhalb 1 Minute ein und hält etwa 30 – 60 Minuten an.
Die normalerweise gewählte Atropindosis von *maximal 0,01 mg/kg KG* schützt nicht ausreichend vor **reflektorischen Bradykardien.** Hierzu, d. h. zur kompletten Vagusblockade, sind deutlich höhere Dosen, mindestens 0,03 mg/kg KG, erforderlich, die aber wegen erheblicher Herzfrequenzsteigerung in der Regel nicht toleriert werden! Bei Patienten mit *Glaukom* sind die üblichen Anticholinergikadosen *(A6)* nicht kontraindiziert, weil nach systemischer Gabe keine lokal wirksamen Konzentrationen am Auge erreicht werden. Ausgeprägte *Tachykardien* sowie *Vorhofflattern* oder *-flimmern* mit schneller Überleitung dagegen gelten wegen der möglichen weiteren Erhöhung der Herzfrequenz als absolute, eine *Mitralstenose* und eine *Hyperthyreose* als relative Kontraindikation. Weitere *relative Kontraindikationen* bestehen
- bei chronischer obstruktiver Lungenerkrankung (Bronchialsekreteindickung),
- bei Fieber (Temperatursteigerung durch Verminderung der Schweißsekretion) und
- bei vollem Magen (Regurgitationserleichterung durch Erniedrigung des Tonus des unteren Ösophagussphinkters und damit erhöhte Aspirationsgefahr).

▸ **α_2-Rezeptor-Agonisten.** Hauptvertreter der α_2-Rezeptor-Agonisten ist das Imidazolinderivat **Clonidin** (Catapresan, Paracefan). Ursprünglich wurde Clonidin nur zur Blutdrucksenkung eingesetzt. Inzwischen konnten aber weitere, besonders für die Anästhesiologie bedeutsame Effekte wie *Anxiolyse, Sedierung* und auch *Analgesie* (supraspinal und spinal) ausgemacht werden. Sie werden einer Stimulierung zentraler prä- und postsynaptischer α_2-Rezeptoren zugeschrieben und sind damit z. T. Folge einer Hemmung adrenerger Aktivität. Hierdurch wird der Narkosemittelverbrauch gesenkt. Mittlerweile hat man experimentell festgestellt, dass im Gegensatz zu früheren Auffassungen die blutdrucksenkenden Effekte von Clonidin, die Folge einer Verminderung des Sympathikotonus sind, wohl nicht in erster Linie durch die Erregung von α_2-Rezeptoren zustande kommen, sondern eher durch einen agonistischen Ansatz an einer anderen Klasse clonidinbindender Rezeptoren, den Imidazol(in)rezeptoren *(A8).*
Neben der zentralen Sympathikolyse bewirkt Clonidin, bedingt durch eine Erregung peripherer postsynaptischer α_1-Rezeptoren, auch eine Vasokonstriktion. Da die Affinität von Clonidin zu α_1-Rezeptoren aber erheblich geringer ist als zu α_2- und Imidazol(in)rezeptoren (1 : 200), spielt die Vasokonstriktion nur bei zügiger intravenöser Injektion eine Rolle. Hierunter kann es zu einem *passageren Anstieg des Blutdrucks* kommen, was allerdings durch die zentrale Wirkung überspielt wird, sobald Clonidin in ausreichender Menge die Blut-Hirn-Schranke passiert hat und zu den

Pharmaka und Applikationsprinzipien II

	H_1-Rezeptoren	H_2-Rezeptoren
Tachykardie	ø	100 %
Vasodilatation	60 %	40 %
Bronchokonstriktion	60 %	40 %
Übelkeit/Erbrechen	70 %	30 %*
Magensäuresekretion	ø	100 %
Antagonisten, z.B.:	Dimenhydrinat (Vomex A)	Ranitidin (Sostril®, Zantic)

* indirekt durch Erhöhung des Magensaftvolumens

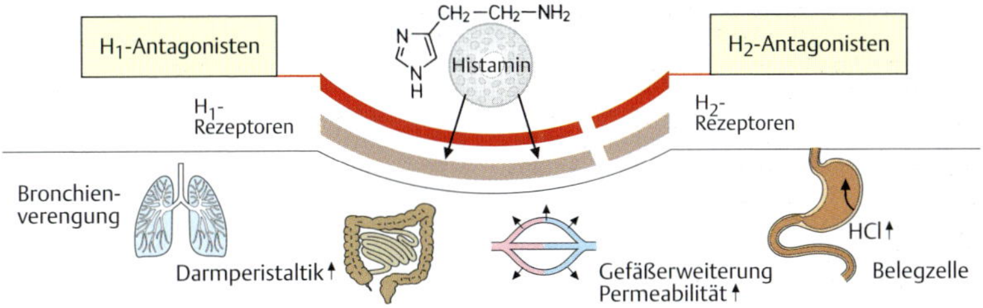

4. Histaminwirkungen und Rezeptorsubtypen

- Polytrauma/septisch-toxischer Schock
- gastrointestinale Blutungen/Ileus
- chronische Niereninsuffizienz
- maligne Tumoren
- Verbrennungen
- größere abdominale Eingriffe (Darmmanipulation)
- Anwendung von Palacos-Knochenzement, ionisierenden Strahlen oder Röntgenkontrastmitteln

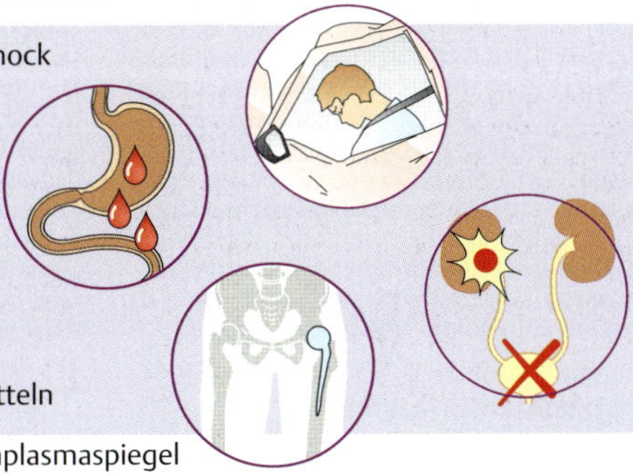

5. Zustände mit erhöhtem Histaminplasmaspiegel

	Atropin	Glycopyrronium	Scopolamin
Herzfrequenz	+++	++	+
Salivationshemmung	+	+++	++
ZNS-Wirksamkeit	geringe Stimulation	keine[1]	Sedierung, Amnesie
Antiemesis	ø	ø	+++
Dosis i.v.	0,005–0,01 mg/kg	0,002–0,004 mg/kg	ø[2]
Wirkungseintritt i.v.	30–60 s	2–3 min	
Wirkungsdauer i.v.	30–60 min	2–3 h	ø[2]

[1] als quartäres Amin nicht liquorgängig; [2] kein i.v. Präparat verfügbar

6. Vergleich der Wirkungen verschiedener Parasympatholytika

A. Pharmaka

Prämedikation

zentralen Wirkorten gelangt ist. Die zentrale Reduktion des Sympathikotonus führt dann zu einer *Abnahme der Herzfrequenz* und einer peripheren Vasodilatation mit *Absinken des Blutdrucks.*

Für die Prämedikation spielt Clonidin vor allem bei **Alkoholabhängigen** eine Rolle. Bei ihnen kann es zur Verhinderung von Entzugssymptomen wie überschießenden adrenergen Reaktionen und zur gleichzeitigen Sedierung eingesetzt werden. Hierdurch lässt sich die Narkoseführung deutlich erleichtern. Clonidin kann präoperativ *adjuvant* zu Benzodiazepinen oral verabreicht werden, und zwar jeweils abends und morgens vor der Operation. Daneben kann es bei **Patienten mit KHK** eingesetzt werden, um die Rate perioperativer Myokardischämien und -infarkte zu senken (vergleichbar mit den β-Rezeptoren-Blockern; s. Kap. 12.2). Als *Kontraindikationen* gelten Bradykardien, ein Sick-Sinus-Syndrom, höhergradige AV-Blockierungen, arterielle Hypotonie, eine Hypovolämie und manifeste Herzinsuffizienz.

▸ **Opioide.** Die Wirkungsweise von Opioiden wird ausführlich in Kap. 4.4 abgehandelt. Wegen ihrer atemdepressorischen Effekte spielen sie für die routinemäßige Prämedikation keine Rolle mehr. Sie werden vielmehr nur gezielt zur **Schmerzbehandlung** eingesetzt (z. B. bei Trauma), vor schmerzhaften Lagerungsmaßnahmen, die vor der Anästhesieeinleitung stattfinden, oder bei **Drogensüchtigen**, um akute Entzugssymptome zu verhindern. Hierzu sollten nur rein agonistische Substanzen mit längerer Wirkungsdauer, wie z. B. Piritramid (Dipidolor), verwendet werden.

B. Applikationsprinzipien

Ursprünglich wurde die Prämedikation intramuskulär durchgeführt. Da dies mit Schmerzen und außerdem mit seltenen Risiken wie Infektion, Hämatombildung (cave: Gerinnungsstörungen, Antikoagulanzientherapie!) und Nervenläsionen verbunden ist, wird heute die **orale Applikation** bevorzugt. Die Einnahme von bis zu 100 ml Wasser erhöht dabei das Aspirationsrisiko nicht und widerspricht folglich auch nicht dem Nüchternheitsgebot. Neben der Zufuhr der spezifischen Prämedikation kann so auch die Fortführung einer Dauermedikation gewährleistet werden. In einigen Fällen, z. B. bei gestörter gastrointestinaler Resorption oder eingeschränkten Schluck- und Hustenreflexen, ist eine *orale* Prämedikation allerdings nicht sinnvoll oder kontraindiziert *(B1)*. Dann können die Medikamente *subkutan* oder *intravenös* gegeben werden. Alternativ besteht bei Schluck- oder Resorptionsstörungen auch die Möglichkeit, Präparate einzusetzen, die bereits *sublingual* resorbiert werden (z. B. Lorazepam als Tavor Expidet). Ist die Resorption nicht beeinträchtigt und liegt eine Magensonde, dann lassen sich einige Substanzen auch hierüber verabreichen. Notfall- oder Intensivpatienten sollten Pharmaka jedoch generell intravenös erhalten. Das garantiert den schnellsten und sichersten Wirkungseintritt.

▸ **Verordnung.** Die Prämedikation wird *schriftlich* verordnet und setzt immer die *persönliche* Visite eines Anästhesisten voraus. Es werden genaue Angaben zur Dosierung der Medikamente und zu Zeitpunkt und Art der Applikation gemacht *(B2)*. Am **Vorabend der Operation** benötigen die Patienten zur Verminderung von Angst, Aufregung und Schlaflosigkeit ein länger wirkendes Anxiolytikum bzw. Sedativum. Hierzu wird in der Regel ein mittellang wirksames Benzodiazepin per os eingesetzt (z. B. Temazepam). Bei Schmerzen wird zusätzlich ein Analgetikum verabreicht. Eine bei Begleiterkrankungen erforderliche Dauermedikation sollte bis auf Ausnahmen (s. Kap. 3.3) unverändert fortgesetzt werden. Die Prämedikation am **Operationstag** wird in der Regel ebenfalls oral durchgeführt. Hierbei sollte die Einnahme 45 – 60 Minuten vor Anästhesiebeginn stattfinden, um zu diesem Zeitpunkt maximale Plasmaspiegel zu gewährleisten. Üblicherweise werden kurz wirksame Benzodiazepine bevorzugt, z. B. Midazolam, wodurch erreicht werden soll, dass der Patient entspannt, angstfrei und kooperativ zur Anästhesieeinleitung kommt.

Pharmaka und Applikationsprinzipien III

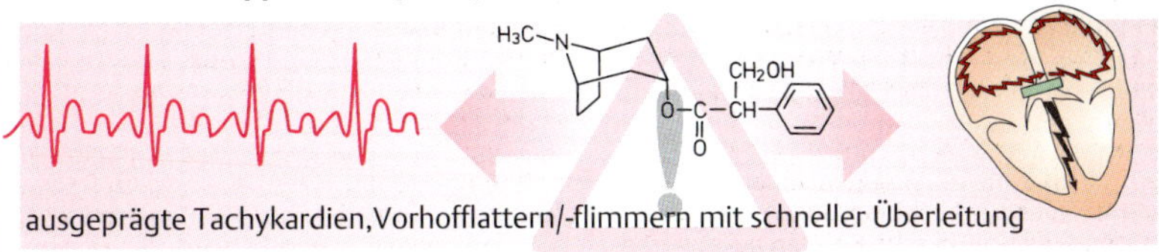

7. Absolute Kontraindikationen für Parasympatholytika

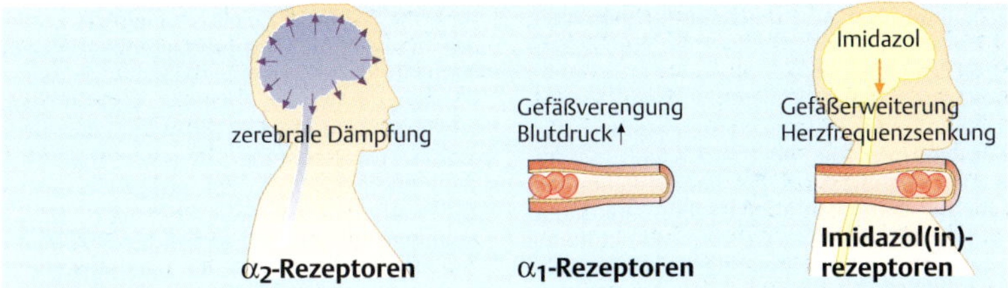

	α_2-Rezeptoren	α_1-Rezeptoren	Imidazol(in)-rezeptoren
Anxiolyse	+		
Sedierung	+		
Analgesie	+		
Sympathikus-aktivität	(↓)	(↑)	↓↓

8. Rezeptoragonistische Wirkungen von Clonidin

A. Pharmaka

- Dysphagie
- Verletzungen, Infektionen und Stenosen im oberen Gastrointestinaltrakt
- fehlende Kooperation des Patienten

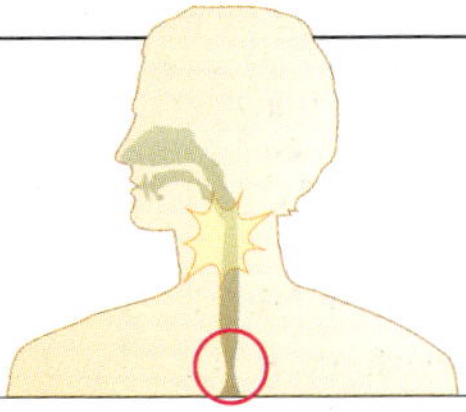

1. Kontraindikationen für eine orale Prämedikation

Temazepam
- Remestan-Gelatinekapseln, 1 Kapsel enthält 20 mg, 1 Mite-Kapsel 10 mg
- Standarddosis bei Erwachsenen: 20 mg p.o. abends
- Metabolisierung: direkte Glukuronidierung oder zunächst Demethylierung zu Oxazepam

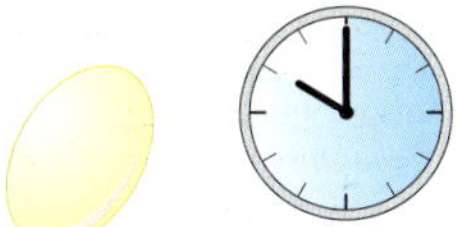

Plasma-HWZ 8–16 h

Midazolam
- Dormicum-Tabletten, 1 Tbl. enthält 7,5 mg
- Standarddosis bei Erwachsenen: 7,5 mg p.o. 45–60 min präoperativ
- Metabolisierung: Hydroxylierung und anschließend Glukuronidierung

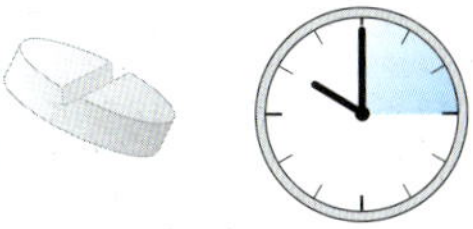

Plasma-HWZ 2–3 h

2. Prämedikation – Substanzauswahl

B. Applikationsprinzipien

Eine etwaige Dauermedikation bei Begleiterkrankungen sollte in der Regel bis *einschließlich* des Operationstags unverändert **fortgesetzt** werden. Dies gilt insbesondere für

- Antihypertensiva,
- Kardiotropika (außer Herzglykosiden),
- Antiasthmatika,
- Antikonvulsiva,
- Antiparkinsonmittel und für
- Glukokortikoide oberhalb der „Cushing-Schwelle".

Das bedeutet aber, dass die Nebenwirkungen dieser Pharmaka und mögliche Interaktionen mit Anästhetika und Adjuvanzien berücksichtigt werden müssen.

Die „Cushing-Schwelle" liegt bei 30 mg Hydrocortison (Cortisol) oder 7,5 mg Predniso(lo)näquivalent pro Tag. Oberhalb davon beginnt die ACTH-Suppression, die bei Erreichen der doppelten Dosis komplett ist. Bei einer Langzeittherapie mit **Glukokortikoiden**, d. h. bei täglicher Einnahme über mehr als 4 Wochen innerhalb einer Zeitspanne von 12 Monaten vor dem Eingriff, muss damit gerechnet werden, dass die Cortisolproduktion perioperativ nicht adäquat stimulierbar ist. Dann ist eine Substitution mit erhöhten Dosen nötig, damit sich keine akute Nebennierenrindeninsuffizienz entwickelt („Addison-Krise"; s. Kap. 12.5).

Kontrazeptiva können bei einer Thromboseprophylaxe mit Low-Dose-Heparin weiter verabreicht werden. Zu beachten ist aber, dass ihre ovulationshemmende Wirkung durch Medikamente, die eine Enzyminduktion in der Leber auslösen (z. B. Barbiturate), aufgehoben werden kann, worauf die Patientinnen hinzuweisen sind.

Folgende Medikamente werden in der Regel präoperativ **abgesetzt:**

- Herzglykoside,
- Diuretika,
- orale Antikoagulanzien,
- Thrombozytenaggregationshemmer,
- orale Antidiabetika sowie
- einige Psychopharmaka.

▸ **Herzglykoside und Diuretika** interferieren mit dem Elektrolyt- und Flüssigkeitshaushalt und sollen deshalb am Operationstag nicht mehr zugeführt werden. Sie können eine *Hypokaliämie* und dadurch Herzrhythmusstörungen auslösen. Umgekehrt erhöht eine Hypokaliämie die Glykosidempfindlichkeit mit der Folge möglicher Überdosierungserscheinungen. Diuretika können zudem eine *Hypovolämie* hervorrufen, die die kreislaufdepressorische Wirkung von Anästhetika verstärkt.

Eine Antikoagulation mit **Cumarinderivaten** (z. B. Phenprocoumon [Marcumar]) steigert die *Blutungsgefahr* bei operativen Eingriffen deutlich. Daher werden diese Substanzen präoperativ abgesetzt und durch Low-Dose-Heparin ersetzt. Aufgrund der langen Plasmahalbwertszeit ist bei Phenprocoumon frühestens nach einer Woche mit einem spontanen Wirkungsverlust zu rechnen. Zur Beschleunigung kann Vitamin K_1 (Konakion) gegeben werden. Nur Notfalleingriffe rechtfertigen den Einsatz von PPSB (Prothrombinkomplex-Konzentrat) zur sofortigen Gerinnungsnormalisierung.

Allgemein wird für elektive Eingriffe empfohlen, **irreversible Thrombozytenaggregationshemmer** wie *Acetylsalicylsäure* (ASS; Aspirin), *Clopidogrel* (Plavix, Iscover) und *Abciximab* (ReoPro) *wenigstens 3 Tage* davor abzusetzen und stattdessen eine Low-Dose-Heparinisierung durchzuführen. Sonderregelungen gelten für niedrig dosierte ASS (≤ 100 mg/d). Die Zeitspanne kann bei allen genannten Medikamenten verkürzt werden, wenn eine normale Blutungszeit bestimmt wird. Bei den **reversiblen Thrombozytenaggregationshemmern** wie *Eptifibatid* (Integrelin), *Tirofiban* (Aggrastat) und den *nicht steroidalen Antiphlogistika (NSAID)* außer ASS sollte es genügen, die Therapie *etwa 8 Stunden* vor dem Eingriff zu beenden.

Orale Antidiabetika vom Typ der Sulfonylharnstoffe wie *Glibenclamid* (Euglucon) haben eine extrem hohe Eiweißbindung (> 99 %). Durch ebenfalls stark eiweißgebundene Substanzen (z. B. Anästhetika) können sie aus ihrer Bindung „verdrängt" werden. In Einzelfällen können so noch bis zu 50 Stunden nach der letzten Einnahme *Hypoglykämien* auftreten.

Bei **Psychopharmaka** wie trizyklischen Antidepressiva, Monoaminoxidase-(MAO-)Hemmern oder Lithium muss nach einer individuellen Nutzen-Risiko-Abwägung (Psychiater!) entschieden werden, ob die Substanzen perioperativ weiter zugeführt werden. Die heute kaum noch verwendeten *nicht selektiven, irreversiblen MAO-Hemmer* (z. B. Tranylcypromin [Jatrosom]) müssen dagegen wegen möglicher schwerster Nebenwirkungen (krisenhafte Blutdruckanstiege, Exzitation, Koma) 2 Wochen vor elektiven Eingriffen abgesetzt werden.

Begleitmedikation

	Interaktion mit	Mechanismus	Risiken
Acetylsalicylsäure	Heparin o.ä.	irrevers. Thrombozyten-aggregationshemmung	erhöhtes Blutungsrisiko
Antiarrhythmika Klasse-I-Substanzen	Anästhetika Muskelrelaxanzien	negative Inotropie „Natriumantagonismus"	Herzinsuffizienz verläng. neuromusk. Blockade
Antibiotika Aminoglykoside	Muskelrelaxanzien	Hemmung der ACh-Freisetzung	verläng. neuromusk. Blockade
ß-Sympatholytika, Kalziumantagonisten	Anästhetika	negative Inotropie (v.a. Verapamil-Typ)	Herzinsuffizienz
Clonidin	Anästhetika	Sedierung	vermind. Anästhetikabedarf, Narkoseüberhang
H_2-Antagonisten Cimetidin, (Ranitidin)		Hemmung mikrosomaler Leberenzyme (CYP)	Verlängerung der Wirkung von Anästhetika, Opioiden u.a.
Herzglykoside Digitoxin, Digoxin	Schleifen- und Thiaziddiuretika	Hypokaliämie und Hypomagnesiämie	Herzrhythmusstörungen (Bradykardie, AV-Block, VES)
Magnesium	Muskelrelaxanzien Anästhetika	Hemmung der ACh-Freisetzung ZNS-Depression	verstärkte neuromuskuläre Blockade Narkoseüberhang
Psychopharmaka			
Neuroleptika Butyrophenone	Anästhetika Adrenalin, α-Mimetika	Sedierung α-Rezeptoren-Blockade	vermind. Anästhetikabedarf vermind. Blutdruckanstieg
Trizyklische Antidepressiva			
z.B. Imipramin, Amitryptilin	dir. Symp.-Mimetika indir. Symp.-Mimetika	Hemmung der neuronalen Wiederaufnahme	Tachykardie, hypertensive Krise abgeschwächte Wirkung
Monoaminoxidase-Hemmer			
Tranylcypromin	Pethidin	irreversible Hemmung der MAO_A und MAO_B	Agitiertheit, Hypertension, Hyperpyrexie, Krampfanfälle
	indirekte u. direkte Sympathomimetika	Hemmung des Abbaus von Noradrenalin	Tachykardie, hypertens. Krise
Moclobemid	Pethidin, Sympathomimetika	reversible Hemmung der MAO_A	Nebenwirk. deutl. geringer als unter Tranylcypromin
Selegilin	ø	selektive Hemmung der MAO_B	keine Interaktionen mit Pethidin oder Sympathomimetika
Lithium	Saluretika	tubuläre Rückresorption von Lithium erhöht	Tremor, Muskelschwäche, Erbrechen, Krampfanfälle, Koma, vermind. Anästhetikabedarf, Narkoseüberhang
	Muskelrelaxanzien	(?)	verläng. neuromusk. Blockade
Schleifen- und Thiaziddiuretika	Muskelrelaxanzien	u.a. Hypokaliämie Hypokaliämie	verläng. neuromusk. Blockade Herzrhythmusstörungen

ACh = Acetylcholin; CYP = Cytochrom-P450-Monooxygenasen;
VES = ventrikuläre Extrasystolen; ZNS = zentrales Nervensystem; MAO = Monoaminoxidase

Medikamenteninteraktionen in der Anästhesie (Auswahl)

Eine Allgemeinanästhesie kann mit Inhalationsanästhetika und/oder intravenösen Wirkstoffen durchgeführt werden. In der modernen Anästhesie gilt der Grundsatz, möglichst selektiv wirkende Substanzen wie

- Hypnotika,
- (Opioid-)Analgetika und
- spezifische Muskelrelaxanzien

miteinander zu kombinieren, um so die einzelnen Qualitäten einer Narkose den jeweiligen operativen Erfordernissen gemäß gezielt erreichen und Nebenwirkungen so gering wie möglich halten zu können. Prinzipiell lassen sich 3 allgemeinanästhesiologische Verfahren unterscheiden:

- die Inhalations-,
- die intravenöse und
- die balancierte Anästhesie.

A. Inhalationsanästhesie

Bei der Inhalationsanästhesie werden die Substanzen über die Lunge aufgenommen und zum größten Teil auch wieder darüber eliminiert. Alleinige Inhalationsanästhesien sind heutzutage aber die Ausnahme und kommen eigentlich nur noch für *Kurzeingriffe bei Säuglingen und Kleinkindern* in Betracht. Davon unabhängig werden Inhalationsanästhetika in dieser Altersgruppe bevorzugt zur Einleitung einer Narkose benutzt, um anschließend am ruhigen und schlafenden Kind einen intravenösen Zugang sicher und ohne psychische Alterationen platzieren zu können. Dieser Zugang dient zur Applikation von

- Hypnotika,
- Analgetika,
- Relaxanzien,
- Infusionen und
- ggf. von Notfallmedikamenten.

B. Intravenöse Anästhesie

Für eine intravenöse Anästhesie werden, wie schon der Name sagt, die Wirkstoffe ausschließlich intravenös appliziert. Das setzt natürlich voraus, dass bereits vor Beginn der Narkose eine Kanüle in eine Vene eingeführt wird. Die *intravenöse Narkoseeinleitung* ist bis auf die oben erwähnten Ausnahmen der angestrebte Standard in der Allgemeinanästhesie, um bei etwaigen Komplikationen einen sicheren intravasalen Zugang für die umgehende Injektion weiterer Medikamente zur Verfügung zu haben. Eine rein intravenöse Anästhesie wird nur bei *kurzen Eingriffen* durchgeführt. Hierbei werden die Substanzen im *Bolus* einmalig oder bei Bedarf auch mehrmalig zugeführt.

Als Weiterentwicklung der intravenösen Bolustechnik gilt die sog. **total intravenöse Anästhesie** (TIVA). Auch dabei wird ganz auf Inhalationsanästhetika verzichtet (dies schließt selbstverständlich den Verzicht auf N_2O ein!). Hypnotika, Opioide und Muskelrelaxanzien werden nach einem mathematischen, an der Pharmakokinetik orientierten Modell und Dosierungsregime verabreicht. Ziel ist es, die einzelnen Substanzen so zu dosieren, dass möglichst rasch ein pharmakokinetischer *Gleichgewichtszustand*, auch Steady State oder Äquilibrium genannt, mit konstanten Substanzplasmaspiegeln entsteht. Darüber hinaus muss die Höhe der Plasmaspiegel aber auch zügig zu verändern sein, um die Narkosetiefe der jeweiligen Operationsphase unmittelbar anpassen zu können (man spricht dann von guter Steuerbarkeit). Hierzu werden Wirkstoffe mit der schnellstmöglichen Elimination benötigt. Zurzeit sind dies:

- das Hypnotikum Propofol (Disoprivan, Propofol-Lipuro),
- das Opioid Remifentanil (Ultiva) und
- das Muskelrelaxans Mivacurium (Mivacron).

Das Konzept der TIVA erfordert initial eine *Bolusaufsättigung*, gefolgt von einer *kontinuierlichen* Substanzzufuhr über Infusionspumpen *(B1)*. Das Verfahren ist besonders für *längere Operationen* mit gleichförmiger chirurgischer Stimulation und dementsprechend gleichbleibendem Anästhetikabedarf geeignet (z. B. minimalinvasive Chirurgie). Neuere Entwicklungen auf dem Gebiet der mikroprozessorgesteuerten Infusionspumpen erlauben sogar die Vorgabe von *Plasmazielkonzentrationen* der zuzuführenden Substanz (**„target-controlled infusion“**, TCI). Hierzu werden allerdings spezielle Infusionsspritzen benötigt. Sie müssen mit einem Mikrochip versehen sein, auf dem wesentliche Informationen wie enthaltenes Pharmakon, verwendete Menge und Konzentration gespeichert sind. Ein Sensor liest die Daten und nach Eingabe von Alter und Körpergewicht des Patienten steuert der Mikroprozessor automatisch die Substanzzufuhr, die zum Erreichen und Aufrechterhalten der gewünschten Zielkonzentration im Plasma („target“) erforderlich ist. Die dazu nötigen Berechnungen basieren auf den pharmakodynamischen Eigenschaften von Propofol sowie der nach pharmakokinetischen Modellen zu erwartenden Verteilung und Elimination. Nach wie vor ist das TCI-System nur für die Applikation des Hypnotikums *Propofol* verfügbar. Es hat sich in der Breite bisher nicht durchsetzen können.

Eine andere Form der intravenösen Anästhesie ist die heutzutage nicht mehr gebräuchli-

Substanzgruppen und Verfahrensarten I

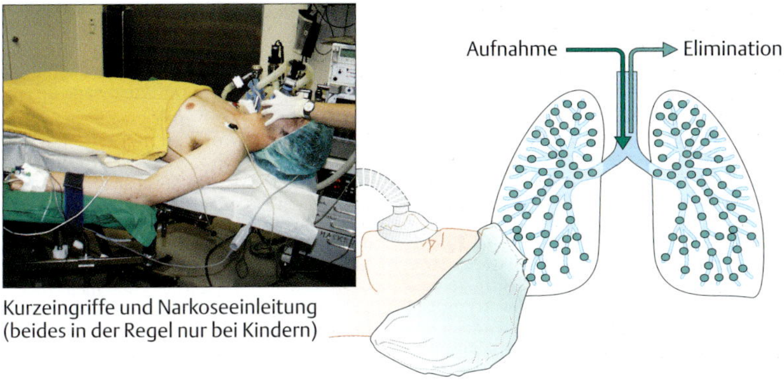

A. Inhalationsanästhesie

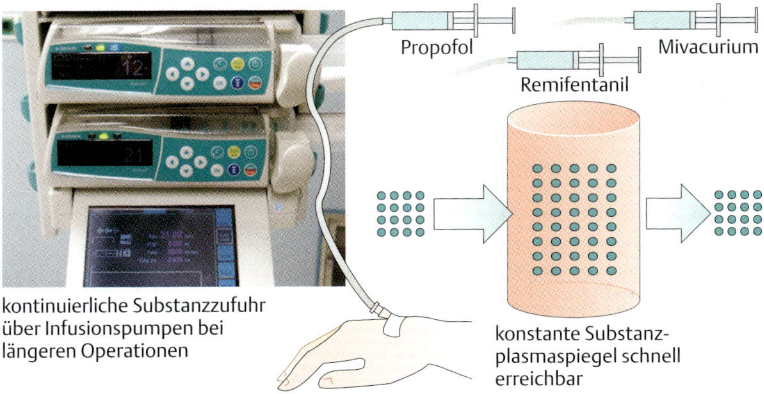

1. Total intravenöse Anästhesie

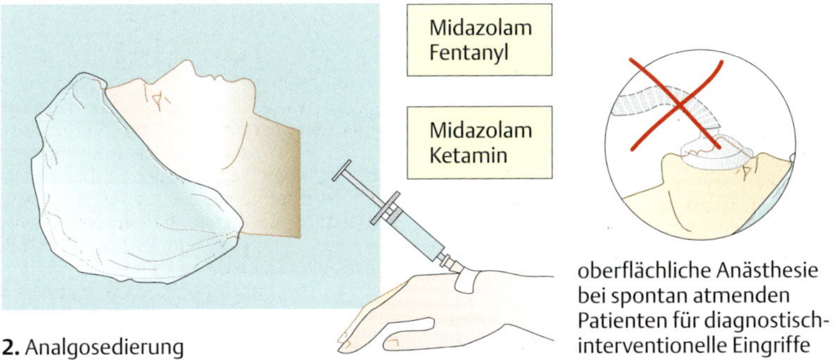

2. Analgosedierung

B. Intravenöse Anästhesie

che **Neuroleptanalgesie** (NLA). Hierzu wurde früher das stark wirksame Neuroleptikum Droperidol in hoher Dosis mit Fentanyl kombiniert. Droperidol ist hinsichtlich der Wirkung dem Haloperidol sehr ähnlich und stammt ebenfalls aus der Gruppe der Butyrophenone. Bei diesem Vorgehen haben sich jedoch die unzuverlässige Bewusstseinsausschaltung (→ „intraoperative Wachphänomene"; s. Kap. 5.3) und vor allem die extrapyramidalmotorischen Nebenwirkungen als entscheidende Nachteile erwiesen. Auch die zusätzliche Gabe von N_2O, dann als **Neuroleptanästhesie** bezeichnet, konnte die Bewusstseinsausschaltung nur unwesentlich verbessern, sodass auch dieses Verfahren schon seit Längerem nicht mehr praktiziert wird.
Im weiteren Sinn zählt auch die **Analgosedierung** zu den intravenösen Anästhesien. Typischerweise bleibt hierbei die *Spontanatmung* erhalten. Mit der Analgosedierung lässt sich somit nur eine *oberflächliche Anästhesie* erzielen, die aber bei weniger schmerzhaften, vor allem diagnostisch-interventionellen Eingriffen in der Regel ausreicht. Eine Analgosedierung kann mit niedrig dosierten Benzodiazepinen (z. B. Midazolam [Dormicum]) in Kombination mit Opioiden (z. B. Fentanyl) oder auch Ketamin (Ketanest) erzielt werden *(B2)*.

C. Balancierte Anästhesie

Als balancierte Anästhesie wird jede Form des kombinierten Einsatzes von Inhalationsanästhetika und intravenösen Wirkstoffen verstanden. Sie soll die jeweiligen Vorteile der unterschiedlichen Applikationsarten, wie vor allem

- die gute Steuerbarkeit der Inhalationsanästhetika,
- die fehlende Exzitation bei den Injektionshypnotika und
- die bis in die postoperative Phase hineinreichende Analgesie der Opioide,

miteinander verbinden und optimal nutzbar machen. Die balancierte Anästhesie dürfte deswegen immer noch die am häufigsten angewendete Form der Allgemeinanästhesie sein, auch wenn seit einiger Zeit die neueren intravenösen Anästhesietechniken wie die TIVA zunehmend Verbreitung und Akzeptanz gefunden haben.

D. Künstlicher Atemweg

Außer bei der Analgosedierung kommt es bei allen bisher vorgestellten, heutzutage praktizierten allgemeinanästhesiologischen Verfahren zu einer so ausgeprägten anästhetikainduzierten Atemdepression und Beeinträchtigung der Atemwegsschutzreflexe, dass eine Unterstützung der Atmung und eine Sicherung der Atemwege notwendig werden. Als technische Hilfsmittel zur Ermöglichung einer Beatmung des Patienten und zum Offenhalten oder Überbrücken der oberen Atemwege dienen in aufsteigender Invasivität:

- die Gesichtsmaske,
- die Kehlkopf- oder Larynxmaske und
- der Endotrachealtubus.

Die Narkosen werden dementsprechend, je nach eingesetztem Hilfsmittel, als *Masken-*, *Larynxmasken-* oder *Intubationsnarkose* bezeichnet.

Substanzgruppen und Verfahrensarten II

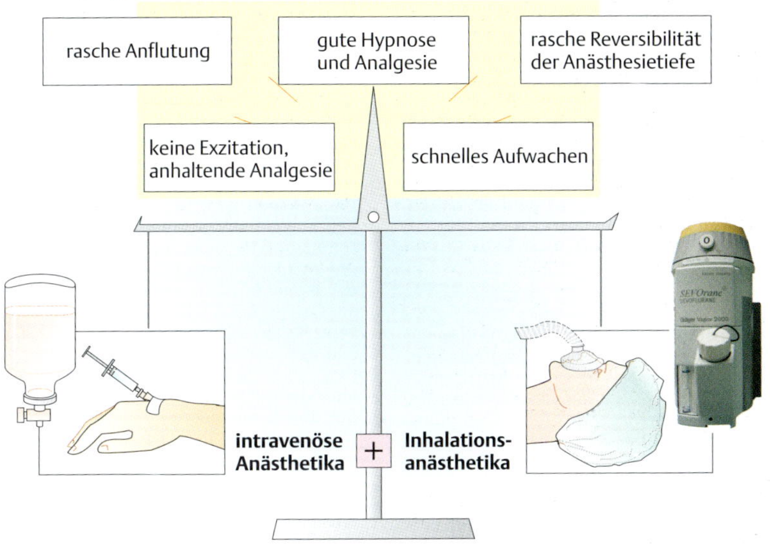

C. Balancierte Anästhesie

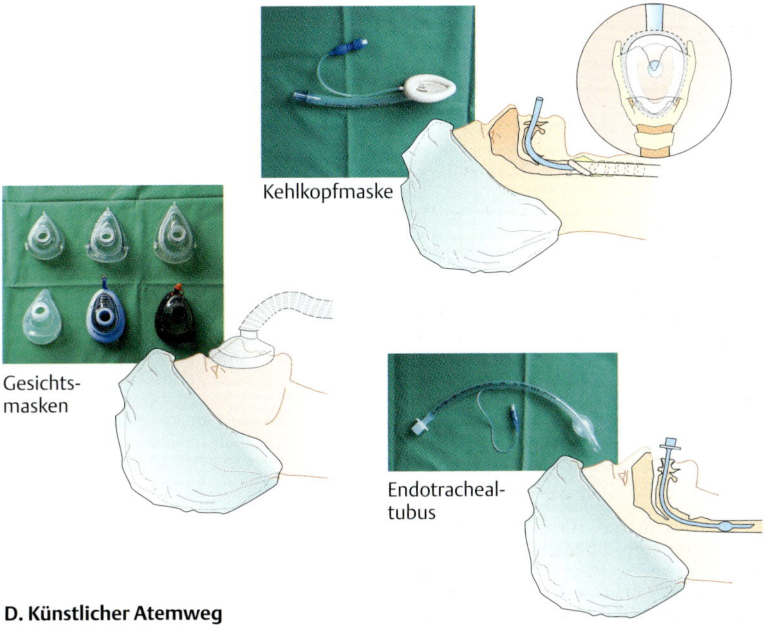

D. Künstlicher Atemweg

Inhalationsanästhetika sind entweder leicht flüchtige Flüssigkeiten mit einem Siedepunkt knapp oberhalb der Raumtemperatur (dampfförmige bzw. volatile Anästhetika) oder Gase wie *Stickoxydul* (Distickstoff[mon]oxid, Lachgas, N_2O) und das noch vergleichsweise selten eingesetzte Xenon (Xe). Die Gruppe der volatilen Anästhetika umfasst chemisch weiterentwickelte ätherartige Substanzen wie *Isofluran* (Forene), *Sevofluran* (Sevorane) und *Desfluran* (Suprane). Halothan wird in Deutschland nicht mehr eingesetzt.

A. Pharmakokinetik

Inhalationsanästhetika werden dem Organismus über die Atmung zugeführt. Sie diffundieren aus den Alveolen ins Blut, gelangen dann physikalisch gelöst mit dem Blutstrom zu ihren Wirkorten im ZNS und werden anschließend zum überwiegenden Teil wieder pulmonal eliminiert. Ihre Wirksamkeit ist somit abhängig von ihren physikochemischen Eigenschaften (s. Tab. 1 im Anhang) und dem Zustand von Lunge und Kreislauf. Folgende Größen beeinflussen grundlegend die Aufnahme, Verteilung und Elimination der Inhalationsanästhetika: die alveoläre Konzentration des Anästhetikums, die funktionelle Residualkapazität (FRC), die alveoläre Ventilation, die alveolokapillare Diffusion, die Wasser- bzw. Blutlöslichkeit und die Gewebe- bzw. Gehirnlöslichkeit der betreffenden Substanz, das Herzzeitvolumen (HZV) und die Hirndurchblutung.

▸ **Aufnahme.** Um der Atemluft beigemengt werden zu können, müssen Anästhetika als Gas vorliegen. Während dies für N_2O und Xenon von vornherein gegeben ist, werden hierzu für die volatilen Anästhetika spezielle Narkosemittelverdampfer (Vaporen) benötigt. Der Siedepunkt volatiler Anästhetika liegt nämlich knapp über der Raumtemperatur, d.h., sie sind bei +20 °C noch flüssig. Lediglich ein kleiner Teil verdampft auch schon bei Raumtemperatur („Verdunstung"). Der sog. *Dampfdruck* gibt Aufschluss, in welchem Maße ein Inhalationsanästhetikum bei Raumtemperatur im gasförmigen Zustand vorliegt. Er ist damit für dessen Anreicherung im Inspirationsgas von entscheidender Bedeutung. Je höher der Dampfdruck einer Substanz ist, desto größer ist deren *inspiratorisch* zu erreichende Konzentration, und umso schneller kann folglich die *alveoläre* Konzentration ansteigen (s.u.). Das Narkosegasgemisch („Frischgas"), bestehend aus Sauerstoff (O_2), N_2O (evtl. Stickstoff [N_2] bei Verzicht auf N_2O) und dem volatilen Anästhetikum, gelangt durch die Atemzüge in die Alveolen und vermischt sich hier mit der Alveolarluft. Es dauert jedoch eine gewisse Zeit, d.h. mehrere Atemzyklen, bis sich die Konzentrationen des Anästhetikums in der Inspirations- und der Alveolarluft einander angenähert haben, weil zunächst die *funktionelle Residualkapazität* (das Volumen, das sich nach normaler Exspiration noch in der Lunge befindet; beim Erwachsenen ca. 2,5 l) „ausgewaschen" werden muss. Die Geschwindigkeit des Konzentrationsausgleichs ist einerseits abhängig von der *alveolären Ventilation*, also von der Menge der Atemluft, die in die Alveole gelangt und am Gasaustausch teilnimmt, und andererseits vom *Herzzeitvolumen*, d.h. von der Lungen- oder genauer gesagt der alveolären Durchblutung. Diese beiden Prozesse arbeiten jedoch einander entgegen. Die fortlaufende Aufnahme des Anästhetikums ins Blut vermindert nämlich dessen alveoläre Konzentration und verzögert die Einstellung eines Gleichgewichts. Je *kleiner* die FRC, je *größer* die alveoläre Ventilation und je *geringer* das HZV ist, umso rascher gleichen sich die inspiratorische und die alveoläre Konzentration an, und umso schneller verläuft folglich die Anflutung von Inhalationsanästhetika.

Die Diffusion des Anästhetikums aus der Alveole in die Lungenkapillare, die *alveolokapillare Diffusion*, wird entscheidend von seinem *Partialdruck* (Anteil am Gesamtdruck in einem Gasgemisch) in der Inspirations- und Alveolarluft bestimmt. Ein hohes Partialdruckgefälle zwischen Alveole und Kapillare führt zu einem zügigen Übertritt. Das Anästhetikum diffundiert so lange ins Blut, bis der Partialdruck in Alveole und Blut gleich ist. Die in diesem Zustand im Blut vorhandene Anästhetikumkonzentration hängt neben dem Partialdruck auch von der spezifischen physikalischen Blutlöslichkeit ab. Diese wird mit dem *Blut/Gas-Verteilungskoeffizienten* erfasst. Er gibt das Verhältnis der Anästhetikumkonzentrationen im Blut und Narkosegasgemisch nach Erreichen des Verteilungsgleichgewichts an. Je geringer die Blutlöslichkeit eines Inhalationsanästhetikums ist, umso höher muss der Partialdruck sein, um die erforderliche Wirkstoffkonzentration im Blut zu erzielen. Allerdings verkürzt sich bei geringer Blutlöslichkeit die Zeit bis zum Einstellen eines Gleichgewichts, weil hierzu weniger Substanzmenge aufgenommen werden muss. Die Löslichkeit eines Anästhetikums im Blut ist demnach umgekehrt proportional zu der Geschwindigkeit, mit der ein anästhetischer Zustand erreicht wird.

Inhalationsanästhetika I

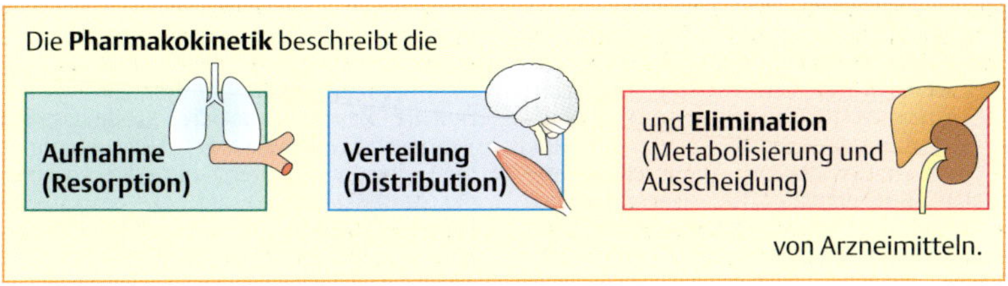

1. Definition

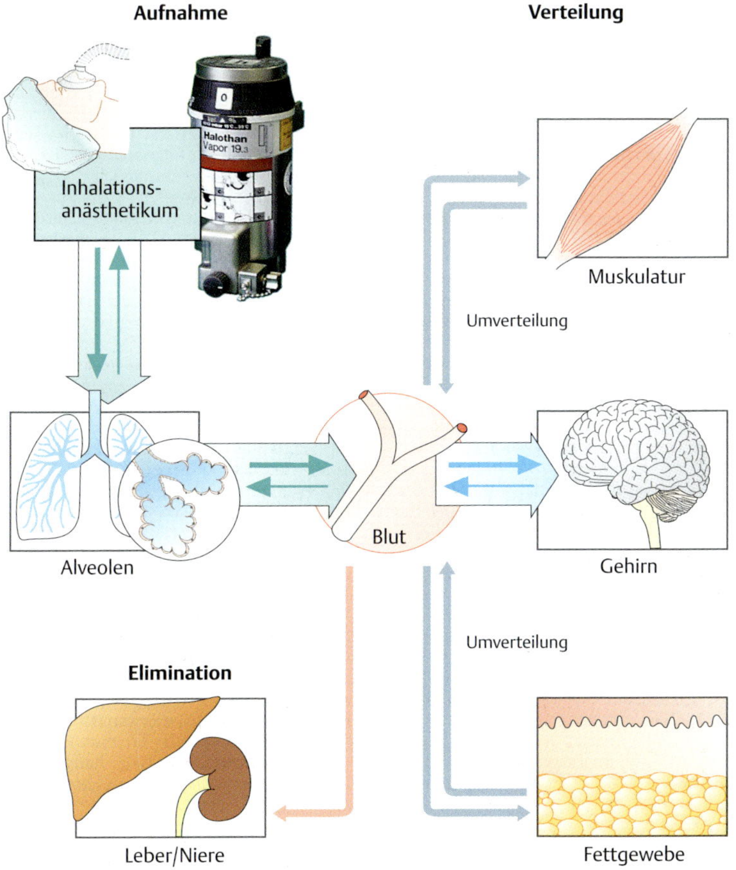

2. Weg eines Inhalationsanästhetikums im Organismus

A. Pharmakokinetik

Wie schon beschrieben, beeinflusst auch die *Lungendurchblutung* die Aufnahme eines Inhalationsanästhetikums. Unter physiologischen Verhältnissen entspricht sie dem HZV. Je höher sie ist, umso mehr Anästhetikum kann zwar prinzipiell pro Zeiteinheit vom Blut aufgenommen werden; jedoch sinkt dabei, eine unveränderte Ventilation vorausgesetzt, die alveoläre Konzentration des Anästhetikums ab, sodass der Konzentrationsgradient zum Blut hin kleiner wird und in der Folge weniger (!) Anästhetikum ins Blut gelangt. Damit steigt die Blutkonzentration also nur langsam an. Klinisch bedeutet dies, dass eine Narkoseeinleitung mit volatilen Anästhetika durch ein hohes HZV *verlangsamt*, durch ein niedriges (z. B. im Kreislaufschock) hingegen *beschleunigt* wird!

▸ **Verteilung.** Der Transport des Anästhetikums von den Lungenkapillaren zu den Hirnzellen ist abhängig von der *Hirndurchblutung* und dem *Anteil der Hirndurchblutung am HZV*. Eine hohe Hirndurchblutung und ein geringes HZV beschleunigen die zerebrale Anflutung und umgekehrt. Die Hirndurchblutung wird durch den Widerstand der Hirngefäße reguliert und dieser im Wesentlichen durch die Kohlensäurespannung im arteriellen Blut (CO_2-Partialdruck: $PaCO_2$). Eine *Hyperventilation* führt durch die Verminderung des $PaCO_2$ (Hypokapnie) zu einer Verengung (Konstriktion) der Hirngefäße und folglich zu einer Reduktion der Durchblutung. Auch wenn hierdurch die Aufnahme des Anästhetikums ins Hirngewebe verzögert wird, so tritt die Narkosewirkung unter Hyperventilation doch schneller ein als unter Normoventilation, was an der beschleunigten Aufnahme des Anästhetikums ins Blut liegt.
Die Diffusion des Anästhetikums vom Blut in die Hirnzellen hängt nicht nur von seiner Blutlöslichkeit ab, die hauptsächlich von der Wasserlöslichkeit bestimmt wird, sondern auch von seiner Löslichkeit in der lipidhaltigen Hirnsubstanz. Das Verhältnis von Gehirn- und Blutkonzentration wird mit dem *Gehirn/Blut-Verteilungskoeffizienten* angegeben. Inhalationsanästhetika mit hoher Fettlöslichkeit reichern sich jedoch nicht nur im Hirngewebe an, sondern auch im Fettgewebe, dessen Kapazität aber so groß und dessen Durchblutung so klein ist, dass es hier mehrere Stunden bis zum Erreichen eines Gleichgewichts dauern kann. Zur Charakterisierung der eigentlichen Fettlöslichkeit dient der *Fett/Blut-Verteilungskoeffizient*. Zusammenfassend lässt sich festhalten, dass *hohe Fettlöslichkeit* und *niedrige Blutlöslichkeit* eines Anästhetikums dessen Aufnahme ins Gehirn begünstigen.

In der Summe sind es also folgende Faktoren, die die Anflutung und damit den **Wirkungseintritt** eines Inhalationsanästhetikums **beschleunigen:** hoher Partialdruck des Anästhetikums in der Inspirationsluft, geringe funktionelle Residualkapazität, große alveoläre Ventilation, niedriges (!) Herzzeitvolumen, hohe Hirndurchblutung, niedrige Löslichkeit der Substanz im Blut und hohe Löslichkeit im Gehirn. Daneben existieren noch 2 weitere, aber weniger bedeutsame Effekte: der Konzentrationseffekt und der Second-Gas-Effekt.
Der **Konzentrationseffekt** beschreibt die alveoläre Anreicherung gasförmiger Anästhetika wie N_2O oder Xenon. Dadurch, dass mit jeder Inspiration große Mengen von z. B. N_2O ins Blut aufgenommen werden, erhöht sich zunächst nur der N_2O-Anteil an dem dann verminderten Restgasvolumen der Lunge. Durch die deutliche Verminderung des alveolären Volumens entsteht gewissermaßen eine Sogwirkung bei der folgenden Inspiration. Das führt dazu, dass zusätzlich N_2O-haltiges Frischgas in die Alveolen einströmt, was die alveoläre N_2O-Konzentration während der Anflutungsphase der Narkose *überproportional* ansteigen lässt. Dieser als Konzentrationseffekt bezeichnete Vorgang ist natürlich umso ausgeprägter, je größer der inspiratorische N_2O-Anteil ist. Er beschleunigt das Erreichen eines Äquilibriums für N_2O (und Xenon); dagegen spielt er bei den nur in niedriger inspiratorischer Konzentration verabreichten volatilen Anästhetika keine Rolle.
Der **Second-Gas-Effekt** beschreibt die schnellere Zunahme der alveolären Konzentration eines volatilen Anästhetikums in Gegenwart eines hohen Anteils von N_2O oder Xenon. Die raschere Aufnahme von z. B. N_2O ins Blut führt zu einem Volumenverlust in der Lunge, aufgrund dessen die Konzentration des volatilen Anästhetikums im verbleibenden kleineren Volumen ansteigt und der alveolokapillare Partialdruckgradient größer wird. Neuere Untersuchungen sprechen dafür, dass die klinische Bedeutung des Second-Gas-Effekts in der Vergangenheit überschätzt wurde.

▸ **Elimination.** Inhalationsanästhetika werden größtenteils wieder unverändert ausgeatmet, d. h., ihre Elimination hängt in erster Linie von der *Ventilation* ab. Hierbei gilt in Analogie zur Aufnahme, dass gut blutlösliche Substanzen aufgrund des geringeren Partialdruckgefälles langsamer pulmonal ausgeschieden werden als schlecht blutlösliche. Wichtig ist auch, dass sich mit zunehmender Narkosedauer die Elimination und damit das Aufwachen verzögert, weil erst größere Anästhetikamengen aus den peripheren Geweben

Inhalationsanästhetika II

	Volatile Anästhetika	N_2O/Xenon
Siedepunkt	knapp über Raumtemperatur → flüchtige Flüssigkeit	deutlich unter Raumtemperatur → Gas
Dampfdruck	niedrig	hoch
Blutlöslichkeit	höher	niedriger
Fettlöslichkeit	hoch → Kumulation im Fettgewebe	niedrig → keine Kumulation
Partialdruckgefälle	klein	groß
Erreichen eines Gleichgewichts	langsam	schnell
An-/Abflutung	langsam	schnell
Hyperventilation/niedriges HZV	An-/Abflutung beschleunigt	kaum von Einfluss
Hypoventilation/hohes HZV	An-/Abflutung verzögert	kaum von Einfluss
Intoxikationsgefahr	groß	klein (wenn *hypoxische* Gasgemische vermieden werden)

3. Unterschiede zwischen dampf- u. gasförmigen Anästhetika (Daten s. Anhang, Tab. 1)

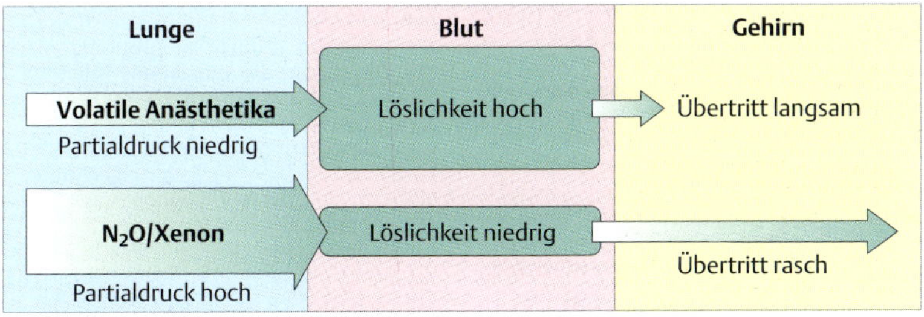

4. Aufnahme von Inhalationsanästhetika

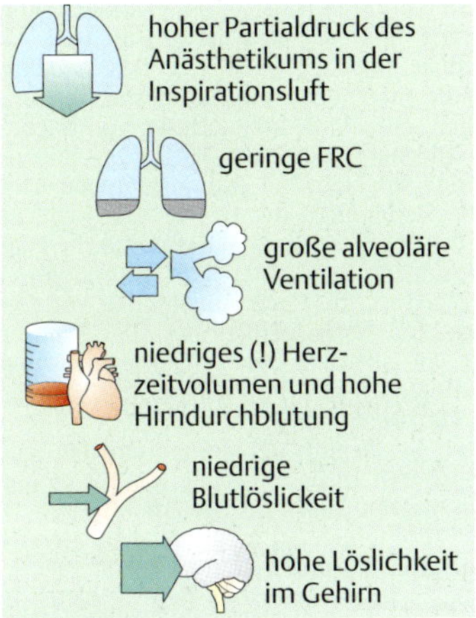

5. Anflutungsbeschleunigung

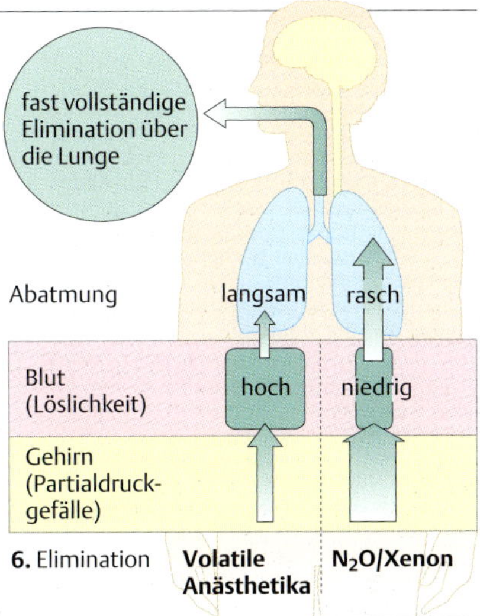

6. Elimination

A. Pharmakokinetik

mobilisiert werden müssen. Das gilt besonders bei Adipositas. Die Verstoffwechselung in der Leber (Metabolismus bzw. Biotransformation) spielt für die Elimination der Inhalationsanästhetika quantitativ keine Rolle.

B. Minimale alveoläre Konzentration

Die minimale alveoläre Konzentration (MAC) ist ein Maß für die dosisabhängige Wirkungsstärke der Inhalationsanästhetika. Anhand der MAC lässt sich die klinische Wirksamkeit der einzelnen Substanzen miteinander vergleichen. Am gebräuchlichsten ist die **MAC_{50}**. Sie ist definiert als diejenige alveoläre Konzentration (im Steady State!), bei der 50% der Patienten auf eine Hautinzision nicht mehr mit Abwehrbewegungen reagieren. Narkosedauer sowie Geschlecht, Größe und Gewicht des Patienten haben keinen Einfluss auf die MAC. Anders verhält es sich mit der *Körpertemperatur*. Bei Hypothermie wird weniger, bei Fieber mehr Anästhetikum benötigt. Auch spielt das *Lebensalter* eine Rolle. Die MAC ist im Alter von 1 – 6 Monaten am höchsten und fällt dann kontinuierlich bis ins Greisenalter ab. Chronischer *Alkoholabusus* erhöht den Anästhetikumbedarf, während eine akute *Alkoholintoxikation* ihn, ebenso wie der Gebrauch *ZNS-dämpfender Medikamente* (z. B. Hypnotika, Opioide, α_2-Rezeptor-Agonisten), erniedrigt. Ferner ist die MAC bei fortgeschrittener *Schwangerschaft* und im *Schock* reduziert.

C. Klinische Bedeutung der Inhalationsanästhesie

Die Inhalationsanästhesie hat gegenüber der intravenösen Anästhesie einige Vorteile. So ist die Anästhesietiefe in der Regel schneller reversibel, was auf die weitgehend von Leber- und Nierenfunktion unabhängige Elimination der Inhalationsanästhetika zurückzuführen ist. Zudem kommt es postoperativ seltener zu einer Atemdepression. Nachteilig sind jedoch die längeren Einleitungszeiten mit Durchlaufen eines potenziell bedrohlichen Exzitationsstadiums und die aufgrund rascher Abflutung mangelhafte postoperative Analgesie. Ferner tritt nach alleinigen oder überwiegenden Inhalationsanästhesien relativ häufig Muskelzittern (Shivering) auf (s. Kap. 14.3). Aus diesen Gründen werden *reine* Inhalationsanästhesien nicht mehr oder nur noch sehr selten durchgeführt (z. B. bei Kindern in den ersten Lebensjahren). Darüber hinaus müssen auch die ökologischen Auswirkungen der Inhalationsanästhetika betrachtet werden. N_2O trägt zum Treibhauseffekt bei, während die Halogene Brom, Chlor und Fluor, die aus den volatilen Anästhetika freigesetzt werden, an der Zerstörung der Ozonschicht beteiligt sind. Verglichen mit den industriell oder aus privaten Haushalten freigesetzten Treibhausgasen und FCKW, fällt der Anteil der Inhalationsanästhetika jedoch kaum ins Gewicht.

D. Stellenwert gebräuchlicher Substanzen

Isofluran hat die beste muskelrelaxierende Wirkung unter den volatilen Anästhetika. Zu berücksichtigen ist aber die deutliche Verminderung des peripheren Gefäßwiderstands mit den Folgen von Blutdruckabfall und kompensatorischer Tachykardie (zum Coronary-Steal-Phänomen s. Kap. 12.2). Zudem wirkt Isofluran schleimhautreizend, weshalb es für eine Inhalationseinleitung weniger geeignet ist.
Die fehlende Schleimhautirritation, der angenehme Geruch und die im Vergleich zu Isofluran erheblich schnellere Anflutung machen **Sevofluran** für die Inhalationseinleitung bei Kindern und sogar bei Erwachsenen interessant (z. B. geistig Behinderte, Patienten mit einer Obstruktion der oberen Atemwege). Die hämodynamischen Veränderungen unter Sevofluran sind nur gering ausgeprägt. So sinkt der periphere Widerstand im Vergleich zu Isofluran deutlich weniger, die negativ inotropen Eigenschaften sind allerdings etwas stärker. Zur potenziellen Nephrotoxizität siehe Kap. 12.3.
Desfluran nimmt unter den volatilen Anästhetika in mehrerlei Hinsicht eine Sonderstellung ein. Die Blutlöslichkeit ist gering und vergleichbar mit der von N_2O. Das bedeutet, dass die anästhetische Wirkung von Desfluran ähnlich schnell an- und abflutet. Von Nachteil sind allerdings der hohe MAC-Wert und der niedrige, ungefähr bei Zimmertemperatur liegende Siedepunkt, der den Einsatz beheizter und damit teurer Spezialvaporen für die exakte Dosierung der hohen Konzentrationen erforderlich macht. Einer Anwendung von Desfluran zur Narkoseeinleitung (bei Kindern) steht vor allem dessen schleimhautreizende Wirkung entgegen. Problematisch ist der Einsatz von Desfluran auch aus einem weiteren Grund: Bei Beginn der Zufuhr und bei jeder deutlicheren Dosissteigerung kommt es über einen kurzen Zeitraum (ca. 10 Minuten) zu einer adrenergen Stimulation, d. h., Herzfrequenz und Blutdruck steigen vorübergehend an. Das schließt einerseits den Gebrauch bei kardiovaskulären Risikopatienten aus und führt andererseits zu einem *anästhesiologischen Paradoxon*. Für die meisten anästhetisch

Inhalationsanästhetika III

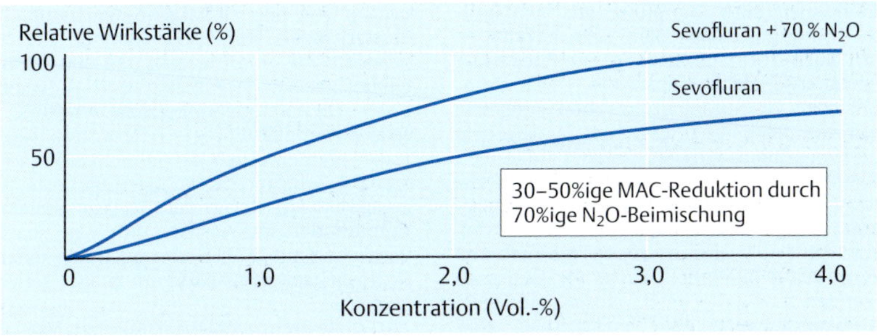

B. Minimale alveoläre Konzentration (mit und ohne N_2O)

	Inhalationsanästhesie 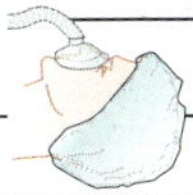	Intravenöse Anästhesie 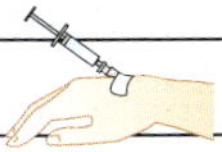
Narkoseeinleitung	mäßig geeignet	gut geeignet
– Exzitation	ja	nein
– Aspirationsgefahr	grundsätzlich ja	gering
– Indikation	Säuglinge/Kleinkinder ohne i.v. Zugang 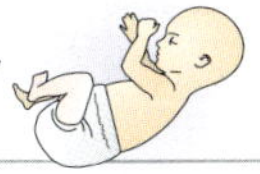	alle anderen; immer bei Nichtnüchternheit! 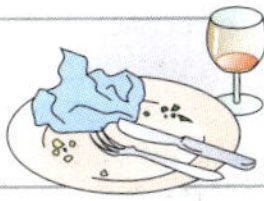
– Kontraindikation	Nichtnüchternheit	
Steuerbarkeit	gut	auch bei neuen Substanzen mit schnellerer Elimination noch nicht genauso gut
Metabolisierung	gering 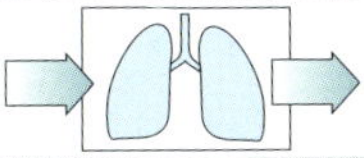	hoch 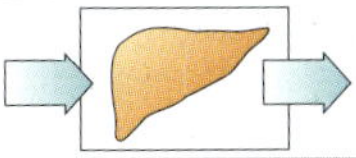
Kumulationsgefahr	gering	höher, bes. bei Leber-/Niereninsuffizienz
Postoperative Analgesie	schlecht, da schnelle Abflutung 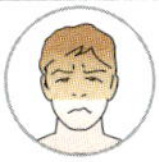	gut bei länger wirkenden Opioiden (Fentanyl, Sufentanil) 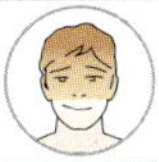
Postoperative Atemdepression	selten 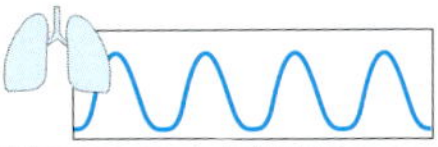	eher bei länger wirkenden Opioiden 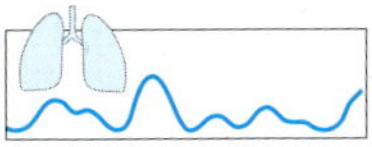
Postop. Shivering	häufig	selten
Kosten	niedrig bei „low/minimal flow"	höher
Umweltbelastung	Ozonzerstörung, Treibhauseffekt 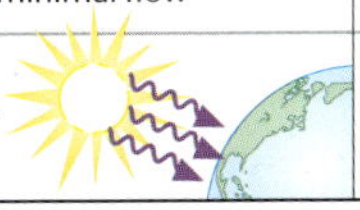	Abwasserbelastung durch Abbauprodukte, wie z.B. Phenolderivate 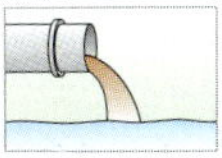

C. Vor- und Nachteile inhalativer und intravenöser Anästhesien

wirksamen Substanzen ist typisch, dass Dosiserhöhungen eine Dämpfung der sympathischen Aktivität hervorrufen. Dieses Verhalten wird auch zur Einschätzung und Steuerung der Narkosetiefe herangezogen. Unter Erhöhung der Desflurankonzentration hingegen wird die Beziehung zwischen Narkosetiefe und Sympathikusaktivität passager entkoppelt („Desfluran-Paradoxon"), was in Phasen zunehmender chirurgischer Stimulation die Narkoseführung beeinträchtigt. Aus Sicht der Verfasser lässt sich alles in allem keine rational begründbare Indikationsnische für Desfluran erkennen.

Stickoxydul weist gute analgetische, aber schlechte hypnotische und gar keine muskelrelaxierenden Wirkungen auf. Von Nachteil ist die *Diffusion* in geschlossene luftgefüllte Räume, z.B. Pneumothorax, Pneumenzephalus, Luftembolus, gashaltige Darmabschnitte (Ileus), Mittelohr oder aufgeblasene Manschette von Endotrachealtubus oder Larynxmaske, was zu erheblicher Volumen- bzw. Druckerhöhung führen kann. Dem liegt eine physikalische Interferenz mit Stickstoff zugrunde. Aufgrund der Tatsache, dass N_2O ca. 30-mal besser blutlöslich ist als N_2, diffundiert es viel schneller aus dem Blut in einen luftgefüllten (Hohl-)Raum hinein, als N_2 diesen verlassen kann. Außerdem kann bei der Narkoseausleitung eine sog. *Diffusionshypoxie* auftreten. Wegen der schlechten Blutlöslichkeit gelangt das im Organismus gespeicherte N_2O bei Narkoseende rasch in die Alveolen und reichert sich hier überproportional an. Wird dann nur Raumluft eingeatmet, so können der alveoläre und der arterielle PO_2 in hypoxische Bereiche abfallen. Dies lässt sich aber dadurch vermeiden, dass nach Beendung der N_2O-Zufuhr für einige Minuten 100% O_2 appliziert wird.

In der klinischen Praxis wird N_2O gern zusammen mit einem volatilen Anästhetikum eingesetzt. Hierdurch ergänzen sich seine gute analgetische Wirkung und der hypnotische Effekt des volatilen Anästhetikums (→ deutliche MAC-Reduktion). Die inspiratorische Beimischung sollte jedoch 70% N_2O nicht überschreiten, um einen ausreichenden O_2-Anteil zu gewährleisten (z.B. zur Verhinderung des „Konzentrationseffekts"; s.o.).

Xenon ist als Edelgas in vielerlei Hinsicht ein nahezu *ideales* Anästhetikum. Es ist chemisch inert und wird demzufolge nicht metabolisiert, es ist nicht toxisch und außerdem ökologisch unbedenklich. Mit einer MAC_{50} von 71% ist es ca. *1,5-mal* so stark anästhetisch wirksam wie N_2O, sodass volatile Anästhetika in noch größerem Maße eingespart und somit deren Nebenwirkungen weiter reduziert werden können. Xenon hat die *geringste Blutlöslichkeit* von allen Inhalationsanästhetika (ca. ¼ derjenigen von N_2O), was für ein sehr schnelles An- und Abfluten und dementsprechend rasches Einschlafen und Aufwachen sorgt. Die atemdepressorische Wirkung ist nur gering ausgeprägt, Herz-Kreislauf-Parameter werden durch Xenon nicht beeinträchtigt. Die aufgrund der geringen Blutlöslichkeit zu erwartende Gefahr der Ausgasung in Hohlräume oder intravasale Luftblasen scheint, verglichen mit N_2O (s.o.), wegen der höheren Fettlöslichkeit von Xenon um einiges geringer zu sein.

Den unbestreitbaren medizinischen Vorteilen steht als entscheidender Nachteil der *hohe Preis* entgegen. Xenon ist ca. 500-mal (!) teurer als N_2O. Das bedeutet, dass der Einsatz aus ökonomischer Sicht, wenn überhaupt, nur bei Niedrigflussnarkosen („low/minimal flow") oder im geschlossenen Kreislauf vertretbar ist (s. Kap. 5.3 und 7.2). Kostspielig ist auch die Technik der Gasmessung in der Atemluft, weil nicht auf die bei den gebräuchlichen Inhalationsanästhetika gängigen Verfahren zurückgegriffen werden kann. Deshalb ist der endgültige Stellenwert von Xenon für die klinische Anästhesie noch nicht abzuschätzen.

Inhalationsanästhetika IV

	Isofluran	Sevofluran	Desfluran	N_2O	Xenon
Hypnose, Amnesie	++	++	++	(+)	+
Analgesie	+	+	+	+	++
Muskelrelaxation	+	+	+	ø	(+)?

1. Hauptwirkungen

Isofluran

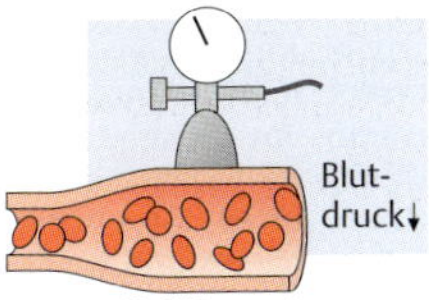

Gefäßerweiterung

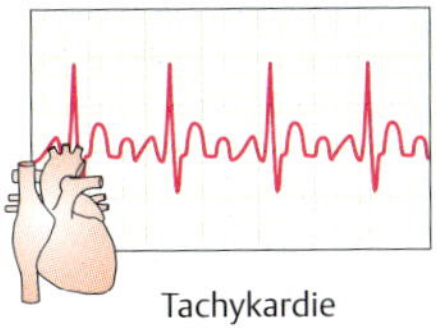

Tachykardie

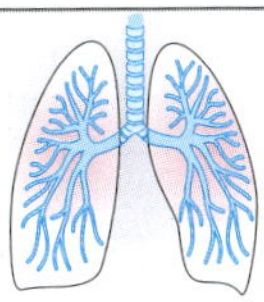

Atemwegsreizung

Sevofluran

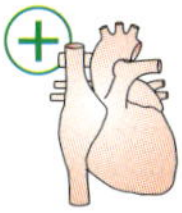

Herzmuskel wird kaum beeinflusst

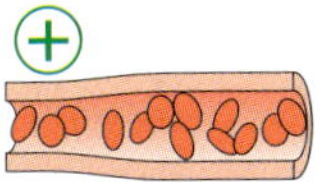

nur geringe Gefäßerweiterung

Anwendung:

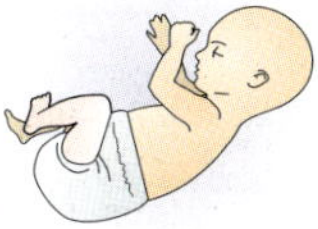

sehr gut für die Kinderanästhesie

Desfluran

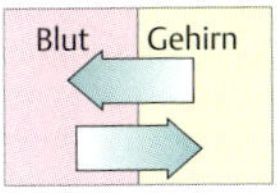

geringe Blutlöslichkeit
↓
rasches An-/Abfluten

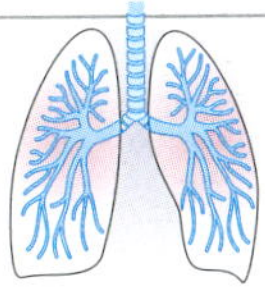

Atemwegsreizung →

„Desfluran-Paradoxon": Es kommt zu einer adrenergen Stimulation, d.h., Herzfrequenz und Blutdruck steigen vorübergehend (ca. 10 min) an, wenn die Konzentration von Desfluran abrupt gesteigert wird.

N_2O

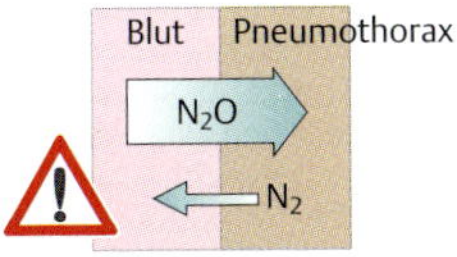

Ausgasung in Hohlräumen (z.B. Pneumothorax, Luftembolus, Tubusmanschette)

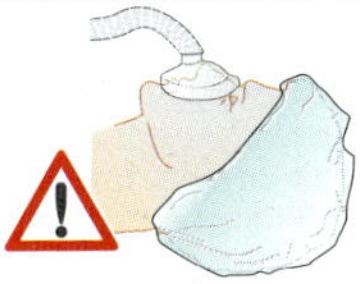

Diffusionshypoxie

Xenon

1,5mal stärker als N_2O

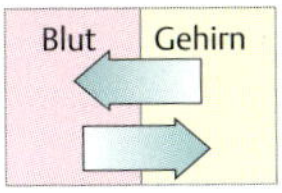

geringe Blutlöslichkeit
↓
rasches An-/Abfluten

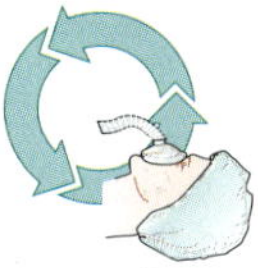

chemisch inert

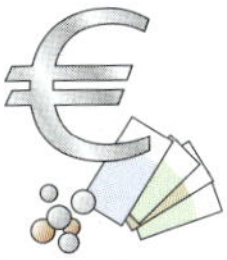

sehr teuer! (Recycling nötig)

2. Nebenwirkungen (komplette Übersicht s. Tab. 2 im Anhang)

D. Stellenwert gebräuchlicher Substanzen

A. Pharmakokinetik

Intravenös zugeführte Pharmaka sind von Resorptionsprozessen unabhängig, da sie *direkt* in die Blutbahn gelangen. Deshalb tritt ihre Wirkung schneller ein als die inhalativer Stoffe. Im Blutplasma liegen sie z.T. als freie, gelöste Substanz vor oder werden an Eiweiße gebunden. Nur der ungebundene, freie Anteil ist in der Lage, das Gefäßsystem zu verlassen, und kann die zellulären oder subzellulären Wirkorte erreichen („free drug hypothesis"), er ist der pharmakologisch aktive Teil. Für die Wirkung eines Pharmakons entscheidend ist seine Konzentration in der sog. **Biophase**, also dem Raum im Gewebe, von dem aus es unmittelbar mit seinen Bindungsstellen reagieren kann.

▸ **Verteilung.** Nach Aufnahme in die Blutbahn werden Arzneistoffe mit dem Blutstrom zu den Organen transportiert. Dies geschieht in Abhängigkeit vom Herzzeitvolumen und von der Organdurchblutung. Da die Organe unterschiedlich durchblutet werden, läuft die Verteilung nicht gleichmäßig ab. Die gut durchbluteten Organe *Gehirn, Herz, Lunge, Nieren und Leber* werden schnell und in größerer Menge erreicht („initiale Verteilung"). Infolgedessen kann sich hier rasch ein hoher Konzentrationsgradient vom Blut zum Gewebe hin aufbauen. Anschließend findet eine langsamere Umverteilung in die *Skelettmuskulatur und Haut* und erst zuletzt in das nur gering durchblutete *Fettgewebe* statt („terminale Verteilung"). Es ist die **Umverteilung**, die die Hauptwirkung der intravenösen Hypnotika beendet, und nicht etwa die Elimination, d.h. die Entfernung der Substanzen aus dem Körper. Im Gehirn selbst müssen die Anästhetika den Plasmaraum verlassen, um wirken zu können. Dazu müssen sie zunächst die Barriere der Kapillarendothelien überwinden. Anders als in den meisten anderen Organen bestehen jedoch im Gehirn feste Verbindungen zwischen den Endothelzellen („tight junctions"), was den Durchtritt erschwert („Blut-Hirn-Schranke").
Für das Passieren der Blut-Hirn-Schranke ebenso wie für den Eintritt nach intrazellulär muss ein Anästhetikum durch *lipidhaltige* Membranen diffundieren können *(A2)*. Die Diffusion hängt ab von der physikochemischen **Löslichkeit** der Substanz (Hydrophilie – Lipophilie; Dissoziationsgrad, abhängig vom pK-Wert der Substanz und vom pH-Wert des Gewebes [s. Kap. 9.5 und 10.1]) und von der Membrandurchlässigkeit („Permeabilität"). Nur *nicht dissoziierte* (= ungeladene), *lipophile* Pharmaka können biologische Membranen durchdringen.
Ferner spielt die hohe **Eiweiß- oder Proteinbindung** der Anästhetika im Plasma eine wichtige Rolle für deren Verteilung, wobei Albumin quantitativ am bedeutendsten ist. Der proteingebundene Anteil einer Substanz bildet funktionell ein Depot bzw. einen Puffer und steht mit der freien Plasmafraktion im Gleichgewicht. Da nur der freie Anteil für die Verteilung im Gewebe verfügbar ist, bestimmt seine Konzentration im Plasma auch die Substanzkonzentration im Interstitium und Intrazellulärraum. Im Gewebe findet wiederum eine Bindung an Proteine statt und es entwickelt sich erneut ein Gleichgewicht zwischen proteingebundener und freier Fraktion. Verschiedene gleichzeitig gegebene Arzneimittel können um die Plasmaproteinbindung konkurrieren. Dadurch kann die freie Plasmakonzentration des einzelnen Arzneimittels erhöht werden und unter ungünstigen Umständen können *akute Überdosierungseffekte* auftreten. Hiermit muss am ehesten bei herabgesetzter Proteinbindungskapazität aufgrund schwerer Leber- oder Nierenerkrankungen oder eines alimentären Eiweißmangels gerechnet werden. In diesen Fällen müssen Anästhetika niedriger dosiert werden. Von noch größerer Bedeutung ist die Tatsache, dass die Proteinbindung von der *Injektionsgeschwindigkeit* abhängt. Bei hoher Injektionsgeschwindigkeit vergrößert sich der freie, also der wirksame Substanzanteil. Um eine Überdosierung zu vermeiden, sollen Hypnotika zur Narkoseeinleitung grundsätzlich langsam und nach Wirkung injiziert werden.

▸ **Verteilungsräume.** Man unterscheidet *morphologisch* für systemisch applizierte Pharmaka 3 Verteilungsräume (Kompartimente): den *Blutplasmaraum* mit ca. 4% des Körpergewichts, das *Interstitium* mit ca. 15% und den *Intrazellulärraum* (IZR) mit ca. 40%. Der Plasmaraum wird auch als *zentrales* Kompartiment bezeichnet, weil von hier aus die Substanzen in die *tieferen* bzw. *peripheren* Kompartimente Interstitium und Intrazellulärraum gelangen. Da die Endothelien der meisten Organe interzelluläre Poren haben oder gefenstert sind und so der Durchtritt relativ ungehindert geschehen kann bzw. nur von der Molekülgröße abhängt, können Plasmaraum und Interstitium unter kinetischen Aspekten häufig als *ein* Kompartiment angesehen werden *(Extrazellulärraum, EZR)*.
Am Rande sei erwähnt, dass für die Berechnung der kinetischen Abläufe die Kompartimente anders, d.h. nach *funktionellen* Aspekten, definiert werden. Hier umfasst das zen-

Hypnotika und Sedativa I

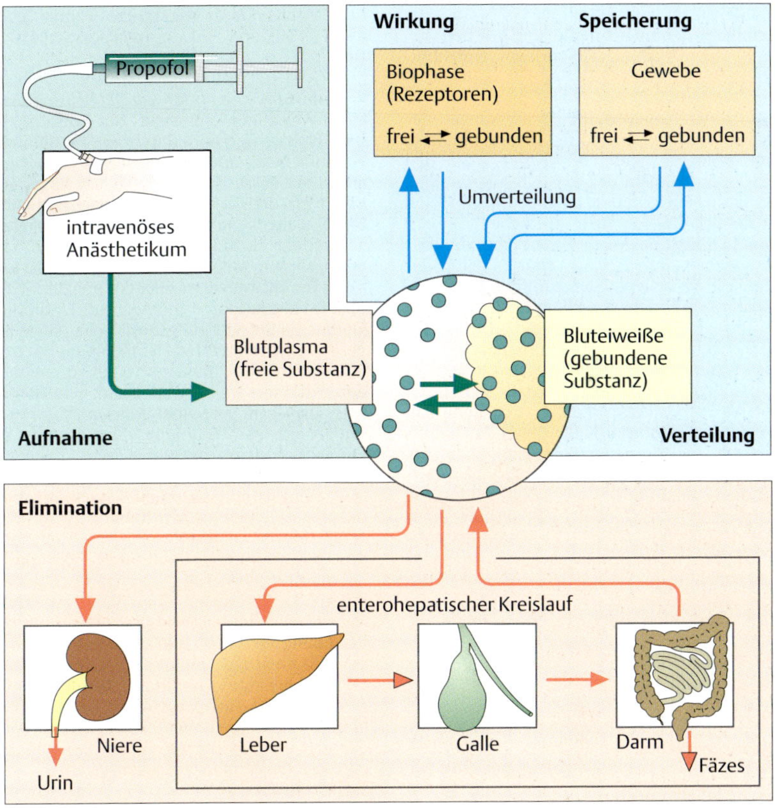

1. Kinetikschema für intravenöse Anästhetika

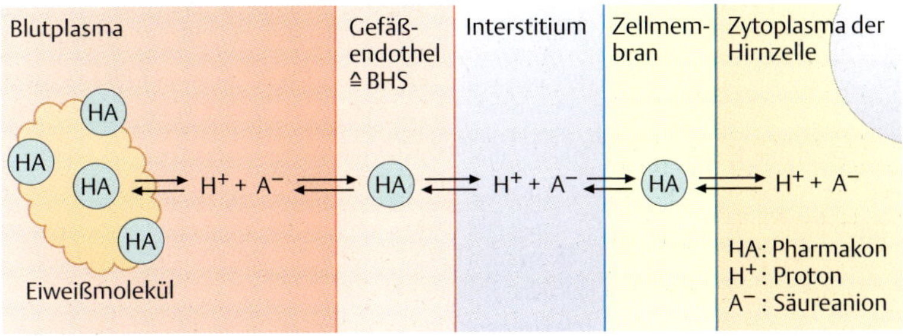

2. Penetration der Blut-Hirn-Schranke (BHS)

A. Pharmakokinetik

trale Kompartiment das Blutvolumen und die Organe mit hohem Anteil am HZV (s. o.), die peripheren Kompartimente entsprechen dagegen den Organen mit geringer Durchblutung.

▶ **Konzentrationsverlauf.** Da Messungen der Konzentration eines Stoffes in der Biophase kaum möglich sind, verwendet man den Blut- oder vielmehr den Plasmaspiegelverlauf, um daraus Rückschlüsse auf die Konzentration im Bereich der Wirkorte zu ziehen. Diesem Vorgehen liegt die Vorstellung zugrunde, dass die Konzentration im Plasma derjenigen in der Biophase äquivalent oder zumindest proportional ist *(A3)*. Für die klinische Beurteilung der intravenösen Hypnotika sind aus pharmakokinetischer Sicht folgende Parameter am wichtigsten: die *Anschlagzeit*, d. h. die Zeit bis zum Eintritt der (maximalen) Wirkung, die Zeit bis zur *Umverteilung* aus dem Gehirn in die anderen Organe, d. h. die Dauer der Hauptwirkung, die *Plasmahalbwertszeit* ($t_{1/2}$), d. h. die Zeit bis zur Halbierung der Plasmakonzentration als Maß für die Elimination (= Eliminationshalbwertszeit), oder bei kontinuierlicher Pharmakonzufuhr (TIVA, TCI) die *kontextsensitive Halbwertszeit*, d. h. die Zeit von der Beendung der Infusion bis zur Halbierung der Plasmakonzentration.
Nach abgeschlossener Verteilung stehen die Pharmakonkonzentrationen in den einzelnen Kompartimenten in einem festen Verhältnis zueinander („Fließgleichgewicht“ oder „Steady State“). Der Konzentrationsverlauf wird dann in erster Linie von Eliminationsvorgängen bestimmt, die für eine „Plasmaclearance“ sorgen. Die Plasmaclearance gibt an, wie viel Plasma pro Zeiteinheit von einem Stoff „befreit“ wurde. Die **Eliminationshalbwertszeit** eines Medikaments kann aus seiner Plasmaclearance und der Größe seines Verteilungsraums berechnet werden, vorausgesetzt, der Plasmaspiegel halbiert sich in immer gleichen Zeitabständen („Kinetik 1. Ordnung“ oder „lineare Kinetik“), was bei den meisten Pharmaka aber der Fall ist. Die Eliminationshalbwertszeit ist umso *kürzer*, je *größer* die Clearance und je *kleiner* der Verteilungsraum ist.

▶ **Elimination.** Die intravenösen Hypnotika unterliegen der *Biotransformation*. Sie werden z. T. in der Leber metabolisiert und inaktiviert und dann mit der Galle oder über die Nieren ausgeschieden („hepatorenale Clearance“). Nur ein kleiner Anteil verlässt den Körper unverändert. Metabolisch-enzymatische Vorgänge benötigen naturgemäß mehr Zeit als eine rein physikalische pulmonale Elimination. Daher dauert die Elimination auch der modernen intravenösen Hypnotika immer noch deutlich länger als die der Inhalationsanästhetika.

▶ **Dosierung.** Die *Initial- oder Einleitungsdosis* eines Anästhetikums dient zur Aufsättigung der Biophase und wird durch sein Verteilungsvolumen bestimmt. Die *Repetitions- oder Dauerinfusionsdosis*, die den pharmakologischen Effekt erhalten soll, hängt dagegen in ihrer Höhe weitgehend von der Geschwindigkeit ab, mit der die Substanz eliminiert wird. Sättigungsdosen sollen langsam unter Beobachtung des auftretenden Effekts appliziert werden. Erhaltungsdosen müssen immer deutlich kleiner als die Sättigungsdosis sein, da sie auf bereits partiell gesättigte Kompartimente treffen. Anderenfalls muss mit einer *Kumulation* der Substanz im Gewebe und überhöhten Plasmaspiegeln gerechnet werden.
Ändert sich das Verteilungsvolumen oder die Elimination, dann muss die Dosis angepasst werden. Bei *Dehydratation* oder *Hypovolämie* (z. B. beim hämorrhagischen Schock) muss sie reduziert werden, um zu hohe Wirkstoffkonzentrationen aufgrund des „kontrahierten“ Verteilungsvolumens und infolge der durch Kreislaufzentralisierung verzögerten Umverteilung zu vermeiden *(A6)*. Sie muss ferner mit *zunehmendem Lebensalter* (Abnahme des Verteilungsvolumens und der Clearance) und bei *schwerem Eiweißmangel* (verringerte Proteinbindungsrate) vermindert werden. Dagegen ist bei *Alkoholabusus* im frühen bis mittleren Stadium, bedingt durch eine Induktion der abbauenden Enzyme in der Leber (Cytochrom-P450-Monooxygenasensystem), der Anästhetikabedarf erhöht. Bei fortgeschrittener *Leber- oder Niereninsuffizienz* ist das Verteilungsvolumen vergrößert, sodass höhere Einleitungsdosen erforderlich werden, während die Erhaltungsdosen wegen der verlangsamten Elimination reduziert werden müssen.

Hypnotika und Sedativa II

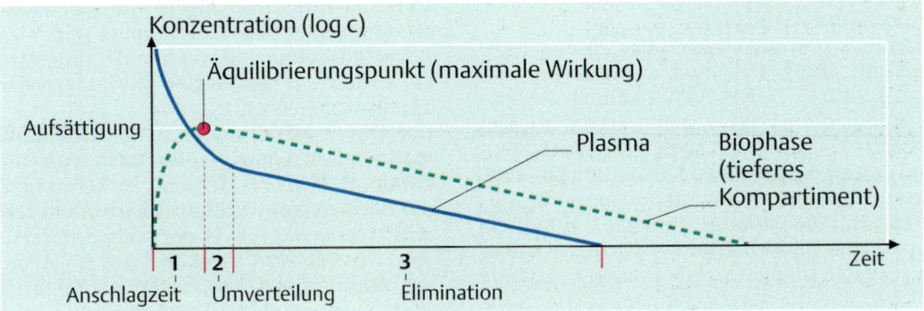

3. Verlauf der Konzentration eines i.v. Anästhetikums im Plasma und in der Biophase

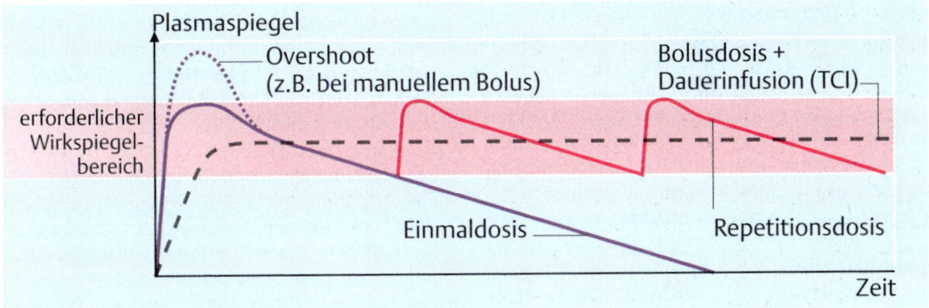

4. Aufsättigung, Repetition, Dauerinfusion

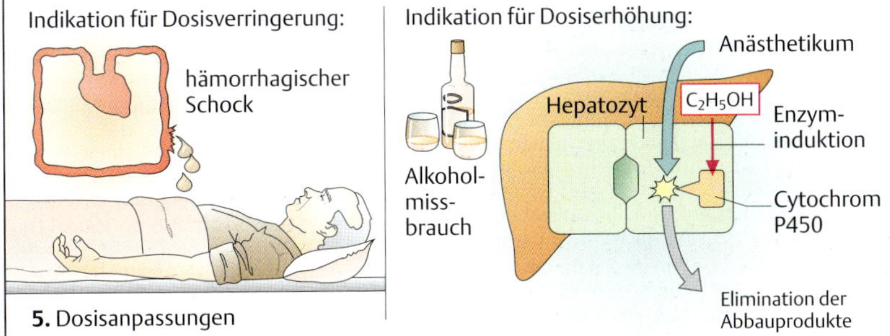

5. Dosisanpassungen

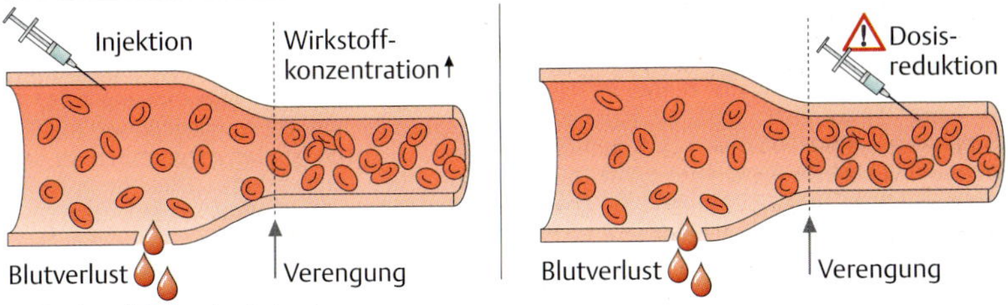

6. Dosisreduktion im Schock

A. Pharmakokinetik

B. Pharmakodynamik

Wirkungsmechanismen.
Pharmaka sind organische oder anorganische Moleküle. Aufgrund ihrer chemischen und physikalischen Eigenschaften können sie spezifische und unspezifische Wirkungen auf den Organismus ausüben. *Spezifische Wirkungen* sind eng an die chemische Struktur gekoppelt. Sie entstehen durch Interaktionen mit Rezeptoren (Stimulation oder Blockade), wobei die Passgenauigkeit der Reaktionspartner darüber entscheidet, ob eine stabile Bindung zustande kommt. Für die Auslösung spezifischer Wirkungen sind daher nur verhältnismäßig niedrige Dosen bzw. Konzentrationen des Wirkstoffs erforderlich. *Unspezifische Wirkungen* dagegen hängen weniger von der chemischen Struktur ab, sondern mehr von den physikalischen Substanzeigenschaften wie der Löslichkeit in biologischen Membranen („Lipophilie"). Da die Bindung an lipophile Strukturen ubiquitär im Organismus stattfindet, werden relativ hohe Dosen bzw. Konzentrationen benötigt, um in bestimmten Regionen dezidierte Wirkungen hervorzurufen.

▸ **Grundbegriffe.** Wichtige Grundbegriffe zur Charakterisierung der Wirkungsweise eines Pharmakons sind die intrinsische Aktivität, die Affinität, die Dosis-Wirkungs-Kurve, die effektive Dosis und die therapeutische Breite.
Unter der **intrinsischen Aktivität** (Syn.: Effektivität, [maximale] Wirkungsstärke) versteht man die maximal mögliche Wirkung eines Arzneimittels. Nach der Rezeptortheorie erreicht ein reiner *Agonist*, d. h. eine Substanz, die den Rezeptor stimuliert, seine maximale Wirksamkeit dann, wenn er in einem biologischen System alle vorhandenen oder eine bestimmte Mindestanzahl von Bindungsstellen besetzt. Seine intrinsische Aktivität ist per definitionem gleich 1 und entspricht zugleich der in dem System maximal erzielbaren Wirkung. Ein reiner *Antagonist* kann dosisabhängig zwar ebenfalls alle Bindungsstellen besetzen, übt selbst aber keine agonistische Wirkungen aus. Seine intrinsische Aktivität ist damit gleich 0. Er konkurriert gewissermaßen mit dem Agonisten um die Bindungsstellen und kann diese eine Zeitlang blockieren („*kompetitiver* Antagonismus"). Ein gemischt wirkender *Agonist-Antagonist* (partieller [Ant-] Agonist) hat in der Regel eine relative Wirksamkeit zwischen 0 und 1, d. h., auch er besetzt die Bindungsstellen, wirkt jedoch nur teilweise agonistisch. Seine Wirkungen unterliegen meist einem sog. *Ceiling-Effekt*, d. h., ab einer bestimmten Dosis steigert eine weitere Dosiserhöhung die Wirksamkeit nicht mehr. Aufgrund der antagonistischen Wirkkomponente ist ein partieller (Ant-)Agonist, anschaulich gesprochen, aber in der Lage, einen reinen Agonisten dosisabhängig von den Bindungsstellen zu verdrängen und dessen Wirkungen damit anteilig aufzuheben.
Der Begriff **Affinität** (Syn.: Potenz, Bindungsstärke) muss streng von der intrinsischen Aktivität abgegrenzt werden. Er kennzeichnet die Neigung eines Stoffes, sich einem Rezeptor anzulagern, was sich in der Menge widerspiegelt, die von ihm verabreicht werden muss, um eine definierte Wirkung hervorzurufen. Je genauer ein Ligand aufgrund seiner chemischen Struktur auf eine Rezeptorbindungsstelle passt („Schlüssel-Schloss-Prinzip"), umso niedriger ist die benötigte Dosis, und umso höher sind seine Affinität und Spezifität *(B3)*. Substanzen mit gleicher intrinsischer Aktivität sind zwar äquieffektiv (die durch sie auslösbaren Maximaleffekte sind also gleich), sie sind jedoch nur dann *äquipotent*, wenn zur Erzielung der gleichen Wirkungsstärke auch die gleichen Dosen benötigt werden!
Die Abhängigkeit der Wirkung eines Pharmakons von seiner Dosis bzw. Konzentration lässt sich grafisch als **Dosis-Wirkungs-Kurve** darstellen *(B2)*. Hierbei fällt auf, dass die Beziehung zwischen verabreichter Dosis und biologischem Effekt in der Regel nicht linear verläuft, d. h., eine Dosisverdopplung führt nicht zu einer Verdopplung der Wirkung. Aus der Kurve lässt sich die **effektive Dosis**, in der Regel die sog. **ED_{50}**, ermitteln. Darunter versteht man die Dosis, mit der bei 50 % der Patienten der spezifische Maximaleffekt einer Substanz erzielt werden kann oder unter der 50 % des Maximaleffekts bei nur einem Patienten auftreten. Mit der ED_{50} wird die Wirksamkeit der intravenösen Hypnotika charakterisiert (die ED_{50} entspricht also der MAC_{50} der Inhalationsanästhetika).
Die **therapeutische Breite** gibt einen Anhalt über den Sicherheitsabstand, den ein Arzneimittel bei seiner Anwendung hinsichtlich toxischer Wirkungen hat. Sie wird gemeinhin mit dem im Tierversuch ermittelten therapeutischen „**LD_{50}/ED_{50}**" angegeben. Die **LD_{50}** bezeichnet dabei die Menge eines Arzneimittels, die bei 50 % der Tiere einen letalen Effekt hervorruft. Je höher demnach dieser Index ist, desto sicherer ist das Arzneimittel in seiner klinischen Anwendung. Die therapeutische Breite zentral wirkender Anästhetika ist, bezogen auf ihre atemdepressorischen Nebenwirkungen, durchweg sehr niedrig. Sie liegt z. B. für volatile Inhalationsanästhetika im Bereich von 1,5 – 2,0. Das bedeutet, dass bereits bei 1,5 – 2-facher Dosierung eine potenziell letale Konzentration erreicht wird!

Hypnotika und Sedativa III

Die **Pharmakodynamik** beschreibt die Einflüsse eines Arzneimittels auf den Organismus. Sie umfasst die Darstellung von **Wirkungsmechanismen**, die Entwicklung von Rezeptortheorien sowie Betrachtungen zu Struktur-Wirkungs-Beziehungen, Dosis-Wirkungs-Beziehungen und Nebenwirkungen.

1. Definition

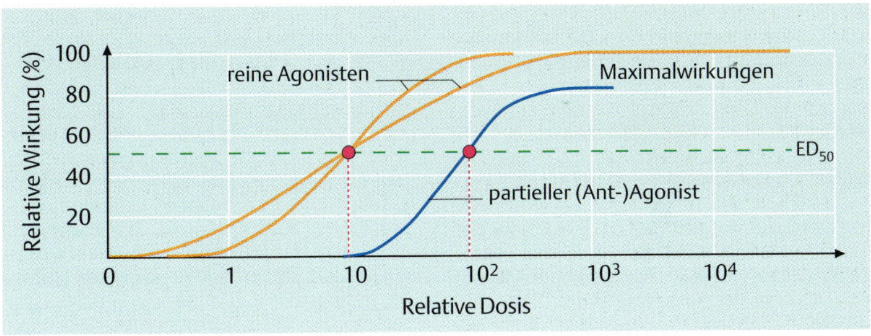

2. Beispiele für eine Dosis-Wirkungs-Kurve

Morphin und Fentanyl sind beide reine Opioidagonisten, ihre intrinsische Aktivität ist also gleich. Von Morphin benötigt man jedoch 10 mg und von Fentanyl lediglich 0,143 mg, um eine äquieffektive Wirkung zu erreichen! Bezogen auf die bei diesen Substanzen relativ ähnliche Molmasse, bedeutet dies, dass die Affinität von Fentanyl ungefähr um den Faktor 100 größer ist als die von Morphin.

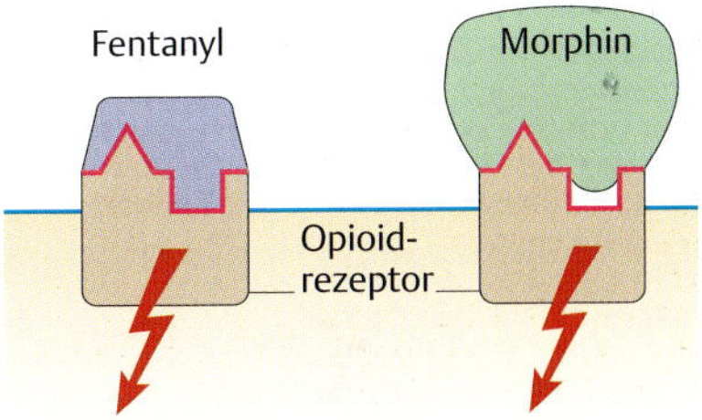

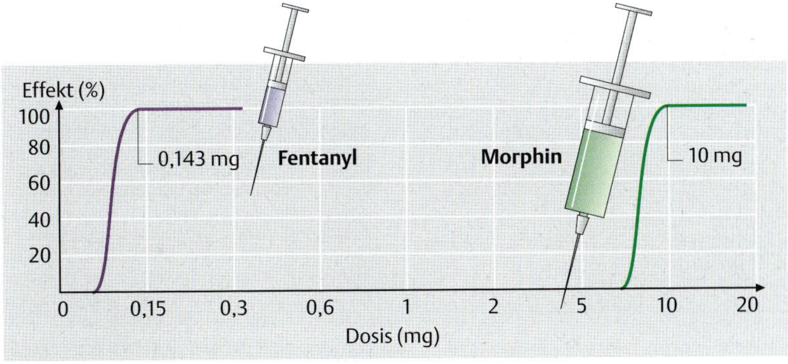

3. Affinität am Beispiel „Morphin vs. Fentanyl"

B. Pharmakodynamik

▶ **Veränderung von Rezeptoren.** Bei anhaltender Rezeptorstimulation, wie sie bei einer Dauertherapie mit Agonisten oder auch bei einigen chronischen Erkrankungen (z. B. Opioidabhängigkeit, Alkoholismus, Herzinsuffizienz, Diabetes mellitus Typ 2) vorzufinden ist, verringert sich die Wirkungsstärke endogener und exogener Liganden. Dieses Phänomen wird als **Desensibilisierung** bezeichnet und mit einer Verminderung der Rezeptoraffinität sowie einer Abnahme der Rezeptorzahl erklärt („Down-Regulation"). Eine verminderte Rezeptoraffinität hat zur Folge, dass höhere Dosen eines Agonisten zur Erzielung des gewünschten Effekts benötigt werden, eine verringerte Rezeptorzahl reduziert darüber hinaus die maximal erreichbare Wirkung, da weniger stimulierbare Rezeptoren zur Verfügung stehen. Der umgekehrte Fall einer **Hypersensibilisierung** tritt bei nachlassender Rezeptorstimulation ein, also z. B. bei chronischer Therapie mit Antagonisten. Durch eine Zunahme der Rezeptoraffinität und -zahl („Up-Regulation") erklärt man sich auch die sog. *Rebound-Effekte* mit überschießenden agonistischen Wirkungen nach abruptem Absetzen eines Antagonisten (z. B. Clonidin, β-Rezeptoren-Blocker). Eine Veränderung rezeptorgekoppelter Effekte wird nicht durch den kurzzeitigen Gebrauch einer Substanz ausgelöst (z. B. Narkosen für operative Eingriffe), spielt aber bereits beim Intensivpatienten eine Rolle (z. B. Nachlassen einer über Tage praktizierten Analgosedierung).

C. Klinische Bedeutung der intravenösen Anästhesie

Die intravenösen Hypnotika eignen sich besonders gut zur *Narkoseeinleitung*, da sie zu einem raschen und angenehmen Einschlafen ohne manifestes Exzitationsstadium führen. Ihre Steuerbarkeit ist aber schlechter als die der Inhalationsanästhetika. Einmal appliziert, kann ihre Wirkungsdauer nicht mehr beeinflusst werden, es sei denn durch spezifische Antagonisten, die jedoch nur für die Benzodiazepine verfügbar sind und deren Gebrauch auch nicht unproblematisch ist. Erst die *kontinuierliche* intravenöse Anästhesie mit kurz wirksamen Substanzen ermöglicht eine flexible, bedarfsorientierte Anpassung der zuzuführenden Wirkstoffmenge (TIVA, TCI). Zum Vergleich der Vor- und Nachteile intravenöser und inhalativer Anästhesien siehe Kap. 4.2, C.

D. Stellenwert gebräuchlicher Substanzen

Zu den hypnotisch wirksamen Substanzen, die bei Narkosen verwendet werden, gehören die Barbiturate *Thiopental* (Trapanal) und *Methohexital* (Brevimytal), *Propofol* (Disoprivan, Propofol-Lipuro), *Etomidat* (Etomidat-Lipuro), das Benzodiazepin *Midazolam* (Dormicum) sowie Ketamin und S(+)-Ketamin (Ketanest S). Sie zeigen bis auf Ketamin, das eine Sonderstellung einnimmt (s. u.), alle gute *hypnotische* Wirkungen. Unterschiede bestehen aber im Wirkungsmechanismus (s. Kap. 1.5), in der Wirkungstopografie (s. Kap. 1.4), der Wirkungsdauer und im Nebenwirkungsspektrum (Übersicht über die pharmakologischen Daten und Eigenschaften sowie die Nebenwirkungen s. Tab. 3 und 4 im Anhang). Während *jede* der erwähnten Substanzen zur *Narkoseeinleitung* eingesetzt werden kann, ist *Propofol* aufgrund der besten Steuerbarkeit (kürzeste Elimination, geringste Kumulation) das einzige Hypnotikum, das sich nahezu uneingeschränkt auch für die *kontinuierliche* Zufuhr eignet (TIVA, TCI).

Barbiturate führen dosisabhängig zu *zentraler Atemdepression* bis hin zum *Atemstillstand*. Hierbei wird die ventilatorische Antwort auf CO_2 und Hypoxie zunächst vermindert und schließlich aufgehoben. In flacheren Narkosestadien besteht eine Hyperreaktivität der Atemwege, sodass mechanische Stimulationen leicht einen Laryngo- oder Bronchospasmus auslösen können.

Die kardiovaskulären Wirkungen der Barbiturate sind komplex. Im Vordergrund steht die *Reduktion des HZV*. Ursächlich sind neben einer Venodilatation, die ein „Blutpooling" in den betroffenen Gefäßgebieten mit Verminderung des venösen Rückstroms bewirkt, ihre ausgeprägten direkt negativ inotropen Effekte. Die Herzfrequenz kann reflektorisch zunehmen und der myokardiale O_2-Verbrauch dadurch deutlich ansteigen. Die Symptomatik kann durch eine dosisabhängige, unspezifische *Histaminfreisetzung* verstärkt werden.

Bei den *exzitatorischen Phänomenen*, die unter der Injektion der Barbiturate, aber auch der anderen Hypnotika auftreten können, handelt es sich um unwillkürliche Muskelbewegungen (z. B. Myoklonien). Sie gelten als „Exzitationsäquivalent" und sind Folge einer passageren Enthemmung subkortikaler Hirnstrukturen (s. Kap. 1.3 und 1.6). Sie weisen kein EEG-Korrelat im Sinne einer Krampfaktivität auf. Barbiturate wirken vielmehr *antikonvulsiv* und sind potente Mittel für die Therapie zerebraler Krampfanfälle einschließlich der Unterbrechung eines Status epilepticus. Eine ver-

Hypnotika und Sedativa IV

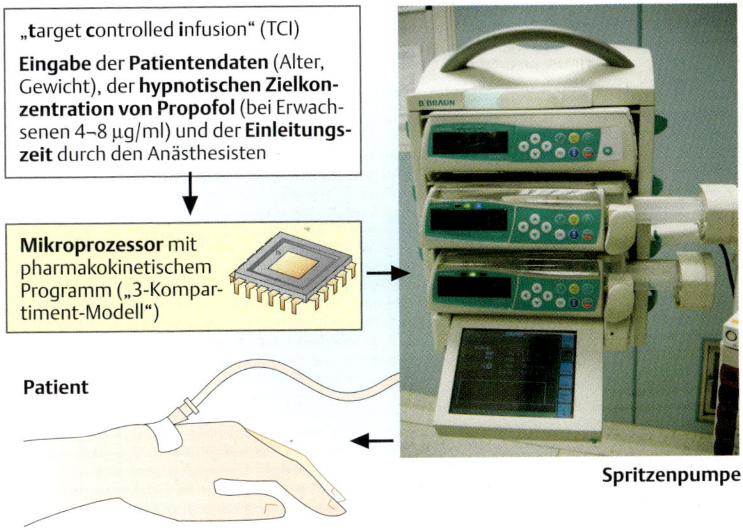

C. Klinische Bedeutung der intravenösen Anästhesie

	Thiopental	Methohexital	Propofol	Etomidat	Midazolam	Ketamin
Hypnose, Amnesie	++	++	++	++	+	+
Analgesie	ø*	ø*	ø	ø	ø	++
Muskelrelaxation	ø	ø	ø	ø	(+)	ø

1. Hauptwirkungen gebräuchlicher Injektionshypnotika (Daten im Anhang)

*unspezifisch und nur bei hoher, narkotisch wirksamer Dosis

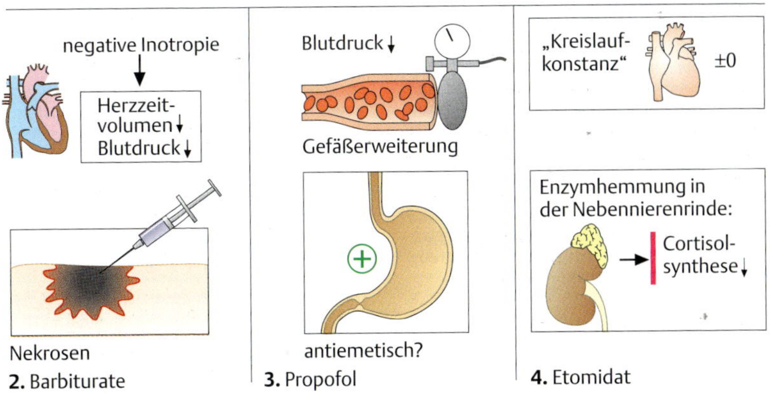

D. Stellenwert gebräuchlicher Substanzen

sehentliche arterielle oder paravenöse Injektion kann, abhängig von Konzentration und injizierter Menge der stark alkalischen Lösungen (pH ≈ 10 – 11), *Gewebenekrosen* bis hin zur Gangrän verursachen.
Unter den Nebenwirkungen von **Propofol** sind nach den typischen atemdepressorischen die kardiovaskulären am wichtigsten. Da Propofol sowohl vasodilatierende als auch negativ inotrope Eigenschaften hat, kann es zu einer ausgeprägten *Verminderung des arteriellen Blutdrucks* kommen (cave: Hypovolämie!). Das Verhalten der Herzfrequenz ist nicht sicher vorhersehbar. Während normalerweise ein Blutdruckabfall zu einer kompensatorischen Herzfrequenzsteigerung führt, sind unter Propofol häufiger auch *Bradykardien* beobachtet worden, z. T. sogar extremen Ausmaßes. Propofol wirkt im Unterschied zu den anderen Hypnotika möglicherweise *antiemetisch*, was besonders bei einer TIVA zum Tragen kommen soll.
Etomidat hat unter den Injektionshypnotika die *beste* Kreislaufverträglichkeit und wird deshalb bevorzugt bei kardiovaskulären Risikopatienten eingesetzt. Ein möglicher Nachteil ist die dosisabhängige, reversible Unterdrückung der *Cortisolsynthese* durch eine substanzspezifische Enzymhemmung in der Nebennierenrinde (NNR), wobei allerdings der Effekt einer Einzeldosis keine klinische Relevanz haben soll. Zwar bewirken auch die anderen Hypnotika und die Opioide wie letztlich jede Narkose ein Absinken des Cortisolplasmaspiegels, hier liegt die Ursache jedoch in einer Verminderung der ACTH-Produktion bzw. Sekretion; die stressvermittelte NNR-Stimulation wird dadurch nicht oder nur wenig beeinträchtigt.
Benzodiazepine verstärken als *nicht kompetitive GABA-Agonisten* physiologische Hemmmechanismen (s. Kap. 1.6). Man geht davon aus, dass die Effekte vom Grad der Rezeptorbesetzung abhängen, also dosisabhängig sind. So soll eine 20 – 30 %ige Rezeptorbesetzung nur anxiolytisch wirksam sein, eine 30 – 50 %ige zu Sedierung führen und erst eine über 60 %ige Bewusstseinsverlust auslösen. Eine *Amnesie* tritt oft schon bei einer sedierenden Dosierung ein. Sie ist in der Regel anterograd, bei höherer Dosierung häufig aber auch retrograd und schließt dann unmittelbar vorausgegangene Sinneseindrücke ein.
Die unter Benzodiazepinen zu beobachtende *Atemdepression* ist in der Regel nicht zentral, sondern *peripher* durch eine Obstruktion der Atemwege bedingt. Ursache ist, dass der Tonus der Zungengrundmuskulatur gesenkt wird, weshalb beim nicht intubierten Patienten in Rückenlage die Zunge gegen die Pharynxhinterwand zurückfallen kann. Benzodiazepine vermindern den Tonus der Skelettmuskulatur durch eine Hemmung polysynaptischer Rückenmarkreflexe *(zentrale Myotonolyse)* und können so die Wirkungen von Muskelrelaxanzien verstärken. Bei Erkrankungen mit eingeschränkter Muskelkraft, z. B. Myasthenia gravis, dürfen sie daher nicht angewendet werden. Wegen ausgeprägter *antikonvulsiver* Eigenschaften empfiehlt sich ihr Einsatz aber bei Patienten mit Krampfleiden, sowohl zur Prophylaxe als auch zur Therapie epileptischer Anfälle. In seltenen Fällen, besonders im höheren Alter, können *paradoxe zentralnervöse Reaktionen* (Unruhe, Agitiertheit etc.) auftreten. Sie sind oft Ausdruck eines zentralanticholinergen Syndroms (ZAS; s. Kap. 14.3).
Midazolam als Hydrochlorid ist bis heute das einzige *wasserlösliche* Benzodiazepin. Seine daraus resultierende gute Venenverträglichkeit, die gute hypnotische Wirksamkeit und die kurze Plasmahalbwertszeit machen es zu dem für Narkosezwecke bevorzugten Benzodiazepin. Es wird außerdem nur zu einer einzigen Substanz, nämlich Hydroxymidazolam, metabolisiert, die schwächer und kürzer wirksam ist als die Muttersubstanz. Dies verhindert eine Akkumulation. In einer Dosis von 0,05 – 0,1 mg/kg KG i. v. wirkt Midazolam *sedierend*, ab ca. 0,15 mg/kg *hypnotisch*. Nach intravenöser Gabe von Benzodiazepinen und besonders von Midazolam kann es zu einem allmählichen *Blutdruckabfall* kommen, der aber nur selten bedrohliche Ausmaße annimmt (cave: Hypovolämie!). Er beruht neben der zentralen Sympathikushemmung („Stressreduktion") auch auf einer geringen direkten Vasodilatation.
Für die Benzodiazepine ist im Gegensatz zu den anderen Hypnotika mit **Flumazenil** (Anexate; *D5c*) ein spezifischer, d. h. kompetitiv wirkender *Antagonist* verfügbar. Er kann bei Benzodiazepinüberdosierung oder -intoxikation eingesetzt werden. Aufgrund der gegenüber Benzodiazepinen kürzeren Wirkungsdauer besteht allerdings die Gefahr einer erneuten Sedierung („Rebound-Effekt"), sodass eine Repetition oder kontinuierliche Zufuhr nötig werden kann. Die manchmal unter Benzodiazepinen auftretenden Erregungs- und Verwirrtheitszustände lassen sich ebenfalls durch Flumazenil beseitigen. Wenn sie auf einem ZAS beruhen, ist auch Physostigmin (Anticholium) wirksam (s. Kap. 14.3), was den Vorteil hat, dass die unangenehmen Erscheinungen verschwinden und anschließend die gewünschte sedierende oder hypnotische Wirkung eintritt.
Ketamin hat chemische Ähnlichkeit mit Halluzinogenen wie Phencyclidin und LSD. Hieraus

Hypnotika und Sedativa V

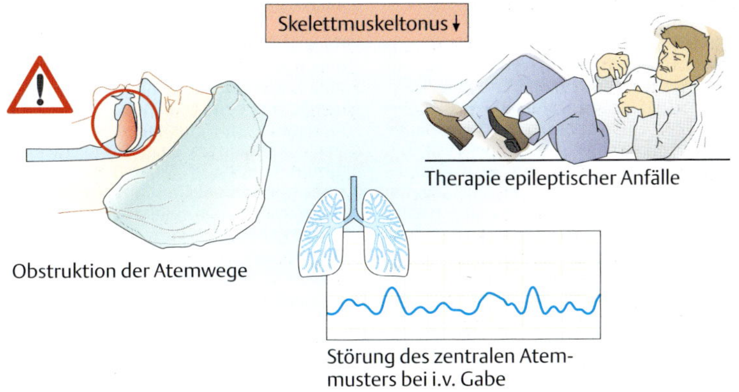

5a. Benzodiazepine allgemein

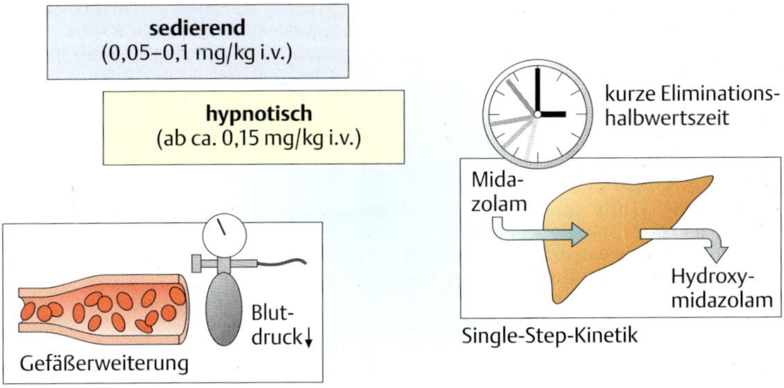

5b. Midazolam

- Indikationen:
  - Benzodiazepinüberdosierung oder -intoxikation
  - paradoxe Reaktionen auf Benzodiazepine
- Dosierung: initial 0,2 mg i.v., b. Bed. alle 60 s 0,1 mg repetitiv (bis zu einer Gesamtdosis von 1 mg)
- Wirkungseintritt: 1–3 min
- Wirkungsdauer: 30–60 min
- Nachteil: Rebound-Effekt möglich

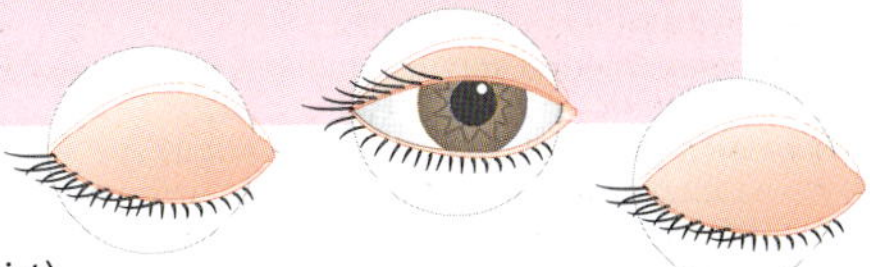

5c. Flumazenil (Benzodiazepinantagonist)

D. Stellenwert gebräuchlicher Substanzen

leiten sich seine besonderen *psychotropen Effekte* ab. Ketamin ist ein *nicht kompetitiver NMDA-Antagonist* (s. Kap. 1.6) und führt in anästhetischer Dosierung (1 – 2 mg/kg KG i. v.) zu einer Bewusstseinsveränderung mit ausgeprägter Analgesie, ohne dass jedoch ein richtiger Schlafzustand erreicht wird. Dieses Bild wird als **„dissoziierte oder dissoziative Anästhesie"** bezeichnet und ähnelt mit z. T. furchterregenden Träumen bis hin zu deliranten Zuständen (vor allem in der Aufwachphase) dem kataleptischen Zustand psychotischer Patienten. Es ist außerdem geprägt von Nystagmus (schnelle horizontale Augenbewegungen), Erweiterung der Pupillen, gesteigerter Tränen-, Speichel- und Bronchialsekretion, spontanen Muskelbewegungen bei erhöhtem Skelettmuskeltonus und einem Anstieg von Blutdruck und Herzfrequenz. Die Schutzreflexe wie Husten- und Schluckreflex sind hierbei oft erhalten. Durch Vorweggabe eines *Benzodiazepins* können, bis auf die Hypersalivation, diese unerwünschten Wirkungen verhindert oder zumindest abgeschwächt werden. Aufgrund ähnlicher Halbwertszeiten empfiehlt sich vor allem die Kombination mit Midazolam. Zur Salivationshemmung sollte ein *Parasympatholytikum* wie Atropin verwendet werden.

Subanästhetische Dosen von Ketamin (bis zu 0,5 mg/kg KG i. v. oder 1,0 mg/kg i. m.) oder S(+)-Ketamin (die Hälfte der erwähnten Dosen; s. u.), auch als Low-Dose-Ketamin bezeichnet, lassen das Bewusstsein in der Regel unbeeinträchtigt und führen nur zu einer Analgesie. In diesen Dosen kann Ketamin oder S (+)-Ketamin daher zur Schmerzbehandlung bei traumatisierten Patienten am Unfallort verwendet werden.

Die atemdepressorische Wirkung von Ketamin ist nur gering ausgeprägt. Außer bei individueller Empfindlichkeit kommt es erst bei hohen Dosen oder in Kombination mit anderen Hypnotika zu einer *Apnoe.* Ketamin führt zu einer *Relaxation der Bronchialmuskulatur.* Dies kann z. B. bei Asthmatikern therapeutisch genutzt werden. Da die Hypersalivation die Neigung zu *Laryngospasmen* erhöht, soll Ketamin nicht bei Eingriffen im Rachen- und Kehlkopfbereich eingesetzt werden. Dies gilt besonders für Kinder.

Die *kardiovaskulär stimulierenden Wirkungen* unterscheiden Ketamin von den anderen Hypnotika und können sich für Narkosen bei Patienten im hypovolämischen Schock als nützlich erweisen, verbieten jedoch den Gebrauch von Ketamin bei koronarer Herzkrankheit, Hypertonus etc. Sie entstehen vermutlich in erster Linie durch eine zentrale Steigerung der Sympathikusaktivität und überspielen bzw. maskieren die negativ inotrope Eigenwirkung, die Ketamin wie nahezu alle Hypnotika, Opioide und Inhalationsanästhetika an isolierten Herzmuskelpräparaten zeigt.

Im Gegensatz zu den anderen Hypnotika stimuliert Ketamin auch die zerebrale Hämodynamik. Hier bewirkt es dosisabhängig eine Vasodilatation mit Zunahme der Hirndurchblutung und kann zu einer *Hirndrucksteigerung* führen. Daher darf Ketamin nicht bei Patienten mit intrakraniellen Tumoren, Hämatomen, Ödemen o. ä. angewendet werden.

Das klassische Ketamin ist ein *Razemat* und besteht aus den Enantiomeren S(+)- und R(–)-Ketamin im Verhältnis 1 : 1. Der Hauptwirkbestandteil, **S(+)-Ketamin**, ist seit einiger Zeit als Reinsubstanz klinisch verfügbar (Ketanest S). S(+)-Ketamin zeichnet sich im Vergleich zum Razemat durch eine ungefähr *doppelt so hohe Affinität* aus, d. h., die analgetische und „hypnotische" Wirkung setzen schon bei der Hälfte der Dosis ein. Die Elimination erfolgt etwas schneller als beim Razemat. Die Aufwachzeit ist entsprechend kürzer; das Aufwachen wird außerdem weniger von psychischer und vegetativer Stimulierung begleitet.

Hypnotika und Sedativa VI

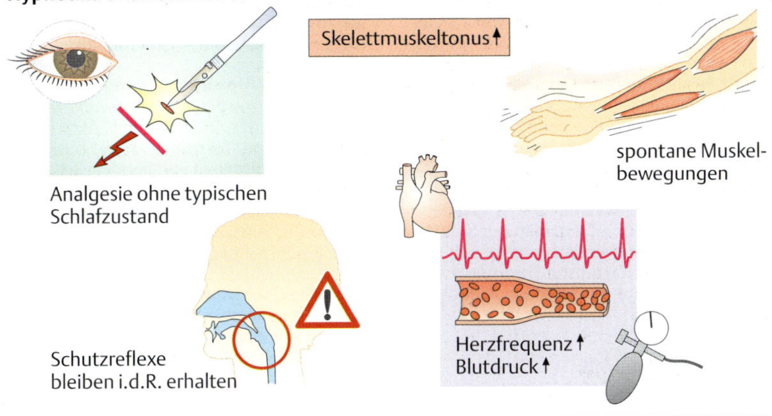

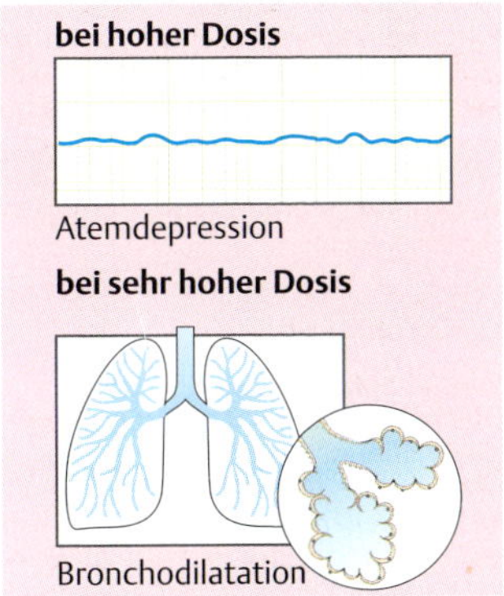

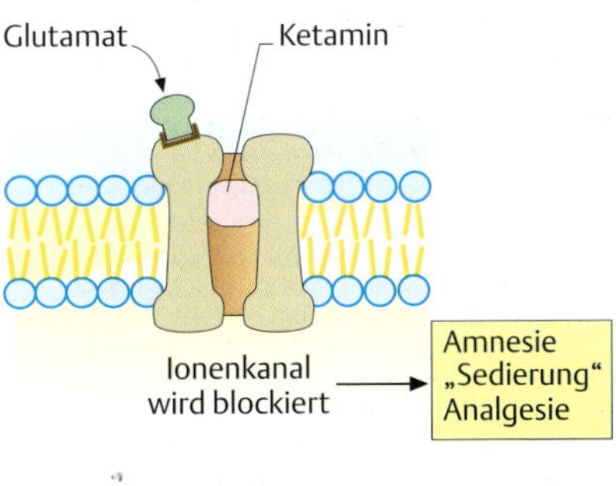

NMDA-Rezeptor-Antagonismus

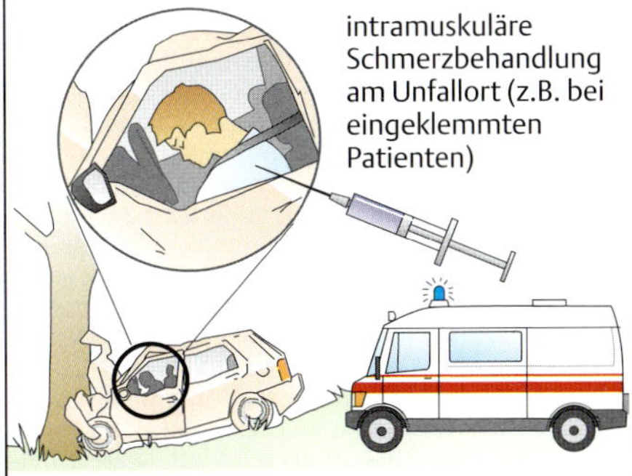

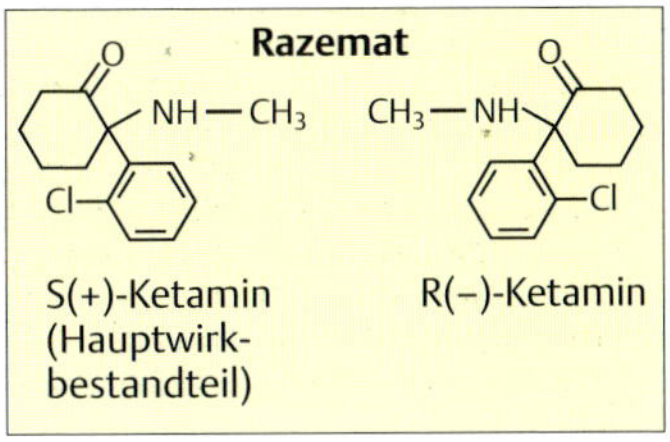

S(+)-Ketamin i. Vgl. zum Razemat:

- nur halbe Dosis erforderlich
- schnelleres Aufwachen
- geringere psychische und vegetative Stimulation

6. Ketamin

D. Stellenwert gebräuchlicher Substanzen

Der Begriff „Opioide" wird für nativ vorkommende (= Opiate) und für synthetisch hergestellte Substanzen mit morphinartiger Wirkung verwendet. Kennzeichnend für die Opioide ist eine weitgehend *selektive* Analgesie, d.h., andere Sinnesqualitäten werden kaum beeinträchtigt. Die heute bei **Narkosen und Analgosedierungen** gebräuchlichen Opioide sind: *Fentanyl*, *Sufentanil* (Sufenta), *Alfentanil* (Rapifen) und *Remifentanil* (Ultiva). Sie werden im Folgenden kurz als „Narkose-Opioide" bezeichnet. Alle genannten Substanzen werden vollsynthetisch hergestellt und sind reine Rezeptoragonisten; sie unterscheiden sich vor allem in pharmakokinetischer Hinsicht *(B)*.

A. Pharmakodynamik

Opioide interagieren mit speziellen Rezeptoren, den **Opioidrezeptoren**, für die auch körpereigene Liganden bekannt sind (Endorphine). Zurzeit werden 3 Hauptrezeptortypen mit dem komplexen Wirkungsmuster der Opioide in Verbindung gebracht („multiple receptor theory"): μ (my), κ (kappa) und δ (delta). Hiervon ist der μ-Rezeptor der wichtigste. Die Rezeptoren lassen sich weiter in Subtypen einteilen. Am bedeutsamsten ist dabei die Unterscheidung von μ_1- und μ_2-Subtypen, weil diese wesentliche, aber ganz unterschiedliche pharmakologische Effekte vermitteln. Die σ-Rezeptoren zählt man mittlerweile nicht mehr zu den Opioidrezeptoren, weil hauptsächlich andere Pharmaka, z.B. Ketamin, mit ihnen reagieren und die Effekte nicht durch Opioidantagonisten aufzuheben sind. Mit der Stimulation von Opioidrezeptoren in bestimmten Arealen des ZNS lassen sich die meisten Wirkungen und Nebenwirkungen der Opioide erklären. Für die Opioideffekte bei einer Narkose ist vor allem der μ-Rezeptor, daneben auch der κ-Rezeptor von Interesse. Die Erregung von **μ-Rezeptoren** führt zu ausgeprägter *Analgesie* (vorrangig μ_1), aber auch zu *Atemdepression* (μ_2) und *Euphorie* (μ_2). Bis heute ist es nicht gelungen, selektive μ_1-Rezeptor-Agonisten herzustellen, die analgetische Wirkungen ohne begleitende Atemdepression erzeugen. Die Stimulation der μ-Rezeptoren vermittelt entsprechend deren Verteilung (s. Kap. 1.6, *D*) analgetische Effekte sowohl *supraspinal-subkortikal* (Schmerzumschaltstellen im Stammhirn; μ_1) als auch *spinal* (Substantia gelatinosa im Rückenmark; μ_2) und in geringem Maße auch *peripher* im Bereich der Nervenendigungen („Nozizeptoren"). Die Erregung von **κ-Rezeptoren** führt zu geringerer *supraspinaler und spinaler Analgesie*, wegen der hohen Rezeptordichte im Kortex als Nebeneffekt aber zu stärkerer *Sedierung*, die jedoch bei einer Narkose durchaus erwünscht ist.

Die „Narkose-Opioide" unterscheiden sich in ihrer Wirkung auf die Opioidrezeptoren nicht hinsichtlich der intrinsischen Aktivität; sie sind alle reine, relativ selektive **μ-Agonisten** *(A1)*. Jedoch bestehen z.T. beträchtliche Unterschiede in der μ-Affinität. So sind die analgetisch *äquieffektiven* Dosen, bezogen auf Fentanyl, von Remifentanil etwa gleich, von Alfentanil 5 – 10-mal so groß; von Sufentanil wird dagegen nur 1/10 bis 1/5 der Fentanyldosis benötigt. Die Stimulation von *κ-Rezeptoren* trägt bei reinen Opioidagonisten nur wenig zur analgetischen Wirkung bei. Hier können allerdings ebenfalls substanzspezifische Affinitätsunterschiede bestehen. So soll die κ-Affinität von Sufentanil höher sein als die von Fentanyl, Alfentanil und Remifentanil, was bei äquieffektiver Dosierung – bezogen auf die μ-Wirkung – zusätzliche und damit doch (etwas) bessere analgetische Eigenschaften sowie die ausgeprägtere Sedierung unter Sufentanil erklären würde. Wirkungen auf δ- und σ-Rezeptoren sind bei reinen Agonisten klinisch von untergeordneter Bedeutung bzw. gar nicht vorhanden.

B. Pharmakokinetik

Fentanyl und Sufentanil sind beide sehr lipophil. Die relativ kurze Wirkungsdauer ist daher Folge ihrer schnellen Umverteilung aus dem Gehirn in die Skelettmuskulatur und das Fettgewebe. Wegen ihrer Lipophilie haben beide aber auch ein großes Verteilungsvolumen, sodass wiederholte Gaben aufgrund der allmählichen Sättigung der tiefen Kompartimente zu einem deutlichen postoperativen Wirkungsüberhang führen können.

Alfentanil hat zwar eine deutlich geringere Lipophilie, liegt allerdings bei physiologischem pH-Wert weitestgehend in undissoziierter Form vor (pK_S nur 6,5). Aus diesem Grund passiert es schnell die Blut-Hirn-Schranke. Da Alfentanil außerdem wegen der schwächeren Lipophilie nur sehr gering unspezifisch im Hirngewebe gebunden wird, ist die maximale Wirkung bereits nach etwa 1 Minute erreicht. Alfentanil neigt bei wiederholter Gabe wegen seines geringeren Verteilungsvolumens weniger zur Kumulation als Fentanyl und Sufentanil, es eignet sich deshalb sowohl für kürzere als auch für längere Eingriffe.

Opioide I

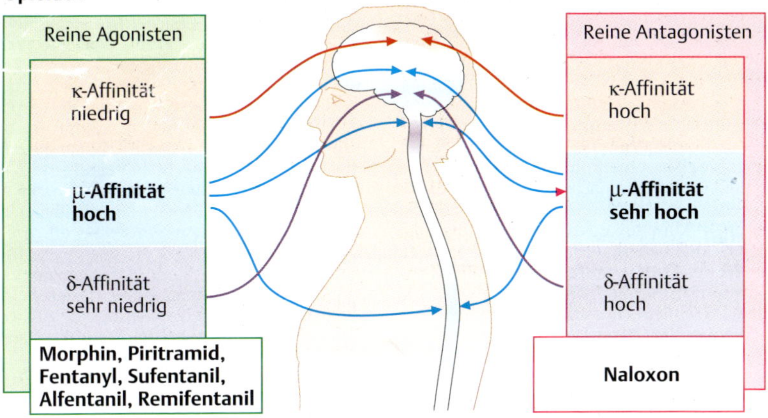

1. Rezeptorspezifische Aktivität und Affinität von Opioiden und ihren Antagonisten

Rezeptor	Wirkungen
μ	supraspinale (μ_1), spinale (μ_2) und periphere Analgesie; antitussive Wirkung; Thoraxrigidität; Harnverhaltung; Abhängigkeit; Atemdepression (μ_2); Bradykardie u. Hypotonie; Miosis; Euphorie (μ_2)
κ	spinale Analgesie; Sedierung; Dysphorie
δ	stress-induzierte Analgesie; Modulation μ-Rezeptor-vermittelter Effekte
σ*	Tachykardie u. Hypertonie; Mydriasis; Exzitation, Dysphorie

2. Rezeptorspezifische Opioidwirkungen

* Wirkung von Opoiden hier kaum vorhanden

A. Pharmakodynamik

Remifentanil ist das Opioid mit dem schnellsten Wirkungseintritt und der kürzesten Wirkungsdauer. Die nur sehr geringe Lipidlöslichkeit, die aber immer noch für eine gute Penetration der Blut-Hirn-Schranke ausreicht, führt zu einem kleinen Verteilungsvolumen, die schnelle Inaktivierung im Blut und Gewebe durch unspezifische Esterasen zu hoher Clearance, was eine gute Steuerbarkeit ohne Kumulationseffekte nach sich zieht. Die kontextsensitive Halbwertszeit (s. Kap. 4.3) ist mit 3–4 Minuten ausgesprochen kurz und zudem unabhängig von der Infusionsdauer. Der bei der Esterhydrolyse entstehende Metabolit ist pharmakologisch nahezu inaktiv. Die überaus schnelle Elimination hat allerdings auch ein schlagartiges Wirkungsende zur Folge, sodass mit der postoperativen Schmerztherapie rechtzeitig begonnen werden muss.

C. Nebenwirkungen

Die Nebenwirkungen der Opioide werden vorwiegend *zentral* und größtenteils *rezeptorabhängig* vermittelt (s. Tab. 5 im Anhang).

▸ **Atmung.** Im Vordergrund der Opioidnebenwirkungen steht die **Atemdepression.** Sie ist eng an den μ-analgetischen Effekt gekoppelt und wird damit bereits in klinischen Dosen relevant. Sie beruht auf einer verringerten CO_2-Empfindlichkeit des Atemzentrums. Durch Dämpfung des Hustenzentrums wird der Hustenreflex abgeschwächt *(antitussive Wirkung)*, sodass z.B. der Endotrachealtubus besser toleriert wird. Zu beachten ist, dass die Bolusinjektion eines „Narkose-Opioids", wohl aufgrund passagerer Vaguserregung, initial einen *Hustenstoß* auslösen kann. Die vor allem bei älteren Patienten und nach Bolusinjektionen höherer Opioiddosen zu beobachtende Skelettmuskelrigidität wird durch eine Imbalance zwischen dopaminerger und cholinerger Aktivität im extrapyramidalen System mit Überwiegen der cholinergen Komponente erklärt („Parkinson-Äquivalent"). Sie kann alle Muskelgruppen betreffen; klinisch bedeutsam ist jedoch in erster Linie die *Thoraxrigidität*, weil hierdurch die Atmung oder Beatmung erschwert wird. Im Extremfall ist eine Beatmung unmöglich, was eine umgehende Muskelrelaxation (z.B. mit Succinylcholin) notwendig macht. Hohe Dosen von „Narkose-Opioiden" *steigern* durch Vagusstimulation den Tonus der Bronchialmuskulatur und damit den *Atemwegswiderstand*; sie sollten deshalb bei Patienten mit Asthma bronchiale vermieden werden.

▸ **Herz und Kreislauf.** Alles in allem führen Opioide in klinisch üblicher Dosierung, solange eine Hypovolämie vermieden wird, kaum zu einer Beeinträchtigung des kardiovaskulären Systems. Die Effekte beschränken sich im Wesentlichen auf eine zentrale, μ-Rezeptor-abhängige Verminderung des Sympathikotonus („Sympathikolyse") und Erhöhung der Vagusaktivität. Die Folgen sind eine *geringe Abnahme der Herzfrequenz, des Blutdrucks und des Venentonus.* Bei hoher bis sehr hoher Dosierung werden diese Symptome durch eine Sympathikusstimulation (!) überspielt. Diese kommt dadurch zustande, dass Opioide in geringem Maße Katecholamine freisetzen. Die zwar am isolierten Papillarmuskel zu beobachtende Herabsetzung der Kontraktionskraft tritt erst weit oberhalb der „therapeutischen" Dosierung ein und spielt daher klinisch für die Herzfunktion keine Rolle.

▸ **Varia.** Zu den **peripheren** Nebenwirkungen der Opioide gehört die Erregung der glatten Eingeweidemuskulatur, was unter anderem einen Druckanstieg im Gallengangsystem hervorruft und die Magenentleerung, Darmmotilität (→ spastische Obstipation) und Blasenentleerung hemmt. Unspezifische, d.h. **nicht rezeptorabhängige** Nebenwirkungen umfassen die *Histaminfreisetzung*, die *emetische* Wirkung und den *Juckreiz* (Pruritus), wobei jedoch die beiden letzteren z.T. auch rezeptorabhängig sein sollen. Übelkeit und Erbrechen werden überwiegend durch Stimulation der Area postrema im Hirnstamm hervorgerufen. Die „Narkose-Opioide" setzen, wenn überhaupt, erst bei extrem hoher Dosierung Histamin frei. Pruritus kann nach systemischer, aber auch nach rückenmarknaher Gabe von Opioiden auftreten. Im ersten, selteneren Fall beruht er auf einer Histaminfreisetzung, im zweiten Fall ist die Ursache noch nicht aufgeklärt.

▸ **Sucht.** Das suchtauslösende Potenzial der Opioide spielt bei ihrer Anwendung zur Narkose und bei der Behandlung des postoperativen Schmerzes bei Nichtabhängigen keine Rolle. Bei ehemals Süchtigen sollten aber nach Möglichkeit keine Opioide eingesetzt werden, um nicht eine erneute Abhängigkeit zu provozieren. Dies gilt nicht für *Remifentanil*, weil sich hier durch zeitgerechte Applikation eine postnarkotische Euphorie verhindern lässt. Bei bekanntem Opioidabusus ist zu beachten, dass wegen einer gesteigerten Toleranz deutlich höhere Dosen benötigt werden.

Opioide II

	Fentanyl	Sufentanil	Alfentanil	Remifentanil
pK_S-Wert	8,4	8,0	6,5	7,1
Ionisierter Anteil bei pH 7,4 (%)	91	80	11	33
Lipidlöslichkeit (Octanol/H_2O)	816	1727	129	18
Plasmaproteinbindung (%)	85	92	92	70

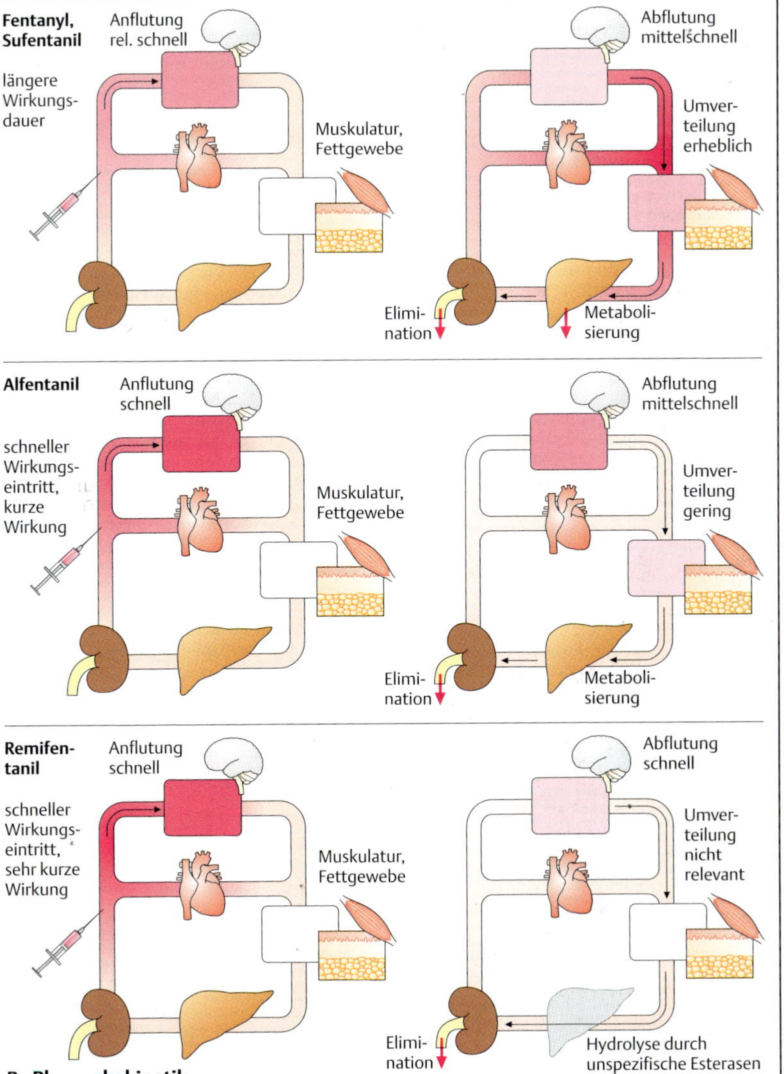

B. Pharmakokinetik

▸ **Hypothermie.** Durch Stimulierung von µ-Rezeptoren im Hypothalamus können Opioide dosisabhängig die zentrale Temperaturregulation ausschalten. Hierdurch wird der Soll-Wert gelöscht, sodass die Körpertemperatur dann wesentlich von der Umgebungstemperatur mitbestimmt wird; der Organismus wird auf diese Weise *poikilotherm*.

▸ **Miosis.** Die unter Opioiden auftretende Pupillenverengung wird durch eine µ-agonistische Wirkung in den Okulomotoriuskernen verursacht. Typisch für hohe Opioiddosen sind *stecknadelkopfgroße* Pupillen. Unter schwerer Hypoxie löst sich die Miosis jedoch, und die Pupillen erweitern sich (Mydriasis).

D. Stellenwert der „Narkose-Opioide"

Opioide wie Fentanyl, Sufentanil, Alfentanil oder Remifentanil sind die **Standardanalgetika** für moderne *Narkosen*, sei es in Form balancierter Anästhesien oder rein intravenöser Regime, sowie für die *Analgosedierung* (Daten zur Anwendung s. Tab. 6 im Anhang). Sie führen zwar zu ausgeprägter Analgesie, die Induktion von Hypnose und Amnesie gelingt aber selbst bei hochdosierter Anwendung nicht sicher. Zur Aufrechterhaltung einer Narkose ist deshalb die Kombination mit intravenösen Hypnotika oder mit Inhalationsanästhetika unverzichtbar. Des Weiteren können Opioide bei *Regionalanästhesien* eingesetzt werden: entweder zur intravenösen Supplementierung einer nicht ganz ausreichenden regionalen Analgesie oder rückenmarknah (Sufentanil) zur Verstärkung der Wirkung von Lokalanästhetika.
Bei der *endotrachealen Intubation* werden die heftigen sympathikotonen Kreislaufreaktionen, die bei alleiniger Gabe von Hypnotika und Relaxanzien aufträten, durch Opioide verhindert oder mindestens abgeschwächt. Besonders bei kardiovaskulären Risikopatienten ist die unter Opioiden im Vergleich zu volatilen Anästhetika fehlende hämodynamische Eigenwirkung vorteilhaft. Bei *sehr starken operativen Schmerzreizen* (z. B. Sternotomie) ist allerdings eine Kombination beider Substanzen erforderlich, denn hier können weder Opioide (in der Regel auch nicht Sufentanil) noch Inhalationsanästhetika allein die vegetativen Reflexe zufriedenstellend dämpfen.
Die analgetischen Wirkungen der länger wirkenden Substanzen Fentanyl und Sufentanil können bis in die postoperative Phase hineinreichen und so den Schmerzmittelverbrauch im Aufwachraum senken („präventive Analgesie"; s. Kap. 14.4). Dagegen zeigt Remifentanil einen raschen Wirkungsverlust (sog. On-off-Eigenschaft), sodass frühzeitig eine Schmerztherapie eingeleitet werden muss. Andererseits ist Remifentanil bei Weitem das am besten steuerbare Opioid. Es eignet sich daher, zusammen mit Propofol, hervorragend für eine TIVA. Bei balancierten Anästhesien kann es in der letzten Phase der Operation zugeführt werden, um kurzfristig die Analgesie zu vertiefen, ohne eine postoperative Atemdepression befürchten zu müssen (sog. On-top-Gabe).

E. Opioidantagonisten

Die rezeptorabhängigen Opioidwirkungen lassen sich *kompetitiv* durch reine Antagonisten wie **Naloxon** (Narcanti; *A1*) aufheben. Dies ermöglicht eine rasche Beseitigung der opioidinduzierten Atemdepression, z. B. als Folge eines postoperativen Wirkungsüberhanges. Da jedoch mit Naloxon eine *komplette* Antagonisierung, also auch der analgetischen Komponente, möglich ist, verbunden mit der Gefahr von Tachykardie und überschießendem Blutdruckanstieg, muss die Zufuhr titriert werden (d. h. wiederholte Gabe geringer Teildosen bis zum Eintreten des gewünschten Effekts). Auf diese Weise kann nur die atemdepressive Wirkung aufgehoben werden und die Analgesie bleibt erhalten. Hierbei ist aber die nur kurze Wirkungsdauer von Naloxon zu beachten (ca. 30 Minuten). Mit dem Abklingen der Naloxonwirkung kann nämlich erneut eine Atemdepression auftreten, sofern der ursprünglich applizierte Agonist noch in ausreichender Plasmakonzentration vorhanden ist („Rebound-Effekt"). Zu beachten ist ferner, dass mit Naloxon bei Opioidsüchtigen eine perakute Entzugssymptomatik ausgelöst werden kann.

Opioide III

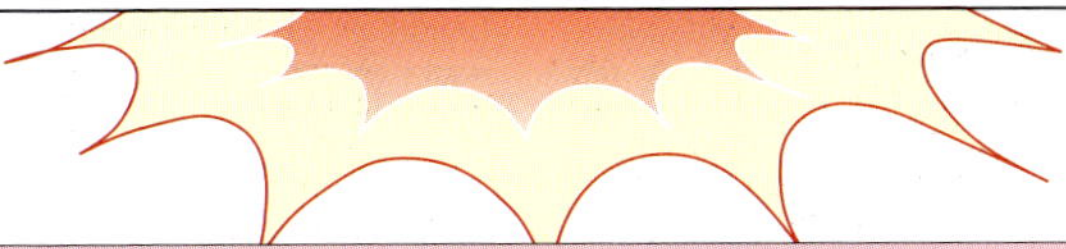

Opioide – Standardanalgetika für moderne Narkosen

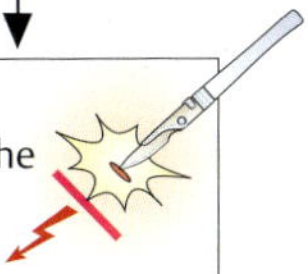

Vorteile:
ausgeprägte analgetische Wirkung

Nachteile:
Hypnose und Amnesie auch durch hohe Dosen nicht sicher erreichbar

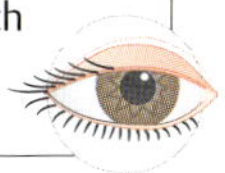

Kombination
mit intravenösen Hypnotika oder Inhalationsanästhetika essenziell

Regionalanästhesien:
Opioide können analgetisch nicht ausreichende Regionalanästhesien supplementieren.

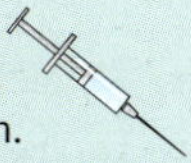

Endotracheale Intubation:
Opioide begrenzen den Anstieg von Herzfrequenz und Blutdruck.

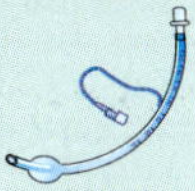

Inhalationsanästhesien:
Opioide verbessern die Dämpfung vegetativer Reflexe.

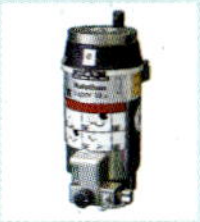

Fentanyl/Sufentanil:
analgetische Wirkung bis in die postoperative Phase hinein

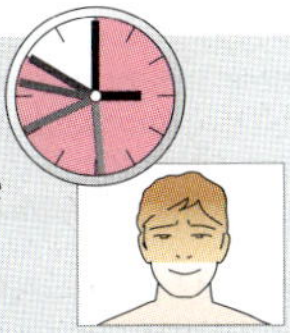

Remifentanil:
gute Steuerbarkeit, aber rascher postoperativer Wirkungsverlust

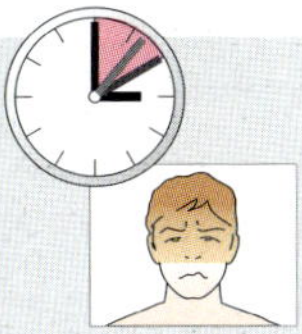

D. Stellenwert der „Narkose-Opioide"

	Naloxon
Wirkung	reiner Antagonist
Dosierung (Erwachsene)	0,04–0,08 mg fraktioniert i.v., max. 0,4 mg
Wirkungseintritt	1–2 min
Wirkungsdauer	ca. 30 min
Indikationen	postoperativer Opioidüberhang, akute Opioidintoxikation
Nebenwirkungen	akuter Opioidentzug mit Tachykardie und Hypertonus; Opioid-Rebound
Kontraindikationen	schwere Hypertonie, KHK oder Herzinsuffizienz; fixierte pulmonale Hypertonie; Opioidsucht

E. Opioidantagonisten

Die spezifischen Muskelrelaxanzien rufen eine selektive, reversible, schlaffe Lähmung der Skelettmuskulatur hervor. Sie werden unter anderem zur Erleichterung der endotrachealen Intubation und des operativen Vorgehens eingesetzt. Sie sind lediglich Adjuvanzien einer Narkose, doch niemals Ersatz für Narkosemittel, z. B. bei zu flacher Anästhesie. Da sie keine Bewusstseins- und Schmerzausschaltung bewirken, müssen sie immer mit Narkotika oder Hypnotika und Analgetika kombiniert werden! Außerdem führen sie zu einer Lähmung der Atemmuskulatur, was eine künstliche Beatmung erforderlich macht. Muskelrelaxanzien müssen intravenös (oder intramuskulär) zugeführt werden, weil sie als quartäre Amine (4 Nichtwasserstoffsubstituenten am N-Atom) positiv geladen sind und deshalb enteral nicht resorbiert werden.

A. Pharmakodynamik

Die Schnittstelle der neuromuskulären Impulsübertragung ist die sog. **motorische Endplatte** *(A1)*. Hier werden die Signale motorischer Nerven durch den endogenen Transmitter **Acetylcholin** (ACh) auf die Skelettmuskelfasern übergeleitet. ACh wird im Zytosol der präsynaptischen Nervenendigungen synthetisiert und dort in Vesikeln gespeichert. Efferente Nervenimpulse triggern die kalziumabhängige Freisetzung von ACh in den synaptischen Spalt, das dann mit den *nikotinergen Rezeptoren* der postsynaptischen Membran reagiert. Dadurch wird die Na^+-Leitfähigkeit der Membran erhöht und ein Endplattenpotenzial erzeugt. Hieraus entsteht ein Muskelaktionspotenzial und schließlich die Muskelkontraktion. In unmittelbarer Rezeptornähe befindet sich das membranständige, nahezu spezifische Enzym *Acetylcholinesterase*. Es ist in der Lage, ACh innerhalb kürzester Zeit (wenige ms) durch hydrolytische Spaltung (in Cholin und Acetat) zu inaktivieren, sodass eine anhaltende Depolarisation der postsynaptischen Membran verhindert wird.

▸ **Wirkungsweise der Muskelrelaxanzien.** Muskelrelaxanzien unterbrechen die synaptische Übertragung der Nervenimpulse an der motorischen Endplatte, indem sie mit ACh um die Bindungsstellen an den nikotinergen Rezeptoren konkurrieren *(A2)*. Nach der Wirkungsweise am Rezeptor werden *depolarisierende und nicht depolarisierende Relaxanzien* unterschieden. Klassischer und einziger klinischer Vertreter der depolarisierenden Relaxanzien ist **Succinylcholin** (= Suxamethonium; Pantolax, Lysthenon). Ebenso wie ACh bindet es an den nikotinergen Rezeptor und wirkt hier zunächst *agonistisch*. Dies führt jedoch im Unterschied zu ACh zu einer länger anhaltenden Membrandepolarisation („Depolarisationsblock" oder „Phase-I-Block"). Nach Auslösung der Depolarisation haftet Succinylcholin nämlich noch einige Zeit an den Rezeptorbindungsstellen, weil es im Gegensatz zu ACh nur durch die in der Leber synthetisierte und ausschließlich im Plasma vorkommende unspezifische *Pseudocholinesterase* (Syn.: Plasma- oder Serumcholinesterase, unspezifische Cholinesterase) gespalten werden kann. Solange Succinylcholin am Rezeptor gebunden ist, kann keine neue Erregung entstehen; Succinylcholin wirkt in dieser Phase also *antagonistisch*. Klinisch zeigt sich ein Depolarisationsblock initial mitunter in feinen, unkoordinierten, kurzen Muskelzuckungen (Faszikulationen oder Fibrillationen) und darauf folgender schlaffer Lähmung. **Nicht depolarisierende Relaxanzien** lagern sich ebenfalls an nikotinerge Rezeptoren an, ohne jedoch eine Depolarisation auszulösen („Nichtdepolarisationsblock"). Gegenüber ACh wirken sie als *kompetitive Antagonisten* und verursachen deshalb eine rein schlaffe Lähmung. Sie lassen sich nach ihrer chemischen Grundstruktur in 2 Gruppen unterteilen: die Benzylisochinoline *Atracurium* (Tracrium), *cis-Atracurium* (Nimbex), *Mivacurium* (Mivacron) und die Aminosteroide *Pancuronium*, *Vecuronium* (Norcuron), *Rocuronium* (Esmeron).

▸ **Muskuläre Empfindlichkeit.** Die neuromuskuläre Übertragung wird erst dann messbar beeinträchtigt, wenn *mehr als 70 % der Rezeptoren* blockiert sind („Eisbergphänomen"; vgl. Kap. 9.3). Dies zeigt die große physiologische Sicherheitsbreite der neuromuskulären Funktion. Die Empfindlichkeit auf Relaxanzien ist nicht in allen Skelettmuskelgruppen gleich ausgeprägt, d. h., um die gleiche Blockadeintensität an den einzelnen Muskeln zu erreichen, können unterschiedliche Relaxansdosen nötig sein. Am empfindlichsten reagieren die kleinen, dicht innervierten Muskeln von Fingern, Zehen, Augen (Ausnahme: M. orbicularis oculi), Zunge, Zungengrund, Pharynx und Kiefer. Es folgen die Extremitäten-, Rumpf-, Hals- und dann die Kehlkopfmuskeln. Am resistentesten sind der M. orbicularis oculi und die Atemmuskeln (besonders das Zwerchfell). Dennoch tritt die neuromuskuläre Blockade nicht in dieser Reihenfolge ein, sondern erstaunlicherweise in etwa umgekehrt zur Empfindlichkeit der einzelnen Muskeln, also: Zwerchfell vor Larynx, Larynx vor peripherer Muskulatur (z. B. M. adductor

Muskelrelaxanzien I

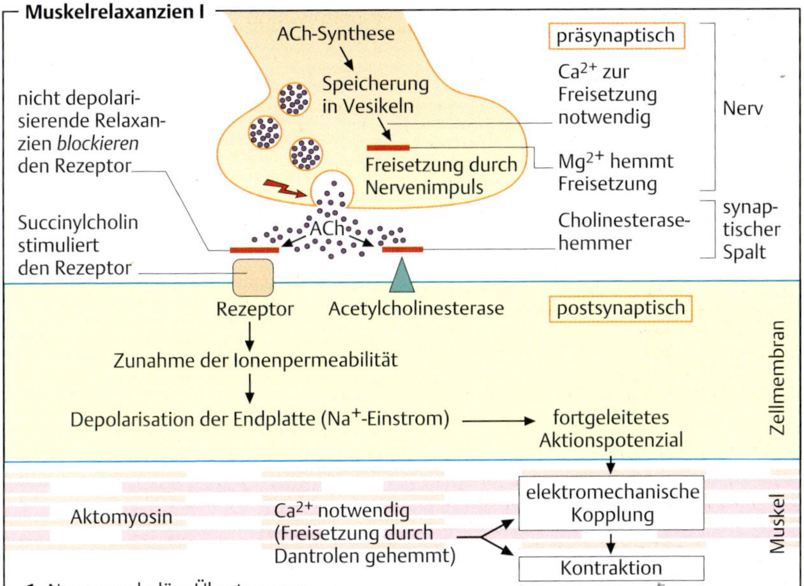

1. Neuromuskuläre Übertragung

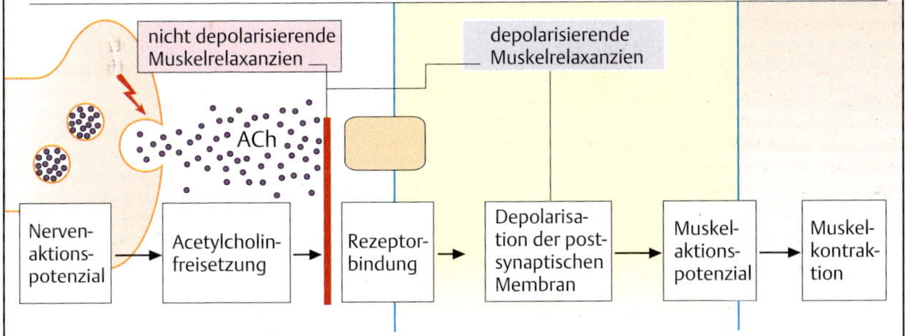

2. Neuromuskuläre Funktion und Muskelrelaxanzien

Wirkungsdauer	depolarisierend	nicht depolarisierend
kurz	Succinylcholin	
kurz bis mittel		Mivacurium
mittel		Atracurium, cis-Atracurium Vecuronium, Rocuronium
lang		Pancuronium

3. Einteilung von Muskelrelaxanzien

A. Pharmakodynamik

pollicis). Auf die möglichen Ursachen kann hier aber nicht eingegangen werden. Die Blockade lässt dann in der gleichen (!) Reihenfolge wieder nach.

B. Pharmakologische Kenngrößen

Zur Beurteilung der Wirkung von Muskelrelaxanzien dienen folgende Begriffe: ED_{95}, Anschlagzeit, Wirkungsdauer und Erholungsindex. Die **ED_{95}** wird zur Quantifizierung der neuromuskulär blockierenden Potenz eines Relaxans benutzt. Es handelt sich um die Dosis, die für eine 95%ige, also nahezu vollständige Muskelerschlaffung erforderlich ist. Als zur Intubation geeignet wird in der Regel die *doppelte ED_{95}*, die sog. *Intubationsdosis*, angesehen. Die **Anschlagzeit** beschreibt die Zeitspanne von der Bolusinjektion bis zur *95%igen* Unterdrückung der Reizantwort, d. h. bis zum Eintritt der submaximalen Wirkung. Als **klinische Wirkungsdauer** (DUR_{25}) wird der Zeitraum von der Applikation bis zur Erholung der neuromuskulären Übertragung bzw. der Muskelkraft auf 25% des Ausgangswertes bezeichnet. Während dieser Zeit besteht für die meisten operativen Eingriffe eine ausreichende Muskelerschlaffung. Die Muskelrelaxanzien werden nach der klinischen Wirkungsdauer der einfachen (!) ED_{95} in *kurz* (< 10 min), *mittellang* (10 – 30 min) und *lang* (> 30 min) wirkende Substanzen unterteilt *(A3)*. Der **Erholungsindex** gibt Aufschluss über die Geschwindigkeit, mit der die Wirkung von Relaxanzien abklingt. Er umfasst die Zeit, in der sich die neuromuskuläre Funktion von 25% auf 75% des Ursprungswertes erholt. In dieser Phase reicht der Relaxierungsgrad für operative Bedürfnisse in der Regel allerdings nicht mehr aus; jedoch ist die (Spontan-)Atmung noch erheblich beeinträchtigt. Unter der **Gesamtwirkungsdauer** (DUR_{90}) versteht man die Zeit bis zu einer 90%igen, also nahezu kompletten Wiederherstellung der Muskelkraft. Sie entspricht etwa der *doppelten* DUR_{25} und korreliert klinisch mit einer suffizienten Eigenatmung und der Extubierbarkeit der Patienten. Die einzelnen Zeitparameter sind *dosisabhängig*. Hierbei gilt, dass höhere Relaxansdosen die Anschlagzeit verkürzen und die Wirkungsdauer verlängern. Die Ausnahme davon bildet lediglich der Erholungsindex bei Mivacurium, Atracurium und cis-Atracurium; er bleibt über einen größeren Dosisbereich nahezu konstant. Eine Übersicht über die pharmakologischen Daten und Eigenschaften der gebräuchlichen Muskelrelaxanzien findet sich in Tab. 7 im Anhang.

C. Elimination der Muskelrelaxanzien

▸ **PChE-Hydrolyse.** *Succinylcholin* wird fast vollständig und *Mivacurium* überwiegend durch die im Plasma befindliche **Pseudocholinesterase** (PChE) hydrolytisch gespalten und auf diese Weise inaktiviert. Damit ist die Wirkungsdauer dieser Relaxanzien in erster Linie eine Funktion der Konzentration und Aktivität des Enzyms. Da die Hydrolysierungskapazität der PChE ausgesprochen hoch ist, erreicht von beiden Substanzen überhaupt nur ein kleiner Teil der injizierten Menge den Extrazellulärraum und somit die motorische Endplatte. Erst eine **Abnahme der PChE-Aktivität** um mehr als 80% äußert sich in einem deutlich verlängerten neuromuskulären Block nach einer Normdosis von Succinylcholin oder Mivacurium *(C)*. Solch eine hochgradige Verminderung bis hin zu einem völligen Fehlen der PChE-Aktivität findet sich nur bei **homozygoten genetischen Defekten.** Die Häufigkeit der homozygoten Fehlanlage mit Bildung einer „atypischen PChE" wird mit ca. 1 : 2500 angegeben, die des völligen Fehlens des PChE-Gens mit 1 : 100 000 („silent gene"). Unter diesen Umständen ist die Elimination von Succinylcholin und Mivacurium erheblich verlangsamt. Die relaxierende Wirkung einer Normdosis kann dann mehrere Stunden anhalten. Eine physiologische Funktion der PChE ist nicht bekannt, sodass die Träger des Defekts keine Ausfallerscheinungen zeigen und oft erst zufällig an der verlängerten neuromuskulären Blockade nach der üblichen Dosis von Succinylcholin oder Mivacurium erkannt werden. Therapeutisch kann zwar mit größeren Mengen gefriergetrocknetem Plasma (ab 4 – 6 Einheiten FFP) PChE substituiert werden; hierbei sind allerdings das Risiko, Viren zu übertragen, und die Volumenbelastung zu berücksichtigen. Am besten ist es, die Spontanerholung unter apparativ unterstützter Beatmung und ausreichender Sedierung des Patienten abzuwarten. Die Diagnose einer prolongierten Wirkung von Succinylcholin oder Mivacurium sollte mithilfe der Relaxometrie/-grafie gesichert werden (s. Kap. 9.3).

Muskelrelaxanzien II

ED_{95} (Dosis, die für eine 95%ige Muskelerschlaffung erforderlich ist)

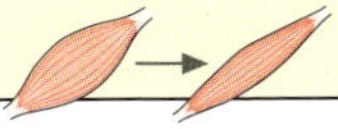

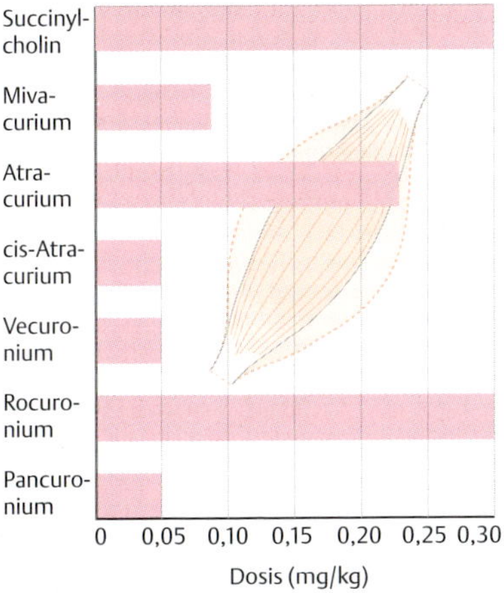

Anschlagzeit (Zeit von der Injektion bis zum Eintritt der submaximalen Wirkung)

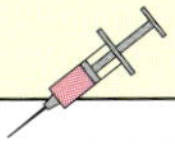

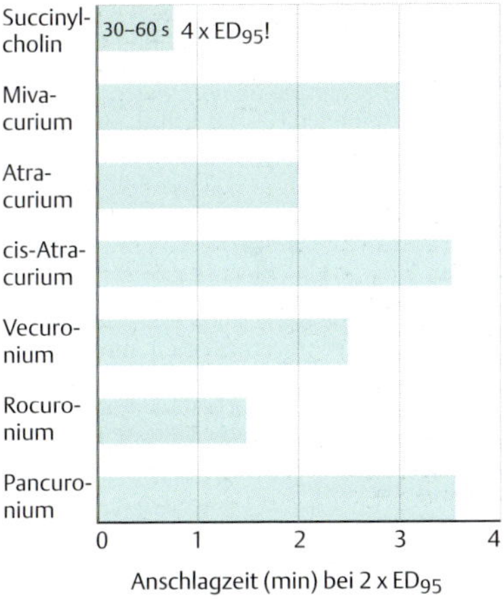

Klinische Wirkungsdauer (DUR_{25}; Zeit von der Injektion bis zur Erholung der Muskelkraft auf 25 % des Ausgangswerts)

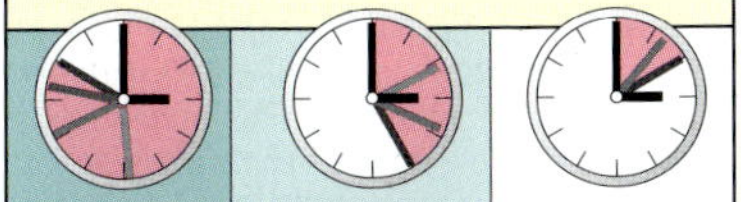

lang (> 30 min)	**mittellang (10–30 min)**	**kurz (< 10 min)**
Pancuronium	Mivacurium	Succinylcholin ($4 \times ED_{95}$)
	Atracurium	
	cis-Atracurium	
	Vecuronium	
	Rocuronium	
$1 \times ED_{95}$		

Wirkungsdauer (DUR_{90}; Zeit bis zur 90%igen Erholung ≈ $2 \times DUR_{25}$)

Erholungsindex (Zeit, in der sich die Muskelkraft von 25 % auf 75 % des Ausgangswerts erholt ≙ Repetitionsintervall)

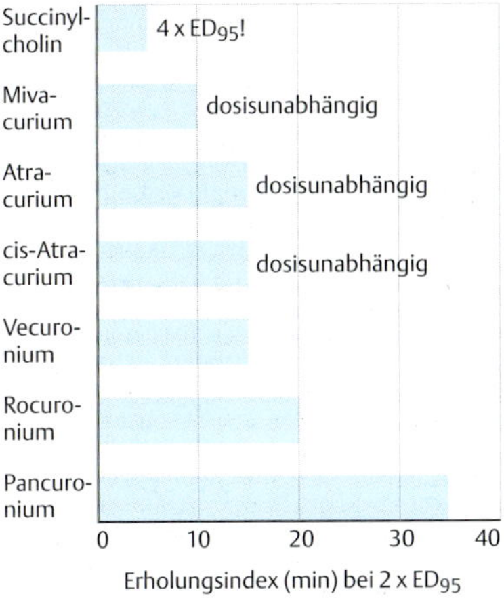

B. Pharmakologische Kenngrößen

► **Hofmann-Elimination.** *Atracurium und cis-Atracurium* unterliegen bei physiologischem pH-Wert und normaler Körpertemperatur hauptsächlich einem spontanen, nicht enzymatischen Zerfall („Hofmann-Reaktion"). Ein kleiner Anteil wird durch unspezifische Esterasen gespalten, nicht aber durch die Pseudocholinesterase. Die Elimination ist damit weitgehend unabhängig von der Leber- und Nierenfunktion. Nur der aus der Hofmann-Reaktion entstehende Hauptmetabolit *Laudanosin* wird renal ausgeschieden. Er hat selbst aber keine neuromuskulär blockierenden Eigenschaften, sondern wirkt strychninartig und kann deshalb prinzipiell zu exzitatorischen Nebenwirkungen im zentralen Nervensystem führen.

► **Leber und Niere.** *Rocuronium* wird so gut wie nicht metabolisiert, hier steht die biliäre Ausscheidung der unveränderten Substanz im Vordergrund, während *Pancuronium* im wesentlichen renal eliminiert wird. *Vecuronium* wird teils hepatisch metabolisiert, teils unverändert biliär und renal ausgeschieden.

D. Interaktionen

Die häufigste Interaktion ergibt sich aus der **Kombination eines nicht depolarisierenden Relaxans mit Succinylcholin**. Kurz vor Succinylcholin wird meist eine geringe, subrelaxierende Dosis (ca. ¼ der ED_{95}) eines nicht depolarisierenden Relaxans injiziert. Dieses Verfahren, auch **„Präkurarisierung"** genannt, kann die meisten Nebenwirkungen von Succinylcholin (z. B. Faszikulationen, Muskelschmerzen, Bradykardie), die sich aus dessen depolarisierender Wirkung ergeben, verhindern oder zumindest abschwächen. Allerdings wird der Wirkungseintritt von Succinylcholin dadurch leicht verzögert, und dessen Dosis muss etwas erhöht werden. Die Intubationsdosis von Succinylcholin verstärkt ihrerseits die Wirkung anschließend applizierter nicht depolarisierender Relaxanzien. Eine **Kombination nicht depolarisierender Relaxanzien** führt oft zu synergistischen Effekten (gegenseitige Wirkungsverstärkung und -verlängerung). Für die Praxis bedeutet das, dass mit der Applikation eines kurz wirkenden nicht depolarisierenden Relaxans wie Mivacurium nach einem lang wirkenden wie Pancuronium zum Ende einer Operation nicht eine Wirkungsverkürzung, sondern genau das Gegenteil erreicht werden kann. Dieses sollte daher unterbleiben.

Volatile Anästhetika wirken zwar vor allem *zentral* muskelrelaxierend, üben aber auch einen geringen direkten hemmenden Einfluss auf die muskelzelluläre Membran aus. Sie verstärken und verlängern konzentrationsabhängig die neuromuskuläre Wirkung nicht depolarisierender Relaxanzien, sodass deren Dosis reduziert werden kann.

Der Einfluss, den **andere Pharmaka** auf die Wirkung von Relaxanzien haben, ist in seiner klinischen Relevanz eher gering einzuschätzen. Wichtiger dagegen sind einige **Änderungen des inneren Milieus.** Vor allem eine *Hypothermie* oder eine *Hypermagnesiämie* kann zu einer relevanten Wirkungsverlängerung bzw. -verstärkung führen.

E. Nebenwirkungen

► **Lähmung der Atemmuskulatur.** Sie ist die wichtigste Nebenwirkung *aller* Relaxanzien und erklärt sich aus deren Hauptwirkung. Sie ist unter klinischen Dosen unvermeidbar.

► **Herz und Kreislauf.** Grundsätzlich können Muskelrelaxanzien mit sämtlichen Bindungsstellen im vegetativen Nervensystem reagieren, für die Acetylcholin der physiologische Transmitter ist. Durch Interaktion mit *nikotinergen* (ganglionären) und *muskarinergen* (postganglionären) Rezeptoren werden vegetative Reaktionen entweder stimuliert oder inhibiert. Am bedeutendsten sind hierunter die kardiovaskulären Effekte. Die Blockade nikotinerger Rezeptoren autonomer Ganglien („Ganglioplegie") führt zu einer *Blutdrucksenkung*, die Blockade kardialer muskarinerger Rezeptoren wie bei Atropin zu einer *Tachykardie*. Rezeptorabhängige Nebenwirkungen sind jedoch bei den modernen nicht depolarisierenden Relaxanzien zu vernachlässigen; sie spielen nur bei Succinylcholin eine Rolle. Unter **Succinylcholin** kommt es nicht selten zu Symptomen, die aus einer muskarinergen Stimulation entstehen: *Sinusbradykardie* (bis hin zum Sinusknotenstillstand) oder *Knotenersatzrhythmen*. Weitaus seltener kann auch eine *Tachykardie* auftreten. Sie erklärt sich aus einer nikotinergen Erregung, die im Nebennierenmark eine vermehrte Ausschüttung von Adrenalin und Noradrenalin bewirken kann. Sowohl bei nikotinerger wie bei muskarinerger Stimulation sind *ventrikuläre Arrhythmien* möglich.

► **Histaminfreisetzung.** In klinisch üblichen Dosen setzen die heute gebräuchlichen Relaxanzien nicht oder nur selten relevante Mengen Histamin frei. Während es sich hierbei vor allem um eine *unspezifische* Degranulation von Mastzellen handelt, die relativ häufig bei Atracurium und Mivacurium in Form lokaler

Muskelrelaxanzien III

	Verminderung der Aktivität der Pseudocholinesterase (PChE)		
Ursachen	gering	mäßig bis stark	sehr stark bis vollständig*
physiologisch			
Neugeborene, Greise,	→		
Spätschwangerschaft	→		
Erkrankungen			
Hypothyreose	→		
Schwere Lebererkrankungen	→	→	
Dialysepfl. Niereninsuffizienz	→	→	
Malignome, schwere Malnutrition	→	→	
Verbrennungskrankheit	→	→	
Medikamente			
Kontrazeptiva	→		
Glukokortikoide	→		
Zytostatika (z.B. Cyclophosphamid)	→	→	
Cholinesterasehemmer	→	→	→
Alkylphosphate	→	→	→
Plasmapherese	→	→	→
Genetisch			
Atypische PChE/„silent gene“	→	→	→

*klinische Relevanz in Form einer deutlich verlängerten Wirkung von Succinylcholin und Mivacurium

C. Elimination der Muskelrelaxanzien

Ursache	MR-Wirkungsverstärkung			Mechanismus
	gering	mittel	stark	
Volatile Anästhetika	→	→	→	zentral, peripher*; Verzögerung der Elimination bei Verminderung der Leber- u. Nierendurchblutung
N_2O		kein Effekt		
Antibiotika	→			verschieden (prä- u. postsynaptisch)
Lokal-anästhetika	→			Verminderung der membranalen Na^+-Leitfähigkeit 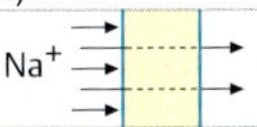
Kalzium-antagonisten	→			prä- u- postsynaptische Blockade von Ca^{2+}-Kanälen 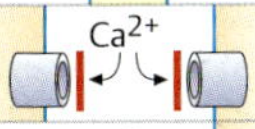
Schleifen-diuretika	→			Hemmung des präsynaptischen Ca^{2+}-Einstroms (?) 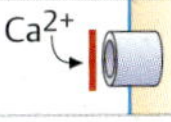
Lithium	→			?
Hypokaliämie	→			Senkung des Ruhemembranpotenzials
Hypokalzämie	→			Hemmung der präsynaptischen ACh-Freisetzung 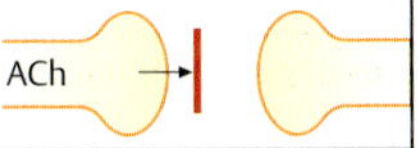
Hyper-magnesiämie	→	→		
Azidose/Alkalose	→			?
Hypothermie	→	→		Verlangsamung physikalischer u. biochemischer Membranprozesse

*peripher geringe oder fragliche klinische Relevanz

D. Interaktionen

Erytheme o.ä. zu beobachten ist, zumal nach zügiger Injektion, sind echte *allergische* Reaktionen mit schwerer hämodynamischer und bronchospastischer Symptomatik nur in Einzelfällen für Relaxanzien beschrieben, am häufigsten noch für Succinylcholin.

▸ **Hyperkaliämie.** Bei bestimmten Erkrankungen oder Veränderungen, die primär oder sekundär die Skelettmuskulatur betreffen *(E2)*, kann **Succinylcholin** eine exzessive Steigerung der Kaliumkonzentration im Plasma hervorrufen, ohne dass dies durch eine „Präkurarisierung" zu verhindern wäre. Während es normalerweise durch die succinylcholininduzierte postsynaptische Depolarisation lediglich im Bereich der motorischen Endplatte zu einem Kaliumaustritt aus der Muskelzelle kommt und dadurch der Plasmakaliumspiegel nur kurzfristig um ca. 0,5 – 1,0 mmol/l ansteigt, ändert sich die Situation, wenn die Skelettmuskulatur generalisiert oder doch zumindest in größeren Anteilen geschädigt ist oder (genetisch bedingte) Anomalien aufweist. Hier bilden sich ACh-Rezeptoren auch *extrasynaptisch*, also außerhalb der Endplatten, und zwar entlang der gesamten Muskelmembran („Up-Regulation"). Das hat zur Folge, dass eine Normdosis Succinylcholin nicht nur im Bereich der Endplatte wirksam wird, sondern über die gesamte Membran hinweg einen *generalisierten* Kaliumausstrom bewirkt, der erhebliche Ausmaße annehmen kann. Die ganze Muskelmembran reagiert gewissermaßen „endplattenartig". Die Folge einer solchen massiven Kaliumfreisetzung sind exzessive Hyperkaliämien, die zu bedrohlichen **Arrhythmien** bis hin zum hyperkaliämischen **Herzstillstand** führen können (Kaliumspiegel von 10 (!) mmol/l und mehr sind keine Seltenheit). Während die abnorme Empfindlichkeit auf Succinylcholin bei den genetisch bedingten Muskelerkrankungen von vornherein vorhanden ist, dauert es bei den erworbenen Muskelschädigungen nach deren Eintritt meist 2 – 3 Tage, bis sie sich entfaltet hat. In Einzelfällen kann sie wahrscheinlich auch hier lebenslang bestehen bleiben (z. B. Querschnittsyndrom).

▸ **Muskelschmerzen.** Muskelschmerzen („Muskelkater") entwickeln sich nur nach Gabe von **Succinylcholin**, vor allem bei jungen Leuten. Die Pathogenese ist nicht eindeutig geklärt. Man vermutet heute den Grund in muskulären Mikroverletzungen, die im Zusammenhang mit den durch Succinylcholin ausgelösten Fibrillationen stehen sollen. Muskelschmerzen treten verzögert in Erscheinung, d. h. erst einige Stunden nach der Narkose, ihr Höhepunkt ist meist nach 1 – 3 Tagen erreicht („Ödementwicklung"). Sie bilden sich über eine Zeit von maximal einer Woche spontan zurück. Durch eine „Präkurarisierung" lassen sie sich zwar nicht immer verhindern, zumindest aber doch vermindern.

▸ **Dualblock.** *Repetitive* Gaben von Succinylcholin können ebenso wie eine *kontinuierliche* Zufuhr die blockierenden Eigenschaften der Substanz verändern (die hierzu erforderliche kumulative Dosis soll ca. 5 – 10 mg/kg KG betragen). Aus einem zunächst nur verlängerten Depolarisationsblock (Phase-I-Block) entwickelt sich dann eine Art lang anhaltender Nichtdepolarisationsblock (Phase-II- oder Dualblock). Der genaue Mechanismus ist nicht bekannt. Ein Dualblock entsteht auch, wenn Succinylcholin bei *atypischer Pseudocholinesterase* nicht hydrolysiert werden kann und so im synaptischen Spalt kumuliert (s. o.). Die beiden Blockformen können nur relaxografisch, nicht aber klinisch unterschieden werden (s. Kap. 9.3). Der Dualblock soll im Gegensatz zum Depolarisationsblock partiell durch Cholinesterasehemmer (s. u.) antagonisierbar sein.

F. Stellenwert der Muskelrelaxanzien

▸ **Succinylcholin.** Succinylcholin ist nach wie vor das Relaxans mit dem *schnellsten* Wirkungseintritt und der *kürzesten* Wirkungsdauer. Die kurze Anschlagzeit wird jedoch auch mit einem Kunstgriff erreicht, dadurch nämlich, dass für die Intubation mit der etwa *4-fachen* ED_{95} eine höhere Dosis als bei den nicht depolarisierenden Relaxanzien gewählt wird. Wegen der im Einzelfall nicht immer vorhersehbaren, z. T. deletären Komplikationen (Maligne-Hyperthermie-Krise [s. Kap. 13.6], hyperkaliämischer Herzstillstand) ist die Indikation für Succinylcholin allerdings äußerst streng zu stellen *(F1)*.

Muskelrelaxanzien IV

Relaxans	Autonome Ganglien	Muskarinerge Rezeptoren	Histaminfreisetzung
Succinylcholin	Stimulation	Stimulation	geringfügig
Mivacurium	ø	ø	geringfügig
Atracurium	ø	ø	geringfügig
cis-Atracurium	ø	ø	ø
Vecuronium	ø	ø	ø
Rocuronium	ø	ø	ø
Pancuronium	ø	mäßige Blockade	ø

1. Ganglionäre, muskarinerge und histaminfreisetzende Wirkung von Relaxanzien

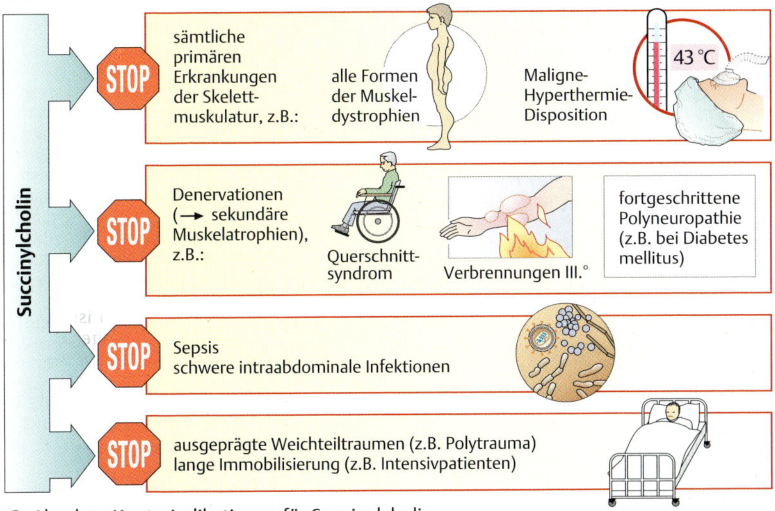

2. Absolute Kontraindikationen für Succinylcholin

E. Nebenwirkungen

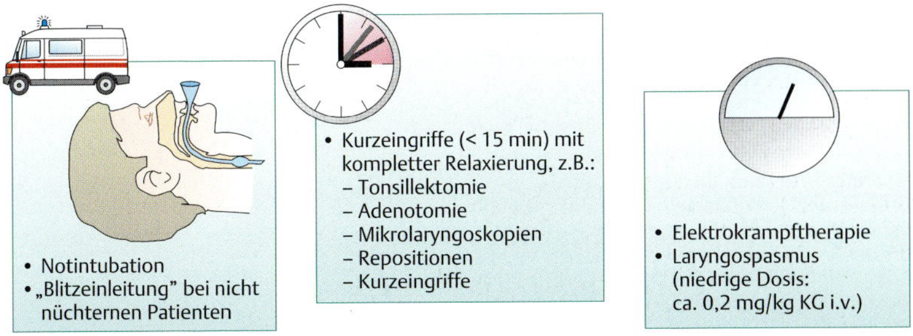

1. Indikationen für Succinylcholin

F. Stellenwert der Muskelrelaxanzien

▸ **Nicht depolarisierende Relaxanzien.** Nicht depolarisierende Relaxanzien führen außer der Atemlähmung in der Regel nicht zu bedrohlichen Komplikationen. Sie gelten deshalb bei allen Eingriffen, die an nüchternen Patienten vorgenommen werden und länger als 15 Minuten dauern, als **Standardsubstanzen**, wenn eine Relaxation benötigt wird. Mit dem sog. **Priming-Prinzip** lässt sich ihr Wirkungseintritt beschleunigen *(F2, F3)*. Hierbei wird zunächst eine *subrelaxierende* Dosis der betreffenden Substanz injiziert, wodurch bereits ein Großteil der Rezeptorbindungsstellen besetzt wird, ohne dass dies im Idealfall die Muskelfunktion beeinträchtigt. Meist genügt bereits *¼ der einfachen ED_{95}*; in der Praxis wird jedoch oft eine etwas höhere Dosis gewählt. Wenige Minuten danach wird die Vollwirkdosis zur Blockade der restlichen Bindungsstellen appliziert. Auf diese Weise lässt sich die Anschlagzeit von **Rocuronium** (in allerdings 3-facher ED_{95}) in den Bereich von Succinylcholin verkürzen. Durch diese hohe Dosis verlängert sich allerdings die DUR_{25} auf über eine und die DUR_{90} auf über 2 Stunden. **Mivacurium** ist das am kürzesten wirkende nicht depolarisierende Relaxans. Es eignet sich auch für die *kontinuierliche Zufuhr*, z. B. eine TIVA. Bereits nach kurzer Zeit lassen sich konstante Plasmaspiegel erreichen. Jedoch sollte in diesen Fällen die neuromuskuläre Funktion relaxometrisch überwacht werden, um Überdosierungen sicher vermeiden zu können. Von Nachteil ist bei Mivacurium die überwiegend PChE-abhängige Inaktivierung und die damit fehlende Antagonisierbarkeit durch Cholinesterasehemmer (s. u.). Das Enantiomer **cis-Atracurium** gilt als Nachfolger des Razemats Atracurium, weil es im Gegensatz zum Gemisch kein Histamin freisetzt und die Bildung von Laudanosin um 80 – 90% geringer ausfällt. Klinisch relevante Laudanosineffekte sind daher nicht zu erwarten. Nachteilig sind allerdings die relativ lange Anschlagzeit von cis-Atracurium und seine im Vergleich zu Atracurium längere Wirkung. Die Anwendung des ausgesprochen lange wirkenden **Pancuroniums** sollte auf die Fälle begrenzt werden, in denen postoperativ eine Nachbeatmung geplant oder zumindest möglich ist.

Während bei den meisten **neuromuskulären Erkrankungen** (Muskeldystrophien, Muskelatrophien) Succinylcholin wegen der Gefahr exzessiver Kaliumfreisetzung absolut kontraindiziert ist (s. o.), besteht für nicht depolarisierende Relaxanzien eine z. T. erheblich gesteigerte Empfindlichkeit. Ihr Einsatz erfordert deshalb eine deutliche Dosisreduktion und eine relaxometrische Kontrolle.

G. Antagonisten

Die Wirkung der meisten **nicht depolarisierenden Relaxanzien** kann durch Cholinesterasehemmer wie **Neostigmin** antagonisiert werden. Neostigmin bindet dosisabhängig und reversibel an die *Acetylcholinesterase* und hemmt damit den Abbau von Acetylcholin. Hierdurch steigt dessen Konzentration im synaptischen Spalt der motorischen Endplatte an, sodass die Relaxanswirkung an den Rezeptoren kompetitiv aufgehoben werden kann. Neben der Wirkung an der motorischen Endplatte üben Cholinesterasehemmer jedoch auch Effekte an *nikotinergen Rezeptoren* autonomer Ganglien und an *muskarinergen Rezeptoren* des Herzens, der glatten Muskelzellen und der exokrinen Drüsen aus. Typische *parasympathomimetische Nebenwirkungen* lassen sich allerdings dadurch verhindern, dass Neostigmin zusammen mit Atropin appliziert wird. Hierbei können beide Substanzen gemeinsam in einer Spritze verabreicht werden (Mischungsverhältnis 2 : 1), denn die „protektive" Wirkung von Atropin tritt auch so vor der von Neostigmin ein. Eine Antagonisierung sollte jedoch – wenn überhaupt – grundsätzlich erst vorgenommen werden, nachdem die Spontanatmung bereits wieder eingesetzt hat. Hierdurch wird sichergestellt, dass der Relaxanswirkspiegel schon deutlich abgefallen ist. Auf diese Weise kann am ehesten ein Rebound-Effekt aufgrund unterschiedlicher Halbwertszeiten von Agonist und Antagonist und somit eine erneute Relaxierung verhindert werden.

Ein **Depolarisationsblock** kann durch Cholinesterasehemmer nicht antagonisiert werden. Im Gegenteil – die Wirkung wird sogar verlängert, weil auch die PChE-Aktivität und so der Abbau von Succinylcholin gehemmt wird. Aus demselben Grund ist die Gabe von Neostigmin zur Aufhebung eines durch **Mivacurium** induzierten Nichtdepolarisationsblocks nicht sinnvoll. Die trotzdem z. T. empfohlenen Antagonisierungsversuche erscheinen daher fragwürdig.

Muskelrelaxanzien V

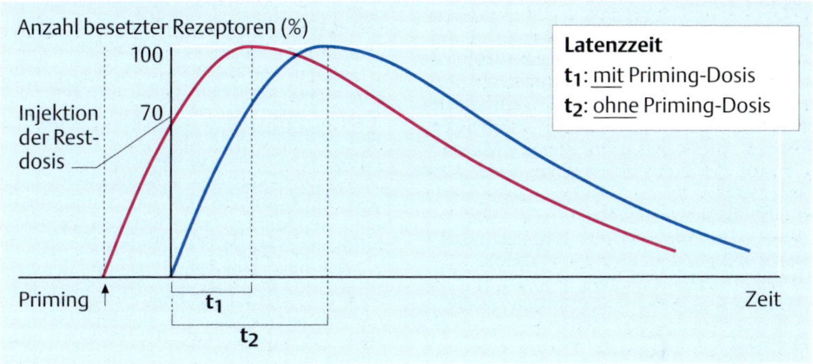

2. Mechanismus des Priming-Prinzips

Relaxans	Priming-Dosis (mg/kg KG)	Intubationsdosis gesamt (mg/kg KG)	Zeit bis zur Intubation (s)	Klinische Wirkungsdauer (DUR_{25}; min)
Rocuronium	0,1	0,9[1]	60	50–60
Rocuronium	0,1	0,6	75	35–45
Vecuronium	0,02	0,1	90	30–40
Atracurium	0,1	0,6	90	30–40
cis-Atracurium	0,02	0,1	120	40–50
Mivacurium	0,03	0,2[2]	120	ca. 20

[1] 3fache ED_{95} (zur „Blitzeinleitung"); [2] 2,5fache ED_{95}

3. Anwendung nicht depolarisierender Relaxanzien nach dem Priming-Prinzip

F. Stellenwert der Muskelrelaxanzien

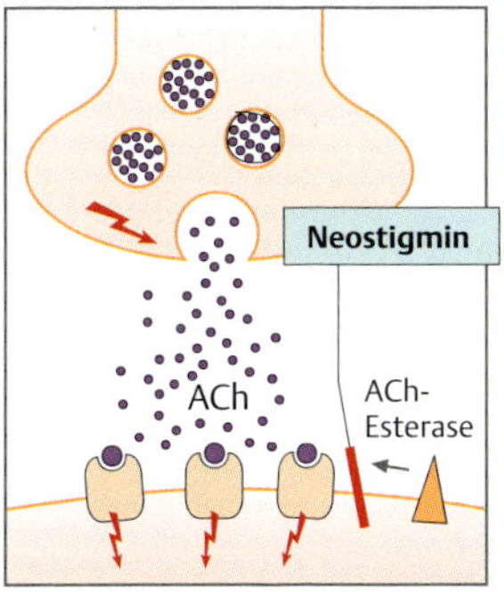

Dosierung
0,03–0,07 mg/kg, immer plus Atropin (ca. 0,01 mg/kg)

Wirkungsbeginn
1–2 min

Eintritt der max. Wirkung
5–10 min

Wirkungsdauer
45–60 min

Kontraindikationen
- Vollrelaxierung
- Bradyarrhythmien
- arterielle Hypotonie
- COPD

Nebenwirkungen
- Bradyarrhythmien
- Bronchokonstriktion
- Hypersalivation
- Schweißausbruch
- Miosis
- gastrointestinale Hyperperistaltik
- Relaxans-Rebound

G. Antagonisten

A. Arbeitsplatz

Vor Beginn einer jeden Anästhesie, ob Allgemein- oder Regionalanästhesie, müssen die technischen, apparativen und medikamentösen Voraussetzungen geschaffen werden, um perioperativ die größtmögliche Sicherheit des Patienten zu gewährleisten. Hierzu gehören

- ein auf Funktionsfähigkeit geprüftes Narkosegerät,
- die Überwachungsgeräte,
- das zur Durchführung der jeweiligen Anästhesie notwendige Instrumentarium,
- die Anästhesiemedikamente sowie
- die Geräte und Pharmaka für den Notfall.

▸ **Medizinproduktegesetz.** Der Umgang mit medizinischen Geräten wird durch das Medizinproduktegesetz geregelt. Hierin ist festgelegt, dass ein Anwender nur solche Geräte bedienen darf, in deren Handhabung er auch angemessen eingewiesen wurde. Bevor die Geräte am Patienten eingesetzt werden dürfen, muss ihre einwandfreie Funktion sichergestellt sein. Für die Überprüfung des Narkosegeräts trägt der Anästhesist die Verantwortung.

B. Patient

Mit der Übernahme des Patienten in den Einleitungsraum beginnt die unmittelbare anästhesiologische Verantwortung. Zunächst hat sich der zuständige Anästhesist von der *Identität* des Patienten zu überzeugen. Dann soll er durch Befragen prüfen, ob offenkundige Diskrepanzen zwischen Diagnose und beabsichtigter Operation bestehen (z. B. falsche Seite bei Extremitätenoperationen!). Weitere Fragen sollen klären, ob die zur Prämedikation verordneten Medikamente eingenommen und die *Nüchternheitsfristen* eingehalten wurden. Zudem gilt es, den Erfolg einer anxiolytischen Prämedikation einzuschätzen. Schließlich muss der Anästhesist die Krankenpapiere auf Vollständigkeit der anästhesierelevanten Befunde kontrollieren und sich vergewissern, dass eine *Einwilligungserklärung* vorliegt und welches *Anästhesieverfahren* hiernach ausgewählt wurde. Dazu gehören auch die Sichtung der präoperativen Untersuchungen (EKG, Röntgenthorax, aktuelle Laborwerte usw.) und die Gewichtung wesentlicher anamnestischer Informationen (inkl. Dauermedikation) und etwaiger Begleiterkrankungen. Für Eingriffe, bei denen die Gefahr eines größeren Blutverlustes besteht, muss neben einem Blutgruppenbefund eine ausreichende Anzahl von Blutkonserven (Eigen- oder Fremdblut) vorhanden sein.

Nach der Installation des Basismonitorings (EKG, nicht invasive Blutdruckmessung, Pulsoxymetrie) werden die *Ausgangswerte* der Herz- und Pulsfrequenz (Art des Herzrhythmus!), des arteriellen Blutdrucks, der O_2-Sättigung (unter Raumluftbedingungen!) erhoben und protokolliert. Anschließend wird eine *Venenkanüle* – in der Regel nach intrakutaner Lokalanästhesie („Hautquaddel“) – gelegt, sicher mit Pflaster fixiert und zunächst zum Infundieren einer isotonen Vollelektrolytlösung benutzt (Einzelheiten s. Kap. 8.1). Hierbei muss eine Fehlplatzierung der Kanüle im paravenösen Gewebe oder in einer Arterie unbedingt erkannt bzw. ausgeschlossen werden. Dazu lässt man die Infusion entlang einem ausreichenden hydrostatischen Druckgefälle (80 – 100 cm) mit maximaler Geschwindigkeit spontan einlaufen. Ist dies ungehindert möglich und bildet sich außerdem nach einer Infusionsmenge von ca. 100 ml keine sicht- oder fühlbare Schwellung im umgebenden Gewebe, so kann von einer korrekten Kanülenlage ausgegangen werden. Da bei den Patienten in der Regel ein extrazelluläres *Flüssigkeitsdefizit* vorliegt (präoperative Flüssigkeitskarenz, evtl. diuretische Therapie u. a.), sollte möglichst schon vor der Anästhesieeinleitung mit dessen Ausgleich begonnen werden (Einzelheiten s. Kap. 9.4). Außer bei Patienten mit manifester Herz- oder Niereninsuffizienz kann hierbei als Faustregel für Erwachsene dienen: zügige Infusion von 500 ml vor und weitere 500 ml während der Einleitung. Damit lassen sich relevante Blutdruckabfälle meist verhindern. In dieser Phase sollte bei entsprechender Disposition auch ein *Antiemetikum*, z. B. ein H_1-Antihistaminikum wie Dimenhydrinat (Vomex A), injiziert werden. Vorrangiges Ziel ist hierbei jedoch nicht die antiemetische Wirkung während der Narkoseeinleitung, sondern die Vermeidung von Übelkeit und Erbrechen in der postoperativen Phase. Bei längeren Eingriffen (> 2 h) empfiehlt sich daher die Repetition oder besser die Primärgabe erst eine halbe Stunde vor der Ausleitung. Bevor nun mit der Anästhesie begonnen wird, sollte der Anästhesist unbedingt nochmals den Grad der Mundöffnung und den Zahnstatus (gelockerte Zähne, Prothese!) kontrollieren.

Anästhesievorbereitung

1. Arbeitsplatz: Narkosegerät, Überwachungsapparate, Narkosewagen

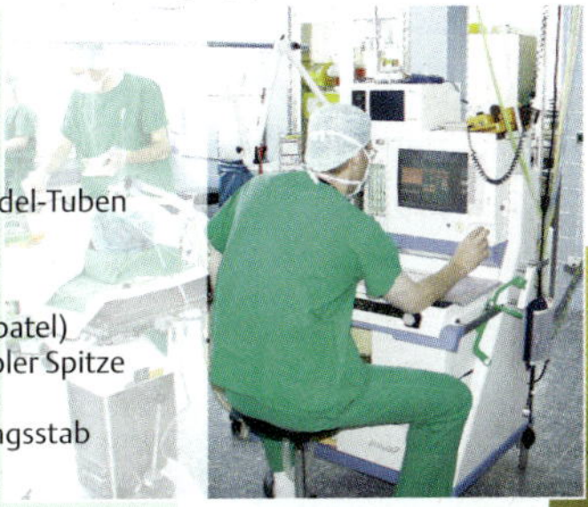

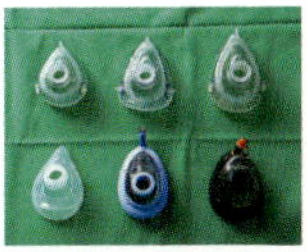

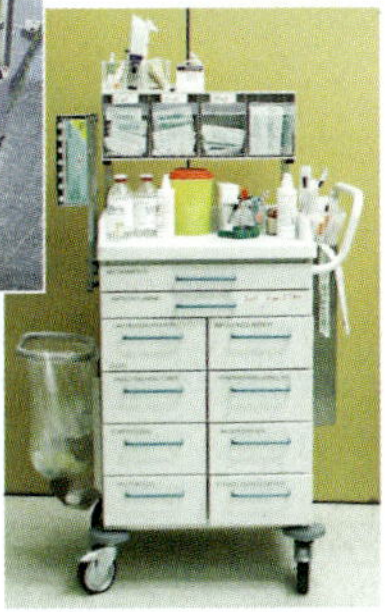

2. Standardnarkosezubehör

- Narkosegerät (inkl. Ambu-Beutel)
- Maskenbeatmung: Masken u. Guedel-Tuben
- endotracheale Intubation
  - Tuben in unterschiedl. Größen
  - Laryngoskop (verschiedenene Spatel)
  - Führungsstab mit weicher, flexibler Spitze
  - Magill-Zange
  - Gleitmittel für Tubus und Führungsstab
  - Spritze zum Blocken des Tubus
  - Absauggerät, Absaugkatheter
- Magensonde
- venöser Zugang
  - Kanülen, kristalloide Infusionslösung mit entlüftetem Besteck
- Medikamente
  - i.v. Hypnotika, Opioide, Muskelrelaxanzien
  - Inhalationsanästhetika
  - Lokalanästhetikum zur Infiltration
  - kristalloide und kolloidale Volumenersatzmittel
  - Notfallmedikamente (Atropin, Vasopressor)
- Patientenüberwachung
  - EKG-Monitor
  - automatische nicht invasive Blutdruckmessung
  - Pulsoxymetrie
  - Kapnometrie
  - Stethoskop (präkordial/ösophageal)

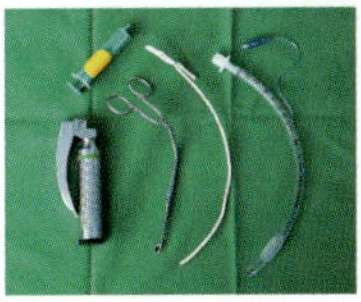

3. Spezialzubehör

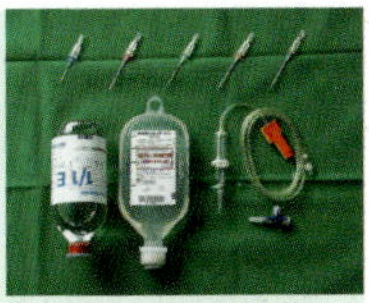

- inv. Blutdruckmessung
- zentr. Venenkatheter
- Pulmonaliskatheter
- Blasenkatheter
- Temperaturmessung
- Bluttransfusion (Bestecke, Transfusionsgerät)
- Fiberendoskop für die schwierige Intubation

A. Arbeitsplatz

- Identifizierung des Patienten
- Überprüfung
  - der Prämedikation und Nahrungskarenz
  - des geplanten Eingriffs
  - der Einwilligung
  - von Zahnstatus und Mundöffnung
  - der Entfernung von Zahnprothese, Schmuck, Ringen, Nagellack, Make-up etc.
- Sichtung und Bewertung der anamnestischen Informationen und präoperativen Befunde
- Kontrolle von Blutgruppenbefund und Konservenverfügbarkeit
- Installieren des Basismonitorings und Protokollieren der Ausgangswerte
- venöse Kanülierung und Anschließen der Infusion

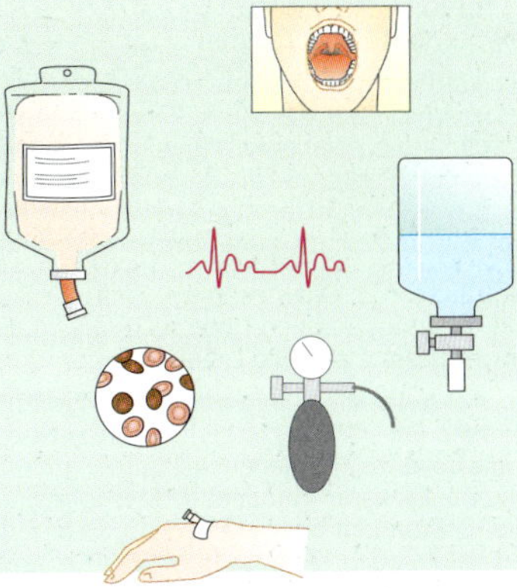

B. Patient

Eine Narkose wird in aller Regel **intravenös** eingeleitet, um den Vorteil des schnellen Einschlafens, den die intravenösen Hypnotika bieten, zu nutzen und bei Komplikationen (z. B. Bradykardie, Blutdruckabfall, Laryngo- oder Bronchospasmus) die schnellstmögliche Wirkung von Notfallmedikamenten gewährleisten zu können. Daran schließt eine **Masken-** (Gesichts- oder Kehlkopfmaske) oder **Intubationsnarkose** als Inhalations-, balancierte oder intravenöse Anästhesie an. Ausnahmen von diesem Vorgehen betreffen vor allem Säuglinge und Kleinkinder. Bei ihnen erfolgt die Einleitung meist *per inhalationem* über eine Maske oder seltener *intramuskulär, rektal* oder *intraossär*.

A. Verfahren

▸ **Intravenöse Einleitung.** Zur intravenösen Einleitung werden Hypnotika, Opioide und ggf. Muskelrelaxanzien (Intubation) verabreicht. Da mit dem Narkoseeintritt die Schutzreflexe verloren gehen und außerdem eine Apnoe einsetzt, sollte möglichst eine *Präoxygenierung* vorgenommen werden. Hierzu wird dem noch wachen, spontan atmenden Patienten über eine Gesichtsmaske reiner Sauerstoff zugeführt (s. u.). Die O_2-Sättigung wird während der gesamten Einleitungsphase pulsoxymetrisch überwacht und sollte bei der Präoxygenierung nicht unter 99 % (in der Regel der Maximalwert der Geräte) liegen, was bei Patienten ohne pulmonale Vorschädigung auch immer zu erreichen ist.
Während der Präoxygenierung wird zunächst das Opioid injiziert, bei geplanter endotrachealer Intubation gefolgt von dem nicht depolarisierenden Relaxans in allerdings nur *subrelaxierender* Dosis (ca. ¼ der einfachen ED_{95}, womit ca. 70 % der neuromuskulären ACh-Rezeptoren abgesättigt werden). Diese Dosis soll bei einer sich anschließenden Gabe von Succinylcholin die Muskelfaszikulationen und vegetativen Nebenwirkungen verringern (Prinzip der „Präkurarisierung") oder bei alleiniger Anwendung nicht depolarisierender Relaxanzien die Zeit bis zum Eintritt der maximalen Wirkung und damit die Maskenbeatmungsphase verkürzen (Prinzip des „Primings"). Nach deren Applikation wird das Hypnotikum in Einschlafdosis injiziert, und zwar im Normalfall *langsam nach Wirkung*, d. h. über 30 – 60 Sekunden (Kreislaufzeit), um kardiovaskuläre Nebenwirkungen zu minimieren. Es kann Thiopental, Methohexital, Propofol, Etomidat oder Midazolam, in besonderen Fällen auch Ketamin bzw. S(+)-Ketamin verwendet werden.

Das Einschlafen des Patienten ist an seiner fehlenden Ansprechbarkeit und den erlöschenden Schutzreflexen (→ Prüfung des Lidreflexes) zu erkennen. In dieser Phase macht die atemdepressorische Wirkung der Hypnotika und Opioide bei noch vorhandener Resteigenatmung eine assistierende und schließlich eine vollständige *Maskenbeatmung* erforderlich. Erst wenn der Patient sicher über die Maske zu beatmen ist, darf die Vollwirkdosis eines Muskelrelaxans zur Erleichterung der Intubation appliziert werden („Management des schwierigen Atemwegs" s. Kap. 6.2). Die Beatmung mit reinem Sauerstoff wird so lange fortgeführt, bis sich optimale Intubationsbedingungen eingestellt haben. Die Dauer richtet sich dabei in erster Linie nach dem Wirkungseintritt des benutzten Relaxans.

▸ **Inhalationseinleitung.** Bei *Säuglingen oder Kleinkindern* empfiehlt es sich, die Narkose mit Inhalationsanästhetika einzuleiten, falls die Kanülierung einer peripheren Vene im Wachzustand nicht durchführbar ist oder nicht zumutbar erscheint. Eine Inhalationseinleitung kann ebenfalls bei (erwachsenen) Patienten sinnvoll sein, dann nämlich, wenn eine *Atemwegsobstruktion* oder *nicht sicher durchführbare Maskenbeatmung* zu befürchten ist. In solchen Fällen muss aber vorab ein venöser Zugang für den Notfall gelegt werden. Zur Inhalationseinleitung können folgende Anästhetika eingesetzt werden: Sevofluran, mit Einschränkung Isofluran sowie Stickoxydul (Lachgas). Wegen des angenehmen Geruchs und der fehlenden Schleimhautreizung wird im allgemeinen Sevofluran zusammen mit O_2/N_2O bevorzugt.
Zur Inhalationseinleitung werden die Gase über eine Gesichtsmaske zugeführt, die an das Kreisteil des Narkosegeräts angeschlossen ist. Die Maske wird zunächst dicht über das Gesicht des Patienten gehalten, sodass keine Raumluft mit eingeatmet wird und keine Narkosegase die Umgebung kontaminieren können. Nach angemessener Präoxygenierung kann N_2O in bis zu 70 %iger Konzentration beigemischt werden, was zu einer Anosmie (Verlust des Geruchsempfindens) und damit besseren Tolerierung des volatilen Anästhetikums führt. Dieses wird dann dem Inspirationsgas in der Regel langsam ansteigender Konzentration (in Schritten von 0,5 – 1,0 Vol.-% pro 5 – 10 Atemzüge) hinzugefügt, bis schließlich eine Konzentration von ca. 2 MAC_{50} erreicht ist. Nach dem Eintritt in das Narkosestadiums III_1 (Sistieren des Lidreflexes und der Extremitätenbewegungen, Parallelstellung der Bulbi etc.) wird eine periphere Vene kanüliert, um weitere Medikamente intravenös geben zu

Narkoseeinleitung I

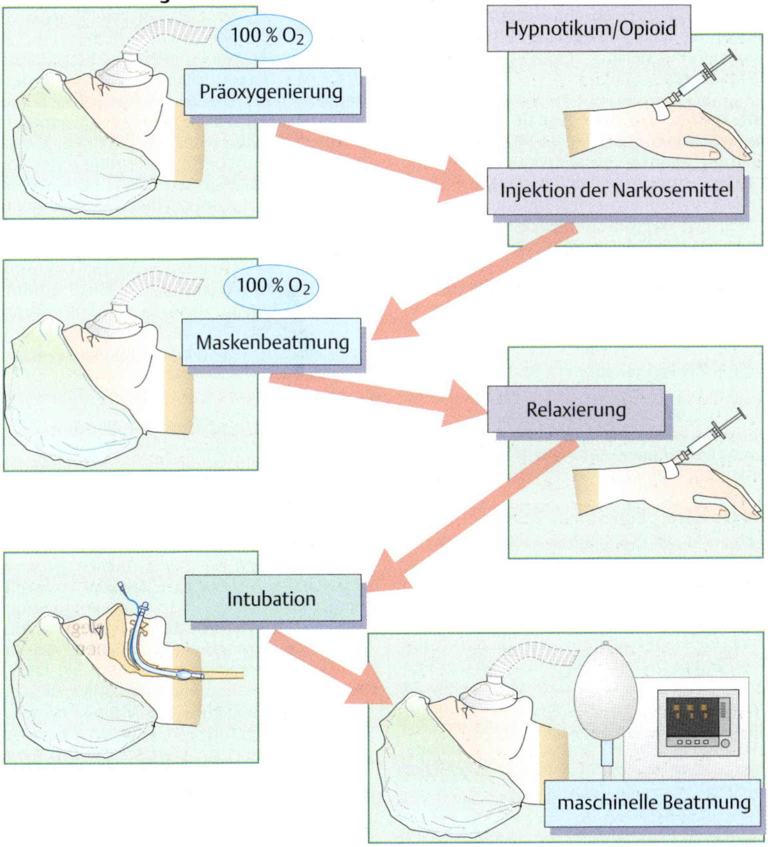

1. Ablauf einer Narkoseeinleitung beim nüchternen Patienten

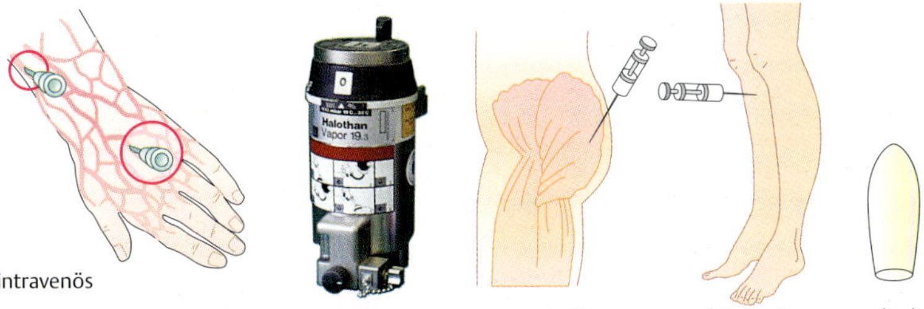

2. Einleitungsmöglichkeiten

A. Verfahren

können. Für die endotracheale Intubation wird zumeist zusätzlich ein Muskelrelaxans verabreicht. Sie lässt sich aber auch in alleiniger, ausreichend tiefer Inhalationsanästhesie durchführen.

▸ **Intramuskuläre oder rektale Einleitung.** Eine intramuskuläre oder rektale Narkoseeinleitung kann in Situationen nützlich sein, in denen eine Venenkanüle zunächst nicht platziert werden kann (z. B. bei Kindern, geistig Behinderten). Das Freihalten der Atemwege und die Möglichkeit zur Beatmung sind jedoch auch für die Anwendung dieser Verfahren Voraussetzung. Zur *intramuskulären* Einleitung kann Ketamin (5 – 7 mg/kg KG) oder S(+)-Ketamin (2 – 4 mg/kg KG) eingesetzt werden. Die selten indizierte *rektale* Einleitung wird nur bei kleinen Kindern praktiziert. Hierzu kann eine 10 %ige Methohexital- (20 – 30 mg/kg) oder eine 5 %ige Ketaminlösung (10 – 15 mg/kg) z. B. über einen abgeschnittenen dünnen Absaugkatheter instilliert werden.

▸ **Intraossäre Einleitung.** Eine besondere Möglichkeit bietet der intraossäre Zugang. Er kann eine Venenkanüle bei kleineren Eingriffen (wie auch im Notfall) sogar ganz ersetzen und kommt daher bei unmöglich erscheinender Venenpunktion in Betracht. Man benötigt jedoch eine Spezialkanüle, die an der Tibiainnenfläche durch den Knochenschaft in den Markraum eingeführt wird. Die Medikamente werden dann am besten über eine Druckinfusion eingespült. Alle Substanzen, die sich intravenös verabreichen lassen, können auch intraossär gegeben werden, und das in gleicher Dosierung.

B. Präoxygenierung

Unter „Präoxygenierung“ versteht man das kurzfristige Atmen von 100 %igem Sauerstoff vor Einleitung einer Narkose. Dies soll dem Patienten eine O_2-Reserve verschaffen und so eine Hypoxie während der narkotika- oder relaxansinduzierten Apnoe vor der Intubation und Beatmung vermeiden („hyperoxische Apnoe“). Hierzu muss die funktionelle Residualkapazität *denitrogeniert* werden *(B1)*, d. h., der Stickstoff muss aus den Lungen ausgewaschen und durch Sauerstoff ersetzt werden. Dadurch wird zugleich eine vollständige Sättigung des Hämoglobins mit Sauerstoff erreicht und – quantitativ am unbedeutendsten – auch der im Blut physikalisch gelöste O_2-Anteil erhöht. Über eine hermetisch abschließende Gesichtsmaske kann eine 90 %ige Denitrogenierung innerhalb von ca. 5 Minuten erreicht werden, wobei tiefe Atemzüge diesen Prozess beschleunigen. Eine *ideale* Präoxygenierung kann die tolerable Apnoezeit bei lungengesunden Erwachsenen *rechnerisch* auf 10 Minuten verlängern, bei Kindern in den ersten Lebensjahren wegen der besonderen Atmungsphysiologie allerdings nur auf maximal 3 Minuten. Die technische Durchführung unterscheidet sich in Abhängigkeit davon, ob es sich um einen Normal- oder einen Risikopatienten handelt *(B2)*. Bei Risikopatienten sollte immer eine optimale Präoxygenierung angestrebt werden *(B3)*. Der während der Apnoe eintretende PCO_2-Anstieg im Blut (1. Minute bis zu 10 mmHg, dann ca. 3 – 4 mmHg/min; „Hyperkapnie“) hat bei normalen Ausgangswerten und physiologischen Hirndruckverhältnissen keine klinische Bedeutung.

C. Gefahren und Komplikationen

Die wichtigsten Gefahren, die von einer Narkoseeinleitung ausgehen, sind die **Hypoxie**, vor allem bedingt durch erschwerte oder unmögliche Maskenbeatmung oder durch Intubationsschwierigkeiten, und der **Blutdruckabfall** aufgrund einer anästhetikainduzierten Kreislaufdepression. Laryngoskopie und Intubation sind dagegen starke adrenerge Stimuli. Sie können bei nicht ausreichender Narkosetiefe zu einem erheblichen Anstieg von Blutdruck und Herzfrequenz führen. Bei intravenöser Einleitung können substanz- und konzentrationsabhängig Injektionsschmerzen (Venenreizung!) und in seltenen Fällen anaphylaktoide oder anaphylaktische Reaktionen auftreten. Die potenziell gefährliche Phase einer Inhalationseinleitung ist das **Exzitationsstadium**. Hier kann es am ehesten zum Erbrechen und Aspirieren von Mageninhalt und durch Irritation der Atemwege zu reflektorischer Apnoe, Laryngo- oder Bronchospasmus kommen. Das Aspirationsrisiko ist aber bei nüchternen Patienten insgesamt sehr gering einzuschätzen. Die Behandlung eines Laryngospasmus erfordert eine Narkosevertiefung, manuelle Beatmung mit 100 % O_2 und ggf. eine intravenöse (intramuskuläre) Injektion einer geringen Dosis Succinylcholin.

Narkoseeinleitung II

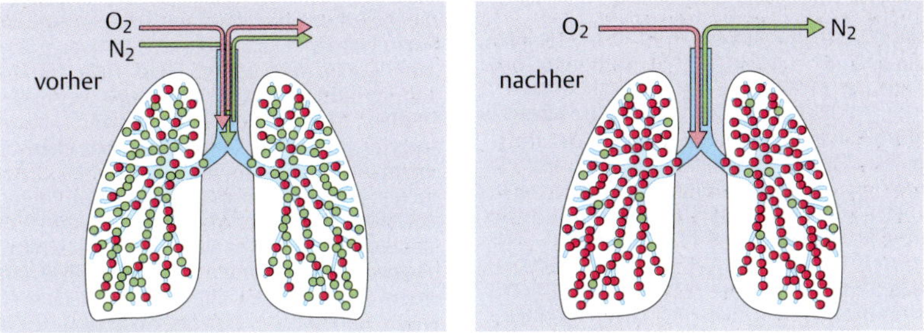

1. Denitrogenierung

Bei Normalpatienten

- Kreisteil für ca. 10 s mit O_2 „patientenfern" durchspülen – hierzu Flush-Ventil betätigen, Überdruckventil öffnen und Y-Stück schließen
- unter Spontanatmung (SPA) bei geöffnetem Ventil Maske locker über das Gesicht halten und Patienten zum langsamen, tiefen Durchatmen auffordern
- Gabe des i.v. Hypnotikums
- festes Aufsetzen der Maske und assistierende Beatmung erst, wenn der Patient eingeschlafen ist

O_2 mind. 10 l/min

Bei Risikopatienten

- Kreisteil für ca. 30 s mit O_2 „flushen"
- unter SPA möglichst in 45° Oberkörperhochlagerung (Verbesserung der FRC) Maske aufsetzen und dicht halten (keine Nebenluft!), anschließend Patienten für 3–5 min langsam und tief durchatmen lassen (Hyperventilation vermeiden!); alternativ im Notfall 4–8 tiefe Atemzüge innerhalb von 30–60 s
- Gabe des i.v. Hypnotikums
  1. beim nüchternen Patienten assistierende Beatmung, sonst
  2. apnoische Oxygenierung

O_2 > 10 l/min

2. Praktische Durchführung der Präoxygenierung

Erhöhtes Aspirationsrisiko

- Nichtnüchternheit (z.B. Notfalleingriffe)
- akutes Abdomen (Ileus, Subileus)
- obere gastrointestinale Blutung
- Bewusstseinseinschränkung
- Bulbärparalyse (Ausfall der kaudalen Hirnnerven)
- Oberbauch-, Notfalleingriffe
- weitere Punkte s. D1

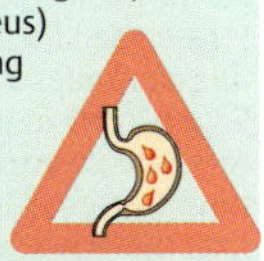

Respiratorische und andere Faktoren

- eingeschränkte Lungenfunktion ($pSaO_2 < 95$ %)
- ausgeprägtes Lungenemphysem (Thoraxrigidität)
- zu erwartende Schwierigkeiten bei der Maskenbeatmung oder Intubation
- pathologische Veränderungen im Bereich der oberen Atemwege
- Risikoklasse ≥ ASA III

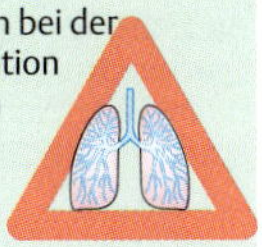

3. Risikofaktoren, die eine optimale Präoxygenierung erfordern

B. Präoxygenierung

- Hypoxie/Hyperkapnie*
  - erschwerte/unmögliche Maskenbeatmung
  - Intubationsschwierigkeiten
- Kreislaufdepression
  - Anästhetika
  - Anaphylaxie
- Kreislaufstimulation
  - Laryngoskopie
  - endotracheale Intubation
- Injektionsschmerzen (Barbiturate, Propofol, Etomidat)
- Exzitation bei Inhalationseinleitung
- Laryngospasmus, Bronchospasmus
- pulmonale Aspiration
- MH-Krise (Succinylcholin, volatile Anästhetika)
- Traumatisierungen wie Zahnschäden etc.

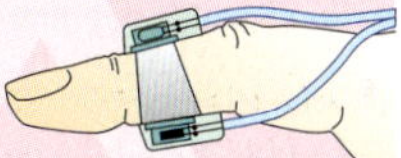

Pulsoxymetrie!

*Hyperkapnie gefährlich bei erhöhtem Hirndruck

C. Gefahren und Komplikationen bei der Narkoseeinleitung

D. Nicht-nüchtern-Einleitung

Obwohl eine pulmonale Aspiration von Mageninhalt bei narkotisierten Patienten insgesamt nur selten auftritt (Häufigkeit ca. 1 : 3000), ist sie wegen der möglichen (lebens-) bedrohlichen Folgen nach wie vor eine überaus gefürchtete Komplikation. Aus diesem Grund werden keine Narkosen bei nicht nüchternen Patienten für elektive oder verschiebbare chirurgische Eingriffe durchgeführt. Dies gilt im Prinzip auch für regionalanästhesiologische Verfahren, weil hierbei nicht sicher auszuschließen ist, dass auf eine Allgemeinanästhesie gewechselt werden muss (z. B. bei unzureichender Analgesie). Vor *elektiven* Eingriffen ist darum vom Patienten eine *Nahrungskarenz* einzuhalten. Sie sollte mindestens 6 Stunden für feste Nahrungsbestandteile betragen. Klare Flüssigkeiten, d. h. Wasser, kohlensäurearme, Getränke, fruchtfleischlose Säfte, aber auch Tee oder Kaffee können in kleinen Mengen bis zu 2 Stunden vor Anästhesiebeginn getrunken werden. Auch die Einnahme der zur Prämedikation verordneten Substanzen mit bis zu 100 ml Wasser, sogar nach Ablauf der 2-Stunden-Grenze, erhöht das Aspirationsrisiko nicht und verstößt somit auch nicht gegen das Nüchternheitsgebot. Wenn jedoch bei entsprechender Indikation eine Einhaltung der Nüchternfrist nicht möglich ist oder wenn krankheitsbedingt die Magenentleerung verzögert ist, müssen Vorkehrungen getroffen werden, die eine Aspiration unter der Narkose verhindern (z. B. besondere Einleitungstechnik).

► **Magenentleerung.** Die physiologische Magenentleerungszeit beträgt nach einer gemischten Mahlzeit unter Ruhebedingungen ca. 4 Stunden. Trotzdem bietet die Einhaltung auch einer 6-stündigen Nahrungskarenz keine Gewähr für einen leeren Magen, denn die Nahrungsverweildauer, d. h. die gastrointestinale Motorik, kann durch zahlreiche Faktoren z. T. recht deutlich verlängert werden *(D1)*. Hervorgehoben werden soll, dass aber auch bei übermäßig langer Nahrungskarenz (> 14 – 16 Stunden) das Magensaftvolumen aufgrund verstärkter Nüchternsekretion erhöht sein kann.

► **Mechanismen und Pathophysiologie der Aspiration.** Voraussetzung für eine Aspiration ist ein *passives* Zurückfließen von Mageninhalt in den Mund-Rachen-Raum („Regurgitation") oder ein *aktives* Erbrechen (z. B. im Exzitationsstadium) bei jeweils ganz oder teilweise *aufgehobenen* Schutzreflexen der oberen Atemwege. Besonders gefährdet sind neben nicht nüchternen Patienten auch solche, bei denen die Magenentleerung pathologisch verzögert ist. Während aktives Erbrechen durch eine ausreichend tiefe Narkose und komplette Muskelrelaxierung verhindert werden kann, unterliegt die Regurgitation ausschließlich physikalisch-mechanischen Gesetzmäßigkeiten. Aus physiologischen Untersuchungen ist bekannt, dass bei nicht narkotisierten Patienten der Mageneingang durch die glatte Muskulatur im Bereich des gastroösophagealen Übergangs normalerweise mit einem Druck von ca. 28 cmH_2O verschlossen wird („Sphinkter"). Erst bei Ansteigen des intragastralen Drucks über den Verschlussdruck öffnet sich der Sphinkter und Mageninhalt kann entlang dem retrograden Druckgradienten regurgitieren. Zu bedenken ist, dass der Sphinkterschluss durch funktionelle, anatomische und pharmakologische Ursachen beeinträchtigt sein kann, wodurch eine Regurgitation erleichtert wird und im Einzelfall auch schon bei einem intragastralen Druck von deutlich unter 28 cmH_2O auftreten kann.

► **Aspirationsfolgen.** Bereits die Aspiration geringerer Mengen (≥ 25 ml beim Erwachsenen) sauren Magensafts (pH < 2,5) kann akut zu einer *hämorrhagischen Tracheobronchitis* mit schwerer bronchospastischer Reaktion führen und innerhalb weniger Stunden zu einem bedrohlichen *toxischen Lungenödem (D2)* auf der Grundlage einer chemischen Pneumonitis („Mendelson-Syndrom"). Im weiteren Verlauf kann sich ein Lungenversagen (ARDS) entwickeln. Die Letalität betrug früher bis zu 50 %, unter konsequenter Therapie liegt sie heutzutage zwischen 5 und 10 %. Bei erfolgreicher (Beatmungs-)Therapie bilden sich die Veränderungen in der Regel nach 3 – 5 Tagen zurück. Je höher der pH-Wert des Aspirats ist, desto eher ist dieses bakteriell kontaminiert. In solchen Fällen bleibt eine Aspiration zunächst klinisch asymptomatisch („stille Aspiration"), kann aber später in eine *Pneumonie* münden. Werden Fremdkörper oder grobe Nahrungspartikel aspiriert, so kommt es kurz danach größenabhängig zu mechanisch bedingten und entzündlich reaktiven *Atelektasen*. Bei komplettem Verschluss der Trachea durch einen Speisebolus besteht bei nicht umgehender Entfernung mithilfe eines starren Bronchoskops akute Erstickungsgefahr („Bolustod").

► **Verhalten nach Aspiration.** Die *diagnostisch-therapeutischen Maßnahmen* nach einer Aspiration sind in *D3* zusammengestellt. Im Vordergrund stehen die konsequente Vermei-

Narkoseeinleitung III

- Art und Menge der aufgenommenen Nahrung
  - schwer Verdauliches, große Mengen
- vegetative, psychische und funktionelle Einflüsse, z.B.:
  - Trauma/Schmerzen/Stress (erhöhter Sympathikotonus)
  - gastroösophagealer oder duodenogastraler Reflux
- Wirkung von Medikamenten, z.B.:
  - Alkohol, Sedativa, Opioide, Anticholinergika (z.B. Atropin)
- paralytischer oder mechanischer Ileus
- Stenosen im Ösophagus – Magen – Magenausgang – Duodenum
- erhöhter intraabdominaler Druck, z.B.:
  - abdominale Raumforderungen, ausgeprägter Aszites
- Adipositas (> 30 % über dem Normalgewicht)
- gesteigerter Hirndruck
- Schwangerschaft ab Mitte des 2. Trimenons

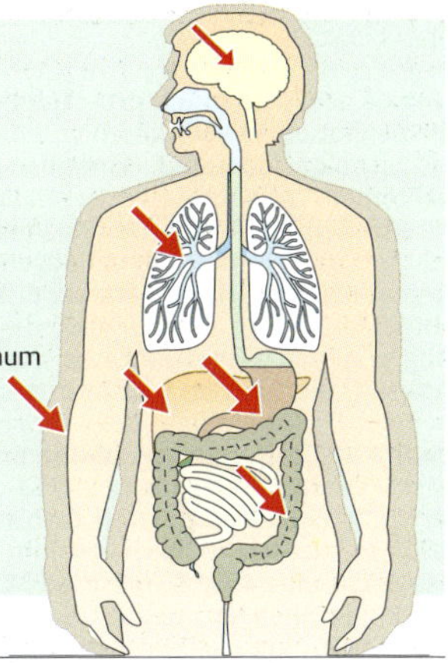

1. Faktoren, die die Magenentleerung verzögern

Diffuse feinstreifige Verschattungen in beiden Lungen als Ausdruck interstitieller Flüssigkeitsansammlung ca. 6 h nach Aspiration sauren Magensafts (Liegendaufnahme)

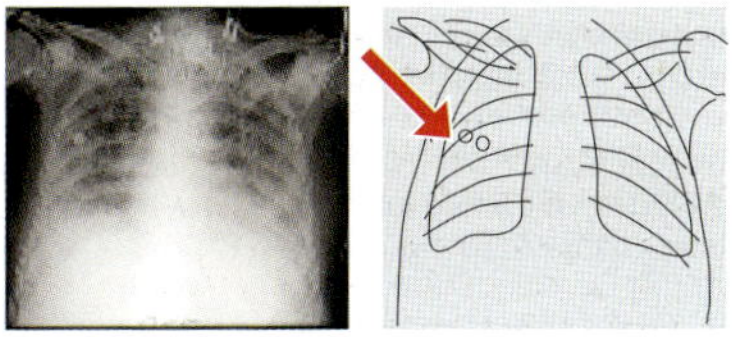

2. Interstitielles Lungenödem nach Aspiration

- endotracheale (Re-)Intubation
- kontroll. Beatmung mit PEEP (5–8 cmH_2O) u. 100 % O_2
- einfaches endotracheales Absaugen
- Asservierung von Bronchialsekret zur mikrobiologischen Untersuchung
- pH-Wert-Bestimmung aus Aspirat u. Magensaft
- keine routinemäßige Gabe von Glukokortikoiden und Antibiotika!
- Antibiotika:
  - primär nur nach Aspiration von Darminhalt (vorher Sekretgewinnung)
  - sonst erst bei Pneumonie (nach Antibiogramm)
- bei Partikelaspiration gezieltes, d.h. bronchoskopisches Absaugen
- Röntgenthoraxaufnahme: Atelektasen/Ödem innerhalb der ersten 6 h
- intermittierend arterielle Blutgasanalysen
- Verlauf
  - asymptomatisch: Überwachung im Aufwachraum
  - symptomatisch: Intensivtherapie

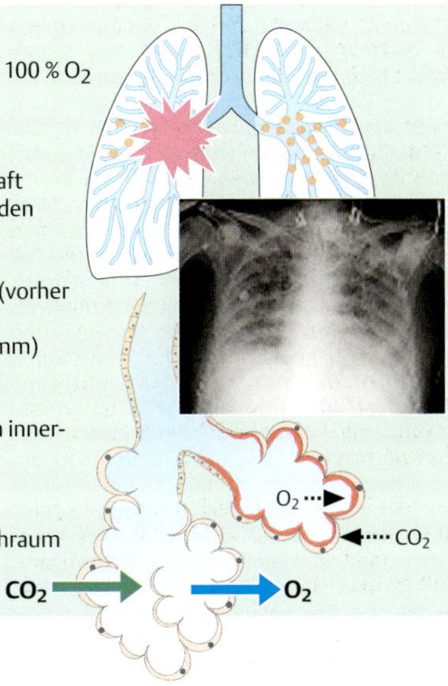

3. Verhalten nach Aspiration

D. Nicht-nüchtern-Einleitung

dung und Bekämpfung einer *Hypoxie* und deren Folgen.

▸ **Praxis der Nicht-nüchtern-Einleitung.** Um eine Aspiration zu verhindern, erfordern nicht aufschiebbare operative Eingriffe an nicht nüchternen Patienten eine besondere Anästhesiestrategie. Falls Regionalanästhesien nicht infrage kommen, gilt bei Allgemeinanästhesien folgende Trias als Standard: die **intravenöse Einleitung** der Narkose, die **Vermeidung einer Maskenbeatmung** (Gefahr der Gasinsufflation in den Magen und damit der [weiteren] Erhöhung des intragastralen Drucks) und die (zügige) **endotracheale Intubation**. Wichtig ist es hierbei, dass die Phase vom Erlöschen der Schutzreflexe bis zur Intubation so kurz wie möglich gehalten wird und dass durch eine tiefe Narkose und komplette Muskelrelaxation ein aktives Erbrechen und durch bestimmte Lagerungs- und andere Techniken eine Regurgitation verhindert werden. In der Literatur finden sich verschiedene Vorschläge für eine Nicht-nüchtern-Einleitung und auch zahlreiche alternative Bezeichnungen wie „rapid sequence induction", Crash-Einleitung, Blitz- oder Ileuseinleitung. In *D4* ist ein bewährtes Schema detailliert dargestellt.
Was die Lagerung des Patienten angeht, so wird am häufigsten der **Oberkörper um ca. 40 – 50° hoch gelagert.** Dies minimiert die Regurgitationsgefahr. Zusätzlich kann, nachdem der Patient eingeschlafen ist, ein Helfer den sog. **Sellick-Handgriff** durchführen. Durch Druck auf den Ringknorpel („Krikoiddruck") wird der Kehlkopf nach dorsal verlagert und so der Ösophaguseingang verschlossen. Der Griff darf nur zur Verhinderung einer Regurgitation eingesetzt werden. Bei aktivem Erbrechen muss er sofort gelockert werden, weil sonst sehr hohe Drücke im verschlossenen Ösophagus entstünden, der dann rupturieren könnte. Zudem soll durch den Krikoiddruck der Tonus des unteren Ösophagussphinkters vermindert werden, was eine Regurgitation sogar begünstigen würde. Die Anwendung des Sellick-Handgriffs ist also umstritten. Wichtig nach der Intubation ist es, umgehend die aufblasbare Manschette des Endotrachealtubus zu „blocken", d. h. mit Luft zu füllen, um so die Trachea gegen ein Eindringen von Mageninhalt abzudichten. Nur am Rande sei erwähnt, dass auch der ausreichend geblockte Tubus keinen absoluten Schutz vor der Aspiration kleinerer oder kleinster Flüssigkeitsmengen, der sog. Mikroaspiration, bietet.

▸ **Adjuvante Maßnahmen.** Der intragastrale Druck kann vor der Narkoseeinleitung gesenkt werden. Hierzu dienen die möglichst frühzeitige Gabe eines H_2-Antihistaminikums, z. B. Ranitidin (Zantic), und das Legen einer Magensonde kurz vor Einleitungsbeginn zum Absaugen von flüssigem Mageninhalt.
H_2-Antihistaminika vermindern nicht nur das Magensaftvolumen, sondern können gleichzeitig auch den pH-Wert des Magensafts in einen ungefährlichen Bereich anheben. Um ausreichend wirksam werden zu können, müssen sie aber 90 – 120 Minuten vorher oral oder ca. 60 Minuten vorher intravenös zugeführt werden. Vor allem deshalb, aber auch wegen möglicher Therapieversager (in mehr als 10 % der Fälle keine effektive pH-Anhebung!) ist ihr Stellenwert deutlicher geringer als der der Magensonde. Immer dann, wenn wirklich von einem vollen Magen ausgegangen werden muss (z. B. Dünndarmileus), sollte auf eine **Magensonde** niemals verzichtet werden. Hierbei sollte es sich um eine *doppelläufige Sonde mit mehreren seitlichen Öffnungen* handeln. Die Belüftung über den zweiten Kanal mit endständiger Öffnung verhindert, dass sich die Sondenspitze an der Schleimhaut festsaugen kann, und so lassen sich in kurzer Zeit große Sekretmengen absaugen. Eine Magensonde wird üblicherweise *nasal* eingeführt. Da sie die Funktion des gastroösophagealen Sphinkters beeinträchtigen und als Leitschiene die Regurgitation erleichtern kann, sollte sie aber nicht liegen bleiben, sondern direkt vor Narkosebeginn entfernt und dann nach der Intubation zur kontinuierlichen Drainage wieder eingeführt werden.
Prokinetika wie Metoclopramid (Paspertin), erhöhen bereits wenige Minuten nach intravenöser Injektion den Tonus des gastroösophagealen Sphinkters und führen nach ca. 30 Minuten zu einem properistaltischen Effekt, wodurch die Magenentleerung gefördert wird. Eine aspirationsprophylaktische Wirkung konnte dennoch nicht nachgewiesen werden.
Vor dringlichen Eingriffen lässt sich durch orale Gabe von 30 ml 0,3-molarem **Natriumcitrat** innerhalb von 10 – 15 Minuten meist eine effektive Pufferung des Magensafts erreichen. Dabei wird das Magensaftvolumen zwar geringfügig erhöht, das Aspirationsrisiko soll jedoch nicht zunehmen. Natriumcitrat hat gegenüber anderen Antazida den entscheidenden Vorteil, dass es eine echte, d. h. *partikelfreie* Lösung bildet, die bei einer Aspiration selbst nicht zu einer Schädigung der Lunge führt. Unter partikulären Antazida konnten dagegen im Tierversuch z. T. sogar größere pulmonale Läsionen beobachtet werden als unter saurem Magensaft. Es muss aber bedacht werden, dass weder Citratpuffer noch

Narkoseeinleitung IV

1. Oberkörperhochlagerung (40–50°)
2. ggf. 30 ml 0,3molarer Citratpuffer oral
3. Einführen einer Magensonde am wachen Patienten, ggf. unter milder Sedierung (z.B. 1–2 mg Midazolam i.v.), und Absaugen von flüssigem Mageninhalt
4. Präoxygenierung mit 100 % O_2 über dichtsitzende Gesichtsmaske für 3–5 min
5. Entfernen der Magensonde unter erneutem Absaugen
6. Versehen des angeschalteten Absauggeräts mit dicklumigem Absaugkatheter
7. intubationsgerechte Lagerung des Kopfes
8. unter weiterer Präoxygenierung zügige Narkoseeinleitung i.v.:
   - „Präkurarisierung"
   - Opioid
   - veranschlagte Hypnotikumdosis im Bolus
   - Succinylcholin (1–1,5 mg/kg KG) ebenfalls im Bolus
9. nach Einschlafen des Patienten Sellik-Handgriff durch Helfer
10. apnoische Oxygenierung bis zum Eintritt der kompletten Relaxation
11. zügige, primär orotracheale Intubation mit führungsstabarmiertem Tubus (möglichst unter Fortführung des Krikoiddrucks)
12. nach endotrachealer Tubusplatzierung sofortiges und ausreichendes Absaugen
13. nach Entfernen des Führungsstabes und Fixierung des Tubus erneutes Legen einer Magensonde und Absaugen

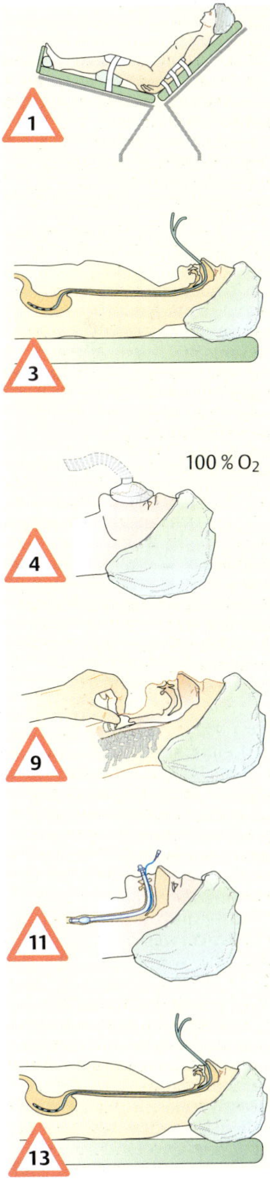

4. Beispielhafter Ablauf einer Nicht-nüchtern-Einleitung

D. Nicht-nüchtern-Einleitung

H_2-Antihistaminika einen Schutz bei partikulärer (feste Nahrungsbestandteile) oder galliger Aspiration (duodenogastraler Reflux, z. B. bei Dünndarmileus) bieten und dass beide nicht in jedem Fall eine ausreichende Magensäureneutralisierung oder -hemmung gewährleisten.

▸ **Wahl des Muskelrelaxans.** Da **Succinylcholin** das Relaxans mit dem schnellsten Wirkungseintritt ist, wird es nach wie vor zur Nicht-nüchtern-Einleitung bevorzugt. Um das Auftreten von Faszikulationen, die den intragastralen Druck leicht erhöhen und damit eine Regurgitation begünstigen sollen, wird meist eine „Präkurarisierung" empfohlen. Allerdings nimmt faszikulationsbedingt auch der Verschlussdruck des gastroösophagealen Sphinkters zu, was einer Regurgitation vorbeugen könnte. Die Frage, welcher Effekt überwiegt, kann an dieser Stelle nicht beantwortet werden. Bei einer „Präkurarisierung" ist zu berücksichtigen, dass der Wirkungseintritt von Succinylcholin gering verzögert und die Blockadeintensität leicht abgeschwächt wird. Es empfiehlt sich daher, die Dosis etwas zu erhöhen (1,5 mg/kg KG).
Bei *absoluten* Kontraindikationen für Succinylcholin (s. Kap. 4.5, *E2*) kann alternativ ein nicht depolarisierendes Relaxans in sog. Intubationsdosis (2 × ED_{95}) verwendet werden. Unter diesen zeichnet sich **Rocuronium** durch den schnellsten Wirkungseintritt aus, zumal wenn statt der 2-fachen die 3-fache ED_{95} verwendet wird. Zur Wirkungsbeschleunigung sollte eine subrelaxierende Dosis (ca. ¼ der einfachen ED_{95}) vorweg und unmittelbar nach Narkoseeinleitung der Rest der errechneten Vollwirkdosis gegeben werden. Die unter nicht depolarisierenden Relaxanzien bis zum Eintritt der vollständigen Wirkung verlängerte Apnoephase sollte, um eine Hypoxie zu vermeiden, durch eine sog. **apnoische Oxygenierung** überbrückt werden. Hierbei bleibt die Maske auch während der Apnoe fest auf dem Gesicht des Patienten aufgesetzt und Sauerstoff wird mit sehr hohem Fluss (10 – 15 l/min) in das System eingeleitet, ohne dass der Patient jedoch beatmet wird. Die als Folge der O_2-Resorption entstehende Abnahme des pulmonalen Gasvolumens bewirkt einen geringen Sog und damit – bei offener Stimmritze! – einen aventilatorischen O_2-Fluss in die Lungen („Diffusionsatmung"). Auf diese Weise kann die Oxygenierung sogar über einen längeren Zeitraum sichergestellt werden. Begrenzt wird das Verfahren allerdings durch die allmähliche CO_2-Retention, die ihre Ursache in der fehlenden Ventilation hat. Der damit verbundene Anstieg des $PaCO_2$ führt zu einer zerebralen Vasodilatation und so zu einer Zunahme des zerebralen Blutvolumens, weshalb bei disponierten Patienten (z. B. schweres SHT, große intrakranielle Raumforderung) der Hirndruck bedrohlich zunehmen kann. Bei ihnen muss daher die Apnoephase vor der Intubation so kurz wie möglich gehalten werden. Das bedeutet, dass in diesen Fällen außer bei absoluten Kontraindikationen Succinylcholin zur Relaxierung der Vorzug zu geben sein wird. Succinylcholin kann zwar selbst eine Zunahme der Hirndurchblutung bewirken, ein damit möglicherweise verbundener Hirndruckanstieg fällt aber auf jeden Fall geringer aus als der unter einer Hyperkapnie bei prolongierter Apnoe.
Alternativ zur Intubation in Narkose kommt auch eine **Intubation des wachen Patienten** in Betracht (s. auch Kap. 6.2). Eine Wachintubation sollte immer dann erwogen werden, wenn bei nicht nüchternen Patienten *Intubationsschwierigkeiten* zu befürchten sind. Sie wird am gar nicht oder nur mäßig sedierten Patienten unter Lokalanästhesie der Schleimhäute durchgeführt, entweder unter direkter, besser aber unter indirekter Sicht auf die Stimmritze. Letzteres erfordert den Einsatz eines Fiberendoskops. Auf eine zu ausgiebige Anästhesie der Trachealschleimhaut sollte dabei aber verzichtet werden, um den Hustenreiz nicht zu stark zu unterdrücken.

Narkoseeinleitung V

Maßnahme	Ziel	Effektivität
Blitzeinleitung 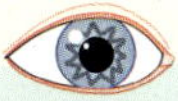	Verkürzung der Zeit bis zur Sicherung der Atemwege	geringe Risikoverminderung
Wachintubation 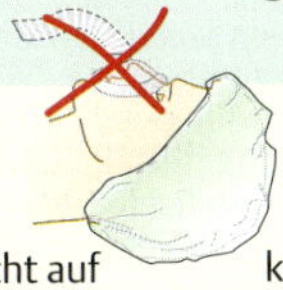	Erhalten der Schutzreflexe bis zur Intubation	nur sicher ohne tracheale Schleimhautanästhesie, Kooperation des Patienten erforderlich
Verzicht auf Maskenbeatmung	keine weitere Erhöhung des intragastralen Drucks	gesichert und essenziell 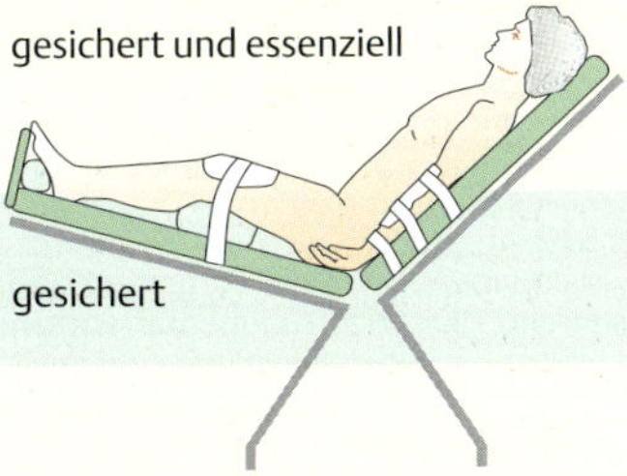
OK-Hochlagerung (40–50°)	Verhinderung der Regurgitation	gesichert
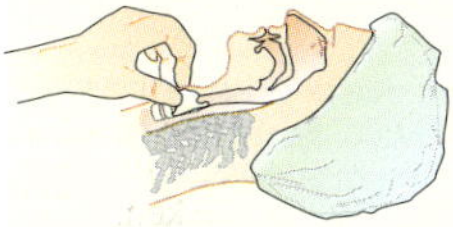 Sellick-Handgriff	Verhinderung der Regurgitation	kontrovers; *cave*: aktives Erbrechen!
doppelläufige Magensonde 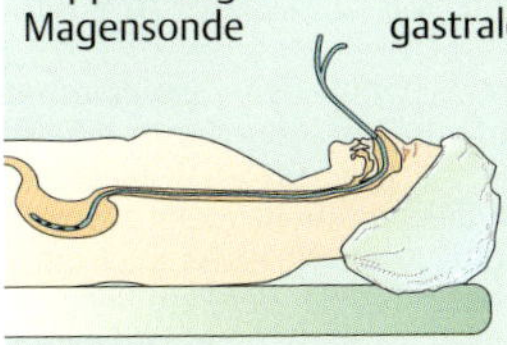	Reduktion des intragastralen Drucks	gesichert und essenziell (jedoch keine Entfernung fester Nahrungsbestandteile)
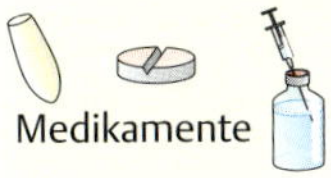 Medikamente	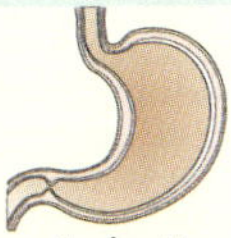	nur Milderung der Aspirationsfolgen!
Natriumcitrat	Säureneutralisation	in mehr als 90 % der Fälle
H_2-Antihistaminika	Hemm. d. Säureproduktion	in ca. 90 %, frühzeitige Gabe nötig
Prokinetika	Beschleunigung der Magenentleerung	nicht ausreichend

5. Maßnahmen zur Verhinderung der Aspiration und der Aspirationsfolgen

D. Nicht-Nüchtern-Einleitung

A. Maskennarkose

Für eine Maskennarkose stehen 2 unterschiedliche Maskenarten zur Verfügung:

- die konventionelle Gesichtsmaske und
- die Kehlkopf- oder Larynxmaske (LMA).

Die *Gesichtsmaske* ist nur für Narkosen bei kurzen Eingriffen bis zu einer Dauer von ca. 30 Minuten geeignet *(A1)*. Dagegen kann die *Larynxmaske* auch bei längeren Operationen eingesetzt werden. Maskennarkosen dürfen aber nur bei *nüchternen Patienten* in Rückenlage durchgeführt werden (Larynxmaske auch in Seitenlage). Die Einleitung erfolgt hierbei üblicherweise intravenös, nur bei kleinen Kindern ggf. per inhalationem. Außer dem Hypnotikum (bevorzugt Propofol) wird ein Analgetikum injiziert, in der Regel ein kurz wirksames Opioid (Alfentanil oder Remifentanil). Wird auf das Opioid verzichtet, so muss die Narkosegaskonzentration für den Eingriff entsprechend erhöht werden. Während einer Maskennarkose wird der Patient entweder assistierend (bei noch rudimentär vorhandener Eigenatmung) oder vollständig manuell beatmet, bei suffizienter (!) Eigenatmung kann man ihn auch spontan atmen lassen. Eine maschinelle Beatmung ist dagegen nur bei Verwendung einer Larynxmaske möglich.

▸ **Gefahren und Komplikationen.** Zu den Gefahren zählt besonders die *Aspiration*. Sie ist bei einer Maskennarkose naturgemäß nie sicher zu vermeiden, was auch für die Larynxmaske gilt. Das Risiko ist jedoch bei nüchternen Patienten bzw. bei Patienten mit leerem Magen minimal, zumal wenn eine Gasinsufflation in den Magen durch die richtige Beatmungstechnik und entsprechend niedrige Beatmungsdrücke verhindert werden kann. Eine Kontamination der Raumluft mit Narkosegasen lässt sich durch zentrale Absauganlagen und ggf. durch spezielle Absaugvorrichtungen an der Beatmungsmaske erheblich reduzieren, sodass die gesetzlich vorgegebenen maximalen Arbeitsplatzkonzentrationen nicht überschritten werden müssen.

B. Intubationsnarkose

Der Endotrachealtubus gilt als die beste Möglichkeit zur künstlichen Sicherung der Atemwege und zur Gewährleistung von Oxygenation und Ventilation. Ein einwandfrei geblockter Tubus ist zugleich der effektivste Schutz gegen eine Aspiration. Die Intubationsnarkose ist deswegen die Methode der Wahl bei nicht nüchternen Patienten. Darüber hinaus hängt ihr Einsatz von der Art und Lokalisation des Eingriffs sowie der Lagerung des Patienten ab. Zu weiteren Einzelheiten siehe Kap. 6.2.

C. Steuerung der Narkosetiefe

Während chirurgischer Eingriffe kommt es naturgemäß zu Phasen unterschiedlicher Schmerz- bzw. Stimulationsintensität *(C1)*. Dem muss durch eine adäquate Steuerung der Narkosetiefe, d. h. Anpassung der Anästhetikadosierung an den jeweiligen Grad der Stimulation, Rechnung getragen werden, um einerseits eine Gefährdung des Patienten durch eine zu tiefe und andererseits eine Rückkehr des Bewusstseins durch eine zu flache Narkose zu vermeiden. Die Narkoseführung erfolgt im Allgemeinen empirisch-pragmatisch und orientiert sich im Wesentlichen an einfach zugänglichen Parametern wie

- Herzfrequenz und arteriellem Blutdruck sowie
- endexspiratorischem CO_2-Partialdruck (PE-CO_2).

Diese reagieren allerdings *unspezifisch*, d. h., sie unterliegen auch anderen Einflüssen (z. B. herzwirksame Medikamente).

▸ **Parameter.** Ein Anstieg von Herzfrequenz, Blutdruck und PECO_2 kann ein Hinweis auf eine zu *flache* Narkose sein und erfordert dann eine Erhöhung der inspiratorischen Narkosegaskonzentration oder die Gabe von Opioiden und Hypnotika (Bolusinjektion oder Steigerung der Zufuhrrate bei kontinuierlicher Applikation). Dagegen ist die Abnahme dieser Werte Ausdruck einer verringerten Sympathikusstimulation, was auf eine zu *tiefe* Narkose hindeutet.
Ein Wiedereinsetzen der *Spontanatmung*, frühzeitig anhand der CO_2-Kurve erkennbar („Kapnografie"; s. Kap. 9.1), ist nicht unbedingt nur ein Zeichen nicht mehr ausreichender Relaxierung, sondern muss auch an eine mangelnde Narkosetiefe denken lassen. *Abwehrbewegungen* als Reaktionen auf schmerzhafte operative Stimuli sprechen dagegen immer für eine zu flache Anästhesie. Sie sind selbstverständlich nur bei nicht relaxierten Patienten zu erwarten. Muskelrelaxanzien sollen intraoperativ so dosiert werden, dass sie das operative Vorgehen in den Phasen erleichtern, wo es notwendig ist, sie sollen aber nicht, schon gar nicht aus einer gewissen Bequemlichkeit heraus, eine unzureichende Narkosetiefe kaschieren. Für den Anästhesisten ist es deshalb außerordentlich wichtig, den Ablauf der chirurgischen Verfahren so gut zu kennen, dass er seine Narkoseführung darauf abstimmen kann.

Narkoseführung I

- Abszessspaltungen
- Repositionen von Frakturen
- schmerzhafte Verbandswechsel
- Gipswechsel bei Kleinkindern
- Entnahme von Gewebeproben
- Elektrokrampftherapie
- Kardioversion

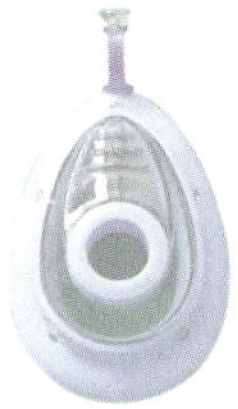

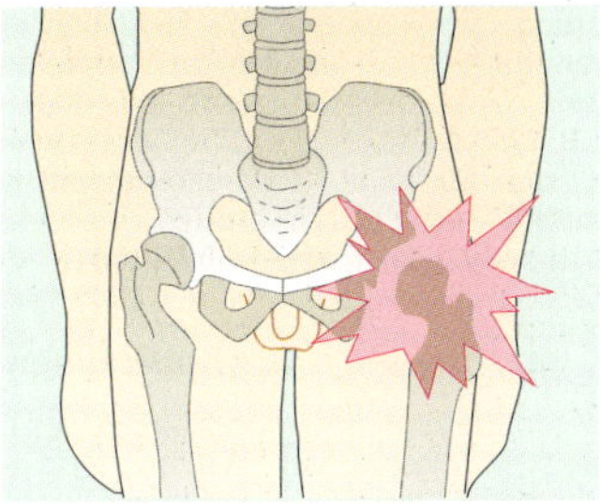

1. Indikationen für die Gesichtsmaske

- Nichtnüchternheit
- Bauchlage
- Kopftieflage*, Seitenlage*
- Adipositas (nie bei A. permagna!)
- Eingriffslokalisation, z.B.: Abdomen, Thorax, Kopf/Hals
- Eingriffsdauer > 30 min*
- lockere Frontzähne
- Vollbart*, Gesichtsanomalien*
- Risikoklasse ≥ III*

*Ausnahme: LMA

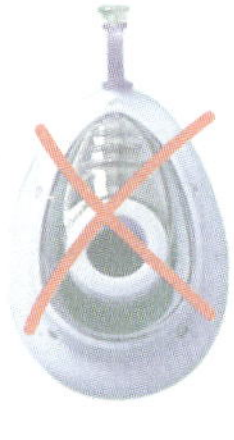

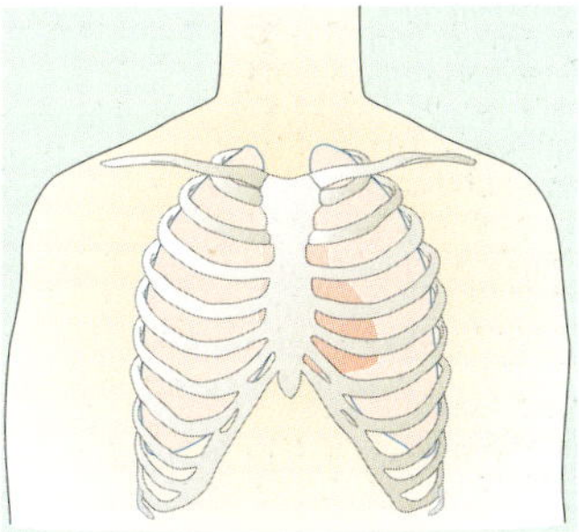

2. Kontraindikationen für eine Maskennarkose

- Gasinsufflation in den Magen
- pulmonale Aspiration
- Laryngo-, Bronchospasmus
- Kontamination der Raumluft mit Narkosegasen

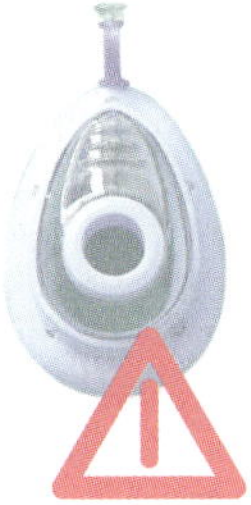

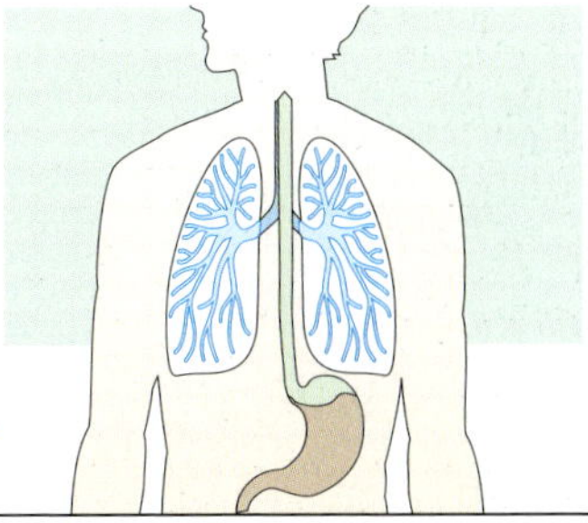

3. Gefahren und Komplikationen

A. Maskennarkose

- aspirationsgefährdete Patienten
- lange Operationsdauer (> 3–4 h)
- besondere Lagerung
  - sitzende Position, Bauchlage
  - „Nierenlagerung"
- Eingriffslokalisation
  - Abdomen, Thorax, Kopf/Hals

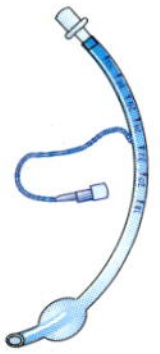

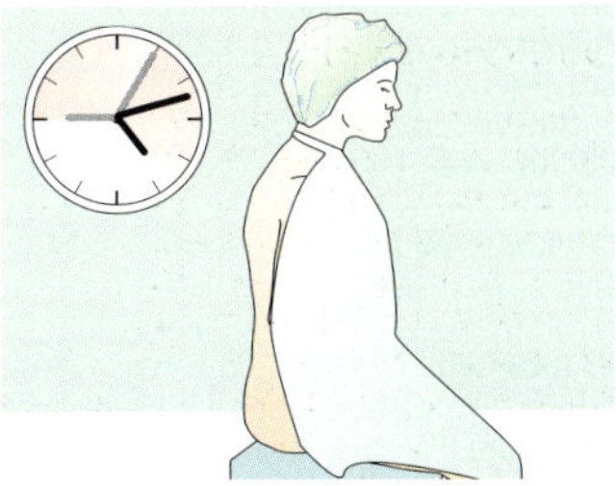

B. Indikationen für eine Intubationsnarkose

▸ **Elektrophysiologische Verfahren.** Die Ableitung des spontanen Elektroenzephalogramms (EEG) ermöglicht in Verbindung mit einer computergestützten Indexkalkulation (z. B. BIS; s. Kap. 9.2) und im Zusammenhang mit den klinischen Parametern eine bessere Einschätzung der Narkosetiefe, aber ebenfalls noch keine spezifische Beurteilung.

D. Intraoperative Wachphänomene

Wegen der fehlenden Messbarkeit des Phänomens „Narkose" lässt sich im Verlauf eines operativen Eingriffs weder eine zu hohe noch eine zu niedrige Dosierung von Anästhetika und Hypnotika sicher vermeiden. Eine Unterdosierung kann für den Patienten die subjektiv äußerst unangenehme und bedrohliche Folge einer passageren intraoperativen Wachheit haben. Was den **intraoperativen Bewusstseinszustand** bei Allgemeinanästhesien angeht, so werden 4 Stufen unterschieden:

1. keine Wachheit (angestrebter Idealzustand),
2. unbewusste Wachheit,
3. bewusste Wachheit mit Amnesie,
4. bewusste Wachheit ohne Amnesie (mit oder ohne Erleben von Schmerz).

Am schlimmsten für den Patienten ist hiervon natürlich die **bewusste Wachheit,** verbunden mit der Fähigkeit, intraoperative Ereignisse und Schmerzen wahrzunehmen („Awareness") und sich daran später zu erinnern („Recall"). Aus der Tatsache, dass sich die Narkosetiefe aus der Wechselwirkung der zentral dämpfenden Wirkung der eingesetzten Anästhetika und Hypnotika mit der Summe aller auf den Patienten einwirkenden exzitatorischen Reize (operative und manipulative Stimuli) ergibt, resultiert die Schwierigkeit, ein stabiles, gleichförmig tiefes Narkoseniveau über den gesamten operativen Verlauf sicherzustellen. Bei *unzureichender* Narkosetiefe besteht die Möglichkeit, dass sensorische Reize, vor allem *akustischer* Art, wahrgenommen werden und ins Kurzzeitgedächtnis gelangen. Bei längerer Einwirkung (≥ 45 s) können sich die Reize konsolidieren, was die Voraussetzung für eine Speicherung im Langzeitgedächtnis und für die dann in der Regel traumatisierenden, angstbesetzten Erinnerungen ist. Intraoperative Wachheit ist aber nicht nur für den Patienten belastend, sie kann auch für den beteiligten Anästhesisten juristische Konsequenzen wie Schadensersatzforderungen nach sich ziehen.

▸ **Häufigkeit.** Die Inzidenz von Awareness und Recall soll bei Patienten ohne besondere Risiken im Durchschnitt 0,1 – 0,2 % betragen. In speziellen Gruppen oder Arbeitsbereichen kann sie aber wesentlich höher ausfallen (bis zu 30 % bei geburtshilflichen Anästhesien und sogar über 40 % bei Polytraumatisierten). Was die Anästhesieregime betrifft, so sind die *hypnotikumfreien* Techniken, z. B. Monoanästhesien mit Opioiden oder Stickoxydul (Lachgas), am stärksten mit intraoperativen Wachphänomenen belastet. Sie sollten deshalb ganz vermieden werden.

▸ **Prophylaxe.** Da nach wie vor kein verlässliches Überwachungsverfahren – auch kein elektrophysiologisches – existiert, das im Einzelfall Awareness sicher erkennen oder vorhersehen lässt, ist allergrößter Wert auf eine *Primärprophylaxe* mit geeigneten Hypnotika *(D1)* in adäquater, empirisch bewährter Dosierung zu legen. Dies gilt umso mehr bei relaxierten Patienten. Erst mit der klinischen Verbreitung der Muskelrelaxanzien in den 40er und 50er Jahren des 20. Jahrhunderts häuften sich nämlich die Berichte über intraoperative Wachzustände. Ob intravenöse Hypnotika im Rahmen einer TIVA oder volatile Anästhetika den besseren Schutz gegen eine Awareness bieten, wird kontrovers diskutiert. Unverkennbarer Vorteil der *volatilen Anästhetika* ist aber, dass ihre Konzentration endexspiratorisch gemessen werden kann, während die Plasmawirkspiegel der intravenösen Substanzen nicht zu bestimmen sind. Eine gewisse Abhilfe kann hier das *BIS-Monitoring* schaffen. Bei dem geringsten Verdacht, dass ein Patient intraoperativ Reize wahrnimmt *(C3)*, muss die Narkose *umgehend* auch mit einen Hypnotikum vertieft werden. So lässt sich meist eine Reizspeicherung im Langzeitgedächtnis und damit ein postoperatives Erinnern verhindern *(„Sekundärprophylaxe")*. Nur wenn hierdurch die Sicherheit des Patienten gefährdet wird, rückt der Komfortaspekt in den Hintergrund, z. B. im hämorrhagischen Schock oder bei Polytraumatisierten.

Narkoseführung II

Starker Reiz
- Laryngoskopie, endotrach. Intubation
- Hautinzision
- Sternotomie, Sternumspreizung
- Zug am Peritoneum bzw. Mesenterium
- Knochenoperationen (Periost), Trepanation
- Manipulationen am Hirnstamm
- Reizung des N. trigeminus
- Schiel-, Hornhautoperationen
- Dehnung von Zervix, Anus oder Harnblase

Schwacher Reiz
- Operationen an Muskeln und Faszien
- Nekrosektomie

Ohne Reizwirkung
- Operationen an Lunge, Gehirn, Darm oder Bindegewebe

1. Intensität operativer und nicht operativer Stimuli

Überwachung

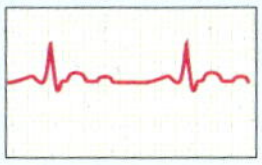

- klinisch durch Inspektion
- apparativ
  - Herzfrequenz
  - arterieller Blutdruck
  - Kapnometrie/-grafie
  - EEG
  - evozierte Potenziale

2. Überwachungsmethoden

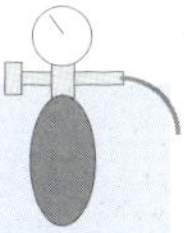

Zu flach
- Tachykardie, Blutdruckanstieg
- Schwitzen, Tränenfluss
- Pupillenerweiterung (*cave*: Hypoxie!)
- nur beim *nicht relaxierten* Patienten: Abwehr- u. Augenbewegungen, Husten, Blinzeln, Bulbidivergenz, Lidreflex

Zu tief

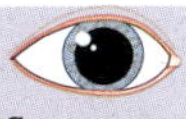

- Bradykardie, Blutdruckabfall
- Pupillenerweiterung (Lähmung der Okulomotoriuskerne)
- Nullinien-EEG

3. Zeichen zu flacher und zu tiefer Narkose

C. Steuerung der Narkosetiefe

- Prämedikation mit Benzodiazepin (anterograd amnestische Wirkung)
- Benutzung von Substanzen mit ausreichend hypnotischer Wirksamkeit: Barbiturate, Propofol, Etomidat, Midazolam; volatile Anästhetika
- keine Monoanästhesien mit Opioiden, N_2O, Ketamin
- umgehende Narkosevertiefung bei zu flacher Anästhesie mit
  - volatilem Anästhetikum oder
  - Opioid + i.v. Hypnotikum
- Einsatz von Muskelrelaxanzien nur bei ausreichender Narkosetiefe
- BIS-Monitoring bei TIVA
- akustische Abschirmung des anästhesierten Patienten

1. Verhinderung von Awareness

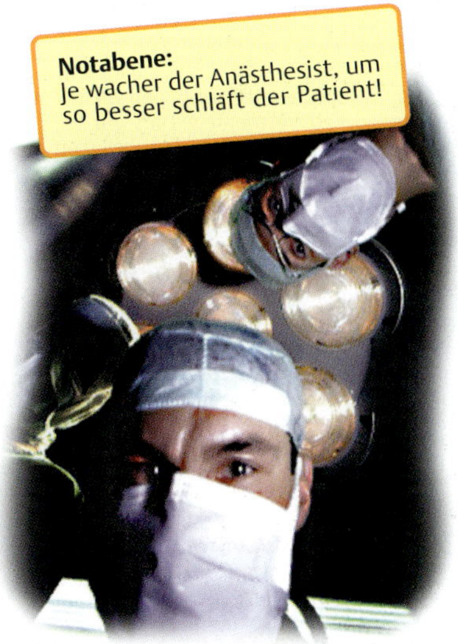

2. Awareness aus Sicht des Patienten

D. Intraoperative Wachphänomene

Die Phase der Narkoseausleitung ist durch das Abklingen von Hypnose und Relaxation und das Wiedereinsetzen der Reflexaktivität gekennzeichnet. Ein Fortbestehen der Analgesie ist dagegen in der unmittelbar postoperativen Phase durchaus erwünscht, denn es hilft, überschießende adrenerge Reaktionen zu vermeiden.

A. Vorbereitung

Eine zeitgerechte Ausleitung hängt bei jedem der erläuterten Narkoseverfahren von der richtigen Einschätzung des Operationsendes ab. Gegen Ende eines Eingriffs ist es sinnvoll, keine länger wirkenden Substanzen mehr zuzuführen und – falls erforderlich – auf kurz wirksame Alternativen zu wechseln. Im Allgemeinen sollten Relaxanzien und „Narkose-Opioide" bei einer noch zu erwartenden Operationsdauer von weniger als 30 Minuten nicht erneut appliziert werden (Ausnahme: Remifentanil), da ein postoperativer Überhang die Aufwachphase der Patienten unnötig verlängert und zu Komplikationen führen kann. Die Konzentration des gewählten Narkosegases oder die Dosis des bei einer TIVA verwendeten Hypnotikums soll spätestens mit Beginn des Wundverschlusses schrittweise reduziert und die Zufuhr dann beendet werden, sobald keine weiteren schmerzhaften Manipulationen zu erwarten sind. Zum Ende einer Narkose wird immer für einige Minuten reiner Sauerstoff appliziert, um bei etwaigen Komplikationen während oder nach der Ausleitung eine Hypoxie zu vermeiden. Dies gilt besonders, wenn N_2O verwendet wurde („Diffusionshypoxie"; s. Kap. 4.2). Die Beatmungsparameter sind so einzustellen, dass der Patient während der abflutenden Narkose noch maschinell beatmet wird ($PaCO_2$ im unteren Normalbereich) und die Spontanatmung erst nach dem Abklingen der atemdepressorischen Wirkung der Anästhetika herbeigeführt wird. Die (pulmonale) Elimination von Inhalationsanästhetika wird durch eine Steigerung der Ventilation beschleunigt; ein zu frühes Einleiten der Spontanatmung würde hier bei noch anhaltender Atemdepression genau das Gegenteil bewirken, d. h. die Elimination und folglich auch das Aufwachen verzögern.

B. Extubation

Die Extubation des Patienten erfordert unter anderem eine suffiziente Spontanatmung und die völlige Wiederherstellung der pharyngealen und laryngealen Schutzreflexe. Wünschenswert ist außerdem, dass der Patient kontaktfähig ist, d. h. eindeutig auf Ansprache reagiert.

Bei **unzureichender Spontanatmung** müssen zunächst folgende Ursachen erwogen und abgeklärt werden:

1. *Überhang an volatilen Anästhetika:* Bei einer durch volatile Anästhetika ausgelösten Atemdepression liegen in der Regel kleine Atemzugvolumina und eine normale oder erhöhte Atemfrequenz vor. Die Atmung des Patienten muss maschinell unterstützt und gesteigert werden, um die Elimination des Narkosegases zu beschleunigen.
2. *Überhang an Opioiden:* Die opioidinduzierte Atemdepression ist durch normale oder erhöhte Atemzugvolumina und eine niedrige Atemfrequenz gekennzeichnet. Patienten mit einem Opioidüberhang sind oftmals ansprechbar. Sie sollten assistierend nachbeatmet werden. Manchmal kann eine titrierte Antagonisierung der Opioidwirkung mit Naloxon sinnvoll sein. Dieses Vorgehen ist allerdings nicht unproblematisch (s. Kap. 4.4).
3. *Überhang an Muskelrelaxanzien:* Ein Relaxansüberhang als Ausdruck einer inkompletten neuromuskulären Blockade ist durch eine flache, schnelle Atmung oder frustrane Atembewegungen geprägt. Die Wirkung der meisten nicht depolarisierenden Relaxanzien kann mit Cholinesterasehemmern aufgehoben werden (Ausnahme: Mivacurium; s. Kap. 4.5). Allerdings sollte für eine Antagonisierung die Spontanatmung zumindest im Ansatz vorhanden sein. Erst dies lässt die für den weiteren Verlauf zu erwartende Pharmakokinetik einigermaßen abschätzen. Anderenfalls muss die Beatmung – selbstverständlich unter begleitender Sedierung! – assistierend oder kontrolliert bis zum spontanen Abklingen der Blockade fortgeführt werden.

Weitere **Komplikationen**, die während oder nach der Ausleitung eintreten können, werden ausführlich in den Kapiteln 13 und 14.3 behandelt.

Narkoseausleitung I

- Vermeidung von Relaxanzien und Opioiden zum Ende des Eingriffs
- rechtzeitige, langsame Reduktion der Dosis von Inhalationsanästhetika oder i.v. Hypnotika
- Zufuhr von 100 % O_2 mit Beendung der Hautnaht
- assistierende Beatmung bis zur Suffizienz der Spontanatmung

Merke:
Je länger die Dauer einer Narkose und damit die Anästhetikaexposition (Kumulation!), umso eher muss mit der Ausleitung begonnen werden.

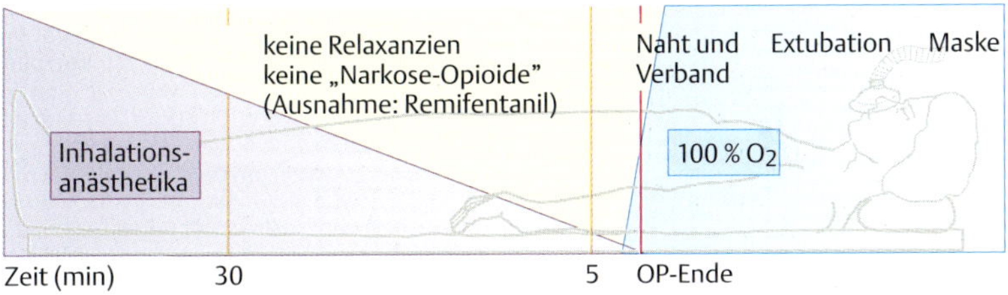

A. Vorbereitung

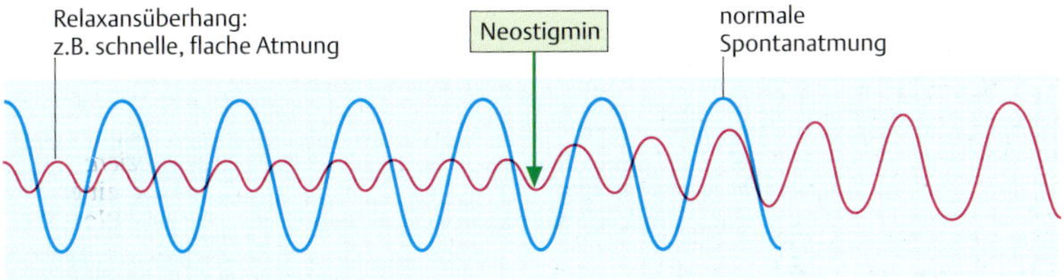

- suffiziente Spontanatmung, bei Erwachsenen:
  Atemzugvolumen > 500 ml od. 8 ml/kg KG
  Atemfrequenz = 10–15/min
  inspiratorischer O_2-Anteil < 50 %
- wiederhergestellte pharyngeale u. laryngeale Schutzreflexe (Schluck-, Hustenreflex)
- Kontaktfähigkeit (z.B. Augenöffnen oder Händedrücken auf Aufforderung)
- Körpertemperatur > 35 °C (bei Risikopatienten ≥ 36,5 °C)
- stabiler Kreislauf, keine größeren Blutverluste
- kein erhöhter Hirndruck

1. Extubationskriterien

Merke:
Die Ausleitung ist ideal, wenn der Patient nicht gegen den Tubus hustet oder presst, ruhig und tief spontan atmet, zur Extubation kontaktfähig und schmerzfrei ist und Muskelzittern vermieden werden kann.

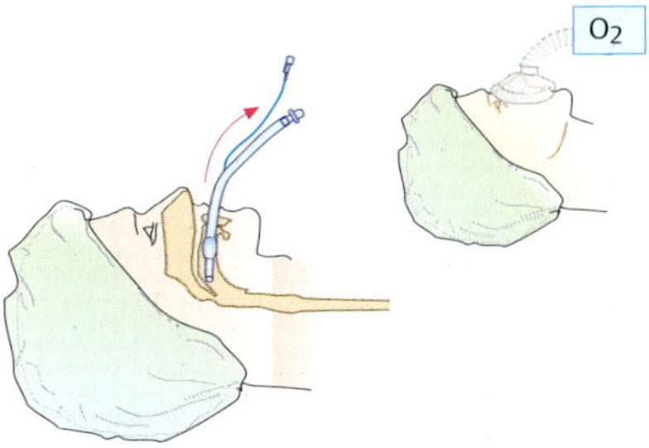

- oropharyngeales Absaugen von Sekreten
- endotracheales Absaugen nur bei Erfordernis
- Entblocken der Manschette und Entfernen des Tubus unter ruhiger Spontanatmung
- O_2-Insufflation über Maske
- erneutes Überprüfen der Spontanatmung und der Kontaktfähigkeit

2. Durchführung

B. Extubation

▸ **Durchführung.** Bevor ein Patient extubiert werden darf, muss das komplette Instrumentarium für eine Reintubation bereitgestellt und überprüft worden sein. Sobald die Spontanatmung ausreicht, wird *oropharyngeal* abgesaugt, um eine Aspiration von Sekreten unter oder unmittelbar nach der Extubation zu verhindern. Ein endotracheales Absaugen (sterile Kautelen!) ist nur bei entsprechender Sekretretention nötig (z. B. Auskultationsbefund). Anschließend wird unter manueller Beatmung der inspiratorische Druck auf 40 cmH_2O erhöht und für ca. 15 Sekunden auf diesem Niveau gehalten *(„manuelles Hyperinflationsmanöver")*. Damit lassen sich (Mikro-)Atelektasen wieder öffnen („Recruitment") und ein (erneuter) Kollaps der kleinen Atemwege wird für längere Zeit verhindert. Bei längeren Narkosen sollte dieses Manöver auch schon intraoperativ durchgeführt und in etwa stündlich wiederholt werden. Eine *relative* Kontraindikation besteht bei Patienten mit COPD oder Lungenemphysem wegen der möglichen Auslösung eines Barotraumas und bei Patienten mit erhöhtem Hirndruck. Der Endotrachealtubus wird sodann in einer ruhigen Phase der Spontanatmung nach Entblocken der Manschette behutsam durch die Stimmritze zurückgezogen und danach zügig entfernt. Im Einzelfall, z. B. bei noch aspirationsgefährdeten Patienten, kann es sinnvoll sein, den Tubus unter gleichzeitigem endotrachealem Absaugen zu entfernen. Hierbei ist es ausgesprochen wichtig, dass der Absaugkatheter, der durch den Tubus eingeführt wird, nicht zu dicklumig ist, weil sonst beim Absaugen ein Unterdruck in den Lungen entstehen kann, der, besonders bei hoher Thoraxelastizität (Kinder), die Bildung von Atelektasen erheblich begünstigt. Nach der Extubation sollte jedem Patienten zunächst noch reiner *Sauerstoff* über die Beatmungsmaske zugeführt werden. Dabei wird die Spontanatmung erneut auf Suffizienz überprüft und außerdem die Ansprechbarkeit des Patienten kontrolliert.

▸ **Transport in den Aufwachraum.** Nach der Ausleitung werden die Patienten – stabile Vitalfunktionen vorausgesetzt – zur weiteren Überwachung in eine Aufwacheinheit verlegt (Einzelheiten s. Kap. 14.2). Sie sollten am besten von ihrem Anästhesisten dorthin begleitet und dem Pflegepersonal übergeben werden. Die Übergabe muss die wichtigsten Informationen zum Operations- und Anästhesieverlauf und aktuellen Zustand des Patienten enthalten. Bei längeren Transportwegen sollte zur Vermeidung einer Hypoxie auch unterwegs Sauerstoff insuffliert und apparativ zumindest eine Pulsoxymetrie durchgeführt werden. Bei Umlagerungen, z. B. vom Operationstisch in das Aufwachraumbett, ist zu bedenken, dass unmittelbar nach einer Narkose, wie auch nach einer rückenmarknahen Regionalanästhesie, die Kreislaufregulation noch eingeschränkt ist und daher der Blutdruck bei abruptem Lagewechsel unter Umständen deutlich abfallen kann.

C. Besonderes Vorgehen

▸ **Extubation in tiefer Narkose.** Von der Vorgehensweise, die Extubation erst vorzunehmen, wenn der Patient wach ist und die oben genannten Kriterien erfüllt, wird manchmal abgewichen, z. B. bei Erkrankungen mit besonderer mechanischer Irritabilität der Atemwege wie dem **Asthma bronchiale.** Um einen Bronchospasmus oder Asthmaanfall zu verhindern, werden diese Patienten nicht selten in tiefer Narkose extubiert, wobei die Spontanatmung aber bereits wieder eingesetzt haben soll. Voraussetzung für eine Extubation in tiefer Narkose ist, dass keine Umstände vorliegen, die das Aspirationsrisiko erhöhen wie Nichtnüchternheit oder Magenentleerungsstörungen.

▸ **Nachbeatmung.** Größere intraoperative Komplikationen, umfangreiche oder spezielle Eingriffe wie auch schwere Begleiterkrankungen lassen eine sofortige Extubation nicht immer zu *(C2)*. Die Patienten werden dann entweder im Aufwachraum nachbeatmet, bis sich die Vitalfunktionen stabilisiert haben und die Homöostase wiederhergestellt ist, oder auf eine Intensivstation verlegt, z. B. wenn von vornherein eine längere Beatmungspflichtigkeit zu erwarten ist. Die Kunst, eine Narkose zu beenden, liegt also nicht nur darin, die Extubation regelgerecht und sicher auszuführen, sondern auch darin, den richtigen Zeitpunkt zu erkennen oder ihn sorgfältig zu planen.

Narkoseausleitung II

Vorgehen

- endotracheales Absaugen frühzeitig bei Erfordernis
- oropharyngeales Absaugen
- Extubation bei einsetzender Spontanatmung
- assistierende Maskenbeatmung bis zur Suffizienz der Spontanatmung und vorhandener Kontaktfähigkeit

Ziel:
Vermeidung von Husten, Pressen, Laryngo- und Bronchospasmus

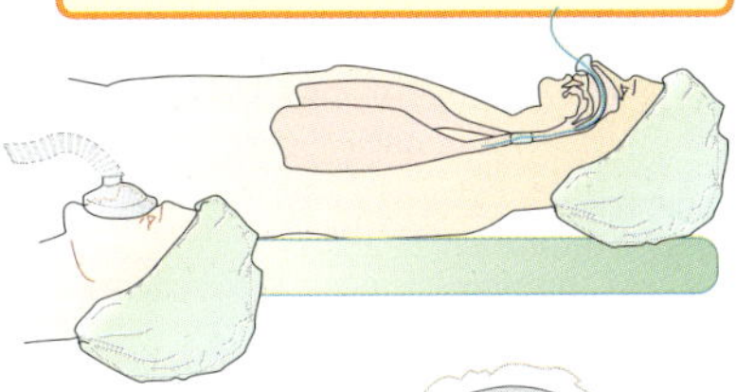

1. Extubation in tiefer Narkose

- kardiopulmonale Instabilität
- Hypothermie
- Z. n. Massivtransfusion
- Opioid- oder Relaxansüberhang bei Kontraindikationen für eine Antagonisierung
- beeinträchtigte Schutzreflexe (z.B. nach Eingriffen am Hirnstamm)
- komatöser Zustand (z.B. bei Schädel-Hirn-Trauma)
- ausgedehnte oder sehr lange Eingriffe (z.B. Ösophagektomie, Whipple-OP, Lebertransplantation)
- größere intrakranielle Eingriffe (z.B. Angiome, Aneurysmen, Tumoren)
- Polytrauma
- Peritonitis

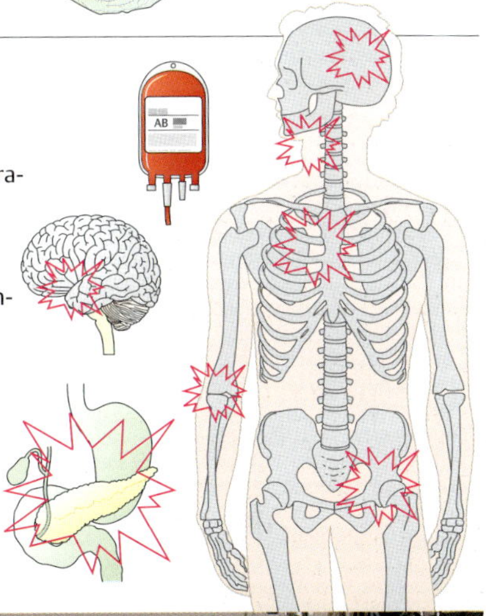

2. Indikationen zur Nachbeatmung

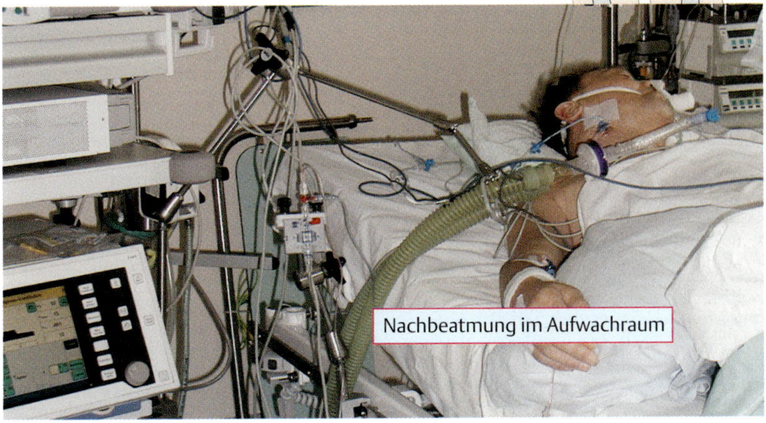

C. Besonderes Vorgehen

A. Gesichtsmaske

Die elementare Aufgabe bei der Durchführung von Narkosen ist die Versorgung des Organismus mit Sauerstoff. Für die hierzu erforderliche Beatmung muss der Anästhesist zunächst den Umgang mit der konventionellen Gesichtsmaske beherrschen. Eine **Maskenbeatmung** ist nötig bei

- der Narkoseeinleitung, um bei nüchternen Patienten die Apnoephase vor der endotrachealen Intubation zu überbrücken,
- der Durchführung alleiniger Maskenarkosen (Indikationen s. Kap. 5.3),
- der Inhalationseinleitung (Kinder) und
- der akuten Ateminsuffizienz (Notmaßnahme zur Überbrückung der Zeit bis zur Intubation).

▸ **Maskentypen.** Grundvoraussetzung für eine erfolgreiche Maskenbeatmung ist ein *dichter Sitz* der Maske um Nase und Mund des Patienten. Die Maske sollte sich idealerweise schon bei geringem Anpressdruck den Gesichtskonturen anpassen, wofür neben der richtigen *Größe* die *Form* der Maske entscheidend ist. Es steht eine große Zahl unterschiedlicher Typen zur Verfügung. Dabei handelt es sich um Kunststoffmasken, von denen die meisten einen harten Mittelteil und einen weichen, verformbaren Gummiwulst haben, der die Gesichtsauflage verbessern soll und bei einigen Modellen mit Luft gefüllt ist. Eine mitunter vorhandene kleine nasale Aussparung erhöht die Passgenauigkeit im Bereich der Nasenwurzel. Einige Masken sind transparent, was den Vorteil hat, die Ausatmung durch leichtes Beschlagen der Innenwand erkennen zu können und eine Lippenzyanose und Regurgitation rascher zu bemerken.

▸ **Praxis der Maskenbeatmung.** Die Gesichtsmaske für *Erwachsene* ist in etwa dreieckig geformt. Sie wird, gehalten und geführt von der *linken Hand*, mit ihrer Basis auf die Kinn-Lippen-Furche (Sulcus mentolabialis) und mit ihrer Spitze auf die Nasenwurzel aufgesetzt. Da mit Eintritt der Narkose die Mundbodenmuskulatur erschlafft, sinkt in Rückenlage die Zunge gegen die Rachenhinterwand zurück und kann so den Hypopharynx verschließen, was eine Beatmung unmöglich macht. Meist reicht jedoch ein **Überstrecken des Kopfes** (Reklination) aus, um den Zungengrund so weit nach vorn anzuheben, dass der Atemweg wieder frei wird; anderenfalls muss zusätzlich der Unterkiefer vorgezogen werden (**„Esmarch-Handgriff“**). Dadurch werden die oberen Atemwege sicher geöffnet und offengehalten. Erst dann ist eine Maskenbeatmung überhaupt durchführbar. Während mit dem dritten bis fünften Finger der Unterkiefer angehoben und die Reklination stabilisiert wird, wird die Maske mit Daumen und Zeigefinger umfasst und mit geringem (!) Druck dicht auf das Gesicht gepresst (**„C-Griff“**; *A2*). Die *rechte Hand* ist dann zur Betätigung des Atembeutels frei. Der dichte Abschluss der Maske, die in der Regel an ein gasgefülltes Kreissystem angeschlossen ist, zeigt sich unter anderem an der Füllung des Atembeutels. Eine suffiziente Maskenbeatmung liegt vor, wenn ein ausreichendes Atemzugvolumen mit niedrigem Atemwegsdruck erzeugt werden kann. Die Beatmung mit Maske sollte ausschließlich *manuell* über einen Atembeutel erfolgen, weil so die Widerstände innerhalb der Atemwege durch die Hand am Beutel gespürt werden können. Der Beatmungsdruck sollte, um eine Gasinsufflation in den Magen zu verhindern, unter dem physiologischen Verschlussdruck des gastroösophagealen Sphinkters bleiben, also 20 – 25 cmH_2O nicht übersteigen. Das Atemzugvolumen lässt sich durch Beobachtung der Thoraxexkursionen grob abschätzen und bei Verwendung eines Kreisteils am Volumeter genau ablesen. Ein zu *hoher* Atemwegsdruck oder ein zu *niedriges* Atemzugvolumen kann folgende Gründe haben:

1. Die Maske ist zu groß oder zu klein, es entsteht Nebenluft („Leckage“).
2. Der Kopf wird nicht ausreichend rekliniert oder der Unterkiefer nicht ausreichend vorgezogen (→ „Atemwegsobstruktion“).
3. Der Patient ist nicht ausreichend anästhesiert und „wehrt“ sich gegen die Beatmung („erhöhter Muskeltonus“).
4. Es liegen Verletzungen des Gesichtsschädels, Rachens oder Kehlkopfs, obstruierende Fremdkörper oder ein Laryngo- oder Bronchospasmus vor.

▸ **Besonderheiten.** Um die Maskenbeatmung zu erleichtern und manchmal überhaupt erst zu ermöglichen, hat es sich bewährt, die Patienten einen Vollbart vorher entfernen zu lassen, bei kurzhalsigen oder zahnlosen Patienten routinemäßig einen Guedel-Tubus zu benutzen (s. u.) und bei Patienten mit übergroßer Nase oder fehlendem Gebiss die Maske beidhändig zu halten (→ Beatmung durch Assistenzperson!). Eine Zahnprothese muss, auch wenn sie die Maskenbeatmung vereinfachen würde, unbedingt vor Narkosebeginn herausgenommen werden, denn sie könnte verrutschen und so die Atemwege verschließen. Nach Unterkieferresektionen und bei bestimmten Gesichtsanomalien ist es von vornherein ausgeschlossen, eine Maskenbeatmung durchführen zu können. Diese Patienten müs-

Masken und Atemwegshilfen I

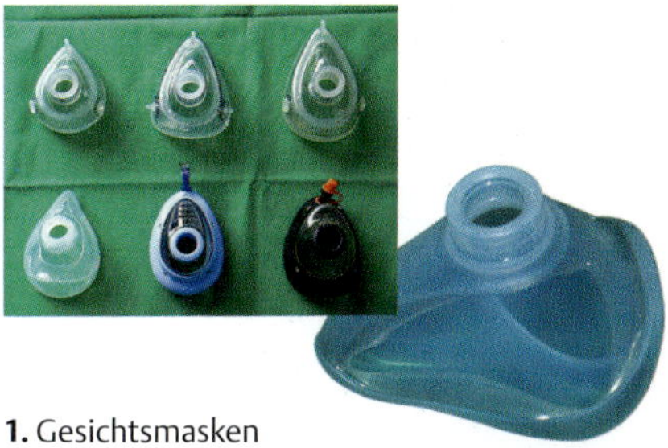

1. Gesichtsmasken

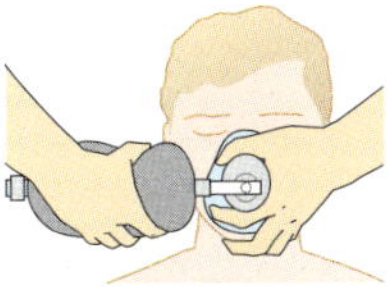

Beatmung: nur manuell über einen Atembeutel

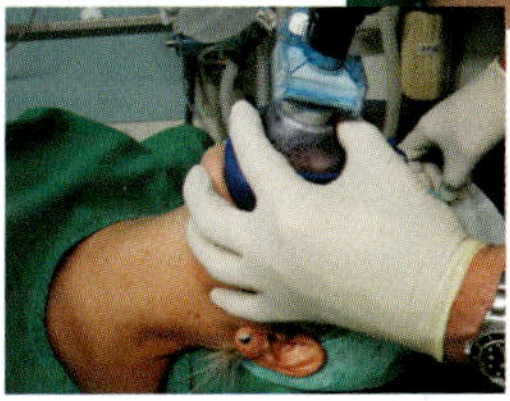

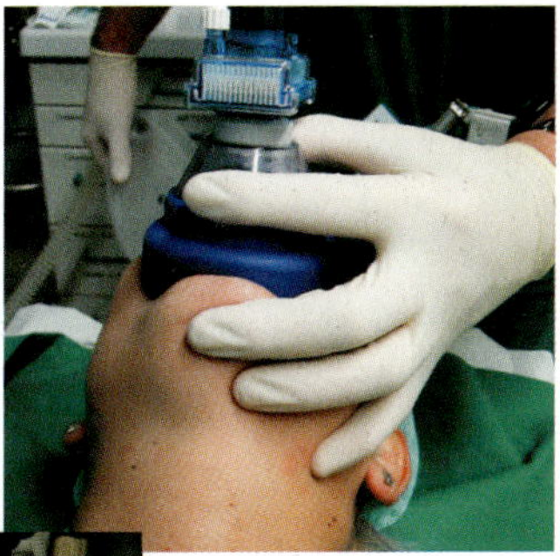

Fingerstellung für dichten Maskensitz: „C-Griff“

2. Handhabung

Hypoventilation und Hypoxie (Nebenluft, unbemerktes Nachlassen der Muskelkraft, Obstruktion)

schwierige Handhabbarkeit (zahnlose Patienten, Gesichtsanomalien)

pulmonale Aspiration

Kontaktdermatitis im Auflagenbereich

anaphylaktische Reaktionen (Latexmasken, Desinfektionsmittelreste)

Kontamination der Raumluft mit Narkosegasen

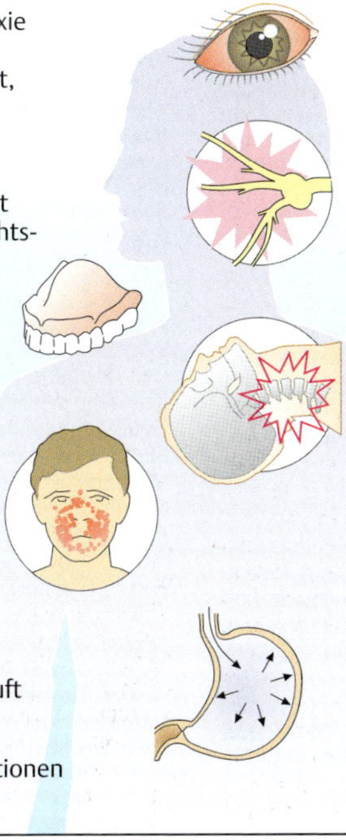

Verletzung der Augen: Lid-, Konjunktivalödem, Hornhauterosion/-ulzeration

Verletzung von Ästen des N. trigeminus und N. facialis (bei exzessivem Druck)

HWS-Distraktion (durch forcierte Reklination)

bei zu flacher Narkose:
- Husten, Würgen, Erbrechen
- Laryngo-, Bronchospasmus

Gasinsufflation in den Magen

3. Gefahren und Komplikationen

A. Gesichtsmaske

sen mithilfe eines Fiberendoskops wach intubiert werden, erst dann darf die Narkose eingeleitet werden.

▸ **Gefahren und Komplikationen.** Der Nachteil der Gesichtsmaskennarkose besteht für den Anästhesisten darin, dass er beide Hände benötigt und am Patienten gebunden ist. Potenzielle, unmittelbar bedrohliche Gefahren bestehen hauptsächlich in der Entwicklung eines Laryngo- oder Bronchospasmus, ausgelöst durch schmerzhafte Manipulationen bei zu flacher Narkose. Will man diese Situation beherrschen, so muss es jederzeit möglich sein, Medikamente intravenös zu verabreichen. Dies macht die Anwesenheit einer zweiten Person (Anästhesiepflegekraft) unerlässlich.

B. Atemwegshilfen

Um die oberen Atemwege bei der Maskenbeatmung leichter und besser offenhalten zu können, sind Hilfsmittel entwickelt worden, wie der Oropharyngealtubus nach *Guedel* und der Nasopharyngealtubus nach *Wendl*.
Der **Guedel-Tubus** besteht aus Hartgummi und ist anatomisch vorgeformt. Er wird zunächst mit der zur Zunge konvexen Seite (also umgekehrt) in den Mund eingeführt, dann um 180° gedreht und zwischen Zungengrund und Rachenhinterwand platziert. Er sollte, um keinen Würge- oder Brechreflex auszulösen, nur beim ausreichend anästhesierten oder beim komatösen Patienten eingesetzt werden.
Der **Wendl-Tubus** wird aus Weichgummi oder -plastik hergestellt. Er wird durch die Nase bis in den Hypopharynx vorgeschoben und eignet sich nicht so gut für die Maskenbeatmung wie der Guedel-Tubus. Da er aber deutlich besser toleriert wird, kann er auch bei nur leicht bewusstseinsgetrübten Patienten verwendet werden. Zudem lässt sich über eine in den Tubus eingeführte Sonde Sauerstoff insufflieren.

C. Kehlkopfmaske

Die Kehlkopf- oder Larynxmaske (engl.: „laryngeal mask airway" = LMA) hat das Instrumentarium des künstlichen Atemwegs erheblich bereichert. Es handelt sich dabei um einen *oropharyngealen Tubus* mit einer distalen Manschette (Cuff), die im aufgeblasenen Zustand den Kehlkopfeingang wie eine Maske umschließt. Ursprünglich nur als Alternative zur Gesichtsmaske gedacht, wird die LMA inzwischen auch beim schwierigen Atemweg eingesetzt.

▸ **Maskentypen.** Die LMA wird aus Silikon (Mehrfachgebrauch) oder PVC (Einmalgebrauch) gefertigt. Sie ist in unterschiedlichen Ausführungen und Größen erhältlich, wobei für die Wahl der richtigen Größe das Körpergewicht als Anhalt dient *(C2)*. Standardtyp ist das Modell mit *starrem* Schaft. Daneben gibt es eines mit *flexiblem*, spiraldrahtverstärktem Schaft für den Einsatz bei Eingriffen im Kopf-Hals-Schulter-Bereich (besseres Ableiten, kein Abknicken). Eine weitere Ausführung enthält einen Kanal, über den eine *Magensonde* vorgeschoben werden kann (ProSeal). Eine spezielle Variante vereinfacht das Einführen eines *Endotrachealtubus* über die LMA (*„Intubationslarynxmaske"* [ILMA; Fastrach]).

▸ **Einführtechnik.** Grundvoraussetzung für das Einführen der LMA ist eine ausreichende Mundöffnung. Zahnprothesen müssen wie vor jeder Narkose entfernt werden. Nach der Einleitung und ggf. kurzer konventioneller Maskenbeatmung kann die LMA, ohne dass ein Muskelrelaxans benötigt wird, mit einer Hand ohne Sicht (blind) und ohne Hilfsmittel eingeführt werden. Vorher wird der auf einem Kissen leicht erhöht gelagerte Kopf des Patienten mit der einen Hand oder besser von einer zweiten Person überstreckt, anschließend der Mund geöffnet und offengehalten. Die Führungshand umfasst den Schaft der LMA, wobei der Zeigefinger von Anfang bis Ende des Einführvorgangs – also ohne dazwischen umgesetzt zu werden – auf dem eigentlichen Maskenansatz ruht („Bleistiftgriff"). Er dirigiert die LMA mit konstantem, geringem Druck zuerst über den harten, dann über den weichen Gaumen in ihre Endposition, die Tiefe des Hypopharynx. Mundboden- und Tracheaeingangsebene liegen in einem spitzen Winkel zueinander, der bei der endotrachealen Intubation durch das Laryngoskop aufgehoben wird (s. Kap. 6.2, *E1*). An diesem Übergang kann das Vorschieben der LMA problematisch werden und die relativ weiche Maskenspitze umschlagen. Dann besteht die Gefahr einer Fehllage mit hochgradiger Undichtigkeit, sodass der Patient nicht erfolgreich zu beatmen ist. Hier kann der Einsatz eines Laryngoskops nützlich sein. Um die Platzierung der LMA zu erleichtern, soll der Cuff *luftleer* sein und ventral wie auch dorsal durch Auftragen eines Gels *gleitfähig* gemacht werden („Lubrizierung"). Ein lokalanästhetikumfreies Gel verhindert ein „Kloßgefühl" nach der Narkose.

Masken und Atemwegshilfen II

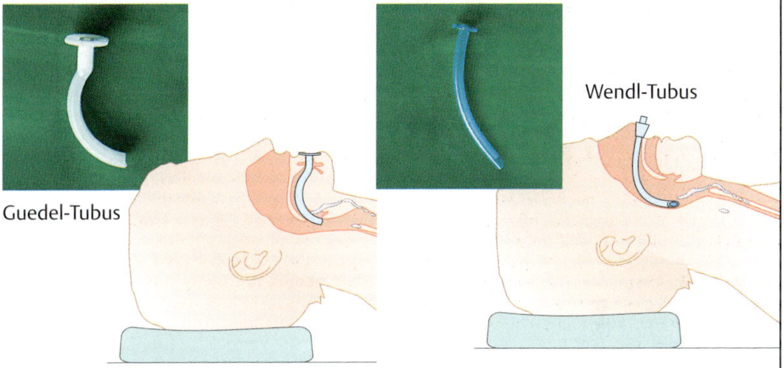

1. Guedel- und Wendl-Tubus

- Atemwegsobstruktion
  - Verlagerung der Epiglottis
  - Zurückdrängen einer großen Zunge (Guedel-Tubus)
  - Nasenbluten (Wendl-Tubus)
- Verletzungen der Zähne (Zubeißen unter Exzitation!), Ulzerationen von Lippen und Nase
- Uvulaödem (Guedel-Tubus)
- Husten, Würgen, Erbrechen
- Laryngospasmus
- pulmonale Aspiration
- kardiovaskuläre Stimulation (stärker beim Guedel-Tubus)

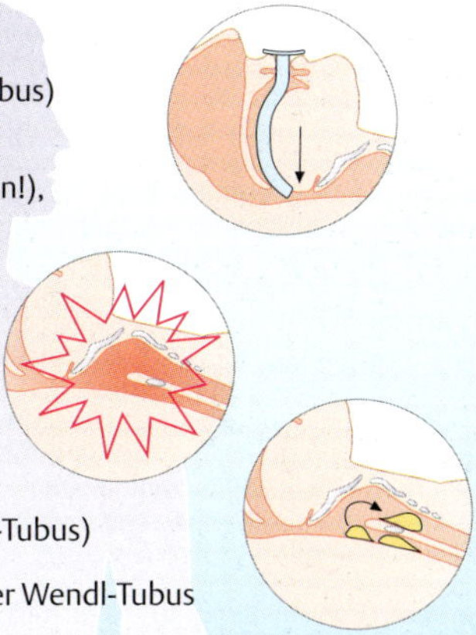

2. Komplikationen bei Verwendung von Guedel- oder Wendl-Tubus

B. Atemwegshilfen

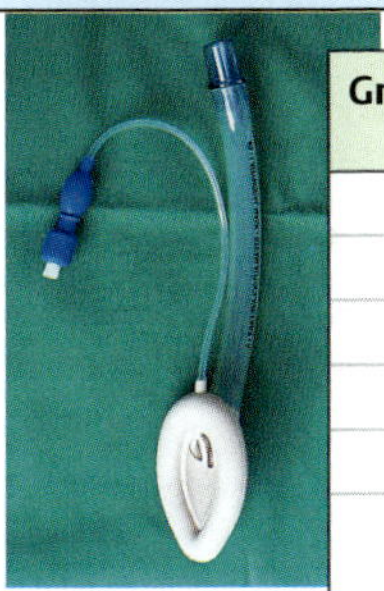

1. Standardtyp

Größe/Nr.	Anwendung bei	Max. Cuff-Füll-volumen (ml)
1	Säuglingen bis 6,5 kg	5
2	Kleinkindern bis 20 kg	10
2,5	Kindern (20–30 kg)	15
3	Jugendlichen (30–50 kg)	20
4	Erwachsenen	30
5	großen Erwachsenen (> 90 kg) oder schlechtem Sitz der Größe 4	40

2. Auswahl der Kehlkopfmaske

C. Kehlkopfmaske

▸ **Position.** Aufgrund ihrer angepassten Form gleitet die LMA normalerweise leicht in ihre Position auf bzw. hinter das knorpelige Kehlkopfskelett. Die Erfolgsquote liegt bei entsprechender Erfahrung des Anwenders bei über 95%. Bei optimalem, zentralem Sitz liegt die Spitze des Cuffs dem oberem Ösophagussphinkter auf und die lateralen Anteile füllen die Sinus piriformes aus. Die Epiglottis (Kehldeckel) befindet sich dann außerhalb der Maskenöffnung. Diese Lage zeigt sich bei fiberendoskopischer Kontrolle jedoch nur in 10 – 20% der Fälle, in über 80% ragt die Epiglottis partiell in das Lumen der LMA hinein. Davon wird die Beatmung aber meist nicht beeinträchtigt. Man muss sich also vor der Schlussfolgerung hüten, dass eine gute Beatembarkeit des Patienten zwangsläufig mit einer korrekten Position der LMA einhergehe.

▸ **Dichtigkeit.** Bei Beatmungsdrücken bis zu 20 cmH_2O schließen über 70% aller LMA dicht ab. In 50% der Fälle werden auch Spitzendrücke von 30 cmH_2O toleriert, ohne dass eine Leckage auftritt. Bei Drücken von mehr als 20 cmH_2O ist jedoch eine *Gasinsufflation in den Magen*, verbunden mit *erhöhtem Regurgitations- und Aspirationsrisiko*, nicht auszuschließen. Ein Nachblocken bei Undichtigkeit führt hier nur selten zu einer Verbesserung; die LMA sollte in diesen Fällen neu platziert werden. Ein erhöhtes Aspirationsrisiko bei Anwendung der LMA an nüchternen Patienten lässt sich nicht erkennen. Bei fehlender Nüchternheit hingegen darf die LMA nicht eingesetzt werden (auch nicht das ProSeal-Modell mit Magensonde), weil sie hier keinen ausreichenden Schutz vor einer Aspiration bietet!

▸ **Narkose.** Entscheidend für den Gebrauch der LMA ist eine ausreichend tiefe Narkose. Dies gilt nicht nur für das Einführen der Maske, sondern auch während der Operation. Als ideales Einleitungshypnotikum wird wegen der guten Dämpfung der pharyngolaryngealen Reflexe **Propofol** angesehen (Dosierung: 2,0 – 2,5 mg/kg KG i. v.). Es sollte am besten mit einem Opioid kombiniert werden (z. B. Alfentanil 10 – 20 µg/kg KG). Eine zusätzliche Muskelrelaxation ist in der Regel nicht nötig. Nach Narkoseende soll die LMA nur beim wachen Patienten nach völliger Rückkehr der Schutzreflexe im entblockten (!) Zustand entfernt werden. Pharyngeales Sekret wird, falls erforderlich, erst danach abgesaugt. Um einen übermäßigen Speichelfluss und eine pharyngeale Schleimansammlung im Verlauf der Narkose zu verhindern (Fremdkörperreiz), kann vor der Einleitung Atropin gegeben werden (0,01 mg/kg KG i. v.).

▸ **Anwendungskriterien.** Grundsätzlich kann eine LMA immer dann eingesetzt werden, wenn eine Intubation nicht erforderlich oder erwünscht und eine Gesichtsmaske nicht zweckmäßig ist. Die LMA ist sicher die bessere Alternative zur Gesichtsmaske, aber keine Alternative, wenn die klare Indikation für einen Endotrachealtubus besteht. Gegenüber der Gesichtsmaske hat die LMA den Vorteil, dass in der Regel auch eine maschinelle Beatmung, sogar mit geringem PEEP (≤ 5 cmH_2O), möglich ist und Leckagen, die zu einer Raumluftkontamination mit Narkosegasen und einer Hypoventilation führen, deutlich seltener auftreten. Im Vergleich zum Endotrachealtubus löst die LMA keine Irritation der Stimmbänder und der Trachealschleimhaut aus. Zudem fällt die hämodynamische Stimulation geringer aus (etwa wie beim Guedel-Tubus) und die postoperative Inzidenz von Halsschmerzen und Heiserkeit ist niedriger.

▸ **Erschwerte oder unmögliche Intubation.** Die LMA kann, wenn eine schwierige Intubation zu erwarten ist oder sich eine Intubation unerwartet als schwierig herausstellt, eingesetzt werden, um die oberen Atemwege zu sichern und eine Beatmung des Patienten zu gewährleisten. Außerdem lässt sich mithilfe eines Fiberendoskops ein dünner Tubus (bis zu einem Innendurchmesser von 6,5 mm) über die LMA in die Trachea einführen. Speziell hierfür wurde die **Intubationslarynxmaske** entwickelt. Sie ermöglicht oft sogar die Blindplatzierung eines dazugehörigen Spezialtubus.

Masken und Atemwegshilfen III

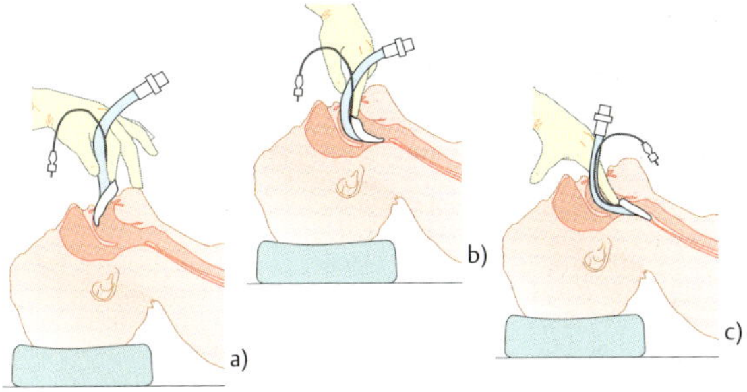

3. Einführen der Kehlkopfmaske

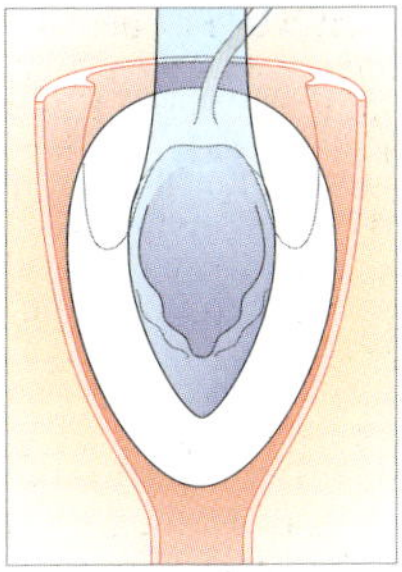

Kehlkopfmaske in situ

- Fehlplatzierung mit Atemwegsobstruktion
- Dislokation (z.B. Umschlagen des Cuffs, Rotation der Maske) durch Bewegen des Kopfes, Schlucken, Beißen auf den Tubus
- Husten, Würgen, Erbrechen
- Laryngo-, Bronchospasmus
- gastrale Gasinsufflation
- pulmonale Aspiration
- Druckschäden (z.B. durch exzessiv zu hohen Cuffdruck)
  - Epiglottisödem, Ödem der hinteren Rachenhinterwand
  - Hämatom im Kehlkopfeingang
- Verletzung der Uvula und der Tonsillen
- Ödem der Zunge
- in Einzelfällen Hypoglossusparese, Rekurrensparese

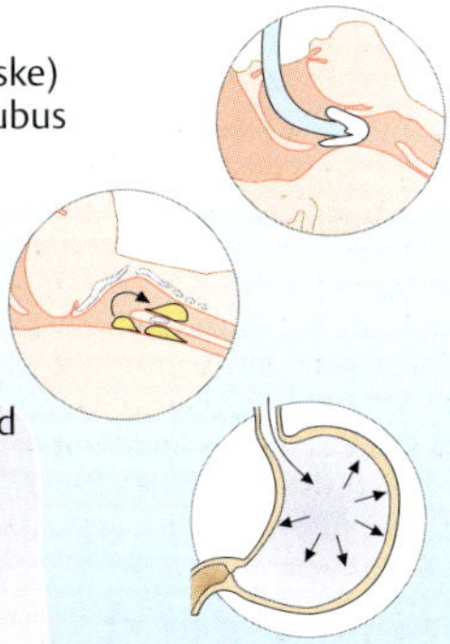

4. Spezielle Gefahren und Komplikationen

- Eingriffe, bei denen eine endotracheale Intubation nicht erforderlich oder erwünscht und eine Gesichtsmaske nicht zweckmäßig ist
- Operationsdauer > 15 min und < 2–3 h
- ambulante Eingriffe
- Augen-, Ohroperationen (strenge Indikation!)
- Narkosen bei Sängern
- unerwartet schwierige Intubation (als Leitschiene für den Tubus)
- Notfallbeatmung

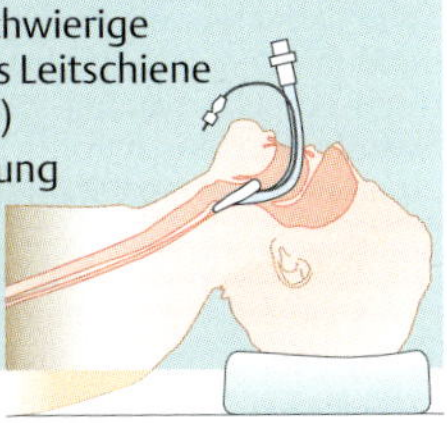

5. Indikationen

- deutlich eingeschränkte Mundöffnung (z.B. Ankylose)
- lockere Frontzähne
- Nichtnüchternheit bzw. erhöhtes Aspirationsrisiko
- Bauchlagerung
- intraabdominale, intrathorakale und intrakranielle Eingriffe
- Anwendung hoher Beatmungsdrücke (z.B. Lungenerkrankungen)
- Adipositas
- Erkrankungen im Mund-, Pharynx- oder Larynxbereich
- Tonsillenhypertrophie
- vorhersehbare schwierige Intubation
- fehlende Erfahrung des Anwenders

6. Kontraindikationen

C. Kehlkopfmaske

Unter endotrachealer Intubation versteht man das Einführen eines Tubus in die Trachea. Dies kann durch den Mund („orotracheal"), die Nase („nasotracheal") oder eine künstliche Öffnung in der Trachea („pertracheal") geschehen. Die Intubation ist die sicherste Methode zur Freihaltung und Kontrolle der Atemwege. Sie gewährleistet die jederzeitige Zufuhr der gewünschten Sauerstoff- und Narkosegaskonzentration, minimiert das Risiko der pulmonalen Aspiration und ermöglicht die Durchführung sämtlicher operativen Eingriffe unter kompletter Muskelrelaxation, ferner die Langzeitbeatmung des Intensivpatienten und eine effektive Beatmung während der kardiopulmonalen Reanimation. Als Standard bei Narkosen und Notfällen gilt die **orotracheale Intubation,** die nasotracheale bleibt speziellen Indikationen, die pertracheale im Wesentlichen der Langzeitbeatmung des Intensivpatienten vorbehalten.

A. Indikationen

Aus den angeführten allgemeinen Vorteilen lassen sich die einzelnen Indikationen zur endotrachealen Intubation im operativen Bereich ableiten *(A)*. Hier spielen allerdings auch Faktoren wie Lokalisation, Art, Umfang und Dauer des jeweiligen Eingriffs für die Auswahl des Anästhesieverfahrens eine Rolle.

B. Abschätzen der Intubationsbedingungen

Man schätzt das Auftreten einer unerwartet schwierigen Intubation auf 1 : 100 bis 1 : 1000 und die Häufigkeit, einen Patienten weder intubieren noch mit der Maske beatmen zu können, auf ca. 1 : 10 000, sodass jeder Anästhesist auf eine unvorhergesehen schwierige Intubation eingestellt sein muss (s. u.). Um die Rate niedrig zu halten, ist es wichtig, die Atemwegsverhältnisse des Patienten möglichst genau bereits im Voraus zu kennen und die Vorgehensweise individuellen Besonderheiten anzupassen. Idealerweise soll die Beurteilung bereits während der Prämedikationsvisite stattfinden.

Ein **„schwieriger Atemweg"** liegt in der klinischen Situation vor, in der ein geübter und erfahrener Anästhesist

- Probleme mit der Maskenbeatmung und/oder
- der konventionellen endotrachealen Intubation

bekommt. Unter „konventionell" versteht man die Intubation unter direkter Sicht auf die Stimmritze („direkte Laryngoskopie"). Schwierige Intubationsbedingungen bestehen, wenn bei der direkten Laryngoskopie unter korrekter Kopflagerung (s. u.) die Stimmritze (Glottis) nicht einzusehen oder zu erkennen ist. Als Ursachen dafür kommen

- eine besondere Mund-Kiefer-Anatomie,
- pathologische Veränderungen auf pharyngealer, laryngealer oder trachealer Ebene
- und eine eingeschränkte Beweglichkeit der Halswirbelsäule (HWS)

infrage. Solche prädisponierenden Faktoren müssen gezielt durch Befragung und Untersuchung des Patienten aufgedeckt werden *(B1, B2)*. Sie sind besonders dann von Bedeutung, wenn mehrere zusammentreffen. Es hat nicht an Versuchen gefehlt, allgemeine und objektive **Prädiktoren** für eine schwierige Intubation zu finden. Darauf basieren die Schemata von Mallampati und Cormack/Lehane sowie der von Patil entwickelte Test. Sie sind die in der klinischen Praxis bevorzugt angewendeten Verfahren.

▸ **Patil-Test.** Als Kriterium für eine unter direkter Sicht durchführbare Intubation kann der Abstand zwischen Kinnspitze und Prominentia laryngea am Schildknorpel („Adamsapfel") herangezogen werden („mentothyreoidaler Abstand"). Dieser sollte unter maximaler Reklination des Kopfes gemessen werden und *mehr als 6,5 cm* betragen. Ein Abstand zwischen 6 und 6,5 cm macht die direkte Laryngoskopie oft schwierig, ein Abstand unter 6 cm (weniger als etwa 3 Querfinger) in der Regel unmöglich.

▸ **Mallampati-Klassifikation.** Nach Mallampati korreliert bei der *Inspektion der Mundhöhle* der Grad der Erkennbarkeit enoraler und oropharyngealer Leitstrukturen mit der Einsehbarkeit des Kehlkopfeingangs und der Stimmritze bei der direkten Laryngoskopie. Die graduelle Einteilung (MP-Klasse I–IV) richtet sich danach, inwieweit der Zungengrund die Sicht auf die Pharynxhinterwand und die Gaumenanteile behindert *(B3)*. Für die Beurteilung spielt die Mundöffnung eine wesentliche Rolle. Der Befund soll am aufrecht sitzenden Patienten mit maximal geöffnetem Mund und mit herausgestreckter Zunge ohne Phonation erhoben werden. Von Mallampati selbst wurde übrigens ursprünglich nur eine Einteilung in 3 Klassen vorgenommen, die Klasse IV wurde nachträglich von Samsoon und Young als Extremvariante der Klasse III eingefügt.

Was die Bewertung angeht, so kann in Klasse I zumeist von normalen Intubationsbedingungen ausgegangen werden. Die Klasse III ist dagegen oft und die Klasse IV fast immer mit einer erschwerten, nicht selten auch konven-

Endotracheale Intubation I

allgemein

- Schutz vor pulmonaler Makroaspiration
- Erfordernis einer kontrollierten Beatmung
- Bedarf einer kompletten Muskelrelaxation

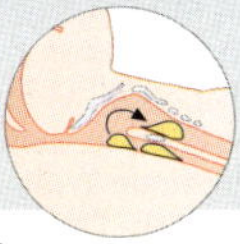

speziell

- Eingriffe
  - intrathorakal
  - intraabdominal
  - 2-Höhlen-Eingriffe
  - intrakraniell
  - im Kopf-Hals-Bereich
  - bei aspirationsgefährdeten Patienten
  - mit langer Dauer (> 3–4 h)
- Säuglinge < 6 Monate
- OP-Lagerung
  - sitzende Position
  - Bauchlage
  - Seitenlage, besonders „Nierenlagerung"
- akute respiratorische Insuffizienz
- Langzeitbeatmung
- Einlungenbeatmung (Doppellumentubus)

A. Indikationen

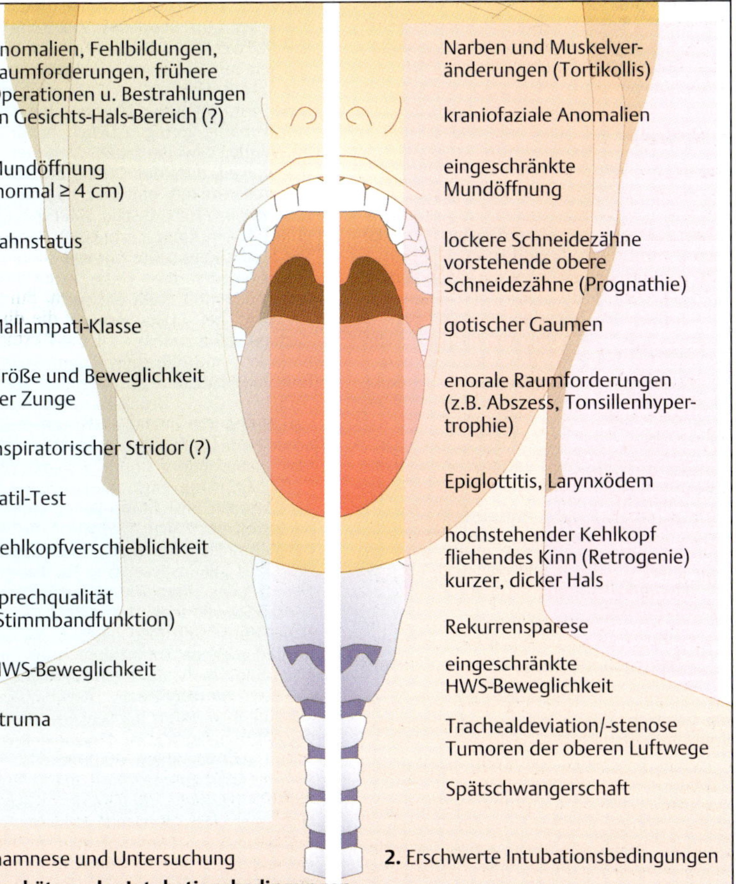

1. Anamnese und Untersuchung

- Anomalien, Fehlbildungen, Raumforderungen, frühere Operationen u. Bestrahlungen im Gesichts-Hals-Bereich (?)
- Mundöffnung (normal ≥ 4 cm)
- Zahnstatus
- Mallampati-Klasse
- Größe und Beweglichkeit der Zunge
- inspiratorischer Stridor (?)
- Patil-Test
- Kehlkopfverschieblichkeit
- Sprechqualität (Stimmbandfunktion)
- HWS-Beweglichkeit
- Struma

2. Erschwerte Intubationsbedingungen

- Narben und Muskelveränderungen (Tortikollis)
- kraniofaziale Anomalien
- eingeschränkte Mundöffnung
- lockere Schneidezähne
- vorstehende obere Schneidezähne (Prognathie)
- gotischer Gaumen
- enorale Raumforderungen (z.B. Abszess, Tonsillenhypertrophie)
- Epiglottitis, Larynxödem
- hochstehender Kehlkopf
- fliehendes Kinn (Retrogenie)
- kurzer, dicker Hals
- Rekurrensparese
- eingeschränkte HWS-Beweglichkeit
- Trachealdeviation/-stenose
- Tumoren der oberen Luftwege
- Spätschwangerschaft

B. Abschätzen der Intubationsbedingungen

tionell unmöglichen Intubation verbunden. Hier muss damit gerechnet werden, dass der Kehldeckel (Epiglottis) durch das Laryngoskop nicht aufzurichten ist und damit die Stimmritze nicht einsehbar oder erkennbar sein wird (Grad 3 und 4 nach *Cormack und Lehane*; s. u.). Für Klasse II ist keine individuelle Vorhersage möglich. Insgesamt liegt der statistische Vorhersagewert für eine schwierige Intubation allerdings nur bei etwa 50 %, d. h., dass etwa die Hälfte der als MP III oder IV klassifizierten Patienten doch problemlos zu intubieren ist. Kritisch muss auch angemerkt werden, dass die Mallampati-Klassifikation nur die funktionalen anatomischen Beziehungen zwischen Mundboden und Oropharynx auf der einen und Hypopharynx und Larynx auf der anderen Seite berücksichtigt. Unberücksichtigt bleiben dagegen stenosierende raumfordernde Prozesse im Bereich des Larynx und Einschränkungen der HWS-Beweglichkeit, die beide die konventionelle Intubation erheblich erschweren oder auch unmöglich machen können. Dies schränkt die Aussagekraft einer unkompliziert zu erwartenden Intubation für die Klasse I ein.

▸ **Cormack-Lehane-Klassifikation.** Die Einteilung von Cormack und Lehane beruht auf dem Befund der *direkten Laryngoskopie*. Sie unterscheiden beim Blick auf die Glottis 4 Grade *(B4)*. Es hat sich gezeigt, dass die Grade 1 und 2 dem durchschnittlich erfahrenen Anästhesisten so gut wie keine Schwierigkeiten bei der Intubation bereiten. Bei *Grad 3* ist die Anwendung des sog. *BURP-Manövers* (manuelles Verschieben des Kehlkopfs nach hinten, oben und nach rechts durch Druck auf den Schildknorpel) und ggf. von Hilfsmitteln, z. B. eines Führungsstabes, häufig für eine erfolgreiche Intubation ausreichend. Bei *Grad 4* sind weder Glottis noch Epiglottis sichtbar, sodass eine konventionelle Intubation meist nicht möglich ist und spezielle Techniken wie die fiberendoskopische Intubation eingesetzt werden müssen.

C. Endotrachealtuben

Bei einem Endotrachealtubus handelt es sich um eine in der Regel aus transparentem Kunststoff (meist PVC) hergestellte biegsame Röhre, an deren distalem Ende sich eine aufblasbare Manschette (Cuff) für die Abdichtung der Trachea befindet. Endotrachealtuben gibt es in verschiedenen Größen und Formen *(C)*. Standard für die orale und nasale Intubation ist der sog. **Magill-Tubus.** Er verläuft leicht gekrümmt und hat eine abgeschrägte Spitze. Die sog. *Spiraltuben* bestehen in der Regel aus Silikon, in das eine Metallspirale zur Verstärkung eingelassen ist. Sie verhindert ein Abknicken oder eine Kompression des Tubus. Spiraltuben werden vor allem bei Eingriffen im oder am Kopf oder in Bauchlage eingesetzt. Heute werden Tuben im Allgemeinen nicht mehr resterilisiert und fast nur noch als sog. *Einmaltuben* verwendet.

Der **Cuff** dient dem luftdichten Abschluss zwischen Tubus und Trachealwand. Dadurch wird eine Beatmung mit positivem Druck überhaupt erst möglich. Außerdem soll die Abdichtung eine pulmonale Aspiration von Magensaft, Schleim, Blut und Fremdkörpern verhindern, ebenso wie eine Kontamination der Raumluft mit Inhalationsanästhetika. Hierzu muss der Cuff über eine Zuleitung mit Luft gefüllt werden („Blocken"). Seit Längerem werden nur noch sog. *Niederdruckmanschetten* (High-Volume/low-Pressure-Cuffs) benutzt. Sie entfalten sich schon bei einem verhältnismäßig geringen Druck, benötigen aber ein vergleichsweise großes Volumen. Das hat den Vorteil, dass der Druck, der auf die Trachealschleimhaut einwirkt, niedrig gehalten und so eine ischämische Schleimhautschädigung in der Regel vermieden werden kann. Die Manschette sollte nur mit so viel Luft geblockt werden, dass unter Beatmung gerade keine Nebenluft mehr entweicht (in der Regel 5 – 10 ml bei Erwachsenen). Der Füllungszustand sollte zudem – auch bei Kurzzeitintubationen – mithilfe eines Manometers wiederholt überprüft und ggf. korrigiert werden. Ein primär niedriger Druck kann bei Verwendung von N_2O durch dessen Diffusion in die Manschette im Laufe der Zeit deutlich ansteigen, was insbesondere durch die großvolumigen Cuffs begünstigt wird. Bei Drücken von mehr als 20 mmHg besteht die Gefahr einer Minderperfusion der Trachealschleimhaut, sie sollen deshalb nicht längerfristig überschritten werden. Dies gilt insbesondere für Patienten mit Makro- oder Mikrozirkulationsstörungen (z. B. Sepsis, Schock, Diabetes mellitus).

Reine Kunststofftuben haben – im Gegensatz zu den meisten Spiraltuben – an ihrem distalen Ende meist auch eine seitliche Öffnung, das sog. **Murphy-Auge.** Hierüber kann Luft auch dann noch strömen, wenn die endständige Öffnung verlegt ist. Eine solche Verlegung macht sich vor allem exspiratorisch bemerkbar („exspiratorische Ventilstenose"). Sie kann dadurch bedingt sein, dass der geblockte Cuff sich über das Tubusende schiebt („Cuffhernie") oder das Tubusende sich bei einer Trachealdeviation der Schleimhaut anlegt. Darüber hinaus gewährleistet das Murphy-Auge oft auch noch eine Beatmung beider Lungen,

Endotracheale Intubation II

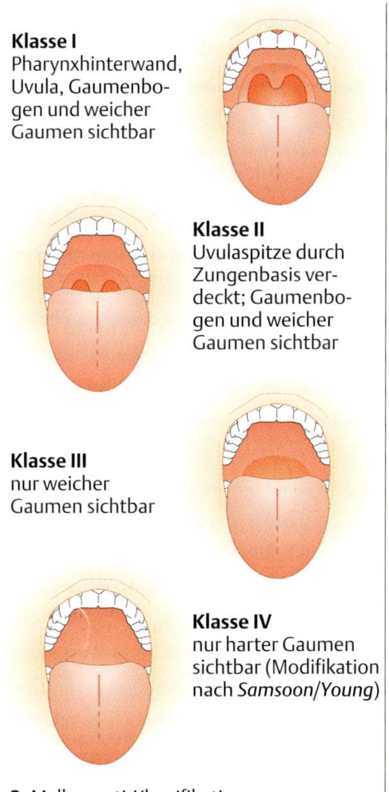

3. Mallampati-Klassifikation

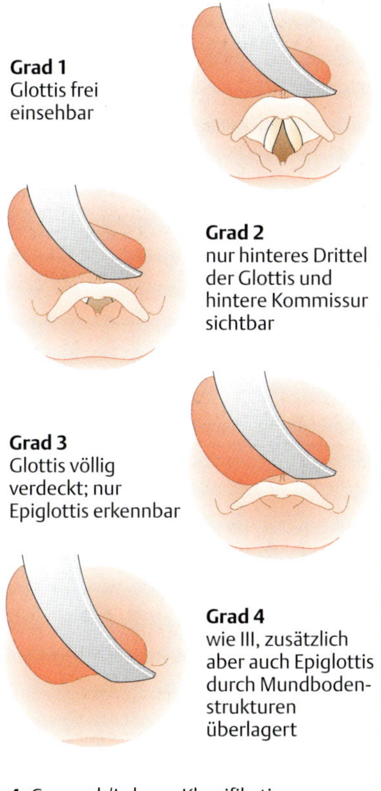

4. Cormack/Lehane-Klassifikation

B. Abschätzen der Intubationsbedingungen

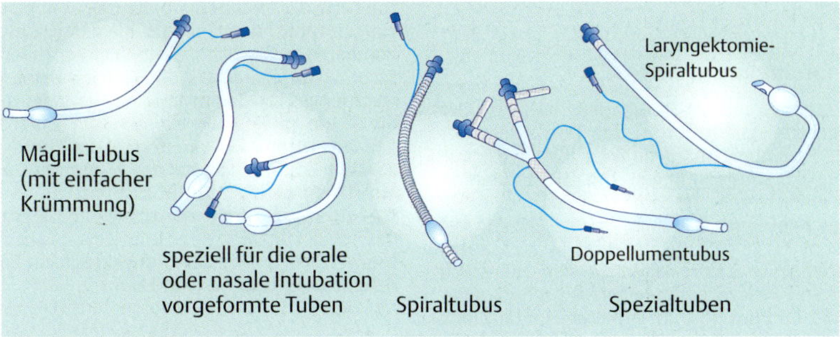

C. Endotrachealtuben

wenn die Tubusspitze bereits zu tief in einem Hauptbronchus liegt.

▸ **Wahl der Tubusgröße.** Um einerseits die Strömungswiderstände in den Atemwegen nicht allzu sehr zu erhöhen, andererseits aber auch eine Schädigung von Larynx und Trachea zu vermeiden, soll der Tubus mit dem größtmöglichen Innendurchmesser (ID) gewählt werden, der noch ohne Schwierigkeiten durch den Kehlkopf vorgeschoben werden kann. Bei **Erwachsenen** werden am häufigsten Tuben mit einem **ID von 7,5 – 8,5 mm** verwendet, was einem Außenumfang von 31 – 35 Charrière entspricht (3 Ch. = 1 mm Außendurchmesser).

D. Hilfsmittel

Zu den Hilfsmitteln für die Intubation gehören in erster Linie das Laryngoskop, der Führungsstab und die Intubationszange. Das **Laryngoskop** besteht aus dem Handgriff, der die Batterien oder Akkus enthält, und dem Spatel mit der Lichtbirne. Der in Deutschland am häufigsten benutzte Typ ist der gebogene Spatel nach *Macintosh*. Daneben gibt es gerade Spatel, die mitunter bei der Intubation von Früh-, Neugeborenen und Säuglingen vorgezogen werden, und zahlreiche Spatelvarianten, die im Einzelfall Vorteile bringen können. Ein **Führungsstab** aus formbarem Kunststoff kann nützlich sein, um bei Intubationsschwierigkeiten die Tubuskrümmung zu verändern oder auch mit dem weichen (!) Ende die Stimmritze bei unzureichender oder fehlender Sicht vorsichtig zu sondieren. Eine **Magill-Zange** dient vor allem zur Erleichterung der *nasotrachealen* Intubation. Mit ihren kunststoffarmierten (!) Branchen kann der Tubus nach Einsetzen des Laryngoskops proximal oder distal des Cuffs gefasst (nicht am Cuff!) und unter Sicht durch die Stimmritze geführt werden.

E. Intubationstechniken

Die endotracheale Intubation wird in der Regel am narkotisierten und muskelrelaxierten Patienten unter direkter Laryngoskopie transoral vorgenommen. Um die Intubation so einfach wie möglich zu gestalten, sollte der *Kopf* grundsätzlich *leicht erhöht* auf einem Kissen (ca. 10 cm beim Erwachsenen) *in Neutralposition* gelagert werden. Hierdurch wird die Halswirbelsäule gering nach vorn gebeugt und der Kopf im Atlantookzipitalgelenk etwas überstreckt (cave: HWS-Trauma!). Diese Lagerung wird als angehobene Reklination oder Jackson-Position oder auch **„Schnüffelstellung“** („sniffing position“) bezeichnet. Sie lässt eine nahezu gerade Verbindungslinie zwischen Mundhöhle, Pharynx, Larynx und Trachea entstehen und verkürzt so den Abstand zwischen Zahnreihe und Kehlkopfeingang auf ein Minimum *(E1)*.

Zunächst wird mit dem Daumen und Zeigefinger der rechten Hand der Mund des Patienten geöffnet. Wichtig ist es, dabei die Zähne nicht zu berühren, geschweige denn als Stütze zu benutzen. Der Daumen gleitet deshalb rechts in die Oberlippenfalte und dient als Widerlager, der Zeigefinger in die Unterlippenfalte und drückt den Unterkiefer leicht nach unten („extraoraler Scherengriff“; *E2*). Danach wird das Laryngoskop, in der Regel versehen mit dem Macintosh-Spatel, behutsam mit der linken Hand in den Mund eingeführt. Der Spatel drängt die Zunge, die in der dafür vorgesehenen Aussparung liegt, sanft nach links, während er in der Medianlinie über den Zungengrund hinweg bis in die rechtsseitige Schleimhautfalte zwischen Zunge und Kehldeckel (Plica glossoepiglottica lateralis) vorgeschoben wird (bei Verwendung eines geraden Spatels wird die Epiglottis auf die Spatelspitze „aufgeladen“). Anschließend wird die Epiglottis durch Zug in Richtung des Mundbodens ohne Hebel- oder Kippbewegung (Verletzungsgefahr für die oberen Schneidezähne!) aufgerichtet, wodurch der Zugang zum Larynx frei wird. Im Idealfall ist nun die Glottis in ihrer ganzen Ausdehnung einschließlich der dem Spatel anliegenden Epiglottis zu sehen. Der Endotrachealtubus wird dann von der rechten Seite so an den Larynxeingang herangeführt, dass die folgende transglottische Passage direkt beobachtet und damit seine tracheale Lage unmittelbar verifiziert werden kann („Intubation unter Sicht“).

Die *korrekte Tubusposition* ist beim Erwachsenen erreicht, wenn die *proximale Cuffbegrenzung etwa 2 cm unterhalb der Glottis* liegt. Bei einigen Tubusmodellen wird die damit korrespondierende Glottishöhe durch einen äußeren Farbring angezeigt. Da die Trachea beim Erwachsenen 12 – 14 cm lang ist, befindet sich die Tubusspitze dann ca. 4 – 5 cm oberhalb der Bifurkation. Bei einem Abstand zwischen vorderer Zahnreihe und der Stimmritze von 10 – 14 cm beträgt die Intubationstiefe so ca. 20 – 22 cm, was an der Längenmarkierung des Tubus auf Höhe des Mundwinkels abzulesen ist. Zuletzt wird der Cuff geblockt und der Patient kann beatmet werden.

Endotracheale Intubation III

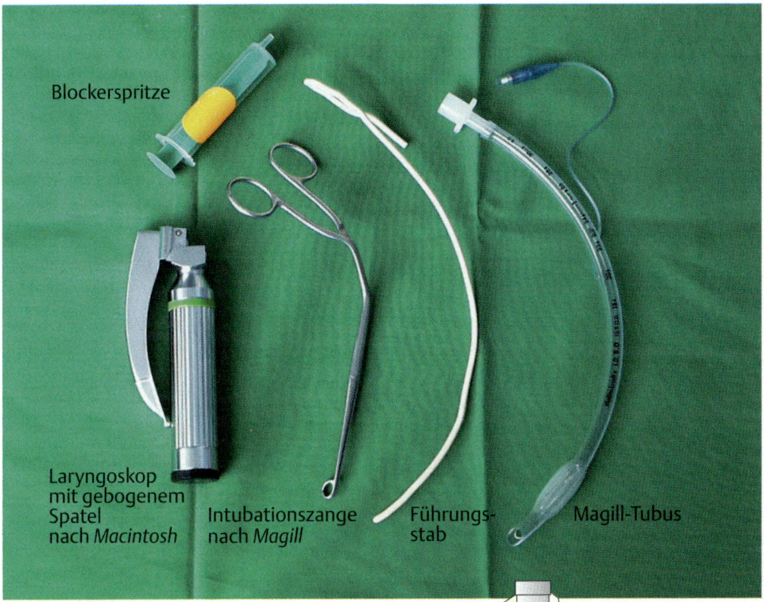

D. Hilfsmittel

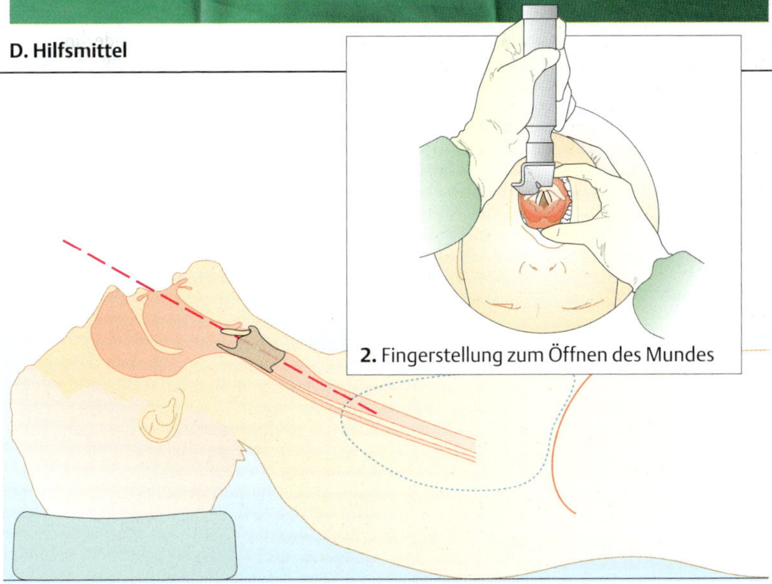

2. Fingerstellung zum Öffnen des Mundes

1. Lagerung des Kopfes und Verlauf der Intubationsachse

E. Intubationstechniken

▶ **Kontrolle der Tubuslage.** Wenn die Intubation nicht unter Sicht durchgeführt werden konnte oder wenn Zweifel an der trachealen Tubuslage bestehen, muss unter manueller (!) Beatmung eine **Auskultation** vorgenommen werden. Unter diesen Umständen ist es sinnvoll, zunächst das *Epigastrium* abzuhören, um zu prüfen, ob Luft in den Magen gelangt („ösophageale Tubusfehllage"), und erst danach die *Lungen*, jeweils über dem lateralen (!) Thorax, um auch eine einseitige Beatmung aufgrund zu tiefer Intubation erkennen zu können („bronchiale Tubusfehllage"). Eine ösophageale Fehllage kann jedoch auskultatorisch nicht in jedem Fall einwandfrei erkannt werden. Dies gelingt indes mit der **Kapnografie.** Die Beobachtung einer CO_2-Eliminationskurve ist ein quasi absolut verlässliches Zeichen einer Ventilation. Damit kann dann zwar eine ösophageale, nicht aber eine bronchiale Fehllage ausgeschlossen werden (s. Kap. 9.1). Hierfür muss der Tubussitz *fiberendoskopisch* überprüft werden. Stehen Kapnografie und Fiberendoskop einmal nicht zur Verfügung, so sollte bei Zweifeln an der richtigen Tubusposition nach dem Grundsatz „when in doubt – take it out" verfahren und der Tubus entfernt und anschließend neu platziert werden.

▶ **Tubusfixation.** Um eine spätere Dislokation in einen Bronchus oder eine ungewollte Extubation zu verhindern, muss der Tubus nach korrekter Platzierung sicher fixiert werden. Hierzu kann *Heftpflaster* oder ein *Halteband* benutzt werden. Beim Orotrachealtubus wird davor ein Beißschutz (z. B. Gazerolle) in den Mund eingeführt. Das Band wird eng um den Tubus (und die Gazerolle) geschlungen, hier fest verknotet und dann um den Nacken geführt. Hierbei ist darauf zu achten, dass der Tubus nicht verrutscht, erkennbar an der Längenmarke. Nach Abschluss der Fixierung muss die Tubuslage erneut kontrolliert werden (Überprüfung der Längenmarke in Korrespondenz mit der Auskultation seitengleicher Atemgeräusche).

▶ **Nasale Intubation.** In besonderen Fällen, z. B. bei operativen Eingriffen im Mund-Rachen-Bereich oder anatomischen Veränderungen mit behinderter Mundöffnung, wird der Endotrachealtubus nicht oral, sondern nasal eingeführt. Um hierbei die Gefahr von Schleimhautblutungen zu reduzieren, sollten vor der Narkoseeinleitung abschwellende Nasentropfen gegeben werden (z. B. Xylometazolin 0,1 % [Otriven]), außerdem sollte die Gleitfähigkeit des Tubus mit einem Gel verbessert werden („Lubrizierung"). Dann wird er über ein Nasenloch unter leichten Drehbewegungen durch den unteren Nasengang bis in den Oropharynx vorgeschoben. Dies muss äußerst vorsichtig geschehen, um eine stärkere Blutung, z. B. durch ein versehentliches submuköses Vorschieben, zu vermeiden. Anschließend wird das Laryngoskop eingesetzt, der Tubus mit einer Magill-Zange gefasst und unter Sicht sanft durch die Stimmritze bis in die Trachea dirigiert. Damit die Branchen den Cuff nicht verletzen, müssen sie entweder oberhalb oder an der Tubusspitze angesetzt werden. Wenn es beim ersten Versuch nicht gelingt, den Tubus richtig zu platzieren, sollte er in den Oropharynx zurückgezogen, möglichst aber nicht entfernt werden, weil hierbei heftigeres Nasenbluten auftreten kann. Über den oropharyngeal liegenden Tubus ist es möglich, den Patienten vor dem nächsten Versuch kurz zu beatmen. Hierzu müssen der Mund und ggf. auch das andere Nasenloch zugehalten werden.

F. Erschwerte und fiberendoskopische Intubation

Wenn eine schwierige Intubation zu erwarten ist oder wenn sich eine einfach eingeschätzte Intubation plötzlich als schwierig herausstellt, können unter anderem folgende Maßnahmen das **konventionelle Vorgehen** erleichtern:

- weitere Erhöhung der Jackson-Position,
- manuelle Optimierung der Kehlkopflage (z. B. BURP-Manöver; s. o.),
- Sondierung der Stimmritze mit einem Führungsstab (weiches Ende),
- Verwenden eines längeren Laryngoskopspatels.

Falls zusätzlich Schwierigkeiten bei der Maskenbeatmung zu befürchten sind oder eine konventionelle Intubation von vornherein unmöglich erscheint, so ist die **Intubation mithilfe eines flexiblen Endoskops** die Methode der Wahl, um die Atemwege zu sichern. Sie wird in diesen Fällen immer *am wachen, spontan atmenden Patienten* unter Lokalanästhesie der Schleimhäute und ggf. leichter Sedierung durchgeführt (z. B. mit Midazolam, fraktioniert 0,5 – 1,0 mg i. v.). Ganz wichtig ist dabei, dass die Kooperation des Patienten erhalten bleibt. Eine fiberendoskopische Intubation ist auf *oralem* oder *nasalem* Weg möglich, wobei der nasale der einfachere ist. Allerdings muss bei der nasalen Passage besonders schonend vorgegangen werden, um *Blutungen* zu vermeiden, die die Sicht erheblich behindern können. Für die Intubation wird der Tubus über das Endoskop gestreift und mit einem Pflaster fixiert. Nachdem das Endoskop bis knapp über die Trachealbifurkation eingeführt wurde, wird der Tubus gelöst und über das

Endotracheale Intubation IV

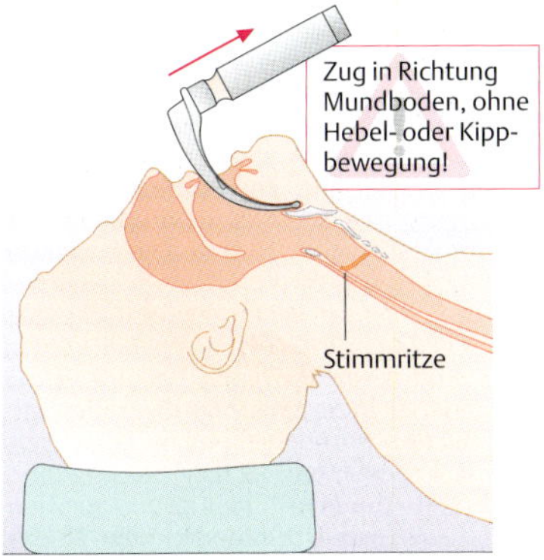

gebogener Spatel

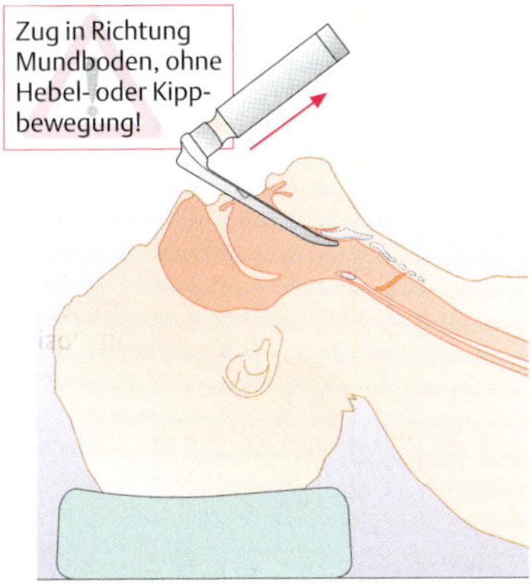

gerader Spatel

3. Laryngoskopische Darstellung des Kehlkopfs

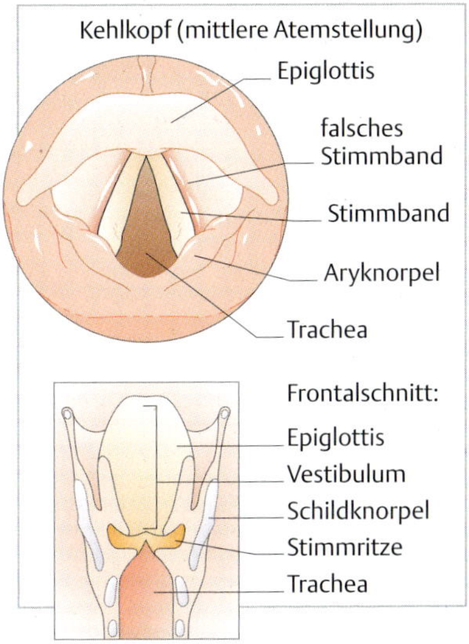

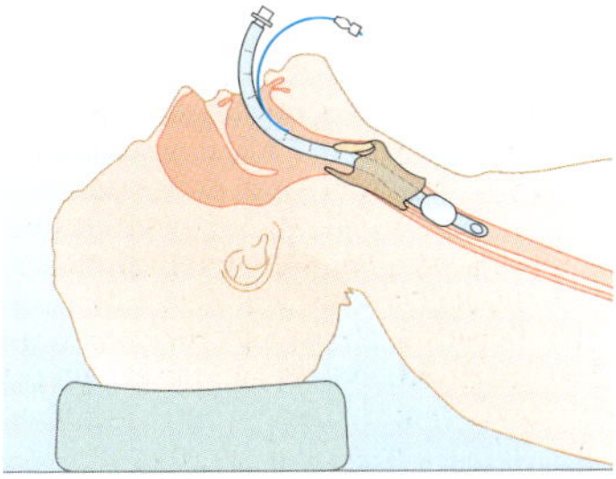

4. Korrekte Endotrachealposition des Tubus

- Eingriffe, bei denen ein oraler Tubus hinderlich wäre
- orale Intubationshindernisse, Kiefergelenkdystrophien
- evtl. bei schwieriger oraler Intubation

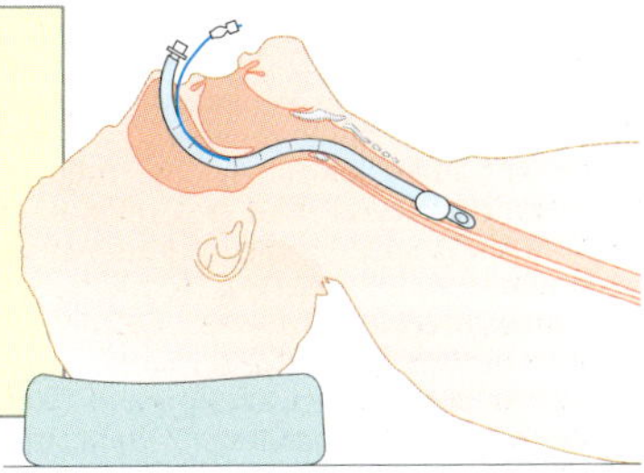

5. Indikationen zur nasotrachealen Intubation

E. Intubationstechniken

Endoskop als Leitschiene nachgeschoben. Die Tubusspitze sollte dabei 3–4 cm über der Karina zu liegen kommen. Nach Entfernen des Endoskops und Blocken des Cuffs wird die Narkose eingeleitet und der Patient – falls von Seiten der Operation erforderlich – nach Relaxierung kontrolliert beatmet. Während des gesamten Verfahrens sollte die Oxygenierung *pulsoxymetrisch* überwacht werden. Außerdem sollten die Patienten über eine Maske *präoxygeniert* werden und bei eingeschränkter Lungenfunktion bis zur Intubation zusätzlich Sauerstoff über eine nasale Sonde erhalten.

Für die **Lokalanästhesie** gibt es mehrere Möglichkeiten. Sie kann als alleinige *Sprühanästhesie* durchgeführt oder mit einem sog. *transkrikoidalen Block* kombiniert werden. In diesem Fall wird als erstes ein Lokalanästhetikum durch das Lig. cricothyreoideum injiziert (z. B. Lidocain 8 %, ≈ 2 mg/kg KG). Wird darauf verzichtet, dann sollte, um die Trachealschleimhaut ausreichend zu anästhesieren, das Anästhetikum vor dem Passieren der Glottis durch den Arbeitskanal des Endoskops instilliert werden. Alternativ zu diesen Verfahren kann das Lokalanästhetikum aber auch vernebelt und dem Patienten *per inhalationem* zugeführt werden.

▸ **Management des schwierigen Atemwegs.** Jeder Anästhesist muss mit den Maßnahmen und Möglichkeiten vertraut sein, wie im Falle des unerwarteten Misslingens von Intubation und Beatmung des narkotisierten Patienten („can't intubate – can't ventilate") die Situation zu beherrschen ist. Hierbei sollte nach einem festen Schema verfahren werden *(F)*.

G. Intubationskomplikationen

Am gravierendsten sind die hypoxiebedingten Auswirkungen einer nicht rechtzeitig erkannten ösophagealen Fehlintubation. Dagegen steht bei erschwerten Intubationsbedingungen mit mehrfachen Intubationsversuchen die Traumatisierung im Vordergrund. Grundsätzlich lassen sich unterscheiden:

- die Folgen einer fehlenden oder tubusbedingt fehlerhaften Beatmung der Lungen,
- die Akut- und Spätfolgen einer Traumatisierung und
- die Reflexstimulation.

Unter den häufigsten Intubationsverletzungen rangieren *Beschädigungen von Lippen und Zähnen* bis hin zur kompletten Zahnluxation durch das Laryngoskop (typische „Hebelverletzung"). Während der Intubation kann es – vor allem bei noch unzureichender Narkosetiefe – durch die mechanische Irritation der Schleimhäute zu einem *Laryngo- oder Bronchospasmus* kommen, die aber auch unter der Extubation möglich sind. Ebenso können durch die Intubation *kardiovaskuläre Reaktionen*, meist in Form von tachykarden Rhythmusstörungen und einem Blutdruckanstieg, hervorgerufen werden. Bradyarrhythmien und ein Blutdruckabfall sind dagegen deutlich seltener. Intraoperativ steht eine mögliche *Beeinträchtigung der Beatmung* im Vordergrund, häufig bedingt durch einen abgeknickten oder mit Sekret verlegten Tubus. Nach der Extubation sind leichtere Pharyngitiden oder Laryngitiden mit vorübergehenden Beschwerden wie Halsschmerzen, Schluckstörungen und Heiserkeit durchaus häufiger vorzufinden, *Spätschäden* wie Ulzerationen oder Nekrosen im Bereich der Stimmbänder oder der Trachealschleimhaut (Cuffbereich) aber nur selten. Sie nehmen allerdings mit der Beatmungsdauer zu. Eine der schwersten Spätkomplikationen ist die ausgesprochen seltene *Tracheomalazie*.

Endotracheale Intubation V

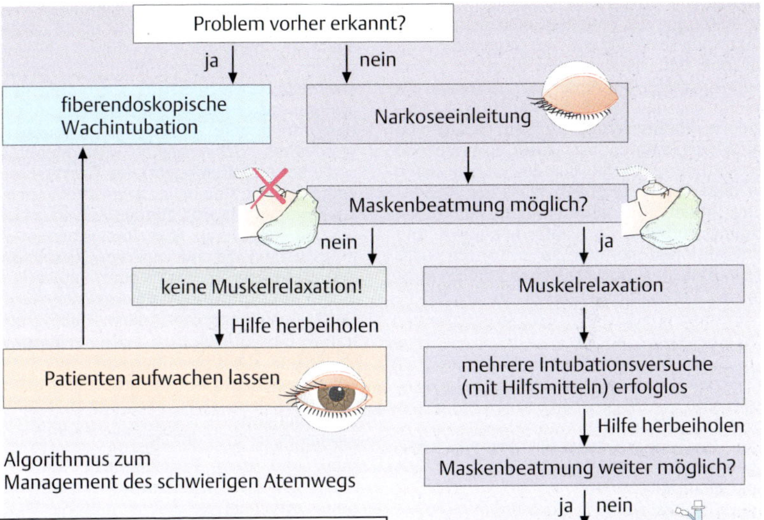

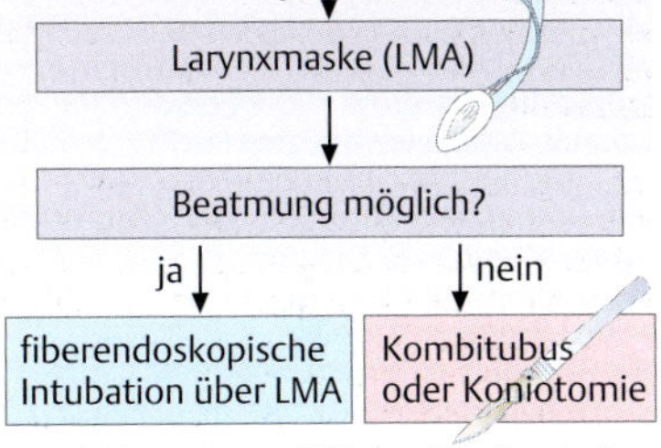

F. Erschwerte und fiberendoskopische Intubation

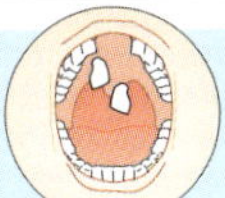

- Zahnschäden
- Blutungen
- Larynxverletzungen (z.B. Aryknorpelluxation)
- Trachealperforation
- pulmonale Aspiration
- ösophageale Intubation!
- (einseitige) bronchiale Intubation
- Reflexstimulation (Laryngo-, Broncho-spasmus; adrenerg – vagal)
- Rückenmarkverletzungen bei HWS-Trauma

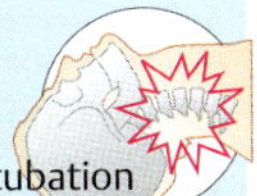

1. Unter der Intubation

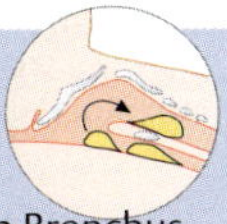

- Tubusobstruktion
- Cuffleckage/Cuffhernie
- akzidentelle Extubation, Tubusdislokation in einen Bronchus
- Bronchospasmus
- Pneumothorax (Barotrauma)
- pulmonale Aspiration (bes. Mikro-aspiration)

2. Bei liegendem Tubus

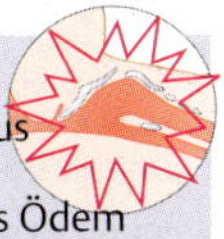

- Frühkomplikationen
  - Laryngo- u. Bronchospasmus
  - pulmonale Aspiration
  - Glottis- bzw. subglottisches Ödem oder Hämatom (bis zu 24 h)
  - Pharyngitis/Laryngitis (bis zu 50 %!)
  - Kiefergelenkbeschwerden
  - Stimmbandlähmung (sehr selten; Mechanismus unbekannt)
- Spätkomplikationen
  - Ulzerationen/Nekrosen
  - Stimmbandgranulome
  - Trachealstenose (Tracheomalazie)

3. Nach der Extubation

G. Intubationskomplikationen

Zur Durchführung von Inhalationsanästhesien benötigt man apparative Systeme, die neben der Beatmung des Patienten eine sichere und exakt steuerbare Zufuhr von Sauerstoff (O_2), Luft und den Narkosegasen zulassen („Narkoserespiratoren"). Außerdem müssen sie eine Rückatmung von Kohlendioxid (CO_2) verhindern. Voraussetzung für den Einsatz von Narkoserespiratoren ist eine ausreichende Vertrautheit und Erfahrung des Anästhesisten mit dem Gerät, außerdem muss der Anwendung immer eine gewissenhafte Funktionsprüfung vorausgehen. Fehlbedienungen und Fehlfunktionen können zu schweren oder sogar tödlichen Narkosezwischenfällen führen.

A. Bestandteile

Die wesentlichen Bestandteile eines Narkosegeräts sind

- die Gasquellen,
- die Dosierungseinheit für das Frischgasgemisch,
- das Beatmungsmodul,
- der CO_2-Absorber,
- die Narkosegasabsaugung sowie
- der Atembeutel und die Atemschläuche.

Darüber hinaus muss die Überwachung bestimmter Parameter integriert sein („Monitoring"). Hierzu zählen mindestens

- die (fraktionelle) inspiratorische Sauerstoffkonzentration (FIO_2),
- die Atemwegsdrücke (P_{aw}) und exspiratorischen Atemvolumina,
- die in- und exspiratorische Konzentration der Inhalationsanästhetika (FIA/FEA) und
- die (end-)exspiratorische Kohlendioxidkonzentration ($FECO_2 \rightarrow PECO_2$).

Die spezifischen Ausstattungsmerkmale sind durch die europäische Norm „EN 740" geregelt.

B. Gasquellen

Sauerstoff, Druckluft („Air") und Stickoxydul (N_2O) werden in der Regel über eine **zentrale Gasversorgung** bereitgestellt. Nach einer ersten Druckminderung auf ca. 5 bar kann das gereinigte und getrocknete Gas an Wand- oder Deckenanschlüssen über spezielle Anschlussventile entnommen werden. Um ein Verwechseln der Steckverbindungen auszuschließen, sind diese verschieden geformt, sodass es für jedes Gas nur eine passende Kupplung gibt. Außerdem sind die Gasleitungen, passend zu den Anschlüssen, unterschiedlich farbig markiert *(B1)*. Im Narkosegerät wird der Gasdruck über *Reduzierventile* weiter gemindert, zunächst auf ca. 1,5 bar und schließlich auf 0,2 bar. Kommt es in der zentralen O_2-Versorgung zu einem Druckabfall auf unter 1,5 bar, so ertönt ein Warnsignal. Bei einem weiteren Abfall (< 1,0 bar) wird eine *erste Lachgassperre* aktiviert, die eine Beatmung mit reinem N_2O verhindert.

Gaszylinder oder -flaschen für O_2 und N_2O werden nur noch ausnahmsweise oder als Reserve bei Ausfall der zentralen Gasversorgung eingesetzt. Sie sind in der Regel direkt am Narkosegerät angebracht. Für den Anwender ist es wichtig, sich vorab über den aktuellen Füllungszustand zu informieren. Hierzu kann der Gasdruck in „bar" oder „kp/cm²" an einem Kontrollmanometer abgelesen werden. Da O_2 unabhängig von seinem Füllungsdruck nur als Gas vorliegt, kann zur Berechnung des O_2-Vorrats das *Boyle-Mariotte-Gesetz* angewendet werden *(B2)*. Danach ergibt sich der Inhalt des O_2-Zylinders in „l" aus dem Produkt von Füllungsdruck (max. 200 bar) und Zylindervolumen. Aus der O_2-Flussrate (Flow; l/min) und dem Flascheninhalt kann mit einem gewissen Sicherheitsaufschlag der Zeitpunkt errechnet werden, zu dem die Flasche spätestens gewechselt werden muss. Wird O_2 allerdings auch als Antriebsgas für die Sekretabsaugung oder sogar die Beatmungseinheit eingesetzt, so muss der zusätzliche Verbrauch unbedingt mit einkalkuliert werden. Im Gegensatz zu O_2 liegt N_2O im Gaszylinder sowohl in gasförmigem als auch in flüssigem Zustand vor. Beim Öffnen des Ventils entweicht N_2O als Gas und aus der flüssigen Phase bildet sich gasförmiges N_2O nach (vergleichbar mit Kohlensäure in einer Mineralwasserflasche). Das führt dazu, dass der ursprüngliche Füllungsdruck von 50 bar bei N_2O-Entnahme lange Zeit konstant bleibt. Solange sich noch flüssiges N_2O in der Flasche befindet, ist eine Berechnung des N_2O-Vorrats daher nicht möglich. Erst wenn der Druck auf unter 30 bar gesunken ist, ist nur noch gasförmiges und kein flüssiges N_2O mehr vorhanden. Da dann der Vorrat rasch zu Ende gehen kann, ist der Füllungsdruckbereich über 30 bar am Manometer farbig (in der Regel grün) gekennzeichnet.

Narkoserespiratoren I

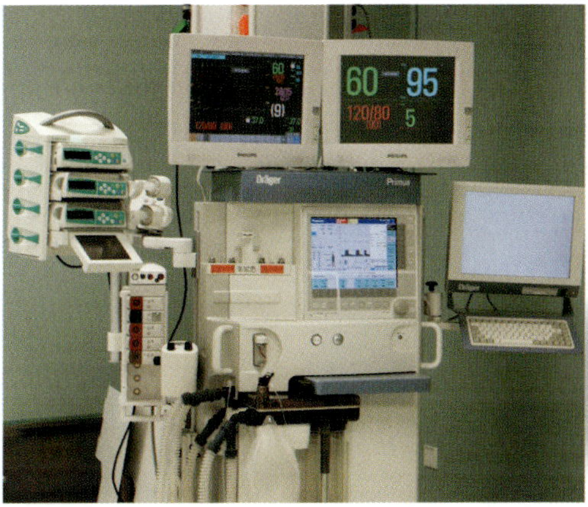

Moderner Anästhesiearbeitsplatz

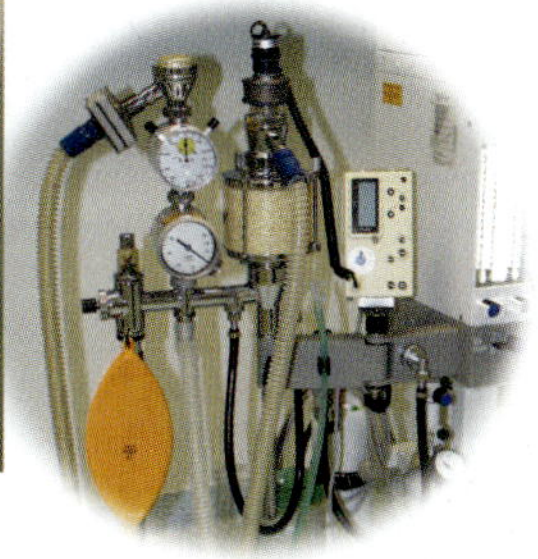

Klassisches Kreisteil

A. Bestandteile eines modernen Narkoserespirators

Jeder Anschluss hat eine spezifische Kupplung!

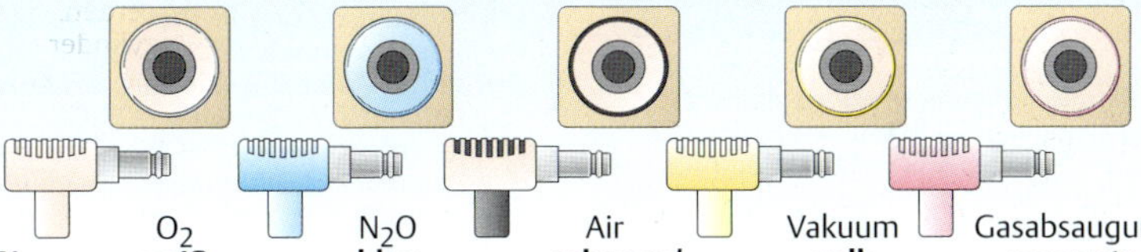

	O_2	N_2O	Air	Vakuum	Gasabsaugung
EN 740	**weiß**	**blau**	**schwarz/ weiß**	**gelb**	**magenta**
Alte Norm	blau	grau	gelb	weiß	–

1. Farbkodierungen nach „EN 740“

Füllungsdruck (p) · **Füllvolumen** (V) = konstant

Beispiel: Füllungsdruck = 190 bar

⟶ Inhalt (190 · 10) = 1900 l

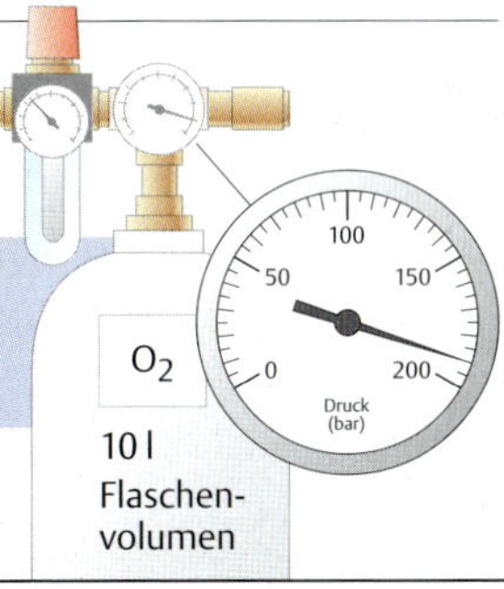

2. Boyle-Mariotte-Gesetz

B. Gasquellen

C. Gasdosierung

Um die gewünschte Zusammensetzung des Frischgases zu erreichen, sind fein regulierbare Dosierungseinrichtungen notwendig. Weit verbreitet für die Zufuhr von O_2, Air und N_2O sind sog. **Rotameter** *(C1)*. Hierbei handelt es sich um senkrechte Röhren, die sich von unten nach oben erweitern und in denen sich ein Schwebekörper („Schwimmer") befindet. Je höher die Position des Schwimmers ist, desto mehr Gas kann aufgrund der spezifischen Röhrenform an ihm vorbeiströmen. Wegen der unterschiedlichen Dichte und Viskosität müssen die Messröhren auf das jeweilige Gas geeicht sein. Inzwischen werden auch mikroprozessorgesteuerte Ventile zur Frischgasmischung eingesetzt. Alternativ zur Einzeleinstellung können bei einigen Geräten der gesamte Frischgasfluss (FGF; l/min) und der gewünschte prozentuale Anteil des jeweiligen Gases eingegeben werden. Um die Zufuhr „hypoxischer" Gasgemische zu verhindern, muss der inspiratorische O_2-Anteil im Gerät kontinuierlich überwacht werden. In modernen Narkoseapparaten sind darüber hinaus spezielle Systeme eingebaut, die als *zweite Lachgassperre* fungieren. Unterhalb einer O_2-Flussrate von z. B. 200 ml/min ist es damit unmöglich, N_2O beizumischen, und bei höheren Flüssen kann ein bestimmter N_2O-Anteil (meist 75 %) nicht überschritten werden.

Die Beimischung der *volatilen Anästhetika* ist weitaus aufwendiger und komplizierter. Sie erfordert eine kontrollierte Verdampfung des jeweiligen Anästhetikums, wozu spezielle Vorrichtungen, die sog. **Vaporen,** benötigt werden. Das Problem bei der Verdampfung ist, dass sie in ihrem Ausmaß von der Temperatur abhängt und Energie verbraucht. Während der Verdampfung kühlt sich das zunächst flüssige Anästhetikum nämlich ab, mit dem Ergebnis, dass die dann verdampfte Menge kleiner wird, was technisch verhindert werden muss. Da sich die einzelnen Anästhetika in ihrem Dampfdruck unterscheiden (s. Kap. 4.2), gibt es für jedes einen eigenen Vapor. Um eine Verwechselung auszuschließen, sind nicht nur die Glasflaschen, in denen die (flüssigen) Anästhetika angeliefert werden, sondern auch die Vaporen und Einfüllstutzen verschiedenfarbig markiert. Außerdem hat jeder Vapor eine Öffnung, auf die nur ein einziger Stutzen passt *(C2)*. Idealerweise müssen Vaporen unabhängig vom Frischgasfluss, von der Umgebungstemperatur, vom Luftdruck und von Temperaturschwankungen, die bei der Verdampfung auftreten, wie auch von beatmungsbedingten Druckänderungen korrekt arbeiten. Wenn das Frischgas nicht vollständig, sondern nur zu einem Teil durch die Verdampferkammer geleitet wird, spricht man von *Flowverdampfern*. Im Gegensatz dazu wird bei den kaum noch eingesetzten *Vergasern*, die nach dem Venturi-Prinzip funktionieren, flüssiges Anästhetikum über eine Düse direkt in den Frischgasstrom gesprüht, was unmittelbar zur Verdampfung führt. Hierbei regelt ein Drosselventil den Strömungswiderstand im Frischgas und steuert über die resultierende Druckänderung die Abgabe der eingesprühten Menge.

D. CO_2-Absorber

Bei der Narkosebeatmung mit *Rückatmung* der Ausatemluft muss das aus dem Patienten stammende CO_2 entfernt werden. Hierzu dient der sog. **Atemkalk.** Er befindet sich in speziellen Behältern im Inspirationsschenkel des Narkosegeräts und besteht aus 3 – 6 mm großen, weißen Granula, die eine raue, unregelmäßige Oberfläche aufweisen, um die Absorption zu verbessern. In Deutschland wird überwiegend *Natronkalk* verwendet. Er enthält 75 – 85 % $Ca(OH)_2$, 1 – 4 % NaOH und 4 – 18 % H_2O. Zusätzlich ist ein Farbindikator (meist Ethylviolett) beigegeben, der die Erschöpfung des Atemkalks sichtbar machen soll (Farbumschlag von Weiß nach Blauviolett). Die Absorption von CO_2 verläuft als exotherme Reaktion, wobei als Endprodukte $CaCO_3$ und H_2O entstehen und NaOH „zurückgewonnen" wird *(D2)*. Der Absorber befindet sich immer im Inspirationsschenkel *hinter* der Frischgaszuleitung, um so auch eine gewisse Anfeuchtung und Anwärmung des eigentlich trockenen und kalten Frischgases zu ermöglichen. Unter optimalen Bedingungen können 100 g Atemkalk ca. 26 l CO_2 binden. Da die Absorptionsleistung stark vom Wassergehalt des Atemkalks abhängt, muss ein Austrocknen unbedingt verhindert werden. Ausgetrockneter Atemkalk kann in Kombination mit einigen volatilen Anästhetika außerdem zur Bildung von Kohlenmonoxid oder potenziell nephrotoxischem Compound A (s. Kap. 12.3) führen.

Narkoserespiratoren II

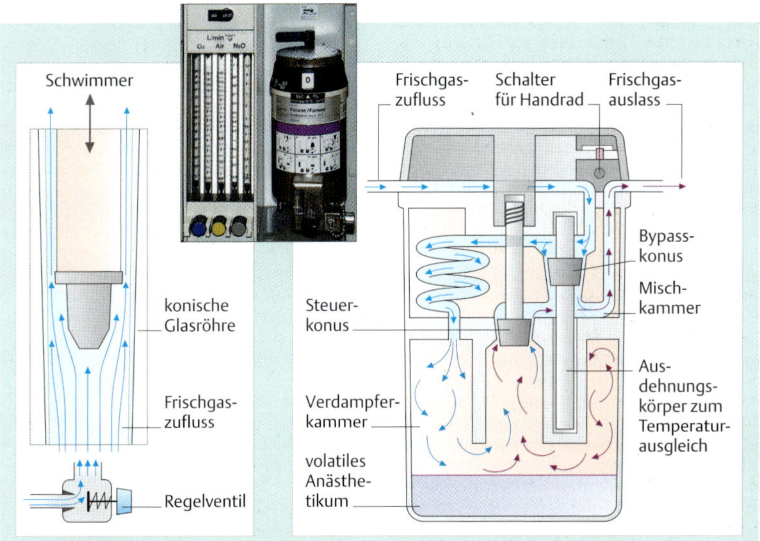

1. Rotameter

2. Vapor

C. Gasdosierung

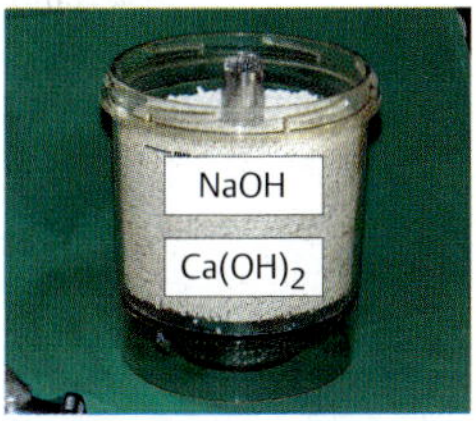

1. Gefüllter Absorber

2. Chemische Reaktionen

① $CO_2 + H_2O \rightarrow H_2CO_3$

② $H_2CO_3 + 2\,NaOH \rightarrow Na_2CO_3 + 2\,H_2O$

③ $Na_2CO_3 + Ca(OH)_2 \rightarrow CaCO_3 + 2\,NaOH$

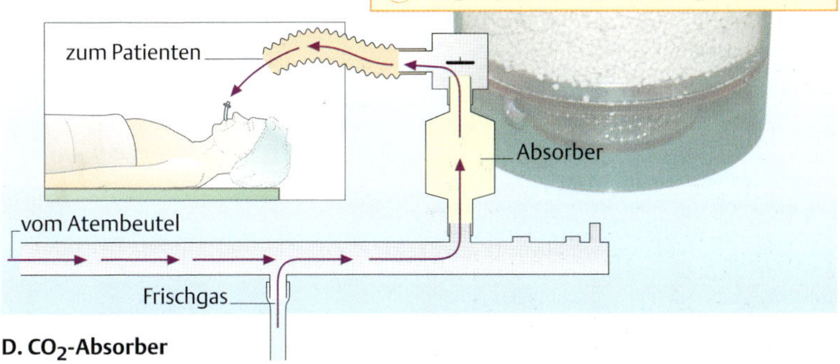

D. CO_2-Absorber

E. Narkosegaselimination

Beim Gebrauch von Inhalationsanästhetika besteht für den Anwender die Gefahr, sich (chronisch) einer zu hohen Raumluftkonzentration auszusetzen. Dies kann durch **Absaugvorrichtungen,** die „überschüssiges" Narkosegas eliminieren, größtenteils verhindert werden. Um die Umweltbelastung durch Inhalationsanästhetika zu minimieren, sollten außerdem Niedrigflussnarkosen durchgeführt werden (s. Kap. 7.2).

F. Atemventile

Ventile im Narkosesystem lenken den Gasstrom in eine Richtung und bewirken so eine Trennung von Inspirations- und Exspirationsschenkel („Kreissystem"; s. Kap. 7.2). Hierdurch wird eine Rückatmung („Pendelluft") verhindert. Als **Richtungsventile** dienen sehr dünne Plättchen aus Glimmer oder Kunststoff. Sie erhöhen den Strömungswiderstand kaum und öffnen sich bereits ab einem Überdruck von 0,2 mbar. In Geräten ohne Kreissystem, z. B. Transportbeatmungsgeräte, oder bei der Beatmung mit Maske und Beutel werden stattdessen sog. **Nichtrückatmungsventile** verwendet *(F)*. Sie lassen sowohl eine Spontanatmung als auch eine Beatmung zu. Es gibt sie in verschiedenen Modifikationen (Ruben, Ambu, Laerdal).

G. Atemschläuche

Atemschläuche sollen den Strömungswiderstand für den Transport des Atemgases niedrig halten, und vor allem sollen sie nicht leicht abknicken. Daneben soll ihre Dehnbarkeit („Schlauchcompliance") so gering wie möglich sein (s. Kap. 7.4). In der Erwachsenenanästhesie haben sich **Faltenschläuche** am besten bewährt. Sie werden zugentlastet am Operationstisch befestigt (z. B. mit dem „Ulmer Rad").

H. Atembeutel

Um neben der maschinellen auch eine manuelle Beatmung und eine Spontanatmung zu ermöglichen, ist ein Atembeutel ins Narkosesystem integriert. Seine Füllung mit Frischgas und Ausatemluft wird durch ein manuell regelbares *Überdruckventil* gesteuert, das überschüssiges Gas aus dem System entweichen lässt (→ Narkosegasabsaugung). Der Atembeutel dient bei den gängigen Narkoserespiratoren während der maschinellen Beatmung als *Reservoir* für das inspiratorisch fließende Frischgas (s. Kap. 7.3).

I. Atemfilter

Unter physiologischen Bedingungen wird die Einatemluft im Bereich der oberen Atemwege optimal erwärmt, angefeuchtet und gefiltert, hinzu kommen die selbstreinigenden Mechanismen des unteren Respirationstrakts (z. B. Zilienbewegung). Bei Benutzung eines künstlichen Atemwegs und in Narkose greifen diese Funktionen jedoch nicht mehr. Neben den unmittelbaren Folgen, wie z. B. Sekreteindickung, kommt es bei längeren Eingriffen zu einem merklichen Verlust von Wasser und Wärme über die Ausatemluft. Dem muss durch eine *künstliche Befeuchtung und Anwärmung der Einatemluft* entgegengewirkt werden. Die einfachste Methode ist die Verwendung von speziellen, zwischen Tubus und Y-Stück angebrachten Filtern („künstliche Nasen"). Damit lassen sich zwar keine physiologischen Verhältnisse erreichen, sie sind aber im Narkosebetrieb ausreichend effektiv. Solche Filter bestehen aus *hydrophoben Membranen* und lassen Wasser nur als Aerosol passieren, aber nicht als Kondensat. Hierdurch wird eine gute (Rück-)Befeuchtung ermöglicht. Zudem werden Bakterien und Viren nahezu völlig zurückgehalten (bis zu 99,99%). Das hat zur Folge, dass die Atemschläuche nur noch einmal täglich gewechselt werden müssen und nicht mehr zwingend von einem Patient zum nächsten, was auch die Betriebskosten senkt. Dafür muss jedoch ein weiterer Filter am Exspirationsstutzen angebracht werden. Wichtig ist, dass die Filter den anatomischen Totraum (s. Kap. 7.4) nur minimal erhöhen, hohe Gasflüsse zulassen und nicht zu einer relevanten Strömungsbehinderung (z. B. durch Wasseraufnahme) und damit Steigerung des Atemwegswiderstands führen.

J. Sekretabsauger

Bei der Ein- und Ausleitung einer Narkose, aber auch dazwischen, kann es nötig werden, Flüssigkeiten wie Magensaft, Speichel o. ä. abzusaugen. Daher befindet sich ein Sekretabsauger am Narkosegerät. Er wird entweder mit Sog (Vakuumanschluss) nach dem Prinzip der Wasserstrahlpumpe (O_2/Air) oder elektrisch (Vakuumpumpe) betrieben.

Narkoserespiratoren III

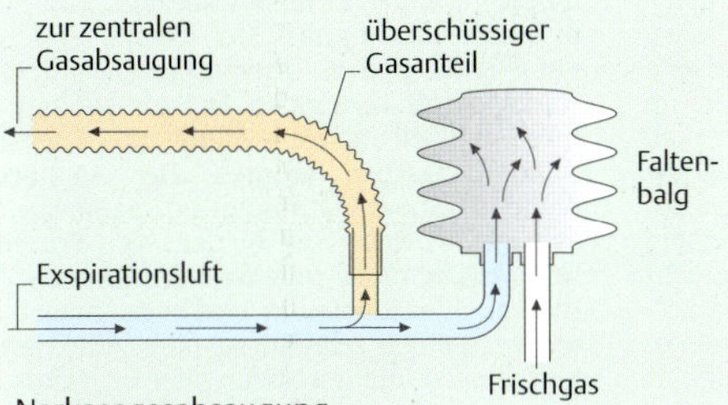

Narkosegasabsaugung

- Absaugleistung 40–60 l/min
- Puffermodul für Überforderung

1. Absaugvorrichtung

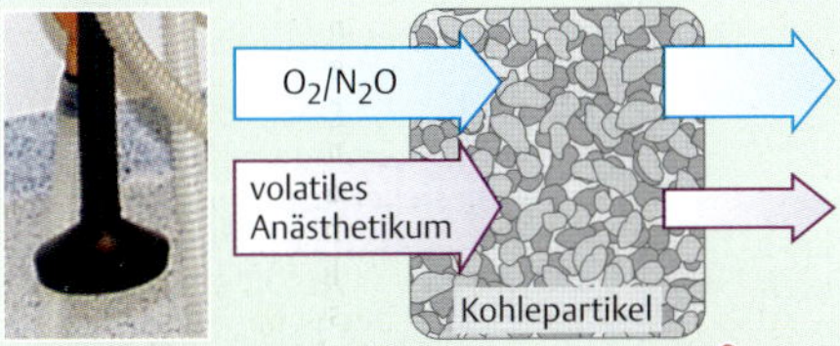

- nicht ausreichend effektiv
- tauglich nur für volatile Anästhetika

2. Narkotikafilter

E. Narkosegaselimination

Nichtrückatmungsventil (für Spontanatmung und Beatmung im halboffenen System)

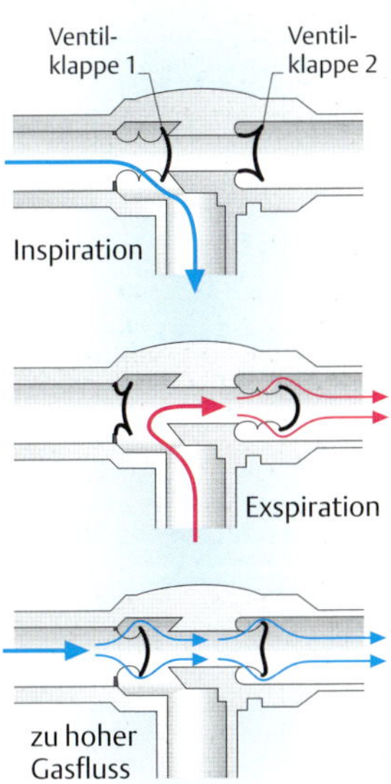

F. Atemventile

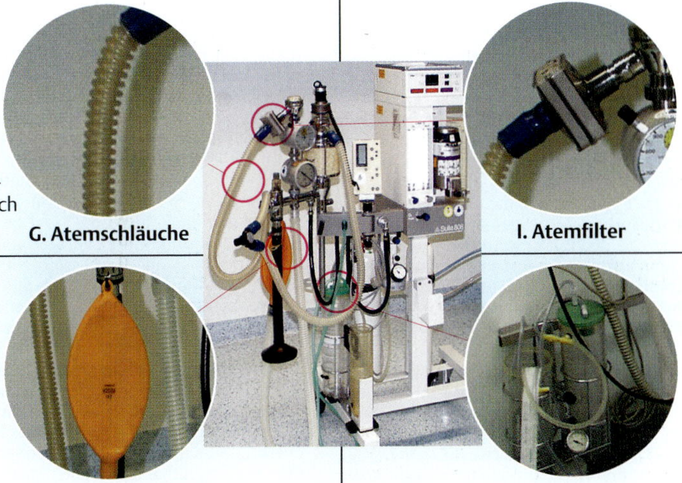

Falten-
schlauch

G. Atemschläuche

I. Atemfilter

H. Atembeutel

J. Sekretabsauger

Ein Narkosesystem ist, allgemein gesagt, eine Vorrichtung, mit deren Hilfe Inhalationsanästhetika appliziert werden können. Es lassen sich **offene, halboffene, halbgeschlossene und geschlossene Systeme** unterscheiden. Im Gegensatz zum offenen System benötigt man für die anderen zumindest ein Beatmungssystem. Narkosen im halbgeschlossenen und geschlossenen System sind sogar nur mit einem Narkosegerät möglich. Sie sind am gebräuchlichsten, weil dabei eine Rückatmung „unverbrauchter" Narkosegase stattfindet, was zu einem ökonomisch-ökologischen Umgang mit Inhalationsanästhetika führt und zudem Wärme- und Flüssigkeitsverluste über die Atemgase minimiert. Allgemeines Kriterium für die Einteilung der Narkosesysteme ist der **Rückatmungsanteil.** Je höher dieser ist, umso geringer wird folglich der für die Aufrechterhaltung einer bestimmten Zusammensetzung der Atemluft notwendige Frischgasfluss.

A. Halbgeschlossenes System

Das halbgeschlossene System ist heute der Standard bei Allgemeinanästhesien. Es kann mit allen modernen Narkosegeräten realisiert werden. Solche Geräte sind in sämtlichen Altersgruppen einsetzbar und eignen sich in den meisten Fällen sogar für Intensivpatienten mit erheblicher Lungenschädigung und entsprechend stark eingeschränkter Lungenfunktion. Sie ermöglichen nicht nur eine deutliche Einsparung von Frischgas durch eine **partielle Rückatmung,** sondern auch ein umfassendes Monitoring durch zahlreich integrierte Überwachungsfunktionen. Das Beatmungsmodul erlaubt neben der Spontanatmung verschiedene maschinelle Beatmungsformen (s. Kap. 7.3). Aufgrund der Rückatmung kann der Frischgasfluss theoretisch so weit reduziert werden, dass nur noch so viel Frischgas zugeführt wird, wie verbraucht wird („geschlossenes System"; s. u.). In Rückatmungssystemen muss aber zwingend das anfallende CO_2 durch Absorber zurückgehalten werden. Da das Ausmaß der Rückatmung vom Frischgasfluss abhängt, kann bei Einstellung von Flüssen oberhalb des Atemminutenvolumens umgekehrt eine Rückatmung auch ganz verhindert werden („halboffenes System"; s. u.).

▸ **Kreissystem.** Um ein halbgeschlossenes oder geschlossenes Narkosesystem zu verwirklichen, müssen die einzelnen Bauteile kreisförmig angeordnet werden („Kreissystem"; *A1*), und die Atemgase dürfen nur in eine Richtung fließen. Hierfür sorgen *Richtungsventile*, von denen jeweils eines im Inspirations- und im Exspirationsschenkel platziert ist. Sie verhindern eine Rückatmung von „Pendel- oder Totraumluft". Der Patient wird über ein *Y-Stück* und die Atemschläuche mit dem Narkosegerät verbunden. Er kann spontan atmen, manuell mit dem Atembeutel oder maschinell beatmet werden. Der *Atembeutel* dient bei Spontanatmung und manueller Beatmung als Reservoir, in dem sich Frischgas und Ausatemluft miteinander mischen. Bei maschineller Beatmung wird er durch eine *Beatmungseinheit* (Faltenbalg oder Antriebskolben) ersetzt, die mit Strom oder Druckluft angetrieben wird. Mit einem Überdruckventil wird die Beutelfüllung geregelt, sodass überschüssiges Gas aus dem System entweichen kann. Das Gasgemisch durchströmt auf seinem Weg in den Patienten den *CO_2-Absorber* im Inspirationsschenkel und passiert, noch im Narkosegerät, einen ersten Sensor, der die *inspiratorische O_2-Konzentration* (FIO_2) misst (ein zweiter befindet sich zwischen Y-Stück und z. B. Tubus). Dagegen wird das *Atemzugvolumen* immer *exspiratorisch* gemessen („Volumeter"), um sicherzustellen, dass die gemessenen Volumina auch tatsächlich im Patienten am Gasaustausch teilgenommen haben. In unmittelbarer Nähe des Volumeters ist ein *Barometer* zur Messung der Atemwegsdrücke angebracht. Nicht in das Kreissystem integriert ist der *Vapor*. Er befindet sich zwischen der Dosiervorrichtung (z. B. Rotameter) für O_2, Air und N_2O und dem Kreissystem.

▸ **Niedrigflussnarkosen.** Wenn bestimmte apparative Voraussetzungen erfüllt sind wie hohe Dichtigkeit des Systems, exakte Dosierbarkeit des Frischgases, präzise und patientennahe Messung der Atemgase (O_2, CO_2, N_2O, volatile Anästhetika) und wenn außerdem die Oxygenierung des Patienten kontinuierlich mit der Pulsoxymetrie überwacht wird, dann kann der Frischgasfluss bei längeren Narkosen von 2 – 4 l/min (mittlerer Fluss) deutlich reduziert werden. Bei einer Rate von ca. 1,0 l/min spricht man von **„low flow"** und bei ca. 0,5 l/min von **„minimal flow".** Vorteile von Niedrigflussnarkosen sind die bessere Anfeuchtung und Anwärmung der Atemgase, die geringere Umweltbelastung und die Kostenersparnis, Nachteile die schlechtere Steuerbarkeit der Narkosetiefe und die Möglichkeit, dass sich ein „hypoxisches" Atemgasgemisch bildet. Ursächlich hierfür können Veränderungen des O_2-Verbrauchs oder der N_2O-Aufnahme sein, ferner Leckagen und eine allmähliche Anreicherung von „Fremdgasen" im System (N_2, CO, Aceton, Ethanol, Argon, [Methan, H_2], Compound A [bei Sevofluran]).

Narkosesysteme I

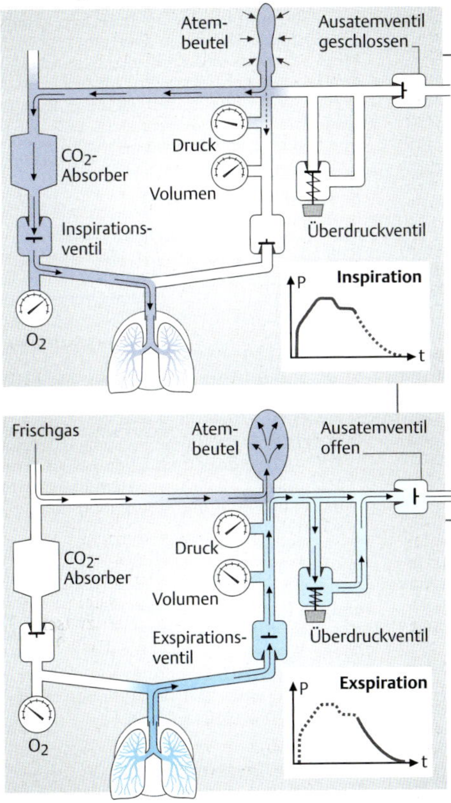

1. Kreissystem

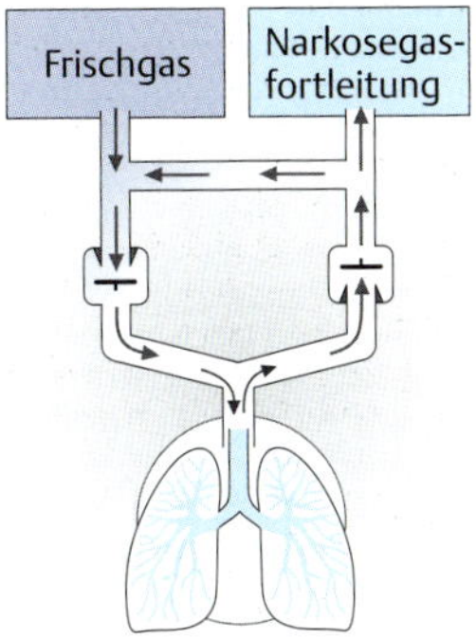

Halbgeschlossenes System
(partielle Rückatmung
der Exspirationsgase)

„low flow":
FGF ca. 1,0 l/min,
hiervon 0,5 l O_2 und 0,5 l N_2O

„minimal flow":
FGF ca. 0,5 l/min,
hiervon 0,3 l O_2 und 0,2 l N_2O

a) Definitionen

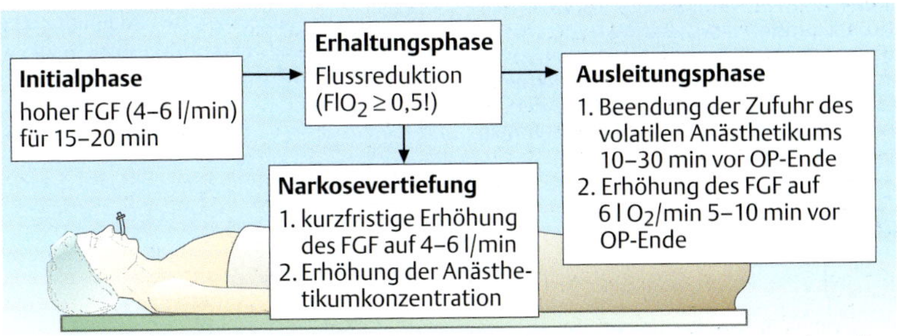

b) Praktisches Vorgehen

FGF = Frischgasfluss

2. Niedrigflussnarkosen

A. Halbgeschlossenes System

Wegen solcher Akkumulationsphänomene sollten keine Niedrigflussnarkosen bei starken Rauchern (CO-Anreicherung), bei dekompensiertem Diabetes mellitus (Aceton), akuter Alkoholintoxikation (Ethanol) oder Niereninsuffizienz (Verzicht auf Sevofluran) durchgeführt werden.

Vor dem Übergang auf „low flow" oder „minimal flow" sollte eine ausreichend lange Phase (mindestens 15 Minuten) mit hohem Flow (4 – 6 l/min) liegen. Sie dient zum einen der schnellen Anflutung der Inhalationsanästhetika (Sicherstellung einer genügenden Narkosetiefe) und zum anderen der ausreichenden Denitrogenierung der Atemwege, speziell der funktionellen Residualkapazität, was eine protrahierte N_2-Akkumulation vermindern soll. Auch im Anschluss muss die Frischgaszusammensetzung noch nachgeregelt werden, da N_2O weiterhin aufgenommen wird, was mit einer relativen Zunahme des alveolären O_2-Anteils verbunden ist. Nach etwa 30 – 45 Minuten nimmt die N_2O-Aufnahme allerdings deutlich ab, was die FIO_2 abfallen lässt, falls der O_2-Fluss nicht entsprechend erhöht wird. Zur Narkoseausleitung kann die Zufuhr des volatilen Anästhetikums bereits 10 – 30 Minuten vor Operationsende beendet werden. Ungefähr 5 – 10 Minuten vor dem geplanten Aufwachen des Patienten sollte dann der Frischgasfluss wieder auf die initialen Werte angehoben werden.

Wenn während einer Niedrigflussnarkose schnelle Änderungen der Anästhetikumkonzentration zur Anpassung der Narkosetiefe nötig werden, muss der Frischgasfluss jeweils für einige Minuten auf 4 – 6 l/min erhöht werden. In gleicher Weise sollte das System bei Minimal-Flow-Anästhesien alle 1 – 2 Stunden durchgespült werden, um eine Fremdgasanreicherung zu verhindern. Aus Sicherheitsgründen sollte die eingestellte inspiratorische O_2-Konzentration bei „low flow" 50% und bei „minimal flow" 60% nicht unterschreiten. Die Konzentration des volatilen Anästhetikums muss einerseits dem niedrigen Flow und andererseits dem hohen Rückatmungsanteil angepasst werden.

B. Geschlossenes System

In einem geschlossenen System („closed circuit") wird mikroprozessorgesteuert exakt nur noch diejenige Menge an Frischgas und Anästhetikum in das System eingespeist, die zum Erreichen und Konstanthalten der eingestellten Zielkonzentrationen notwendig ist („quantitative Anästhesie"). Sie entspricht im Gleichgewichtszustand idealerweise dem O_2-Verbrauch des Patienten (bei Erwachsenen 200 – 300 ml/min) und dem Leckagevolumen des Systems. Da damit aber ein sehr hoher Mess-, Rechen- und Kontrollaufwand verbunden ist, hat sich dieses Prinzip bisher in der Breite nicht durchsetzen können, trotz des niedrigsten Frischgasverbrauchs und der dadurch geringsten Umweltbelastung.

C. Halboffene Systeme

Charakteristisch für halboffene Systeme ist die fehlende Rückatmung, d. h., das ausgeatmete Gas wird ganz aus dem System entfernt. Eine Rückatmung lässt sich wie folgt verhindern:

1. im Kreissystem durch Anheben des Frischgasflusses über das Atemminutenvolumen (s. o.),
2. mit Nichtrückatmungsventilen, die patientennah zwischen Atemschlauch und künstlichem Atemweg eingesetzt werden,
3. in ventillosen Systemen („Spülgassysteme", z. B. nach *Kuhn*) durch einen hohen Frischgasfluss (2 – 3-faches Atemminutenvolumen), mit dem die Ausatemluft „ausgewaschen" wird.

Nachteilig ist der extrem hohe Frischgasverbrauch. Bei Spülgassystemen kommen die unzureichenden Überwachungsmöglichkeiten und die Kontamination der Raumluft mit Anästhetika hinzu. Mittlerweile werden halboffene Systeme nur noch begrenzt angewendet: Spülgassysteme mitunter in der Kinderanästhesie und Nichtrückatmungsventile in der Notfallmedizin.

D. Offene Systeme

Offene Systeme, wie z. B. die **Schimmelbusch-Maske,** haben nur noch historische Bedeutung. Darüber wurde früher mit Äther oder Chloroform angereicherte Raumluft eingeatmet. Die Ausatmung fand direkt in die Umgebung statt.

Narkosesysteme II

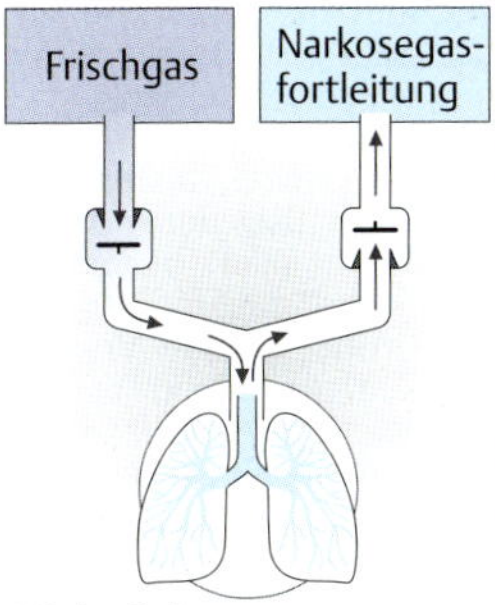

Nichtrückatmungssystem mit Trennung von In- und Exspiration

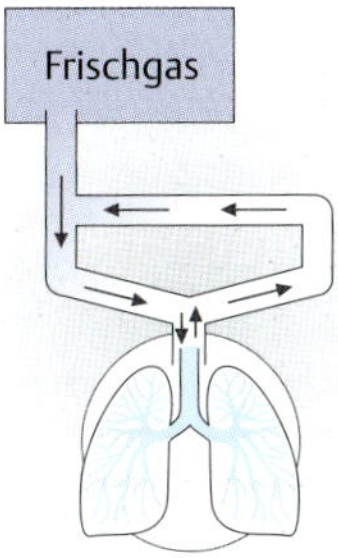

Geschlossenes System (komplette Rückatmung der Exspirationsgase)

B. Geschlossenes System

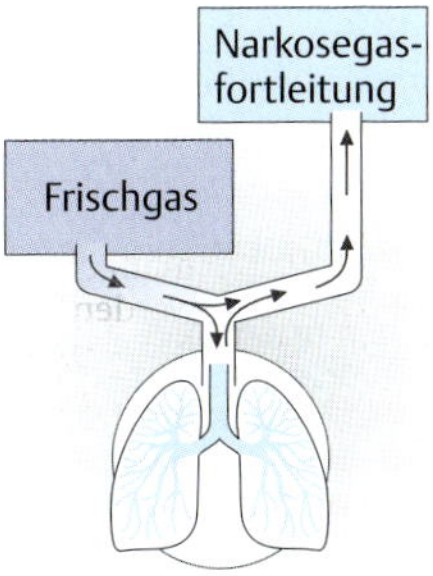

Kuhn-System (flowgesteuertes Nichtrückatmungssystem ohne Ventil)

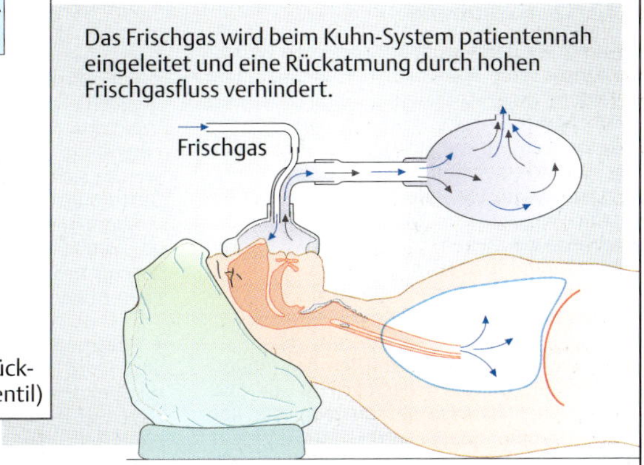

C. Halboffene Systeme

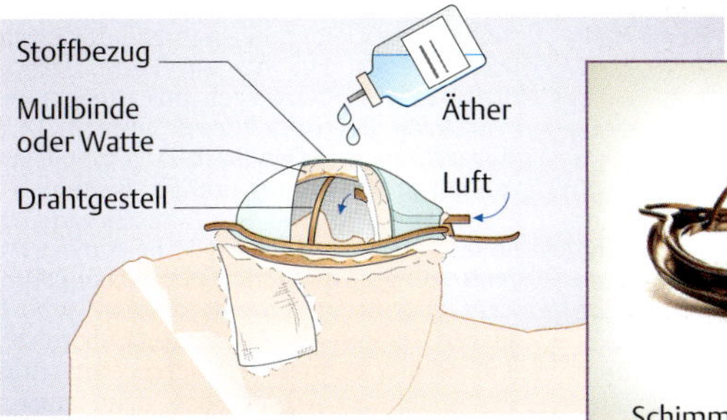

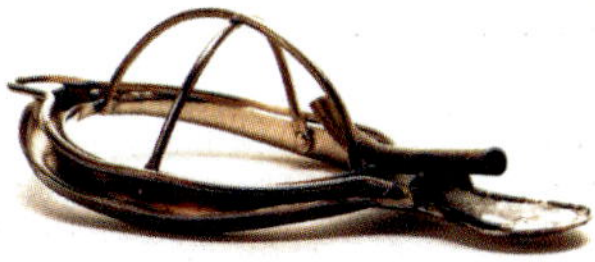

Schimmelbusch-Maske (historisch)

D. Offene Systeme

A. Grundprinzipien

Damit bei der Atmung ein Luftstrom zustande kommt, muss ein *Druckgefälle* zwischen Mund-Rachen-Raum und Alveolen vorhanden sein. Bei der **Spontanatmung** wird dieses Gefälle durch den während der Inspiration negativen intrapleuralen Druck erzeugt („Unterdruckatmung"; *A1*). Das Atemzugvolumen ist der Druckdifferenz direkt proportional. In der Exspiration kehren sich die Druckverhältnisse um. Der Alveolardruck übersteigt nun den Druck im Mund-Rachen-Raum, und die eingeatmete Luft kann passiv wieder nach außen strömen. Bei der **Beatmung** wird der Druck dagegen zu Beginn der Inspiration in den oberen Atemwegen über den in den Alveolen herrschenden Atmosphärendruck erhöht („Überdruckbeatmung"; *A2*). Das kann manuell (Atembeutel) oder maschinell (Atembalg/-kolben eines Respirators) geschehen. Für eine maschinelle Beatmung sollte ein künstlicher Zugang zur Trachea bestehen (z. B. Tubus).

B. Narkosebeatmung

Da aufgrund der atemdepressorischen Nebenwirkungen von Anästhetika, Hypnotika und Opioiden eine suffiziente Spontanatmung unter Narkose nicht oder zumindest nicht über längere Zeit möglich und bei einem Einsatz von Muskelrelaxanzien von vornherein ausgeschlossen ist, muss in solchen Fällen beatmet werden. Dies kann auf unterschiedliche Weise geschehen:

- assistierend manuell,
- komplett manuell,
- assistierend maschinell oder
- komplett maschinell (= kontrolliert).

Die Anwendung einer manuellen Beatmungsform beschränkt sich neben der Ein- und Ausleitung einer Narkose auf Kurzeingriffe und Notsituationen. Sonst wird eine komplette maschinelle (= kontrollierte) Beatmung vorgezogen. Assistierend maschinell wird, wenn überhaupt, nur in der Ausleitungsphase beatmet.

C. Maschinelle Beatmung

Der Narkoserespirator enthält ein Steuermodul für die maschinelle Beatmung. Geräte der neuesten Generation ermöglichen damit eine Beatmung sowohl im *volumenkontrollierten* als auch im *druckkontrollierten* Modus. Eine eingebaute Triggerfunktion erlaubt eine assistierende maschinelle Beatmung. Außerdem kann jederzeit auf manuelle Beatmung oder auch auf Spontanatmung umgeschaltet werden.

► **Ablauf.** Zunächst wird das Atemgas, das sich aus Frischgas und ggf. Exspirationsgas des Patienten zusammensetzt, in einen Atembalg, bei modernen Geräten in einen Kolben oder Zylinder, geleitet. Die Inspiration beginnt damit, dass der Balg durch das Antriebssystem, elektrisch oder pneumatisch (durch Druckluft), komprimiert wird und dadurch das unter Druck stehende Atemgas in das Patientensystem, bestehend aus Atemschläuchen, Ventilen, CO_2-Absorber etc., einströmen kann und dann in die Lungen gelangt.

► **Beatmungsparameter.** Folgende Parameter charakterisieren den Beatmungszyklus und bestimmen die intrapulmonale Volumen-Druck-Beziehung in ihrem zeitlichen Verlauf:

- die Atemfrequenz (AF),
- das Atemzug- oder Tidalvolumen (AZV oder V_T),
- das Atemminutenvolumen (AMV),
- das Verhältnis Inspirations- zu Exspirationszeit (I : E; Atemzeitverhältnis),
- der Inspirationsflow und -druck und ggf.
- ein positiver endexspiratorischer Druck (PEEP).

Welche der genannten Größen vom Anwender eingestellt werden können oder müssen und welche sich dann daraus ergeben, hängt vom Beatmungsmodus (volumen- oder druckkontrolliert) und von der Ausstattung des Gerätes ab. Eine Übersicht über die gängigen Narkosebeatmungsformen mit den gebräuchlichen Abkürzungen gibt *C1*.

► **Volumenkontrollierte Beatmung.** Bei der volumenkontrollierten Beatmung *(C2)* wird das Volumen, das in den Patienten transportiert werden soll, als Atemzugvolumen vorab eingestellt. Der Flow, d. h. die Strömungsgeschwindigkeit, mit der das Atemgas im Patientensystem bewegt wird, ist ebenfalls einstellbar und bleibt dann während der Inspiration konstant. Das hat zur Folge, dass der Druck in den Atemwegen mit zunehmender Inspiration überproportional ansteigt. Er ergibt sich aus der Dehnbarkeit („Compliance") von Lunge und Thorax und aus weiteren eingestellten Zielgrößen wie Atemzeitverhältnis, Atemfrequenz und PEEP. Hierbei kann jedoch geräteseitig ein bestimmter Maximaldruck nicht überschritten werden. Dieser wird bei älteren Geräten als „Arbeitsdruck" bezeichnet und ist hier zumeist fest vorgegeben (in der Regel 100 cmH_2O), er kann dann auch als Druckreserve verstanden werden. Bei neueren Geräten wird er z. B. „P_{max}" genannt und ist

Beatmungsformen I

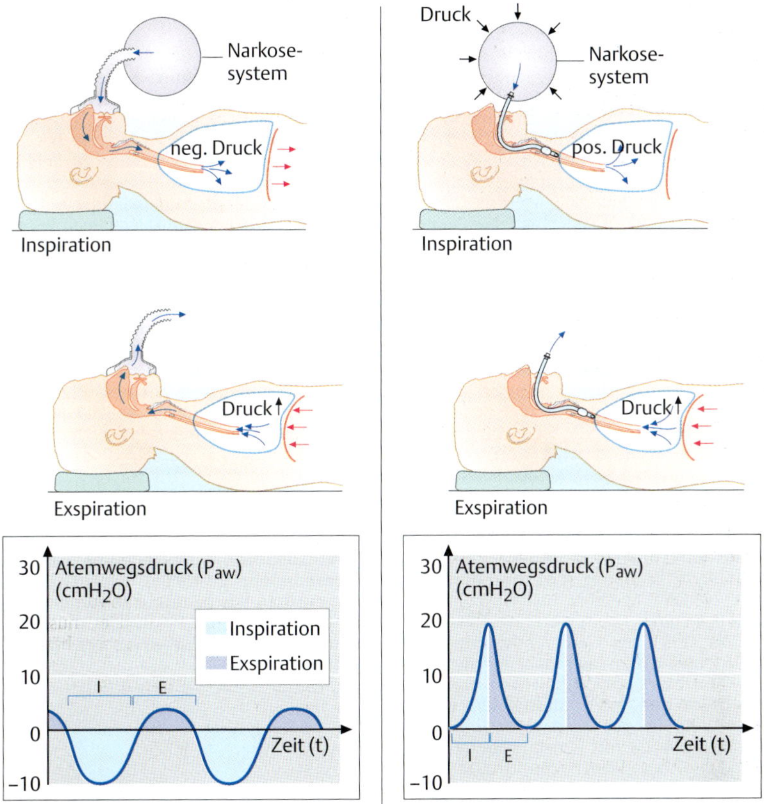

1. Spontanatmung

2. Überdruckbeatmung

A. Grundprinzipien

Verfahren	Funktionsprinzip
assistierend manuell	Unterstützung insuffizienter Spontanatmung durch synchronisierte manuelle Atemhübe
komplett manuell	vollständige manuelle Beatmung (bei fehlender Spontanatmung)
assistierend maschinell	Triggerung maschineller Atemhübe durch spontane Inspiration
komplett maschinell (= kontrolliert)	vollständige maschinelle Beatmung (bei fehlender Spontanatmung)

B. Narkosebeatmung

frei wählbar, er kann hier als inspiratorische Druckbegrenzung genutzt werden und so die Form der Atemkurve beeinflussen (z. B. inspiratorisches Druckplateau). Die Steilheit des Druckanstiegs lässt sich dagegen mit dem Inspirationsflow verändern. Mit einem hohen Flow kann überdies ein endinspiratorisches Druckplateau erzeugt werden.
Vorteil des volumenkontrollierten Modus ist eine relativ volumenkonstante Beatmung, auch wenn sich – innerhalb gewisser Grenzen – der Widerstand im Patientensystem ändert. Die Sicherheitsreserve ist hierbei natürlich umso größer, je höher der Arbeitsdruck oder P_{max} ist. Allerdings führen hohe Drücke zu turbulenten Strömungen und damit zu einer ungleichmäßigen, unvorteilhaften Gasverteilung in der Lunge. Bei konstantem Flow werden gut dehnbare Lungenbezirke immer erheblich besser belüftet als schlecht dehnbare, was vor allem bei geschädigter Lunge eine Rolle spielt. Von Nachteil ist ferner, dass Leckagen bei einer volumenkontrollierten Beatmung überhaupt nicht kompensiert werden können, hier geht dann zumindest ein Teil des Atemzugvolumens verloren.

▸ **Druckkontrollierte Beatmung.** Die druckkontrollierte Beatmung *(C3)* funktioniert im Prinzip genau umgekehrt. Hier wird nicht das Atemzugvolumen am Gerät eingestellt, sondern der Druck, der während der Inspiration im Patientensystem aufgebaut werden soll. Das Atemzugvolumen ergibt sich dann aus dem Druck und den Widerständen, die im System und in den Atemwegen herrschen („Resistance"). Da mit zunehmender Füllung der Lunge der Widerstand größer wird, nimmt das Druckgefälle ab, sodass der Flow während der Inspiration immer kleiner wird („dezelerierender Flow").
Der dezelerierende Flow ist aus physiologischer Sicht der entscheidende Vorteil der druckkontrollierten Beatmung. Er sorgt nämlich für eine deutlich bessere Gasverteilung in der Lunge, wovon krankhaft veränderte Lungenabschnitte mit verminderter Dehnbarkeit oder gesteigerten Flusswiderständen am meisten profitieren. Außerdem können Volumenverluste, z. B. als Folge einer bronchopleuralen Fistel, bis zu einem gewissen Grad gut kompensiert werden, und bei Kindern im ersten Lebensjahr gelingt es leichter, die minimalen maschinellen Hubvolumina zu erzeugen. Dem steht als Nachteil gegenüber, dass Widerstandsänderungen, die intraoperativ nicht selten auftreten (z. B. Kompression des Abdomens, Behinderung der Zwerchfellbewegung), zwangsläufig mit umgekehrt proportionalen Änderungen des Atemzugvolumens verbunden sind. Dies lässt sich allerdings bei entsprechend eng eingestellten Alarmgrenzen sofort erkennen.

▸ **Frischgasentkopplung.** Frischgas fließt entsprechend der eingestellten Rate sowohl in der Inspiration als auch in der Exspiration. Wenn es während der Inspiration ins Kreissystem gelangt, erhöht es um den anteiligen Betrag seiner Flussrate das Volumen, das in den Patienten transportiert wird. Das hat den Nachteil, dass das Atemzugvolumen bei jeder Änderung des Frischgasflusses neu justiert werden muss. Um dies zu umgehen, muss das während der Inspiration einströmende Frischgas zunächst in einem Reservoir, z. B. dem Atembeutel, gesammelt werden. Dieses gesammelte Frischgas wird dann während der Exspiration in den Atembalg oder -kolben geleitet (bei geringem Frischgasanteil zusammen mit dem Exspirationsgas des Patienten) und erreicht mit dem folgenden Atemhub den Patienten. Das hat zur Folge, dass das am Gerät eingestellte Hubvolumen ziemlich genau dem (exspiratorisch gemessenen) Atemzugvolumen entspricht. Alle neuen Narkosebeatmungsgeräte sind mittlerweile frischgasentkoppelt. Sie gewährleisten eine volumenkonstante Beatmung unabhängig vom eingestellten Frischgasfluss, sobald dieser den Minimalbedarf (= Verbrauch durch den Patienten + Leckagevolumen des Systems) überschreitet.

Beatmungsformen II

Kürzel	Bedeutung	Prinzip
CMV	continuous mandatory ventilation	maschinelle (= kontrollierte) Beatmung
VCV	volume-controlled ventilation	volumenkontrollierte Beatmung
PCV	pressure-controlled ventilation	druckkontrollierte Beatmung
IPPV	intermittent positive pressure ventilation	Beatmung mit positivem inspiratorischen Druck
ZEEP	zero endexpiratory pressure	atmosphärischer endexspiratorischer Druck
PEEP	positive endexpiratory pressure	positiver endexspiratorischer Druck
CPPV	continuous positive pressure ventilation	IPPV + PEEP
IRV	inversed ratio ventilation	Beatmung mit umgekehrtem Atemzeitverhältnis (I : E > 1 : 1, max. 4 : 1)
SIMV	synchronized intermittent mandatory ventilation	komb. Spontanatmung und Beatmung, wobei ein Unterschreiten einer bestimmten Spontanatmungsrate maschinelle Atemhübe nach sich zieht, die mit ggf. noch vorhandener Eigenatmungsaktivität synchronisiert werden („Triggerung“)

1. Glossar der gängigen Narkosebeatmungsformen

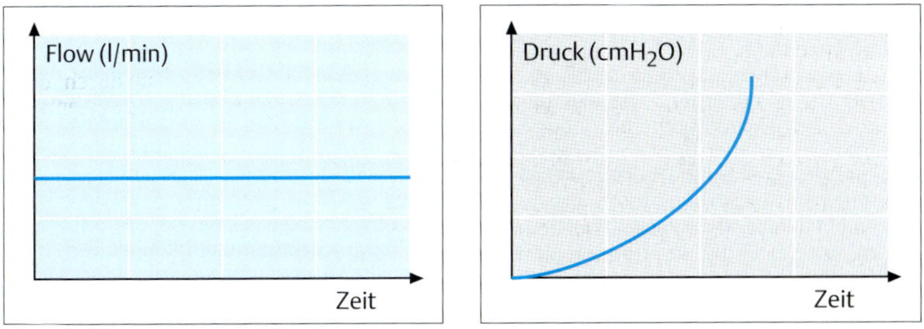

2. Volumenkontrollierte Beatmung

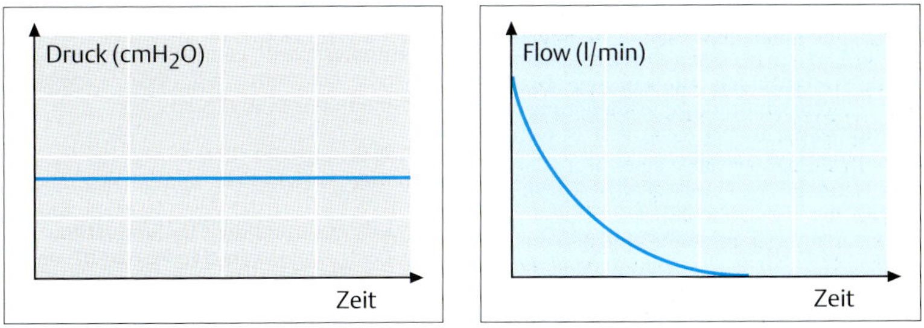

3. Druckkontrollierte Beatmung

C. Maschinelle Beatmung

In tiefer Narkose bzw. unter Muskelrelaxation ist die Spontanatmungsaktivität aufgehoben, sodass der Patient beatmet werden muss. Damit soll ein Gasaustausch sichergestellt werden, der die Voraussetzungen für die Aufrechterhaltung der nötigen Organfunktionen schafft. Bei einer kontrollierten Beatmung müssen die Ventilationsgrößen am Respirator so eingestellt werden, dass im Normalfall ein arterieller Sauerstoffpartialdruck (PaO_2) von 80 – 100 mmHg und ein arterieller Kohlendioxidpartialdruck ($PaCO_2$) von 35 – 40 mmHg resultieren.

A. Einstellung der Beatmung

Bereits vor Beginn einer maschinellen Beatmung müssen die wesentlichen Beatmungsparameter grob für den betreffenden Patienten eingestellt werden. Dafür können als Anhalt Werte zugrunde gelegt werden, die für Lungengesunde in der Regel einen adäquaten Gasaustausch gewährleisten *(A1)*.

▸ **Pulmonaler Gasaustausch.** Der pulmonale Gasaustausch umfasst bekanntlich die O_2-Aufnahme (Oxygenierung) und die CO_2-Abgabe (Ventilation). Für die **O_2-Aufnahme,** die unter physiologischen Bedingungen im Gleichgewichtszustand dem O_2-Verbrauch entspricht (beim Erwachsenen in Ruhe 200 – 300 ml/min oder ca. 3,5 ml/kg/min), ist maßgebend, wie groß die gasaustauschende Oberfläche ist. Diese wird durch die *funktionelle Residualkapazität* (FRC) bestimmt. Die FRC ist dasjenige Volumen, das nach normaler Exspiration in den Lungen bleibt. Ihre zentrale Bedeutung liegt im Ausgleich der in- und exspiratorischen O_2- und CO_2-Konzentrationen im Alveolarraum („Pufferfunktion"). Das hat zur Folge, dass der Gasaustausch auch während der Exspiration aufrechterhalten wird, und zwar umso besser, je größer die FRC ist. Dieser Umstand ist vor allem für die Oxygenierung wichtig. Basierend auf diesen Grundlagen, kann im Extremfall sogar, ohne dass Atembewegungen stattfinden müssen, eine O_2-Aufnahme durch kontinuierliche Einleitung von Sauerstoff in die Lungen sichergestellt werden („apnoische Oxygenierung"; s. auch Kap. 5.2). Diese Möglichkeit ist allerdings wegen der dabei fehlenden CO_2-Elimination zeitlich limitiert. Die FRC kann zur Steigerung der O_2-Aufnahme durch einen *positiven endexspiratorischen Druck* (PEEP) angehoben werden. Damit werden die Alveolen während der Exspiration länger offengehalten, was die O_2-Diffusion entsprechend verbessert.

Die **CO_2-Abgabe** hängt dagegen in erster Linie von der *alveolären Ventilation* ab. Hierunter versteht man denjenigen Teil des Atemminutenvolumens, der tatsächlich für den Gasaustausch zur Verfügung steht. Die alveoläre Ventilation bestimmt damit die O_2-Menge, die mit der Atemluft zu den Alveolen transportiert wird, und die CO_2-Menge, die von hier in die Umgebungsluft abgegeben wird. Sie kann errechnet werden, indem man von der Gesamtventilation, dem Atemminutenvolumen, die anatomische Totraumventilation abzieht *(A3)*. Der *anatomische Totraum* ist der Teil der Atemwege, in dem kein Gasaustausch stattfindet. Physiologisch umfasst er das Volumen sämtlicher Luftwege bis zum Übergang der Bronchioli terminales zu den Alveolen. Beim intubierten Patienten beginnt er am Übergang vom Y-Stück zum Endotrachealtubus (o. ä.) oder am Atemfilter, wenn einer benutzt wird. Er beträgt beim Erwachsenen normalerweise etwa 2 ml/kg KG und wird durch eine Intubation sogar eher etwas vermindert, zumindest in der Regel aber nicht vergrößert. Je geringer das Atemzugvolumen ist, umso mehr fällt der anatomische Totraum ins Gewicht, d. h., umso höher ist der Anteil der Totraumventilation an der Gesamtventilation. Da mit jedem Atemhub zunächst der anatomische Totraum überwunden werden muss, darf das Atemzugvolumen also nicht zu klein gewählt werden. Außerdem muss beim beatmeten Patienten bedacht werden, dass die *Atemschläuche*, wie bereits erwähnt, nicht starr sind, sondern während der Inspiration druckabhängig geringfügig gedehnt werden („Schlauchcompliance"). Demzufolge gelangt bei der volumenkontrollierten Beatmung ein kleiner Teil des eingestellten Hubvolumens nicht in die Lungen, sondern bleibt in den Schläuchen, sodass sich das (exspiratorisch gemessene) Atemzugvolumen etwas verringert. Diese Form der Totraumventilation macht allerdings bei Verwendung der üblichen Schläuche in einer Länge von 2 – 3 m und bei einem inspiratorischen Beatmungsdruck von weniger als 20 – 25 cmH_2O höchstens 5 % des vorgegebenen Atemminutenvolumens aus.

▸ **Anpassung der Beatmung.** Bei Änderungen der Narkosetiefe ändert sich auch die Stoffwechselrate des Patienten und damit der O_2-Verbrauch und die CO_2-Produktion, sodass die Beatmungsparameter überprüft und ggf. angepasst werden müssen. Eine Steigerung der Ventilation wird aber nicht nur bei abflachender Narkose erforderlich, sondern auch bei bestimmten Operationstechniken, wie z. B. Laparoskopien mit intraperitonealer CO_2-Insufflation („Kapnoperitoneum"). Hier muss

Praxis der Beatmung I

Anhaltswerte für lungengesunde Erwachsene	
Atemzugvolumen	8–10 ml/kg KG
Beatmungsfrequenz	10–12/min
Atemzeitverhältnis	1 : 1 bis 1 : 2
Inspirationsflow (bei VCV)	30 l/min
Inspirationsdruck (bei PCV)	20 cmH_2O
Inspiratorische Druckbegrenzung (P_{max})	25 cmH_2O
Positiver endexspiratorischer Druck (PEEP)	5 cmH_2O
Inspiratorische O_2-Konzentration (FIO_2)	30 % (0,3)

Ziel: PaO_2 = 80–100 mmHg, $PaCO_2$ = 35–40 mmHg

1. Grundeinstellung des Narkoserespirators

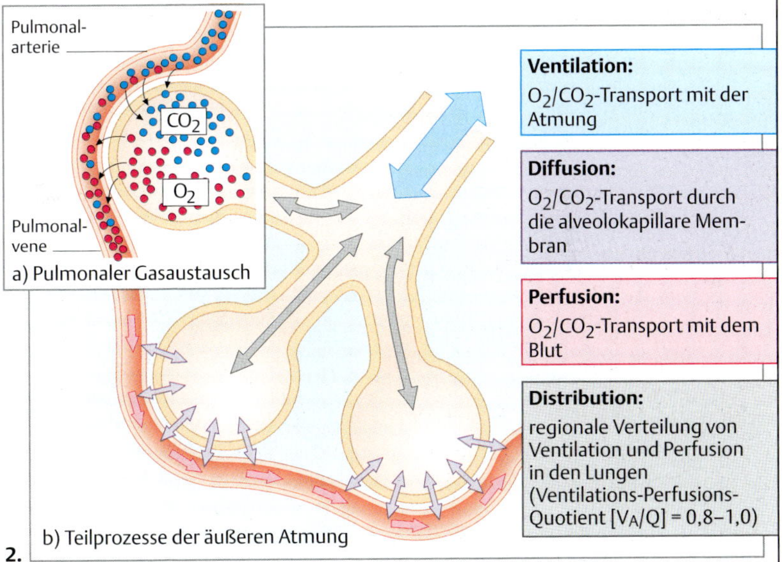

b) Teilprozesse der äußeren Atmung

2.

Alveoläre Ventilation: $V_A = AMV - (V_{Danat} \cdot AF)$

V_{Danat} = anatomischer Totraum
AMV = Atemminutenvolumen
AF = Atemfrequenz

3. Berechnung der alveolären Ventilation

A. Einstellung der Beatmung

der vermehrten CO_2-Resorption ins Blut Rechnung getragen werden.

B. Monitoring

Ein muskelrelaxierter, künstlich beatmeter Patient ist jederzeit gefährdet, eine **Hypoxie und Hyperkapnie** zu entwickeln. Gründe dafür können sein:

- Fehlfunktionen des Narkoserespirators,
- Probleme im Bereich der Atemwege oder
- Veränderungen auf der Ebene des Lungenparenchyms.

Um dies zu verhindern oder rechtzeitig zu erkennen, müssen bestimmte Atemparameter überwacht werden *(B1)*. Deren Kontrolle ist eine wichtige Voraussetzung für die Anpassung der Beatmung an die jeweiligen Bedürfnisse.

▸ **Beatmungsgerät.** Der *Atemwegsdruck* wird mechanisch oder elektronisch gemessen und digital angezeigt. Außerdem kann er als Kurve in seinem zeitlichen Verlauf dargestellt werden. Von besonderer Bedeutung sind der „Stenosealarm", der beim Überschreiten vorher eingestellter Druckwerte ausgelöst wird, und der „Dekonnexionsalarm", der auf eine Leckage im Beatmungssystem hinweist. Die *Atemfrequenz* gibt die Anzahl der Beatmungszyklen in einer Minute wieder. Das *Atemzugvolumen*, das grundsätzlich erst nach der Ausatmung, d. h. im Exspirationsschenkel des Narkosegerätes gemessen wird (s. Kap. 7.2), kann digital abgelesen und meist auch als Kurve dargestellt werden. Aus Frequenz und Zugvolumen wird das *Atemminutenvolumen* berechnet. Beim beatmeten Patienten kann mit dem Quotienten aus dem Atemzugvolumen und der Differenz zwischen dem endinspiratorischen und dem endexspiratorischen Druck die Dehnbarkeit von Lunge und Thorax eingeschätzt werden *(B2)*. Dieser Quotient gibt die *dynamische Compliance* an und wird von modernen Monitoren automatisch errechnet. Eine Abnahme kann, nachdem ein Abknicken der Atemschläuche oder des Tubus ausgeschlossen wurde, auf eine Atemwegsobstruktion (z. B. Sekretverlegung, Bronchospasmus, Trachealkompression) oder eine Änderung der intrathorakalen Druck-Volumen-Verhältnisse (z. B. chirurgische Manipulation, Kapnoperitoneum, Lungenödem) hindeuten.

▸ **Atemgase.** Aus einer Atemgasprobe, die möglichst *patientennah*, d. h. zwischen Tubus und Y-Stück oder am Atemfilter, entnommen werden soll, lassen sich sowohl inspiratorisch als auch exspiratorisch die *O_2*- und CO_2-Konzentration sowie der Gehalt der Atemluft an *Narkosegas(en)* messen. Die Erfassung dieser Parameter ist mit optischen und akustischen Alarmfunktionen verbunden. Mikroprozessorgesteuerte Geräte erlauben dabei neben der manuellen auch eine automatische Anpassung der oberen und unteren Alarmgrenzen. Um Veränderungen frühzeitig erkennen zu können, empfiehlt sich eine enge Einstellung der Grenzwerte.

▸ **Patient.** Die einfachsten Möglichkeiten, den Gasaustausch und damit den Beatmungserfolg zu objektivieren, sind die Überwachung der partiellen O_2-Sättigung ($pSaO_2$) mit der *Pulsoxymetrie* und die oben erwähnte Überwachung der endexspiratorischen CO_2-Konzentration ($PECO_2$) mit der *Kapnometrie/-grafie* (beides s. Kap. 9.1). Falls erforderlich, können mit zusätzlichen *Blutgasanalysen* der PaO_2, der $PaCO_2$ und die Sauerstoffsättigung des Hämoglobins (SaO_2) bestimmt werden. Auch die *Oxygenierungsfunktion der Lunge* lässt sich grob relativ leicht abschätzen. Hierzu benötigt man den gemessenen PaO_2 – zur Orientierung reicht unter Umständen bereits die $pSaO_2$ – und die eingestellte FIO_2. Zwischen diesen beiden Größen besteht nämlich eine einfache Beziehung. Wenn Ventilation und Perfusion normal aufeinander abgestimmt sind, dann muss der PaO_2 mindestens *5-mal* größer sein als die zugrunde liegende FIO_2 *(B3)*. Ist dieses Verhältnis vermindert, so ist die Oxygenierung gestört, was nichts anderes heißt, als dass eine vermehrte Shuntdurchblutung in der Lunge stattfindet (s. auch Kap. 7.5). Ein Vergleich von gemessenem und theoretisch zu erwartendem PaO_2 gibt somit einen Anhalt über das Ausmaß eines intrapulmonalen Rechts-links-Shunts. Die Berechnung des Rechts-links-Shunts ebenso wie die der Totraumventilation ist dagegen sehr aufwendig und nur mithilfe invasiver Techniken möglich. Da der zusätzliche praktische Nutzen dieser Informationen außerdem im Zusammenhang mit einer Narkose gering ist, wird an dieser Stelle auf die Erläuterung der Grundlagen verzichtet.

Praxis der Beatmung II

- Atemwegsdrücke (P_{aw}; mbar od. cmH_2O)
  - inspiratorischer Spitzendruck
  - Plateaudruck
  - endexspiratorischer Druck
- Atemfrequenz (AF; 1/min)
- exspiratorisches Atemzugvolumen (AZV; ml)
- exspiratorisches Atemminutenvolumen (AMV = AF · AZV; l/min)
- ggf. dynamische Compliance (C_{dyn}; l/cmH_2O)
- in-/exspiratorische Gasmessung (% od. Fraktion)
  - O_2-Konzentration (FIO_2, FEO_2)
  - CO_2-Konzentration ($PECO_2$; mmHg)
  - Inhalationsanästhetika (FIA, FEA)
- Pulsoxymetrie ($pSaO_2$; %)
- ggf. Blutgasanalyse (PaO_2, $PaCO_2$; mmHg)
- Cuffdruck (Endotrachealtubus)

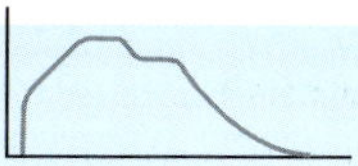

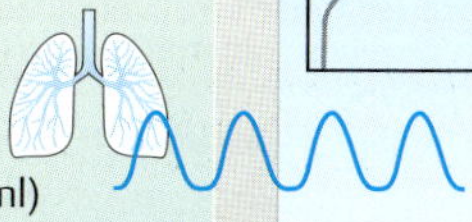

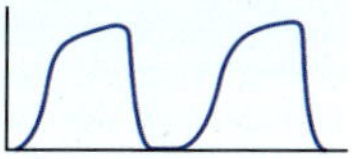

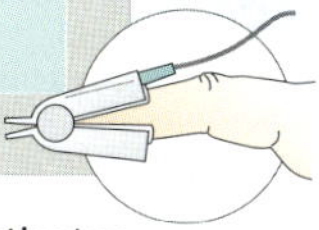

1. Respiratorische Basisüberwachung des Beatmungspatienten

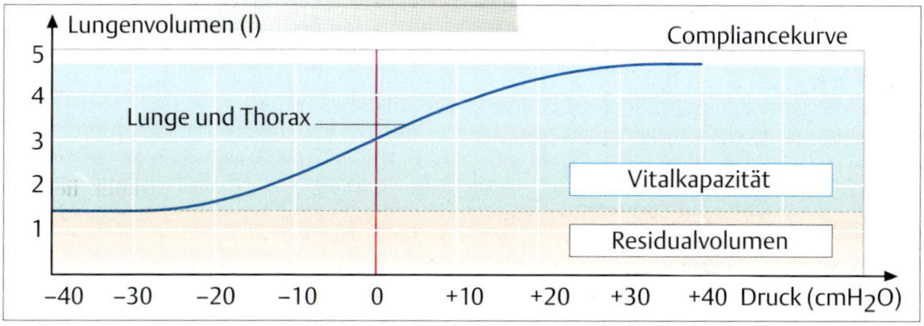

Dynamische Compliance: $$C_{dyn} = \frac{AZV_{exsp}}{P_{endinsp} - P_{endexsp}}$$

AZV_{exsp} = exspiratorisches Atemzugvolumen
$P_{endinsp}$ = endinspiratorischer Druck
$P_{endexsp}$ = endexspiratorischer Druck

Normalwert: 0,05–0,1 l/cmH_2O

2. Dynamische Compliance von Lunge und Thorax

FIO_2 (%)	PaO_2 (mmHg)
30	> 150
40	> 200
50	> 250
75	> 400
100	> 600

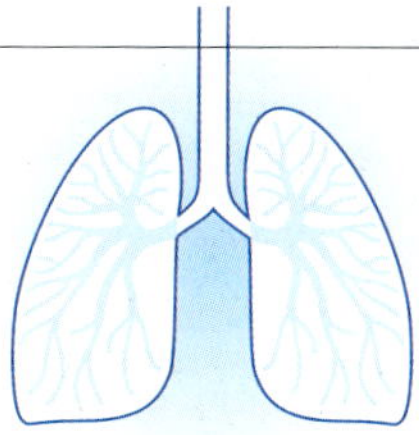

3. Beziehung zwischen FIO_2 und PaO_2 bei ungestörter Oxygenierung

B. Monitoring

Eine Überdruckbeatmung führt zwar zu einer Vielzahl von Veränderungen, die die Funktion von Lunge, Herz und anderen lebenswichtigen Organen beeinträchtigen können, wirkliche Komplikationen entstehen allerdings erst dann, wenn Kompensationsgrenzen, die individuell verschieden sind, überschritten werden.

A. Lunge

Unter Allgemeinanästhesien ist unabhängig von den eingesetzten Anästhetika mit einer Einschränkung der Lungenfunktion zu rechnen *(A1)*. Die Ursachen liegen in der Lagerung des Patienten und in der Beatmung.

Bereits in **horizontaler Rückenlage** werden durch die Verschiebung des Zwerchfells nach kranial, speziell beim Adipösen, die *funktionelle Residualkapazität* (FRC) und die thorakale Compliance vermindert. Die Abnahme der FRC kann zu vermehrter Bildung von *Mikroatelektasen* (Verschluss der terminalen Luftwege) in den abhängigen, also unteren Lungenabschnitten führen, was die Oxygenierung verschlechtert. Normalerweise ist das kritische Lungenvolumen, bei dessen Unterschreiten Teile der Luftwege während der Exspiration kollabieren („airway closure"), niedriger als die FRC. Sinkt die FRC aber unter dieses Verschlussvolumen („closing volume"), dann kommt es zu einem exspiratorischen Kollaps terminaler Bronchiolen. Die Luft bleibt in den davon betroffenen Alveolen „gefangen" („Air-Trapping") und wird resorbiert, bis schließlich auch die Alveolen kollabieren (s. auch Kap. 12.1).

Auch die **Beatmung** selbst, besonders mit PEEP und unter Muskelrelaxation, beeinträchtigt den koordinierten Ablauf der Zwerchfellbewegungen. Unter maschineller Inspiration wird das Zwerchfell passiv nach kaudal bewegt. Dies geschieht wegen des geringeren Widerstands stärker im oben als im unten liegenden Teil. Infolgedessen ändert sich das *Ventilations-Perfusions-Verhältnis* und die oberen Lungenabschnitte, die schlechter durchblutet sind, werden noch stärker belüftet, die unten liegenden, besser durchbluteten dagegen noch schwächer.

Werden **volatile Anästhetika** eingesetzt, so kann sich die Lungenfunktion weiter verschlechtern. Sie setzen nämlich dosisabhängig den *Euler-Liljestrand-Mechanismus* außer Kraft, d. h., sie verhindern die normalerweise bei einer Hypoxie auftretende Vasokonstriktion, die für eine Umleitung des Blutflusses von schlechter zu besser ventilierten Lungenbezirken sorgt. Folglich nimmt die venöse Beimischung im arterialisierten Blut zu, und der PaO_2 fällt ab. Mit dem Abfall des PaO_2 ist ein Anstieg der alveoloarteriellen O_2-Differenz verbunden *(A1)*. Je größer die $AaDO_2$, umso größer ist die venöse Beimischung. Die $AaDO_2$ kann daher als semiquantitatives Maß für einen Rechts-links-Shunt genutzt werden. Sie liegt schon aus den oben genannten Gründen bei Allgemeinanästhesien generell über der Norm. Dadurch, dass Anteile des Bluts bei der Lungenpassage nicht oder nicht vollständig oxygeniert werden, erhöht sich hier der *Rechts-links-Shunt* von normalerweise 2 – 5 % auf durchschnittlich 10 – 15 %.

Durch eine **Überdruckbeatmung mit PEEP** kann die FRC über das Verschlussvolumen angehoben und so die Bildung von Mikroatelektasen reduziert werden, was zumindest einen stärkeren Abfall des PaO_2 verhindert *(A2)*. Allerdings können bei zu hohem PEEP die oben liegenden Alveolarbezirke überbläht werden, was dann das Ventilations-Perfusions-Verhältnis (wieder) verschlechtert. Um eine arterielle Hypoxie unter Allgemeinanästhesien zu verhüten, soll der inspiratorische O_2-Anteil nicht unter 30 % liegen ($FIO_2 \geq 0{,}3$) und der PEEP dabei routinemäßig 5 cmH_2O nicht überschreiten. Doch auch zu hohe O_2-Konzentrationen sollen möglichst vermieden werden. Sie können wegen der Stickstoffauswaschung zu *Resorptionsatelektasen* führen. Stickstoff dient zur Stabilisierung der Alveolarwände, sodass die Alveolen beim Fehlen von Stickstoff (FIO_2 1,0) nach der Resorption des Sauerstoffs entsprechend ihrer Oberflächenspannung leichter kollabieren. Aus diesem Grund soll der O_2-Anteil – außer im Notfall, zur Präoxygenierung und zur Narkoseausleitung – so gewählt werden, dass nur ein normaler, d. h. den Bedürfnissen entsprechender PaO_2 erreicht wird.

► **Barotrauma.** Unter einem Barotrauma versteht man eine Schädigung der Lunge durch Einwirken starker Scherkräfte aufgrund zu hoher Beatmungsdrücke (s. auch Kap. 13.2). Während lungengesunde Erwachsene Drücke bis zu 70 cmH_2O tolerieren können, liegt die Grenze bei pulmonalen Erkrankungen mit verminderter pulmonaler Compliance (z. B. Emphysem) deutlich niedriger. Da der Grenzwert im Einzelfall aber nicht bekannt ist, sollen Spitzendrücke von über 20 – 30 cmH_2O möglichst vermieden werden. Ein Barotrauma kann sich auf verschiedene Art manifestieren *(A3)*. Besonders gefürchtet ist der *Pneumothorax*, weil er meist mit einem Ventilmechanismus verbunden ist und sich dann unter Beatmung schnell ein lebensbedrohlicher *Span-*

Auswirkungen und Komplikationen der Beatmung I

Lungenmechanik

- Abnahme der funktionellen Residualkapazität
- Verschlechterung des Ventilations-Perfusions-Verhältnisses
- vermehrte Bildung von Mikroatelektasen

Gasaustausch

- Zunahme des intrapulmonalen Rechts-links-Shunts (Abfall des PaO_2 und Anstieg der $AaDO_2$)
- Zunahme der Totraumventilation

$$AaDO_2 = PAO_2 - PaO_2$$

PAO_2 = alveolärer Sauerstoffpartialdruck
PaO_2 = arterieller Sauerstoffpartialdruck

1. Veränderungen der Lungenfunktion unter Allgemeinanästhesie

- Erhöhung der funktionellen Residualkapazität
- Verringerung des Bronchiolenkollapses in der Exspiration

→ Verminderung der Mikroatelektasenbildung und des Rechts-links-Shunts, Anstieg des PaO_2

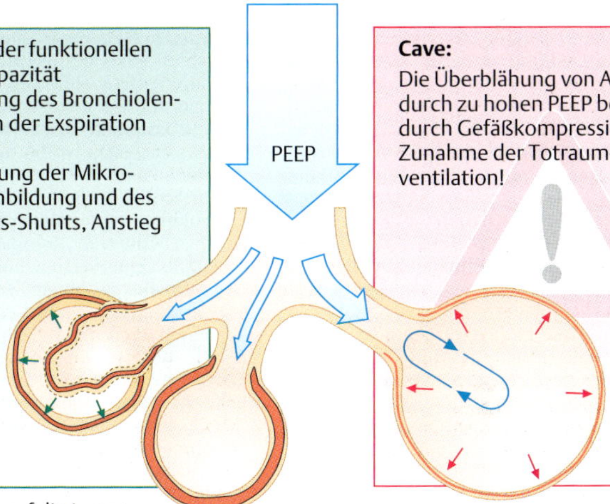

Cave:
Die Überblähung von Alveolen durch zu hohen PEEP bewirkt durch Gefäßkompression eine Zunahme der Totraumventilation!

2. PEEP-Effekte auf die Lunge

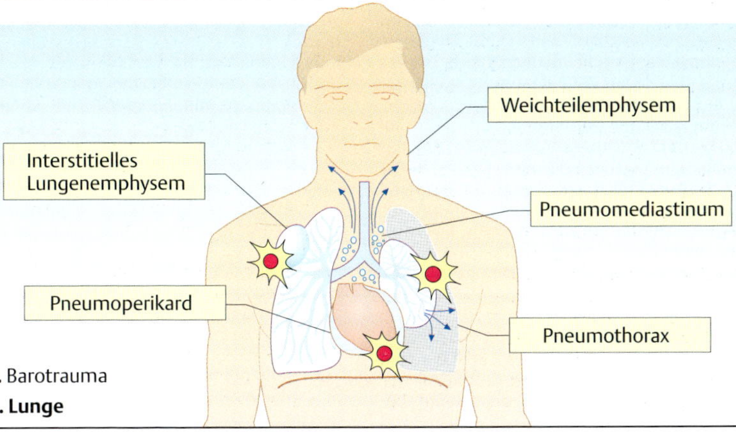

3. Barotrauma

A. Lunge

nungspneumothorax entwickeln kann (s. Kap. 13.2).

B. Herz

Durch die Überdruckbeatmung steigt während der Inspiration der intrathorakale Druck, sodass perialveoläre Gefäße komprimiert werden. Infolgedessen erhöht sich der pulmonalvaskuläre Widerstand, was mit einer Rechtsherzbelastung verbunden ist. Zudem nimmt mit dem intrathorakalen Druck auch der Druck im rechten Vorhof zu, sodass der Druckgradient zwischen peripheren Venen und rechtem Vorhof kleiner wird. Die Folge ist eine Abnahme des venösen Rückstroms mit entsprechender *Verringerung des HZV* (→ ggf. Blutdruckabfall). Autoregulativ wird der Sympathikotonus erhöht, und die Herzfrequenz nimmt zu, während sich periphere Venen verengen, um den Blutrückstrom zum Herzen wieder zu steigern. Durch die rechtsventrikuläre Belastung wird auch der linke Ventrikel in Mitleidenschaft gezogen. Bedingt durch die Druckerhöhung im rechten Ventrikel, verlagert sich das Septum enddiastolisch nach links, sodass die linksventrikuläre Füllung behindert wird („enddiastolische Tamponade"). Eine (zu starke) Aufblähung der Lunge mit PEEP kann die Dehnungsfähigkeit des linken Ventrikels auch direkt beeinträchtigen.
Die Auswirkungen der Beatmung auf die Hämodynamik sind selbstverständlich umso stärker, je mehr der intrathorakale Druck ansteigt und je weniger die Sympathikusaktivität zunehmen kann (z. B. Sympathikusdämpfung unter Narkose). Sie fallen noch deutlicher aus, wenn auch während der Exspiration ein positiver Druck herrscht (PEEP-Beatmung). Allerdings lassen sie sich in der Regel durch Vermehrung des intravasalen Volumens abfangen. Ein PEEP bis zu 5 cmH_2O gilt allgemein als unproblematisch. Grundsätzlich ist es wichtig, bei einer PEEP-Beatmung nicht nur die Anhebung des PaO_2 im Auge zu haben, sondern auch die Auswirkung des PEEP auf die *O_2-Transportkapazität des Bluts*, die das zelluläre O_2-Angebot bestimmt. Der O_2-Transport kann nämlich bei Abnahme des HZV unter Beatmung mit höherem PEEP unter Umständen so weit reduziert werden, dass sich trotz verbesserter pulmonaler O_2-Aufnahme die O_2-Versorgung des Gewebes verschlechtert.

▸ **Herzinsuffizienz.** Bei einer Herzinsuffizienz liegen die Verhältnisse anders. Hier kann die Verminderung der ventrikulären Füllungsvolumina gemäß dem Frank-Starling-Mechanismus auch zu einer Erhöhung der Schlagvolumina führen (abfallender Schenkel der Starling-Kurve). Dieses Prinzip macht man sich bei der Behandlung des kardiogenen Lungenödems zunutze.

C. Andere Organe

Die Behinderung des venösen Rückstroms und die Abnahme des HZV beeinflussen auch die Funktion anderer Organe. So kann es zu einer Verminderung der Nierenausscheidung und Lebertätigkeit und zu einer Erhöhung des intrakraniellen Drucks kommen.
Die Einschränkung der **Nieren- und Leberfunktion** erklärt sich im Wesentlichen aus der reduzierten Organdurchblutung. Eine herabgesetzte Nierenperfusion führt kompensatorisch zu einer gesteigerten Freisetzung des antidiuretischen Hormons und so zu einer Vermehrung des intravasalen Volumens.
Der **intrakranielle Druck** (ICP) kann unter Beatmung ansteigen, wenn durch den erhöhten intrathorakalen Druck der hirnvenöse Abfluss beeinträchtigt wird und dadurch das zerebrale Blutvolumen zunimmt. Voraussetzung ist allerdings, dass die Kompensationsmechanismen, z. B. Liquorverschiebung vom Schädel in den Spinalkanal, bereits erschöpft sind (z. B. schweres SHT). Neben der ICP-Erhöhung kann sich auch die PEEP-induzierte HZV-Abnahme negativ auf die zerebrale Perfusion auswirken. Mit dem Abfall des HZV ist nämlich ein Abfall des arteriellen Mitteldrucks (MAP) verbunden. ICP-Zunahme und MAP-Abnahme zusammen lassen den zerebralen Perfusionsdruck (Kap. 9.2) deutlich absinken. Schon durch *leichte Oberkörperhochlagerung* (15 – 30°) lässt sich jedoch der hirnvenöse Abfluss verbessern und so der PEEP-Effekt ausgleichen. Zudem kann durch *milde Hyperventilation* ($PaCO_2$ = 32 – 34 mmHg) über eine Konstriktion von Hirngefäßen der zerebrale Blutfluss leicht gesenkt und so eine Abnahme des zerebralen Blutvolumens und damit des ICP erreicht werden.

Auswirkungen und Komplikationen der Beatmung II

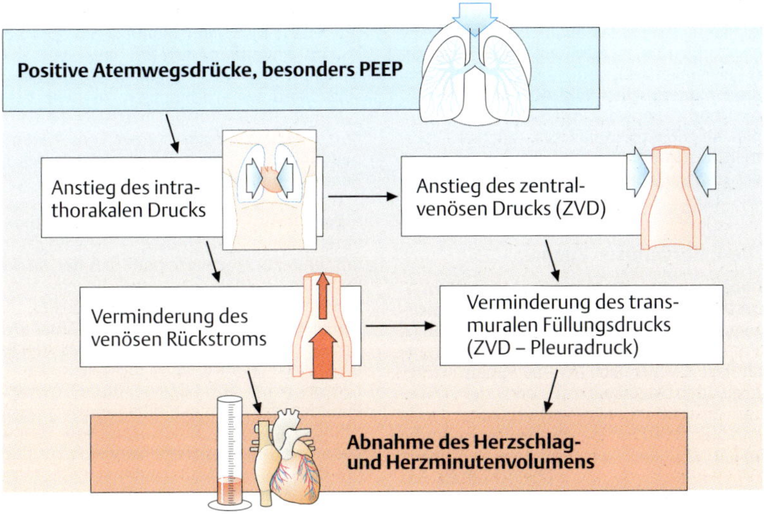

1. Auswirkungen der Überdruckbeatmung auf die Hämodynamik

Ein PEEP soll nicht nur den PaO_2 anheben, sondern auch die O_2-Transportkapazität verbessern. Er gilt als optimal, wenn ein maximaler PaO_2-Anstieg bei nur minimaler Herz-Kreislauf-Beeinträchtigung erreicht wird.

Cave: PEEP und Hypovolämie!

2. PEEP und O_2-Transportkapazität

B. Herz

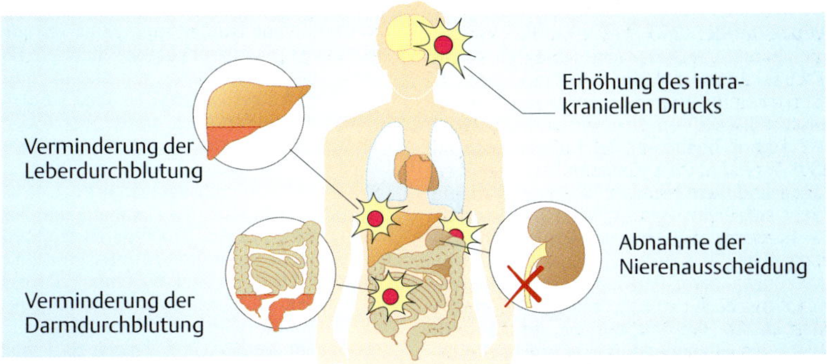

C. Andere Organe

Ein venöser Zugang ist – außer bei einfachen Lokalanästhesien – obligat bei jeder Form der Anästhesie. Hierzu wird am häufigsten eine Kunststoffkanüle in eine periphere Vene gelegt („Venenverweilkanüle"). Dies ermöglicht

- die Einleitung einer Allgemeinanästhesie,
- die Zufuhr von Notfallmedikamenten,
- die Infusionstherapie inkl. zügiger Volumensubstitution,
- die Transfusion von Blut(produkten) und
- die Blutentnahme für Laboranalysen.

A. Periphervenöser Zugang

▸ **Punktionsorte.** Die Auswahl des Punktionsortes richtet sich nach den Venenverhältnissen, der Zugänglichkeit der Punktionsstelle, die möglichst weit vom Operationsgebiet entfernt liegen sollte, nach Art und Venenverträglichkeit der Medikamente und der Dauer deren Anwendung. Um Venenreizungen und Thrombophlebitiden zu vermeiden, sollte die Osmolarität der eingesetzten Lösungen 800 – 1000 mosmol/l nicht überschreiten. Aus dem gleichen Grund ist die Injektion von Medikamenten mit unphysiologischem pH-Wert in kleinlumige Venen nicht ratsam (unzureichende Verdünnung).
In der Regel werden *Venen des Handrückens oder des Unterarms* bevorzugt *(A1)*, weil hier die Kanüle sicher fixiert werden kann und die Gefahr einer Fehlpunktion am geringsten ist. Soll der Zugang einige Tage liegen bleiben, so empfiehlt sich die Kanülierung einer Unterarmvene, weil damit die Armbeweglichkeit am wenigsten eingeschränkt wird. Nach Möglichkeit soll zunächst *distal* punktiert werden. Bei Fehlpunktion einer proximalen Vene mit Perforation der Venenwand und Hämatombildung können nämlich anschließend distale Venen, deren Blut über die perforierte Vene abfließt, nicht mehr verwendet werden.

▸ **Venenkanüle.** Eine Venenkanüle besteht aus einer an ihrer Spitze abgeschrägten, scharf geschliffenen inneren Hohlnadel aus Stahl, die außer im Spitzenbereich von einer flexiblen Kunststoffkanüle ummantelt ist *(A2)*. Nach der Punktion bleibt nur der Kunststoffteil im Gefäß. Venenkanülen gibt es in verschiedenen Größen und Ausführungen. Bei einer Variante schiebt sich beim Herausziehen der Stahlkanüle aus dem Gefäß eine zeltförmige Ummantelung über die Kanülenspitze, sodass Stichverletzungen beim Personal vermieden werden („Sicherheitskanüle"). Seitliche Flügel vereinfachen die Fixierung mit z. B. geschlitztem Pflaster, ein Zuspritzventil ermöglicht die Injektion von Medikamenten bei angeschlossener Infusion. Bei Erwachsenen werden meist *Flügelkanülen* mit einem Innendurchmesser (ID) von 1,4 – 1,6 mm benutzt (entsprechend einem Außendurchmesser von 18 – 17 G [Gauge]). Für den zügigen Volumenersatz sind allerdings großlumigere Modelle besser geeignet (ID1,7 – 2,0 mm bzw. 16 – 14 G), vorausgesetzt, sie liegen in einer Vene, deren Innendurchmesser nicht kleiner ist als der Außendurchmesser der Kanüle.

▸ **Punktionstechnik.** Es werden 2 Methoden unterschieden: die direkte (= einzeitige) und die indirekte (= zweizeitige). Bei der *direkten* Punktion werden Haut und Venenwand in einer Bewegung durchstochen, bei der *indirekten* wird die Kanüle nach dem Durchdringen der Kutis erst 1 – 2 cm durch das subkutane Gewebe geführt, bevor die Venenwand penetriert wird *(A3)*. Dieser Tunnel zwischen Punktionsort und Vene bildet einen gewissen Schutz vor dem Eindringen von Keimen. Zudem verringert sich im Vergleich zur direkten Punktion das Risiko einer Gefäßperforation (Durchstechen des Gefäßes nach hinten). Unabhängig vom angewandten Verfahren muss das betreffende Hautareal vorher gesäubert, entfettet und ausreichend desinfiziert werden. Die hierzu üblichen *alkoholischen Lösungen* benötigen eine Einwirkzeit von mindestens 60 Sekunden, um effektiv zu sein. Bei wachen Patienten sollte die Punktionsstelle örtlich betäubt werden, und zwar in Form einer intrakutanen *Lokalanästhesie* („Hautquaddel"), ganz besonders vor der Anlage großlumiger Kanülen.

▸ **Komplikationen.** Bevor Medikamente durch eine Venenkanüle injiziert werden, muss unbedingt deren *korrekte intravenöse Lage* sichergestellt sein. Zur Kontrolle wird eine Infusion angeschlossen, die bei ausreichendem hydrostatischem Druckgefälle spontan in die Vene tropfen muss. Eine *intraarterielle* Fehllage kann – bei ausreichendem Blutdruck – am Zurückfließen von Blut ins Infusionssystem festgestellt werden. Eine *paravasale* Fehllage äußert sich unter der Infusion durch Austreten von Infusat ins umgebende Gewebe (→ Schwellung). Bestehen Zweifel, ob die Kanüle intra- oder paravenös liegt, so sollten unter Inspektion 5 – 10 ml 0,9 %ige NaCl-Lösung mit geringem Druck durch die Kanüle injiziert werden. Kommt es unter einer Injektion zu *Schmerzen* oder zu einem *Abblassen* des distalen Hautgebiets, so muss umgehend eine intraarterielle Kanülenfehllage ausgeschlossen werden. Erst danach darf weiter injiziert werden (zur intraarteriellen Fehlin-

Venöse Zugänge I

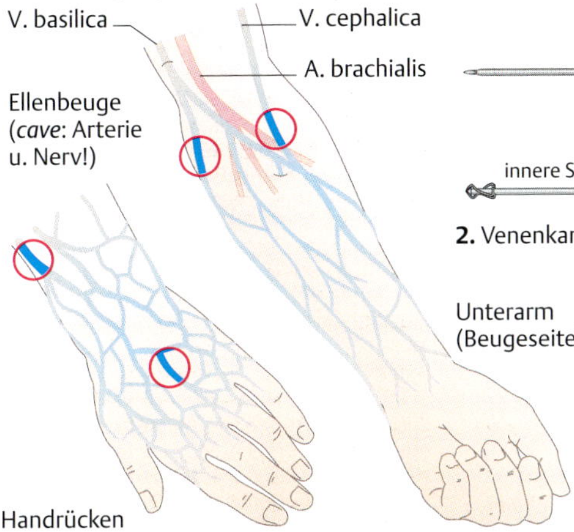

- Fußrücken oder Knöchel
- V. jugularis externa

1. Punktionsorte

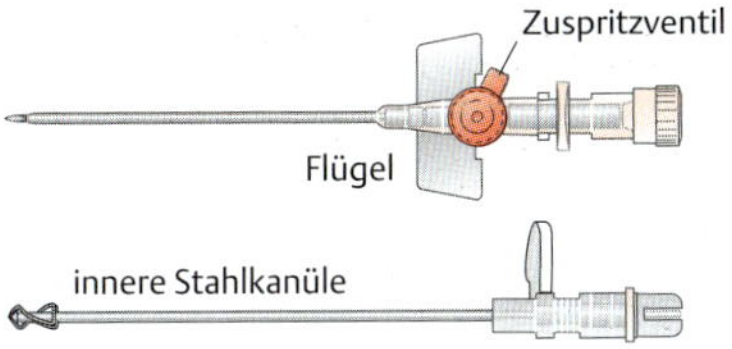

2. Venenkanüle (Sicherheitskanüle)

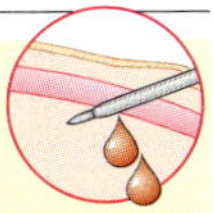

- Fehlpunktion
  - paravenös
  - arteriell
- Injektionsschmerz (Venenwandreizung!)
- Thrombophlebitis bis hin zur Thrombosierung der Vene

4. Komplikationen

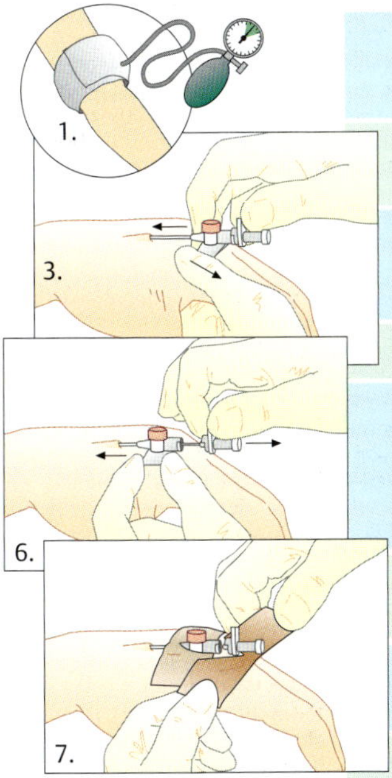

1. Anlegen einer Staubinde oder Aufpumpen einer Blutdruckmanschette knapp über den diastolischen Druck
2. Haut in Längsrichtung (!) mit der nicht punktierenden Hand straffen, um die Vene zu fixieren
3. Einführen der Kanüle in möglichst flachem Winkel durch die Hautquaddel 1–2 cm parallel zur Vene
4. Penetration der Venenwand
5. nach Bluteintritt ins Kanülenende das ganze System flach absenken, dabei die Spitze leicht anheben (verhindert eine Perforation!) und noch 1–2 mm weiter vorschieben (erst jetzt liegt die Öffnung der Kunststoffkanüle sicher intravasal!)
6. Kunststoffkanüle weiter in die Vene vorschieben und dabei die Stahlkanüle herausziehen
7. sichere Fixierung der Kunststoffkanüle (z.B. mit 2 geschlitzten breiten Pflasterstreifen)
8. Entfernen der Stahlkanüle und Anschließen einer Infusion

3. Indirekte Punktionstechnik

A. Periphervenöser Zugang

jektion s. Kap. 8.2). Um die Venenreizung zu vermindern, sollte die Injektion dann aber langsamer und unter laufender Infusion fortgesetzt werden (→ Verdünnung).

B. Zentralvenöser Katheter

Als zentralvenöse Katheter (ZVK) werden Katheter bezeichnet, die mit ihrer Spitze in der **V. cava superior** platziert werden („oberer Kavakatheter"). Idealerweise soll die Öffnung 2 – 3 cm oberhalb der Stelle liegen, wo die obere Hohlvene in den rechten Vorhof mündet. So soll bei Bewegungen im Schulter-Hals-Bereich eine Katheterdislokation in den Vorhof verhindert werden, wo die Spitze Irritationen (→ Arrhythmien, Klappenläsionen) bis hin zur Perforation (→ Perikardtamponade) auslösen könnte.

▸ **Indikationen.** Je nach Indikation *(B1)* werden *ein- oder mehrlumige* Katheter verwendet. In einfachen Fällen (intermittierende Messung des zentralvenösen Drucks [ZVD], Blutprobenentnahme) genügen einlumige Modelle. Mehrlumige werden benötigt, wenn z. B. bei Operationen mit großem Volumenumsatz der ZVD kontinuierlich gemessen werden soll, oder für eine differenzierte Kreislauftherapie mit z. B. hochdosierten Katecholaminen und natürlich bei längerfristiger Intensivtherapie.

▸ **Punktionsorte.** Wenn eine längere Liegedauer (> 3 Tage) zu erwarten ist, sollte der Katheter über eine **V. jugularis externa** eingeführt werden. Hier ist das Punktionsrisiko um einiges geringer als bei der Kanülierung einer tiefen Halsvene (V. jugularis interna, V. anonyma) oder einer V. subclavia. Die Katheterisierung der V. subclavia bietet allerdings, ebenso wie die der V. femoralis, Vorteile im hypovolämischen Schock, weil ihr Lumen durch das umgebende Bindegewebe immer offengehalten wird. Da aber auch bei richtiger Punktionstechnik ein Pneumothorax, aus dem sich unter Beatmung schnell ein Spannungspneumothorax entwickeln kann, nie sicher zu vermeiden ist, sollte eine Subklaviapunktion unmittelbar präoperativ unterbleiben. Eine Katheteranlage über eine Ellenbeugevene (bevorzugt V. basilica) oder eine V. femoralis kommt nur bei kurzer Liegedauer in Betracht, weil hier katheterbedingte Komplikationen wie Thrombophlebitiden und Thrombosen viel eher auftreten. Über eine Femoralvene kann die Katheterspitze auch in der V. cava inferior platziert werden („unterer Kavakatheter"), und zwar kaudal der Nierenvenen, sodass man hier eigentlich nicht mehr von einem ZVK sprechen kann.

▸ **Punktionstechnik.** Die Katheterisierung erfordert ein streng *steriles Vorgehen*, um eine Keimausbreitung, ausgehend vom Punktionsort oder Katheter, und damit eine systemische Infektion zu verhindern. Zu den Vorsichtsmaßnahmen gehören mindestens eine gründliche Hautdesinfektion, das sterile Abdecken des Punktionsbereichs mit einem Lochtuch sowie das Tragen steriler Handschuhe (vorher hygienische Händedesinfektion) und eines Mundschutzes. Vor der Punktion von Halsvenen sollte der Patient, wenn er dies kardial verträgt, in die *Trendelenburg-Position* gebracht werden (d. h. Kopftieflagerung um 15 – 20°), um durch Erhöhung des hydrostatischen Drucks die Venenfüllung zu verbessern und so das Luftembolierisiko zu senken. Zudem wird durch die Aufweitung der Venen die Punktion erleichtert. Für die Katheterisierung der **V. jugularis interna** sind mehrere Zugänge beschrieben *(B3)*. In jedem Fall dient der M. sternocleidomastoideus als anatomischer Bezug und es ist zu bedenken, dass die Vene (antero-)lateral zur A. carotis communis verläuft. Das Aufsuchen kann mit einem *Ultraschallsensor* erheblich erleichtert werden, besonders in schwierigen Fällen, womit auch das Risiko einer Pleuraläsion (→ Pneumothorax), Karotispunktion (→ Hämatom) und Plexusverletzung minimiert wird. Nach versehentlicher Punktion der *A. carotis* muss sofort durch digitale Kompression die Bildung eines Hämatoms verhindert werden. Große Hämatome können zu einer Trachealkompression oder -verdrängung, Rekurrensparese und Läsion anderer Nerven führen. Erst wenn sichergestellt ist, dass sich kein Hämatom entwickelt hat, darf die kontralaterale V. jugularis interna punktiert werden.

Zur Katheterisierung der **V. subclavia** wird meist der infraklavikuläre Zugang benutzt. Nach der Punktion in der Medioklavikularlinie zwischen Klavikula und erster Rippe wird die Nadel von laterokaudal nach mediokranial in Richtung des Sternoklavikulargelenks vorgeschoben, wobei ständig Kontakt mit der Klavikula gehalten werden soll. In diesem relativ flachen Winkel ist das Risiko einer Pleuraverletzung ebenso wie das einer Punktion der A. subclavia zwar nur gering, aber eben doch vorhanden. Daher darf nach der (Fehl-) Punktion einer V. subclavia nie (!) unmittelbar anschließend ein Versuch auf der anderen Seite unternommen werden. Vorher muss immer ein Pneumothorax ausgeschlossen werden.

Venöse Zugänge II

Allgemein
- Messung des zentralvenösen Drucks
- Blutgasanalyse: O_2-Sättigung (SvO_2), $PvCO_2$, Säure-Basen-Status
- Verabreichung venen- oder gewebereizender Medikamente
- langfristige Infusionstherapie
- hochkalorische parenterale Ernährung (Intensivstation)

Speziell
- chirurgische Eingriffe mit größerem Flüssigkeitsumsatz oder Blutverlust
- Operationen mit Luftemboliegefahr
- ausgeprägte Dehydratation
- Schock
- V. a. Lungenembolie
- Polytrauma
- kontrollierte Beatmung bei respiratorischer Insuffizienz

1. Indikationen

- V. anonyma (= V. brachiocephalica)
- peripher: V. basilica, V. femoralis

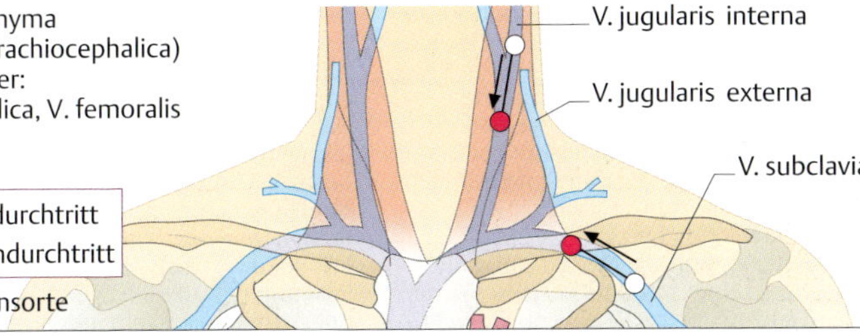

2. Punktionsorte

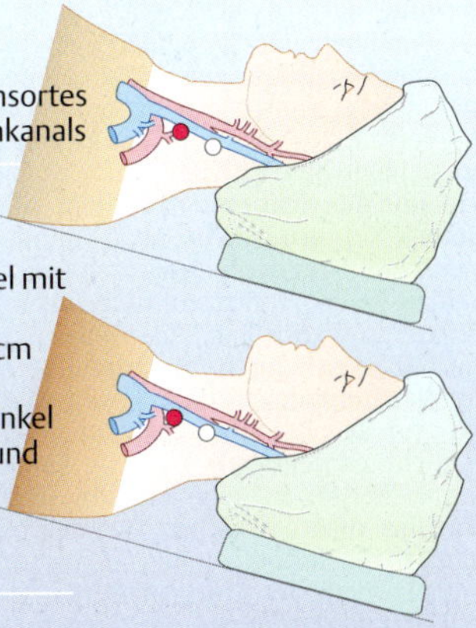

Vorgehensweise
- wenn möglich Kopftieflagerung um 15–20°
- Hautdesinfektion, steriles Abdecken des Punktionsortes
- beim wachen Patienten Lokalanästhesie des Stichkanals

Auffinden der Vene
- Kopf in Neutralstellung lagern
- Palpation der A. carotis communis im Kieferwinkel mit der nicht punktierenden Hand
- Hauteinstich so weit kranial wie möglich, ca. 0,5 cm lateral der A. carotis communis
- Stichrichtung: von der A. carotis weg in einem Winkel von 10–15° nach lateral, außerdem nach kaudal und dorsal in einem Winkel von ca. 30° zur Haut
- Penetration der Vene unterhalb des M. sternocleidomastoideus in 3–4 cm Tiefe

Erfolgskontrolle
- eindeutige Aspiration von Blut über den Katheter

Fixierung des Katheters
- am besten durch Annähen, ggf. mit Fixierhilfe

Lagekontrolle (s. Text)

3. Punktion der V. jugularis interna („hoher Zugang")

B. Zentralvenöser Katheter

▸ **Punktionsnadeln.** Für die Punktion kann eine Stahl-Kunststoff-Doppelkanüle nach dem oben erläuterten Prinzip verwendet werden. Die *Kunststoffkanüle* wird zur Einführung des Katheters so weit wie möglich ins Gefäß vorgeschoben. Alternativ kann das Gefäß nur mit einer Stahlkanüle punktiert werden, durch die dann ein spiralisierter Draht in die obere Hohlvene platziert wird. Der Draht dient als Leitschiene für den Katheter *(„Seldinger-Technik“)*.

▸ **Lagekontrolle.** Jeder Kavakatheter muss lagekontrolliert werden. Dies lässt sich relativ einfach dadurch realisieren, dass über den Katheter ein EKG abgeleitet wird. Um die Katheterspitze als unipolare Elektrode nutzen zu können, muss der Katheter mit einem Elektrolyt (z. B. NaCl 0,9 %) gefüllt und das äußere Katheterende über ein spezielles Kabel mit dem EKG-Monitor verbunden werden. Das Auftreten *überhöhter* P-Wellen beim Vorschieben des Katheters zeigt dessen Eintritt in den rechten Vorhof an. Nun muss er so weit zurückgezogen werden, bis sich das EKG wieder normalisiert hat, und dann noch um weitere 2 – 3 cm, um seine korrekte Position in der Hohlvene einzunehmen *(B4)*. Wenn die richtige Katheterlage mit einer **intraatrialen EKG-Ableitung** nachgewiesen wird, ist bei einem ZVK, der über eine V. jugularis externa oder eine Ellenbeugevene eingeführt wurde, keine radiologische Kontrolle mehr nötig. Die EKG-gesteuerte ZVK-Platzierung hat gegenüber der Röntgenkontrolle mehrere Vorteile: Sie lässt nicht nur die richtige Katheterlage sofort erkennen, sie ermöglicht auch unmittelbare Korrekturen. Zudem verursacht sie keine Strahlen- und Kontrastmittelbelastung und sie ist kostengünstiger. Allerdings wird ihre Beurteilbarkeit durch Herzrhythmusstörungen, Wechselstromüberlagerungen, Muskelzittern und Bewegungsartefakte eingeschränkt. Bei nicht eindeutigem Ergebnis kann daher auch weiterhin auf eine **radiologische Lagekontrolle** nicht verzichtet werden. Hierbei soll sich die Katheterspitze idealerweise ca. 1 cm oberhalb der Trachealbifurkation (bzw. der Herztaille) oder auf den *hinteren* Ansatz der 5. und den *vorderen* Ansatz der 3. Rippe projizieren. Eine Röntgenkontrolle ist ferner nach der Punktion einer tiefen Halsvene oder einer V. subclavia erforderlich, auch dann, wenn diese erfolglos war. Hier dient sie neben anderen Maßnahmen wie der Auskultation zum Ausschließen oder Erkennen eines (Mantel-)Pneumothorax.

▸ **Komplikationen.** Es können *punktions-* und *katheterbedingte* Komplikationen unterschieden werden. Punktionsbedingte sind abhängig vom Zugang. Am bedrohlichsten davon ist der *Spannungspneumothorax*, wobei die größte Gefahr einer Pleuraverletzung von der Subklaviapunktion ausgeht. Eine *Luftembolie* lässt sich dagegen mit der nötigen Sorgfalt sicher vermeiden, sie ist eher bei einer Dekonnexion des Katheters am spontan atmenden Patienten zu befürchten. Am häufigsten noch sind *Hämatome*. Sie sind die typische Komplikation einer arteriellen Fehlpunktion. Während Blutungen im Halsbereich meist digital komprimiert werden können (cave: Bradykardie durch Karotissinusdruck!), ist dies bei der A. subclavia nicht möglich, sodass sich hier eine Punktion bei verlängerten Gerinnungszeiten verbietet. In seltenen Fällen kann es, am ehesten noch bei der Punktion einer tiefen Halsvene, zu *Nervenverletzungen* kommen (Ganglion stellatum [→ Horner-Syndrom], Pl. brachialis, N. phrenicus).
Unter den katheterbedingten Komplikationen dominieren die *Fehllagen* (intra-, extravasal, intrakardial). Am gefährlichsten ist die Dislokation des Katheters ins Herz, was meist mit Arrhythmien verbunden ist, aber auch zu einer Verletzung der Herzklappen und sogar zu einer Myokardperforation führen kann. Mit zunehmender Liegedauer steigen – auch bei primär sterilem Vorgehen – die Gefahr einer *Keimbesiedelung* des Katheters und einer *Keimverschleppung*, aus der sich eine Endokarditis oder Sepsis entwickeln kann, und das Risiko einer *Thrombenbildung* mit anschließender *Embolisierung*. Um dies zu verhindern, soll ein ZVK immer nur so lange liegenbleiben, wie es wirklich nötig ist, und die Indikation sollte täglich aufs Neue kritisch hinterfragt werden.

Venöse Zugänge III

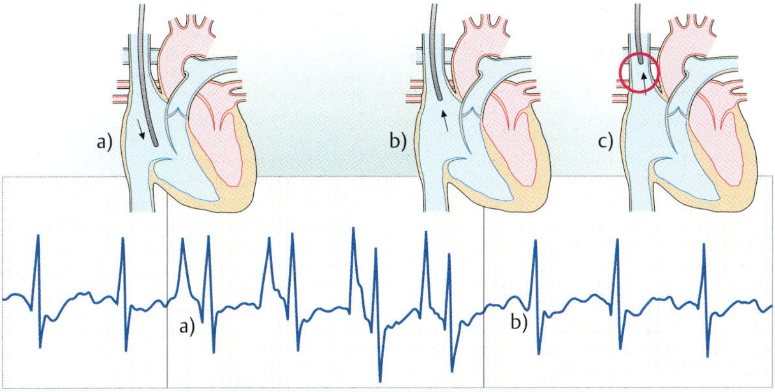

a) Die Katheterspitze befindet sich im rechten Vorhof, erkennbar an überhöhten P-Wellen.

b) Die Katheterspitze wurde aus dem rechten Vorhof zurückgezogen, die P-Wellen haben sich dementsprechend normalisiert.

c) Anschließendes Zurückziehen um weitere 2–3 cm führt zur korrekten Position.

4. Lagekontrolle mit intraatrialem EKG

Allgemein

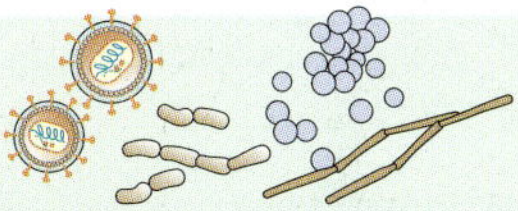

- Infektionen im Punktionsbereich
- Punktionsbereich im Operationsgebiet
- Obstruktion der betreffenden Vene
- Hypokoagulabilität des Bluts bei nicht möglicher „digitaler Blutstillung" (*cave*: Punktion der V. subclavia >> V. jugularis interna > V. anonyma!)
- ipsilaterale Herzschrittmacher- oder Defibrillatorsonde

Für die Punktion tiefer Halsvenen

- kurzer, dicker Hals
- schweres Schädel-Hirn-Trauma
- zerebrale Durchblutungsstörungen
- ein- oder beidseitige Karotisstenose
- intrakranieller Eingriff
- kontralaterale Thorakotomie

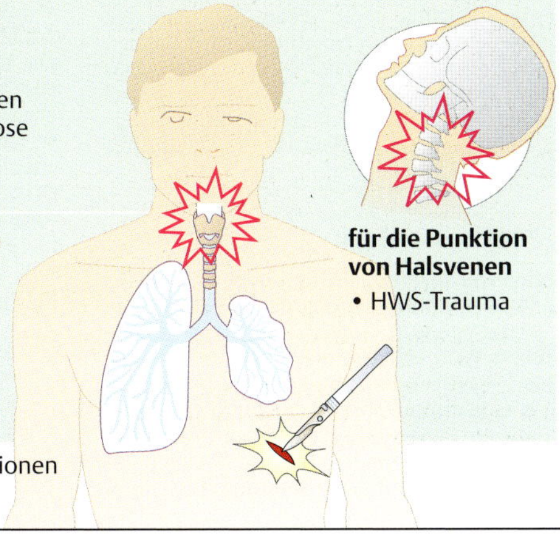

Für die Punktion tiefer Halsvenen oder der V. subclavia

- kontralaterale Phrenikus- oder Rekurrensparese
- kontralateraler Pneumothorax
- kontralaterale Lungenkontusion
- kontralaterales Horner-Syndrom

für die Punktion von Halsvenen

- HWS-Trauma

5. Kontraindikationen für ZVK-Punktionen

B. Zentralvenöser Katheter

Die Kanülierung oder Katheterisierung von Arterien dient zur kontinuierlichen, invasiven Blutdruckmessung (intensivierte Kreislaufüberwachung) und zur Entnahme von Blutproben (arterielle Blutgasanalyse). Sie ist indiziert bei

- Blutdruckinstabilität,
- hämodynamisch relevanten Arrhythmien,
- großen, blutreichen Operationen,
- Eingriffen am Herzen, in unmittelbarer Herznähe oder an großen Arterien,
- hirnstammnahen Eingriffen,
- schweren kardiopulmonalen Begleiterkrankungen,
- schwerem Schädel-Hirn-Trauma,
- Polytrauma,
- allen Schockformen sowie
- der Langzeitbeatmung (Intensivstation).

A. Punktionsorte

Am häufigsten wird die **A. radialis der nicht dominanten Hand** für die Kanülierung oder Katheterisierung benutzt. Bei Patienten mit eingeschränkter Funktion eines Armes (z.B. Hemiparese nach Apoplexie) empfiehlt es sich dagegen, möglichst die *betroffene* Seite zu wählen. Die *A. femoralis* sollte wegen der fehlenden Kollateralisierung des Beines, vor allem aber wegen des höheren Infektionsrisikos (Leistenbereich), nur in besonderen Fällen punktiert werden.

B. Punktionsnadeln

Neben *Kunststoffkanülen*, wie sie zur Venenpunktion verwendet werden (s. Kap. 8.1), können mithilfe der Seldinger-Technik auch dünnlumige *Katheter* in Arterien eingeführt werden. Wichtig ist in jedem Fall, dass die Kanüle sehr scharf in einem möglichst flachen Winkel geschliffen ist, um zu vermeiden, dass dünne Arterien durch die Spitze abgedrängt werden. Für Erwachsene werden 20-G-Kanülen bevorzugt, zur Katheterisierung aber öfter auch 18-G-Modelle eingesetzt.

C. Punktionstechnik

Früher wurde vor der Punktion der A. radialis die Kollateraldurchblutung der Hand über die A. ulnaris geprüft („Allen-Test"). Eine solche Prüfung wird mittlerweile nicht mehr empfohlen, weil ihr Vorhersagewert im Hinblick auf Gefäßkomplikationen nicht ausreichend ist. Weder lassen sich diese damit ausschließen, noch sind sie zwingend bei eingeschränkter Kollateraldurchblutung zu erwarten.

Mit Ausnahme der A. temporalis superficialis, die durch Arteriae sectio freigelegt werden muss, können die anderen Arterien üblicherweise unter Palpation **perkutan punktiert** werden. Hierfür gibt es mehrere Möglichkeiten:

- die Direktpunktion,
- die Durchstichmethode und
- die Seldinger-Technik.

In jedem Fall soll, um Komplikationen zu vermeiden, so schonend wie möglich und außerdem *zweizeitig* vorgegangen werden (s. Kap. 8.1). Da die Arterien in der Haut tiefer liegen als die Venen, können sie nicht so flach getroffen werden. Deshalb muss die Kanüle nach der Penetration der Arterienwand entsprechend stärker abgesenkt werden, wobei jedoch auch hier die Spitze leicht angehoben werden soll, um so zu verhindern, dass beim anschließenden Vorschieben um weitere 1 – 2 mm die unten liegende Wand perforiert wird. Erst dann kann der Kunststoffteil abgestreift und in der Regel auch problemlos vorgeschoben werden. Die Anwendung der *Seldinger-Technik* (s. Kap. 8.1) empfiehlt sich besonders bei schwierigen Gefäßverhältnissen (z.B. sklerotische, geschlängelt verlaufende Arterien) und generell bei der Punktion der A. femoralis. Eine *Arteriae sectio* ist damit heutzutage meist entbehrlich.

D. Komplikationen

Schwerwiegende Komplikationen können sich aus der fehlenden oder mangelhaften Kollateralisation bei einer *Okklusion* der Arterie im Bereich der Punktionsstelle ergeben (vor allem bedingt durch eine Thrombosierung). Hierbei besteht ebenso wie nach einer intraarteriellen Fehlinjektion bestimmter gefäßschädigender Medikamente (z.B. Barbiturate) die Gefahr einer *Gangränbildung*. Punktionsbedingte Aneurysmen, arteriovenöse Fisteln oder Nervenläsionen sowie Infektionen sind selten. Häufig dagegen kommt es durch mechanische Irritation zu *Gefäßspasmen*. Sie äußern sich in einer vorübergehenden Abblassung oder lividen Hautverfärbung. Wenn sie nicht spontan verschwinden, lassen sie sich mit 10 – 20 mg Lidocain 1%, langsam durch die Kanüle injiziert, beseitigen.

Arterieller Zugang

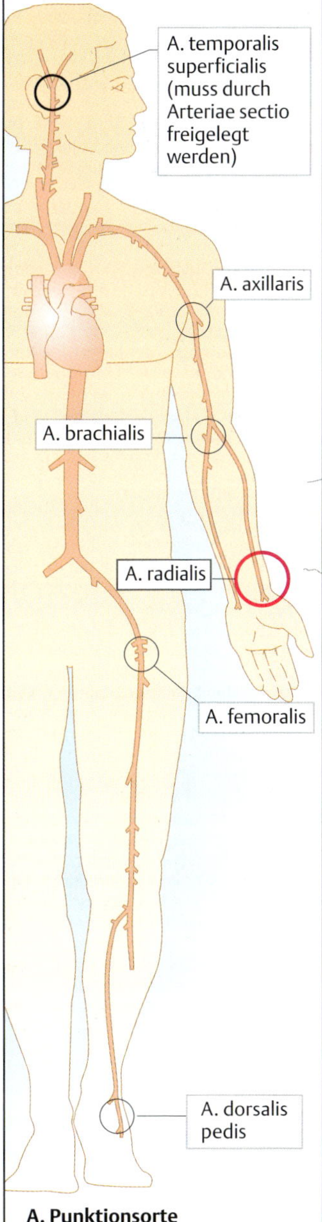

A. Punktionsorte

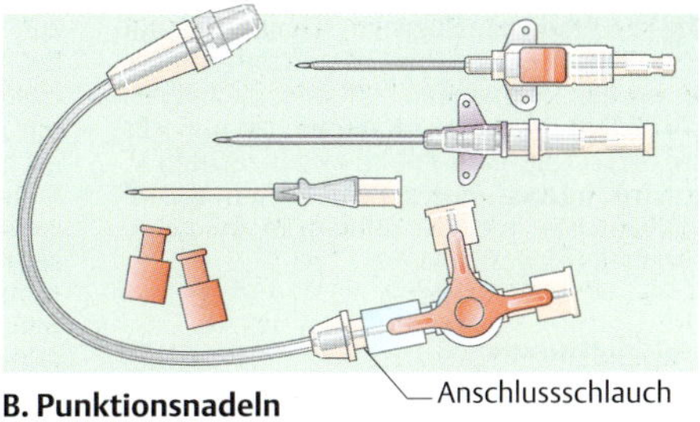

B. Punktionsnadeln

a) Unter Palpation der Arterie Einstechen der Kanüle in einem Winkel von ca. 30° zur Haut

b) Fixierung der Kanüle mit Pflasterstreifen und eindeutige Kennzeichnung des Zugangs

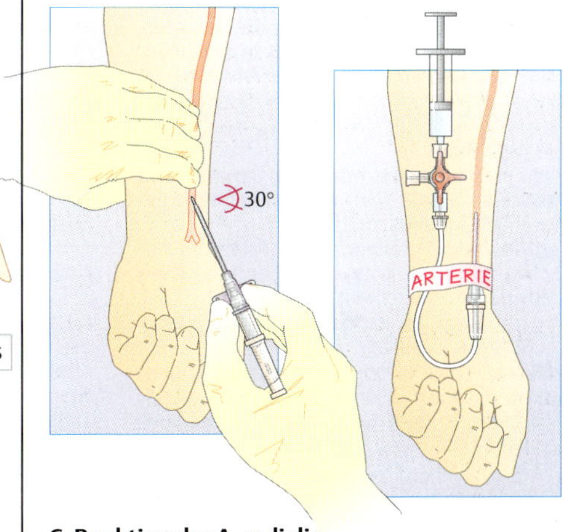

C. Punktion der A. radialis

Vorgehen nach intraarterieller Fehlinjektion

- Kanüle nicht herausziehen!
- hierüber Injektion von
  - 20 ml NaCl 0,9 % zur Verdünnung
  - 5–10 ml Lidocain 1 % zur Behandlung des Vasospasmus
  - 1000–5000 IE Heparin zur Antikoagulation
- ggf. gezielte Durchblutungsverbesserung durch
  - intraarterielle Infusion von Vasodilatanzien
  - Stellatumblockade zur Sympathikolyse

D. Komplikationen

Über die bei der zentralvenösen Katheterisierung beschriebenen Zugänge (s. Kap. 8.2) kann auch ein Katheter in eine Pulmonalarterie gelegt werden (Pulmonalis-, PA- oder nach ihren Entwicklern Swan-Ganz-Katheter genannt). Er wird, bevorzugt nach Punktion der **rechten V. jugularis interna**, durch den rechten Vorhof und Ventrikel mit dem Blutstrom in die A. pulmonalis eingeschwemmt.

A. Indikationen

Ein PA-Katheter dient in erster Linie zur Überwachung spezieller Kreislaufgrößen (*A*; Einzelheiten s. Kap. 9.1), ermöglicht aber über eine rechtsatriale Öffnung auch die Injektion oder Infusion von Medikamenten. Vor dem Hintergrund des nicht unbeträchtlichen Komplikationsrisikos und der relativ hohen Kosten sollte die Indikation für einen PA-Katheter allerdings streng gestellt und am Einzelfall ausgerichtet werden, zumal bisher keine Untersuchung eine statistisch signifikante Verbesserung des Outcomes durch ein PA-Katheter-Monitoring belegen konnte. So sind die im Folgenden aufgezählten Indikationen *empirisch* **begründet:**

- sehr umfangreiche operative Eingriffe mit massiven Blut- und Flüssigkeitsverlusten (z. B. Lebertransplantation),
- große operative Eingriffe bei Patienten mit schwerer Herzerkrankung oder in extrem reduziertem Allgemeinzustand,
- Operationen bei Patienten mit Herzinfarkt in den vorausgegangenen 6 Monaten,
- dekompensierte oder grenzwertig kompensierte Herzinsuffizienz,
- Verdacht auf massive oder foudroyante Lungenembolie.

B. Kathetertypen

In der Standardausführung *(B)* hat der Katheter *4 Lumina* und wird bei Erwachsenen in der Größe 7 oder 8 F (French; entspricht Charrière) über eine sog. Schleuse (8 bzw. 8,5 F), die nach der Seldinger-Methode gelegt wird, in die Vene eingeführt. Spezielle Kathetermodelle erlauben z. B. die kontinuierliche Messung des Herzzeitvolumens und der gemischtvenösen O_2-Sättigung oder eine Schrittmacherstimulation. Die Schleuse kann auch als Volumenzugang genutzt werden.

C. Einführtechnik

Bei der Platzierung des Katheters orientiert man sich an der *Druckkurve*, die über den distalen Kanal abgeleitet wird *(C1)*. Nach vorsichtigem Aufblasen des Ballons (mit 1,0 – 1,5 ml Luft) in der Hohlvene und Erreichen des rechten Vorhofs wird der Katheter durch die Trikuspidalklappe in die Ausflussbahn des rechten Ventrikels eingeschwemmt und gelangt nach Passieren der Pulmonalklappe in den Pulmonalarterienhauptstamm. Nun wird er so weit vorgeschoben, bis der noch aufgeblasene Ballon das Lumen eines Pulmonalarterienastes (zumeist *rechter* Unterlappen) verschließt, was als **Wedge-Position** bezeichnet wird und an einer charakteristischen Verschlussdruckkurve zu erkennen ist. Nach dem Entlüften des Ballons muss bei korrekter Katheterlage wieder das typische Bild der pulmonalarteriellen Druckkurve erscheinen. Anhand der Längenmarken auf dem Katheter kann außerdem die Lage der Katheterspitze in Bezug zum rechten Vorhof, Ventrikel und zur Pulmonalarterie abgeschätzt werden *(C2)*. Die Katheterlage muss durch eine *Röntgenaufnahme des Thorax* dokumentiert werden.

D. Spezielle Komplikationen

Komplikationen können nicht nur während der Katheterisierung auftreten, sondern auch danach. Während *Arrhythmien*, die nahezu regelmäßig beim Vorschieben des Katheters zu beobachten sind, ebenso wie eine Verschlingung oder Verknotung des Katheters meist harmlos verlaufen, kann eine Überblähung des Ballons zu einer lebensbedrohlichen *Ruptur eines Pulmonalarterienastes* führen. Um dies zu verhindern, soll der Ballon nur langsam und mit so wenig Luft wie nötig geblockt werden. Bei Verschluss einer Pulmonalarterie aufgrund zu lange bestehender Wedge-Position (entweder bei aufgeblasenem Ballon oder bei zu weit eingeschwemmtem oder später disloziertem Katheter) kann sich ein *Lungeninfarkt* entwickeln. Damit eine versehentliche Wedge-Position unmittelbar zu erkennen ist, muss die pulmonale Druckkurve fortlaufend auf dem Monitor dargestellt und sorgfältig überwacht werden. Da das Risiko von *Herzklappen-* und *Endomyokardläsionen* wie auch von *infektiösen* Komplikationen mit der Liegedauer deutlich zunimmt, sollte der Katheter nur so kurz wie unbedingt nötig in situ belassen werden.

Pulmonaliskatheter

Der PA-Katheter liefert folgende Informationen:

- rechtsatrialer Druck bzw. zentralvenöser Druck (ZVD)
- pulmonalarterielle Drücke (PAP)
- pulmonalkapillarer Verschlussdruck (Wedge-Druck)
- gemischtvenöse O_2-Sättigung
- Herzzeitvolumen (Thermodilutionstechnik)

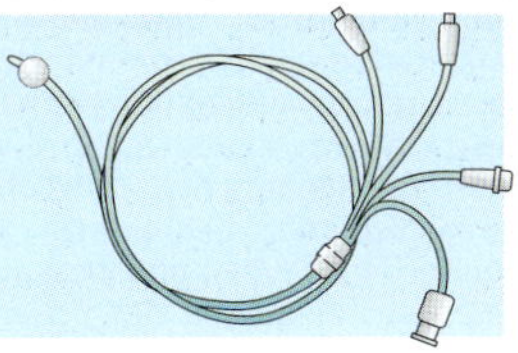

A. Indikationen

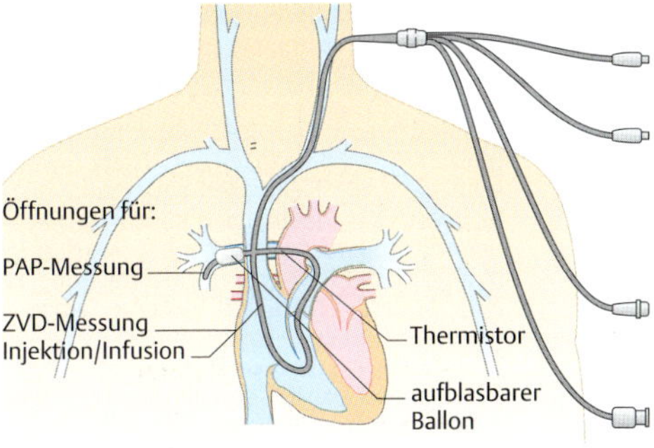

4-lumiger PA-Katheter in situ

- proximaler Kanal mit Öffnung im rechten Vorhof
- distaler Kanal mit Öffnung an der Katheterspitze, die im zentralen Anteil der rechten oder linken Pulmonalarterie liegen soll
- 3. Kanal zum Aufblasen des Latexballons (liegt unmittelbar hinter der Katheterspitze)
- 4. Kanal, der zum Temperatursensor (Thermistor) einige cm vor der Katheterspitze führt

B. Kathetertypen

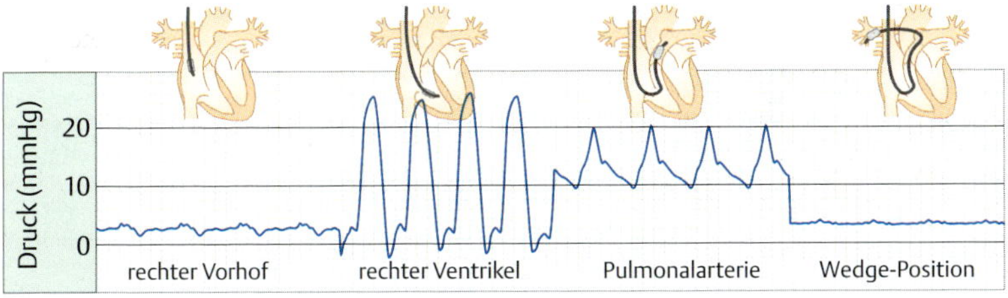

1. Typischer Druckkurvenverlauf während der Katheterpassage

		Rechter Vorhof	Rechter Ventrikel	Pulmonalarterie
V. jugularis interna	re.	20	30	45
	li.	25	35	50
V. subclavia		10	25	40
V. mediana cubiti	re.	50	65	80
	li.	55	70	85
V. femoralis		40	50	65

2. Abstände vom Punktionsort zum rechten Vorhof, Ventrikel und zur Pulmonalarterie (in cm)

C. Einführtechnik

- Herzrhythmusstörungen
- Schlingen- und Knotenbildung
- Ballonruptur (cave: Rechts-links-Shunt!)
- Lungeninfarkt
- Ruptur eines Astes der A. pulmonalis
- Schädigung der Trikuspidal- und der Pulmonalklappe
- Myokardperforation
- Endokarditis

D. Spezielle Komplikationen

Einer klinischen Überwachung des Patienten durch Inspektion, Palpation, Perkussion und Auskultation sind während der Anästhesie enge Grenzen gesetzt. Sie muss daher durch **apparative Methoden** ergänzt werden. Auch wenn die technischen Möglichkeiten heute ein lückenloses, detailliertes perioperatives Monitoring erlauben und wesentlich dazu beitragen, die Sicherheit des Patienten zu erhöhen, so ist es dennoch bisher nicht gelungen, den streng wissenschaftlichen Beweis anzutreten, dass dadurch auch das Outcome verbessert wird. Dies ist jedoch auf methodische Schwierigkeiten bei der Untersuchung und Analyse und nicht etwa auf eine Ineffizienz der Überwachungsverfahren zurückzuführen. Folgerichtig wurden in vielen Ländern von der jeweiligen anästhesiologischen Fachgesellschaft Empfehlungen oder Leitlinien zum apparativen Monitoring herausgegeben.

A. Überblick

Da Störungen der Hirnfunktion intraoperativ selbst nicht ohne Weiteres nachzuweisen sind, aber überwiegend aus Störungen von Kreislauf und Atmung resultieren, liegt es nahe, den Hauptakzent auf die Überwachung kardiovaskulärer und respiratorischer Parameter zu legen. Die zu diesem Zweck eingesetzten Verfahren können in *nicht invasive* und *invasive* sowie *kontinuierliche* und *diskontinuierliche* eingeteilt werden. Eine strikte Trennung nach pulmonaler und kardiovaskulärer Überwachung ist allerdings wegen der engen Verzahnung von Perfusion, Oxygenierung und CO_2-Elimination nicht immer möglich. Deshalb wird das kardiorespiratorische Monitoring an dieser Stelle gemeinsam erläutert.

Zweckmäßigerweise werden die einzelnen Verfahren bedarfsgerecht und abgestuft angewendet. Dabei lassen sich

- ein nicht invasives Minimal- oder Basismonitoring,
- ein erweitertes, überwiegend invasives Monitoring und
- ein spezielles Monitoring

unterscheiden. Zum unverzichtbaren **Basismonitoring** gehören

- das Oberflächen-EKG,
- die nicht invasive Blutdruckmessung und
- die Pulsoxymetrie,

ergänzt durch die Kapnometrie/-grafie und weitere Parameter bei intubierten und beatmeten Patienten (s. Kap. 7.4).

B. Oberflächen-EKG

Das Elektrokardiogramm (EKG) erfasst als Summenpotenzial die gesamte **elektrische Aktivität des Herzens**, liefert aber keine Informationen zur mechanischen Herzaktion. Mithilfe einer kontinuierlichen EKG-Überwachung lassen sich *Änderungen der Herzfrequenz*, *Störungen der Erregungsbildung und -leitung* (Arrhythmien), *Myokardischämien* (→ ST-Strecken-Analyse) und *Fehlfunktionen von Schrittmachern* unmittelbar erkennen. Auf modernen Monitoren können mehrere Ableitungen gleichzeitig dargestellt werden, was die Analyse intraoperativ deutlich verbessert.

▸ **Ableitungen.** Das EKG wird intraoperativ meist am Stamm abgeleitet. Hierzu werden selbstklebende Elektroden verwendet und so platziert, dass die üblichen bipolaren und unipolaren Ableitungen geschaltet werden können. Je nach Umfang der Überwachung können 3 unterschiedliche Systeme eingesetzt werden:

1. nicht umschaltbarer Einkanal-Monitor mit 3-adrigem Kabel,
2. umschaltbarer Einkanal-Monitor mit 3-adrigem Kabel,
3. Mehrkanal-Monitor mit 5-adrigem Kabel.

Standard ist die **Ableitung II** (nach *Einthoven*), weil hier die Amplitude der P-Welle und des QRS-Komplexes in der Regel am höchsten ist. Bei umschaltbaren Monitoren können nacheinander die Ableitungen I, II und III abgerufen werden. Durch Veränderung der Elektrodenposition kann eine **modifizierte V5-Ableitung** realisiert werden. Mehrkanal-Monitore lassen insgesamt 7 Ableitungen – I, II, III, aVR, aVL, aVF und V_5 – und davon bis zu 3 gleichzeitig darstellen. Es empfiehlt sich, mindestens die Ableitungen II und V_5 parallel zu überwachen.

▸ **ST-Strecken-Analyse.** Moderne Monitore bieten mit der automatischen ST-Strecken-Analyse die Möglichkeit einer Detektion von Myokardischämien. Am wichtigsten ist dafür die Überwachung der **Ableitung V5**, die die Vorderseitenwand repräsentiert (Versorgungsgebiet der *linken* Koronararterie). Sie sollte mit der der **Ableitung II** kombiniert werden, um auch die Unterwand beurteilen zu können (Versorgungsgebiet der *rechten* Koronararterie). Als signifikante ST-Strecken-Veränderung gilt eine mindestens 30 Sekunden anhaltende, absolute oder relative, horizontale oder deszendierende *Senkung* von mehr als 0,1 mV bzw. 1 mm in den Brustwandableitungen und von mehr als 0,05 mV bzw. 0,5 mm in den peripheren Ableitungen oder eine entsprechende *Hebung* von mehr

Kardiopulmonale Funktion I

Basismonitoring

- EKG
- nicht invasiver Blutdruck
- Pulsoxymetrie
- ggf. Kapnometrie/-grafie und Beatmungsparameter

Erweitertes Monitoring

- zentralvenöser Druck
- zentral-/gemischt-venöse O_2-Sättigung
- invasiver Blutdruck
- Drücke im kleinen Kreislauf
- Herzzeitvolumen (z.B. Thermodilution)
- Laboranalysen

Spezielles Monitoring

- z.B. transösophageale Echokardiographie

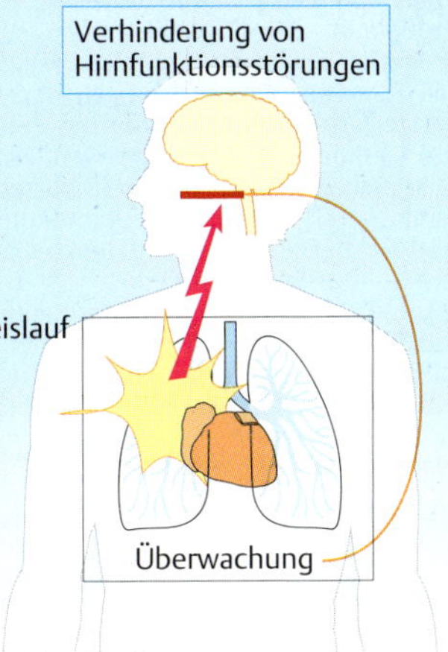

A. Überblick – Apparatives kardiorespiratorisches Monitoring

- Herzfrequenz
  - normal
  - Bradykardie
  - Tachykardie
- Herzrhythmus
  - Sinusrhythmus
  - supraventrikuläre/ventrikuläre Aktionen
  - künstlicher Schrittmacher
- Erregungsleitung
  - normale Überleitung
  - AV-Block
  - Schenkelblock
- Repolarisation
  - normale Rückbildung
  - ST-Veränderungen
  - Myokardischämie, Myokardinfarkt
  - Elektrolytentgleisungen
- Kreislaufstillstand
  - Asystolie
  - Kammerflimmern, Kammerflattern
  - elektromechanische Entkopplung

1. Informationsgehalt

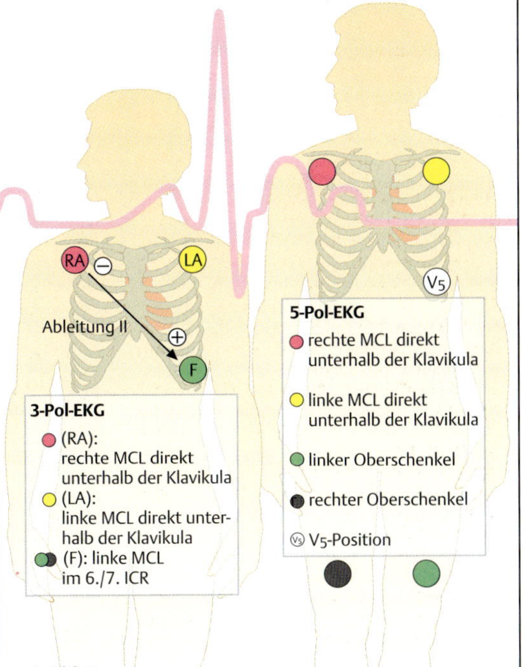

3-Pol-EKG

- (RA): rechte MCL direkt unterhalb der Klavikula
- (LA): linke MCL direkt unterhalb der Klavikula
- (F): linke MCL im 6./7. ICR

5-Pol-EKG

- rechte MCL direkt unterhalb der Klavikula
- linke MCL direkt unterhalb der Klavikula
- linker Oberschenkel
- rechter Oberschenkel
- V_5-Position

2. Ableitungen

B. Oberflächen-EKG

als 0,2 mV bzw. 2 mm. Der Messpunkt befindet sich 60–80 ms hinter dem sog. *J-Punkt* (Wendepunkt der ST-Linie), die PQ-Linie dient hierbei als isoelektrische Referenz *(B5)*. Die ST-Strecken-Analyse ist nach der transösophagealen Echokardiografie die empfindlichste Methode zur intraoperativen Diagnose einer **Myokardischämie**, mit dem Vorteil aber der einfacheren Handhabung und ubiquitären Verfügbarkeit. Die Sensitivität kann bis zu 95 % erreichen. Die Spezifität jedoch ist deutlich geringer, da ST-Strecken-Veränderungen auch aus anderer Ursache auftreten können (z. B. Elektrolytverschiebungen, Pharmakaeffekte, Schenkelblock, Linksherzhypertrophie, Schrittmacherimpulse).

C. Nicht invasive Blutdruckmessung

Die nicht invasive Blutdruckmessung (NIBP) ist die einfachste Möglichkeit, den **arteriellen Blutdruck** festzustellen. Verglichen mit dem invasiven Verfahren (s. u.), ist damit zwar nur eine diskontinuierliche Überwachung möglich – was perioperativ in den meisten Fällen auch ausreicht –, dafür sind Aufwand und Risiko aber deutlich geringer. Die beiden Techniken unterscheiden sich allerdings nicht nur in der Messmethode, sondern auch in der Messgröße. Bei der nicht invasiven Messung ist dies der *Gefäßwanddruck*, bei der invasiven der *Druck im Gefäß*. Mit der zunehmenden Verbreitung von „Blutdruckautomaten" ist die **manuelle Messung** nach *Riva-Rocci* perioperativ in den Hintergrund getreten. Sie läuft wie folgt ab:

1. Aufpumpen einer (vorher luftleeren) Blutdruckmanschette am Oberarm auf ca. 200 mmHg (Erwachsene)
2. Auskultation über der Ellenbeuge (alternativ Palpation des Radialispulses)
3. langsames Ablassen des Drucks (2–3 mm pro Sekunde [zu schnell → falsch niedriger, zu langsam → falsch hoher Wert])
4. Auftreten erster Blutströmungsgeräusche (Korotkow-Geräusche) oder Wiederauftreten des Radialispulses markiert den systolischen Druck
5. weiteres Ablassen des Drucks, bis die Geräusche plötzlich leiser werden oder ganz verschwinden (diastolischer Druck)

▸ **Automatische Messung.** Blutdruckautomaten arbeiten meist nach dem **oszillometrischen Prinzip** und erfassen die druckinduzierten Schwingungen der Arterienwand (Oszillationen). Diese werden auf eine Manschette übertragen, dann über einen Schlauch zu einem Druckwandler im Monitor geleitet und dort nach Umwandlung in elektrische Signale als Druckwerte in „mmHg" digital angezeigt. Hierzu muss zunächst eine pneumatische Manschette am Oberarm (oder Oberschenkel) auf einen Druckwert aufgeblasen werden, der initial deutlich über dem systolischen Blutdruck liegt. Das bedeutet, dass der Blutfluss nun unterbunden ist. Dann wird der Manschettendruck langsam stufenweise abgelassen. Auf jeder Druckstufe werden immer 2 Pulswellen annähernd gleicher Amplitude zur Analyse verwendet, sodass Artefakte größtenteils erkannt und vermieden werden können. Das Auftreten von Oszillationen bei Entlastung der Manschette zeigt den Beginn des arteriellen Blutflusses an und entspricht dem systolischen Blutdruck. Bei weiterer Entlastung erreichen die Oszillationen schließlich ein Maximum. Dieser Punkt markiert den **mittleren arteriellen Druck** (MAP). Der MAP ist der genaueste Wert, den die oszillometrische Methode liefert. Dagegen ist der diastolische Druck wesentlich weniger exakt zu ermitteln. Er ist als derjenige Punkt festgelegt, an dem die Oszillationen nicht mehr schwächer werden.

Die oszillometrische Methode kann zwar auch bei *niedrigem* Blutdruck, z. B. im Schock, und eingeschränkt auch bei Arrhythmien angewendet werden, jedoch ist sie unter solchen Bedingungen der invasiven Druckmessung eindeutig unterlegen. Grundsätzlich sollte das *Messintervall* – außer in kritischen Situationen – *nicht weniger als 2,5 Minuten* betragen, um Ischämien der betreffenden Extremität zu vermeiden. Als besonders gefährdet müssen hierfür Patienten mit Mikroangiopathien angesehen werden (z. B. bei Diabetes mellitus). Bei stabiler Hämodynamik sind Messabstände von 5 Minuten ausreichend. Um den Druck möglichst exakt zu messen, ist zweierlei entscheidend: Die Manschette muss sich auf *Herzhöhe* befinden, und sie muss die *richtige Größe* haben. So sollte sie $^2/_3$ des Oberarms oder Oberschenkels bedecken. Bei zu schmaler Manschette werden falsch hohe, bei zu breiter falsch niedrige Werte gemessen. Von wachen Patienten wird vor allem der initiale Messvorgang oftmals als unangenehm empfunden, weil hierbei die Manschette auf einen sehr hohen Druck aufgepumpt wird, der dann nur sehr langsam abgelassen wird.

Kardiopulmonale Funktion II

- ausgetrocknete, schlecht leitende Elektroden
- erhöhter Hautwiderstand (z.B. feuchte Haut)
- Muskelzittern
- Diathermie
- Wechselstrominterferenzen

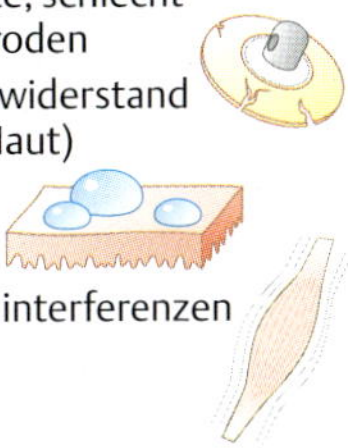

3. Störeinflüsse

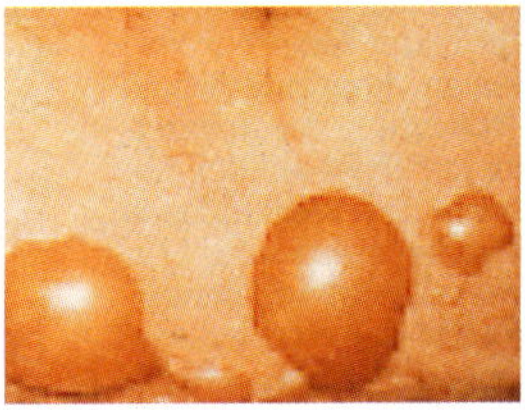

Verbrennungen im Elektrodenbereich (fehlerhafte Erdung von Elektrokautern)

4. Komplikationen

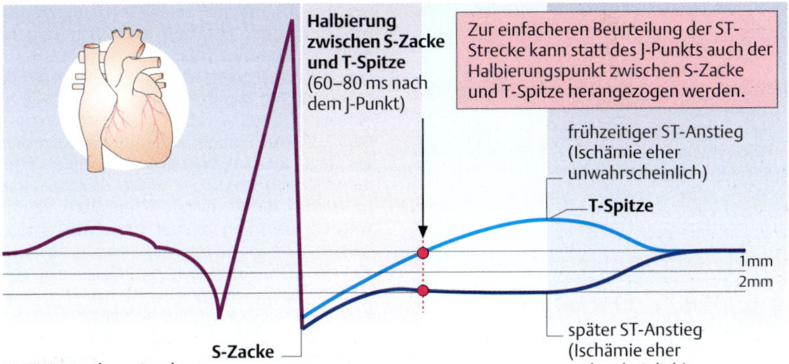

5. ST-Strecken-Analyse

B. Oberflächen-EKG

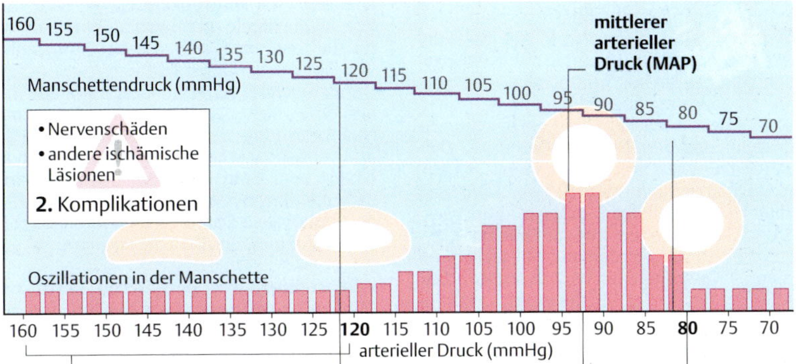

vor der Systole: Gefäß geschlossen, schwache Druckstöße vom oberen Teil der Arterie

Systole: Gefäß öffnet sich, Oszillationen beginnen

MAP: Gefäß offen, Oszillationen erreichen ihre größte Amplitude

Diastole: Gefäß offen, Oszillationen nehmen nicht weiter ab

1. Oszillometrisches Prinzip

C. Nichtinvasive Blutdruckmessung

D. Pulsoxymetrie

Die Pulsoxymetrie ist in erster Linie ein Verfahren zur nicht invasiven, kontinuierlichen **Messung der Sauerstoffsättigung des arteriellen Bluts.** Das Messprinzip beruht auf der Absorption von Licht bestimmter Wellenlängen durch das Hämoglobin vorbeiströmender Erythrozyten. Da *oxygeniertes* (O_2Hb) und *desoxygeniertes* Hämoglobin (Hb) unterschiedliche Absorptionsmaxima haben (O_2Hb bei 940 nm [infrarot], Hb bei 660 nm [rot]), lässt sich ihre relative Konzentration im Blut mithilfe der *Photometrie* ermitteln („Lambert-Beer-Gesetz"). Das Licht wird von 2 Leuchtdioden abgestrahlt und der durchgelassene Anteil von einer gegenüberliegenden Photodiode erfasst. Die Differenz, die der absorbierten Menge entspricht, ist der Konzentration der Hämoglobine proportional. Um nur die arterielle O_2-Sättigung zu bestimmen, muss ein pulsatiler Blutfluss vorhanden sein. Dann kann aus der systolischen „Spitzenabsorption", die durch arterielles Blut verursacht wird, die „Hintergrundabsorption" durch Gewebe, venöses und kapillares Blut herausgerechnet werden. Um die besten Ergebnisse zu erzielen, sollte der Sensor (Clip) am *Ohrläppchen* angebracht werden, gefolgt von Fingerbeere und Zehe. Ein gelegentlicher Wechsel des Orts verhindert Drucknekrosen.

▸ **Einschränkungen.** Die Ansprechzeit von Pulsoxymetern ist kurz, erste Messwerte erhält man schon nach 5 – 10 Sekunden. Fehlt allerdings ein pulsatiler Blutfluss, dann lässt sich kein Signal ableiten (z. B. bei Vasokonstriktion im Schock, Hypothermie). Pulsoxymeter messen die sog. funktionelle oder **partielle O_2-Sättigung** des Hämoglobins ($pSaO_2$; prozentualer Anteil des O_2Hb an der Summe von O_2Hb und Hb; Normalwert: 98 %). *Dyshämoglobine* wie Carboxyhämoglobin (COHb) und Methämoglobin (MetHb) bzw. Sulfhämoglobin (SulfHb) bleiben dagegen unberücksichtigt. Diese können nur mit In-vitro-Oxymetern bestimmt werden, die mit Licht mindestens 4 verschiedener Wellenlängen arbeiten. Solche Geräte messen die exakte, „fraktionelle" O_2-Sättigung (SaO_2; Normalwert: 96 %). COHb (Normalwert: ca. 1 %) hat leider eine ähnliche Absorptionskurve wie O_2Hb, sodass mit der Pulsoxymetrie fatalerweise sowohl die tatsächliche als auch die partielle SaO_2 überschätzt werden. Das bedeutet, dass z. B. starke Raucher mit einem COHb-Anteil von 10 – 20 % nicht nur eine scheinbar normale $pSaO_2$, sondern erstaunlicherweise sogar eine höhere $pSaO_2$ aufweisen können als Nichtraucher.

▸ **Aussagekraft von SaO_2, $pSaO_2$ und PaO_2.** Die SaO_2 gibt den O_2-Gehalt des arteriellen Bluts (CaO_2) besser wieder als der PaO_2, denn zusammen mit der Hb-Konzentration lässt sich anhand der SaO_2 (unter Vernachlässigung des geringen physikalisch gelösten O_2-Anteils) für klinische Belange mit akzeptabler Genauigkeit der CaO_2 abschätzen. Der PaO_2 hingegen ermöglicht erst dann eine Aussage über den CaO_2, wenn die aktuelle O_2-Hb-Bindungskurve *(G4)*, die Qualität des Hämoglobins (cave: Dyshämoglobine, Hämoglobinopathien!) und die Hb-Konzentration bekannt sind. Während **Hypoxämien** in der Regel mit der Bestimmung der O_2-Sättigung gut zu erfassen und zu quantifizieren sind, gilt dies nicht für hyperoxämische Zustände, also oberhalb eines PaO_2 von 100 mmHg *(D2)*. Die Aussagekraft der pulsoxymetrisch ermittelten $pSaO_2$ ist zwar um einiges geringer als die der in vitro gemessenen SaO_2, reicht aber für klinische Zwecke in der Regel aus. Im Zweifelsfall kann das Ergebnis mit einer In-vitro-Analyse der SaO_2 überprüft und damit für den Einzelfall validiert werden. Die Genauigkeit der Pulsoxymetrie beträgt ±2 % in einem Messbereich der $pSaO_2$ von 80 – 100 % und verringert sich mit abfallender $pSaO_2$. Aufgrund des anatomischen Rechts-links-Shunts (Bronchialarterien, Vv. Thebesii) von physiologisch ca. 2 – 5 % des HZV ist eine O_2-Sättigung von 100 % unter Raumluftbedingungen nicht zu erreichen. Die Angabe von 100 % liegt daher bei diesen Geräten im Bereich ihrer Messungenauigkeit. Erst ab einem PaO_2 von 150 mmHg *(G4)* wird wirklich die maximale $pSaO_2$ von 100 % erzielt, was für die SaO_2 auch, aber nur bei Abwesenheit von Dyshämoglobinen gilt.
Die Pulsoxymetrie ist im Gegensatz zur Kapnometrie nicht geeignet, eine **Fehl- oder Nichtbeatmung** des Patienten unmittelbar und verlässlich erkennen zu können, denn abhängig vom Grad der Oxygenierung können mehrere Minuten vergehen, bis sich eine Hypoxie entwickelt. Damit geht wertvolle Zeit für die Beseitigung der Ursache verloren.

▸ **Beurteilung der peripheren Perfusion.** Mit der Pulsoxymetrie lässt sich aus dem pulsatilen Signal die *Pulsfrequenz* ermitteln. Die periphere Perfusion kann jedoch mit den heute üblichen Geräten nicht suffizient überwacht werden, denn diese reagieren z. T. sogar noch auf Volumenpulssignale, wenn der Blutfluss schon auf ca. 10 % des Normalwerts abgefallen ist. Bei *Hypovolämie* kommt es ebenso wie beim arteriellen Druckpuls (s. u.) zu stärkeren in-/exspiratorischen Schwankungen der Volumenpulsamplitude, die dann unter entsprechender Volumenzufuhr wieder deutlich geringer werden.

Kardiopulmonale Funktion III

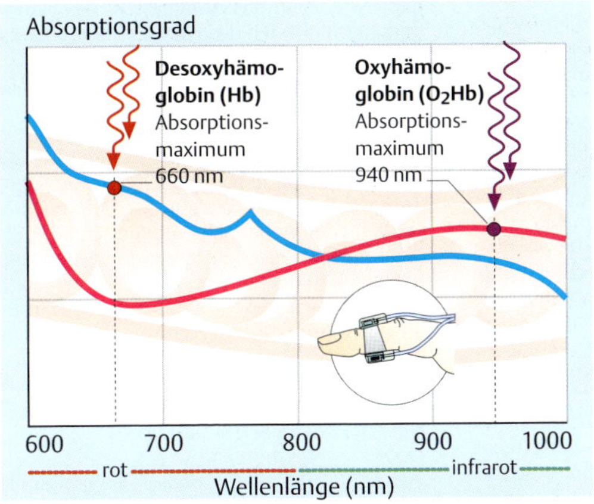

1. Absorptionskurven für Oxy- und Desoxyhämoglobin

pSaO_2 (%)	PaO_2 (mmHg)
99 od. 100	95–673
95	≈ 80
90	≈ 60
70	≈ 40
50	≈ 25

Werte abhängig von
- Temperatur
- pH-Wert
- [2,3-DPG]
- $PaCO_2$

2. Korrelation von pSaO_2 und PaO_2

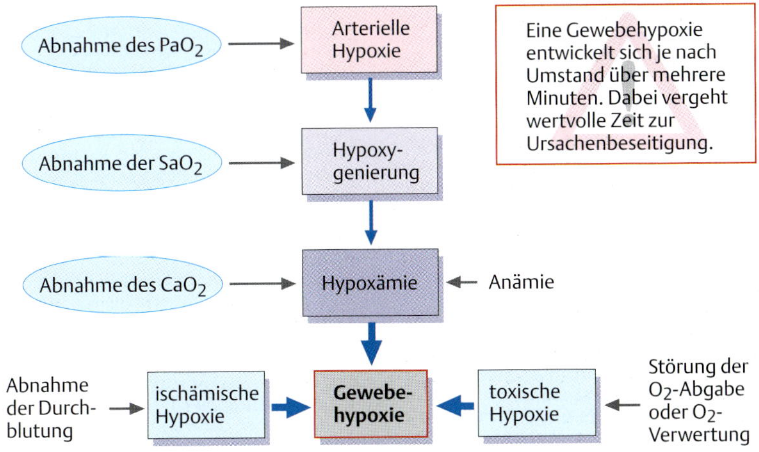

Eine Gewebehypoxie entwickelt sich je nach Umstand über mehrere Minuten. Dabei vergeht wertvolle Zeit zur Ursachenbeseitigung.

CaO_2 = [Hb] · SaO_2 · 1,39 + PaO_2 · 0,003 [ml/dl Blut] **Normalwert: ≈ 20 ml/dl**

- 1,39 = theoretische Hüfner-Zahl (gibt die spezifische O_2-Bindungsfähigkeit des Hämoglobins an: 1 g Hb bindet 1,39 ml O_2)
- 0,003 = rechnerische Konstante für physikalisch gelösten O_2-Anteil
- SaO_2 in der Formel als Fraktion verwendet

3. Hypoxie

D. Pulsoxymetrie

E. Kapnometrie/-grafie

Mit der Kapnometrie kann der **Kohlendioxidgehalt der Atemluft** während des gesamten Atemzyklus gemessen werden. Die ermittelte in- und exspiratorische CO_2-Konzentration lässt sich außerdem grafisch als fortlaufende Kurve auf einem Monitor darstellen („Kapnografie"). Von besonderem Interesse ist die *endexspiratorische CO_2-Konzentration*, die deshalb als Digitalwert, bevorzugt als *Partialdruck ($PECO_2$)* in „mmHg", auf dem Display angezeigt wird. Das in der klinischen Praxis am weitesten verbreitete Messverfahren beruht auf der *Infrarotspektrometrie*. Hierbei macht man sich zunutze, dass CO_2 aufgrund seiner molekularen Eigenschaften infrarotes Licht in einem engen Wellenlängenbereich absorbieren kann (Maximum bei 4,26 µm). Eine entsprechende Lichtquelle sendet Licht dieser Wellenlänge durch eine Messkammer, die die Atemgasprobe enthält (Gasküvette). Anschließend wird der durchgelassene Anteil von einer gegenüberliegenden Photodiode erfasst und quantitativ analysiert. Da die absorbierte Lichtmenge der Anzahl der in der Probe vorhandenen CO_2-Moleküle proportional ist, lässt sich die CO_2-Konzentration berechnen. In einer Referenzkammer befindet sich CO_2-freies Gas, das als Nullwert für die Kalibrierung dient. Prinzipiell wird bei der Infrarotkapnometrie die Anzahl der CO_2-Moleküle im Verhältnis zur Zahl aller gasförmigen Moleküle gemessen. Die CO_2-Konzentration wird dann als prozentualer Anteil (FCO_2; Vol.-%) angegeben. Nach dem Dalton-Gesetz kann leicht auf den CO_2-Partialdruck (PCO_2; mmHg) umgerechnet werden. Viele Geräte können alternativ beide Werte anzeigen.

▸ **Messorte.** Grundsätzlich ist eine CO_2-Messung im Haupt- oder Nebenstrom des Atemgases möglich, wobei beide Methoden charakteristische Vor- und Nachteile haben. Klinisch werden **Nebenstromkapnometer** bevorzugt. Sie saugen mit unterschiedlicher Geschwindigkeit ein definiertes Probevolumen über einen Konnektor oder den Atemfilter, der sich zwischen Endotrachealtubus oder Maske und Y-Stück befindet, an und messen die CO_2-Konzentration *patientenfern* im Gerät selbst. Hierdurch wird naturgemäß die Analyse etwas verzögert. Um ein störendes Eindringen von Feuchtigkeit in die Messzelle zu verhindern, sollte die Konnexionsstelle mit dem Gasprobenschlauch immer nach oben zeigen. Darüber hinaus wird Wasserdampf durch Wasserfallen, spezielle Filter oder wasserresorbierendes Schlauchmaterial entfernt. Das angesaugte Gas wird nach der Analyse entweder in das Narkosegasabsaugsystem oder – häufiger – wieder in das Atemsystem des Narkosegeräts geleitet. Bei *externen* Geräten entweicht es allerdings in die Raumluft.

Hauptstromkapnometer messen die CO_2-Konzentration *patientennah*, d. h. direkt zwischen Y-Stück und Tubus. Das hat zwar den Vorteil einer verzögerungsfreien Messung, von entscheidendem Nachteil ist aber der relativ voluminöse Messkopf (→ Dekonnexionsgefahr), der neben Lichtquelle und Detektor auch immer eine Heizung enthalten muss, um ein Beschlagen mit Wasserdampf zu verhindern. Aus diesem Grund werden Hauptstromkapnometer klinisch nur selten verwendet.

▸ **Messgenauigkeit.** Die Genauigkeit der *Nebenstromkapnometrie* beträgt ca. ±2 mmHg in einem Messbereich des PCO_2 von 40 – 60 mmHg. Sie wird von folgenden Faktoren beeinflusst:

- Druck (Atmosphären- und Beatmungsdruck),
- Zusammensetzung der Gasprobe (H_2O; N_2O, volatile Anästhetika; O_2),
- Größe der Atemgasprobe und
- Ansprechzeit des Kapnometers.

Änderungen des *Atmosphärendrucks* (P_B) ziehen *gleichsinnige* Änderungen der PCO_2-Messwerte nach sich, falls nicht auf den aktuellen Barometerstand korrigiert wird. Moderne Nebenstromgeräte können den P_B jedoch direkt messen, was die Kalibrierung entsprechend erleichtert. Mit steigendem *PEEP* nimmt der gemessene PCO_2 zwar geringfügig zu, dies kann aber in der Praxis vernachlässigt werden. *Wasserdampf*, *N_2O* und in geringerem Maße auch *volatile Anästhetika* führen ebenso wie CO_2 zu einer Absorption von infrarotem Licht, sodass bei ihrer Anwesenheit der PCO_2 *falsch hoch* gemessen wird. Höhere *O_2-Konzentrationen* lassen dagegen den PCO_2 *unterschätzen*. Eine Fehlerkorrektur ist möglich, wenn die Konzentration der betreffenden Gase ebenfalls vom Gerät gemessen wird. Um den Einfluss von Feuchtigkeit auf den Messvorgang auszuschalten, wird die Gasprobe bei Nebenstromkapnometern vor der Analyse *getrocknet*. Da dann aber die CO_2-Konzentration in der Probe wegen des fehlenden Wasserdampfs ansteigt, wird der PCO_2 um ca. 2 mmHg überschätzt, falls der P_{H_2O} nicht entsprechend korrigiert wird. Das Analyseergebnis wird selbstverständlich umso genauer, je *größer* die *Atemgasprobe* ist. Ein *verzögertes Ansprechen* ist nur ein Problem der Nebenstromkapnometrie. Hier muss die Gasprobe nämlich erst über einen Schlauch, der üblicherweise 1,5 – 3 m lang ist, zur Messkammer

Kardiopulmonale Funktion IV

- nicht invasives und kontinuierliches Verfahren
- einfach praktikabel und ubiquitär einsetzbar (Geräte mit Akku)
- kurze Ansprechzeit (erste Messwerte nach ca. 5–10 s)
- kombinierte respiratorisch-hämodynamische Überwachung:
  - gutes und rasches Erkennen arterieller Hypoxien (Responsezeiten: 10–20 s fürs Ohr, 25–35 s für den Finger [Kreislaufzeiten!])
  - ideal für respiratorische Verlaufskontrollen
  - Ermittlung der Pulsfrequenz, Erkennen eines Pulsdefizits
- ideale Ergänzung zur Kapnometrie/-grafie

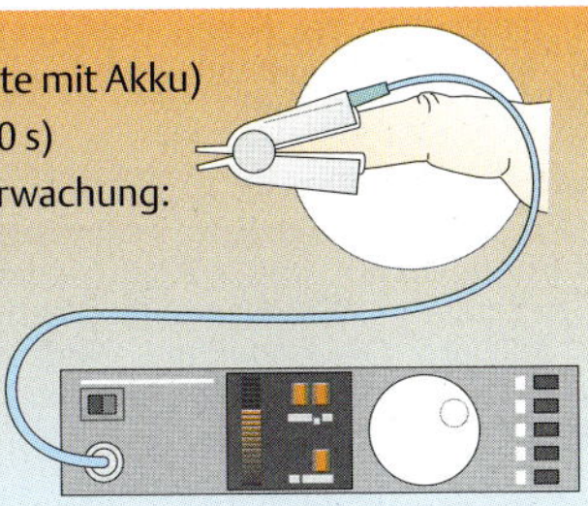

4. Vorteile

Beeinträchtigung der Messwertqualität

- periphere Hypoperfusion
  - Vasokonstriktion durch Hypovolämie od. Hypothermie

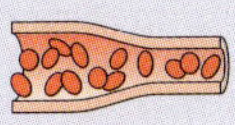

  - arterielle Hypotonie, ausgeprägte Arrhythmien

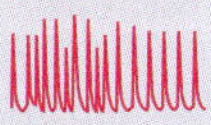

- Bewegungsartefakte

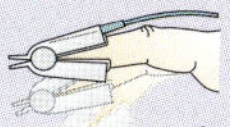

- Nagellack, Infrarotlampe

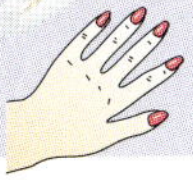

Ohne Einfluß

- fetales Hämoglobin (HbF), Bilirubin

Messartefakte und Messinterferenzen

- Vergiftungen mit Kohlenmonoxid → falsch hohe $pSaO_2$ (s. Text)

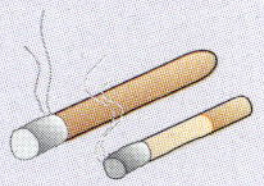

- Methämoglobinämie (z.B. Prilocain-Überdosierung):
  - $pSaO_2$ falsch niedrig, wenn > 85 %
  - $pSaO_2$ falsch hoch, wenn < 85 %

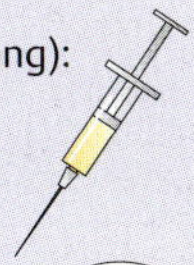

- ausgeprägte Anämie → messtechnisch falsch niedrige $pSaO_2$

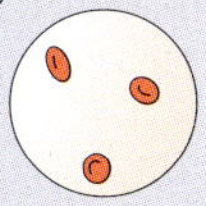

- Farbstoffe wie Methylenblau → $pSaO_2$-Abfall für 3–5 min nach Injektion

5. Störeinflüsse

D. Pulsoxymetrie

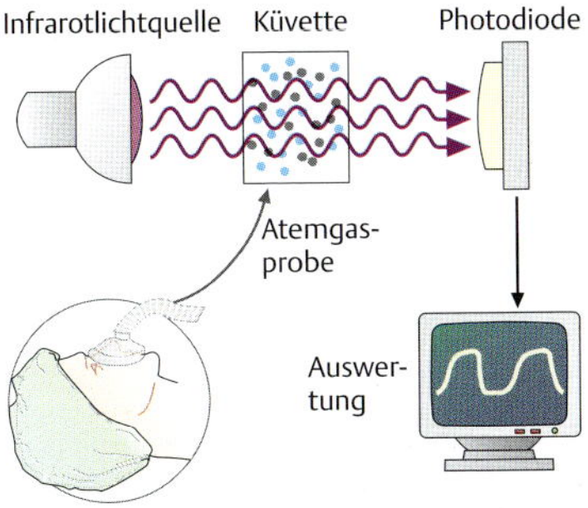

1. Messprinzip

- Überwachung der Ventilation
- Überwachung des Atemsystems (inkl. Respirator und patientenaher Konnexionsstellen)
- Beurteilung der CO_2-Produktion
- Beurteilung der CO_2-Resorption (z.B. Kapnoperitoneum bei Laparoskopien)
- Einschätzung des (kreislaufabhängigen) CO_2-Transports
- Diagnostizierung eines pathologischen Ventilations-Perfusions-Verhältnisses ($P_{a-E}CO_2$)

2. Indikationen

E. Kapnometrie/-grafie

transportiert werden. Das führt dazu, dass die Messgenauigkeit bei hohen Atemfrequenzen und kleinen Zugvolumina stark abnimmt (z.B. bei Neugeborenen).

▸ **Aussagekraft.** Mit der Kapnometrie/-grafie lassen sich grundsätzlich 3 physiologische Prozesse qualitativ und z.T. auch quantitativ beurteilen: die *CO_2-Abatmung* (Ventilation), die *zelluläre CO_2-Produktion* (Stoffwechsel) sowie der *CO_2-Transport im Blut* und damit das HZV (Hämodynamik).

▸ **Ventilation.** Durch die Kapnometrie/-grafie lässt sich feststellen, ob überhaupt eine Beatmung oder Atemtätigkeit stattfindet. Eine fehlende CO_2-Kurve gilt als schnellstes und zuverlässigstes Kriterium einer *ösophagealen* Fehlintubation oder akzidentellen Tubusdislokation bzw. Extubation. Nur bei seltenem hohem CO_2-Gehalt des Magens sind initial auch hohe CO_2-Werte nach Intubation des Ösophagus messbar („Cola-Effekt"), die dann aber sehr schnell durch Auswaschung abnehmen. Eine ebenfalls seltene extreme *Bronchospastik* nach Intubation kann dazu führen, dass auch bei trachealer Tubuslage kein Kapnogramm erscheint. Eine einseitige Beatmung nach *bronchialer* Fehlintubation oder Tubusdislokation lässt sich dagegen nicht hinreichend mithilfe der Kapnometrie/-grafie diagnostizieren, denn bei unveränderter Beatmungseinstellung, d.h. bei unverändertem Atemminutenvolumen, wird CO_2 entsprechend vermehrt über die andere Lunge eliminiert. In dieser Situation wird eher der Beatmungsdruck ansteigen und bei niedriger inspiratorischer O_2-Konzentration ggf. die $pSaO_2$ abfallen.

▸ **Stoffwechsel.** Die CO_2-Produktion repräsentiert den aeroben Stoffwechsel. Ein ansteigender Metabolismus, z.B. bei abflachender Narkose, führt bei konstanter Ventilation zu einer entsprechenden Erhöhung des $PECO_2$. Ein plötzlicher, massiver Anstieg des $PECO_2$ kann dagegen Ausdruck einer *Maligne-Hyperthermie-Krise* sein.

▸ **Hämodynamik.** Zur Beurteilung des Kreislaufs mit der Kapnometrie/-grafie benötigt man den *$PECO_2$* und den *$PaCO_2$*. Am Ende einer normalen Exspiration wird nur noch alveoläre Luft ausgeatmet, sodass der $PECO_2$ dem (mittleren) alveolären CO_2-Partialdruck ($PACO_2$) entspricht. Werden nun einzelne Lungenabschnitte nicht mehr perfundiert, aber weiterhin belüftet (alveoläre oder *funktionelle* „Totraumventilation"), dann findet hier auch keine CO_2-Elimination mehr statt, mit dem Ergebnis, dass der $PACO_2$ und infolgedessen der $PECO_2$ abfällt, der $PaCO_2$ hingegen ansteigt. Dieser Effekt, also der Abfall des $PECO_2$ und der Anstieg des $PaCO_2$, ist umso ausgeprägter, je stärker das Herzzeitvolumen und damit die Lungenperfusion vermindert wird (z.B. im Schock). Mit der Differenz zwischen dem *arteriellen* und dem *endexspiratorischen* PCO_2 ($P_{a-E}CO_2$) können also nicht nur pulmonal bedingte Ventilations-Perfusions-Störungen aufgedeckt, sondern indirekt auch *Veränderungen des HZV* erkannt werden *(E6)*. Bei Lungengesunden beträgt der $P_{a-E}CO_2$ 3 – 4 mmHg, was lagerungsabhängig durch eine geringgradig inhomogene Abstimmung von Ventilation und Perfusion zustande kommt. Änderungen des *anatomischen* Totraums haben im Gegensatz zum alveolären – innerhalb bestimmter Grenzen – keinen Einfluss auf den $PECO_2$, da die Luft aus dem anatomischen Totraum ja bereits zu Beginn der Exspiration ausgeatmet wird. Unter physiologischer Spontanatmung ist das Atemzugvolumen mindestens 3 – 4-mal, unter maschineller Beatmung in der Regel sogar 5-mal größer als der anatomische Totraum (ca. 2 ml/kg KG), sodass die Totraumluft endexspiratorisch bereits „ausgewaschen" ist.

▸ **Kapnografie.** Erst mit der grafischen Darstellung des PCO_2-Verlaufs über den gesamten Atemzyklus können die Möglichkeiten des CO_2-Monitorings optimal genutzt und die Ursachen von Störungen differenziert werden. Dabei lassen sich 4 typische Phasen im Kapnogramm unterscheiden *(E3, E4)*.

Kardiopulmonale Funktion V

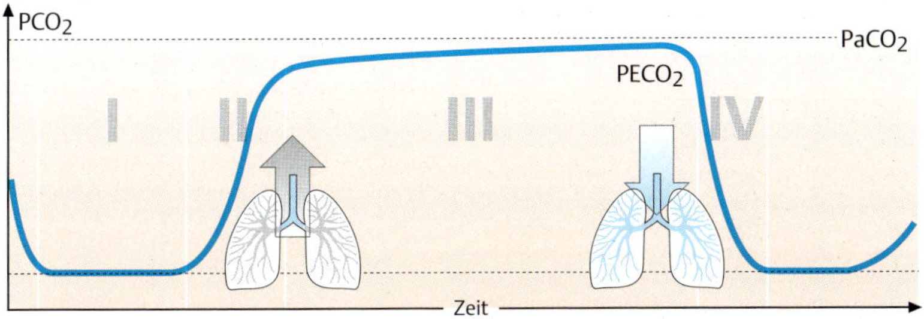

Phase I	Phase II	Phase III (Plateauphase)	Phase IV
CO_2-freies Inspirationsgas	Beginn der Exspirationsphase: steiler Anstieg des PCO_2	Phase der alveolären CO_2-Ausatmung. Der maximale PCO_2-Wert wird endexspiratorisch (endtidal) erreicht und digital angezeigt: $PetCO_2$ oder $PECO_2$. Der $PECO_2$ entspricht normalerweise dem mittleren alveolären PCO_2 ($PACO_2$).	Beginn der Inspirationsphase: steiler Abfall des PCO_2

3. Normales Kapnogramm

- Sistieren der Ventilation

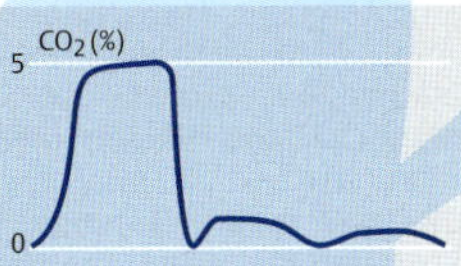

- Sistieren der Lungendurchblutung

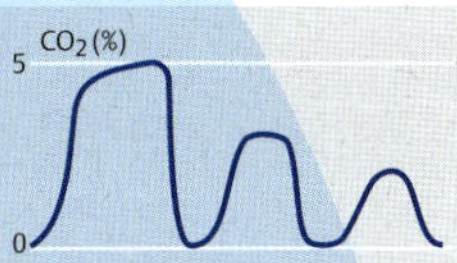

- Hyperventilation
- Totraumventilation

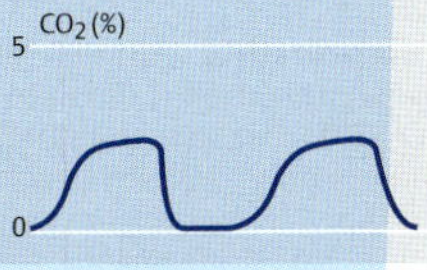

- Hypoventilation
- Anstieg der CO_2-Produktion
- vermehrte CO_2-Resorption (Laparoskopie)

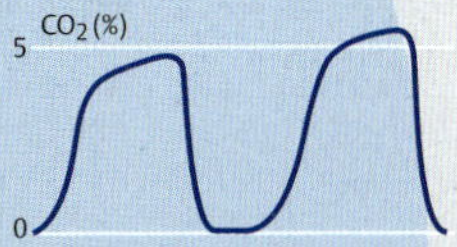

- Rückatmung von CO_2

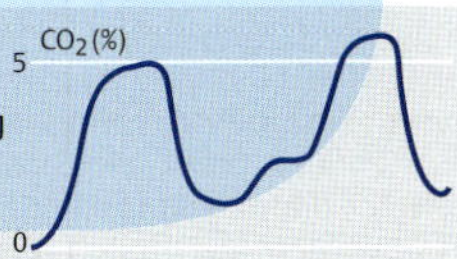

- interponierte Eigenatmung

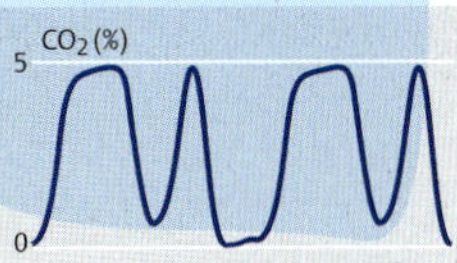

4. Besondere und pathologische Kapnogramme

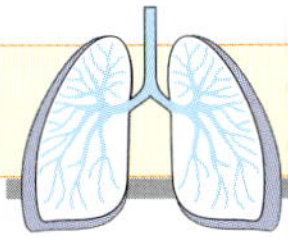

Physiologischer Totraum =
anatomischer Totraum + alveolärer (= funktioneller) Totraum

5. Totraum

E. Kapnometrie/-grafie

F. Zentralvenöser Druck

Der zentralvenöse Druck (ZVD) ist definitionsgemäß der Druck, der in der **V. cava superior** im Bereich ihrer Einmündung in den rechten Vorhof herrscht. Er kann dort über entsprechende Katheter gemessen werden. In flacher Rückenlage entspricht der Druck in der oberen wie auch in der unteren Hohlvene (oberhalb des Zwerchfells) dem im rechten Vorhof. Dieser kann seinerseits mit dem **(end-)diastolischen Druck im rechten Ventrikel** gleichgesetzt werden, vorausgesetzt, es liegt keine Trikuspidalstenose vor. Das bedeutet, dass mit dem ZVD unter bestimmten Bedingungen die rechtsventrikuläre Füllung und damit ansatzweise auch die sog. Vorlast abgeschätzt werden kann. Eine Korrelation mit der linksventrikulären Füllung besteht dagegen – wenn überhaupt – nur bei ungestörter Funktion des linken Ventrikels.

► **Messung.** Der ZVD wird mit einem wassergefüllten Steigrohr in „cmH_2O" oder – was vorzuziehen ist – elektronisch über einen Druckaufnehmer (s. u.) in „mmHg" gemessen (1 mmHg = 1,36 cmH_2O oder 1 cmH_2O = 0,74 mmHg). Bei der elektronischen Messung lässt sich, analog zum MAP, der *mittlere* ZVD *kontinuierlich* erfassen. Zudem kann der ZVD *grafisch* als fortlaufende Kurve dargestellt werden (*F1*). Um den Einfluss einer kontrollierten Beatmung (s. u.) auszuschalten oder soweit wie möglich zu reduzieren, sollte der ZVD am besten *endexspiratorisch* aus der Kurve abgelesen werden. So ist am ehesten zu erwarten, dass er dem *transmuralen* rechtsventrikulären enddiastolischen Füllungsdruck entspricht. Bei einem 3-Lumen-Katheter sollte immer das *distale* Lumen für die Messung benutzt werden.

► **Transmuraler Füllungsdruck.** Mit dem ZVD wird nur der *intravasale Druck* gemessen. Dieser sagt aber zunächst einmal nichts über das intravasale Volumen aus. So führt z. B. ein hoher von außen auf das Gefäß einwirkender Druck zu einem hohen ZVD bei einer in diesem Fall jedoch nur geringen Gefäßfüllung. Erst wenn man vom ZVD den Umgebungsdruck abzieht, erhält man einen Druckwert, der mit dem Füllungsvolumen korreliert. Er wird als transmuraler Füllungsdruck bezeichnet. Der *Umgebungsdruck* entspricht dem intrathorakalen bzw. intrapleuralen Druck. Unter Spontanatmung ist der Pleuradruck während der Inspiration negativ, unter Beatmung dagegen positiv (*F3*). Das bedeutet, dass z. B. beim Übergang von Spontanatmung auf Beatmung nur durch Erhöhung des Umgebungsdrucks der ZVD ansteigt, obwohl das kardiale Füllungsvolumen abnimmt. Dieser Effekt wird durch einen PEEP noch verstärkt. Die Messung des Umgebungsdrucks ist klinisch nicht praktikabel. Am *Ende der Exspiration* kommt der Umgebungsdruck jedoch dem Luftdruck (Referenzdruck) am nächsten, sodass diese Phase für die ZVD-Messung am geeignetsten erscheint. Bei modernen Monitoren lässt sich daher der Messpunkt im Verhältnis zur Atemphase und zum Herzzyklus mit einem Cursor festlegen.

► **Rechtsventrikuläre Compliance.** Auch bei korrekter Ermittlung des transmuralen Füllungsdrucks kann nicht ohne Weiteres auf das rechtsventrikuläre enddiastolische Volumen geschlossen werden. Hierzu müsste idealerweise die *individuelle* ventrikuläre „Volumendehnbarkeit" (Compliance = Volumen-Druck-Beziehung) bekannt sein. Die Compliance ist jedoch keine statische Größe. Sie kann nicht nur chronisch (z. B. durch Myokardhypertrophie), sondern auch akut vermindert werden (z. B. bei Myokardischämie, Lungenembolie, Perikardtamponade, Pneumothorax, PEEP-Beatmung, Erhöhung des intraabdominalen Drucks). Der gemessene ZVD entspricht dann einer *geringeren* rechtsventrikulären Füllung als unter physiologischen Verhältnissen. Anders formuliert, heißt das, dass in diesen Fällen ein höherer ZVD benötigt wird, um das Schlagvolumen und damit das Herzzeitvolumen aufrechtzuerhalten.

► **Interpretation.** Aus den bisherigen Erläuterungen geht hervor, dass ein *einmalig* gemessener ZVD zur Beurteilung der intravasalen Füllung völlig wertlos sein kann, wenn die Umgebungsbedingungen außer acht gelassen werden. Im schlimmsten Fall werden falsche therapeutische Schlüsse gezogen, die schwerwiegende Folgen haben können (z. B. Einsatz von Katecholaminen bei Hypovolämie). Um dies zu verhindern, sollte der ZVD nur in seinem *Verlauf* unter gleichzeitiger Beachtung weiterer hämodynamischer Parameter, in erster Linie dem arteriellen Blutdruck, bewertet werden (s. hierzu „Volumenbelastungstest" in Kap. 13.3).

Kardiopulmonale Funktion VI

- Leckage oder Tubusundichtigkeit
  → Verdünnung des angesaugten Gases
- Atemzugvolumen < anatomischer Totraum
  → Alveolargas gelangt nicht bis zur CO_2-Messstelle

- pathologische Ventilations-Perfusions-Inhomogenität:

  aus kardiovaskulärer Ursache (pulmonale Hypoperfusion bei HZV-Abnahme)
  - Lungenembolie!
  - Schock
  - myokardiale Dekompensation
  - Kreislaufstillstand

  aus pulmonaler Ursache
  - Totalatelektase einer Lunge (bronchiale Fehlintubation): $P_{a-E}CO_2$ nur gering erhöht
  - chronische Lungenerkrankungen
  - ARDS (akutes Lungenversagen)

6. Differentialdiagnose bei erhöhtem $P_{a-E}CO_2$

Diagnose	Kriterium
Nichtbeatmung	fehlende CO_2-Kurve
Lungenembolie	unmittelbarer Abfall des $PECO_2$ (und Anstieg des $PaCO_2$)
Maligne-Hyperthermie-Krise	exzessiver Anstieg des $PECO_2$
HZV-Abnahme	Abfall des $PECO_2$ bei unveränderter Ventilation
Kreislaufstillstand	fehlende CO_2-Kurve

7. Wichtigste Informationen aus der Kapnometrie/-grafie

E. Kapnometrie/-grafie

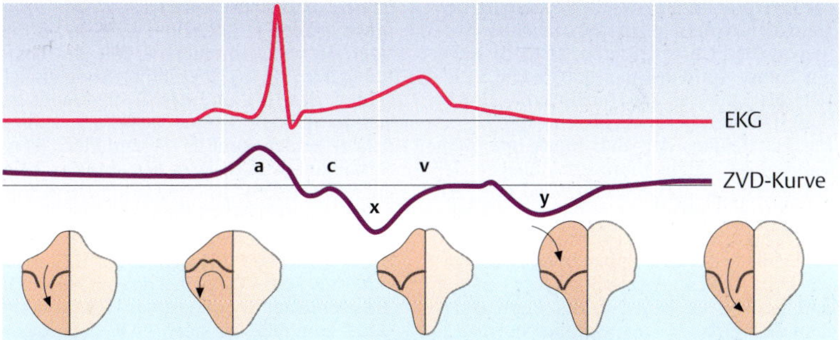

a-Welle
Kontraktion des rechten Vorhofs (späte Diastole)

c-Welle
Vorwölbung der Trikuspidalklappe in den Vorhof zu Beginn der Ventrikelkontraktion (Anspannungsphase)

x-Welle
Abwärtsbewegung der Trikuspidalklappe (Austreibungsphase)

v-Welle
Vorhoffüllung bei geschlossener Trikuspidalklappe (Endsystole)

y-Welle
Öffnung der Trikuspidalklappe und Bluteinstrom in den Ventrikel (frühe Diastole)

1. ZVD-Kurve

Transmuraler Füllungsdruck = Intravasaldruck (ZVD) – Umgebungsdruck (Pleuradruck)

2. Transmuraler Füllungsdruck

F. Zentralvenöser Druck

▸ **Normalwert.** Als „Normalwertbereich" werden für den ZVD *4–8 cmH2O* oder 3–6 mmHg angegeben. Diese Werte spiegeln die Verhältnisse beim flach auf dem Rücken liegenden, spontan atmenden Patienten wider, der keine kardiopulmonalen Erkrankungen aufweist. Eine solche Ausgangssituation ist aber *intraoperativ* kaum vorzufinden. Hier sollte deshalb folgendermaßen verfahren werden:

1. Der ZVD wird stets in der **aktuellen Körperposition** gemessen. Dies gilt nicht nur während einer Operation, sondern auch und ganz besonders für Patienten mit *akuter Linksherzinsuffizienz*. Bei ihnen könnte eine Flachlagerung zum ZVD-Messen im äußersten Fall eine Dekompensation durch kardiale Überfüllung auslösen; aber auch sonst ließen sich so keine für die Therapie repräsentativen Werte bestimmen.
2. Um die Werte miteinander vergleichen zu können, wird jede Messung auf das Vorhofniveau bezogen (etwa mittlere Thoraxhöhe beim flach auf dem Rücken liegenden Patienten). Bei elektronischer Messung wird auf dieser Höhe der **„Nullpunktabgleich"** durchgeführt (s. u.), beim Steigrohrverfahren wird hierauf der Messzeiger ausgerichtet.
3. Die Interpretation der ZVD-Werte sollte sich weniger an dem oben angegebenen Normalwertbereich orientieren, sondern mehr am **Trend** und dabei die individuelle Situation des Patienten einschließlich der Umgebungsfaktoren berücksichtigen.
4. Die Darstellung der **ZVD-Kurve** auf dem Monitor ist nützlich, um ein Anliegen der Katheterspitze an der Gefäßwand oder ein Verstopfen des Katheters sofort zu erkennen und falsche Schlüsse zu vermeiden.
5. Bei **Fehllage der ZVK-Spitze in einer zentralen Vene** (z. B. V. jugularis int./ext.) ist der dort gemessene Druck in der Regel trotzdem verwertbar. Er repräsentiert normalerweise mit klinisch akzeptabler Genauigkeit den ZVD, indem er nur geringfügig höher ist als dieser.

G. Gemischt-/zentralvenöse O_2-Sättigung

Der O_2-Verbrauch (VO_2) beträgt bei Erwachsenen in Ruhe 200–300 ml/min oder ca. 3,5 ml/kg/min. Da er beim Menschen unter physiologischen Bedingungen nur 25–30% des O_2-Angebots (DO_2; s. Kap. 9.6) ausmacht, sind im **gemischtvenösen Blut der A. pulmonalis** normalerweise noch 70–75% des ursprünglich im arterialisierten Blut enthaltenen Sauerstoffs vorhanden. Demgemäß liegt die O_2-Sättigung des Hämoglobins im gemischtvenösen Blut ($Sv_{gem}O_2$) bei 70–75%. Die O_2-Ausschöpfung unterscheidet sich z. T. recht deutlich in den einzelnen Organen und Geweben, sodass sich das venöse Blut aus der oberen und der unteren Hohlvene und den Koronarvenen erst in der A. pulmonalis richtig durchmischt hat.

Physiologisch entspricht der O_2-Verbrauch dem O_2-Bedarf, und die $Sv_{gem}O_2$ ist eine konstante Größe, denn ein gesteigerter O_2-Bedarf der Gewebe führt in einem Regelkreis nicht zu einer Erhöhung der O_2-Ausschöpfung aus dem vorbeiströmenden Blut, also zu einem Abfall der $Sv_{gem}O_2$, sondern durch eine Sympathikusstimulierung zu einer Steigerung des HZV und damit der Durchblutung. Erst wenn die Grenzen der HZV-Steigerung überschritten werden, nimmt die O_2-Extraktion zu, und die $Sv_{gem}O_2$ fällt entsprechend ab. Umgekehrt bedeutet dies, dass bei konstantem O_2-Verbrauch Änderungen der $Sv_{gem}O_2$ auf (unphysiologische) Änderungen des HZV schließen lassen (z. B. Abnahme von HZV und $Sv_{gem}O_2$ im Schock). Zusammenfassend lässt sich also Folgendes festhalten: Die $Sv_{gem}O_2$ ist direkt proportional zum HZV und umgekehrt proportional zum O_2-Verbrauch. Diese Zusammenhänge werden nach ihrem Erstbeschreiber als **Fick-Prinzip** bezeichnet. Hiernach ist die $Sv_{gem}O_2$ umso größer, je höher das HZV und je niedriger der O_2-Verbrauch ist. Mit der Bestimmung der $Sv_{gem}O_2$ ist es infolgedessen möglich – ohne das HZV und den O_2-Verbrauch messen zu müssen –, eine Beziehung zwischen diesen beiden Größen herzustellen. Je nach Ausfall der $Sv_{gem}O_2$ lässt sich eine der 3 Kernaussagen treffen:

1. Bei *normaler* $Sv_{gem}O_2$ sind HZV und VO_2 physiologisch aufeinander abgestimmt.
2. Bei *erniedrigter* $Sv_{gem}O_2$ ist das HZV im Verhältnis zum VO_2 zu gering (z. B. Schock).
3. Bei *erhöhter* $Sv_{gem}O_2$ ist das HZV im Verhältnis zum VO_2 zu hoch (z. B. hyperdyname Phase einer Sepsis, Katecholaminüberdosierung oder zu großzügige Volumengabe).

▸ **Einflussfaktoren.** Bevor aber anhand der $Sv_{gem}O_2$ eine definitive Aussage zum HZV und O_2-Verbrauch getroffen werden kann, müssen noch folgende Faktoren, die einen Einfluss auf die $Sv_{gem}O_2$ ausüben, berücksichtigt werden:

- PaO_2 und SaO_2,
- Hb-Konzentration,
- pH-Wert des Bluts,
- Körpertemperatur,
- erythrozytärer 2,3-Diphosphoglycerat-Gehalt,
- Dyshämoglobine (z. B. COHb, MetHb) und Hämoglobinopathien sowie

Kardiopulmonale Funktion VII

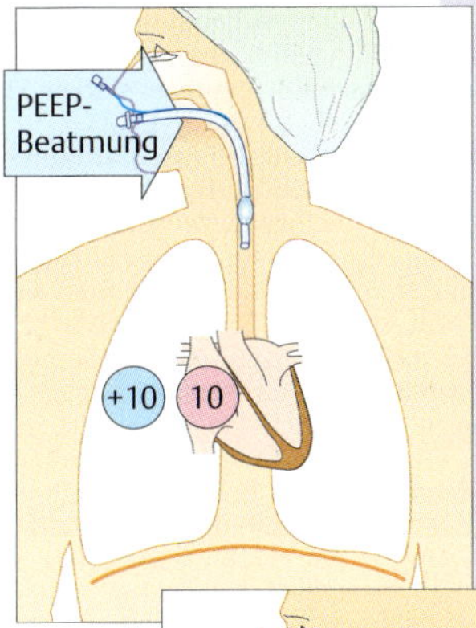

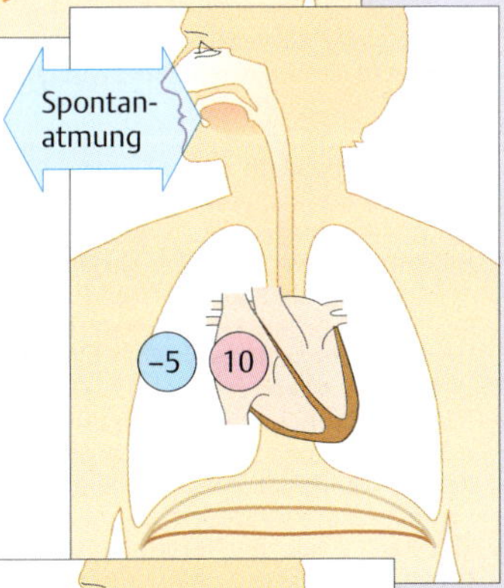

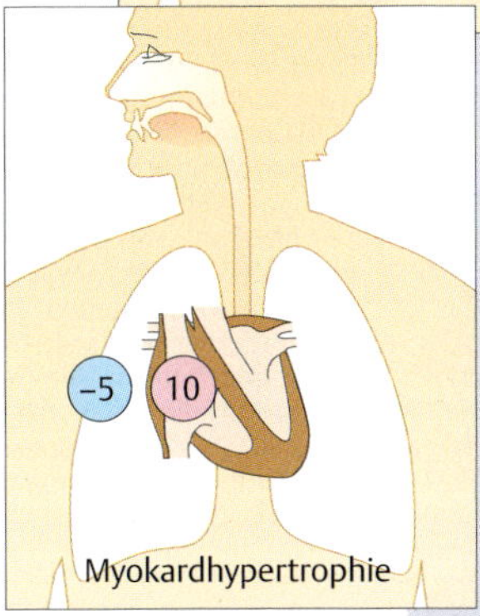

4. Faktoren, die den ZVD bestimmen

- Menge des zirkulierenden intravasalen Volumens
- Rechtsherzfunktion
- Venentonus
- intrathorakaler Druck
- Lagerung des Patienten

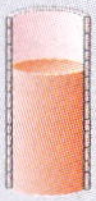

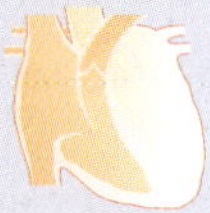

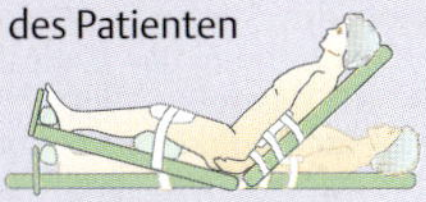

ZVD erniedrigt:

- absolute oder relative Hypovolämie

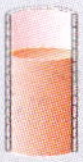

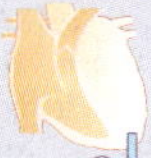

ZVD erhöht:

- Hypervolämie
- Rechtsherzinsuffizienz
- Lungenembolie
- Linksherzdekompensation
- Perikardtamponade
- Pneumothorax
- PEEP-Beatmung
- Erhöhung des intra-abdominalen Drucks (z.B. massiver Aszites)

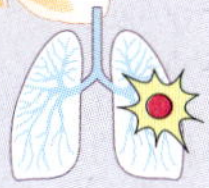

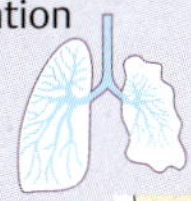

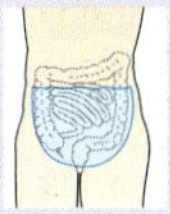

3. Bedeutung von transmuralem Druck und myokardialer Compliance für die Ventrikelfüllung

F. Zentralvenöser Druck

SvO_2:
V. cava superior (zentralvenöser Katheter)

$Sv_{gem}O_2$:
A. pulmonalis (Pulmonalis-katheter)

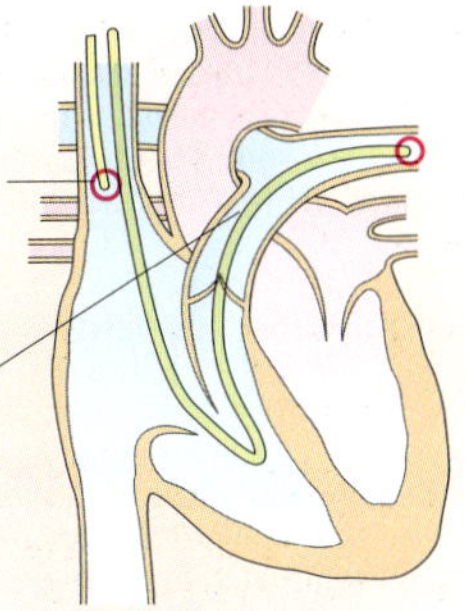

1. Bestimmungsorte

G. Gemischt-/zentralvenöse O_2-Sättigung

- Cyanide (indirekt durch beeinträchtigte O_2-Verwertung in den Zellen).

Am wichtigsten sind hiervon normalerweise der *PaO_2*, die *SaO_2* und die *Hb-Konzentration*. Sie sollten möglichst bekannt sein oder müssen zumindest realistisch eingeschätzt werden können.

▸ **Resümee.** Bei konstantem O_2-Verbrauch (und konstanten Einflussfaktoren) ist die **$Sv_{gem}O_2$ ein semiquantitativer Indikator für das Herzzeitvolumen**, d. h., die $Sv_{gem}O_2$ eignet sich für eine grobe Beurteilung der Makrohämodynamik. Dies gilt allerdings nicht bei Herzvitien, die mit einem Links-rechts- oder Rechts-links-Shunt einhergehen, weil hier das Kurzschlussblut zu einer falsch hohen oder falsch niedrigen O_2-Sättigung führt.

▸ **Kritische Erniedrigung der $Sv_{gem}O_2$.** Bei Unterschreiten kritischer Grenzwerte *(G3)* ist mit einer Gewebehypoxie zu rechnen. In einem solchen Fall sinkt auch der O_2-Verbrauch unter den eigentlichen O_2-Bedarf, weil die O_2-Ausschöpfung aus dem Blut nicht mehr in dem nötigen Maß aufrechterhalten werden kann. Richtungweisend ist hierfür die Konstellation einer kritisch erniedrigten $Sv_{gem}O_2$ in Kombination mit einer *Zunahme der $avDCO_2$* und einer hypoxisch bedingten *Laktatazidose*. Unter aerober Glykolyse sind der gemischt- und auch der zentralvenöse CO_2-Partialdruck ca. 5 mmHg höher als der arterielle ($PaCO_2$ ≈ 40 mmHg, $Pv_{(gem)}CO_2$ ≈ 45 mmHg). In hypoxisch-ischämischen Zuständen nimmt diese Differenz, die $avDCO_2$, jedoch zu, weil unter anaerober Glykolyse vermehrt saure Valenzen in Form von Milchsäure anfallen. Die hieraus stammenden H^+-Ionen werden durch Hydrogencarbonat gepuffert, wobei Kohlensäure und damit CO_2 entsteht, sodass – unabhängig von der Ventilation – der $Pv_{(gem)}CO_2$ stärker als der $PaCO_2$ ansteigt. Der Anstieg der $avDCO_2$ setzt noch vor der Entwicklung einer Lactatazidose ein und ist ein relativ frühes Zeichen einer Gewebehypoxie.

▸ **Zentralvenöse O_2-Sättigung.** Da sich die gemischt- und die zentralvenöse O_2-Sättigung (SvO_2) in der Regel gleichsinnig ändern, reicht es klinisch im Allgemeinen aus, **zentralvenöses Blut** aus der V. cava superior zu analysieren und damit die SvO_2 zur Abschätzung des Herzzeitvolumens heranzuziehen. Voraussetzung hierfür ist allerdings, dass der Katheter an der richtigen Stelle in der V. cava superior liegt und nicht zwischen den Messungen hin und her wandert. Eine Aberration seiner Spitze in Richtung des Sinus coronarius (rechter Vorhof) oder selten auch in eine Lebervene lässt vorwiegend venöses Blut aus den betreffenden Teilkreisläufen entnehmen, wobei vor allem das koronarvenöse Blut im Vergleich zum venösen Mischblut deutlich stärker O_2-entsättigt ist (O_2-Gehalt nur ca. 40 %!).
Außerdem müssen weitere **Einschränkungen** beachtet werden, die die Korrelation zwischen SvO_2 und $Sv_{gem}O_2$ aufheben. So kann bei Prozessen, die den O_2-Verbrauch oder die Durchblutung in der oberen und der unteren Körperhälfte unterschiedlich beeinflussen (z. B. Schock [besonders septisch-toxisch], Peritonitis, Abklemmen größerer Arterien) in der V. cava superior eine viel *höhere* O_2-Sättigung gemessen werden als in der A. pulmonalis. Bei Anwendung volatiler Anästhetika in höherer Konzentration nimmt die Hirndurchblutung zu, während der zerebrale O_2-Verbrauch abnimmt, sodass auch in diesem Fall die SvO_2 die $Sv_{gem}O_2$ übertrifft. Allerdings bleibt hier meist die Trendkorrelation zwischen $Sv_{gem}O_2$ und SvO_2 erhalten.

▸ **Messmethoden.** $Sv_{gem}O_2$ und SvO_2 sind Parameter, die nur invasiv zu ermitteln sind. Beim herkömmlichen Vorgehen wird eine Blutprobe über einen PA-Katheter oder ZVK entnommen und anschließend in vitro analysiert. Die genauesten Messwerte liefert hierbei ein **Mehrwellenoxymeter**, das alle Hamoglobinfraktionen erfasst. Im Gegensatz zur Messung berücksichtigt die bloße **Berechnung** der O_2-Sättigung (anhand von Nomogrammen der O_2-Hb-Bindungskurve) die manchmal wesentlichen Faktoren wie den 2,3-Diphosphoglycerat-Gehalt der Erythrozyten (Veränderungen z. B. durch Massivtransfusion) und Dyshämoglobine (z. B. COHb bei Rauchern) nicht. Bei der Probenentnahme aus der **A. pulmonalis** muss unbedingt beachtet werden, dass das Blut langsam aspiriert wird und der PA-Katheter nicht in Wedge-Position liegt. Nur so kann eine Entnahme von pulmonalkapillarem Blut vermieden werden, was einen falsch hohen Sättigungswert ergeben würde. Neben der diskontinuierlichen In-vitro-Analyse besteht auch die Möglichkeit, die O_2-Sättigung kontinuierlich mithilfe eines fiberoptischen Messsystems, das in einen speziellen Katheter integriert sind, zu bestimmen und damit Änderungen sofort zu erkennen.

Kardiopulmonale Funktion VIII

Die **gemischtvenöse O_2-Sättigung** ($Sv_{gem}O_2$) ist direkt proportional zum Herzzeitvolumen (HZV) und umgekehrt proportional zum O_2-Verbrauch (VO_2).

2. Fick-Prinzip

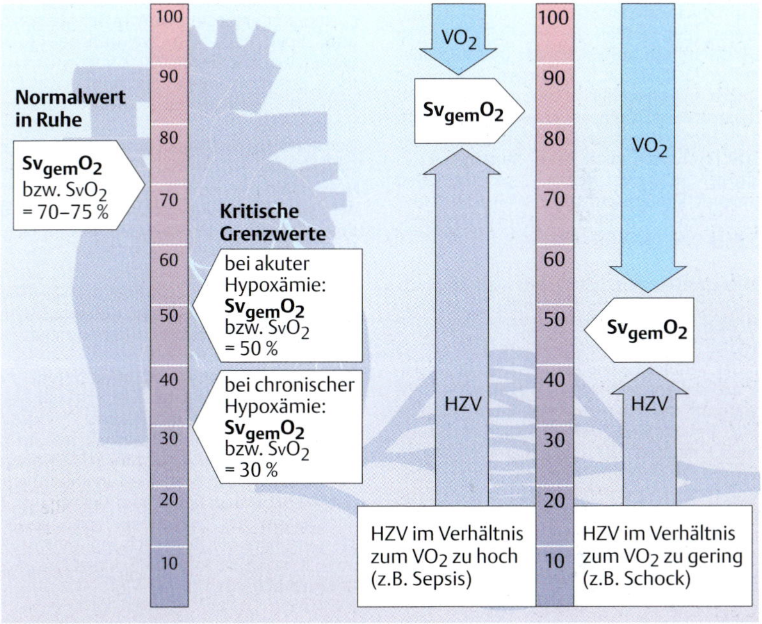

3. SvO_2 und $Sv_{gem}O_2$

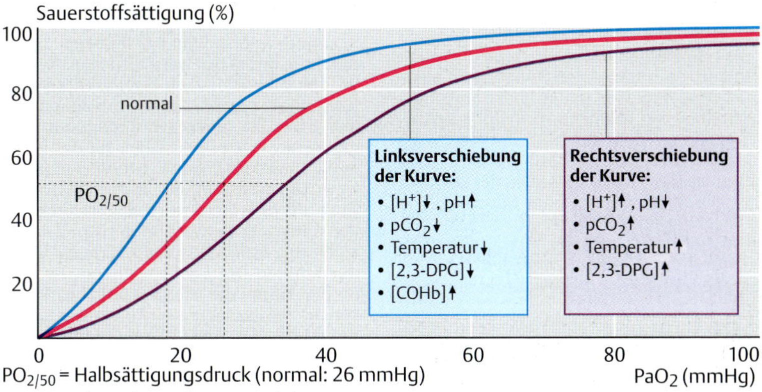

$PO_{2/50}$ = Halbsättigungsdruck (normal: 26 mmHg)

4. O_2-Bindungskurve für Hämoglobin

G. Gemischt-/zentralvenöse O_2-Sättigung

H. Invasive Blutdruckmessung

Das Prinzip der invasiven Druckmessung besteht darin, dass die Druckpulsationen der Blutsäule und Gefäßwand („Druckpuls") über ein flüssigkeitsgefülltes Schlauchsystem auf einen Druckaufnehmer oder genauer gesagt einen Druckwandler (Transducer) übertragen werden. Hier werden die Schwingungen von einer Membran aufgenommen und anschließend in normierte, d. h. kalibrierte elektrische Impulse umgewandelt. Diese Signale lassen sich nach Verstärkung auf einem Monitor analog als Kurve darstellen und digital als Druckwerte (systolisch, diastolisch, Mitteldruck) in „mmHg" anzeigen. Neben dem arteriellen Blutdruck können auf diese Weise auch der zentralvenöse (s. o.) und der pulmonalarterielle Druck (s. u.) gemessen werden.

▸ **Messgrößen.** Am häufigsten wird die invasive Druckmessung zur Bestimmung des **Blutdrucks in einer peripheren Arterie** eingesetzt. Wirklich gemessen werden hierbei allerdings nur der systolische und der diastolische Druck, der arterielle Mitteldruck dagegen wird – im Gegensatz zur nicht invasiven Blutdruckmessung – bei älteren Systemen nach einer Faustformel kalkuliert *(H3)*. In neueren Systemen erlauben Mikroprozessoren die Berechnung des Mitteldrucks durch Integration der Fläche unter dem systolischen und diastolischen Anteil der Druckkurve, was die Genauigkeit deutlich erhöht. Aus der fortlaufenden Kurve wird außerdem automatisch die Anzahl der Herzaktionen und damit die *Pulsfrequenz* errechnet.

Der **arterielle Mitteldruck** ist abhängig vom Herzzeitvolumen oder genauer gesagt vom Schlagvolumen und außerdem vom peripheren Gefäßwiderstand (MAP = HZV · SVR). Er ist die treibende Kraft für die Organdurchblutung und bestimmt – zusammen mit autoregulativen Prozessen in der Endstrombahn – unmittelbar, wie hoch jene ausfällt. Außer bei Gefäßstenosen fällt der MAP auf dem Weg von der Aorta zu den peripheren Arterien nur um wenige mmHg ab, sodass der peripher ermittelte Wert den aortalen Mitteldruck in der Regel gut widerspiegelt. Erst in sehr kleinen Arterien (Durchmesser < 1 mm), die sich aber *distal* des Messortes befinden, liegt der arterielle Mitteldruck deutlich unter dem aortalen.

Der **systolische Druck** entspricht dem höchsten Punkt auf der Druckkurve. Erzeugt durch das Schlagvolumen in Abhängigkeit von der Dehnbarkeit der Aorta und der großen Arterien, repräsentiert er den kardialen Auswurf und die Gefäßfüllung. Außerdem ist er mit ein Maß für den myokardialen O_2-Bedarf. Die systolische Druckwelle wird entlang der Gefäßwand zwischen Peripherie und geschlossener Aortenklappe reflektiert. Hierdurch kommt es zu Überlagerungen von ante- und retrograden Wellen. Aus diesem Grund ist der systolische Druck umso höher, je weiter peripher er gemessen wird. In der Messortdistanz liegt auch ein wesentlicher Grund, warum der systolische Druck *invasiv* (A. radialis, A. dorsalis pedis) in der Regel etwas *höher* gemessen wird als nicht invasiv (Oberarmmanschette).

Der **diastolische Druck** (tiefster Punkt auf der Druckkurve) ist ein Maß für die Koronarperfusion und die O_2-Versorgung des Herzens, denn ca. 70 % der koronaren Durchblutung finden während der Diastole statt. Er nimmt – im Gegensatz zum systolischen Druck – von zentral nach peripher ab. Das liegt daran, dass der Widerstand mit der Zunahme des Gefäßbettquerschnitts (= Summe aller Gefäßquerschnitte in einer bestimmten Entfernung zum Herzen) absinkt.

Die **Blutdruckamplitude** als Differenz zwischen systolischem und diastolischem Druck vergrößert sich mit wachsender Entfernung zur Aorta. Die Amplitude verhält sich im Übrigen direkt proportional zum Schlagvolumen und damit auch zur Kapillardurchblutung und umgekehrt proportional zum Gefäßtonus. Bei der Therapie des hypovolämischen Schocks ist die periphere (!) Blutdruckamplitude wegen ihrer Korrelation mit den Schlagvolumen ein besseres Maß als z. B. der MAP.

▸ **Messtechnik und Messvoraussetzungen.** Durch werkseitige *Kalibrierung des Druckwandlers* wird festgelegt, welcher Punkt auf der Druckkurve einem bestimmten Druckwert in „mmHg" entspricht. Das Problem, dass sich die Transducer der verschiedenen Hersteller in ihren physikalischen Eigenschaften geringfügig unterscheiden, lässt sich dadurch beheben, dass in modernen Monitoren menügesteuert ein Korrekturfaktor für das verwendete Transducermodell eingegeben werden kann. Um außerdem den hydrostatischen Einfluss auf den Blutdruck auszuschalten, muss der Anwender vor Beginn der Druckmessung einen sog. *hydrostatischen Null(punkt)abgleich* durchführen *(H5)*. Referenzniveau ist hierbei in der Regel die Herzvorhofhöhe. Sie entspricht bei horizontaler Rückenlage in etwa der Mitte des anterior-posterioren Thoraxdurchmessers. Auf dieser Höhe wird der hydrostatische Druck gleich null gesetzt. Dazu muss der Druckaufnehmer zur Arterie hin verschlossen und zur Atmosphäre hin geöffnet werden. Entweder befindet er sich dabei

Kardiopulmonale Funktion IX

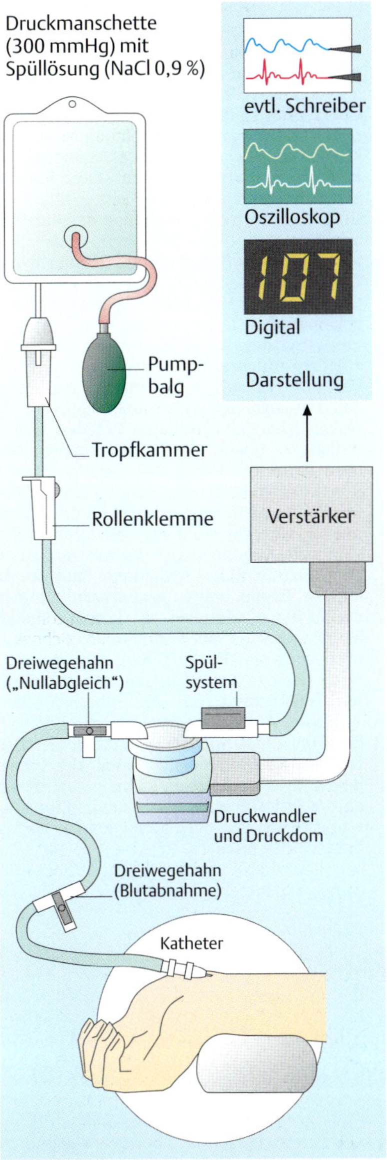

1. Komponenten der Messkette

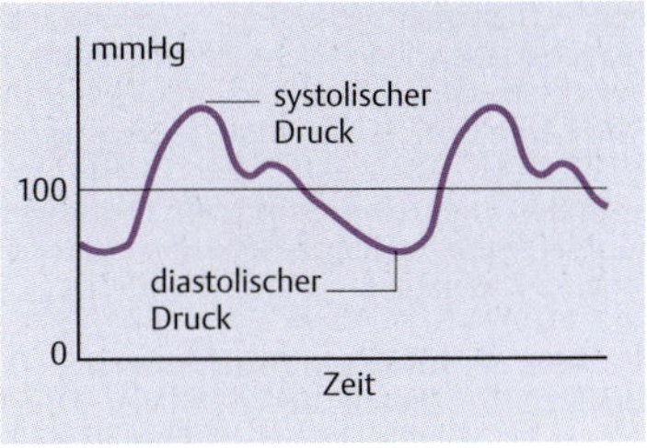

Kurve normal

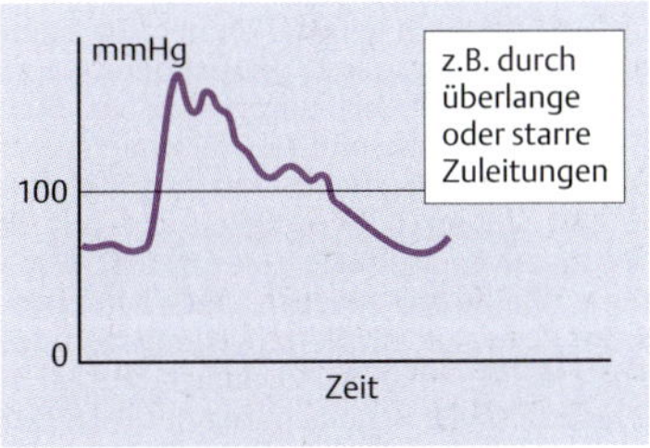

Kurve unterdämpft („Schleuderzacke“)

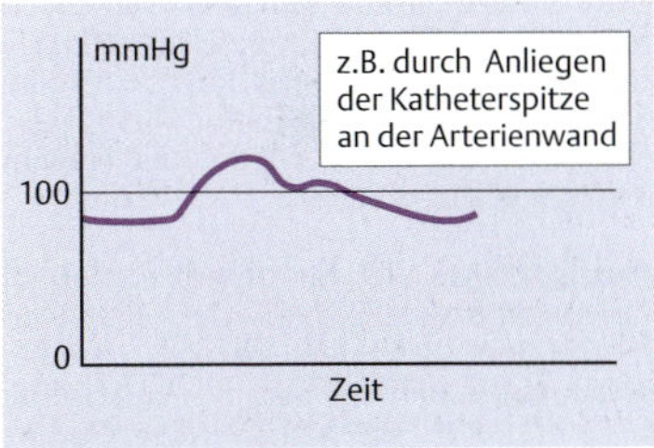

Kurve überdämpft

2. Normaler und gestörter Druckkurvenverlauf in peripheren Arterien

MAP (in peripheren Arterien)
= diastolischer Druck
+ 1/3 der Blutdruckamplitude

MAP (in zentralen Arterien)
= diastolischer Druck
+ 1/2 der Blutdruckamplitude

3. Berechnung des arteriellen Mitteldrucks (MAP) nach Faustformel

H. Invasive Blutdruckmessung

selbst auf Herzniveau oder aber das Ende eines flüssigkeitsgefüllten Verbindungsschlauchs. Nach jeder Veränderung der Körperposition wird ein erneuter Abgleich erforderlich. Unabhängig davon sollte auch in unregelmäßigen Abständen eine Überprüfung stattfinden, um eine Drift des Transducers und hierdurch bedingte Fehlmessungen erkennen zu können.

▸ **Vorteile der invasiven Druckmessung.** Der grundlegende Vorteil der invasiven Druckmessung ist, dass der Blutdruck *fortlaufend* erfasst wird und damit die Qualität einer jeden Herzaktion beurteilt werden kann. Folglich lässt sich eine abrupte Änderung des Kreislaufzustands umgehend erkennen. In hämodynamisch instabilen Situationen (z. B. Schock) wie auch bei unregelmäßiger Herzschlagfolge (z. B. absolute Arrhythmie) ist der Blutdruck invasiv zudem relativ problemlos und mit größerer Genauigkeit als mit der nicht invasiven Methode zu ermitteln. Nur so ist es überhaupt möglich, die hämodynamische Relevanz von Herzrhythmusstörungen zu quantifizieren (z. B. Pulsdefizit). Ferner erlaubt die visuelle Begutachtung der Druckkurve eine *qualitative Einschätzung der Makrohämodynamik*. Bei Hypovolämie, Herzinsuffizienz oder Perikardtamponade wird die Druckwellenamplitude schmaler und die respiratorisch bedingten Kurvenschwankungen werden stärker („paradoxer Puls"; Einzelheiten s. Kap. 13.3). Nach adäquater Therapie vergrößert sich die Kurve wieder und gewinnt ihre normale Form zurück.

▸ **Messartefakte.** Bei der Interpretation der invasiven Messwerte dürfen die Digitalwerte nicht isoliert betrachtet werden, sondern müssen im Zusammenhang mit der betreffenden Druckkurve gesehen werden. Dadurch lassen sich artifizielle Änderungen der Kurvenform (Über- oder Unterdämpfung *[H2]*), die die Werte verfälschen, erkennen und falsche Schlüsse vermeiden. Gleichermaßen ist es wichtig, bei stärkeren Druckänderungen kurz den Nullabgleich zu überprüfen, bevor therapeutische Konsequenzen gezogen werden.

Eine **(Über-)Dämpfung der Druckkurve** kommt häufig durch ein Anliegen der Katheterspitze an der Arterienwand, ein Abknicken des Katheters oder durch im System eingeschlossene Luft, seltener auch durch einen Vasospasmus oder Thrombus zustande. Luft oder Thromben müssen aus dem System entfernt werden; ein Vasospasmus lässt sich oft durch langsame Injektion von 10 – 20 mg Lidocain 1 % durch die Kanüle beseitigen.

Die sog. **Schleuderzacken** entstehen als Folge einer zu geringen Kurvendämpfung, z. B., wenn überlange (> 100 cm) oder ausgesprochen starre Zuleitungen verwendet werden, und führen durch Verstärkung der physiologischen Pulswellenreflexion (s. o.) zu einer Überschätzung des systolischen und einer Unterschätzung des diastolischen Blutdrucks. Sie können auch bei erheblicher Sklerosierung der kanülierten Arterie auftreten. Durch Einspritzen einer geringen Menge Luft in die Zuleitung mag zwar eine Dämpfung der Kurve erreicht werden, dieses Vorgehen ist aber nicht zu empfehlen. Besser ist es, sich nach dem *Mitteldruck* zu richten, der auch bei Unterdämpfung mit akzeptabler Genauigkeit angegeben wird.

▸ **Messprobleme.** Bei ausgeprägter *peripherer Vasokonstriktion* können erhebliche Differenzen zwischen den in zentralen (Aorta, A. femoralis) und in peripheren Arterien (z. B. A. radialis, A. dorsalis pedis) gemessenen Drücken auftreten. Wenn der Gefäßquerschnitt durch Vasokonstriktion proximal der peripheren Kanüle *kleine* wird als der Kanülendurchmesser, wird der Blutdruck hier falsch niedrig gemessen. Man misst also gewissermaßen den Druck hinter einer artifiziellen Stenose. Aus diesem Grund sollte der äußere Kanülendurchmesser idealerweise immer deutlich kleiner sein als das Gefäßlumen. Problematisch wird die Druckmessung auch bei organisch bedingten *lokalen Stenosen* im arteriellen Gefäßsystem (z. B. bei Subclavian-Steal-Syndrom, Aortenisthmusstenose). Hier sollte der Druck grundsätzlich in Arterien gemessen werden, die funktionell *proximal* der Stenose liegen. In einigen Fällen kann zusätzlich eine *distale* Druckmessung nötig werden, um Aufschluss über den dort herrschenden Perfusionsdruck zu erhalten.

Kardiopulmonale Funktion X

4. Veränderungen der Blutdruckamplitude

- Vergrößerung bei
  - Hypervolämie
  - AV-Block III.°
  - Aortensklerose
  - Aorteninsuffizienz
- Verkleinerung bei
  - Hypovolämie
  - Schockzuständen
  - Aortenstenose

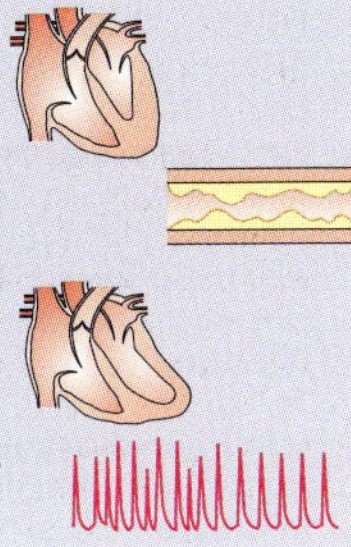

Vor Beginn der Druckmessung und nach jeder Lageveränderung muss ein Nullabgleich durchgeführt werden.

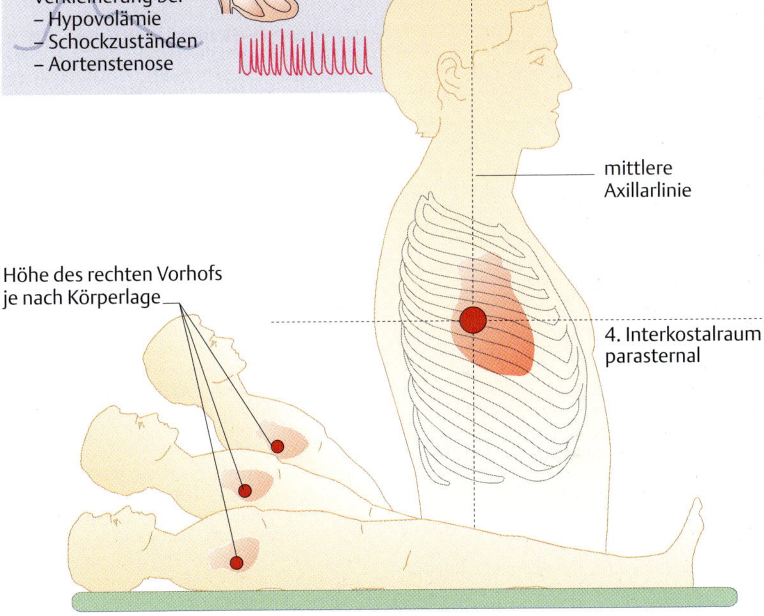

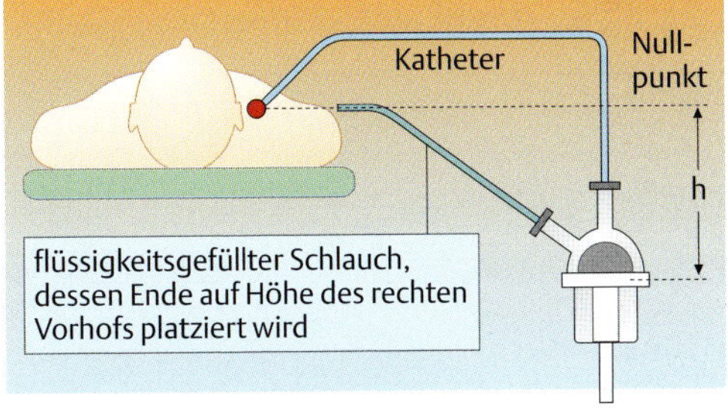

5. Hydrostatischer Nullpunktabgleich

- Blutdruckinstabilität
- Schock
- Herzinsuffizienz NYHA III u. IV
- schwer einstellbarer Hypertonus
- hämodynamisch relevante Arrhythmien
- große operative Eingriffe

6. Indikationen

H. Invasive Blutdruckmessung

I. Pulmonalkapillarer Verschlussdruck

Mithilfe eines Pulmonaliskatheters kann neben dem systolischen und dem diastolischen pulmonalarteriellen Druck auch der pulmonalkapillare Verschlussdruck (PCWP; auch Wedge-Druck genannt) gemessen werden. Dieser entspricht unter physiologischen Bedingungen und bei geöffneter Mitralklappe dem **linksventrikulären enddiastolischen Druck** (LVEDP; „Prinzip der kommunizierenden Röhren" *[I1]*). Befindet sich aber auf der Strecke zwischen pulmonalem Kapillarbett und linkem Ventrikel ein mechanisches Hindernis, wie z. B. eine *Pulmonalvenenstenose*, ein *Tumor im linken Vorhof* oder eine *Mitralstenose*, dann ist der PCWP nicht mehr mit dem LVEDP gleichzusetzen. In einem solchen Fall wird der PCWP in der Regel *höher* gemessen als der LVEDP. Das gilt ebenso für die *Mitralinsuffizienz*, wobei hier der Grund jedoch im systolischen Blutrückfluss zu suchen ist. Anders verhält es sich bei der *Aorteninsuffizienz*. Hier bewirkt die diastolische Regurgitation einen verfrühten Schluss der Mitralklappe, sodass der LVEDP den linksatrialen Druck und damit auch den PCWP übersteigen kann.

▶ **Aussagekraft.** Wie mit dem ZVD eine Aussage zur rechtsventrikulären Vorlast möglich ist (s. o.), kann der PCWP unter idealen Bedingungen zur groben Abschätzung der linksventrikulären Vorlast herangezogen werden. Als *Normalwertbereich* werden für den PCWP *6 – 12 mmHg* angegeben. Allerdings gelten für die Interpretation der Messwerte ähnliche Einschränkungen wie beim ZVD. So wird bei Erkrankungen mit **verminderter linksventrikulärer Compliance**, wie z. B. *Linksherzhypertrophie, Aortenstenose, Myokardischämie/-infarkt, Lungenembolie* oder *Perikardtamponade*, der LVEDP zwar durch die Messung des PCWP korrekt erfasst, wegen der unphysiologischen Volumen-Druck-Beziehungen lässt sich aber mit dem PCWP keine oder nur eine eingeschränkte Aussage über die linksventrikuläre Vorlast treffen. Der gemessene PCWP spiegelt in diesen Fällen eine *geringere* linksventrikuläre Füllung wider als unter physiologischen Verhältnissen.

Außerdem kann der PCWP durch **kontrollierte Beatmung**, vor allem mit PEEP, beeinflusst werden. Grundsätzlich sollte er deshalb – wie der ZVD – *endexspiratorisch* gemessen werden (s. o.). Bei Anwendung eines PEEP ist ferner anzustreben, dass die Katheterspitze in einer Pulmonalarterie zu liegen kommt, die möglichst wenig durch den PEEP komprimiert wird (→ dorsale Unterlappenarterie [Zone 3 nach *West*; *I2*]). Bei PEEP-Werten *größer als 10* cmH_2O wird allerdings – eine normale pulmonale Compliance vorausgesetzt – auch in der Zone 3 der Einfluss des PEEP auf den PCWP größer, sodass der Verschlussdruck nicht mehr mit ausreichender Genauigkeit den LVEDP wiedergibt. Die Auswirkungen einer Beatmung auf den PCWP sind insgesamt umso größer, je höher die pulmonale und je niedriger die thorakale Compliance ist, weil sich unter solchen Bedingungen die alveolären Drücke leichter auf das pulmonale Kapillarbett übertragen.

▶ **Pulmonalvaskuläre Hypertonie.** Der *diastolische pulmonalarterielle Druck* entspricht normalerweise dem PCWP. Er kann im Gegensatz zum PCWP kontinuierlich gemessen werden. Für den Fall, dass er *höher* als der PCWP ist, kann von einer pulmonalen Vasokonstriktion ausgegangen werden, was ein Hinweis auf eine pulmonale Widerstandshypertonie ist. Eine pulmonalvaskuläre Hypertonie lässt sich auch noch auf andere Weise diagnostizieren. Hierzu müssen die im großen und im kleinen Kreislauf herrschenden Drücke zueinander ins Verhältnis gesetzt werden. Am besten bildet man den *Quotienten aus dem mittleren arteriellen Druck und dem mittleren pulmonalarteriellen Druck*. Physiologisch sollte dieser Quotient mehr als 4 betragen, mindestens aber 3. Ist er *kleiner als 3*, so spricht das ebenfalls für einen erhöhten Gefäßwiderstand im kleinen Kreislauf. Lässt sich dort der Widerstand nicht selektiv senken (z. B. durch eine Hyperoxie [→ „Hyperoxietest"]), dann liegt eine *fixierte pulmonale Hypertonie* vor. Sie ist einer der bedeutendsten Risikofaktoren für Anästhesie und Operation.

Kardiopulmonale Funktion XI

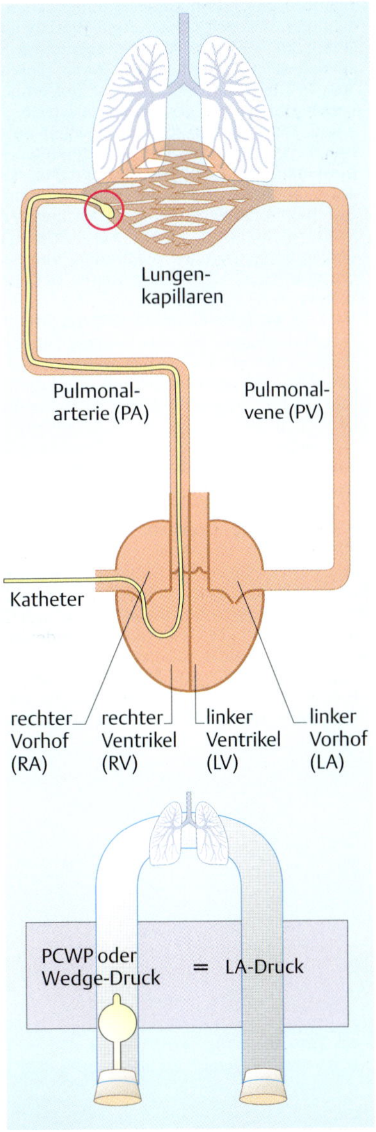

1. Messprinzip

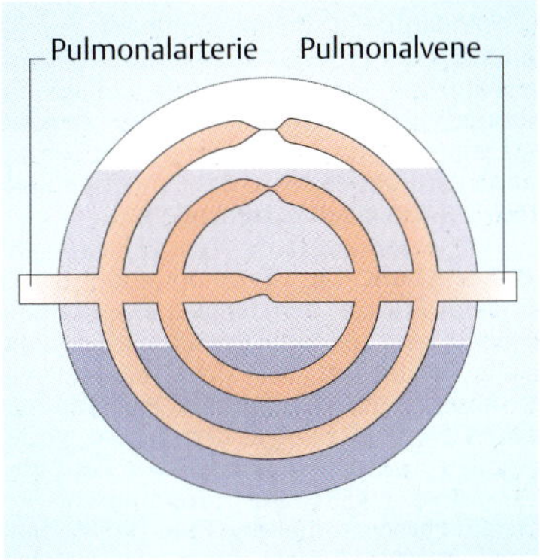

Zone 1	Zone 2	Zone 3
PA > Pa > Pv	Pa > PA > Pv	Pa > Pv > PA

PA = Alveolardruck
Pa = Pulmonalarteriendruck
Pv = Pulmonalvenendruck

2. Lungenzonen nach West

Compliance ↓
- Myokardischämie
- Aortenstenose
- Inotropika
- pulm. Hypertonie
- Rechtsherz-dilatation
- Perikarderguss/-tamponade
- PEEP

Compliance ↑
- postischämisch
- Aorten-insuffizienz
- Vasodilatatoren
- dilatative Kardio-myopathie

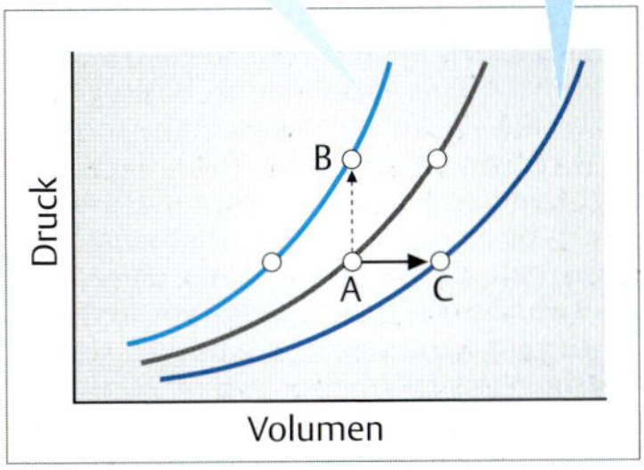

3. Veränderungen der linksventrikulären Compliance

I. Pulmonalkapillarer Verschlussdruck

J. Herzzeitvolumen

Die Standard- und Referenzmethode zur Bestimmung des Herzzeitvolumens (HZV) ist in der klinischen Anästhesie nach wie vor das **Thermodilutionsverfahren.** Hierzu benötigt man einen Pulmonaliskatheter. Mit dessen Standardausführung wird das HZV *diskontinuierlich* gemessen („Bolustechnik").

▸ **Bolustechnik.** Die Thermodilution beruht auf dem Prinzip der Indikatorverdünnung. Klassisch wird als Indikator eine eisgekühlte Lösung (am besten NaCl 0,9%) benutzt, von der Menge und Temperatur bekannt sein müssen. Sie wird zügig in den rechten Vorhof injiziert (proximale Öffnung des PA-Katheters). Dieser „Kältebolus" durchmischt sich mit dem vorbeiströmenden Blut. Die Bluttemperatur wird in einem Pulmonalarterienast von einem Sensor (Thermistor) anhand der Änderungen des elektrischen Widerstands kontinuierlich erfasst. Die grafische Darstellung des Temperaturverlaufs ergibt eine typische Kurve auf dem Monitor *(J1).* Aus der Integration der Fläche unter dieser Kurve wird dann nach der *Stewart-Hamilton-Gleichung* das HZV in „l/min" ermittelt. Hierbei gilt, dass sich das HZV umgekehrt proportional zur Größe der Fläche verhält. Je höher nämlich das HZV und damit die Blutströmungsgeschwindigkeit ist, umso schneller wird der Kältebolus verdünnt und umso geringer fällt folglich die Erniedrigung der Bluttemperatur aus. Mit zunehmender Passagegeschwindigkeit verflacht also die Temperaturkurve und die Fläche darunter verkleinert sich. Bei geringem HZV gilt entsprechend das Umgekehrte.
Um eine zu große Streuung der Messwerte zu vermeiden, wird in der Regel der *Mittelwert* von 3 kurz aufeinanderfolgenden Messungen gebildet. Bei korrekter Durchführung sollte der Messfehler dann unter 10% bleiben *(J2).*
Als *Normalwert* für das HZV gelten unter Ruhebedingungen beim Erwachsenen *5 – 6 l/min.* Bei Eingabe von Körperlänge und -gewicht werden die Werte automatisch auf 1 m^2 Körperoberfläche umgerechnet. Auch die Berechnung weiterer hämodynamischer Parameter, wie z. B. des peripheren oder pulmonalen Gefäßwiderstands, ist möglich. Auf diese Weise lässt sich die Differenzialdiagnose beim sog. **Low-Output-Syndrom,** das eine kritische Erniedrigung des HZV bezeichnet, erheblich vereinfachen *(J3).*

▸ **Kontinuierliche Technik.** Die Verwendung eines speziellen Katheters (CCO-Katheter) erlaubt eine nahezu kontinuierliche Bestimmung des HZV. Im Gegensatz zur Kälteverdünnung werden hierbei von einem Thermofilament, das in den Katheter integriert ist, in schneller, unregelmäßiger Folge *Wärmeimpulse* von ca. 44 °C an das Blut abgegeben. Ein schnell ansprechender Thermistor („Fast-Response-Thermistor") misst die Bluttemperaturänderungen in der Pulmonalarterie. Mit einem komplizierten mathematischen Verfahren (Kreuzkorrelation der ausgesendeten Impulse mit den empfangenen Signalen) kann dann, ähnlich wie bei der Kälteverdünnung, das HZV kalkuliert werden. Der angezeigte Wert repräsentiert jeweils das *mittlere* HZV der vorausgegangenen 3 Minuten, wobei die Einzelwerte alle 30 – 60 Sekunden neu erhoben werden.
Die CCO-Methode bietet Vorteile bei Operationen, bei denen sich die hämodynamischen Verhältnisse abrupt und gravierend ändern können (z. B. Lebertransplantation). Probleme messtechnischer Art ergeben sich allerdings bei hohem HZV und hoher Körpertemperatur (z. B. Sepsis). In diesem Fall werden die messbaren Temperaturdifferenzen so gering, dass die Fehlerbreite deutlich zunimmt.

▸ **Methodische Grenzen.** Bei Vorhof- oder Ventrikelseptumdefekten kommt es durch den *intrakardialen Shunt* entweder zu einem Rezirkulieren (Links-rechts-Shunt) oder zu einem Abströmen des Injektats (Rechts-links-Shunt), sodass das HZV mit der Thermodilutionstechnik nicht genau genug ermittelt wird. Das gilt auch für die *Trikuspidalinsuffizienz.* Hier wird das HZV wegen des hin- und herfließenden Injektats falsch hoch gemessen.

Kardiopulmonale Funktion XII

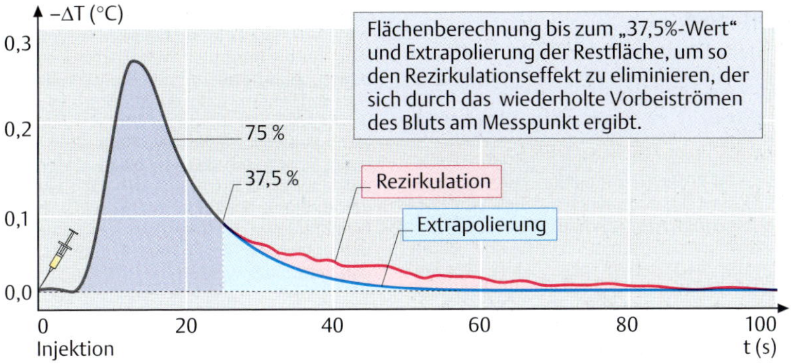

1. Thermodilutionskurve

- Verwenden eines Korrekturfaktors für die spezifische Wärmeleitfähigkeit des Katheters
- Vermeidung von „spontanen" Temperaturschwankungen in der A. pulmonalis, z.B. durch schnell laufende („kalte") Infusionen während des Messvorgangs (hierdurch meist Unterschätzen des HZV)
- Injektatmenge: bei Erwachsenen 10 ml (möglichst eisgekühlt)
- direkte Messung der Injektattemperatur (vor der Spritze)
- Vor der ersten Messung einer Serie proximalen Katheterschenkel mit eisgekühlter Injektatlösung füllen!
- zügige Injektion (< 4 s) des Kältebolus (zur Vermeidung einer relevanten Injektaterwärmung im Katheter):
  - Methode A: 3 Messungen jeweils endinspiratorisch (zur systematischen Berücksichtigung des Einflusses der Beatmung auf das HZV) und Errechnung des Mittelwerts → am besten geeignet zur Ermittlung des „HZV-Trends"
  - Methode B: 3–4 Messungen mit zufälliger Verteilung auf den Atemzyklus → am besten geeignet zur Ermittlung des „absoluten HZV"

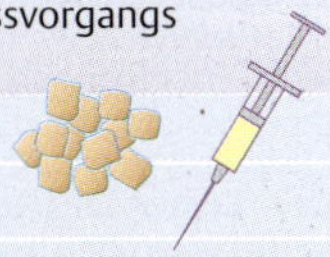

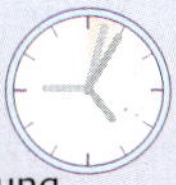

2. Verbesserung der Messgenauigkeit

	HZV, MAP	ZVD	PCWP	PAP_{diast} vs. PCWP*
Hypovolämie	↓	↓	↓	=
Linksherzinsuffizienz	↓	±0/↑	↑	=
Rechtsherzinsuffizienz	↓	↑	±0/↓	=
Lungenembolie	↓	↑	↑/±0/↓	> 1
Pulmonale Hypertension	(↓)	↑	±0/(↑)	> 1
Perikardtamponade	↓	↑	↑	=

*Verhältnis vom diastolischen pulmonalarteriellen Druck zum Wedge-Druck

3. Differenzialdiagnose beim Low-Output-Syndrom

J. Herzzeitvolumen

A. Möglichkeiten des zerebralen Monitorings

Die intraoperative Überwachung der Hirntätigkeit gestaltet sich bei Allgemeinanästhesien im Vergleich zu der von Atmung, Herz und Kreislauf eindeutig am schwierigsten. Eine klinische Kontrolle ist – abgesehen von der Beurteilung der Pupillen (Größe, Form) und deren Reaktion auf Licht – unter Narkose und Muskelrelaxation nicht möglich. Nur mithilfe elektrophysiologischer Verfahren kann die Hirnfunktion direkt erfasst und damit auch die **Narkosetiefe** objektiviert werden. Andere Techniken ermöglichen lediglich indirekte Aussagen, indem sie die zerebrale Oxygenierung oder Perfusion oder den Hirnstoffwechsel einschätzen lassen.

B. Zerebrale Homöostase

Neben dem Herzen ist das Gehirn das Organ mit dem höchsten O_2-Verbrauch ($CMRO_2$) und der geringsten Hypoxietoleranz. Eine **Hypoxie** führt hier sehr schnell zu einer Lactatazidose und wird von einer ausgeprägten kompensatorischen Steigerung der Hirndurchblutung (CBF) begleitet. Normalerweise wird der CBF in einem Bereich des zerebralen Perfusionsdrucks (CPP) von 60 – 150 mmHg durch regulative Veränderungen der Gefäßweite konstant gehalten („zerebrovaskuläre Autoregulation"). Erst bei Über- oder Unterschreiten der autoregulatorischen Grenzen folgt die Durchblutung direkt dem Perfusionsdruck („druckpassive Durchblutung"). Der CPP wird aus der Differenz des arteriellen Mitteldrucks (MAP) und des intrakraniellen Drucks (ICP) berechnet. Physiologisch liegt der ICP zwischen 0 und 15 mmHg, sodass in dieser Situation der MAP die bestimmende Größe für den Perfusionsdruck ist. Dies ändert sich aber gravierend, wenn der ICP deutlich ansteigt, wie z. B. beim schweren Schädel-Hirn-Trauma. Als kritische Grenzwerte des CPP, unterhalb deren eine zerebrale **Ischämie** zu erwarten ist, gelten

- ca. 40 mmHg bei Gesunden und
- 60 – 70 mmHg bei pathologischer intrakranieller Hämodynamik (z. B. ICP-Steigerung, zerebrovaskuläre Insuffizienz).

Die **zerebrovaskuläre Autoregulation** kann als zweckmäßiger Schutzmechanismus des Organismus aufgefasst werden. Sie soll verhindern, dass ein Abfall des arteriellen Blutdrucks eine Hirnischämie und ein Anstieg eine Hyperperfusion mit ICP-Erhöhung (→ Hirnödem) nach sich zieht. Allerdings ist diese Autoregulation äußerst störanfällig und kann durch Hypoxie, Hyperkapnie, aber auch durch volatile Anästhetika (zerebrale Vasodilatation) beeinträchtigt und sogar aufgehoben werden *(B)*. Daraus wird klar, dass die entscheidende Voraussetzung für die perioperative Sicherung der zerebralen Energieversorgung die Stabilität solcher indirekten Faktoren ist. Wenn es gelingt, den pulmonalen Gasaustausch, die allgemeine Hämodynamik sowie den Flüssigkeits-, Elektrolyt- und Säure-Base-Haushalt in der Balance zu halten und wenn ferner das Gehirn keiner direkten Schädigung ausgesetzt ist (z. B. intrakranieller Eingriff), dann müssen postoperativ in der Regel keine Funktionsstörungen befürchtet werden.

C. Elektrophysiologische Verfahren

▸ **Elektroenzephalogramm.** Das Elektroenzephalogramm (EEG) repräsentiert die Summe der spontanen postsynaptischen exzitatorischen und inhibitorischen elektrischen Potenziale der Hirnrinde. Mit seiner Hilfe können die Effekte von **Narkotika, Hypnotika und Sedativa** an deren Zielorgan erfasst werden. Das EEG wird über Klebeelektroden an bestimmten Stellen des Kopfes abgeleitet. Es lassen sich insgesamt 4 Wellenformen nach ihrer *Amplitude oder Frequenz* unterscheiden und unterschiedlichen Aktivitätszuständen zuordnen *(C1)*. Das Spektrum verlagert sich von den unter Wachheit dominierenden β-Wellen über langsamere α-Wellen unter Sedierung zu noch langsameren θ- und δ-Wellen bei bereits mäßiger Narkose („Synchronisation"), bis schließlich unter tiefer Narkose ein sog. Burst-Suppression-Muster auftritt (isoelektrische, von einigen Spikes unterbrochene Linie). Die maximale Dämpfung ist an einem Sistieren der elektrischen Hirnsignale zu erkennen, d. h. an einem isoelektrischen EEG („Nulllinie"). Hierunter ist der Funktionsstoffwechsel im Gehirn aufgehoben – das gilt fast auch schon für das Burst-Suppression-Muster –, und es bleibt nur noch der zur Erhaltung der neuronalen Integrität nötige Strukturstoffwechsel übrig. Mit dem Erlöschen des Funktionsstoffwechsels ist normalerweise die maximal mögliche Reduktion des zerebralen O_2-Verbrauchs erreicht. Da die Hirndurchblutung von der Stoffwechselaktivität abhängt, sinkt entsprechend der Abnahme des O_2-Verbrauchs auch die Perfusion. Nur Narkotika und Hypnotika (volatile Anästhetika, Barbiturate, Propofol, Etomidat) können ein isoelektrisches EEG erzeugen, nicht aber Benzodiazepine, Ketamin und Opioide. Diese Substanzen führen zu andersartigen, teilweise charakteristischen Veränderungen.

Zentrales Nervensystem I

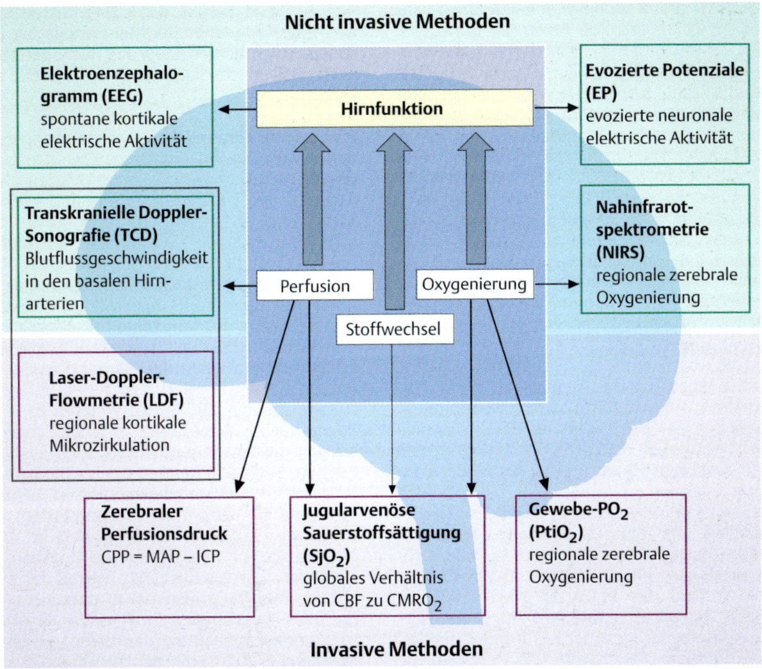

A. Möglichkeiten des zerebralen Monitorings

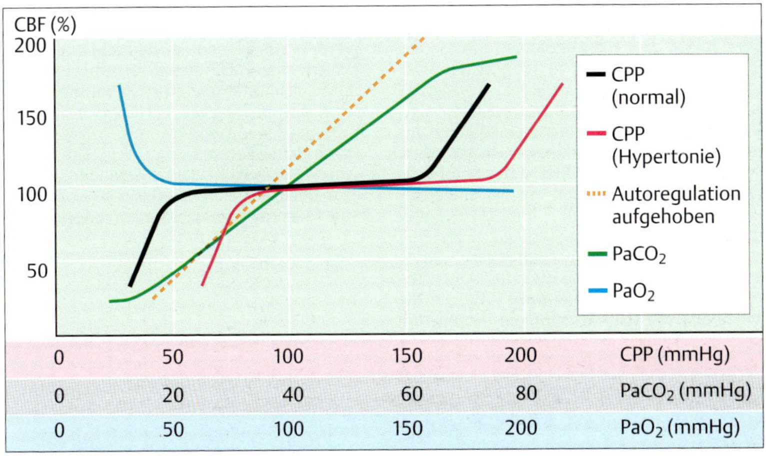

Autoregulation der Hirndurchblutung

B. Zerebrale Homöostase

Während unter Barbituraten, Propofol und Etomidat die Kopplung von Metabolismus und Perfusion erhalten bleibt, ist dies unter volatilen Anästhetika nicht der Fall. Sie können zwar ebenfalls den Funktionsstoffwechsel zum Erliegen bringen, bewirken dabei aber keine Abnahme, sondern erstaunlicherweise eine Zunahme der Hirndurchblutung („Entkopplung"). Die artifizielle Induktion eines Burst-Suppression-EEGs mit intravenösen Hypnotika ist ein bewährtes Prinzip der „Neuroprotektion" vor Eingriffen am Gehirn oder an den hirnversorgenden Arterien sowie beim schweren Schädel-Hirn-Trauma. Hierdurch lässt sich nicht nur der zerebrale O_2-Bedarf auf ein Minimum senken, sondern auch ein erhöhter Hirndruck verringern, was die Voraussetzungen für eine bessere Durchblutung in ischämischen Hirnarealen schafft.
Da die bioelektrische Aktivität an die Unversehrtheit zellulärer Strukturen (Membranen) gebunden ist, lassen sich im EEG prinzipiell auch potenziell schädigende Einflüsse wie eine **zerebrale Hypoxie oder Ischämie** frühzeitig erkennen. Allerdings fehlt den Befunden die Spezifität, was einen Großteil der Schwierigkeiten bei der EEG-Interpretation ausmacht. Hinzu kommt, dass Fremdsignale leicht zu Artefakten führen können. Dennoch lässt sich anhand des EEGs die Narkosetiefe in jedem Fall besser einschätzen und der Narkosemittelbedarf genauer bestimmen, als dies mit indirekten Parametern wie Herzfrequenz und Blutdruck möglich ist.
Bei intraoperativer Anwendung des EEGs kommt es darauf an, dass die Signale vollautomatisch, d. h. computergestützt ausgewertet werden („prozessiertes EEG") und dass die Geräte einfach zu handhaben sind. Zunächst werden die analogen Rohsignale mithilfe der Fast-Fourier-Transformation digitalisiert und dann nach unterschiedlichen Algorithmen einer Spektralanalyse unterzogen. Um dem Anwender die Beurteilung zu erleichtern, wie sich die Aktivität auf die einzelnen Frequenzbänder verteilt, wurden Lageparameter wie die *Medianfrequenz* (50er-Perzentil) und die *spektrale Eckfrequenz* (95er-Perzentil) eingeführt. Dem Ziel einer Quantifizierung der Narkosetiefe kommt z. Zt. die **Bispektralanalyse** am nächsten. Sie bezieht die Phasenbeziehung der EEG-Signale (positiv – negativ, Nulldurchgänge) mit in die Auswertung ein. Aus dem Ergebnis wird ein dimensionsloser Index gebildet, der *Bispektralindex* (BIS). Er kann Werte von 0 – 100 annehmen *(C4)*. Untersuchungen haben gezeigt, dass mit dem BIS zwar die kortikale Wirkung von Hypnotika (außer Ketamin!) gut überwacht werden kann, aber die Blockade nozizeptiver Afferenzen (z. B. durch Opioide) nicht oder nur unzureichend erfasst wird. Das Kosten-Nutzen-Verhältnis eines BIS-Monitorings ist, besonders was die Verhinderung intraoperativer Wachheit angeht, außerdem noch nicht geklärt.

▸ **Evozierte Potenziale.** Neben dem spontanen kann auch ein evoziertes EEG zur Beurteilung der Narkosetiefe herangezogen werden. Bei den evozierten Potenzialen handelt es sich um eine elektrische Aktivität des Gehirns, die nach der Stimulation bestimmter Nerven entsteht. Zur Quantifizierung der Narkosetiefe werden am häufigsten *akustisch evozierte Potenziale* (AEP) eingesetzt. Sie werden durch Reizung des Innenohrs mit akustischen Impulsen generiert und gelangen über die verschiedenen Stationen der Hörbahn zum Kortex. Da die evozierten Potenziale im Vergleich zum spontanen EEG-Signal generell ca. eine Zehnerpotenz schwächer ausfallen, müssen sie aus diesem herausgefiltert und verstärkt werden. Erst dann können die für die Bewertung wichtigen Parameter gemessen werden. Dies sind die *Amplitude* und außerdem die zeitliche *Latenz*, mit der die Signale an definierten Orten im Verlauf der Leitungsbahnen eintreffen. Der grundlegende Vorteil der evozierten Potenziale liegt darin, dass sie nicht nur eine Aussage über die kortikale Funktion, sondern auch über die der tiefer gelegenen Hirnanteile zulassen. Für die Überwachung der Narkosetiefe sind vor allem die akustisch evozierten Potenziale *mittlerer Latenz* (MAEP) von Bedeutung. Sie repräsentieren die kortikale Primärantwort auf akustische Reize und werden von Hypnotika dosisabhängig unterdrückt, was sich zuerst in einer Abnahme ihrer Amplitude und einer Zunahme ihrer Latenz äußert. Dagegen korreliert eine Vergrößerung der Amplitude mit intraoperativen Wachphänomenen (s. Kap. 5.3). Die Messung von MAEP scheint damit besonders geeignet, eine unzureichende hypnotische Komponente einer Allgemeinanästhesie aufzudecken.

Zentrales Nervensystem II

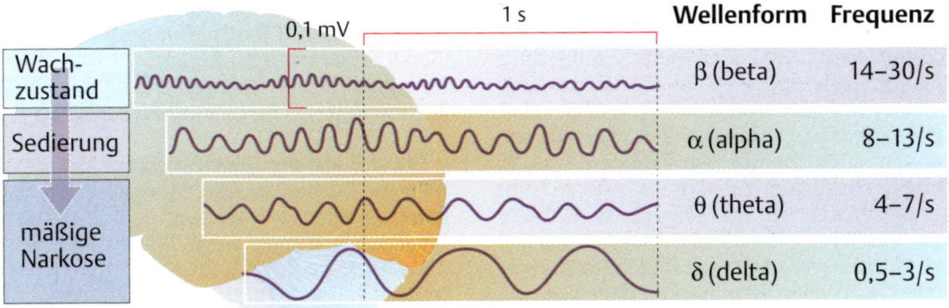

1. Frequenzspektrum des EEG

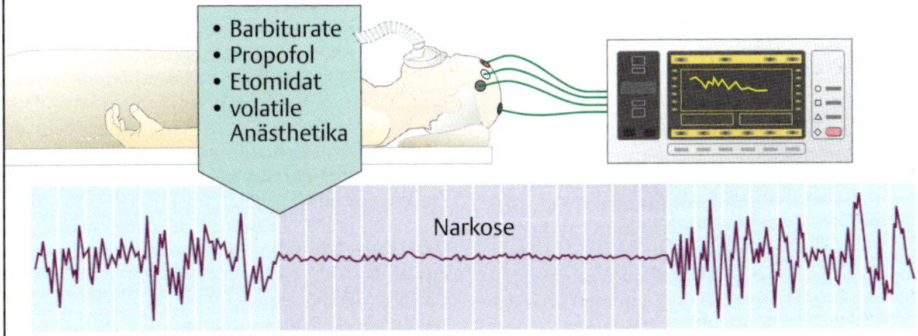

2. Burst-suppression-EEG bei tiefer Narkose

- zerebrale Hypoxie oder Ischämie
- Hypokapnie
- Hypo-/Hyperthermie

3. Faktoren, die das EEG beeinflussen

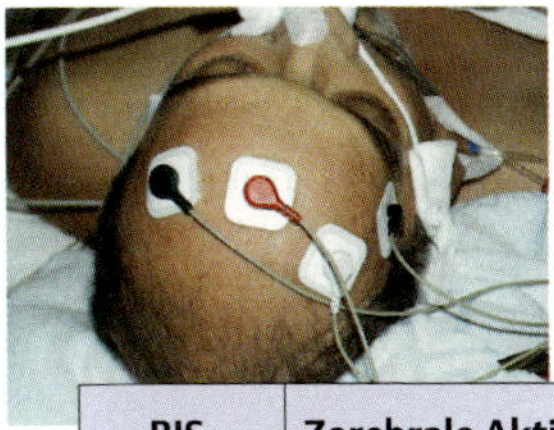

BIS	Zerebrale Aktivität
> 80	Wachheit
= 40	tiefe Hypnose
< 20	Burst-suppression-EEG

4. BIS und zerebrale Aktivität

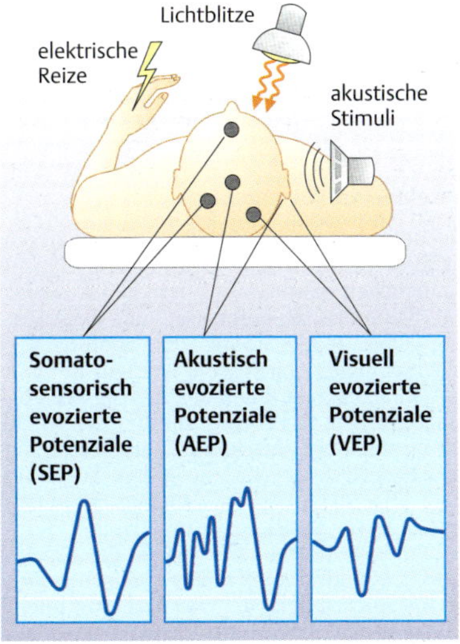

5. Evozierte Potenziale

C. Elektrophysiologische Verfahren

Eine Muskelrelaxation soll das operative Vorgehen erleichtern und insbesondere in heiklen Operationsphasen spontane Bewegungen des Patienten verhindern. Postoperativ soll jedoch so schnell wie möglich die Spontanatmung suffizient wiederhergestellt sein, um eine Nachbeatmung zu vermeiden. Aus diesen Gründen ist es wichtig, den Relaxierungsgrad richtig einschätzen zu können. Anhand klinischer Zeichen gelingt dies jedoch nur sehr grob. Für eine verlässliche Beurteilung ist eine apparative Überwachung erforderlich. Hierbei werden die muskulären Antworten auf eine elektrische Nervenstimulation gemessen und aufgezeichnet („Relaxometrie/-grafie").

A. Klinische Beurteilung

Die klinische Beurteilung des Relaxierungsgrades ist vor allem intraoperativ am narkotisierten Patienten sehr ungenau und beschränkt sich im Wesentlichen auf die Beobachtung einer Rückkehr spontaner Muskelaktivität *(A)*. Für die postoperative Einschätzung wurden Kriterien entwickelt, die recht gut die Wiedererlangung der groben Muskelkraft widerspiegeln. Als Voraussetzung für die **Extubation** gilt, dass der Patient über mindestens 10 Sekunden

- die Augen öffnen,
- den Kopf anheben (sensibelster Parameter),
- die Zunge herausstrecken,
- die Hand drücken und
- den gestreckten Arm heben

kann und dass außerdem sein Atemzugvolumen größer als 500 ml ist.

B. Relaxometrie/-grafie

Die neuromuskuläre Blockade kann durch wiederholte elektrische Reizung eines leicht zugänglichen gemischten peripheren Nervs (z. B. N. ulnaris, N. peronaeus) und Beobachtung oder Aufzeichnung des motorischen Reizergebnisses objektiviert werden. Klinisch hat sich als Standardmethode die sog. **Akzeleromyografie** etabliert *(B1)*. Hierbei handelt es sich um eine vereinfachte Weiterentwicklung der evozierten Mechanomyografie. Während damit die Spannungsentwicklung in einem Muskel nach Auslösung isometrischer Kontraktionen gemessen wird, erfasst die Akzeleromyografie eine *Kontraktionsbeschleunigung*. Hierfür wird zumeist der *N. ulnaris* stimuliert. Dies geschieht über bipolare Elektroden am Ellbogen (Pluspol) und Handgelenk (Minuspol). Anschließend wird die Bewegung des Daumens (M. adductor pollicis) mithilfe eines miniaturisierten Sensors gemessen, der am Daumenendglied befestigt ist. Eine noch einfachere, aber nur *semiquantitative* Möglichkeit zur Überwachung der neuromuskulären Funktion ist die *visuelle* oder *taktile* Beurteilung der evozierten Muskelkontraktionen.

▸ **Physiologische Überlegungen.** Mit den genannten Techniken kann sowohl die *Ausprägung* als auch der *Typ* der neuromuskulären Blockade bestimmt werden. Um sicher maximale Muskelkontraktionen zu erzielen und so reproduzierbare Ergebnisse zu erhalten, muss der Nerv *supramaximal* stimuliert werden (s. u.). Hierdurch wird erreicht, dass sich alle Fasern des Muskels kontrahieren und dementsprechend die Kraftentwicklung maximal ist. Durch Muskelrelaxanzien vermindert sich die Kontraktionsamplitude *dosisabhängig*, bis schließlich eine Reizantwort ausbleibt. Das lässt Rückschlüsse auf das Ausmaß der neuromuskulären Blockade zu. Beachtet werden muss jedoch, dass mehr als 70 % der Bindungsstellen von einem Relaxans besetzt sein müssen, ehe nach Einzelreizen überhaupt eine Verminderung der Kontraktionskraft festzustellen ist („Eisbergphänomen"). Bei über 95 %iger Besetzung erlischt dann die Einzelreizantwort. Die Erholung läuft den umgekehrten Weg. Wiederum können bei voll messbarer Muskelaktivität noch 70 – 75 % der Rezeptoren blockiert sein!

▸ **Stimulationsarten.** Die in der Klinik gebräuchlichsten Stimulationsmuster sind

- die Einzelreizung (Twitch) und
- die Vierfachreizung (Train of Four, TOF)

sowie für spezielle Fragestellungen die *tetanische Stimulation* mit anschließender Einzelreizung (Posttetanic Count, PTC). Für eine supramaximale Stimulation wird die Reizintensität (mA) 10 – 20 % höher gewählt, als es für eine maximale Muskelkontraktion notwendig wäre. In der Praxis sind dafür meist *40 mA* ausreichend. Eine zu hohe Stromstärke sollte unbedingt vermieden werden, weil sie zu einer direkten (!) Muskelstimulation führt und dadurch das Ergebnis erheblich verfälscht wird.

▸ **Train of Four.** Im Vergleich zur Einzelreizung ist die TOF-Stimulation deutlich sensibler und ermöglicht auch eine Differenzierung zwischen der Wirkung nicht depolarisierender und depolarisierender Relaxanzien. Es werden 4 supramaximale Reize mit einer Frequenz von 2 Hz appliziert. Das Verhältnis der vierten zur ersten Zuckungsamplitude (TOF-Ratio oder TOF-Quotient) und das schrittweise Verschwinden der vierten bis zur ersten

Neuromuskuläre Übertragung I

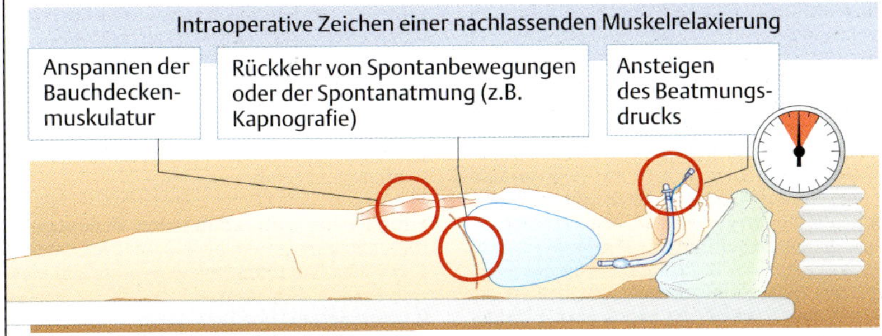

A. Klinische Beurteilung

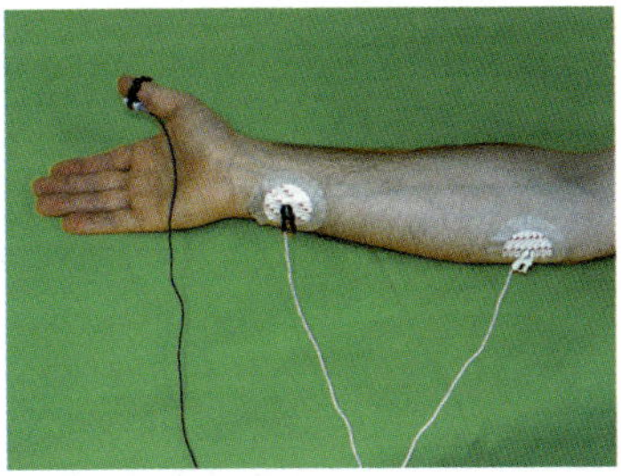

1. Akzeleromyografie

Stromstärke	40 mA (Erwachsene)
Einzelreize (ER)	Frequenz 0,1 Hz (Dauerbetrieb), Reizdauer 0,1–0,2 ms
Train of four (TOF)	Reizfrequenz 2 Hz (max. alle 10 s)
Tetanus	Frequenz 50 Hz, Reizdauer 5 s (max. alle 5 min)
Posttetanische ER	Frequenz 1 Hz

3. Grundeinstellung des Nervenstimulators

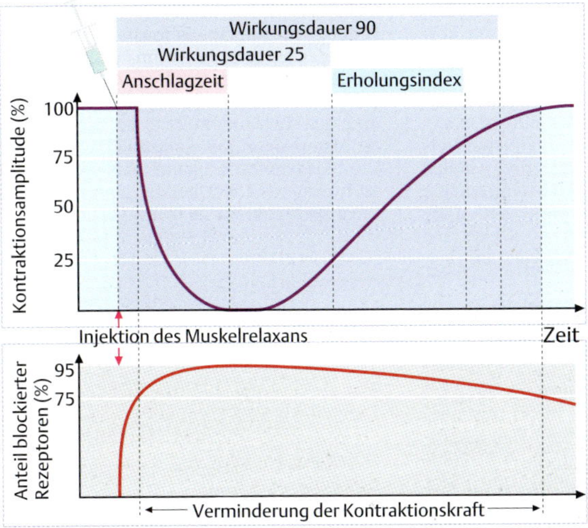

Anschlagzeit: Zeit von der Bolusinjektion eines MR bis zur 95%igen Unterdrückung der Reizantwort

Wirkungsdauer 25/90: Zeit bis zur Erholung auf 25 % bzw. 90 % der Kontrollamplitude

Erholungsindex: Zeit zwischen 25- und 75%iger Erholung (gemessen nach der letzten Erhaltungsdosis oder bei Fehlen von Erhaltungsdosen nach der Initialdosis)

2. Veränderung der Einzelreizantworten durch Muskelrelaxanzien

B. Relaxometrie/-grafie

Reizantwort (T4-Zahl) gelten als Maß für die neuromuskuläre Blockade durch nicht depolarisierende Relaxanzien *(B4)*. Der Test erfordert keinen präoperativen Kontrollwert und ist, solange die Stromstärke 40 mA nicht überschreitet, auch nicht schmerzhaft. Zu bedenken ist aber, dass selbst bei 70 – 75%iger Blockade der Rezeptoren noch eine normale TOF-Ratio vorliegen kann (s. o.). Eine TOF-Variante ist die mitunter angewendete *„double burst stimulation"*. Hier folgt der zweite Reiz so eng auf den ersten und der vierte so eng auf den dritten, dass dazwischen eine Erschlaffung des Muskels nicht mehr möglich ist. Es kommt dann zu einer Superponierung, sodass insgesamt 2 verstärkte Reizerfolge registriert werden können.

► **Kompetitiver Block.** Unter nicht depolarisierenden Relaxanzien ändern sich die Reizantworten mit zunehmendem Blockierungsgrad in charakteristischer Weise *(B5)*. Zuerst vermindert sich die vierte Antwort, bis sie schließlich nicht mehr messbar ist („Ermüdungsphänomen"). Auch die anderen Antworten werden nach und nach abgeschwächt und dann aufgehoben, bis bei vollständiger Blockade überhaupt keine Antwort mehr nachzuweisen ist. Das Verschwinden der vierten Antwort entspricht einer Verringerung der Zuckungsamplitude um 75% bei Einzelreizung, der Verlust der dritten und der zweiten Antwort korrespondiert mit einer 80- bzw. 90%igen Reduktion und bei kompletter Blockade fehlen dann alle TOF-Antworten (T4-Zahl = 0).

► **Depolarisationsblock.** Unter depolarisierenden Relaxanzien (Succinylcholin) ist dagegen im Normalfall kein unterschiedliches Verhalten der 4 Muskelantworten festzustellen *(B5)*. Es findet sich eine gleich ausgeprägte Verminderung *aller* Amplituden. Die TOF-Ratio ist also, solange noch Kontraktionen auszulösen sind, idealerweise immer gleich 1.

► **Posttetanic Count.** Durch eine tetanische Stimulation wird eine Muskelkontraktion hervorgerufen, die über die gesamte Reizdauer anhält *(B5)*. Die Kontraktionsamplitude ist aufgrund der Summation größer als die nach Einzelreizen. Eine sich daran direkt anschließende *Einzelreizung* lässt bei sehr tiefen kompetitiven Blockaden, bei denen unter TOF-Stimulation bereits keine Reizantworten mehr nachzuweisen sind, anhand der Anzahl dann noch auslösbarer Kontraktionen eine Aussage darüber zu, wann wieder mit einem Reizerfolg gerechnet werden kann und wann eine Antagonisierung Aussicht auf Erfolg verspricht. Unter nicht depolarisierenden Relaxanzien führen außerdem die ersten Einzelreize nach tetanischer Stimulation typischerweise zu einer verstärkten Muskelantwort, was als *posttetanische Potenzierung* bezeichnet wird. Diese fehlt hingegen bei einem Depolarisationsblock. Die tetanische Reizung ist schmerzhaft und darf deshalb nicht am wachen Patienten durchgeführt werden.

► **Praktische Anwendung und Bedeutung.** Die Indikation für eine Relaxometrie besteht

1. bei allen Eingriffen, bei denen eine komplette Relaxierung essenziell ist
2. wenn Relaxanzien bei Patienten mit gestörter neuromuskulärer Funktion (z. B. Myasthenie), erheblicher Adipositas oder einer Schlafapnoe eingesetzt werden sollen
3. bei eingeschränkter Elimination von Relaxanzien (Leber-, Nierenerkrankungen)
4. zur Diagnostizierung und Differenzierung der Blockade bei unklarer Relaxierung
5. zur Quantifizierung eines postoperativen Relaxansüberhanges

Bei *operativen Eingriffen*, bei denen eine komplette Muskelrelaxation nötig ist (z. B. Oberbaucheingriffe), wird in der Regel eine Reduktion der Kontraktionsamplitude um 95% angestrebt (ED_{95}). Hier sollte spätestens „nachrelaxiert" werden (mit ca. ¼ der Ausgangsdosis des jeweiligen Relaxans), sobald mit der TOF-Stimulation wieder 3 Zuckungen auszulösen sind, was einer Erholung der Muskelkraft auf ca. 20% des Ausgangswertes entspricht. In diesem Bereich kehrt z. B. die Bauchdeckenspannung allmählich zurück. Für die *endotracheale Intubation* wird, um in jedem Fall optimale Bedingungen anzustreben und den Wirkungseintritt zu beschleunigen, im Allgemeinen die *doppelte* ED_{95} verwendet. Die Relaxometrie kann selbstverständlich auch eingesetzt werden, um den richtigen Intubationszeitpunkt zu ermitteln.

Neuromuskuläre Übertragung II

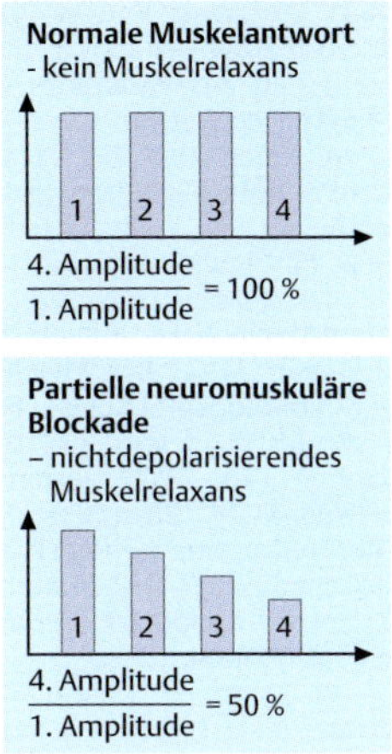

4. Ergebnisse der TOF-Stimulation

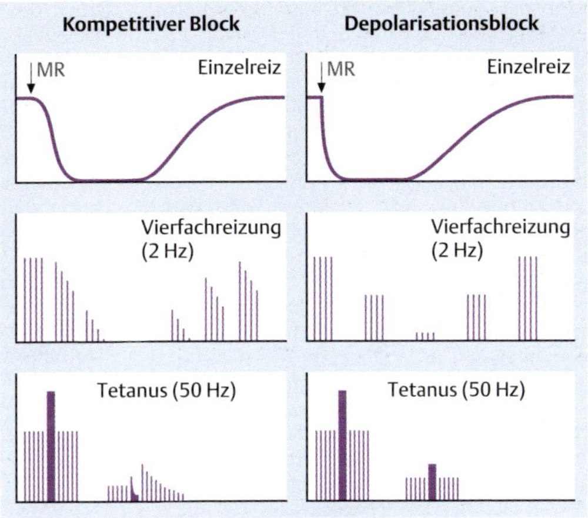

5. Typen der neuromuskulären Blockade (Kontraktionscharakteristika)

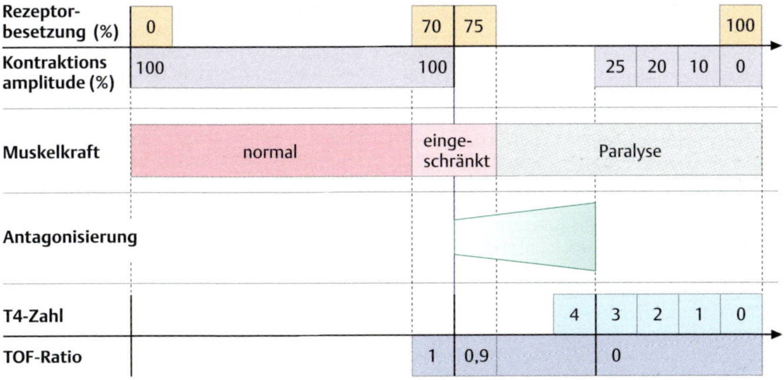

6. Hemmung der neuromuskulären Überleitung durch nichtdepolarisierende Muskelrelaxanzien in Abhängigkeit vom Grad der Rezeptorblockade

Muskuläre Reizantwort	Relaxometrie	Klinische Bedeutung
> 90 %	TOF-Ratio > 0,9	„Seufzeratmung", kräftiger Hustenstoß → Extubation
> 70 %	TOF-Ratio > 0,7	ausreichende Spontanatmung, aber noch Aspirationsgefahr
50 %	TOF-Ratio = 0,5	Atemzugvolumen deutl. vermindert → oberflächliche Eingriffe
< 25 %	T4-Zahl ≤ 3	Relaxation der Bauchmuskulatur → Oberbaucheingriffe
≤ 5 %	T4-Zahl = 0	Relaxation der Larynxmuskulatur → endotracheale Intubation

7. Grad der neuromuskulären Blockade und klinische Bedeutung

B. Relaxometrie/-grafie

Ein adäquater perioperativer Volumenersatz bildet das Fundament für eine ungestörte **Herz-Kreislauf-Funktion** und der davon abhängigen **Organperfusion**. Er trägt entscheidend zur Sicherung des kapillaren Stoffaustausches bei und ist somit eine wesentliche Voraussetzung für eine erfolgreiche Anästhesie. Da der operative Eingriff zusammen mit der Anästhesie das natürliche Flüssigkeits- und Elektrolytgleichgewicht verändert, sind perioperativ einige Besonderheiten zu beachten.

A. Physiologie

Verschiedene ineinandergreifende Mechanismen, an denen in erster Linie Niere, Nebenniere, Hypophyse und Lunge beteiligt sind, regulieren den Volumenbestand und Elektrolytgehalt des Organismus und sorgen für eine **Homöostase** in den Körperflüssigkeiten *(A1)*. Für die Konstanz von Menge und Osmolarität der extrazellulären Flüssigkeit sind vor allem das *antidiuretische Hormon* (ADH) und das *Renin-Angiotensin-Aldosteron-System* verantwortlich. Der wichtigste Stimulus für eine ADH- und Aldosteronsekretion ist die (absolute) **Hypovolämie,** d. h. die Verminderung des intravasalen Volumens. Deren Ursachen sind im operativen Bereich eine *Dehydratation* (durch präoperative Flüssigkeitskarenz sowie intraoperative Flüssigkeitsverdunstung über dem Wundgebiet [„Evaporation"]), eine *Verschiebung extrazellulärer Flüssigkeit ins traumatisierte Gewebe* („Transsudation" oder „Sequestration") und ein *Blutverlust*.

▸ **Physikochemische Grundlagen.** Wenn 2 Flüssigkeitsräume mit unterschiedlicher Konzentration gelöster, aber nicht frei diffusibler Teilchen voneinander durch eine semipermeable Membran getrennt sind, diffundiert das Lösungsmittel (im Organismus Wasser) so lange von dem Raum der niedrigeren Konzentration in den der höheren, bis die Teilchenkonzentration in beiden Räumen gleich ist („Osmose"). Der **osmotische Druck,** der dabei aufgebaut wird, hängt von der Anzahl der gelösten, osmotisch aktiven Teilchen ab (vor allem Ionen). Er kann als *Osmolalität* gemessen werden. Die Osmolalität beschreibt die molare Teilchenkonzentration pro kg Lösungsmittel (Einheit: mosmol/kg H_2O; Normalwert im Plasma: ca. 290 mosmol/kg). Die *Osmolarität* ist dagegen eine rechnerische Größe und erfasst die molare Teilchenkonzentration pro Liter Lösung (Normalwert im Plasma: ca. 290 mosmol/l). Eiweiße (Proteine) haben im Gegensatz zu Elektrolyten wegen ihrer niedrigen molaren Konzentration nur einen sehr geringen Anteil am osmotischen Druck des Plasmas. Trotzdem sind sie ganz erheblich an der Verteilung der extrazellulären Flüssigkeit zwischen Intravasalraum und Interstitium beteiligt. Dies liegt an ihrer großen Oberfläche, die ihnen eine ausgeprägte Fähigkeit zur Wasserbindung gibt, und daran, dass sie die Endothelbarriere kaum überwinden können. Deshalb bauen auch sie ein Druckgefälle auf, das Wasser vom Ort der niedrigeren zu dem der höheren Eiweißkonzentration diffundieren lässt. Bei Eiweißen spricht man vom **kolloidosmotischen oder onkotischen Druck** (KOD). Er wird überwiegend durch *Albumin* (70 – 80 %) vermittelt (Normalwert im Plasma: 24 – 28 mmHg). Ihm entgegen wirkt der hydrostatische Druck. Hydrostatischer und onkotischer Druck steuern in einem Wechselspiel die kapillare Filtration und Reabsorption von Wasser.

▸ **Flüssigkeitsräume.** Es lassen sich 3 große, durch Membranen getrennte Flüssigkeitsräume (Kompartimente) unterscheiden: der *Intrazellulärraum* (IZR), der *Intravasalraum* (nur Plasmavolumen – das Erythrozytenvolumen gehört zum IZR) und das *Interstitium*. Intravasalraum und Interstitium bilden den Extrazellulärraum (EZR). Zum EZR zählt auch der sog. *Transzellulärraum*. Er umfasst die Flüssigkeit, die sich in Hohlorganen sammelt (normalerweise ca. 1 l). Die einzelnen Kompartimente stehen über das Blutplasma und seine Bestandteile miteinander in Verbindung und unterliegen einem ständigen Flüssigkeits- und Stoffaustausch („dynamisches Gleichgewicht"). Der Anteil des Wassers am Körpergewicht und seine Verteilung ändern sich altersabhängig *(A3)*.

▸ **Verteilung der Elektrolyte.** Elektrolyte sind wesentliche Bestandteile der Körperflüssigkeiten. Es handelt sich um Säuren, Basen und Salze, die in wässriger Lösung in *Kationen* (z. B. Natrium, Kalium) und *Anionen* (z. B. Chlorid, Hydrogencarbonat) dissoziieren (Maßeinheit: mmol/l oder mval/l). Die unterschiedliche ionale Zusammensetzung der Flüssigkeitsräume *(A4)* wird durch aktive, d. h. energieverbrauchende Transportmechanismen (z. B. Na^+/K^+-ATPase) und den sog. Gibbs-Donnan-Effekt (unterschiedliche Verteilung mehrfach geladener Makromoleküle [Proteine], die die Membranen nicht passieren können) aufrechterhalten. Innerhalb der Kompartimente entspricht aber die Summe der Kationen stets derjenigen der Anionen („Elektroneutralität"). Von entscheidender Bedeutung für den Wasserbestand im EZR ist **Na-**

Flüssigkeits- und Elektrolythaushalt I

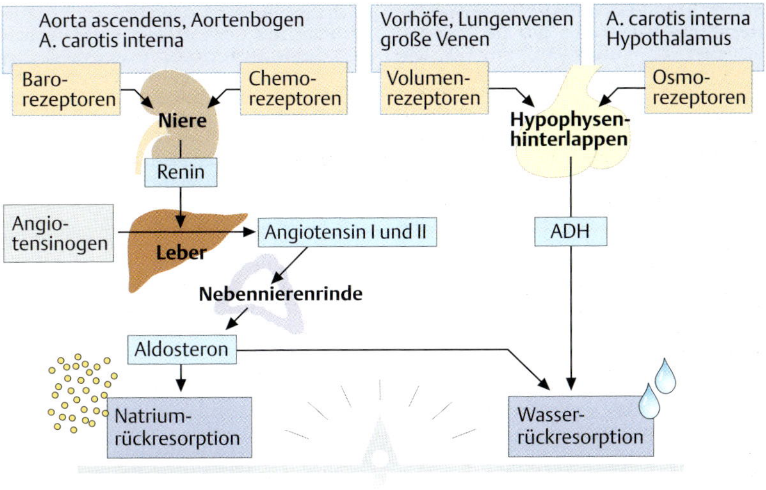

1. Regulationsmechanismen

Osmolarität (mosmol/l)
= (Natrium im Serum [mmol/l] + 5) · 2*

*Der Faktor 2 bedeutet, dass Na^+ von derselben Anzahl osmotisch aktiver Anionen (Cl^-, HCO_3^- etc.) begleitet wird.

2. Berechnung der Plasma- oder Serumosmolarität nach Faustformel

Zahlenangaben in % des Körpergewichts

Erwachsene	
Gesamtwasseranteil	
Intrazellulärraum	50–60
Extrazellulärraum	35–40
– Interstitium	20
– Plasma	15
Blutvolumen	7,5

Neugeborene	
Gesamtwasseranteil	70–80
Intrazellulärraum	35–40
Extrazellulärraum	35–40
– Interstitium	35
– Plasma	4
Blutvolumen	8,5

3. Größe der Flüssigkeitsräume

	Extrazellulärraum		
Kationen	**Plasma**	**Interstitielle Flüssigkeit**	**Intrazellulärraum**
Natrium	142	144	10
Kalium	4	4	140
Kalzium	5	3	20
Magnesium	3	2	30
Gesamt (mval/l)	154	153	200
Anionen			
Chlorid	103	114	4
Hydrogencarbonat	24	30	12
Sulfat + Phosphat	6	3	129
Organische Säuren	1	5	0
Proteine	20	1	55
Gesamt (mval/l)	154	153	200

4. Ionale Zusammensetzung der Kompartimente

A. Physiologie

trium, das hier das Hauptkation ist (Normalwert im EZR: 135 – 145 mmol/l). **Kalium** ist dagegen das Hauptkation des IZR (Normalwert dort ca. 150 mmol/l, im EZR nur 3,5 – 5,0 mmol/l). Die Aufrechterhaltung der Konzentrationsgradienten dieser beiden Ionen bildet die Grundlage für die elektrische Erregbarkeit der Zellen. Der relativ geringe Kaliumbestand des EZR hat praktische Konsequenzen. Eine unkritische Substitution von Kalium kann wegen des sehr kleinen extrazellulären Verteilungsvolumens und einer nur langsamen Umverteilung vom EZR in den IZR kurzfristig zu einem deutlichen Anstieg der Plasmakonzentration (> 5,5 mmol/l) mit schweren kardialen Komplikationen bis hin zu einem Herzstillstand führen. Daher sollen möglichst nicht mehr als 20 mmol pro Stunde zugeführt werden (max. 40 mmol/h!; s. u.).

▸ **Wasserbilanz.** Bei ausgeglichenem Flüssigkeitshaushalt entspricht die zugeführte Wassermenge den im selben Zeitraum erlittenen Verlusten *(A5)*. Der tägliche Wasserumsatz beträgt beim Erwachsenen ca. 3,5 % des Körpergewichts, was bei 70 kg etwa 2400 ml entspricht. Bei Kindern verhält sich der Umsatz umgekehrt zum Alter. Neugeborene erreichen Werte über 10 % (100 – 120 ml/kg/d). Den Hauptanteil der Verluste macht die Ausscheidung über die *Nieren* aus *(A6)*. Dennoch reicht es nicht aus, sich zur Ermittlung des Flüssigkeitsbedarfs nur am Urinvolumen und an anderen messbaren Verlusten zu orientieren. Es muss auch bedacht werden, dass Wasser in nicht unbeträchtlicher Menge unbemerkt über die äußere Haut und die Schleimhäute verlorengeht. Diese sog. *Perspiratio insensibilis* kommt ohne Beteiligung der Schweißdrüsen zustande und unterliegt starken Schwankungen *(A7)*. Sie kann durch Mehr- oder Hyperventilation, Fieber oder erhöhte Umgebungstemperatur von normal 10 – 15 ml/kg/d auf bis zu 40 ml/kg/d ansteigen (entsprechend 1 – 3 l/d). Andererseits fällt aus dem Intermediärstoffwechsel sog. *Oxidationswasser* an (ca. 15 ml pro 100 kcal Energieumsatz). Unter Ruhebedingungen (≈ 2000 kcal/d) sind das für einen Erwachsenen ungefähr 300 ml. Bei Katabolie nimmt die Menge zu (bei Abbau von 1 kg Körperfett fallen über 900 ml Oxidationswasser an). Oxidationswasser ist natriumarm und kaliumreich.

B. Pathophysiologie

Ein operativer Eingriff kann das Flüssigkeits- und Elektrolytgleichgewicht empfindlich stören. Bereits präoperativ muss bei entsprechender Karenz mit Defiziten gerechnet werden. Intraoperativ kommen, abhängig vom Ausmaß des Gewebetraumas und somit von der Größe des Eingriffs, Verluste durch Evaporation und Sequestration hinzu, was eine Gegenreaktion des Organismus auslöst. Diese besteht zunächst in einer **ADH-Ausschüttung**, sodass (natrium-)freies Wasser retiniert wird und die Plasmaosmolarität absinkt („osmotische Hypotonie"). Hierdurch wird die **Aldosteronsekretion** stimuliert („sekundärer Hyperaldosteronismus"), was aber nicht ausreicht, um die Natriumkonzentration im EZR wieder in den physiologischen Bereich anzuheben („Flüssigkeitshomöostase geht vor Natriumhomöostase!"). Die verminderte Osmolarität des EZR fördert die intrazelluläre Wasseraufnahme und trägt so zur Entwicklung von Wundödemen bei, die aber primär interstitieller Natur sind und durch die Flüssigkeitsverschiebung ins traumatisierte Gewebe hervorgerufen werden. Aufgrund der Hyponatriämie wird schließlich die Nierendurchblutung (weiter) gedrosselt („tubuloglomerulärer Rückkopplungsmechanismus"). Bei ausgeprägter Hyponatriämie besteht die Gefahr eines akuten Nierenversagens. Bei intakter Nierenfunktion sind perioperativ erhöhte Kaliumverluste zu erwarten. Sie sind Folge der Kaliumfreisetzung aus dem traumatisierten Gewebe und des Hyperaldosteronismus.

C. Prophylaxe und Therapie

Die perioperative Infusionstherapie soll das physiologische Gleichgewicht im Flüssigkeits- und Elektrolythaushalt erhalten oder wiederherstellen. Dazu müssen neben den messbaren auch die nicht messbaren Verluste ersetzt, ein etwaiges präoperatives Defizit muss ausgeglichen werden. Aus diesen Faktoren lassen sich Anhaltswerte für den intraoperativen Flüssigkeitsbedarf ableiten. Er setzt sich zusammen aus dem **Basisbedarf** (sensible und insensible Verluste ohne Operation) und den operationsbedingt zu erwartenden **Flüssigkeitsverlusten**, die von Größe und Dauer des Eingriffs abhängen *(C1)*. Sonderregelungen gelten für Patienten mit *manifester Herzinsuffizienz* (→ Flüssigkeitsrestriktion) oder *terminaler Niereninsuffizienz* (→ verminderter Basisbedarf, kaliumfreie Infusionen), worauf hier aber nicht näher eingegangen werden kann.

Flüssigkeits- und Elektrolythaushalt II

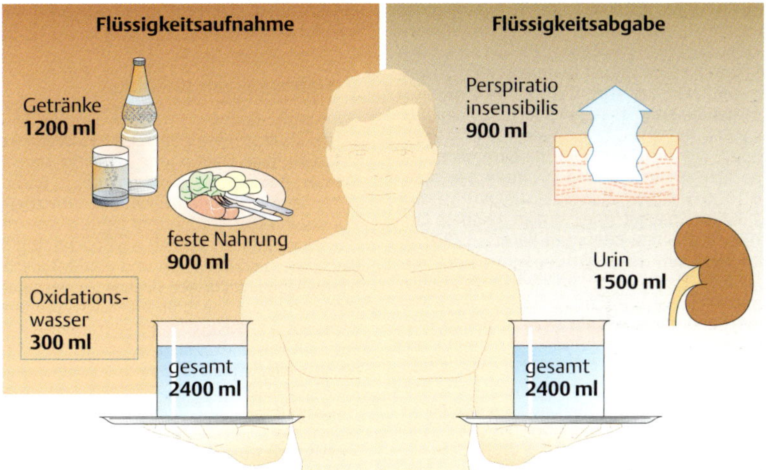

5. Wasserbilanz eines gesunden Erwachsenen (Durchschnittswerte für 70 kg Körpergewicht)

Wasser	1000–1500 ml
Natrium	60–180 mmol
Kalium	60–90 mmol
Chlorid	150 mmol

gesamt	700–1000 ml
Haut	50–60 %
Lungen	30–40 %
Fäzes	10 %

gesunder Erwachsener, 70 kg

6. Tägliche renale Verluste

7. Tägliche Flüssigkeitsverluste durch Perspiratio insensibilis

Ursachen des perioperativen Flüssigkeitsdefizits

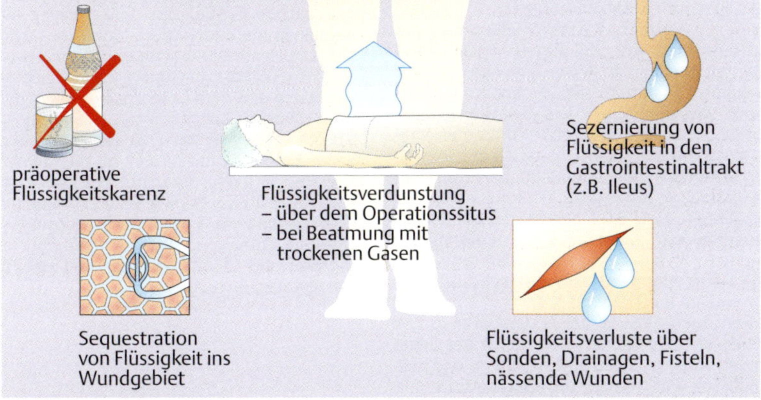

B. Pathophysiologie

▶ **Kristalloide.** Grundsätzlich sollen zum Ersatz isotoner Körperflüssigkeit nur isotone oder annähernd **isotone Vollelektrolytlösungen** verwendet werden *(C2)*. Sie zeichnen sich durch einen hohen Kationenanteil, in erster Linie *Natrium*, aus. Damit sollen die körpereigenen Kompensationsmechanismen unterstützt und eine Plasmahyposmolarität verhindert werden. Eine über die bereits enthaltene Menge hinausgehende Zufuhr von *Kalium* (durch angereicherte Lösungen) ist nur bei Kaliummangel oder umfangreichen Eingriffen nötig, besonders bei kardialen Risikopatienten, um Herzrhythmusstörungen vorzubeugen. Hier sollten unter wiederholten Laborkontrollen hochnormale Serumspiegel angestrebt werden. Bei der Kaliumsubstitution beschränke man sich zunächst auf die Korrektur des leicht zu berechnenden extrazellulären Defizits *(C3)*. Vollelektrolytlösungen enthalten bis auf NaCl 0,9% (s. u.) *Chlorid* in einer Konzentration, die etwa der im Plasma entspricht (98 – 110 mmol/l), und zum Ladungsausgleich außerdem *metabolisierbare (organische) Anionen* (Lactat, Acetat, Malat u. a.). Solche Lösungen sind, solange die Anionen (oxidativ) verstoffwechselt werden können, für den Flüssigkeitsersatz eindeutig gegenüber NaCl 0,9% zu bevorzugen. Der Einsatz von Lactat ist aber immer an eine intakte Leberfunktion gebunden. Bei *Leberinsuffizienz* sind lactathaltige Lösungen kontraindiziert. Das gilt sowohl für die (dekompensierte) Leberzirrhose als auch für den Schock und die ausgeprägte Hypothermie. Sonst drohen *prolongierte Azidosen* (s. Kap. 9.5).

Isotone Kochsalzlösung (NaCl 0,9%) wird irreführend auch als „physiologische Kochsalzlösung" bezeichnet. Die Zusammensetzung ist aber alles andere als physiologisch. Abgesehen davon, dass andere Kationen fehlen und der Natriumgehalt mit 154 mmol/l leicht überhöht ist, liegt das in erster Linie an dem mit ebenfalls 154 mmol/l viel zu hohen Chloridanteil. Physiologisch ist lediglich die Konzentration der beiden Elektrolyte zusammen (308 mval/l), denn sie entspricht genau der Summe der Kationen- und Anionenkonzentrationen im Plasma (je 154 mval/l). Bei Infusion größerer Mengen NaCl 0,9% besteht die Gefahr der Natrium-, vor allem aber der *Chloridüberladung* (→ hyperchlorämische Azidose; s. Kap. 9.5). Daher gibt es für isotone Kochsalzlösung nur wenige Indikationen *(C4)*.

5%ige Glukoselösung liefert dem Organismus elektrolytfreies Wasser, weil sie in der Regel schnell von den Zellen aufgenommen und metabolisiert wird (Gefahr intrazellulärer Ödeme bei Zufuhr größerer Mengen!). Sie sollte deshalb, wenn überhaupt, nur bei *hypertoner Dehydratation* und ggf. bei *Hypoglykämie* (hier besser höher konzentrierte Glukose) angewendet werden.

D. Gebrauch von Kolloiden

Hydrophile Kolloide sind Makromoleküle, die wegen ihrer großen Oberfläche zahlreiche polare Gruppen tragen und deshalb sehr gut Wasser binden. Sie sind *onkotisch* wirksam (s. o.). In erster Linie dienen sie zum **zügigen Volumenersatz** bei akutem Verlust von Plasma oder Blut, um schnell und nachhaltig den Kreislauf zu stabilisieren und eine Minderperfusion lebenswichtiger Organe zu verhindern *(D2)*. Präparate mit höherer Wasserbindungskapazität als Plasma sind hyperonkotisch und werden *Plasmaexpander* genannt. Sie ziehen ebenso wie hyperosmolare Lösungen Wasser gewissermaßen aus dem Interstitium in den Intravasalraum. Aus Verfügbarkeits- und Kostengründen werden künstliche Kolloide gegenüber natürlichen (Albumin) bevorzugt, z. B. *Hydroxyethylstärke* in Deutschland (pharmakologische Eckdaten s. *D3*).

▶ **Hydroxyethylstärke.** Hydroxyethylstärke (HES) ist ein pflanzliches Kolloid und besteht hauptsächlich aus Amylopectin, einem Polysaccharid mit überwiegend α-1,4-glykosidisch verbundener D-Glukose. Um eine rasche Spaltung durch die endogene α-Amylase zu verhindern und damit die renale Ausscheidung zu verzögern, wird an bestimmten Kohlenstoffatomen der Glukosebausteine die Hydroxyl- durch eine *Hydroxyethylgruppe* ersetzt. HES-Zubereitungen sind *polydispers*, d. h., sie bestehen – im Gegensatz zu Humanalbumin – aus einem Gemisch von Molekülen unterschiedlicher Größe. Zur Deklarierung wird deshalb immer die mittlere Molmasse angegeben. Die Handelspräparate unterscheiden sich in der HES-Konzentration, der (mittleren) Molmasse und dem Grad der Hydroxyethylierung (Substitutionsgrad). Das günstigste Verhältnis von Wirkungen zu Nebenwirkungen haben Präparate mit *nieder- bis mittelmolekularer HES in 6%iger Konzentration*. Sie werden daher am häufigsten eingesetzt. Sie sind in der Regel isoonkotisch und auch isoosmotisch, denn sie enthalten neben dem Kolloid auch Natrium und Chlorid in einer Konzentration von jeweils 154 mmol/l.

Flüssigkeits- und Elektrolythaushalt III

Eingriff	Flüssigkeitsbedarf (ml/kg KG/h)
Oberflächlicher Eingriff	0
Kleiner Eingriff (z.B. Tonsillektomie, Adenotomie)	0–2
Mittlerer Eingriff (z.B. Herniotomie, Appendektomie, Thorakotomie)	2–4
Großer Eingriff (z.B. Kolonresektion, Oberbaucheingriff)	4–6

1. Anhaltswerte für den intraoperativen Flüssigkeitsersatz

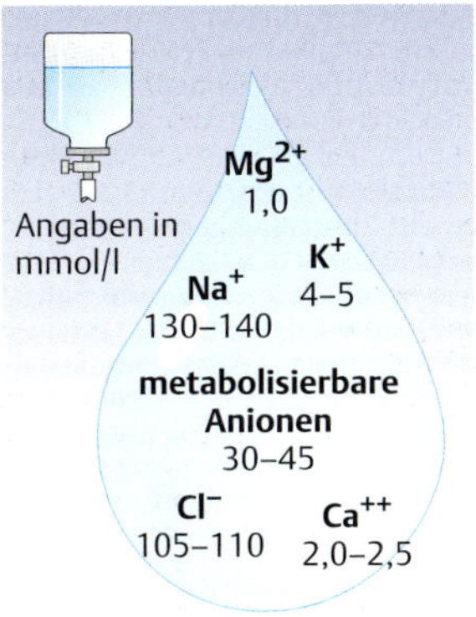

2. Zusammensetzung einer isotonen Vollelektrolytlösung

Kaliumbedarf (mmol) = 0,2 · (K^{+}-Soll-Wert im Serum – Ist-Wert) · kg Körpergewicht

0,2 = ungefährer Anteil des EZR am Körpergewicht (Erwachsene)

3. Berechnung des extrazellulären Kaliumdefizits

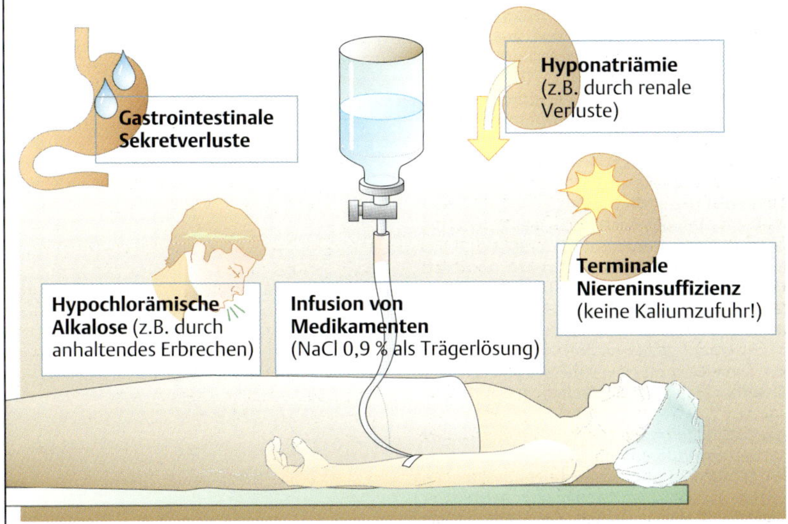

4. Indikationen für isotone Kochsalzlösung (NaCl 0,9 %)

C. Prophylaxe und Therapie

▸ **Humanalbumin.** Wegen hoher Kosten und begrenzter Verfügbarkeit ist die Verwendung von Humanalbumin (HA) 5% zum Volumenersatz restriktiv zu handhaben. Eine Indikation ist erst gegeben, wenn bei HES das Dosislimit erreicht ist oder schwerwiegende Kontraindikationen bestehen (s. u.). Höherprozentige HA-Zubereitungen wie HA 20% dienen ausschließlich zur *Albuminsubstitution* bei therapiebedürftiger Hypalbuminämie (Albumingehalt < 2,5 g/dl bzw. Plasmaproteingehalt < 4,5 g/dl ohne Kapillarlecksyndrom).

▸ **Gefrorenes Frischplasma.** Gefrorenes Frischplasma enthält alle Plasmakomponenten (Albumin ebenso wie Gerinnungsfaktoren und -inhibitoren) in weitgehend nativer Form (Näheres s. Kap. 9.6). Wegen des Risikos, Infektionskrankheiten zu übertragen (z. B. Hepatitis, Aids), ist die Indikation aber streng zu stellen (z. B. Massivtransfusion mit Verdünnungs- oder Verbrauchskoagulopathie). Eine alleinige Hypovolämie ist niemals eine Indikation!

▸ **Nebenwirkungen von HES.** Insgesamt sind Nebenwirkungen unter HES selten. Abgesehen vor einer Hypervolämie und Unverträglichkeitsreaktionen können bei Überschreiten gewisser Grenzdosen **Blutgerinnungsstörungen** auftreten, und zwar auch unabhängig von der Blutverdünnung (Hämodilution). Sie werden durch eine Verminderung der Aktivität von *Gerinnungsfaktoren* ausgelöst (besonders Faktor VIII/Willebrand-Faktor) und äußern sich vor allem in einer *reversiblen Beeinträchtigung der Thrombozytenaggregation*. Dieser Effekt tritt jedoch fast nur bei hochmolekularen oder schwer spaltbaren HES-Präparaten auf (Molmasse > 300 000 Dalton, Substitutionsgrad > 0,5). Demzufolge wurde das Dosislimit für niedermolekulare und schnell spaltbare mittelmolekulare HES 200/0,5 von 1,2 auf 2,0 g/kg/d heraufgesetzt (das entspricht bei einem 6%igen Präparat 33 ml/kg/d). Für HES 130/0,4 6% wurde die Grenze nochmals angehoben und beträgt nun 50 ml/kg/d.
Kolloide werden unterhalb einer Molmasse von 50 000 – 70 000 Dalton glomerulär filtriert und zu einem gewissen Teil tubulär reabsorbiert. Dabei kommt es vorübergehend zu einer **Schwellung der Epithelzellen** („osmotische Nephrose"), was aber in der Regel keine pathologische Bedeutung hat. Allerdings sollte eine *Dehydratation* durch ausreichende (parallele) Zufuhr kristalloider Lösungen vermieden werden. Bei fortgeschrittener oder terminaler Niereninsuffizienz sollte die Applikation künstlicher Kolloide unter Kontrolle der Retentionswerte eingeschränkt werden oder ganz unterbleiben.

HES wird in den Zellen des **mononukleären phagozytierenden Systems** (früher: retikuloendotheliales System) abgebaut und z. T. auch längerfristig lysosomal gespeichert. Eine Beeinträchtigung (z. B. Immunsuppression, Leberfunktionsstörungen) ist jedoch dadurch zumindest bei niedermolekularer und schnell spaltbarer mittelmolekularer HES unter der Voraussetzung einer normalen Nierenfunktion nicht zu erwarten, denn es werden nur kurzfristig relativ geringe Mengen eingelagert. Negative Auswirkungen einer Anhäufung großer Mengen beschränken sich auf einen *Pruritus (Juckreiz)* und eine *Hepatosplenomegalie*. Ein hartnäckiger Pruritus kommt fast nur bei der Hämodilutionstherapie des Hörsturzes vor.

E. Primärer Volumenersatz bei ausgeprägter Hypovolämie

Da **Kristalloide** rasch ins Interstitium abströmen und schnell renal eliminiert werden, entsteht nur ein geringer und kurzer intravasaler Volumeneffekt. Zur Substitution von 1 ml Plasma müssen 3 – 4 ml kristalloide Lösung infundiert werden, wodurch der KOD im Plasma abnimmt und Flüssigkeit von intra- nach extravasal verschoben wird, was die Neigung zur Ödembildung verstärkt. Deshalb sind bei normaler Kapillarpermeabilität natürliche wie auch künstliche **Kolloide** den Kristalloiden in der Primärtherapie eines intravasalen Volumendefizits vorzuziehen. Da sie den Intravasalraum nur langsam verlassen, hält der Volumeneffekt länger an. Sie lassen so eine effektivere und nachhaltigere hämodynamische Wirkung ohne wesentliche Ödembildung erzielen.

Flüssigkeits- und Elektrolythaushalt IV

Natürliche Kolloide
(Plasmabestandteile)

- Humanalbumin
- pasteurisierte Plasmaproteine
- gefrorenes Frischplasma

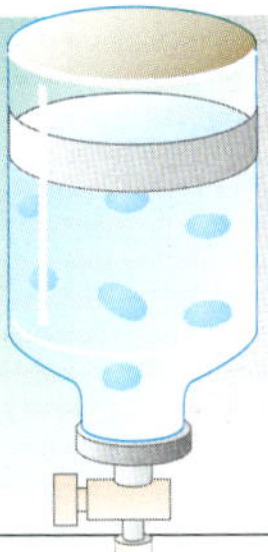

Künstliche Kolloide
(Plasmaersatzstoffe)

- Hydroxyethylstärke
- Gelatine
- Dextran

1. Kolloidale Plasmaersatzmittel

- primärer Volumenersatz bei intravasalem Defizit:
  - Blut- und Plasmaverluste
  - ausgeprägte Exsikkose
  - hypovolämisch-hämorrhagischer Schock
- iso- und hypervolämische Hämodilution
- Verbesserung der Mikrozirkulation

2a. Indikationen

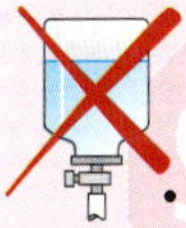

- bekannte Allergie
- dekompensierte Herzinsuffizienz

2b. Absolute Kontraindikationen

	Konzentration (g/dl)	Molmasse (10^3 Dalton)	Volumeneffekt (%)	Volumenwirkdauer (h)
HA	5	66	70–100	3
HES	6/0,5[1]	70[2]	70–100	3
	6/0,4[1]	130[2]	100	3–4
	6/0,5[1]	200[2]	100	3–4
	10/0,5[1]	200[2]	130	3–4
	6/0,7[1]	450[2]	100	6–8
HES + 7,2 % NaCl	6/0,5[1]	200[2]	500–700 (!)	0,5–1,0

[1] Substitutionsgrad; [2] mittlere Molmasse

3. Pharmakologische Eckdaten von Hydroxyethylstärke (HES) und Humanalbumin (HA)

- Volumenüberladung (z.B. bei Herzinsuffizienz)
- anaphylaktoid-anaphylaktische Reaktionen (ca. 1 : 1.000)
- Blutgerinnungsstörungen (funktionelle Thrombozytopathie)
- Störungen der Nierenfunktion
- Speicherung im mononukleären phagozytierenden System
- länger anhaltender Juckreiz

4. Nebenwirkungen von HES

D. Gebrauch von Kolloiden

1. Künstliche Kolloide können mindestens einen Verlust von 25 % des Blutvolumens ersetzen. Hypertone Präparationen sind wegen ihrer schnellen Wirkung im hypovolämischen Schock von Vorteil.
2. Humanalbumin soll erst bei Überschreiten des Dosislimits für künstliche Kolloide eingesetzt werden.
3. FFP darf nur bei gleichzeitig bestehenden oder bei drohenden Gerinnungsstörungen verwendet werden.

E. Primärer Volumenersatz bei ausgeprägter Hypovolämie (Erwachsene)

Damit die elektrischen, chemischen und enzymatischen Vorgänge im Organismus ungestört ablaufen können, muss der pH-Wert, d. h. die H^+-Konzentration, in den Körperflüssigkeiten in sehr engen Bereichen gehalten werden. Unter Beteiligung von Lunge, Niere und Leber sorgen Puffer dafür, dass eine **Übersäuerung** durch ständig anfallende flüchtige und nicht flüchtige (fixe) Säuren verhindert wird (z. B. CO_2 aus dem oxidativen, Milchsäure aus dem nicht oxidativen Stoffwechsel).

A. Grundlagen

Puffer sind chemisch in der Lage, den pH-Wert in einer wässrigen Lösung in bestimmten Grenzen konstant zu halten. Ein *Puffersystem* besteht aus einer schwachen Säure („H^+-Donator“) und ihrer korrespondierenden Base („H^+-Akzeptor“). Zwischen beiden besteht ein Fließgleichgewicht, das dem Massenwirkungsgesetz gehorcht *(A1)*. Werden diesem System Säuren zugesetzt, so bindet der Puffer H^+-Ionen, werden Basen zugefügt, so gibt er H^+-Ionen frei. Auf diese Weise werden größere Schwankungen der H^+-Konzentration vermieden, was einer pH-Änderung entgegenwirkt. Der pH-Bereich (Pufferbereich), in dem ein Puffersystem wirksam ist, kann aus der *Henderson-Hasselbalch-Gleichung* ermittelt werden *(A2)*. Die Stärke einer Säure (oder Base) hängt davon ab, in welchem Ausmaß in einer wässrigen Lösung freie Ionen entstehen. Dies wird durch die *Dissoziationskonstante K* wiedergegeben *(A3)*, die in der Henderson-Hasselbalch-Gleichung als negativer dekadischer Logarithmus gebraucht wird ($pK = -\log_{10}K$ oder auch $-\lg K$). Der *pH-Wert* gibt den aktuellen Gehalt an freien Protonen (H^+-Konzentration) an und ist definiert als negativer dekadischer Logarithmus der molaren H^+-Konzentration *(A4)*. Reines Wasser reagiert neutral und hat einen pH-Wert von 7,0, denn der Anteil von H^+- und OH^--Ionen ist gleich. Wird nun eine Säure (H^+) oder eine Base (A^-) hinzugegeben, dann wird der pH-Wert im ersten Fall kleiner und im zweiten Fall größer als 7,0. Im menschlichen Blutplasma liegt er arteriell zwischen 7,36 und 7,44 (im Mittel 7,40) und ist damit leicht alkalisch (IZR-pH = 6,8 – 7,0; Erythrozyten-pH = 7,28 – 7,30).

B. pH-regulierende Mechanismen

Das Konstanthalten des pH-Werts im inneren Milieu ist das Resultat eines komplexen Zusammenspiels von Puffersystemen (chemische Regulation) und Eliminationsorganen, in erster Linie Lunge (respiratorische Regulation) und Niere (renale Regulation). Unter den Puffersystemen *(B2)* hat **Bicarbonat** (HCO_3^-/H_2CO_3) die größte Bedeutung, denn es hat die höchste Kapazität und kommt sowohl intra- als auch extrazellulär vor. Zudem lässt es sich mithilfe von Blutproben leicht analysieren („Blutgasanalyse“, BGA). Die im Stoffwechsel anfallenden H^+-Ionen werden unter Verbrauch von Hydrogencarbonat (HCO_3^-) in Kohlensäure (H_2CO_3) überführt *(B3)*. Trotzdem wird das Verhältnis der Konzentration von HCO_3^- zu H_2CO_3, das 20 zu 1 beträgt, normalerweise nicht oder nur kurzfristig verändert. Das liegt daran, dass der Bicarbonatpuffer – und das ist sein entscheidender Vorteil! – durch pulmonale und renale Mechanismen ständig erneuert wird, er bildet gewissermaßen ein offenes System. Über die **Atmung** wird CO_2 entfernt, was relativ schnell geht, während die **Niere** H^+-Ionen eliminiert und HCO_3^- rückresorbiert, was aber mehr Zeit benötigt.

C. Überwachungsparameter

Da die Puffersysteme untereinander sowie mit den pulmonalen und renalen Regulationsmechanismen in ständiger Wechselwirkung stehen, genügt zur Beurteilung des Säure-Base-Haushalts die Kenntnis folgender Komponenten im Blut: *pH-Wert, PCO_2* und *Standardbicarbonat.*

Als **Standardbicarbonat** (SB) bezeichnet man eine fiktive HCO_3^--Konzentration im Plasma unter Normoventilation ($PaCO_2$ = 40 mmHg, 37 °C). Diese Bedingung wird in vitro künstlich erzeugt. So lässt sich der Einfluss eines sich ändernden PCO_2 ausschalten, was eine Beurteilung des metabolischen Bereichs ermöglicht. Im Gegensatz zum Standardbicarbonat spiegelt das *aktuelle Bicarbonat* den Einfluss des gemessenen und damit in vivo vorhandenen PCO_2 wider. Die Konzentration der *Pufferbasen* im Vollblut (Normalwert: 48 mmol/l) erfasst alle Pufferanionen (HCO_3^-, $HPO_4^{\,2-}$, Proteinat $^-$, Hb^-). Eine hieraus abgeleitete rechnerische Größe ist der **Baseüberschuss** („base excess“, BE). Er gibt Aufschluss über die Abweichung der aktuellen Pufferbasekonzentration vom oben genannten Normalwert, der auf Standardbedingungen bezogen ist (pH-Wert = 7,40, PCO_2 = 40 mmHg, sO_2 = 100 %, T = 37 °C, Hb = 15 g/dl; Normalbereich des BE: – 2 bis +2 mmol/l).

Säure-Base-Haushalt I

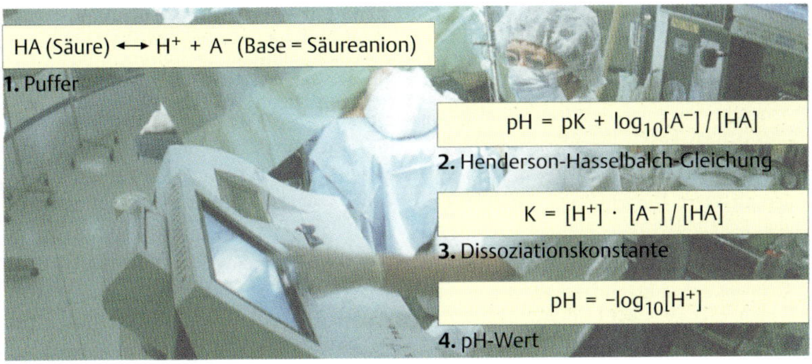

HA (Säure) ⟷ $H^+ + A^-$ (Base = Säureanion)

1. Puffer

$$pH = pK + \log_{10}[A^-]/[HA]$$

2. Henderson-Hasselbalch-Gleichung

$$K = [H^+] \cdot [A^-]/[HA]$$

3. Dissoziationskonstante

$$pH = -\log_{10}[H^+]$$

4. pH-Wert

A. Grundlagen

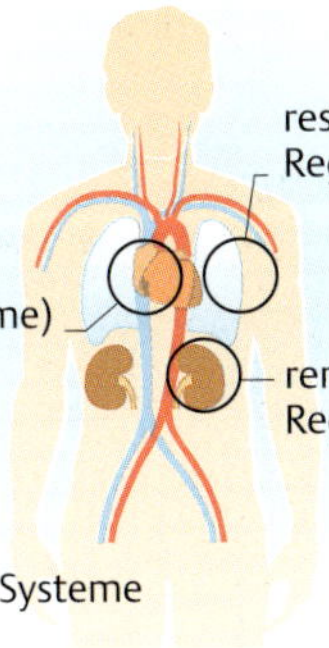

1. Beteiligte Systeme

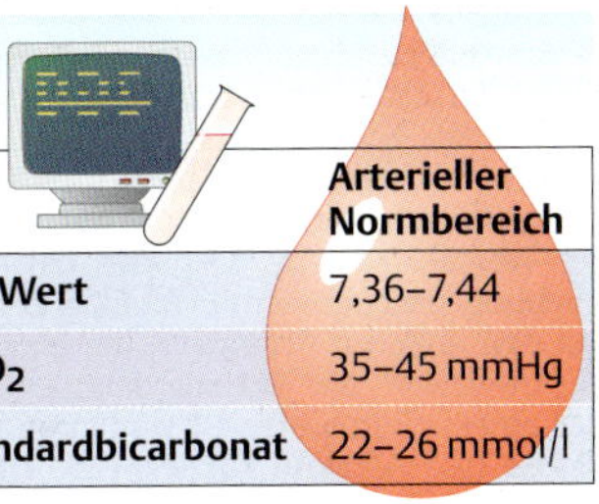

	Arterieller Normbereich
pH-Wert	7,36–7,44
PCO_2	35–45 mmHg
Standardbicarbonat	22–26 mmol/l

C. Überwachungsparameter

Puffer	Funktion	Anteil an Gesamtpufferkapazität (%) Plasma	Erythrozyten
Bicarbonat (HCO_3^-/H_2CO_3)	Bindung nicht flüchtiger Säuren	35*	20*
Phosphat (HPO_4^{2-}/H_3PO_4)	"	5	
Plasmaproteine	"	10	
Hämoglobin	Bindung flüchtiger Säuren (CO_2)		30
		Σ 100 %	

*effektiver Anteil wegen der raschen Regenerierbarkeit noch größer

2. Puffersysteme des Bluts

Protonen + Hydrogencarbonat ⟷ Kohlensäure ⟷ Wasser + Kohlendioxid

$$H^+ + HCO_3^- \longleftrightarrow H_2CO_3 \rightleftarrows H_2O + CO_2$$

Carboanhydrase (intrazellulär)

3. Reaktionsgleichung für den Bicarbonatpuffer (HCO_3^-/H_2CO_3)

B. pH-regulierende Mechanismen

D. Störungen des Säure-Base-Haushalts

Störungen des Säure-Base-Haushalts können **respiratorisch** und/oder **metabolisch** bedingt sein *(D1)*. Respiratorische Störungen erkennt man an einer primären Änderung des PCO_2, metabolische an einer des Standardbicarbonats. In beiden Fällen hat dies ab einer bestimmten Ausprägung, spätestens mit Erschöpfung der Pufferkapazität, Auswirkungen auf den pH-Wert. Zunächst versucht der Organismus gegenzusteuern und den pH-Wert konstant bzw. im physiologischen Bereich zu halten. Solange dies gelingt, gilt die Störung als *kompensiert*, anderenfalls als *dekompensiert* (manifest). Bei einer respiratorischen Störung ändert sich kompensatorisch das Standardbicarbonat, bei einer metabolischen der PCO_2. Die Änderungen von Standardbicarbonat und PCO_2 verlaufen immer in gleicher Richtung.

Bei der **Analyse** einer Änderung des pH-Werts sollte man als erstes nach der Ausgangsstörung suchen. Hierzu muss man herausfinden, welcher der beiden Parameter, PCO_2 oder Standardbicarbonat, vom Normalwert in solcher Weise abweicht, dass dies die pH-Verschiebung erklären kann. Danach betrachtet man den anderen Parameter, um einzuschätzen, inwieweit die Störung kompensiert ist oder ob eine kombinierte Form vorliegt.

Azidose und Alkalose können viele Ursachen haben *(D2)*. Erst bei stärkerer Ausprägung, d. h. bei einem **pH-Wert von unter 7,2 oder über 7,6** werden die Auswirkungen für den Organismus relevant *(D3)*. Bei Allgemeinanästhesien oder Analgosedierungen kommt den respiratorischen Störungen (Hyperventilationsalkalose – Hypoventilationsazidose; evtl. arterielle Hypoxie) besondere Bedeutung zu.

Eine spezielle Form der Azidose ist die **Verdünnungs- oder Infusionsazidose.** Sie ist die typische Komplikation einer übermäßigen Zufuhr kristalloider Lösungen. All diesen fehlt nämlich (aus galenischen Gründen) die physiologische Pufferbase HCO_3^-. Deshalb führen sie zu einer Verdünnung (Dilution) der HCO_3^--Konzentration im Extrazellulärraum, und zwar unabhängig von den jeweils zugesetzten Anionen (Chlorid, Lactat etc.). Am nachhaltigsten kann eine Verdünnungsazidose allerdings bei Verwendung von Lösungen ausfallen, die als Anion ausschließlich Cl^- enthalten (z. B. NaCl 0,9%), während bei denjenigen, denen auch verstoffwechselbare Anionen wie Lactat beigemengt sind, schon nach kurzer Zeit (in der Regel innerhalb Minuten) die Azidose kompensiert werden oder sogar überschießend in eine sog. **Postinfusionsalkalose** („Rebound-Alkalose") umschlagen kann. Im Falle von Lactat entsteht unter Verbrauch von H^+-Ionen Milchsäure, die dann bei Anwesenheit von genügend Sauerstoff metabolisiert wird. Da die H^+-Ionen aus der Kohlensäure stammen, bleibt HCO_3^- übrig, was den pH-Wert zur alkalischen Seite hin verschiebt.

D2: Hauptursachen von Azidose und Alkalose.

Respiratorische Azidose
- zentrale Atemdepression (z. B. Narkotika, Opioide)
- periphere Atemlähmung (z. B. Relaxanzien)
- Obstruktion der Atemwege (z. B. Bewusstlosigkeit, Asthma, Aspiration)
- Behinderung der Lungenentfaltung (z. B. Pneumothorax, Pleuraerguss)
- akzidentelle Hypoventilation (fehlerhafte Beatmung)

Respiratorische Alkalose
- kompensatorisch gesteigerte Spontanatmung bei Hypoxämie
- Aufregung oder Angst; Schmerzen
- falsche Einstellung des Respirators

Metabolische Azidose
- Anhäufung nicht flüchtiger Säuren (Additionsazidose)
  - Laktatazidose (Hypoxie, Leberversagen)
  - Nierenversagen
  - diabetische Ketoazidose
- abnormer Verlust von HCO_3^- (Subtraktionsazidose): akuter Blutverlust, profuse Diarrhö
- Retentionsazidose (mangelhafte H^+-Ausscheidung bei renaltubulärer Insuffizienz)
- Verdünnungsazidose (überhöhte Zufuhr HCO_3^--freier Lösungen)
- Verteilungsazidose bei Hyperkaliämie (verminderter Austausch von intrazellulärem Na^+ gegen extrazelluläres H^+)

Metabolische Alkalose
- Additionsalkalose
  - überhöhte Zufuhr von Lösungen mit metabolisierbaren (organischen) Anionen
  - Überkorrektur einer metabol. Azidose
- Subtraktionsalkalose (Verlust von HCl, z. B. bei Erbrechen oder Magensaftableitung)
- Retentionsalkalose (z. B. vermind. renale HCO_3^--Ausscheidung bei Hypochlorämie)
- Kontraktionsalkalose (extrazell. Volumenverluste, bes. unter Schleifendiuretika)
- Verteilungsalkalose bei Hypokaliämie (vermehrter Austausch von intrazellulärem Na^+ gegen extrazelluläres H^+)

Säure-Base-Haushalt II

	pH	SB (mmol/l)	PCO_2 (mmHg)
Normalwerte	7,36–7,44	22–26	35–45
Metabolische Azidose	n oder ↓	↓	n oder komp. ↓
Metabolische Alkalose	n oder ↑	↑	n oder komp. ↑
Respiratorische Azidose	n oder ↓	n oder komp. ↑	n bis ↑
Respiratorische Alkalose	n oder ↑	no oder komp. ↓	n bis ↓

SB = Standardbicarbonat; n = normal; komp. = kompensatorisch; ↓ erniedrigt; ↑ erhöht

1. Übersicht

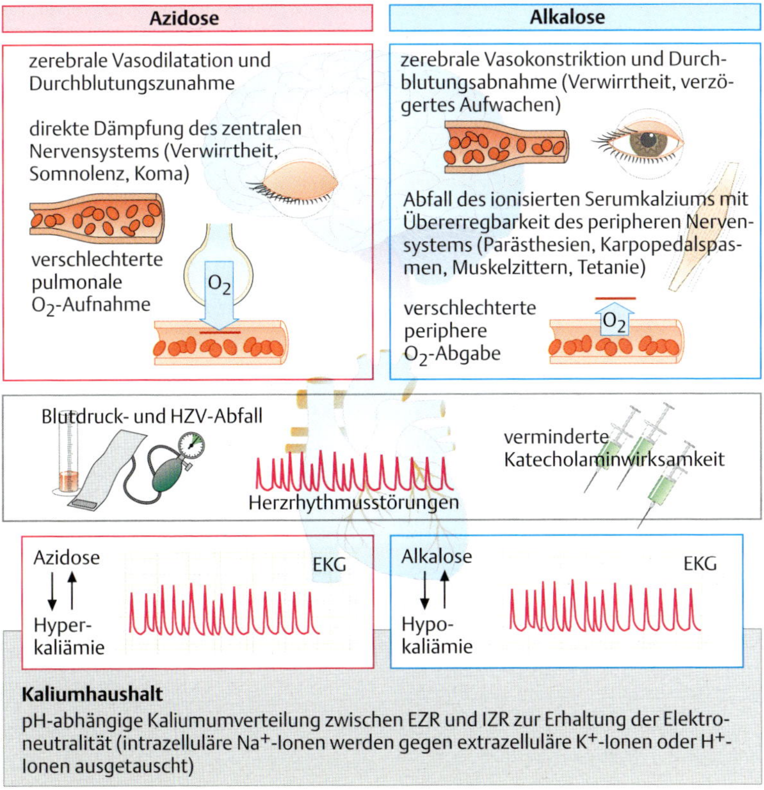

Kaliumhaushalt
pH-abhängige Kaliumumverteilung zwischen EZR und IZR zur Erhaltung der Elektroneutralität (intrazelluläre Na^+-Ionen werden gegen extrazelluläre K^+-Ionen oder H^+-Ionen ausgetauscht)

Notabene:
Eine pH-Verschiebung um 0,1 bewirkt eine Änderung der K^+-Konzentration um ca. 0,5 mmol/l!

3. Auswirkungen von Azidose und Alkalose

D. Störungen des Säure-Base-Haushalts

E. Therapie

Respiratorische Störungen sollen immer ursächlich therapiert werden, d. h. durch Normalisierung der Ventilation. Bei einer akuten respiratorischen Azidose mit einem $PaCO_2$-Anstieg auf über 55 – 60 mmHg ist die Indikation zur Intubation und kontrollierten Beatmung gegeben. Chronische Störungen (z. B. COPD) benötigen dagegen in der Regel keine solche Behandlung, sondern eine des Grundleidens. Eine Hyperventilation kann beim wachen, spontan atmenden Patienten Folge einer Hypoxämie sein, sodass diese stets als erstes (!) ausgeschlossen werden muss. Häufig ist die Hyperventilation aber durch Aufregung, Angst oder Schmerzen bedingt und darf dann durch Sedativa oder Analgetika beseitigt werden. Auch bei metabolischen Störungen gilt es, die zugrunde liegende Ursache auszuschalten. Erst wenn dies nicht möglich ist und der pH-Wert in kritische Bereiche kommt, ist eine symptomatische Therapie mit Säuren oder Basen indiziert.

▸ **Substitution von Säuren und Basen.** Säuren und Basen sollten nach Möglichkeit nur gezielt substituiert werden, d. h. nach Berechnung der erforderlichen Dosis entsprechend dem Ergebnis der Blutgasanalyse, und zur Applikation der hyperosmolaren Lösungen sollte ein zentralvenöser Katheter benutzt werden. Das errechnete **extrazelluläre Defizit** *(E1)* sollte zunächst nur zur Hälfte ausgeglichen werden, um Überkorrekturen zu vermeiden. Im Vordergrund steht die Pufferung metabolischer Azidosen; metabolische Alkalosen hingegen sind selten und noch seltener substitutionsbedürftig.

▸ **Metabolische Azidosen.** Ein Azidoseausgleich wird erst nötig, wenn der pH-Wert *akut* auf unter 7,2 fällt. Erst in diesem Bereich wird eine Azidose hämodynamisch relevant. Mittel der Wahl ist **Natriumhydrogencarbonat** ($NaHCO_3$; *E2*). Es wird als 1-molare, d. h. 8,4 %ige Lösung (1 ml enthält je 1 mmol Na^+ und HCO_3^-) nach Berechnung des Dosisbedarfs eingesetzt. Eine Blindpufferung sollte vermieden werden. (Ausnahme: prolongierte Reanimation, Maligne-Hyperthermie-Krise, dann max. 1 mmol $NaHCO_3$/kg KG). Außerdem muss beachtet werden, dass $NaHCO_3$ bei nicht angepasster, d. h. nicht gesteigerter, maschineller Ventilation zu einer Zunahme der CO_2-Konzentration führt – auch intrazellulär! –, was die Azidose dann zunächst sogar noch verstärkt („paradoxe intrazelluläre Azidose"; *E3*). Bei Hypernatriämie (Na^+ > 150 mmol/l) sollte statt $NaHCO_3$ **Trispuffer** (THAM, Trometamol) verwendet werden, der aber keine grundsätzlichen Vorteile bietet *(E4)*. *Chronische metabolische Azidosen* (z. B. bei terminaler Niereninsuffizienz) sind in der Regel respiratorisch kompensiert. Bei einer kontrollierten Beatmung sollte diesem Umstand durch Anpassung des Atemminutenvolumens Rechnung getragen werden. Die Indikation für einen medikamentösen Azidoseausgleich ist hier besonders streng zu stellen.

▸ **Metabolische Alkalosen.** Im Allgemeinen sind nur schwere Alkalosen therapiebedürftig (pH > 7,6). Auch hier wird primär keine vollständige Korrektur angestrebt, denn überschüssiges HCO_3^- kann bei normaler Nierenfunktion rasch eliminiert werden. Die Alkalose bleibt nur bei fehlender Kompensation bestehen, wenn also im proximalen Tubulus anhaltend HCO_3^- rückresorbiert oder im distalen Tubulus weiter H^+ sezerniert wird. Dann muss ein *Volumenmangel* oder eine *Hypokaliämie* erwogen werden.

Im **Volumenmangel** wird Na^+ rückresorbiert und damit auch HCO_3^-. Dafür wird Cl^- ausgeschieden, sodass eine *Hypochlorämie* entsteht. Diese Form spricht gut auf chloridangereicherte Lösungen (z. B. NaCl 0,9 %) an und wird daher als *salz- oder chloridsensible metabolische Alkalose* bezeichnet. Nur in sehr schweren Fällen ist eine direkte Zufuhr von H^+-Ionen erforderlich (0,1- oder 0,2-normale Salzsäure).

Eine **Hypokaliämie** fördert im distalen Tubulus die H^+-Sekretion im Austausch gegen K^+-Ionen („Kaliumsparmechanismus"), sodass trotz des schon vorhandenen Defizits weiter H^+-Ionen verlorengehen. Die Cl^--Konzentration im Serum wird dabei nicht verändert. Diese Form lässt sich in der Regel durch eine Kaliumgabe beheben und wird als *salz- oder chloridresistente metabolische Alkalose* bezeichnet.

Säure-Base-Haushalt III

$NaHCO_3$-Bedarf (mmol) = 0,2 · negativer „base excess" (BE) · kg KG

0,2 = ungefährer Anteil des EZR am Körpergewicht (Erwachsene)

1. Faustformel zur Substitution von Säuren und Basen

$$NaHCO_3 + H^+ \rightarrow Na^+ + H_2CO_3 \rightarrow H_2O + CO_2$$

2. Reaktionsgleichung für Natriumhydrogencarbonat

- Immer die Ursache einer metabolischen Azidose suchen und möglichst ausschalten
- Pufferung erst unterhalb eines pH-Werts von 7,2
- Steigerung des Ateminutenvolumens bei Beatmung, weil unter $NaHCO_3$ der PCO_2 im Blut ansteigt (sonst Verstärkung der Azidose!)
- Bei spontan atmenden, nicht intubierten Patienten mit kombinierter respiratorisch-metabolischer Azidose sind $NaHCO_3$ und Trispuffer absolut kontraindiziert (cave: „CO_2-Narkose")!
- Bei Hypernatriämie ($Na^+ > 150$ mmol/l) statt $NaHCO_3$ Trispuffer verwenden
- Eine pufferinduzierte extrazelluläre pH-Erhöhung führt durch Umverteilung zum Abfall der K^+-Konzentration im Serum, was evtl. eine Kaliumsubstitution erforderlich macht.

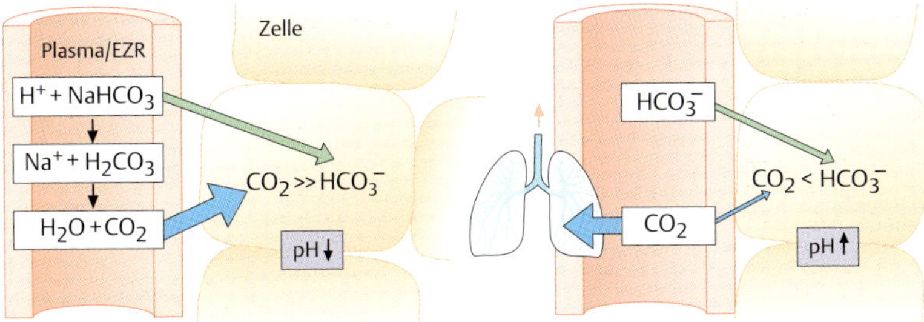

paradoxe intrazelluläre Azidose — bei Steigerung der Ventilation

3. Leitsätze zur Azidosebehandlung

Wirkungsmechanismus von Trispuffer: Bindung von von H^+ und Bildung von HCO_3^-

Reaktionsgleichung
$Tris + H_2CO_3 \rightarrow Tris\text{-}H^+ + HCO_3^-$

Der **Trisbedarf** errechnet sich nach der Formel:
0,3-molares Tris (ml) = negativer BE · kg KG

Nebenwirkungen von Tris
- Kumulation bei Niereninsuffizienz bzw. Oligoanurie
- Atemdepression (→ $PaCO_2$-Anstieg!)
- Gewebenekrosen bei versehentlicher paravasaler Zufuhr

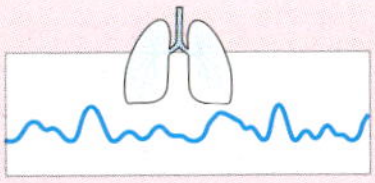

4. Trispuffer

E. Therapie

Das Prinzip der modernen Transfusionsmedizin besteht in der Auftrennung von Blut in seine Einzelkomponenten und deren gezieltem, d.h. bedarfsorientiertem Einsatz im Sinne einer **„Hämotherapie nach Maß“**. Wegbereitend hierfür waren Fortschritte auf den Gebieten der Medizintechnik und Kryobiologie, die es ermöglichen, Vollblut zu separieren und Zellkonzentrate, gerinnungsaktive Präparate und Eiweißkomponenten z.T. über Jahre haltbar zu machen. Da auch die grundlegenden Probleme bei der Bluttransfusion bewältigt scheinen, rücken mehr die selteneren Risiken wie die Übertragung von Viren in den Vordergrund. Mit der Transfusion homologer (von einem anderen Menschen stammender) zellulärer Blutbestandteile ist aktuell ein Übertragungsrisiko für

- das Hepatitis-B-Virus von unter 1 : 200 000,
- das HI-Virus von unter 1 : 1,5 Mio. und
- das Hepatitis-C-Virus von unter 1 : 10 Mio.

verknüpft. In diesem Zusammenhang wird die Transfusion von *Fremdblut* heutzutage deutlich restriktiver gehandhabt als noch vor wenigen Jahren. Das liegt auch daran, dass eine Transfusionsindikation überhaupt erst bei niedrigeren Hämoglobingrenzwerten gesehen wird, und auf der anderen Seite werden stärker alternative Konzepte wie die *autologe Transfusion* verfolgt. Für die Zukunft mag erwartet werden, dass *künstliche Sauerstoffträger* für den klinischen Gebrauch verfügbar sein werden.

A. Rechtsgrundlage

Für jeden Arzt gelten verbindliche **„Richtlinien zur Hämotherapie“**. Sie werden von der Bundesärztekammer und dem Paul-Ehrlich-Institut aufgestellt und ständig fortgeschrieben (letzte Anpassung 2010). Mit den Richtlinien wird die rechtliche Verantwortung des Herstellers (Blutbank) und des Anwenders (Arzt) gegenüber dem Patienten und dem Spender geregelt. Im Folgenden sollen kurz die für den anästhesiologischen Bereich wichtigsten Gesichtspunkte dargestellt werden.

B. Transfusionsvorbereitung und -durchführung

Blut und Blutbestandteile sind *verschreibungspflichtige* Arzneimittel. Deshalb fallen die Durchführung und Überwachung einer Transfusion immer in die Verantwortung eines Arztes. Vor der Transfusion sind die allgemeinen Regeln der ärztlichen Aufklärung zu beachten. Präoperativ ist, wenn es sich um *elektive* Eingriffe handelt, außerdem die Möglichkeit einer autologen Transfusion zu prüfen. Hierüber ist der Patient ebenfalls zu informieren und zu beraten. Die Maßnahmen, die vor einer Transfusion ergriffen werden müssen, richten sich nach einem relativ festen Schema *(B1)*.

► **AB0-Bedsidetest.** Der Bedsidetest dient zur Überprüfung von Erythrozytenmerkmalen beim Empfänger. Zwingend vorgeschrieben ist nur die **Empfängertestung im AB0-System,** um so Verwechselungen und damit schwere hämolytische Transfusionsreaktionen auszuschließen. Hierzu werden spezifische Anti-A- und Anti-B-Testseren verwendet *(B2)*. Darüber hinaus kann der Rhesusfaktor (nur das Merkmal D) mit Anti-D-Serum überprüft werden.

► **Einleitung einer Transfusion.** Bei entsprechendem Ausfall des Bedsidetests und bei Übereinstimmung der Patienten- und Konservendaten kann die Transfusion eingeleitet werden. Dies ist ausschließlich eine ärztliche Aufgabe! Treten Zeichen einer Unverträglichkeitsreaktion auf, so muss die Transfusion unverzüglich abgebrochen werden. Bei einer Allgemeinanästhesie ist zu bedenken, dass die Symptome einer **hämolytischen Transfusionsreaktion** zunächst nur in abgeschwächter Form in Erscheinung treten und erst mit wachsender Schwere deutlicher werden *(B3)*. Nach Eintritt eines Transfusionszwischenfalls ist neben der symptomorientierten Notfallbehandlung eine dringliche Abklärung der Ursache erforderlich:

- sofortige Entnahme einer Blutprobe beim Empfänger (Nachweis oder Ausschluss einer Hämolyse),
- schnellstmögliche Kontrolluntersuchung von Blutprobe und Konserve in der zuständigen Blutbank.

► **Notfalltransfusion.** In akut lebensbedrohlichen Situationen gelten Sonderregeln. Hier ist der behandelnde Arzt zur Abwendung der Lebensgefahr berechtigt, eine Erythrozytentransfusion ohne vorherige Kreuzprobe durchzuführen. Dabei bestehen 2 Verfahrensmöglichkeiten:

1. Ist die **Blutgruppe des Empfängers unbekannt,** so können zur Erstversorgung bis zum Eintreffen des Blutgruppenbefunds (plasma- und damit hämolysinfreie) Rhesus-negative und Kell-negative Erythrozytenkonzentrate der Blutgruppe 0 transfundiert werden: **„0 Rh neg. (ccddee) Kell neg.“**. Dies ist wirklich die einzige Ausnahme, in der ein Bedsidetest beim Empfänger unterbleiben darf!

Blut und Bluttransfusion I

Hauptinhalte der Transfusionsrichtlinien

- Blutspende inkl. Untersuchung auf Spendetauglichkeit
- blutgruppenserologische Untersuchung
- Herstellung und Lagerung von Blutkomponenten
- Transfusion von Blut und Blutbestandteilen
- Maßnahmen bei transfusionsbedingten Nebenwirkungen
- Eigenblutspende und Eigenbluttransfusion
- Anti-D-Prophylaxe bei Rh-negativen Schwangeren

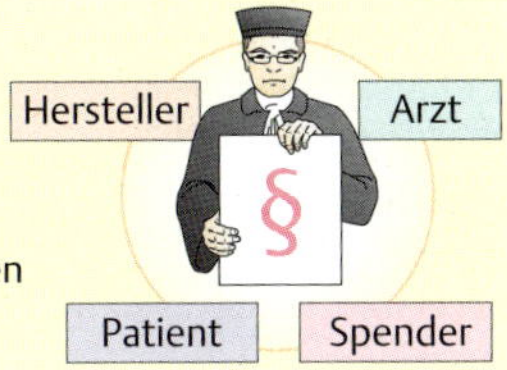

A. Rechtsgrundlage

- Entnahme einer Blutprobe („Nativblut") beim Empfänger
- blutgruppenserologische Untersuchung:
  - Bestimmung der AB0-Merkmale
  - Bestimmung des Rhesusfaktors
  - Durchführung eines Antikörpersuchtests (zum Auffinden sog. irregulärer Antikörper)
  - serologische Verträglichkeitsprobe („Kreuzprobe"): Empfängerserum + Spendererythrozyten (früher „Majortest")
- Prüfung der Identität von Empfänger, Blutprobe und Konserven (auch im Notfall):
  - Vergleich der Blutgruppe des Empfängers (Originalbefund) mit der Blutgruppenbeschriftung auf der zu transfundierenden Konserve
  - abschließende Identitätssicherung: Vergleich der Patientendaten mit den Konservendaten und dem Ergebnis des AB0-Bedsidetests

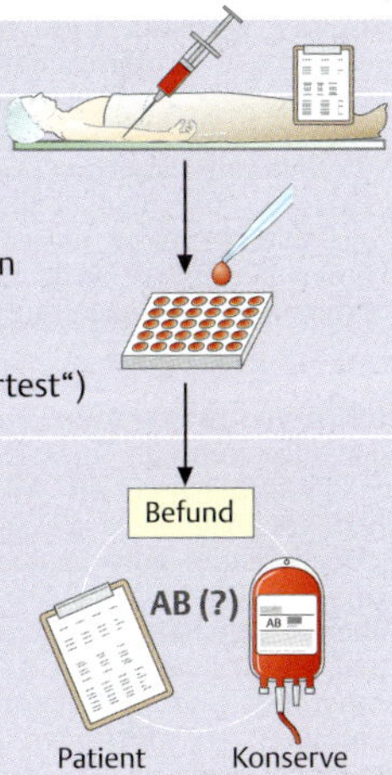

1. Ablauf vor einer Transfusion

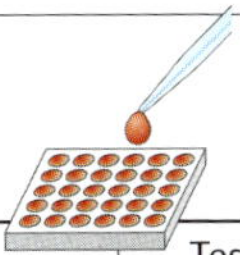

Blutgruppe	Testserum Anti-A	Anti-B	Anti-D	Rhesusfaktor
AB				Rh neg.
A				Rh pos.
B				
0				

2. Ergebnisse des Bedsidetests

Allgemeine Symptome	Symptome bei zunehmendem Schweregrad
• Kreuz- und Lendenschmerzen • Übelkeit/Erbrechen • Hitzegefühl • Juckreiz • kalter Schweiß • Blässe • Schüttelfrost • Engegefühl im Brustkorb mit Atemnot	• urtikarielle Exantheme • Bronchospasmus • Tachykardie • arterielle Hypotonie • Schocksymptome • akutes Nierenversagen • hämorrhagische Diathese (Verbrauchskoagulopathie)

3. Hämolytische Transfusionsreaktion

B. Transfusionsvorbereitung und -durchführung

2. Ist die **Blutgruppe des Empfängers bekannt**, so dürfen kompatible Erythrozytenkonzentrate ohne Abwarten des Ergebnisses der Kreuzprobe transfundiert werden: **„ungekreuzte Konserven"**.

C. Blutkomponenten

Schon länger werden keine Vollblutkonserven mehr transfundiert, sondern nur noch einzelne Blutkomponenten. Hierzu werden die zellulären und plasmatischen Blutbestandteile nach der Blutspende durch Zentrifugierung voneinander getrennt. Dies ermöglicht die Herstellung von Erythrozyten-, Thrombozyten-, Leukozyten- und Plasmakonserven. Mit biochemischen Methoden können außerdem Eiweiße fraktioniert werden (Albumin, Gerinnungsfaktoren, Immunglobuline etc.), sodass sich „gepooltes" Plasma (meist aus 1000 Einzelspenden bestehend) auch zu angereicherten Präparaten (Konzentrate) verarbeiten lässt.

▸ **Erythrozytenpräparation.** Ein Erythrozytenkonzentrat enthält dieselbe Menge an roten Blutkörperchen wie Vollblut, jedoch deutlich weniger Plasmabestandteile und mittlerweile kaum noch Leukozyten. Bei der Zentrifugierung wird zwar der sog. Buffycoat (Sedimentationsschicht zwischen Erythrozyten und Plasma, bestehend aus Leukozyten, Thrombozyten und Zelltrümmern) entfernt, der Restanteil an Leukozyten ist dann aber immer noch erheblich. Da Leukozyten beim Empfänger eine HLA-Sensibilisierung und die Bildung von leukozytären Antikörpern (→ febrile Transfusionsreaktionen) auslösen können, müssen sie inzwischen soweit wie möglich eliminiert werden, z. B. durch spezielle Filtrierung („Leukozytendepletion").
Das Erythrozytenkonzentrat wird klassisch aus *einer* humanen Blutspende (Ausgangsvolumen 450 ± 45 ml) hergestellt. Nach Separierung des (thrombozytenreichen) Plasmaanteils (→ Aufbereitung z. B. als FFP; s. u.), einschließlich des größten Teils einer Stabilisatorlösung (CPDA1 [Citrat, Phosphat, Dextrose, Adenin] oder ACD [Acidum citricum, Dextrose]), werden die Erythrozyten in unterschiedlicher *Additivlösung* (z. B. SAG-M, PAGGS-M, ADSOL) resuspendiert. Stabilisatorlösungen dienen primär der Gerinnungshemmung (Plasma), Additivlösungen sollen den Erythrozytenstoffwechsel mit Substraten unterstützen. Dennoch fallen mit zunehmender Lagerungsdauer der pH-Wert und der 2,3-Diphosphoglycerat-(DPG-)Gehalt in den Erythrozyten ab. Hierdurch nimmt deren O_2-Affinität zu, sodass die O_2-Abgabe an das Gewebe erschwert wird („Valtis-Kennedy-Effekt"). Allerdings kann 2,3-DPG nach der Transfusion schnell (innerhalb von 6 – 12 Stunden) resynthetisiert werden. Die Haltbarkeit eines solchen **Standard-Erythrozytenkonzentrats** beträgt je nach verwendetem Additiv zwischen 42 und 49 Tage bei sachgemäßer Lagerung im erschütterungsfreien Kühlschrank und einer Temperatur von +4 ± 2 °C. Nach dieser Zeit ist der Anteil der Erythrozyten, die auch noch 24 Stunden nach der Transfusion funktionsfähig sind, auf ca. 75 % der Ausgangsmenge abgesunken. Die mittlere Überlebenszeit dieser Erythrozyten beträgt ca. 60 Tage. Für begrenzte Indikationen *(C2)* werden die Erythrozyten mehrmals mit NaCl 0,9 % gewaschen, wodurch sämtliche Plasmaproteine entfernt werden. **Gewaschene Konzentrate** haben allerdings nur eine kurze Haltbarkeit (6 Stunden bei Raumtemperatur).
Erythrozyten sollen in der Routineversorgung **AB0-identisch** und möglichst auch **Rh-untergruppengleich** transfundiert werden. Eine nur Rh-kompatible Transfusion führt nämlich unweigerlich zu einer Sensibilisierung und damit zur Bildung „irregulärer" Rh-Antikörper, mit der Folge, dass dann nur noch Rh-identisch transfundiert werden darf. Rh-negative Frauen im gebärfähigen Alter dürfen außer in extremen Notfällen keine Rh-positiven Erythrozyten (Merkmal D) erhalten. In Notfällen oder bei Versorgungsengpässen kann AB0-kompatibel transfundiert werden. Voraussetzung ist allerdings, dass durch Waschen der Erythrozyten die Isoagglutinine (natürliche Antikörper) weitestgehend entfernt werden.

▸ **Gefrorenes Frischplasma.** Das dem Spender entnommene Plasma wird sofort tiefgefroren („fresh frozen plasma", FFP) und anschließend bei ca. – 30 °C gelagert. Dadurch hat es eine Haltbarkeit von 12 Monaten. Nach dieser Zeit beträgt die Konzentration der Gerinnungsfaktoren und Inhibitoren im aufgetauten Präparat noch mindestens 70 % der ursprünglichen Werte, wobei die Aktivität allerdings nach dem Auftauen schnell abnimmt. Um das Risiko einer Virusübertragung zu reduzieren, wird FFP während der ersten 6 Monate „quarantänegelagert" (sog. Q-Plasma) und erst dann freigegeben, wenn sich bei einer Nachuntersuchung des Spenders keine klinischen und serologischen Hinweise auf eine Infektion, insbesondere mit Hepatitis- und HI-Viren, finden.
FFP soll nicht in einem starren Verhältnis zu Erythrozytenkonzentraten, sondern in Abhängigkeit von der (angestrebten) Gerinnungsaktivität transfundiert werden. Bei gegebener

Blut und Bluttransfusion II

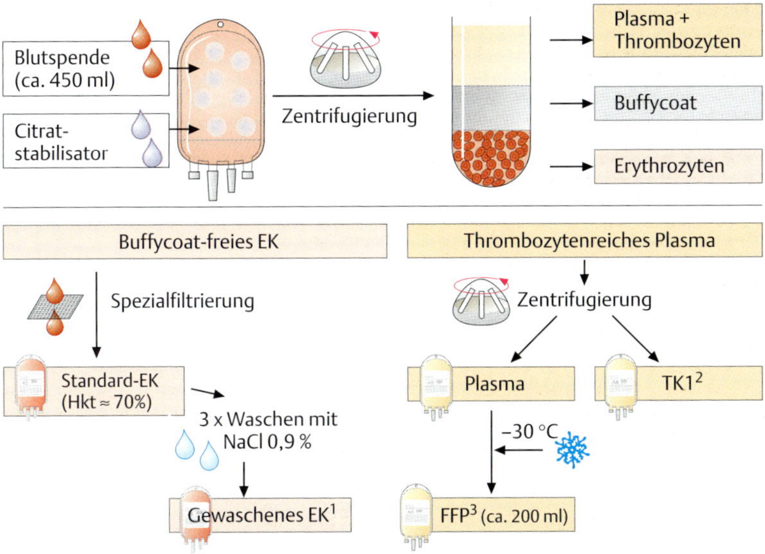

[1] Haltbarkeit 6 h [2] Haltbarkeit bei +22 ± 2 °C 5 Tage, nach Ausgabe durch die Blutbank 6 h [3] Haltbarkeit nach Auftauen 6 h

1. Herstellung

Leukozytendepletiertes Standard-Erythrozytenkonzentrat
- akute und chronische substitutionsbedürftige Anämie

Gewaschenes Erythrozytenkonzentrat
- Plasmaproteinunverträglichkeit
- autoimmunhämolytische Anämie
- paroxysmale nächtliche Hämoglobinurie
- kongenitaler IgA-Mangel

Gefrorenes Frischplasma („fresh frozen plasma")
- Verdünnungskoagulopathie bei Massivtransfusion
- drohende oder manifeste Blutung bei komplexen Gerinnungsstörungen (Verbrauchskoagulopathie, Synthesestörungen)
- Plasmaaustausch und Plasmapherese
- Substitution von Faktor V und XI (keine Konzentrate verfügbar)
- Kontraindikationen:
  – absolut: Antikörper gegen IgA (dann b. Bed. Faktorenkonzentrate)
  – relativ: kongenitaler IgA-Mangel

2. Indikationen

C. Blutkomponenten

Indikation sollten zügig **mindestens 10 – 15 ml/kg KG** verabreicht werden. Die Albuminsubstitution ist dabei ein willkommener Nebeneffekt. Da Blutspender auf irreguläre Antikörper untersucht werden, spielt das Rh-System für die Plasmazuordnung keine Rolle. Ebensowenig ist eine Kreuzprobe nötig. Antikörperfreies AB-Plasma kann demnach universell, d. h. bei jeder Blutgruppe, verwendet werden; es ist jedoch nur begrenzt verfügbar (ca. 5 % der Spender).

▸ **Thrombozytenpräparation.** Zur Thrombozytensubstitution werden nur noch leukozytendepletierte Thrombozytenkonzentrate eingesetzt. Es handelt sich entweder um gepoolte Konzentrate (bestehend aus 4 – 6 blutgruppengleichen Einzelkonzentraten aus jeweils einer 450-ml-Blutspende) oder um hochangereicherte Zytapheresepräparate (TKZ). Letztere werden durch Zellseparation von einem Spender gewonnen und enthalten im Vergleich zum Einzelkonzentrat (TK1) die 4 – 6-fache Menge an Thrombozyten. Sie sind unter hämatologisch-immunologischen Aspekten zu bevorzugen.
Thrombozyten tragen ABH-Antigene, wenn auch nur in schwacher Ausprägung, hingegen keine Rh-Antigene. Sie sollten deshalb **AB0-blutgruppenidentisch** oder zumindest -kompatibel transfundiert werden. Bei Rh-negativen Frauen im gebärfähigen Alter und bei Kindern sollten wegen der Gefahr einer Alloimmunisierung durch den Restbestand an Erythrozyten außer bei Lebensgefahr keine Rh-positiven Thrombozytenpräparate verwendet werden. Außerdem befinden sich HLA-Klasse-I-Antigene auf Thrombozyten, sodass es sich insbesondere bei chronisch erforderlicher Substitution oder bei Organtransplantationen empfiehlt, HLA-verträgliche Präparate nach entsprechender Typisierung zu benutzen. Die kritische Schwelle für eine Blutungsgefährdung aufgrund eines Thrombozytenmangels wird in der Literatur unterschiedlich beurteilt. Die Angaben reichen von 30 000 – 90 000/µl. Patienten mit einer Thrombozytenzahl von 10 000 – 30 000/µl sollen im Alltag vor Spontanblutungen weitestgehend geschützt sein, wenn nicht auch eine Thrombozytopathie besteht. Während der **perioperativen Phase** (bis mindestens zum 4. postoperativen Tag) sollten in Abhängigkeit von der Größe des Eingriffs **Thrombozytenzahlen von ≥ 50 000/µl** (bei Patienten mit schwerem Schädel-Hirn-Trauma oder nach intrakraniellen Eingriffen ≥ 90 000/µl) als Zielwerte angesehen werden. Bei gleichzeitiger Thrombozytenfunktionsstörung (z. B. durch Urämie, Leberinsuffizienz, Medikamente) sind individuell höhere Werte anzustreben.

▸ **Radioaktive Bestrahlung.** Durch Bestrahlung von Blutprodukten mit mindestens 30 Gy werden die immunkompetenten T-Lymphozyten proliferationsunfähig, wodurch sich eine sog. Graft-versus-Host-Reaktion beim Empfänger verhindern lässt. Eine Bestrahlung empfiehlt sich bei Immunsupprimierten oder Immundefizienten, bei Patienten mit malignen Tumoren sowie bei Neugeborenen und Säuglingen.

D. Indikation zur Bluttransfusion

Bei jedem Blutverlust hat zunächst der Volumenersatz zur Sicherstellung der **Normovolämie** die höchste Priorität (s. Kap. 9.4). Was die Erythrozytensubstitution angeht, so muss unterschieden werden, ob ein akuter oder ein chronischer Blutverlust vorliegt. Im letzteren Fall können bei voll ausgeprägten körpereigenen Adaptationsmechanismen die Grenzwerte für eine Bluttransfusion niedriger angesetzt werden. In jedem Fall jedoch muss sichergestellt sein, dass die Vorteile einer Transfusion die Risiken überwiegen. Blutverluste ziehen aufgrund des kompensatorischen Einstroms von interstitieller Flüssigkeit eine zunehmende *Blutverdünnung* nach sich. Die Verzögerung beträgt dabei mehrere Stunden. Laborparameter wie die Hb-Konzentration können somit in der Akutphase ausgesprochen irreführend sein. Die Indikation zum Erythrozytenersatz besteht erst, wenn die **O_2-Transportkapazität des Bluts** (DO_2) in kritische Bereiche abgefallen ist (DO_2 = HZV · CaO_2; Normalwert in Ruhe ungefähr 1000 ml/min, kritischer Bereich bei 400 ml/min). Das bedeutet, dass der Verlust von Sauerstoffträgern nicht mehr durch einen weiteren Anstieg des Herzzeitvolumens ausgeglichen werden kann (z. B. anhaltender Abfall der zentralvenösen O_2-Sättigung auf unter 70 %; s. Kap. 9.1). Bei einer Bluttransfusion handelt es sich also immer um eine „Einzelfallentscheidung". Allgemein verbindliche Grenzwerte lassen sich folglich nicht aufstellen, zur groben Orientierung können aber gewisse Anhaltswerte gegeben werden *(D)*. Sie gelten allerdings nur unter bestimmten Voraussetzungen, von denen Folgende am wichtigsten sind: strikte Normovolämie, ungestörte pulmonale O_2-Aufnahme bzw. adäquate Oxygenierung und keine Erkrankungen, die die kompensatorische HZV-Steigerung behindern.

Blut und Bluttransfusion III

Pool- oder Zytapherese-Thrombozytenkonzentrat

- manifeste oder drohende thrombozytär bedingte Blutung
- Kontraindikationen:
  - Überempfindlichkeit auf thrombozytäre, leukozytäre oder plasmatische Blutbestandteile
  - IgA-Mangel
  - Immunthrombozytopenie

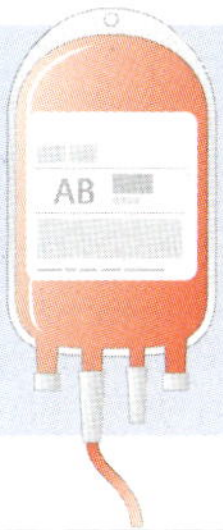

2. Indikationen

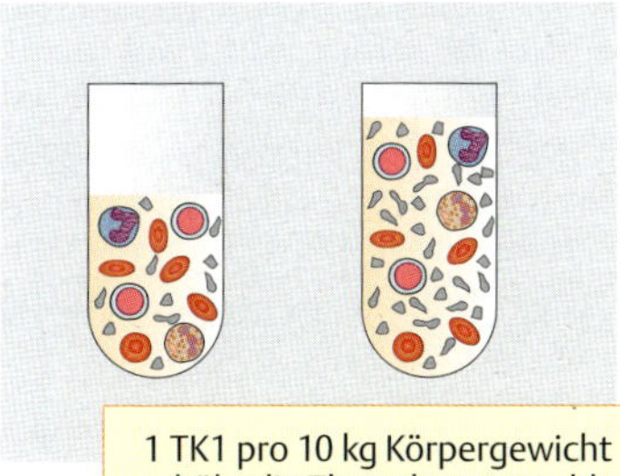

1 TK1 pro 10 kg Körpergewicht erhöht die Thrombozytenzahl im Blut um ca. 50.000/µl.

3. Faustregel zur Thrombozytensubstitution

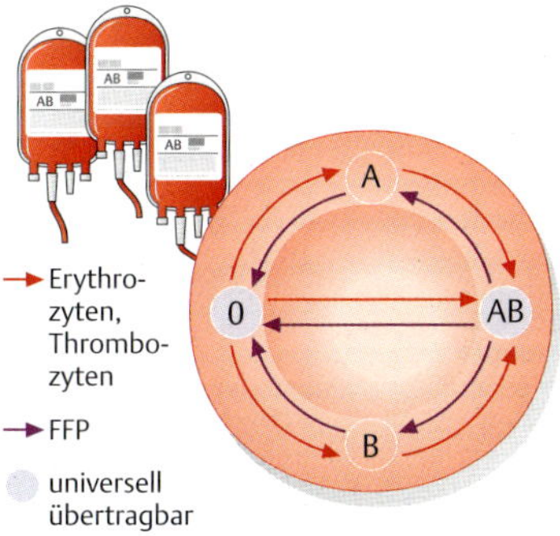

4. Kompatible Transfusion

C. Blutkomponenten

Anhaltswerte für die Erythrozytensubstitution bei akutem Blutverlust (Erwachsenene)

1. Transfusion frühestens bei einem Hb von 8–10 g/dl (Hkt 25–30 %)

   Faustregel: 3 ml EK/kg KG erhöhen den Hb-Wert um ca. 1 g/dl.

2. Patienten mit kardiovaskulären oder pulmonalen Vorerkrankungen oder Polyglobulie benötigen ggf. individuell höhere Werte, weil bei ihnen die Fähigkeit zur kompensatorischen Steigerung des HZV oder der O_2-Aufnahme herabgesetzt ist.

3. Patienten mit chronischer, kompensierter Anämie (z.B. terminale Niereninsuffizienz) können im Einzelfall auch niedrigere Werte tolerieren.

4. Bestehen keine wesentlichen Vorerkrankungen und werden intraoperativ keine größeren Blutverluste erwartet, so können Anästhesien bei präoperativen Hb-Werten von ≥ 8–10 g/dl unter strikter Erhaltung der Normovolämie und ausreichender Oxygenierung bei adäquater Überwachung sicher durchgeführt werden.

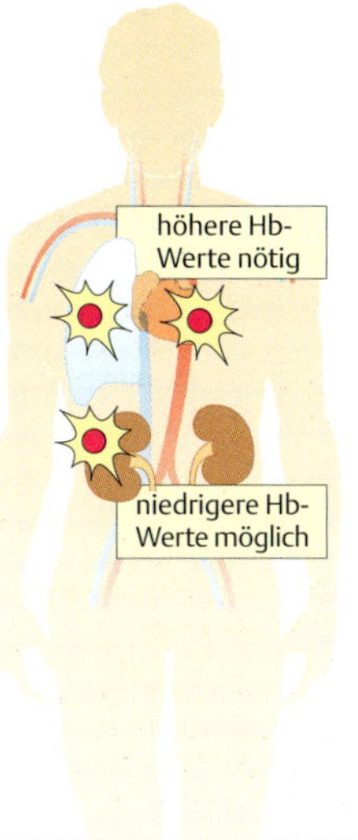

D. Indikation zur Bluttransfusion

E. Praxis der Transfusion

Um Zellaggregate und Präzipitate zurückzuhalten, werden Blutprodukte über Filter transfundiert. Bei der hohen Qualität der heutzutage verfügbaren Präparate genügen auch für Erythrozytenkonzentrate **Makrofilter** (Porengröße 170 – 230 µm). Thrombozyten dürfen sowieso nur über Makrofilter appliziert werden, weil Mikrofilter (Porengröße ≤ 40 µm) zu größeren Verlusten von Thrombozyten führen können (Aggregation an der Filtermembran). Die Filter müssen hohe Flüsse zulassen, um auch den Anforderungen einer Massivtransfusion gerecht zu werden. Für die **schnelle Transfusion** (oder auch Infusion) stehen folgende Methoden zur Verfügung:

- einfache pneumatische Manschetten, die manuell aufgepumpt werden (max. Druck 300 mmHg),
- apparativ-pneumatische Systeme, bei denen der Insufflationsdruck (ebenfalls max. 300 mmHg) von einem Kompressor erzeugt wird, und
- Pumpensysteme.

Ein genereller Nachteil der einfachen Manschetten ist, dass der Druck unter der Transfusion nachlässt, während er bei den apparativ-pneumatischen Systemen konstant bleibt. In beiden Fällen führt jedoch der eng begrenzte Druck (300 mmHg) dazu, dass die Zufuhrrate entscheidend vom Durchflusswiderstand abhängt, d. h. in erster Linie vom Venen- und Kanülendurchmesser sowie von der Viskosität der applizierten Flüssigkeit. Erythrozytenkonzentrate sollten deshalb zur Verbesserung der Fließeigenschaften vorher mit isotoner Kochsalzlösung aufgeschwemmt werden. Das ist bei Verwendung von Pumpensystemen nicht erforderlich. Sie ermöglichen auch über kleinkalibrige Venen und Kanülen relativ hohe Durchflussraten, weil ihr Abschaltdruck im Bereich mehrerer bar liegt. Allerdings wächst mit steigendem Druck die Gefahr der Bluttraumatisierung (→ Hämolyse). Als Hauptrisiko ist bei allen Systemen die **Luftembolie** zu nennen, die jedoch durch korrekte Handhabung vermeidbar ist.

F. Massivtransfusion

Unter einer Massivtransfusion versteht man die Zufuhr großer bis größter Blutmengen innerhalb kürzester Zeit *(F1)*. Dies kann bei Notoperationen, aber auch bei geplanten Eingriffen (z. B. Lebertransplantation, Gefäßchirurgie, Wirbelsäulenoperationen) oder bei polytraumatisierten Patienten nötig werden. Um sie sicher durchführen zu können, müssen bestimmte Voraussetzungen erfüllt sein *(F2)*. Trotzdem muss auch dann mit Nebenwirkungen und Komplikationen gerechnet werden: Gerinnungsstörungen, Hyperkaliämie, Citratüberladung, ionisierte Hypokalzämie und Hypothermie.

Gerinnungsstörungen können auch bei Ausbleiben einer Verbrauchsreaktion auftreten, dann nämlich, wenn das Gerinnungspotenzial durch Verlust und Verdünnung in kritische Bereiche absinkt. Deshalb ist ein rechtzeitiger Ersatz zu empfehlen. Bei einem Abfall der Faktorenaktivität auf 35 % der Norm – das entspricht bei physiologischen Ausgangsbedingungen einem Blutverlust von ca. 80 – 90 % – wird die Qualität der Hämostase grenzwertig. Hier sollte FFP in hämostatisch wirksamer Dosierung (≥ 10 – 15 ml/kg KG) zugeführt werden. Faktorenkonzentrate sollten dagegen nur gezielt, d. h. nach Gerinnungsbefund, eingesetzt werden. Eine Blindsubstitution sollte auf Antithrombin oder solche klinischen Situationen beschränkt bleiben, in denen das Ergebnis der Gerinnungsanalyse nicht abgewartet werden kann (Einzelheiten s. Kap. 9.7). Eine Verminderung der Thrombozytenzahl auf 30 000 – 50 000/µl – das entspricht bei normalen Ausgangsverhältnissen einem Blutverlust von ca. 130 – 140 % – ist bei ungestörter Plättchenfunktion noch tolerierbar. Spätestens dann aber ist auch hier eine Substitution zu erwägen (bei Erwachsenen 1 TKZ oder 4 – 6 TK1).

Die Gefahr einer **Hyperkaliämie** besteht vor allem bei Transfusion älterer Erythrozytenkonzentrate in größerer Zahl, weil bei ihnen hämolysebedingt der Kaliumgehalt erhöht ist. **Citrat** wird in nennenswerter Menge nur mit FFP zugeführt (Stabilisatorlösung). Bei normaler Stoffwechsellage kann es jedoch rasch in der Leber metabolisiert werden. Erst Störungen der Leberfunktion (z. B. bei Leberzirrhose, hämorrhagischem Schock oder Hypothermie) lassen die Citratkonzentration im Plasma ansteigen. Das nicht mehr ausreichend metabolisierte Citrat bindet Ca^{2+}-Ionen, sodass sich dann eine **ionisierte Hypokalzämie** entwickelt (normales Gesamtkalzium!; s. Tab. 8 im Anhang). Hierdurch wird der Gefäßtonus reduziert und die Myokardkontraktilität beeinträchtigt (→ Blutdruck- und HZV-Abfall). Dementsprechend sollte Kalzium substituiert werden (z. B. in Form von $CaCl_2$), am besten gezielt nach Bestimmung der Plasmakonzentration. Eine **Hypothermie** lässt sich bei einer Massivtransfusion durch Erwärmung der Erythrozytenkonzentrate und des FFP mithilfe spezieller Apparate und durch andere Maßnahmen (s. Kap. 9.8) zwar nicht immer verhindern, aber zumindest doch in Grenzen halten.

Blut und Bluttransfusion IV

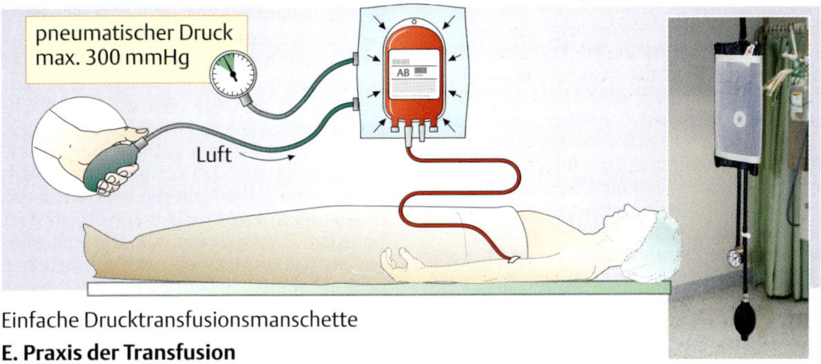

Einfache Drucktransfusionsmanschette

E. Praxis der Transfusion

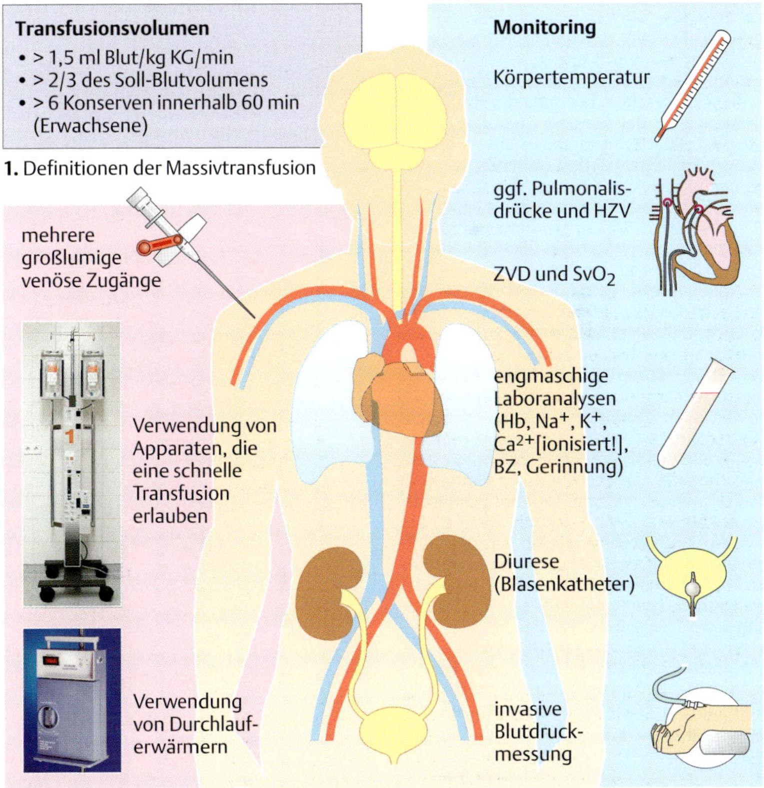

2. Voraussetzungen für eine Massivtransfusion

F. Massivtransfusion

G. Autologe Transfusion

Eine Eigenblutübertragung lässt die meisten schwerwiegenden Risiken der Fremdblutübertragung, wie Virusinfektionen, immunologische Unverträglichkeit und Immunsuppression, vermeiden. Sie wird deshalb dort, wo es möglich ist, auch aus forensischer Sicht gefordert. Zu den fremdblutsparenden Maßnahmen gehören die maschinelle Autotransfusion, die präoperative Eigenblutspende und die präoperative isovolämische Hämodilution.

Die **maschinelle Autotransfusion** (MAT) kann bei Patienten eingesetzt werden, die keine Kontamination des Operationsgebietes mit Bakterien oder malignen Zellen aufweisen. Durch eine γ-Bestrahlung des Retransfusats lassen sich maligne Zellen allerdings abtöten oder in ihrer Proliferationsfähigkeit irreversibel hemmen, was dann auch hier die Anwendung der MAT ermöglicht. Bei tumorfernen Eingriffen wird dagegen mehrheitlich auch ohne Bestrahlung keine Kontraindikation für die MAT gesehen. Der Ablauf sieht folgendermaßen aus: Das aus dem Operationsgebiet abgesaugte Blut wird in einem Reservoir aufgefangen und heparinisiert. Detritus, Fett und Plasma (inkl. Heparin) werden durch Zentrifugierung und einen Waschvorgang (mit NaCl 0,9%) abgetrennt. Das so gewonnene Erythrozytenkonzentrat ist mittelgradig konzentriert (Hkt 45 – 55%) und kann über einen üblichen Makrofilter retransfundiert werden. Um eine bakterielle Kontamination zu verhindern, ist die Verwendbarkeit nach den Richtlinien auf 6 Stunden begrenzt.

Eine **präoperative Eigenblutspende** sollte unter Beachtung der Kontraindikationen *(G2)* vor blutreichen *elektiven* Operationen durchgeführt werden. Sie ist prinzipiell bei Patienten mit einem Körpergewicht von mindestens 30 kg möglich. Entsprechend der Haltbarkeit der Erythrozytenkonzentrate von z. B. höchstens 49 Tagen in PAGGS-Mannit-Lösung kann ca. 6 Wochen vor dem Eingriff mit den Blutentnahmen begonnen werden. Bei Erwachsenen können so bis zu 6 EK und 6 FFP gewonnen werden. Durch die wiederholte Blutentnahme wird eine intensive, anhaltende Blutneubildung im Knochenmark angeregt, was auch postoperativ von großem Vorteil ist.

Die unmittelbar **präoperative isovolämische Hämodilution** (IHD) ist in ihrem Nutzen umstritten. Sie kann im Einzelfall von Vorteil sein, wenn der zu erwartende *Blutverlust größer als 500 – 1000 ml* ist. Eine Hypovolämie muss unbedingt vor Beginn der Blutentnahme ausgeglichen werden. Praktisch werden über eine großlumige Kanüle meist aus einer Ellenbeugevene unter ständigem Schwenken 500 – 1500 ml Vollblut entnommen (spezielle CPDA1-Beutel) und durch Infusion von z. B. HES streng isovolämisch ersetzt. Nach der Hämodilution sollten der arterielle Blutdruck, die Herzfrequenz und der zentralvenöse Druck unverändert sein. Der Hämatokrit sollte optimal bei 25 – 28% liegen. Die IHD-Konserven müssen exakt beschriftet (Patienten- und Entnahmedaten) und bei Zimmertemperatur gelagert werden (Verbesserung der Thrombozytenüberlebensrate). IHD-Blut soll zur Schonung der Thrombozyten nur mit Makrofiltern retransfundiert werden, wenn möglich erst nach chirurgischer Blutstillung, um den maximalen (hämostatischen) Effekt zu erzielen. Es darf nicht mit auf die Krankenstation gegeben werden und sollte aus Gründen potenzieller Verkeimung bei Nichtverwendung spätestens nach 6 Stunden verworfen werden.

Blut und Bluttransfusion V

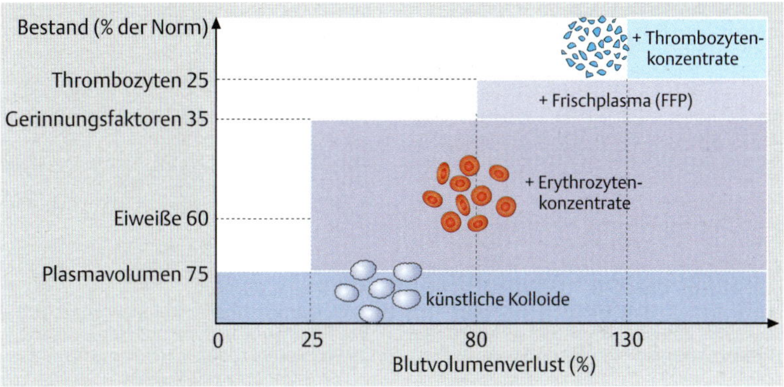

3. Volumen- und Blutsubstitution bei massiven Blutverlusten

F. Massivtransfusion

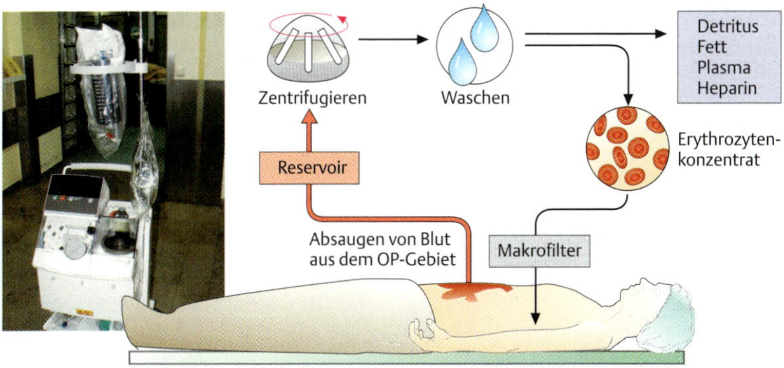

1. Autotransfusionsgerät

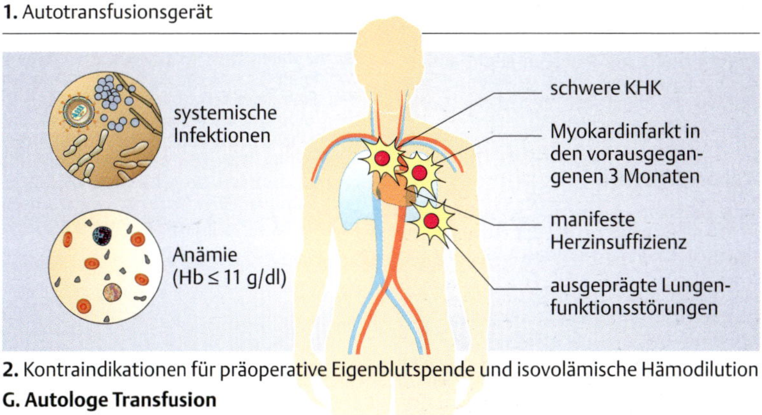

2. Kontraindikationen für präoperative Eigenblutspende und isovolämische Hämodilution

G. Autologe Transfusion

Das System der **Blutgerinnung** (Koagulation) umfasst endotheliale Faktoren, Thrombozyten (Blutplättchen) und plasmatische Gerinnungsfaktoren. Durch ein komplexes Zusammenspiel dieser Komponenten werden Gefäßläsionen abgedichtet und die notwendigen Reparaturmaßnahmen eingeleitet („Blutstillung" oder „Hämostase"). Um den Gerinnungsvorgang auf den Ort des Erfordernisses zu begrenzen, existieren für einige Gerinnungsfaktoren spezifische Hemmstoffe (Inhibitoren) und als Gegenspieler, der Fibringerinnsel auflösen kann, das **fibrinolytische System.** Ein fein aufeinander abgestimmtes, dynamisches Gleichgewicht zwischen Gerinnung, Gerinnungshemmung und Fibrinolyse schützt den Organismus zum einen vor Blutverlusten und verhindert zum anderen Thrombosen.

A. Grundlagen

Die Aktivierung des Gerinnungssystems verläuft *kaskadenartig (A1).* Hierbei sind 2 unterschiedliche Startreaktionen möglich:

- über das intrinsische (= endogene) oder
- über das extrinsische (= exogene) System.

Das **intrinsische System** wird bei Endothelverletzungen durch Kontakt von Blut mit einer Fremdoberfläche (z. B. Kollagen, Mikrofibrillen, Kunststoffe) aktiviert (Faktor XII). Unterstützt wird dieser Vorgang von Phospholipiden (Plättchenfaktor 3) aus Thrombozyten, die schon primär in die Gefäßwandabdichtung mit einbezogen sind (Pfropfbildung durch Plättchenaggregation). Im **extrinsischen System** wird der Gerinnungsprozess durch Gewebethromboplastin (Gewebefaktor III) in Gang gesetzt. Gewebethromboplastin entsteht bei Schädigung oder Verletzung subendothelialer Strukturen. Die endogene und die exogene Vorphase münden gemeinsam in die Aktivierung von **Faktor X,** was die Bildung von Thrombin und schließlich von Fibrin auslöst. Mit der Entstehung eines stabilen Fibringerinnsels ist dann der eigentliche Gerinnungsvorgang abgeschlossen.

B. Labordiagnostik

Für die Untersuchung der Blutgerinnung wird eine Blutprobe benötigt, die mit Natriumcitrat versetzt ist. Citrat bewirkt durch Bindung von Ca^{2+}-Ionen eine reversible Gerinnungshemmung. Dabei muss unbedingt ein festes Mischungsverhältnis, zumeist 1 : 9 (1 Teil 3,8%ige Citratlösung, 9 Teile Blut), eingehalten werden (die speziellen Röhrchen müssen dazu ganz mit Blut gefüllt werden). Nur so bekommt man verlässliche Werte. Eine Unterfüllung der Probe mit Blut führt, ebenso wie eine Polyglobulie (ab Hkt > 60 %), fälschlicherweise zu verlängerten Gerinnungszeiten. Außerdem muss bei der Blutentnahme so schonend wie möglich vorgegangen werden (kurze Stauung, geringer Sog, dicklumige Kanüle), um eine artifizielle Gerinnungs- oder Fibrinolyseaktivierung zu verhindern.

Zur **Orientierung** reicht meist die Bestimmung folgender globaler Parameter aus:

- aktivierte partielle Thromboplastinzeit (aPTT),
- Thromboplastinzeit nach *Quick*,
- Thrombinzeit (TZ),
- Thrombozytenzahl,

ggf. ergänzt um die Fibrinogenkonzentration. Bei **Blutungen** und besonderen Fragestellungen ist darüber hinaus die Kenntnis

- der Antithrombin-(AT-)Aktivität,
- der Reptilasezeit (RZ),
- der Konzentration der D-Dimere und
- ggf. der Thrombozytenaggregation

nützlich. **Antithrombin** (früher: Antithrombin III) ist der wichtigste natürliche Gerinnungsinhibitor. Seine Wirkungen laufen spontan nur langsam ab, werden aber durch Heparin stark beschleunigt („Heparin-AT-Komplex"). Die **Reptilase** ist ein thrombinähnliches Enzym, das allerdings nicht von Heparin beeinflusst wird. Deshalb können mit der parallelen Bestimmung von RZ und TZ Heparineffekte von Hyperfibrino(geno)lysen unterschieden werden. Bei den **D-Dimeren** handelt es sich um plasmininduzierte Fibrinspaltprodukte (im Gegensatz zu Fibrinogenspaltprodukten). Sie sind eindeutige Zeichen einer Fibrinolyse. Werden erhöhte Plasmakonzentrationen von D-Dimeren gefunden, so muss neben der Plasmin- auch eine Thrombinbildung stattgefunden haben („sekundäre Hyperfibrinolyse").

Mit den globalen Tests werden grob alle Faktoren außer Faktor XIII erfasst. **Faktor XIII** ist für die stabile Quervernetzung von Fibrin notwendig und muss ggf. separat bestimmt werden. Eine detaillierte Einschätzung der Gerinnung erfordert die aufwendige Analyse einzelner Faktoren und zudem der Thrombozytenaggregation. Die zur Beurteilung der Plättchenfunktion in vivo gemessene Blutungszeit (z. B. subaqual nach *Marx*) ist relativ ungenau und eignet sich nur zur Orientierung.

Blutgerinnung I

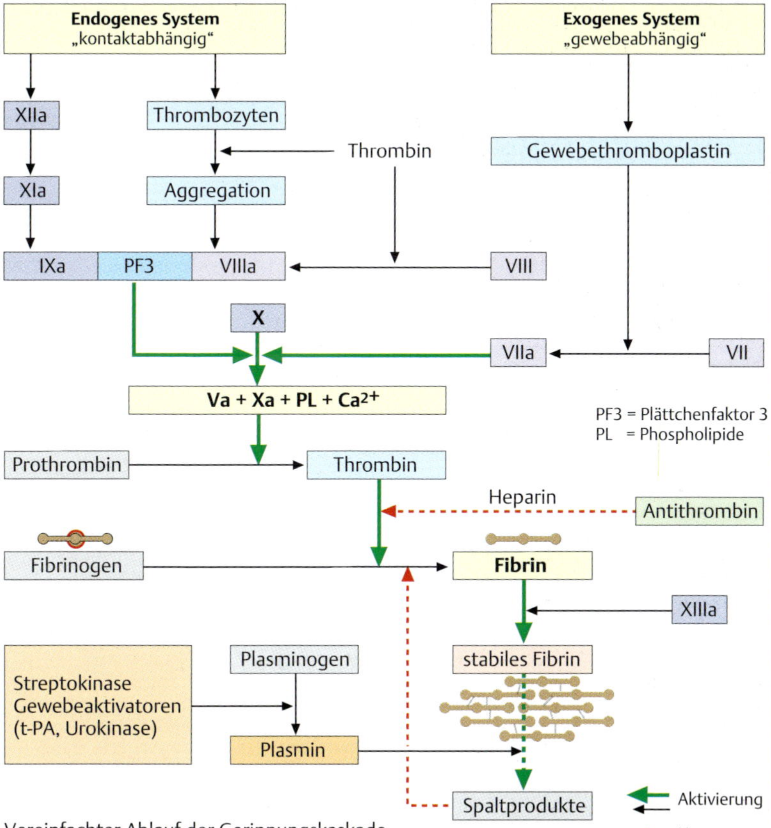

Vereinfachter Ablauf der Gerinnungskaskade

A. Grundlagen

	Normalbereich	Erfassung
Part. Thromboplastinzeit (PTT)	35–40 sec	endogenes System: Faktor XII, XI, IX, VIII, X, V, II, I
Thromboplastinzeit nach Quick	70–120 %	exogenes System: Faktor VII, X, V, II, I
Thrombinzeit (TZ)	17–22 sec	Faktor I und Fibrinbildung
Reptilasezeit (RZ)	17–22 sec	wie TZ, aber heparinunabhängig
Thrombozytenzahl	15 000–400 000/μl	
Fibrinogen (Faktor I)	200–400 mg/dl	
Antithrombin	70–100 %	
D-Dimere	< 0,5 μg/ml	fibrinspezifische D-Spaltprodukte

Normalwerte und Aussagekraft wichtiger Gerinnungstests

B. Labordiagnostik

C. Häufige Gerinnungsstörungen und ihre Therapie

Ein Ersatz von Gerinnungsfaktoren oder Thrombozyten ist wegen der damit verbundenen Risiken nur dann indiziert, wenn Hämostasestörungen bereits bestehen oder sicher zu erwarten sind. Sofern kein Notfall vorliegt, sollte ausschließlich gezielt nach Analyse des Gerinnungsablaufs und möglichst erst nach Ausschaltung der Ursache (z. B. chirurgische Blutstillung) substituiert werden. In einer akut lebensbedrohlichen Situation darf dagegen die Therapie nicht wegen ausstehender Labordaten, die zudem nie den aktuellen Stand widerspiegeln, verzögert werden (→ Blind- bzw. kalkulierte Substitution).

▸ **Akute Blutung.** Zu den wichtigsten erworbenen Gerinnungsstörungen gehören diejenigen, die durch intraoperative oder posttraumatische Blutverluste entstehen. Hierbei können 3 ineinandergreifende Pathomechanismen unterschieden werden:

1. Mit dem Verlust an Blutvolumen geht auch Gerinnungspotenzial verloren („Verlustkoagulopathie").
2. Ein gleichzeitiger Volumenersatz (z. B. mit Kolloiden) bewirkt eine Hämodilution („Verdünnungskoagulopathie").
3. Bei nicht rechtzeitiger oder adäquater Therapie kommt es durch überschießende Gerinnungsaktivierung zu einem Verbrauch von Faktoren und Inhibitoren sowie von Thrombozyten („Verbrauchskoagulopathie").

Vor allem gilt es, eine Verbrauchskoagulopathie zu verhindern. Hierzu dient das **Stufenkonzept**, das bei der Massivtransfusion dargestellt wurde (s. Kap. 9.6). Im Mittelpunkt steht zunächst die Erhaltung oder Wiederherstellung des intravasalen Volumens und der O_2-Transportkapazität des Bluts, dann folgt die Zufuhr von Gerinnungsinhibitoren (Antithrombin) und -faktoren in Form von FFP, anschließend der Ersatz von Thrombozyten und zuletzt, falls noch nötig, eine gezielte Normalisierung des Inhibitor- und Faktorenpotenzials durch entsprechende Konzentrate.

▸ **Disseminierte intravasale Koagulation.** Aus einer lokal begrenzten Aktivierung des Gerinnungssystems kann sich unter bestimmten Umständen eine disseminierte intravasale Koagulation entwickeln. Voraussetzung ist eine Erschöpfung des Inhibitorpotenzials. Das führt dazu, dass sich der Gerinnungsprozess ungebremst über den Ort der Verletzung hinaus ausdehnt und verselbständigt („Phase der Hyperkoagulabilität"). Die Folge einer generalisierten Fibrin- und Thrombenbildung sind Mikrozirkulationsstörungen, die zu einem hypoxisch-ischämisch bedingten Ausfall einzelner Organe bis hin zu einem Multiorganversagen führen können. Ist schließlich, unterstützt durch eine sekundäre (reaktive) Hyperfibrinolyse, das Gerinnungspotenzial verbraucht („Phase der Hypokoagulabilität"), dann drohen außerdem schwere Blutungskomplikationen.
Neben der Beseitigung der Ursache und einer kardiopulmonalen Stabilisierung muss die Verbrauchsreaktion gezielt unterbrochen werden. Dazu ist es nötig, als erstes den **AT-Plasmaspiegel** mithilfe von Konzentraten zu normalisieren (ggf. in Form einer Blindsubstitution). In der Phase der Hypokoagulabilität muss darüber hinaus mit **FFP** das gesamte Gerinnungs- und Inhibitorpotenzial angehoben werden. FFP enthält alle plasmatischen Gerinnungsfaktoren und -inhibitoren sowie Plasminogen und die Fibrinolyseinhibitoren in physiologischer Konzentration (s. auch Kap. 9.6). Erst dann dürfen **Gerinnungsfaktoren** in konzentrierter Form (PPSB [Prothrombinkomplex mit den Faktoren II, VII, IX und X], Fibrinogen, Faktor XIII) substituiert werden, die, vorher gegeben, wegen fehlender Inhibitoren die Verbrauchsreaktion unterhalten würden. Gleiches gilt für den Ersatz von **Thrombozyten.** Die Dosis sollte entsprechend dem Ausfall der Gerinnungsanalyse individuell berechnet werden *(C2, C3)*. Bleibt der kalkulierte Plasmaspiegelanstieg aus, so muss ein weiterhin erhöhter Faktorenumsatz angenommen werden (durch Verlust oder Verbrauch). Eine spezifische Hemmung der Fibrinolyse, z. B. durch *Tranexamsäure* (Cyklokapron), ist bei einer sekundären Hyperfibrinolyse meist nicht erforderlich, da mit der Hemmung der Gerinnungsaktivität durch AT auch die Fibrinolyseaktivität nachlässt. Unter AT muss selbst bei extremer Überdosierung nicht mit einer Blutungsneigung gerechnet werden, es sei denn, dass in dieser Situation zusätzlich Heparin gegeben wird. Deshalb empfiehlt es sich, in der akuten Phase einer Verbrauchskoagulopathie grundsätzlich auf Heparin zu verzichten.

▸ **Thrombozytopenien.** Thrombozytopenien entstehen überwiegend als Folge eines erhöhten Plättchenumsatzes in der Peripherie *(C6)*. Eine Bildungsstörung ist dagegen deutlich seltener. Außer in bedrohlichen Situationen soll vor einer Thrombozytensubstitution die Ursache beseitigt werden (z. B. Therapie einer Verbrauchskoagulopathie, Splenektomie bei Morbus Werlhof). Bei immunologisch bedingtem Thrombozytenmangel kann die Immunreaktion durch Glukokortikoide und hochdosierte

Blutgerinnung II

- nahezu alle Formen des Schocks
- Einschwemmung thromboplastischen Materials bei
  - Erythrozytenzerstörung: hämolytische Syndrome
  - Gewebetraumatisierung: Polytrauma
  - Operationen: bes. an Prostata, Uterus, Pankreas, Lunge
  - akuten Organnekrosen: nekrotisierende Pankreatitis, Leberzerfall
  - Tumorzellnekrosen
  - geburtshilflichen Komplikationen: Fruchtwasserembolie
- Schädigung des Gefäßendothels mit Freilegung subendothelialer Strukturen
- Bakterienendotoxine: bes. gramnegative Septikämien
- Immunreaktionen: Antigen-Antikörper-Komplexe mit Komplementaktivierung

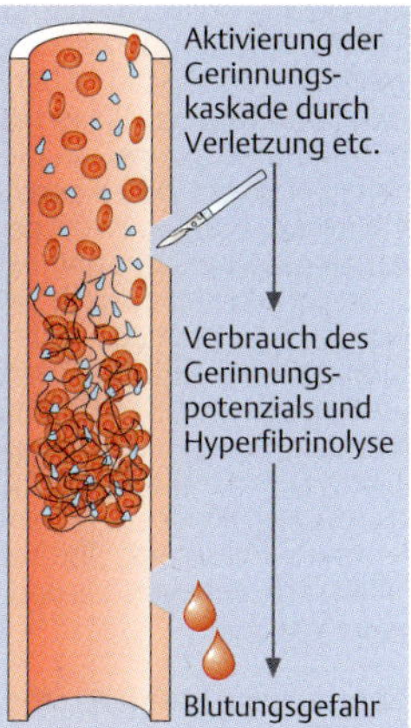

1. Ursachen einer disseminierten intravasalen Koagulation

Notabene: 1 Einheit (IE) eines Faktors oder Inhibitors pro kg KG erhöht dessen Aktivität im Plasma um 1–2 %.

1 IE eines Faktors oder Inhibitors entspricht derjenigen Aktivität, die auch in 1 ml eines Frischplasmapools enthalten ist. Das bedeutet, dass idealerweise mit jeder Einheit FFP jeweils ca. 200 IE Faktoren und Inhibitoren zugeführt werden.

2. Faustregel zur Substitution von Gerinnungsfaktoren

Erforderliche Fibrinogendosis (g) = erwünschter Anstieg (g/l) · Plasmavolumen (l)

3a. Berechnung der Fibrinogensubstitution

Plasmavolumen (l) = kg KG · 0,04

3b. Berechnung des Plasmavolumens

- Übertragung von Viren
  - Risiko am höchsten bei FFP
  - bei Faktorenkonzentraten sehr unwahrscheinlich, aber nicht völlig auszuschließen
- unerwünschte Gerinnungsaktivierung bei Überdosierung oder zu schneller Applikation von Faktorenkonzentraten (heute selten, weil viele Präparate Heparin und Antithrombin enthalten)
- vereinzelt allergische Reaktionen bis hin zum anaphylaktischen Schock

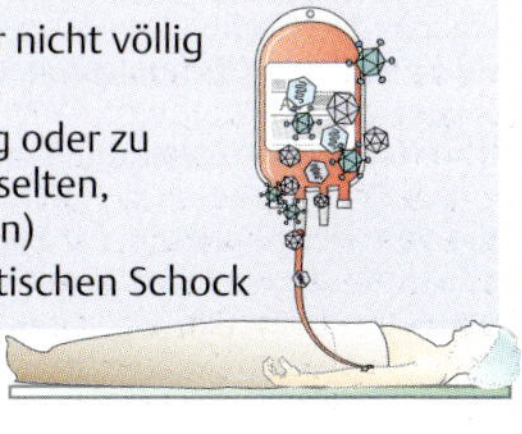

4. Nebenwirkungen von Gerinnungspräparaten

C. Häufige Gerinnungsstörungen und ihre Therapie

Immunglobuline unterbrochen werden. Immunglobuline vom IgG-Typ binden mit ihren Fc-Stellen an die Fc-Rezeptoren von Thrombozyten und Monozyten (oder Makrophagen), sodass die weitere Beladung der Plättchen mit Immunkomplexen und die Phagozytose bereits beladener Zellen verhindert werden.
Bei Thrombozytopenien ist generell zu beachten, dass **Heparin** aufgrund der Verminderung des heparinantagonistisch wirkenden Plättchenfaktors 4 geringer inaktiviert wird. Außerdem kommt bei reduzierter Plättchenzahl die heparinvermittelte Hemmung der thrombininduzierten Thrombozytenaggregation stärker zum Tragen. Aus diesen Gründen muss die Heparindosis, besonders in der postoperativen Phase, der Thrombozytenzahl angepasst, d. h. bei einer Thrombozytopenie verringert werden.

▸ **Thrombozytopathien.** Störungen der Thrombozytenaggregation sind selten angeboren, sondern meist erworben als Folge unterschiedlichster Grunderkrankungen oder einer Medikamentengabe *(C7)*. Der Verdacht sollte intraoperativ bei einer diffusen (kapillaren) Blutung geweckt werden, wenn Thrombozytenzahl und plasmatische Gerinnung normal ausfallen. Eine pathologisch verlängerte Blutungszeit erhärtet den Verdacht. Zur exakten Diagnostizierung müssen spezielle Aggregationstests durchgeführt werden, die aber intraoperativ zu zeitaufwendig sind. Ein dauerhafter Therapieerfolg lässt sich nur durch Beseitigung der Ursache erzielen (Sanierung der Grundkrankheit, Absetzen des Pharmakons). In der Akutsituation muss sich die Behandlung jedoch auf symptomatische Maßnahmen beschränken. Bei bedrohlicher Blutung werden Thrombozyten substituiert, die dann allerdings auch dem schädigenden Agens ausgesetzt sind und somit nur eine verkürzte Lebensdauer haben.
Beim **Willebrand-Jürgens-Syndrom** entsteht die Aggregationsstörung durch einen Defekt am Faktor-VIII-Molekül (Fehlen des „Ristocetinkofaktors“ [RCo]). Mit *Desmopressin* (DDAVP; Minirin), einem Vasopressinderivat, kann die Faktor-VIII-Aktivität kurzfristig auf etwa das Dreifache des Ausgangswertes gesteigert werden (Kurzinfusion von 0,4 µg/kg KG über ca. 30 Minuten). Nur bei schweren Defekten ist eine Behandlung mit *F-VIII:RCo-haltigen Präparaten* (z. B. Haemate) nötig. Die Gabe von Desmopressin ist als unspezifische Maßnahme oft auch bei anderen Thrombozytopathien erfolgreich.

D. Perioperative Hämostase

Für eine angemessene Blutstillung und um Blutungskomplikationen zu vermeiden, sollte die Gerinnungsaktivität in der perioperativen Phase bestimmte **Mindestwerte** nicht unterschreiten *(D)*. Bei Patienten mit Gerinnungsdefekten (z. B. Hämophilie) müssen im Einzelfall in enger Abstimmung mit dem Gerinnungsphysiologen exakte perioperative Substitutionspläne aufgestellt und eingehalten werden. Ein besonderes Vorgehen ist auch bei Patienten erforderlich, die unter einer Dauertherapie mit **oralen Antikoagulanzien** vom Cumarin-Typ stehen. Wird bei ihnen ein operativer Eingriff nötig, so empfiehlt sich nach Prüfung der Indikation folgende Verfahrensweise:

1. Wenn genügend Zeit bleibt, wird das Präparat abgesetzt, und man wartet die *Spontanerholung* des Quick-Werts auf über 50% der Norm unter gleichzeitiger Low-Dose-Heparinisierung ab (ca. 1 Woche bei Phenprocoumon [Marcumar]).
2. Eine Halbierung dieser Zeitspanne kann durch wiederholte Gabe von *Vitamin K_1* (Konakion) erreicht werden: 2 × 10 – 20 mg/d p. o. (Wirkungseintritt frühestens nach 6 – 10 Stunden). Bei entsprechender Dringlichkeit kann Vitamin K_1 i. v. zugeführt werden: maximal 20 mg pro Einzeldosis (Wirkungseintritt nach ca. 3 Stunden).
3. Eine gleichzeitige Gabe von *PPSB* (initial 1000 – 3000 IE, weitere Korrekturen ca. 6 – 8-stündlich nach Gerinnungsstatus) ist dem absoluten Notfall vorbehalten (z. B. Soforteingriff bei intrakranieller Blutung), weil die hierdurch ausgelöste abrupte Korrektur der Gerinnungsverhältnisse mit einer deutlich erhöhten Thromboemboliegefahr einhergeht.

Zum perioperativen Umgang mit *Thrombozytenaggregationshemmern* siehe Kap. 3.3.

Blutgerinnung III

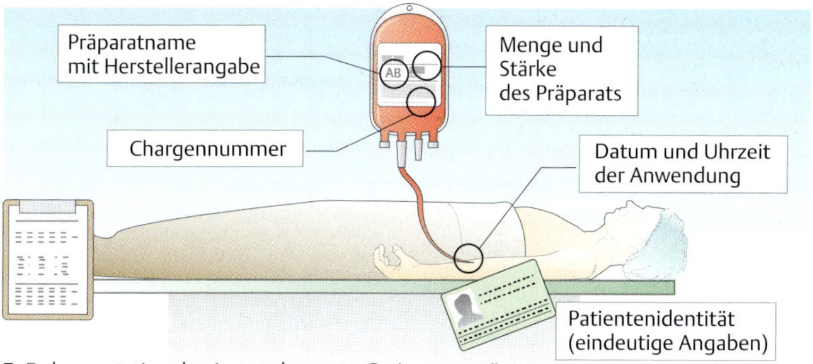

5. Dokumentation der Anwendung von Gerinnungspräparaten

Umsatzsteigerung

- Verbrauchskoagulopathie
- Sepsis
- Splenomegalie
- Antikörperbildung
  - Morbus Werlhof (Autoantikörper)
  - post transfusionem, medikamentös-allergisch (z.B. Heparin), postinfektiös
- hämolytisch-urämisches Syndrom, thrombotisch-thrombozytopenische Purpura

Knochenmarkdepression

- primär (z.B. Leukämie)
- sekundär: medikamentös-toxisch

6. Ursachen einer Thrombozytopenie

Erworben

- Stoffwechselstörungen (Nieren-, Leberinsuffizienz)
- Sepsis
- pharmakogen
  - Acetylsalicylsäure
  - HES
  - Antibiotika (Penicilline, Cephalosporine)

Angeboren

- Willebrand-Jürgens-Syndrom
- Bernard-Soulier-Syndrom

7. Ursachen einer Thrombozytopathie

C. Häufige Gerinnungsstörungen und ihre Therapie

Perioperativ angestrebte Gerinnungswerte

- PTT und TZ normal, Fibrinogen > 100 md/dl, Quick > 50 %
- Thrombozyten
  - ≥ 50000/µl bis wenigstens zum 4. postoperativen Tag (cave: gleichzeitige Thrombozytopathie!)
  - ≥ 90000/µl bei und besonders nach intrakraniellen Eingriffen sowie bei schwerem SHT
- Einzelfaktorenaktivität > 50 % bei großen Operationen bis zum Abschluss der Wundheilung

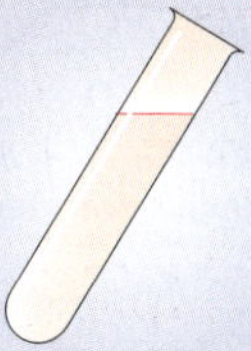

D. Perioperative Hämostase

A. Thermoregulation

Eine Narkose schaltet die physiologische Temperaturregulation aus, sodass die Körpertemperatur nur noch von der Umgebungstemperatur abhängt und sich eine **Hypothermie** entwickeln kann. Als Ursachen für intraoperative Wärmeverluste kommen folgende physikalische Mechanismen infrage:

- Konvektion (Wärmeabgabe an vorbeiströmende Luft),
- Radiation (Wärmeabstrahlung an die Umgebung),
- Evaporation (Flüssigkeitsverdunstung über dem Operationsgebiet; Hautdesinfektion mit kalten, alkoholischen Lösungen u. a.),
- Konduktion (Wärmeabgabe an Gegenstände, mit denen der Körper direkten Kontakt hat).

Besonders bei großen und langen Eingriffen mit ausgedehnten Wundflächen und erheblichen Volumenverschiebungen (z. B. Massivtransfusion) sowie generell bei Kindern in den ersten Lebensjahren (relativ größere Körperoberfläche) muss mit einer stärkeren Auskühlung gerechnet werden. Eine Hypothermie kann, abhängig von ihrer Ausprägung, die Homöostase deutlich beeinträchtigen *(A1)*. Am schwerwiegendsten sind dabei die kardiozirkulatorischen Veränderungen.

Eine **Hyperthermie** kommt perioperativ um einiges seltener vor. Sie kann Ausdruck

- eines Wärmestaus,
- einer reduzierten Schweißabgabe (z. B. Atropin bei Kleinkindern),
- pyrogenhaltiger Infusionen/Transfusionen,
- einer Sepsis oder
- einer thyreotoxischen Krise

sein. Die bedrohlichste Form ist eine durch bestimmte Pharmaka getriggerte hypermetabolische Entgleisung („maligne Hyperthermie" [MH]; s. Kap. 13.6).

▸ **Diagnose.** Die Körperkerntemperatur wird am häufigsten mit einer *rektalen* oder einer *ösophagealen* Sonde gemessen. Bei Patienten, bei denen eine längere postoperative Intensivtherapie zu erwarten ist, kann eine in den *Blasenkatheter* integrierte Temperatursonde von Vorteil sein. Wird ein *Pulmonaliskatheter* verwendet, so lässt sich über den Thermistor die zentrale Bluttemperatur bestimmen.

Eine **kontinuierliche Temperaturmessung** ist indiziert bei

- Eingriffen mit größeren Volumenverschiebungen,
- langen Eingriffen (> 2 – 3 Stunden),
- Kindern im 1. Lebensjahr,
- kontrollierter Hypothermie (Kardio- und Neurochirurgie),
- MH-Disposition oder MH-Verdacht,
- hämorrhagischem Schock o. ä. und
- Unterkühlung.

▸ **Prophylaxe und Therapie.** Hypotherme Patienten sind im Anschluss an eine Narkose durch die dann wieder einsetzenden **Frierreaktionen** („Kältezittern") gefährdet, weil damit ein drastischer Anstieg des myokardialen O_2-Verbrauchs verbunden sein kann (bis zu 400 %!). Aus diesem Grund empfiehlt es sich, eine Auskühlung durch geeignete Maßnahmen von vornherein zu verhindern *(A2)*. Die Körperkerntemperatur sollte vor Narkoseausleitung **über 36 °C** betragen (→ ggf. Wiedererwärmung); bei *kardiovaskulären Risikopatienten* sollte sogar Normaltemperatur erreicht sein.

B. Urinausscheidung

Eine adäquate Spontandiurese ist nicht nur Zeichen einer intakten Nierenfunktion, sondern auch eines suffizienten Kreislaufs. Bei größeren intraoperativen Volumenverschiebungen und bei langen Eingriffen (> 2 – 3 Stunden) wird daher die Urinausscheidung überwacht, wofür in der Regel ein *transurethraler Blasenkatheter* gelegt wird. Perioperativ wird ein **Harnzeitvolumen von ≥ 1 ml/kg/h** angestrebt. Um dies zu erreichen, müssen einige Voraussetzungen erfüllt sein *(B)*. Grundsätzlich sollte **kein Dopamin** mehr zur Verbesserung der Nierenperfusion und Urinausscheidung eingesetzt werden. Entsprechenden Untersuchungen zufolge kann mit einer Dopaminprophylaxe ein akutes Nierenversagen nicht verhindert werden; im Einzelfall können aber bedrohliche Herzrhythmusstörungen auftreten. Auch die Anwendung von Schleifendiuretika wie **Furosemid** (Lasix) ist nicht sinnvoll. Furosemid beeinflusst nur die Wasserbilanz, verbessert jedoch nicht die Elimination harnpflichtiger Substanzen. Daher sollte die Indikation auf *Hyperhydratationszustände* beschränkt bleiben. Nur bei Patienten mit unklarer Nierenfunktion mag aus diagnostischen Gründen die Gabe einer Testdosis (10 – 20 mg i. v.) gerechtfertigt sein.

Thermoregulation und Urinausscheidung

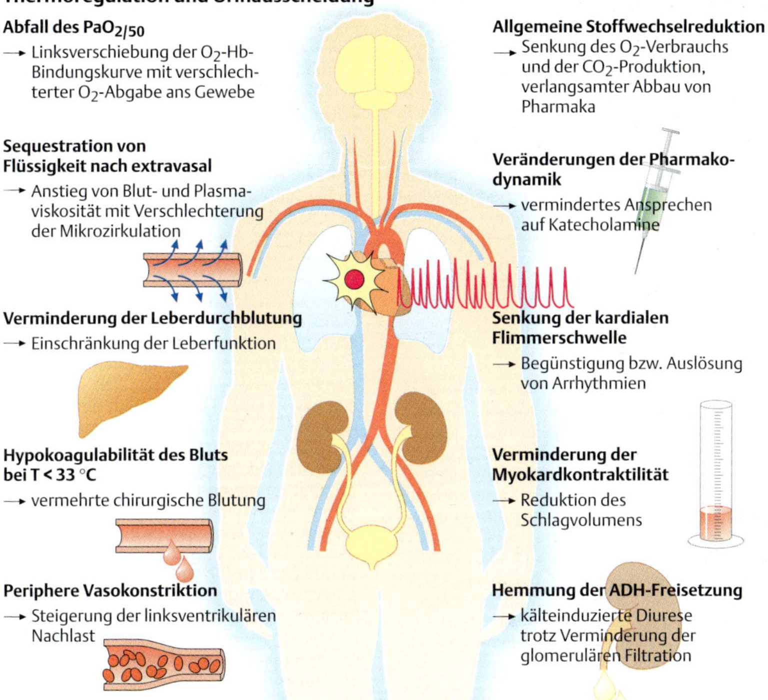

1. Anästhesierelevante Auswirkungen einer Hypothermie

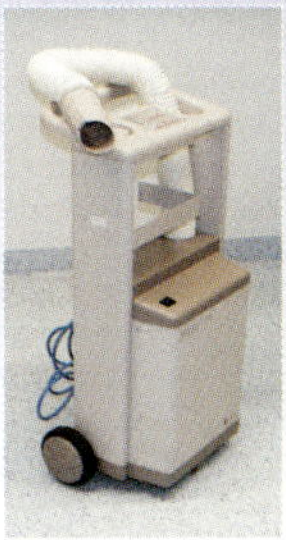

- Bedecken des Patienten mit Folie und Tüchern
- Benutzung eines Beatmungsfilters
- Low-Flow- oder Minimal-Flow-Beatmung
- konvektive Erwärmung (z.B. Heizmatte/-decke)
- apparative Erwärmung von Infusionen und Transfusionen
- Erhöhung der Umgebungstemperatur

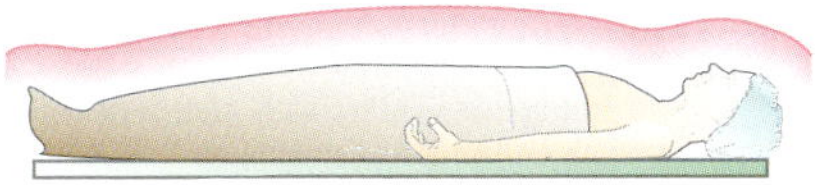

2. Maßnahmen zur Verhinderung einer intraoperativen Auskühlung

A. Thermoregulation

1. Urinvolumina (Definition)

Polyurie: > 2500 ml/d
Normurie: 900–1500 ml/d
Oligurie: < 400 ml/d
Anurie: < 400 ml/d
komplette Anurie: kein Urin

2. Voraussetzungen für eine adäquate Spontandiurese

- ausreichendes intravasales Volumen
- ausreichendes HZV
- ausreichender renaler Perfusionsdruck (MAP > 80 mmHg)
- kein postrenales Abflusshindernis

B. Urinausscheidung

Lokalanästhetika (LA) sind Pharmaka, die bei topischer Anwendung eine reversible, regional begrenzte Blockade der neuralen Erregungsleitung ermöglichen. Wirkorte sind das Rückenmark und die Spinalganglien (z. B. Spinal-, Epiduralanästhesie), periphere Nerven oder Nervenbündel (z. B. Plexusanästhesie) oder die Nervenendigungen (z. B. Infiltrations-, Oberflächenanästhesie). Es können sämtliche Qualitäten im Innervationsgebiet gemischter Nerven ausgeschaltet werden (Sensibilität, Motorik, vegetative Funktionen). Andere Regionen und Funktionen des Organismus sind in der Regel nicht betroffen; das Bewusstsein bleibt erhalten.

A. Chemie

Lokalanästhetika sind aromatische Amine *(A)* und reagieren in wässriger Lösung überwiegend schwach basisch. Sie gehören zu den *amphiphilen* Substanzen, d. h., sie sind einerseits *lipophil*, was auf den ungesättigten aromatischen Ring zurückzuführen ist, und andererseits *hydrophil*, was durch die protonierbare Aminogruppe (sekundäres oder tertiäres Amin) bedingt ist („sekundär" und „tertiär" bezeichnen die Anzahl der Nichtwasserstoffsubstituenten am Stickstoff). Ring und Aminogruppe sind über eine kurze aliphatische Zwischenkette (2 – 3 C-Atome) miteinander verbunden. Je nachdem ob die Zwischenkette eine Esterbindung (-COO-) oder eine (Carbon-)Amidbindung (-NHCO-) enthält, spricht man von Aminoestern oder Aminoamiden (Säureamide). **Aminoester** sind instabile Verbindungen und werden rasch hydrolytisch gespalten, im Plasma unter anderem durch die Pseudocholinesterase. Dabei entsteht ein charakteristischer Metabolit, die *Paraaminobenzoesäure* (PAB). Sie ist für die möglichen allergischen Reaktionen verantwortlich. Ester-LA werden daher heute kaum noch verwendet. **Aminoamide** sind dagegen deutlich stabiler. Sie werden fast ausschließlich in der Leber metabolisiert. Hierbei wird kein PAB gebildet, sodass Allergien auf Amid-LA extrem selten sind; allerdings enthalten einige Handelspräparate („Durchstechflaschen") den Konservierungsstoff *Methylparaben*, der aufgrund seiner Verwandtschaft mit PAB eine sog. *Paragruppen-Allergie* auslösen kann. Als Besonderheit entsteht beim Abbau von Prilocain der Methämoglobinbildner *o-Toluidin* (s. Kap. 10.3).

B. Wirkungsweise

Die zwischen Nervenzelle und EZR bestehende Ionenkonzentrationsdifferenz erzeugt ein **Ruhepotenzial** von ca. – 80 mV („innen gegen außen"). Das Ruhepotenzial ist das Ergebnis einer nahezu selektiven Durchlässigkeit der Membran für K^+-Ionen. Die Na^+-Kanäle sind in dieser Phase weitgehend geschlossen. Die Konzentrationsgradienten dieser beiden Ionen werden durch aktiven, energieverbrauchenden Transport von Na^+-Ionen nach extrazellulär und K^+-Ionen nach intrazellulär aufrechterhalten (ATP-abhängige „Na^+/K^+-Pumpe"). Bei Erregung der Zelle steigt das Ruhepotenzial an, bis es bei Überschreiten eines Schwellenwerts (ca. – 50 mV) schlagartig zu einer massiven Zunahme der Na^+-Leitfähigkeit und damit zu einem Na^+-Einstrom in die Zelle kommt („Depolarisation"; *B1*). Hierdurch kehrt sich das Potenzial kurzfristig auf ca. +30 mV um („Overshoot") und es entsteht ein **Aktionspotenzial** (AP). Durch den anschließenden passiven K^+-Ausstrom fällt nach Inaktivierung der Na^+-Kanäle das Potenzial wieder auf den Ausgangswert ab („Repolarisation"). Die Depolarisationswelle breitet sich über die benachbarten Membranabschnitte aus und leitet so das AP entlang der gesamten Nervenfaser weiter. Die Leitungsgeschwindigkeit hängt von der *Faserdicke* und dem Grad der *Myelinisierung* ab *(B2)*. Myelin fungiert als elektrischer Isolator, denn im Bereich der Myelinbedeckung (Markscheide) findet kein Ionenaustausch statt. Bei markhaltigen Nervenfasern ist dieser auf die sog. *Ranvier-Schnürringe* beschränkt (→ „saltatorische Erregungsleitung"). Die saltatorische Erregung erhöht die Leitungsgeschwindigkeit erheblich.

Lokalanästhetika stabilisieren das Ruhepotenzial, indem sie Na^+-Kanäle *dosis- bzw. konzentrationsabhängig* blockieren *(B3)*. Dadurch können keine AP-auslösenden Depolarisationen mehr entstehen, sodass die Impulsfortleitung unterbrochen wird. Die LA-Wirkung soll wie folgt zustande kommen: Das LA diffundiert in ungeladener Form (Base) durch die Membran, um dann in der Zelle zu dissoziieren, was durch den hier niedrigeren pH-Wert gefördert wird. Die protonierte Form (Kation) bindet an das Innere der Na^+-Kanäle, bevorzugt im offenen Zustand und möglicherweise rezeptorspezifisch, und behindert bzw. verhindert so den Na^+-Einstrom. Zusätzlich können die Na^+-Kanäle durch eine unspezifische Einlagerung der LA in die Membran „deformiert" und von außen verschlossen werden. Die **Analgesie** erklärt sich aus dem Unterbrechen der Impulsfortleitung in den nicht myelinisierten C-Fasern und den schwach myelinisierten Aδ-Fasern *(B2)*. Da die Empfindlichkeit auf LA mit zunehmender Faserdicke abnimmt, werden zur Blockade stark myelinisierter Fasern (Aβ, Aα) höhere LA-Konzentrationen be-

Lokalanästhetika I

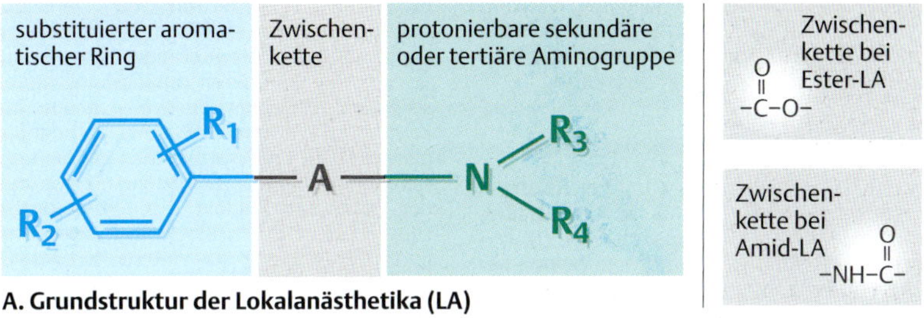

A. Grundstruktur der Lokalanästhetika (LA)

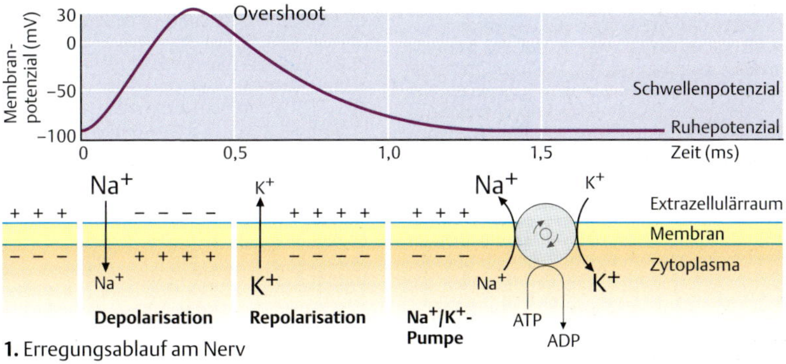

1. Erregungsablauf am Nerv

Nervenfasertyp		myelinisiert	Durchm. (μm)	Leitgeschwindigkeit (m/s)	Empfindlichkeit auf LA	Vermittelte Funktion
A	α	+++	12–20	60–120	+	Motorik, Lageempfindung
	β	++	5–12	30–70	++	Berührung, Vibration
	γ	+	3–6	15–30	++	Muskeltonus
	δ	+	1–4	12–25	+++	Schmerz und Temperatur
B		(+)	< 3	3–15	++++	präganglionärer Sympathikus
C		–	< 1	0,5–2,0	++++	Schmerz und Temperatur, postganglionärer Sympathikus, Parasympathikus

2. Einteilung der Nervenfasern

LA = Lokalanästhetika

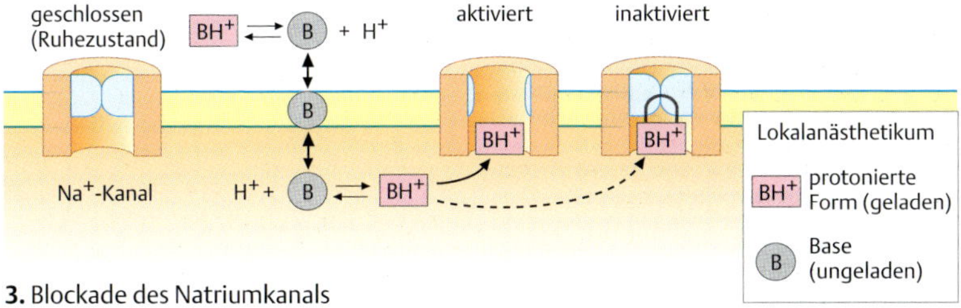

3. Blockade des Natriumkanals

B. Wirkungsweise

nötigt. Klinisch bedeutet dies, dass sich im Idealfall durch entsprechend gering konzentrierte LA auch eine *selektive Analgesie* ohne Verlust der Berührungsempfindung und Motorik erreichen lässt („Differenzialblock").

C. Physikochemische Eigenschaften

Lokalanästhetika liegen in wässriger Lösung in protonierter Form (Kation, BH^+; *quartäres* Amin) und als ungeladene, freie Base (B; *tertiäres* Amin) vor. Zwischen diesen beiden besteht, abhängig vom pH-Wert der Lösung und vom pK_S-Wert des betreffenden LA, ein Fließ- oder Dissoziationsgleichgewicht *(C1)*. Sind **pKS-Wert** und pH-Wert gleich, so ist das Verhältnis Kation zu Base 1 : 1. Nur der basische Anteil ist membrangängig, während der protonierte biologisch aktiv ist. Je niedriger der pK_S-Wert eines LA ist, desto höher ist der Anteil an freier Base und umso leichter wird folglich das Nervengewebe penetriert, d. h., umso kürzer ist die Anschlagzeit. Die intrazelluläre Konzentration der aktiven Form bestimmt das Ausmaß der Erregungsunterbrechung. Weiter unterscheiden sich LA in ihrer **Lipidlöslichkeit** (Fett-Wasser-Verteilungskoeffizient). Mit zunehmender Lipidlöslichkeit verkürzt sich der Wirkungseintritt (zügige Membranpassage) und verlängert sich die Wirkungsdauer (Fixation am Wirkort und protrahierte Freisetzung aus der Proteinbindung). Klinisch werden LA mit *mittellanger* oder *langer* Wirkung bevorzugt *(C2)*.

D. Allgemeine Nebenwirkungen

Nebenwirkungen von Lokalanästhetika können *toxisch* oder *allergisch* bedingt sein. Da Allergien auf Säureamide äußerst selten sind, gilt das Hauptaugenmerk den toxischen Effekten.

▸ **Toxizität.** Für die systemische Toxizität von LA ist deren „membranstabilisierende Wirkung" verantwortlich. Diese betrifft prinzipiell zwar alle Körperzellen, dominiert aber an den *Nerven- und Myokardzellen*. Ursache einer toxischen Reaktion kann eine *absolute Überdosierung*, eine *(zu) rasche Resorption* (relative Überdosierung) oder eine *versehentliche intravasale LA-Injektion* sein. Schweregrad und Verlauf werden nicht nur von der absoluten Höhe der LA-Plasmakonzentration, sondern noch mehr von der Geschwindigkeit des Konzentrationsanstiegs bestimmt. Demgemäß ist das Risiko bei einer intravasalen Fehlinjektion am größten. Es muss durch vorherige sorgfältige Aspiration und anschließende fraktionierte LA-Gabe minimiert werden. Außer bei der intravasalen Fehlinjektion treten zentralnervöse Symptome in der Regel vor kardiovaskulären auf, d. h. schon bei niedrigeren Plasmaspiegeln. Sie resultieren zunächst aus einer *gesteigerten zerebralen Aktivität* (Unruhe, Muskelzittern; Krampfanfälle). Als pathognomonisches Früh- und Warnzeichen gilt ein taubes Gefühl oder ein Kribbeln auf der Zunge und in der perioralen Region. Die Aktivitätssteigerung entsteht durch Blockade inhibitorischer kortikaler Neurone, was eine subkortikale Enthemmung nach sich zieht (ähnlich dem Exzitationsstadium bei Inhalationsanästhetika). Ihr folgen bei weiter zunehmenden Plasmaspiegeln eine ZNS- und schließlich auch eine (direkte) kardiovaskuläre *Depression*. Bei einer Prämedikation mit *Benzodiazepinen* muss beachtet werden, dass mit dem Unterdrücken der ZNS-Symptome diese auch als mögliche Prodrome einer kardiovaskulären Reaktion wegfallen. *Bupivacain* hat unter den LA die höchste Affinität zum Na^+-Kanal und damit die größte Kardiotoxizität. Besonders gefährdet sind Patienten mit *Tachykardie* (vermehrte LA-Bindung an den Na^+-Kanal) und ausgeprägter *Hypoproteinämie* (höhere Konzentration des freien LA-Anteils).

▸ **Therapie.** Bei ersten Anzeichen einer LA-Intoxikation sollte der wache Patient zum Hyperventilieren aufgefordert werden, um die zerebrale Durchblutung und so die Anflutung des LA zu vermindern. In der Alkalose nimmt zudem der ionisierte LA-Anteil intrazellulär ab. Ein Krampfanfall sollte durch Benzodiazepine verhindert oder unterbrochen werden. Die O_2-Applikation ist hierbei eine rein unspezifische Maßnahme. Kommt es zu kardiovaskulären Reaktionen *(D)*, so müssen sie symptomatisch behandelt werden.

Lokalanästhetika II

$$\text{Lokalanästhetikum (Base)} + H_2O \rightleftharpoons BH^+ + OH^-$$

1. Dissoziationsgleichgewicht

Generikum	Mol.-masse[1]	pKs (25 °C)	Prot.-Bdg.[2] (%)	Plasma-HWZ (h)	Wirkdauer[3] (h)	Max.-Dosis[4] (mg)	Anwendung
Ester-Typ							
Procain	236	8,9	5,8	0,14	0,5–1,0	500	Infiltration
Tetracain	264	8,5	76		2–8	100	oberflächlich
Amid-Typ							
Lidocain	234	7,9	64	1,6	1–2	400 (500)[5]	Infiltration, Schleimhaut, epikutan, periphere Nerven, spinal, (epidural)
Prilocain	220	7,9	55	1,6	1–3	600	Infiltration, periphere Nerven, (epidural)
Mepivacain	246	7,7	78	1,9	1–3	400 (500)[5]	Infiltration, periphere Nerven, spinal, (epidural)
Ropivacain	274	8,1	95	1,8	2–6	250	(Infiltration), periphere Nerven, spinal, epidural
Bupivacain	288	8,1	96	2,7	2–8	150	(Infiltration), periphere Nerven, spinal, epidural

Wirkdauer:
- kurz
- mittellang
- lang

[1] Die Molmasse (in Dalton) ist für die LA-Base angegeben. [2] Hauptbindungspartner der LA im Plasma ist das saure α_1-Glykoprotein. [3] Verfahrensabhängig (ebenso wie der Wirkungseintritt). [4] Die maximal empfohlene Dosis ist die LA-Menge, bei der – eine Resorption wie bei subkutaner Infiltration zugrunde gelegt – keine toxischen Nebenwirkungen zu erwarten sind. Sie ist bezogen auf einen 70 kg schweren, gesunden Patienten. Bei Anwendung im Bereich gut durchbluteter Gewebe (z.B. Schleimhäute) gilt ca. die Hälfte der angegebenen Mengen als Höchstdosis.
[5] Mit Adrenalinzusatz

2. Übersicht über gebräuchliche Lokalanästhetika

C. Physikochemische Eigenschaften

Zentralnervöse Reaktionen
- Enthemmung: Unruhe, Schwindel, Übelkeit/Erbrechen, Euphorie, Muskelzittern → generalisierte Krampfanfälle
- Dämpfung: Koma → zentraler Atemstillstand

Hämodynamische Reaktionen
- Blutdruckabfall (durch Vasodilatation und negative Inotropie)
- Bradykardie
- AV-Blockierung
- ventrikuläre Arrhythmien (bes. Bupivacain)
- Herzstillstand

Allergische Reaktionen (Hautreaktionen bis hin zum anaphylaktischen Schock)
- Ester-Lokalanästhetika
- Paragruppen-Allergie (Methylparaben) bei Amid-Lokalanästhetika

D. Allgemeine Nebenwirkungen

Im Gegensatz zur Allgemeinanästhesie wird bei Regionalanästhesien im Wesentlichen nur die Nervenleitung vom und zum Operationsgebiet blockiert. Durch rückenmarknahe Injektion von Lokalanästhetika (LA) lassen sich auf einfache Art Sensorik und Motorik in relativ großen Körperarealen ausschalten.

A. Anatomische Grundlagen

Dem Rückenmark, das sich beim Erwachsenen von der Medulla oblongata (For. magnum) bis zum 1. oder 2. Lendenwirbel ($L_{1/2}$) erstreckt (bei ca. 5% bis $L_{2/3}$) und hier als *Conus medullaris* endet, entspringen insgesamt 31 Nervenpaare: 8 zervikale (C), 12 thorakale (Th), 5 lumbale (L), 5 sakrale (S) und 1 kokzygeales *(A1)*. Bis auf das kokzygeale verlassen alle den Wirbelkanal segmental als *Spinalnerven* durch die Zwischenwirbellöcher (For. intervertebralia). Aufgrund des unterschiedlichen Längenwachstums von Rückenmark und Wirbelsäule verlaufen die thorakalen Spinalnerven annähernd horizontal, während die lumbalen und sakralen schräg abwärts zu den Foramina ziehen, was an einen Pferdeschwanz erinnert („Cauda equina"). Rückenmark und Cauda equina werden vom *Durasack* umhüllt. Er besteht aus der Lamina interna der Dura mater sowie der Arachnoidea und Pia mater und reicht bis zum 2. Sakralwirbel (S_2). Der Raum zwischen Arachnoidea und Pia enthält den Liquor cerebrospinalis und wird als **Spinal-, Subarachnoidal- oder Intrathekalraum** bezeichnet *(A2, A3)*. Die Gesamtmenge des *Liquors* beträgt beim Erwachsenen 120 – 150 ml. Davon befinden sich 30 – 35 ml im Spinalkanal und hiervon ungefähr 5 ml zwischen L_3 und S_2. Der Liquor wird in den Plexus chorioidei der Hirnventrikel kontinuierlich neu gebildet und in den Villi arachnoidales (Pacchioni-Granulationen) reabsorbiert. Unterhalb des Conus medullaris sind im Spinalraum neben dem Liquor nur noch Nervenstränge vorhanden; sie setzen sich kaudal des Durasacks bis ins Steißbein fort („Filum terminale"). Vorder- und Hinterwurzel der Spinalnerven sowie die Spinalganglien liegen dagegen oberhalb von S_2 intrathekal („Wurzeltaschen"). Der **Epi- oder Periduralraum** befindet sich zwischen Lamina interna und Lamina externa der Dura (die Lamina externa entspricht dem Periost des Wirbelkanals). Die anatomisch korrekte Bezeichnung müsste deshalb eigentlich „Intraduralraum" lauten. Dieser Raum enthält Fett und Venengeflechte (Pl. venosus vertebralis) sowie Lymphspalten, aber keine freie Flüssigkeit. Seine sagittale Weite, d. h. der Abstand zwischen Lig. flavum und Rückenmark, beträgt lumbal 5 – 6 cm (Höhe $L_{1/2}$) und hoch thorakal nur 2 – 3 cm.

► **Somatisches Nervensystem.** Somatische Nervenfasern verlassen den Wirbelkanal streng segmental. Die Anteile, die aus dem Vorder- und Hinterhorn des Rückenmarks stammen (Vorder- und Hinterwurzel), vereinigen sich vor ihrem Austritt zu den **Spinalnerven,** die dann afferente (sensible) und efferente (motorische) Fasern enthalten. Die Spinalnerven werden zunächst zu Nervenplexus gebündelt, aus denen schließlich die peripheren Hauptnerven zur Versorgung der Arme, Beine und inneren Organe hervorgehen.

► **Vegetatives Nervensystem.** Das vegetative Nervensystem setzt sich aus einem sympathischen und einem parasympathischen Anteil zusammen („Sympathikus" – „Parasympathikus"; *A4*). Die Neurone des **Sympathikus** liegen im Rückenmark zwischen C_8 und L_2 und werden in den Seitensträngen miteinander verbunden. Nur in diesem Bereich treten sympathische Fasern aus dem Wirbelkanal aus (über die Rami communicantes albi der Spinalnerven). Sie verlaufen danach zunächst in enger Nähe zur Wirbelsäule und bilden prävertebral den Truncus sympathicus („Grenzstrang"). Dieser enthält sowohl prä- als auch postganglionäre Fasern. Eine Umschaltung vom 1. aufs 2. Neuron kann in den Grenzstrangganglien selbst oder in den Hals-, Bauch- und terminalen Ganglien stattfinden. Kopf und Hals werden durch Faseranteile aus dem oberen Thorakalmark versorgt (→ Ganglion stellatum). Der **Parasympathikus** entstammt zum einen dem Hirnstamm, wo er Fasern an die Hirnnerven III, VII und IX abgibt und den parasympathischen Hauptnerv, den *N. vagus* (X), bildet; zum anderen entspringen seine Fasern im Sakralmark und versorgen Blase, Genitalien, Rektum und unteres Kolon bis zum Cannon-Böhm-Punkt (auf Höhe der linken Kolonflexur). Parasympathische Neurone werden erst in den Zielorganen von prä- auf postganglionär umgeschaltet.

B. Methodische Grundlagen

Von den rückenmarknahen Anästhesien werden am häufigsten die Spinal- und die Epiduralanästhesie angewendet. Sie werden auch als zentrale Nervenblockaden bezeichnet, weil die Nerven ausgeschaltet werden, noch bevor oder während sie den Wirbelkanal verlassen. Oberhalb von L_2 werden dabei somatische Fasern zusammen mit sympathischen erfasst, unterhalb davon nur somatische. Für die

Rückenmarknahe Regionalanästhesien I

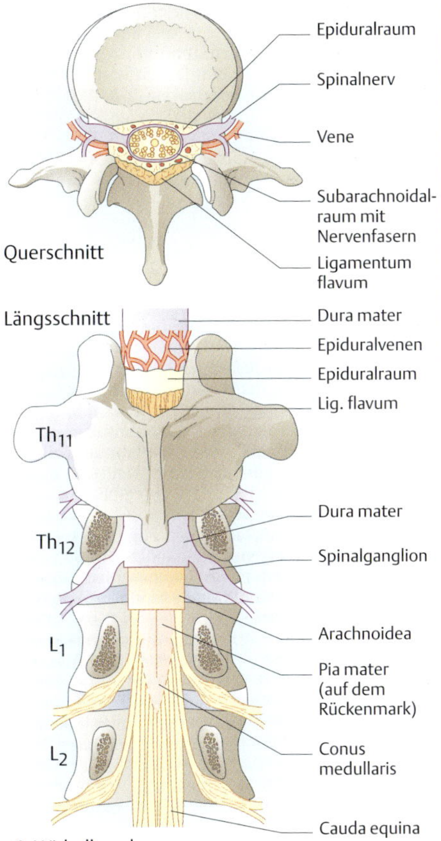

1. Wirbelkanal

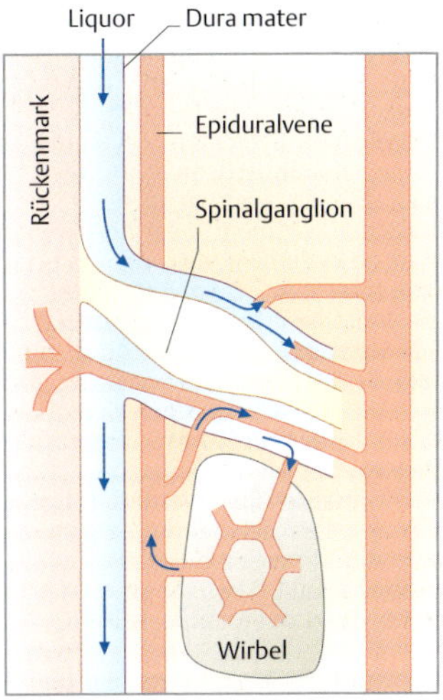

2. Liquorraum (seitl. Ansicht)

- klar, farblos, leicht alkalisch
- Dichte (bei 37 °C) ≈1,000 mg/ml
- pH 7,4 ± 0,04
- Glukose 50–80 mg/dl
- Eiweiß 15–45 mg/dl
- Elektrolytgehalt ähnlich wie im Plasma
- Produktionsrate: bis zu 0,4 ml/min (bei Liquorverlust!)

3. Liquor

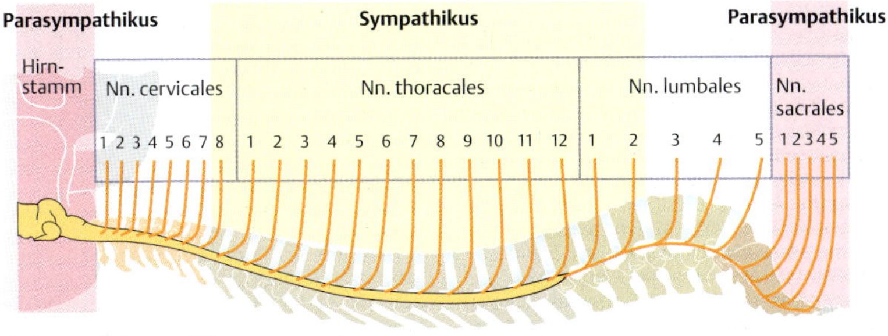

4. Sympathikus und Parasympathikus

A. Anatomische Grundlagen

Beurteilung der **Analgesiehöhe** kann man sich an den Dermatomen, d. h. den segmental innervierten Hautarealen, orientieren *(B1)* und prüft hier die Empfindungsqualitäten „kalt/warm" oder „spitz/stumpf". Dabei ist jedoch zu beachten, dass die Dermatome und die tiefer gelegenen Schichten (Myotome, viszerale Organe) anatomisch nicht auf gleicher Höhe liegen müssen, auch wenn sie aus demselben Rückenmarksegment innerviert werden. Weiter ist zu bedenken, dass die motorische Blockade ungefähr 2 Segmente unter der sensiblen endet, während der sympathische Block 1 – 2 Segmente höher als diese reicht. Dies hängt damit zusammen, dass die *präganglionären* Sympathikusfasern am empfindlichsten auf LA reagieren (bessere Penetration) und daher vor den sensiblen und den motorischen Fasern ausgeschaltet werden. Umgekehrt bedeutet es, dass sich beim Abklingen der Anästhesie die Motorik als erstes erholt, dann die Sensibilität und dass erst als letztes die autonomen Funktionen zurückkehren.

▸ **Auswahl des Verfahrens.** Für die Wahl des Anästhesieverfahrens spielen eingriffs- und patientenspezifische Faktoren eine Rolle (s. Kap. 2.4). Haupteinsatzgebiete der rückenmarknahen Techniken sind Operationen an der unteren Extremität bis zur Leiste, endourologische und geburtshilfliche Eingriffe *(B2)*. Da der Patient in der Regel während der Operation wach ist, muss er ausführlich über den Ablauf informiert werden. Seine Kooperation ist eine wesentliche Voraussetzung für die erfolgreiche Durchführung einer Regionalanästhesie.

▸ **Sterile Kautelen.** Die Durchführung rückenmarknaher Anästhesien erfordert ein streng steriles Vorgehen. Neben Haube und Mundschutz müssen sterile Handschuhe getragen werden. Vor Beginn wird das gesamte Material auf einem steril abgedeckten Tisch vorbereitet. Die Haut wird großflächig um die Einstichstelle herum gesäubert und desinfiziert („Wischdesinfektion), am besten mit einer gefärbten alkoholischen Lösung. Idealerweise sollte ein Lochtuch zum Abdecken benutzt werden.

▸ **Komplikationen.** Besonders bei hohem Anästhesieniveau kann die begleitende ausgedehnte *Blockade präganglionärer Sympathikusfasern* („Sympathikolyse") zu einer ausgeprägten **Vasodilatation** (arteriell und venös) mit entsprechender Abnahme von Herzzeitvolumen und Blutdruck führen. Bei einer Ausschaltung der Nn. accelerantes (Th_{1-4}) kann außerdem eine **Bradykardie** auftreten. Eine vorab nicht ausgeglichene Hypovolämie (z. B. Exsikkose) begünstigt die Entwicklung einer Kreislaufdekompensation ganz erheblich. Die Therapie ist symptomatisch und umfasst primär neben Vasopressoren (z. B. Akrinor) und ggf. Atropin immer die zügige Korrektur des relativen Volumenmangels (z. B. 1000 ml HES) und eine O_2-Applikation. Wegen der zu erwartenden Sympathikolyse soll schon vor Beginn einer rückenmarknahen Anästhesie ausreichend Flüssigkeit infundiert werden (500 – 1000 ml einer Vollelektrolytlösung). Eine hochreichende Blockade beeinträchtigt überdies die Atmung, meist jedoch nur subjektiv durch Ausfall der Atemhilfs- und Interkostalmuskulatur (Verhinderung des tiefen Durchatmens). Zu einer **Ateminsuffizienz** kommt es in der Regel erst bei einer Anästhesiehöhe oberhalb von Th_4. Ursächlich ist am häufigsten eine *Minderperfusion des Atemzentrums* als Folge der Kreislaufinsuffizienz. Eine Hemmung der Zwerchfellatmung, bedingt durch eine *Phrenikusparese*, entsteht dagegen erst bei Ausschaltung der Segmente C_{3-5} und ist entsprechend selten.
Nach einer intrathekalen Punktion können im Verlauf **Kopfschmerzen** auftreten *(B4)*. Als Ursachen werden ein Liquorverlust über eine sich nur zögerlich schließende Punktionsstelle und andererseits eine chemisch-entzündliche Reizung von Hirnnerven diskutiert. Bei einem Liquorverlust erklärt man sich die Kopfschmerzen als Folge einer Gefäßdehnung. Damit der Druck im Liquorraum konstant bleibt, muss die Durchblutung zunehmen, was eine Erweiterung der zerebralen Gefäße voraussetzt. Die früher zur Kopfschmerzprophylaxe übliche Praxis, die Patienten nach einer Spinalanästhesie für mindestens 24 Stunden Bettruhe einhalten zu lassen (Flachlagerung) und die Flüssigkeitszufuhr zu steigern, hat sich als ineffektiv erwiesen. Dieses Vorgehen ist neben einer analgetischen Behandlung erst beim Auftreten von Kopfschmerzen erforderlich. Bei seltener Persistenz der Beschwerden führt eine epidurale Injektion von NaCl 0,9 % oder ggf. von Eigenblut („Bloodpatch") in nahezu allen Fällen zum Verschluss des Duradefekts. **Neurologische Dauerschäden** sind bei sachgerechtem Vorgehen extrem selten. Ihre Ursache liegt vor allem in einer Kompression von Nervenwurzeln durch ein Hämatom oder einen Abszess, vereinzelt kommt auch eine direkte Traumatisierung des Rückenmarks oder der Nervenwurzeln mit der Punktionsnadel vor oder eine ätiologisch ungeklärte adhäsive Arachnoiditis. Um das Risiko einer Hämatoment-

Rückenmarknahe Regionalanästhesien II

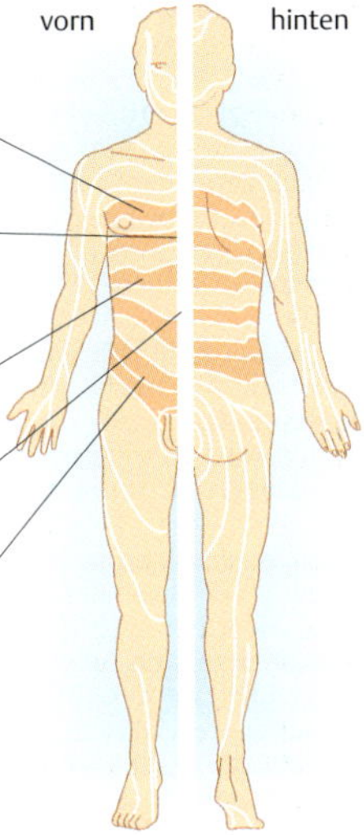

1. Dermatome

Eingriffslokalisation
- Eingriffe an der unteren Extremität und im Beckenbereich
- kleinere Eingriffe im Unter- oder Mittelbauch (z.B. Leistenhernie)
- transurethrale Prostataresektion
- Geburtshilfe (inkl. Sectio caesarea)

Begleiterkrankungen
- kardiopulmonale Erkrankungen
- zerebrale Arteriosklerose
- endokrine E. (z.B. Diab. mell.)
- Maligne-Hyperthermie-Disposition
- erhöhtes Aspirationsrisiko
- Intubationshindernisse

2. Indikationen für RM-nahe Anästhesien

- Kreislaufinsuffizienz
- Ateminsuffizienz
- postspinale Kopfschmerzen
- passagere Blasenentleerungsstörungen
- direkte Rückenmarkschädigung
- Rückenmarkkompression durch Epiduralhämatom oder -abszess

3. Komplikationen RM-naher Anästhesien

- lageabhg. (durch Orthostase verstärkt)
- Lokalisation: frontal, okzipital, nuchal
- Altersgipfel: 3.–5. Lebensdekade
- häufiger bei Frauen und bei Migräne

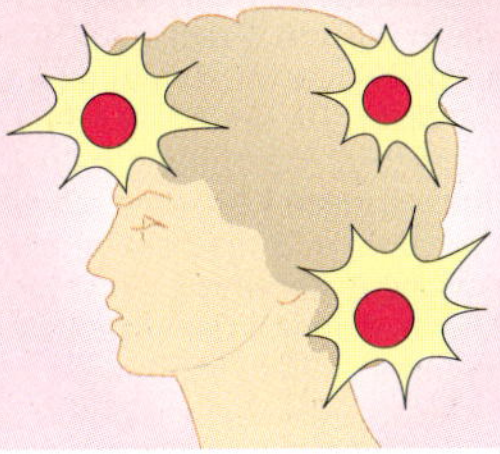

4. Postspinale Kopfschmerzen

Absolut
- Gerinnungsstörungen (Quick < 50 %, PTT > 40 s, TZ > 20 s, Thrombozyten < 100 000/µl)
- therapeut. Antikoagulation (nicht Low-Dose-Heparin oder ASS ≤ 100 mg/d)
- hypovolämischer Schock
- manif. Herzinsuffizienz, exzess. Hypertonus, instab. Angina pectoris
- höhergradige Aorten- oder Mitralstenose
- Hirndruckerhöhung (z.B. SHT, intrakranielle Tumoren)
- Rückenmarktumoren (Gefahr der Massenverschiebung)
- extrem unphysiologische OP-Lagerung
- Infektion im Bereich der Punktionsstelle
- Allergie gegen verwendete LA
- Ablehnung durch den Patienten

Relativ
- Querschnitt, Multiple Sklerose, Bandscheibenvorfall (forensisch-psychologische Gründe)
- Sepsis (Gefahr der intrathekalen Keimeinschleppung bei blutiger Punktion)
- erhebliche Wirbelsäulendeformierung
- Kinder, unkooperative Patienten

5. Kontraindikationen

B. Methodische Grundlagen

wicklung zu minimieren, wird für die Durchführung rückenmarknaher Anästhesien eine *normale Blutgerinnung* gefordert *(B5)*.

C. Spinalanästhesie

Bei der Spinalanästhesie (SPA) wird das LA in den Liquorraum injiziert – meist auf Höhe $L_{3/4}$ – und damit direkt an die Spinalnervenwurzeln herangebracht. Da die Nerven hier noch keine bindegewebige Umhüllung haben, lässt sich schon mit geringen LA-Dosen schnell und sicher eine sensible und motorische Blockade sowie eine rasche Ausbreitung der Anästhesie erreichen. Durch die Punktionsnadel kann alternativ zur einmaligen Injektion des LA („Single-Shot-Methode") auch ein dünner Kunststoffkatheter in den Subarachnoidalraum eingeführt werden. Hierüber kann, z. B. bei längeren Eingriffen, LA nachinjiziert und auch eine postoperative Analgesie durchgeführt werden. Die Spinalanästhesie ist im Vergleich zur Epiduralanästhesie technisch einfacher, womit auch ihre Versagerquote geringer ist. Außerdem setzt ihre Wirkung schneller ein (meist innerhalb von 5 – 10 Minuten) und die Motorik wird besser ausgeschaltet.

▸ **Spinalnadeln.** Nadeldesign und Nadelstärke sind ausschlaggebend für die Häufigkeit postspinaler Kopfschmerzen *(C1)*. Je dünner die Nadel ist, desto kleiner ist die Duraperforation und desto geringer ist das Risiko. Hier bieten die sog. *atraumatischen Spinalnadeln nach Sprotte* eindeutige Vorteile. Sie sind rotationssymmetrisch geschliffen, was das Punktionstrauma im Bereich der Dura minimiert. Dies schlägt sich in einer sehr niedrigen Kopfschmerzrate von z. T. unter 1 % nieder. Sprotte-Spinalnadeln werden zumeist mit einem Außendurchmesser von 24 G (Gauge) benutzt, sie haben wie alle Spinalnadeln einen Mandrin, der das Ausstanzen eines Gewebezylinders und dessen Einschleppen in den Spinalkanal verhindert.

▸ **Medikamente.** Die Wahl des **Lokalanästhetikums** richtet sich vor allem nach der für die Operation erforderlichen Wirkungsdauer. Es stehen *isobare* LA mit in etwa derselben Dichte wie Liquor und *hyperbare* (schwerer als Liquor) zur Verfügung. Für die Anästhesieausbreitung sind neben der Höhe des Punktionsortes *Menge und Dichte des LA* sowie *Injektionsvolumen und -geschwindigkeit* entscheidend *(C2, C3)*. Bei hyperbaren Lösungen spielt auch die Lagerung des Patienten eine wichtige Rolle. Ältere Menschen und Patienten in reduziertem Allgemeinzustand benötigen niedrigere Dosen. Ebenso sollte die Dosis bei erhöhtem intraabdominalem Druck vermindert werden (z. B. Adipositas oder Schwangerschaft), weil hier der Subarachnoidalraum infolge einer vermehrten Füllung der epiduralen Venen kleiner ist, was die kraniale Ausbreitung des LA begünstigt. Durch Zugabe von **Opioiden** kann die LA-Wirkung verstärkt werden. Hierzu wird, vor allem in der Geburtshilfe, Sufentanil eingesetzt, wobei 10 µg die LA-Dosis um ca. 30 % verringern lassen. Häufiger treten danach als Nebenwirkungen Juckreiz, Übelkeit und Erbrechen auf. Eine (relevante) Atemdepression nach rückenmarknaher Applikation solch einer geringen Menge Sufentanil ist dagegen sehr unwahrscheinlich.

▸ **Technik.** Als Zugang für die Spinalanästhesie dient in der Regel der Zwischenwirbelraum $L_{3/4}$ ($L_{4/5}$ oder $L_{2/3}$ auch möglich). Die Punktion kann am sitzenden oder liegenden Patienten durchgeführt werden. Bei der Identifizierung der Zwischenwirbelräume durch Ertasten der Dornfortsätze macht man sich zunutze, dass die Verbindungslinie zwischen den Darmbeinschaufeln den Dornfortsatz L_4 oder den Zwischenwirbelraum $L_{4/5}$ schneidet *(C4)*. Anschließend werden die Einstichstelle und der Stichkanal mit 2 – 4 ml LA (z. B. Mepivacain 1 %) infiltriert. Besonders bei Verwendung dünner Spinalnadeln empfiehlt es sich, diese über eine vorher eingeführte Führungskanüle (Introducer) vorzuschieben. Während der Punktion sollen beide Hände des Anästhesisten zur Stabilisierung der Nadel am Rücken des Patienten abgestützt werden. Die Stichrichtung verläuft streng in der Mittellinie und leicht schräg nach kranial (wie die Dornfortsätze). Der höhere Widerstand des relativ derben Lig. flavum ist manchmal beim Durchtritt der Nadel zu spüren. Bei korrekter subarachnoidaler Lage muss nach Entfernen des Mandrins Liquor aus der Nadel zurücklaufen. Dann sollte die LA-gefüllte Spritze vorsichtig aufgesetzt und das LA zügig injiziert werden. Dabei muss die Nadel mit einer Hand arretiert werden, um eine Dislokation und so eine unwirksame extrathekale LA-Applikation zu vermeiden *(C4)*.

Rückenmarknahe Regionalanästhesien III

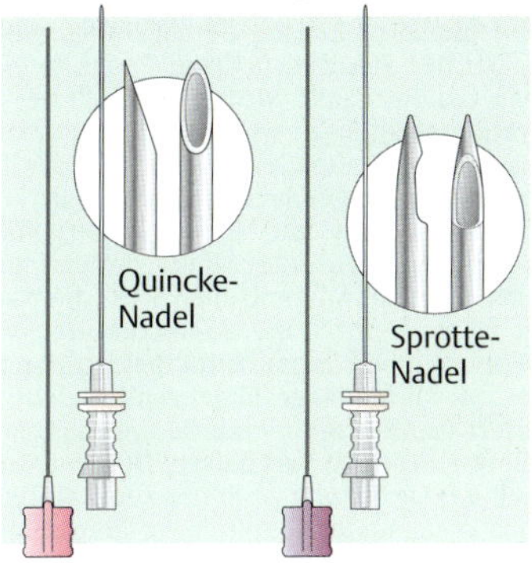

1. Spinalnadeln

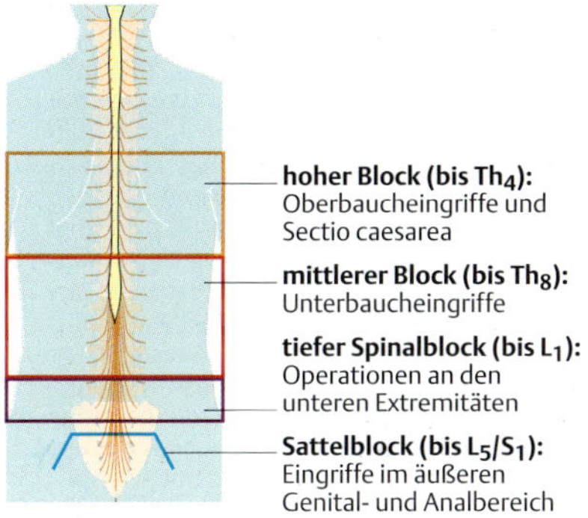

2. Anästhesieausdehnung

Medikament	Fixationszeit	Wirkdauer	Dosis (ml)	Ausdehnung	Maximaldosis
Mepivacain 4 % – hyperbar – (Scandicain)	5–10 min	45–60 min (bis 120 min)	0,6–0,8	Sattelblock (S_{1-5})	80 mg = 2 ml
			0,8–1,2	bis L_1	
			1,0–1,4	bis Th_{10}	
			1,4–1,8	bis Th_5	
Bupivacain 0,5 % – hyperbar – (Carbostesin)	10–30 min	≈ 150 min (bis 240 min)	0,5–1,0	Sattelblock (S_{1-5})	20 mg = 4 ml
			1,0–1,5	bis L_1	
			1,5–2,0	bis Th_{10}	
			2,0–4,0	bis Th_5	
Bupivacain 0,5 % Ropivacain 0,5 % (Naropin) – beide isobar –	10–30 min	≈ 150 min (bis 240 min)	2,0–4,0	abhängig von Barbotage* und Injektionsgeschwindigkeit	20 mg = 4 ml

*(wiederholte) Aspiration von Liquor in die LA-gefüllte Spritze und anschließende (zügige) Injektion

3. Anwendung von Lokalanästhetika zur Spinalanästhesie (Punktionshöhe $L_{3/4}$)

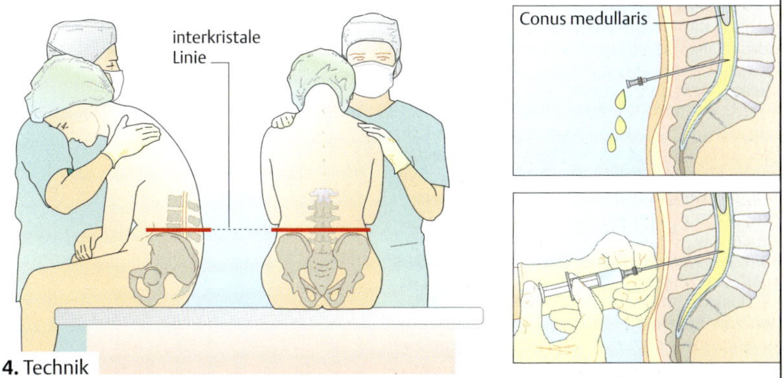

4. Technik

C. Spinalanästhesie

D. Epiduralanästhesie

Die Epi- oder Periduralanästhesie (PDA) ermöglicht je nach Indikation eine Blockade thorakaler, lumbaler und/oder sakraler Rückenmarksegmente. Hierzu wird das LA entweder in Single-Shot-Technik oder aber, was bevorzugt wird, über einen Katheter in den Epiduralraum injiziert. Hauptwirkort sind wie bei der Spinalanästhesie die Spinalnervenwurzeln, die hier allerdings erst nach der Diffusion des LA durch die Dura erreicht werden. Aus diesem Grund ist der Wirkungseintritt langsamer (20 – 30 Minuten). Zudem werden deutlich höhere LA-Dosen benötigt, weil das Anästhetikum z. T. über die Foramina intervertebralia abfließt (→ paravertebrale Nervenblockade) und z. T. über die epiduralen Venenplexus ins Blut aufgenommen wird (→ systemische Wirkungen). Hauptanwendungsgebiete der PDA sind Eingriffe, die länger dauern oder nach denen eine längere Schmerztherapie nötig ist, und die Geburtshilfe *(D1)*.

▸ **Epiduralnadeln.** Epiduralnadeln sind mit unterschiedlichem Durchmesser und Schliff erhältlich. Neben der klassischen *Tuohy-Nadel*, deren Spitze scharf geschliffen ist, eignet sich auch die atraumatische *Sprotte-Nadel* (18 G) sehr gut für die PDA *(D2)*. Die Sprotte-Nadel hat dabei den Vorteil, dass ein Katheter nicht an der Spitze abgeschert werden kann. Dies erlaubt ein Zurückziehen des Katheters in die Nadel und erleichtert eine Lagekorrektur. Außerdem ist die Kopfschmerzrate nach unabsichtlicher Duraperforation erheblich niedriger als bei Verwendung einer Tuohy-Nadel. Epiduralkatheter sind ebenso wie die Nadeln mit Längenmarken versehen.

▸ **Medikamente.** Von den LA werden hauptsächlich **Bupivacain** (Carbostesin) und **Ropivacain** (Naropin) epidural eingesetzt *(D4)*. Sie müssen, wenn intraoperativ eine komplette Muskelrelaxation erforderlich ist, in hoher Konzentrationen appliziert werden (Bupivacain 0,5 [0,75] %, Ropivacain 0,75 % oder 1 %). Hier bietet Ropivacain den Vorteil einer geringeren Kardiotoxizität. Für die postoperative Analgesie reichen dagegen wesentlich geringere Konzentrationen (Bupivacain 0,1 – 0,25 %, Ropivacain 0,1 – 0,3 %). Hierunter bleibt die Motorik weitgehend erhalten. Zur Verstärkung der Analgesie oder zur Absenkung der LA-Dosis ist auch bei der PDA eine Kombination mit **Sufentanil** möglich. Die Anästhesieausbreitung hängt von ähnlichen Faktoren ab, wie sie auch für die SPA gelten *(D3)*.

▸ **Technik.** Am häufigsten wird die PDA über einen lumbalen Zugang durchgeführt, wobei wie bei der SPA die mediane Punktion zwischen $L_{3/4}$ bevorzugt wird (s. o.). Nach der Infiltrationsanästhesie wird die Epiduralnadel (mit Mandrin) zunächst 2 – 3 cm in das Lig. interspinale vorgeschoben. Dann wird der Mandrin entfernt und eine kochsalzgefüllte Spritze aufgesetzt. Unter ständigem geringem Druck auf den Spritzenkolben wird die Nadel nun langsam durch die Bandstrukturen vorgeschoben. Dabei muss sie mit beiden Händen (eine am Rücken abgestützt) geführt und stabilisiert werden, um plötzliche unbeabsichtigte Bewegungen zu verhindern. Der Durchtritt durch das *Lig. flavum* ist in der Regel als deutlicher Widerstand zu spüren. In dem Augenblick, wo die Nadel in den Epiduralraum eindringt, lässt sich das Kochsalz ganz leicht injizieren („loss of resistance"). Nach einer Aspirationskontrolle (Blut, Liquor) kann ein Katheter eingeführt werden. Er soll sich leicht vorschieben lassen, aber nicht weiter als 3 cm tief im Epiduralraum platziert werden, weil sonst die Gefahr besteht, dass er lateral in Wurzeltaschen abgleitet und sich verschlingt oder verknotet. Vor der Applikation der errechneten LA-Dosis müssen eine ***intrathekale*** und eine ***intravasale Fehllage*** der Nadel- bzw. der Katheterspitze ausgeschlossen werden (eine negative Aspirationskontrolle bietet hierfür keine ausreichende Sicherheit!). Dazu kann eine Testdosis von 2 – 3 ml LA zusammen mit 10 – 20 µg Adrenalin injiziert werden. Bei intrathekaler Fehllage würde sich dann eine normale SPA ausbilden, bei intravasaler würde die Herzfrequenz ansteigen (Adrenalineffekt). Auch bei korrekter Lage soll die Wirkdosis entweder langsam über die Kanüle oder fraktioniert über den Katheter gegeben werden.

Rückenmarknahe Regionalanästhesien IV

- lange operative Eingriffe, ggf. in Kombination mit einer Allgemeinanästhesie
- Geburtserleichterung (ggf. Sectio caesarea)
- postop. od. chronische Schmerztherapie
- gezielte segmentale Blockaden, z.B. thorakal bei Rippenserienfrakturen

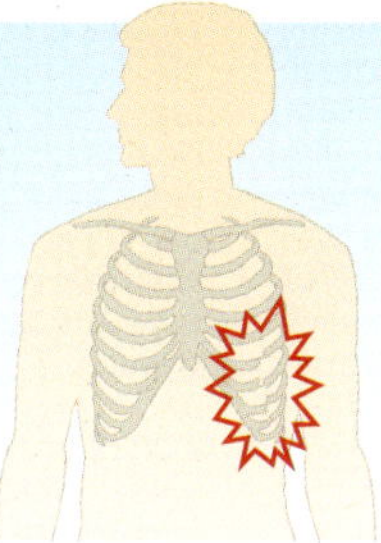

1. Indikationen für eine Katheterepiduralanästhesie

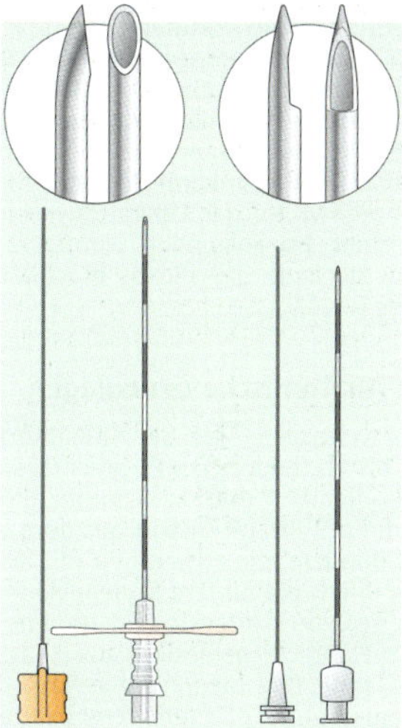

2. Epiduralnadeln

- Menge und Konzentration des Lokalanästhetikums
- Injektionsort und Injektionsgeschwindigkeit
- Größe, Gewicht und Alter des Patienten
- Schwangerschaft
- Arteriosklerose
- Lagerung des Patienten (kontrovers)

3. Faktoren die die Anästhesieausdehnung beeinflussen

Medikament	Wirkeintritt (min)	Fixationszeit[1] (min)	Wirkdauer (min)	Repetition[2] (min)	Blockadequalität	Max.-Dosis (mg)
Mepivacain 2 %	5	20	≈ 90	≈ 60	komplett	400
Bupivacain 0,1 % / 0,25 % / 0,5 %	5–10	20–30	150–240	90–120	sympathisch[3] + sensorisch + motorisch	150
Ropivacain 0,2 (0,1) % / 0,75 % / 1 %	5–10	20–30	150–240	90–120	sympathisch[3] + sensorisch + motorisch	250

[1] Zeit, nach der die maximale Wirkung erreicht ist („Latenzzeit"); [2] Nachinjektion der halben Initialdosis wegen nachlassender Wirkung erforderlich; [3] in Komb. mit epiduralem Sufentanil auch analgetisch

4. Anwendung von Lokalanästhetika zur Epiduralanästhesie

- Fehlapplikation des Lokalanästhetikums
  - subarachnoidal → totale Spinalanästhesie
  - intravasal → Lokalanästhetika-Intoxikation
- hohe Epiduralanästhesie
- allergische (Kreislauf-)Reaktionen
- postspinale Kopfschmerzen nach versehentlicher Duraperforation

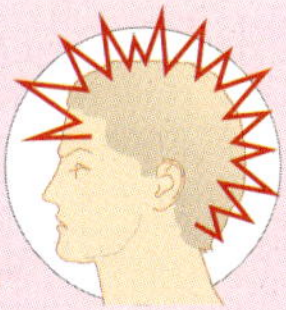

5. Spezielle Komplikationen

D. Epiduralanästhesie

Unter einer **peripheren Nervenblockade** versteht man die vorübergehende Ausschaltung der neuralen Informationsübertragung durch Injektion von Lokalanästhetika (LA) in die unmittelbare Nähe von Nervengeflechten (Plexus), Nervenstämmen oder einzelnen Nerven. Auf diese Weise kann die Anästhesie im Wesentlichen auf das Operationsgebiet begrenzt werden. Im Folgenden werden 3 Techniken zur Blockade des Plexus brachialis beschrieben.

A. Anatomische Grundlagen

Die ventralen Äste der Spinalnervenwurzeln C_5 bis Th_1 bilden den Pl. brachialis und versorgen den Arm und die Schulter. Sie vereinigen sich nach ihrem Austritt aus dem Wirbelkanal zu Bündeln, die zusammen mit der A. subclavia durch die *hintere Skalenuslücke* (zwischen M. scalenus anterior und medius) austreten. Der Pl. brachialis besteht aus 3 Faszikeln (Fasc. lat., post. und med.) und verläuft mit der begleitenden Arterie und Vene in einer Bindegewebshülle (Gefäßnervenscheide). Aus den Faszikeln gehen in der *Achselhöhle* die 3 Hauptnerven für den Arm hervor: N. medianus, N. radialis und N. ulnaris. Der ebenfalls wichtige N. musculocutaneus zweigt bereits oberhalb davon aus dem Fasc. lateralis ab.

B. Methodische Grundlagen

Der Pl. brachialis kann in seinem Verlauf an verschiedenen Stellen blockiert werden, was je nach Zugang Operationen an der oberen Extremität einschließlich der Schulter ermöglicht *(B1)*.

▸ **Allgemeine Risiken.** Die Plexus-brachialis-Anästhesie lässt die typischen Risiken einer Allgemeinanästhesie vermeiden und ist insgesamt ein sehr sichereres Verfahren. Zu beachten ist aber, dass *relativ hohe LA-Dosen* benötigt werden, weshalb zentralnervöse und kardiovaskuläre Nebenwirkungen auftreten können (s. Kap. 10.1). Wichtig ist es daher, neben sorgfältigen Aspirationskontrollen die Gefahr einer intravasalen Fehlapplikation durch fraktionierte LA-Gabe zu minimieren. Das Risiko einer *Nervenschädigung* ist bei Verwendung atraumatisch geschliffener Nadeln sehr gering, besonders wenn ein Nervenstimulator oder ein Ultraschallgerät zur Lokalisierung benutzt wird.

▸ **Kontraindikationen.** Für periphere Nervenblockaden bestehen nur wenige absolute Kontraindikationen *(B2)*. Bei den Verfahren, bei denen nach versehentlicher Gefäßpunktion eine Blutstillung nicht durch digitale Kompression möglich ist (zu tief liegende Gefäße), muss eine normale Blutgerinnung vorliegen. Neurologische Ausfälle im zu anästhesierenden Gebiet gelten als relative Kontraindikation. Entschließt man sich in diesen Fällen zu einer Nervenblockade, so muss der neurologische Ausgangsbefund sorgfältig dokumentiert werden.

▸ **Nervenstimulator.** Mithilfe einer elektrischen Stimulation lassen sich Nerven eindeutig identifizieren *(B3)*. Dies erhöht nicht nur die Erfolgsrate und Qualität der Blockade, sondern trägt auch wesentlich zur Verhinderung von Nervenverletzungen bei, weil ein direkter Kontakt des Nervs mit der Kanülenspitze vermieden und diese exakt *perineural* platziert werden kann. Hierzu werden über eine spezielle Kanüle (Stimulationskanüle), die abgesehen von ihrer Spitze elektrisch isoliert ist, rhythmische Impulse (Frequenz 2 Hz) ins Gewebe abgegeben. Die Impulse sind so beschaffen, dass sie nur in motorischen Nervenfasern eine Reizantwort auslösen (Reizdauer 0,1 ms). Wenn noch bei einer Stromstärke von *weniger als 0,4 mA* rhythmische Muskelkontraktionen auftreten, kann davon ausgegangen werden, dass die Kanülenspitze in unmittelbarer Nähe des stimulierten Nervs liegt. Dann sollten nach Injektion von 1 – 2 ml LA die Kontraktionen sofort aufhören. Dies ist ein Zeichen dafür, dass sich zwischen Kanüle und Nerv keine Faszie mehr befindet. Daraufhin kann die errechnete LA-Dosis fraktioniert und unter wiederholter Aspirationskontrolle injiziert werden.

▸ **Sonografie.** Alternativ oder auch zusätzlich zur Nervenstimulation ist es möglich, die Kanüle ultraschallgesteuert korrekt zu platzieren. Moderne, hochauflösende Schallköpfe können Strukturen mit einer Größe von wenigen Millimetern sichtbar machen und erlauben inzwischen eine ziemlich zuverlässige Unterscheidung von Gefäßen, Muskeln und Nerven. Dadurch, dass auch die Begleitstrukturen sichtbar gemacht werden, lässt sich die Rate der Komplikationen (z. B. Gefäß- und Pleuraverletzungen) noch weiter reduzieren.

▸ **Lokalanästhetika.** Für periphere Nervenblockaden werden in der Regel *Amid-LA mit mittellanger oder langer Wirkungsdauer* verwendet. Hiervon zeichnet sich das mittellang wirkende **Prilocain** (Xylonest) durch kurze Anschlagzeit, sehr gute Blockade sensibler wie motorischer Fasern und die größte therapeutische Breite aller LA aus. Es wird daher

Plexus-brachialis-Anästhesie I

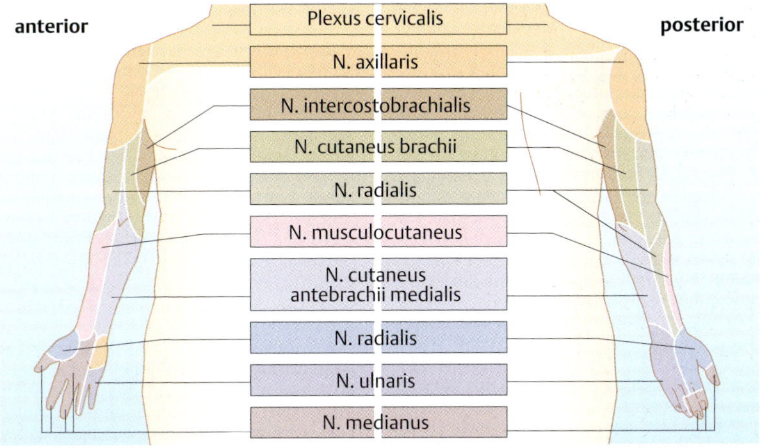

1. Innervation der oberen Extremität (anterior und posterior)

A. Anatomische Grundlagen

Operationsbereich	axillär	vertikal infraklavikulär	interskalenär
Unterarm/ Hand	•	(•)	
Ellbogen	•	•	
Oberarm		•	
Schulter		(•)	•
Klavikula			•

1. Operationsbereiche bei unterschiedlicher Blockade des Plexus brachialis

- Infektionen im Punktionsgebiet
- (gesicherte) Allergien gegen die verwendeten Pharmaka
- Blutgerinnungsstörungen bei bestimmten Blockaden (z.B. infraklavikuläre Plexusblockade)
- Ablehnung des Verfahrens durch den Patienten

2. Allgemeine Kontraindikationen (absolut)

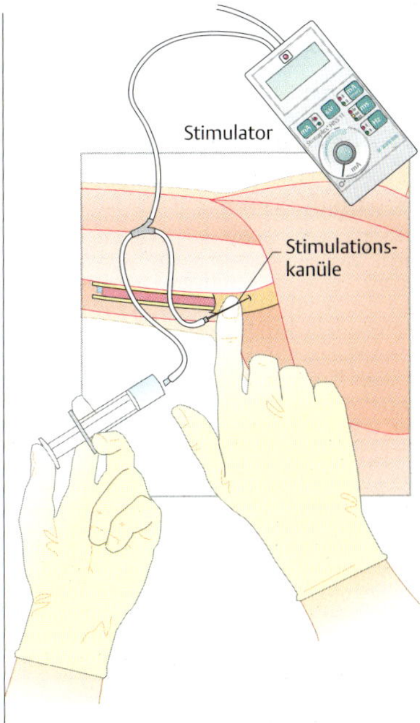

3. Elektrische Nervenstimulation

B. Methodische Grundlagen

bevorzugt eingesetzt. Als Nebenwirkung kann allerdings unter höheren Dosen (> 10 mg/kg KG) eine relevante *Methämoglobinämie* (MetHb > 10 %) auftreten, sodass bei Risikopatienten *(B4)* auf Mepivacain (Scandicain) ausgewichen werden sollte. Dadurch, dass nicht Prilocain selbst, sondern sein Metabolit *o-Toluidin* die MetHb-Bildung verursacht, steigt die MetHb-Konzentration nur langsam an. Der maximale Plasmaspiegel wird erst nach ca. 4 Stunden erreicht, jedoch ist eine Lippenzyanose bereits bei einem MetHb-Gehalt von 4 – 5 % zu beobachten. Durch Redoxsysteme wie *Toluidinblau* (3 mg/kg KG i. v.) oder *Methylenblau* (1 – 2 mg/kg KG i. v.) kann MetHb in Hämoglobin zurückverwandelt werden. Wichtig zu wissen ist, dass MetHb von den klinisch gebräuchlichen Pulsoxymetern nicht erfasst wird (s. Kap. 9.1). Zur Verlängerung der Blockade bietet sich das lang wirksame **Bupivacain** (Carbostesin) oder **Ropivacain** (Naropin) an. Wegen fast identischer pK_S-Werte (Bupivacain/Ropivacain 8,1, Prilocain 7,9) können sie jeweils gut mit Prilocain kombiniert werden, was die schnell einsetzende Wirkung von Prilocain mit der langen Wirkungsdauer von Bupivacain oder Ropivacain verbinden soll. Für Ropivacain spricht die gegenüber Bupivacain geringere Kardiotoxizität. Was die Dosierung angeht, so haben neuere Untersuchungen gezeigt, dass die LA-Grenzdosen bei peripheren Nervenblockaden generell höher als früher üblich angesetzt werden können *(B5, B6)*.

▸ **Adrenalinzusatz.** Unter bestimmten Voraussetzungen kann die Wirkung von LA durch Vasokonstriktoren wie Adrenalin (1 : 200 000 oder 1 : 100 000, entsprechend 5 oder 10 µg/ml; Höchstdosis: 0,25 mg bei Erwachsenen) verstärkt werden. Durch die lokale Vasokonstriktion soll der Abtransport des LA über das Blut verzögert und die LA-Konzentration am Wirkort erhöht werden. Hiervon verspricht man sich eine Verringerung der systemischen Nebenwirkungen und vor allem eine Verbesserung und Verlängerung der Nervenblockade. Diese Ziele lassen sich jedoch nur bei den geringer lipophilen LA (Prilocain, Mepivacain) erreichen, kaum aber bei Bupivacain und Ropivacain, denn beide sind so lipophil, dass sie schon primär sehr stark im Gewebe gebunden werden. Unabhängig davon ist die lokale Anwendung von Adrenalin nicht frei von Risiken. So besteht die Gefahr einer *ischämischen Nervenläsion* und von *systemisch toxischen Effekten* wie tachykarden Rhythmusstörungen, krisenhaften Blutdruckanstiegen und Myokardischämien. Aus Sicht der Autoren sollte daher bei peripheren Nervenblockaden besser ganz auf Adrenalin verzichtet werden.

▸ **Kontinuierliche Blockaden.** Mithilfe eines Katheters, der in die Gefäßnervenscheide eingeführt wird, lässt sich die Anästhesie oder Analgesie beliebig verlängern. Dies ermöglicht sehr lange Eingriffe (z. B. Replantationschirurgie) und postoperativ den Verzicht auf systemische Analgetika. Die begleitende Sympathikolyse führt zu einer besseren Durchblutung im Operationsgebiet und reduziert Vasospasmen, was den Heilungsverlauf besonders bei Gefäßanastomosen günstig beeinflussen kann.

C. Axilläre Blockade

Die Blockade des Pl. brachialis über den axillären Zugang ist die technisch einfachste, risikoärmste und daher am meisten verbreitete Methode. Sie kann auch ohne Stimulation oder Ultraschallkontrolle durchgeführt werden.

▸ **Technik.** Der Arm wird in der Schulter rechtwinklig ausgelagert und im Ellbogen gebeugt. Nach Rasur und Hautdesinfektion wird die **A. axillaris** als Leitstruktur möglichst weit proximal mit 2 Fingern einer Hand getastet. Eine intrakutane Lokalanästhesie am Oberrand der A. axillaris dient zur Vorbereitung der Einstichstelle für die Plexusnadel. Die Plexusnadel, die möglichst atraumatisch geschliffen sein sollte, wird dann in einem Winkel von 45° zur Haut entlang der Arterie nach proximal geführt. Die Penetration der Gefäßnervenscheide, die der Nadel einen federnden Widerstand entgegensetzt, ist in der Regel als deutlicher „Klick" zu spüren. Wenn ohne Hilfsmittel punktiert wird, sollte das LA fraktioniert vor, hinter und unter die A. axillaris gespritzt werden. Dies gewährleistet am ehesten eine vollständige Blockade. Während die Anästhesie im Bereich des N. medianus in der Regel komplett ist, gilt dies nicht immer für den N. radialis und den N. ulnaris. Eine Anästhesielücke lässt sich durch eine gezielte Nachblockade (Nervenstimulator!) beheben. Hierbei minimiert die Verwendung einer atraumatischen Nadel das Verletzungsrisiko für bereits anästhesierte Nerven. Aufgrund der besonderen Anordnung der Nervenfasern (außen proximale Fasern, innen distale Fasern) breitet sich die Anästhesie immer von proximal nach distal aus! Da der **N. musculocutaneus** die Gefäßnervenscheide meist schon vor der Achselhöhle verlässt, muss er ggf. gesondert ausgeschaltet werden. Er verläuft im M. coracobrachialis, der als etwa fin-

Plexus-brachialis-Anästhesie II

- ausgeprägte Anämie (Hb < 10 g/dl)
- deutlich eingeschränkter pulmonaler Gasaustausch (z.B. COPD)
- schwere koronare Herzkrankheit
- Mangel an MetHb-reduzierenden Enzymen
  - während der ersten 5 Lebensmonate
  - geburtshilfliche Regionalanästhesie

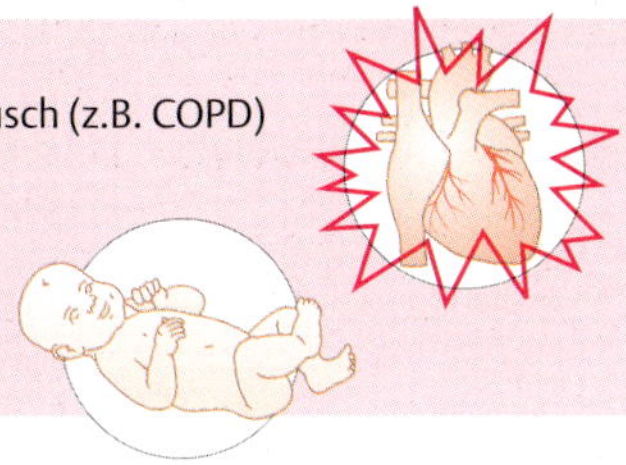

4. Kontraindikationen für Prilocain

Blockadetyp	OP-Zeit < 3 h	OP-Zeit 3–5 h
axillär	40–60 ml Prilocain 1 %	20–40 ml Prilocain 1 % + 20 ml Bupivacain 0,5 %
vertikal infraklavikulär	30–50 ml Prilocain 1 %	20 ml Prilocain 1 % + 20 ml Bupivacain 0,5 %
interskalenär	40 ml Prilocain 1 %	20 ml Prilocain 1 % + 20 ml Bupivacain 0,5 %

Hinweis: Statt Bupivacain 0,5 % kann Ropivacain 0,75 % verwendet werden.

5. LA-Dosierung bei Plexus-brachialis-Anästhesien („Single-Shot-Technik")

	Dosis* ohne Adrenalin	Dosis* mit Adrenalin
Prilocain	600 mg	600 mg
Mepivacain	400 mg	500 mg
Bupivacain	150 mg	150 mg
Ropivacain	250 mg	250 mg

* bezogen auf einen 70 kg schweren, gesunden Patienten

6. LA-Grenzdosen bei peripheren Nervenblockaden

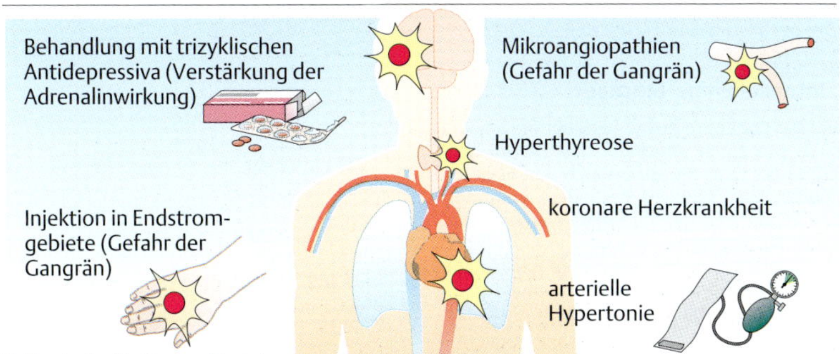

7. Kontraindikationen für Adrenalinzusatz zu Lokalanästhetika

B. Methodische Grundlagen

gerdicker Muskel oberhalb der A. axillaris gut zu tasten ist.

D. Vertikale infraklavikuläre Blockade

Die vertikale infraklavikuläre Plexusblockade ermöglicht auch Eingriffe am Oberarm, weil der N. axillaris mit ausgeschaltet wird. Darüber hinaus wird der N. musculocutaneus sicher betäubt (→ Eingriffe am Radius). Um Komplikationen wie einen Pneumothorax zu vermeiden, ist die Verwendung eines Nervenstimulators oder eine sonografische Kontrolle bei der Punktion obligat. Da bei einer versehentlichen Gefäßpunktion keine digitale Blutstillung möglich ist, darf außerdem die Blutgerinnung nicht beeinträchtigt sein.

▸ **Technik.** Der zu anästhesierende Arm ist angelagert. Als knöcherne Leitpunkte dienen die **Fossa jugularis** und das **Akromion.** Beide werden mit einem Faserstift markiert und zu einer Linie verbunden. Genau auf der Hälfte liegt, am Unterrand der Klavikula, die Einstichstelle. Nach Hautdesinfektion und Lokalanästhesie (LA bis zum Klavikulaperiost) wird eine 80 mm lange atraumatische (Stimulations-)Kanüle streng lotrecht (!) eingeführt. Dabei befindet sich der Anästhesist am Kopfende des Patienten. Zeige- und Mittelfinger der einen Hand liegen medial und lateral der Einstichstelle (medial ist in der Tiefe die 2. Rippe zu tasten). In einer Tiefe von 3 – 4 cm können Muskelkontraktionen am Unterarm ausgelöst werden. Nach Optimierung der Kanülenlage, Reduktion der Stromstärke auf unter 0,4 mA und negativer Aspirationskontrolle wird eine Testdosis von 1 – 2 ml LA injiziert. Hören daraufhin die Kontraktionen auf, so kann die Vollwirkdosis des LA unter wiederholter Aspiration langsam appliziert werden. Bei korrektem Vorgehen ist eine Verletzung der Pleura ausgeschlossen.

E. Interskalenäre Blockade

Der interskalenäre Zugang erlaubt die am weitesten proximale Blockade des Pl. brachialis und damit Eingriffe im Bereich von Hals und Schulter. Die Nähe zu besonders empfindlichen Strukturen (N. phrenicus, Ganglion stellatum, N. recurrens, N. vagus, A. vertebralis, Spinalkanal) erfordert aber eine exakte anatomische Orientierung (Nervenstimulator, Sonografie) und eine sehr umsichtige Durchführung.

▸ **Technik.** Der Kopf des Patienten wird geringfügig zur Gegenseite gedreht. Um das Aufsuchen der **hinteren Skalenuslücke,** die auf Höhe des 6. Halswirbels liegt, zu erleichtern, sollte der Patient den Kopf etwas anheben. Dadurch wird der M. sternocleidomastoideus gut sichtbar. Nun lässt man die Finger der Tasthand in den Spalt hinter diesem Muskel gleiten, woraufhin den Fingerkuppen der M. scalenus anterior anliegt. Rollt man dann mit den Kuppen hin und her, so wird eine schmale, sich nach kaudal erweiternde Rinne, die Skalenuslücke, tastbar. Häufig ist an ihrem tiefsten Punkt auch die A. subclavia gut zu fühlen. Als Leitstruktur für die Einstichhöhe dient der Ringknorpel. Nach Hautdesinfektion und Lokalanästhesie wird mit einer 40 mm langen atraumatischen (Stimulations-)Kanüle punktiert. Die Stichrichtung verläuft in einem Winkel von 45° zur Haut nach dorsokaudal. Nach Penetration der intermuskulären Faszie können in 1,5 – 2,5 cm Tiefe Muskelzuckungen am Oberarm ausgelöst werden. Bei optimaler Kanülenlage (Stromstärke < 0,4 mA) kann dann die Testdosis injiziert werden. Wegen der Nähe zur A. vertebralis und zum Spinalkanal ist eine sehr sorgfältige Aspirationskontrolle nötig. Die Gesamtmenge des LA muss langsam (über mehrere Minuten) und unter wiederholter Aspiration appliziert werden. Eine Mitblockade des **N. phrenicus** ist sehr häufig, ebenso eine **Stellatumblockade** (→ Horner-Syndrom). Auch der **N. recurrens** ist nicht selten betroffen (→ Heiserkeit). Daraus ergeben sich spezifische Kontraindikationen wie kontralaterale Parese der genannten Nerven, kontralateraler Pneumothorax und schwere Lungenfunktionsstörungen. Unbedingt vermieden werden muss eine Injektion in die **A. vertebralis,** weil schon kleinste Mengen LA (1 – 2 ml!) schwerste toxische Reaktionen hervorrufen können (Krampfanfall etc.). Ähnlich gefährlich ist eine Injektion in den **Spinal- oder Epiduralraum.**

Plexus-brachialis-Anästhesie III

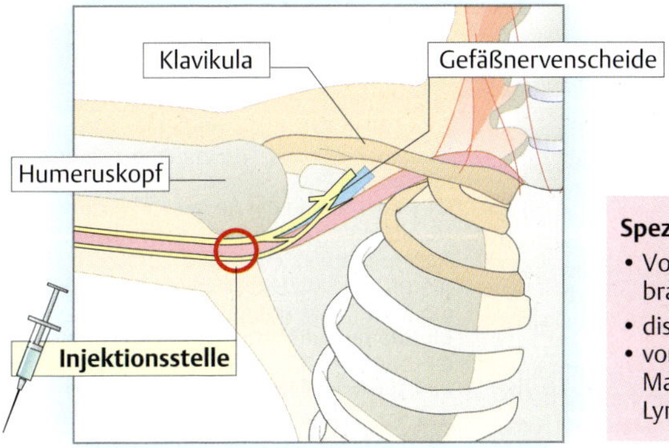

Spezielle Kontraindikationen

- Vorschädigung des Plexus brachialis
- distale Lymphangitis
- vorangegangene ipsilaterale Mastektomie mit axillärer Lymphadenektomie

C. Axilläre Blockade

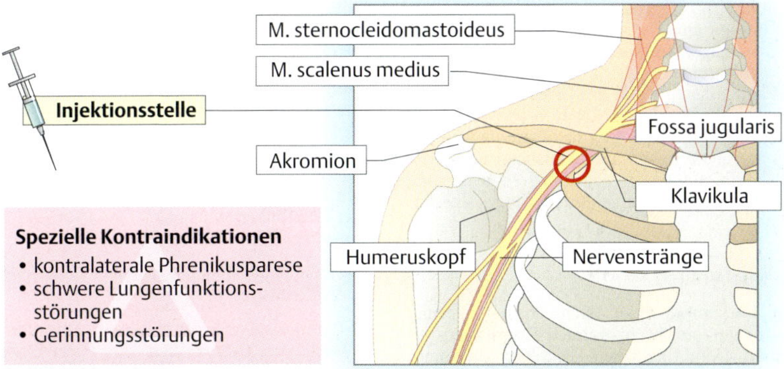

Spezielle Kontraindikationen

- kontralaterale Phrenikusparese
- schwere Lungenfunktionsstörungen
- Gerinnungsstörungen

D. Vertikale infraklavikuläre Blockade

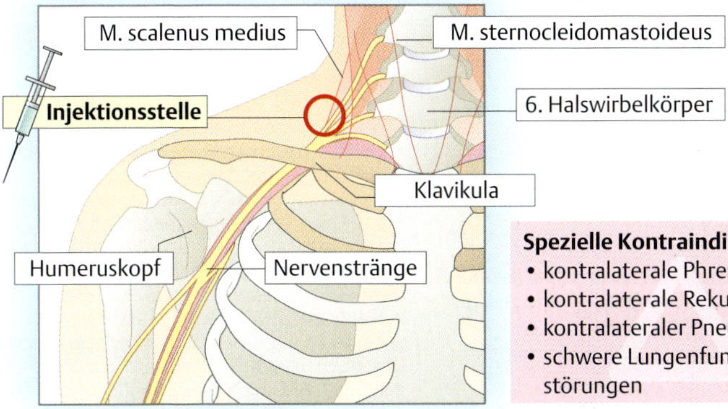

Spezielle Kontraindikationen

- kontralaterale Phrenikusparese
- kontralaterale Rekurrensparese
- kontralateraler Pneumothorax
- schwere Lungenfunktionsstörungen

E. Interskalenäre Blockade

Der Begriff „Operationslagerung" bezeichnet diejenige Körperposition des Patienten, die dem Operateur den bestmöglichen Zugang zum Operationsgebiet verschafft. Während so zwar das operative Vorgehen erleichtert wird, können lagerungsbedingt Komplikationen auftreten, vor allem dann, wenn kardiorespiratorische Größen in stärkerem Maße verändert werden. Außerdem können bei nicht sachgemäßer Lagerung Druckschäden entstehen, bevorzugt an peripheren Nerven. Deshalb ist es wichtig, die anatomischen und physiologischen Besonderheiten der verschiedenen Lagerungsformen zu kennen und zu berücksichtigen.

Für die meisten (abdominalen) Operationen ist, ebenso wie für die Einleitung einer Allgemeinanästhesie, die **Rückenlage** das Standardverfahren; für viele Eingriffe sind jedoch Modifikationen oder auch gänzlich andere Lagerungen erforderlich, z. B.:

- Steinschnittlagerung in der Gynäkologie, Urologie und Proktologie,
- Bauchlagerung in der Orthopädie und Neurochirurgie,
- Flankenlagerung in der Urologie und
- sitzende Position in der Neurochirurgie.

Die endgültige Lagerung des Patienten für die Operation sollte aus medizinischen und juristischen Gründen immer unter Federführung des Operateurs oder seines Vertreters stattfinden.

A. Rückenlage

Die horizontale oder flache Rückenlagerung ist für die meisten operativen Eingriffe ausreichend. Modifikationen bestehen in einer leichten Kopftieflage um 10 – 20° („Trendelenburg-Position"), diskreten seitlichen Neigung des Operationstisches, geringfügigen Oberkörperaufrichtung oder einer Auslagerung eines, selten beider Arme. Bei der Armauslagerung ist vor allem der **Pl. brachialis** gefährdet, weshalb eine Abduktion um mehr als 90° und eine Außenrotation ebenso wie eine Drehung des Kopfes zur Gegenseite unterbleiben müssen. Am besten wird der Kopf in der sog. Neutralstellung gelagert und durch Unterlegen eines weichen Gummirings oder durch speziell geformte Schaumstoffkissen in dieser Position gesichert. Der **N. ulnaris** kann bei seitlicher Armanlagerung in seinem Sulkus geschädigt werden, wenn der Ellbogen einer harten Unterlage ungepolstert aufliegt.

B. Bauchlage

Die Bauchlagerung ist vor allem bei Eingriffen an der **Wirbelsäule** erforderlich. Neben dem Schutz des Pl. brachialis gilt hier das besondere Augenmerk dem Kopf des Patienten. Da für Eingriffe in Bauchlage typischerweise eine Allgemeinanästhesie durchgeführt wird und hierbei Lid- und Sekretionsreflex ausgeschaltet sind, müssen die **Augen** zur Verhütung von Hornhauterosionen, wie generell üblich, mit Augensalbe versehen und zusätzlich mit Papierpflaster zugeklebt werden. Ein Druck auf die Bulbi muss unbedingt vermieden werden, um die retinale Durchblutung nicht zu beeinträchtigen. Sonst droht im schlimmsten Fall die Thrombosierung der A. centralis retinae mit irreversibler Erblindung. Bei nasaler Intubation muss mithilfe einer Gazerolle oder Mullbinde die **Zunge** im Mund fixiert werden. Anderenfalls kann sie hydrostatisch bedingt enorm an Größe zunehmen, was nach der Extubation die Atmung erheblich erschweren würde und eine primäre Extubation unmöglich macht. Von besonderer Bedeutung ist eine „freie" Lagerung von **Kehlkopf** und **Abdomen**, letzteres, um einerseits die Zwerchfellbeweglichkeit nicht einzuschränken und andererseits den venösen Rückfluss nicht zu behindern („Kavakompression" mit Blutdruckabfall und verstärkter [venöser] Blutung im OP-Gebiet). Außerdem muss eine Überstreckung der Halswirbelsäule verhindert werden.

C. Seitenlage

Die Seitenlagerung wird oft für Eingriffe im Bereich des **Thorax** oder der **Nieren** angewandt. Die besonderen Risiken bestehen hier in

- einer Verschlechterung der zerebralen Blutversorgung (durch Kompression der Aa. vertebrales und der Vv. jugulares),
- einer Schädigung von Spinalnerven (durch Kompression in den Foramina intervertebralia bei Abknicken oder Überstrecken der Halswirbelsäule),
- Druckschäden an den unteren Extremitäten und der Armplexus.

Der Plexus brachialis des unten liegenden Arms kann verletzt werden, wenn der Oberkörper auf die Achsel drückt. Zur Entlastung wird z. B. ein zusammengerolltes Tuch unter diese Thoraxseite gelegt. Damit die Halswirbelsäule nicht abknickt, muss der Kopf achsengerecht auf einem Kissen gelagert werden. Der oben liegende Arm wird meistens „aufgehängt", um auch hier den Plexus vor Druck und Zug zu schützen. Ein Kissen zwischen den

Lagerungsformen I

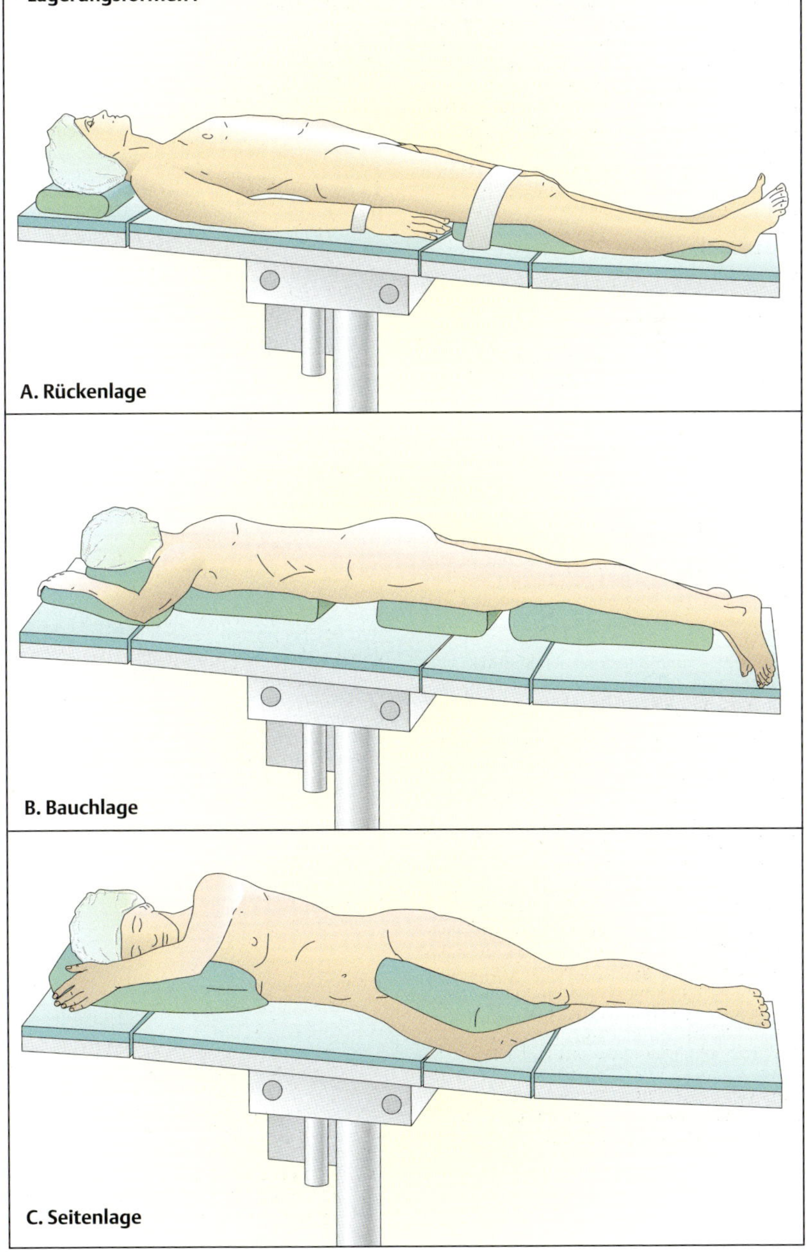

leicht gebeugten Knien verringert den Druck auf das unten liegende Bein.
Eine spezielle Form der Seitenlagerung ist die sog. **Flankenlagerung** oder auch **seitliche Taschenmesserposition** für bestimmte Eingriffe an der Niere. Hierfür wird der Patient zunächst auf die Seite gedreht, dann werden Kopf- und Fußende des Operationstisches so weit abgesenkt, dass die Flanke am höchsten zu liegen kommt.

D. Steinschnittlage

Die Steinschnittlagerung ist wie die Flankenlagerung und die sitzende Position eine extreme Lagerungsvariante, was die **kardiorespiratorischen Auswirkungen** angeht (s. u.). Sie wird zudem oft mit einer leichten Kopftieflage kombiniert. Neben den Vorsichtsmaßregeln, die für die Rückenlage zu beachten sind, ist hier für den Schutz des **N. peronaeus** im Bereich des Fibulaköpfchens zu sorgen.

E. Sitzende Position

Die sitzende Position ist nur für **bestimmte intrakranielle Operationen** notwendig. Neben einer möglichen Schädigung der Nn. ischiadici in den Foramina infrapriformia sind es vorrangig 2 Faktoren, die diese Lage risikoreich machen:
1. ein HZV- und Blutdruckabfall durch Verminderung des venösen Rückstroms, verbunden mit der Gefahr eines kritischen Abfalls der Hirndurchblutung, und
2. die Möglichkeit einer lebensbedrohlichen Luftembolie bei Verletzung intrakranieller Venen oder von Durasinus (hier negativer Druck im Sitzen).

Die intraoperative Überwachung des Patienten muss den besonderen Gefahren Rechnung tragen. Sie umfasst über die Standardmaßnahmen hinaus immer die invasive Messung des arteriellen und zentralvenösen Drucks sowie zur Detektion intravasaler Luft die präkordiale Dopplersonografie oder transösophageale Echokardiografie. Der arterielle Mitteldruck muss hoch genug sein, um im Sitzen einen ausreichenden zerebralen Perfusionsdruck zu gewährleisten. Gegebenenfalls müssen dazu Vasopressoren eingesetzt werden.

F. Physiologische Veränderungen

Die durch die beschriebenen Lagerungen ausgelösten Veränderungen betreffen in erster Linie Herz, Kreislauf und Lunge.

▸ **Herz und Kreislauf.** Im Vordergrund stehen die *Veränderungen des venösen Rückstroms.* Beim Absenken der Beine unter das Herzniveau (z. B. sitzende Position, Flankenlagerung) wird der venöse Blutfluss aus den abhängigen Körperpartien zum Herzen vermindert, was in der Regel HZV und Blutdruck abfallen lässt. Werden die Beine dagegen über das Herzniveau angehoben (z. B. Steinschnitt-, Kopftieflagerung), so wird der venöse Rückfluss deutlich gesteigert. Bei herzinsuffizienten Patienten kann dadurch eine myokardiale Volumenüberlastung entstehen. Eine zusätzliche Kopftieflagerung behindert den Blutabfluss aus dem Gehirn.

▸ **Lunge.** Je nach Körperlage verringern sich, abhängig von der Verschiebung des Zwerchfells nach kranial, die *funktionelle Residualkapazität* (FRC) und die *thorakale Compliance.* Am ungünstigsten wirkt sich in diesem Sinne eine Kombination aus Kopftief- und Steinschnittlage aus. Kommen weitere Faktoren hinzu, wie z. B. eine Adipositas oder bei laparoskopischen Eingriffen ein Kapnoperitoneum, so werden die Auswirkungen verstärkt. Die vermehrte Bildung von Mikroatelektasen (bevorzugt in den unten liegenden Lungenabschnitten) kann dann leicht zu einer arteriellen Hypoxie und einer Hyperkapnie führen. Bei beatmeten Patienten lässt sich dies durch große Atemzugvolumina, einen PEEP und langsamen inspiratorischen Gasfluss weitgehend vermeiden. Aufgrund der verminderten Compliance müssen dabei allerdings höhere Beatmungsdrücke in Kauf genommen werden. In diesem Zusammenhang ist vor allem bei der Bauchlage darauf zu achten, eine abdominale Kompression mit entsprechender Beeinträchtigung der Zwerchfellbewegungen zu verhindern.

Lagerungsformen II

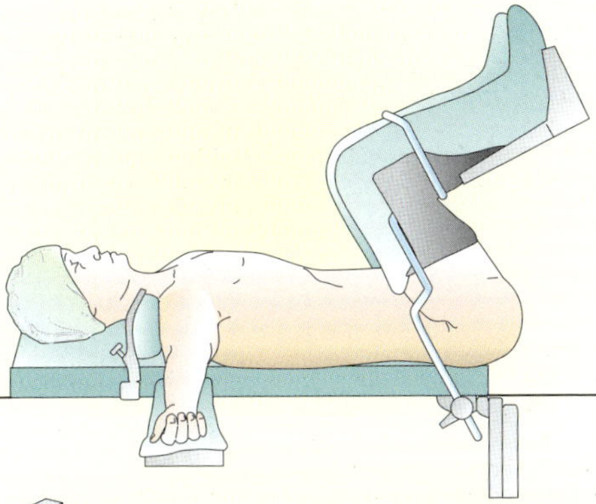

D. Steinschnittlage

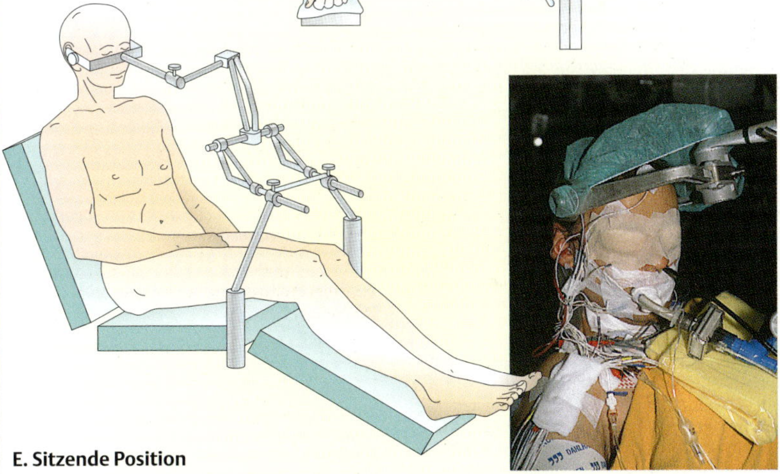

E. Sitzende Position

	FRC und Compliance	Venöser Rückstrom	Besonderheiten
Rücken-/Seitenlage	↓	±0	
Kopftieflage	↓↓	↑	Behinderung des hirnvenösen Abflusses, Erhöhung des intragastralen Drucks und damit erhöhtes Aspirationsrisiko, Gefahr der Tubusdislokation in einen Bronchus
Bauchlage	(↓)	±0	Gefahr der Kavakompression
Steinschnittlage	↓	↑	
Sitzende Position	(↓)	↓↓	Gefahr der Luftembolie

FRC = funktionelle Residualkapazität; Compliance = thorakale Compliance

F. Physiologische Veränderungen

Da die Schutzreflexe unter Allgemeinanästhesien generell und unter Regionalanästhesien lokal ausgeschaltet sind, besteht die Gefahr, dass anatomische Strukturen unbemerkt geschädigt werden. Auch bei sorgfältigster Durchführung der Lagerung ist der Eintritt von Nervenläsionen, Gewebenekrosen oder eines Kompartmentsyndroms nie ganz auszuschließen.

A. Nervenschäden

▸ **Pathogenese.** Nerven können in ihrem Verlauf besonders dann geschädigt werden, wenn sie knöchernen Strukturen direkt aufliegen und als Folge unsachgemäßer Lagerung **Druck** auf diesen Bereich ausgeübt wird (z. B. N. radialis, N. ulnaris, N. peronaeus, N. facialis). Demgegenüber kann starker **Zug** zu einer Nervenüberdehnung bis hin zu einem Wurzelausriss führen (z. B. Plexusläsion bei Herunterfallen eines Arms). Bei einer Überdehnung besteht die Gefahr, dass kleinere Nervengefäße reißen und sich intraneural Hämatome bilden. Das pathogene Substrat derartiger Schädigungen ist eine kompressionsbedingte **Ischämie der Vasa nervorum.** Je nach Ausmaß wird hierdurch nur der Funktions- oder auch der Strukturstoffwechsel der Nervenzellen gestört. Wird der Strukturstoffwechsel längere Zeit beeinträchtigt, so entwickeln sich Nekrosen.

▸ **Besonderheiten unter Anästhesie.** Bei allen Methoden der Schmerzausschaltung, also sowohl bei Allgemeinanästhesien als auch bei Regionalanästhesien, können Patienten sonst für sie unangenehme und schmerzhafte Positionen einzelner Körperpartien nicht mehr wahrnehmen. Bei nicht anästhesierten Patienten treten dagegen bereits nach wenigen Minuten Schmerzen auf, wenn z. B. der Arm um mehr als 90° abduziert wird (häufig ist dabei auch der Radialispuls nicht mehr zu fühlen). Schon 30 – 40 Minuten in einer solchen Lage können ausreichen, um einen Nerv ernsthaft zu schädigen.

▸ **Prädispositionen.** Unter den Faktoren, die eine Nervenschädigung begünstigen, finden sich angeborene Anomalien ebenso wie erworbene Erkrankungen. Während bei ersteren die sog. **Engpasssyndrome** dominieren (z. B. Hypertrophie des M. scalenus anterior und medius, Existenz einer Halsrippe, anomaler Ursprung des Pl. brachialis), handelt es sich bei Letzteren überwiegend um primäre oder sekundäre **Störungen der Mikrozirkulation.** Neben schon vorhandenen Mikroangiopathien (z. B. bei Diabetes mellitus) können aber auch erst im Verlauf einer Operation auftretende kardiozirkulatorische Veränderungen (z. B. Schock, disseminierte intravasale Koagulation oder ausgeprägte Hypothermie) den Blutfluss in den Vasa nervorum reduzieren. Bei einer **Kachexie** fehlen den Patienten die subkutanen Fettpolster, was sie anfälliger für druckbedingte Nervenschäden macht.

▸ **Schweregrade.** Nervenverletzungen können in 3 Schweregrade eingeteilt werden: Neurapraxie, Axonotmesis und Neurotmesis *(A2)*. Während es sich bei der **Neurapraxie** nur um eine funktionelle Schädigung mit völliger Rückbildung von Sensibilitätsstörungen und möglicherweise leichten Paresen innerhalb weniger Tage handelt, finden sich bei der Axonotmesis und vor allem bei der Neurotmesis strukturelle Läsionen. Bei der **Axonotmesis** bleiben die bindegewebigen Nervenhüllstrukturen (Epi-, Peri-, Endoneurium) als Leitschiene für die Regeneration erhalten; bei der **Neurotmesis** hingegen sind sämtliche Nervenanteile betroffen, sodass eine Restitutio an integrum in der Regel nicht möglich ist. Hierzu ist eine Reanastomosierung der Nervenenden notwendig.

B. Prävention und Therapie von Nervenschäden

Durch Vermeidung extremer Lagerungen, weiche Unterpolsterung von aufliegenden nervenführenden Knochenstrukturen und nicht einschnürende Fixierung von Extremitäten lassen sich Nervenschäden in den allermeisten Fällen verhindern, zumindest dann, wenn risikoerhöhende Faktoren fehlen. Kommt es dennoch zu einer Schädigung, so ist eine fachneurologische Begutachtung zur exakten Befunderhebung und Einleitung der nötigen therapeutischen Maßnahmen erforderlich. Bei kompletter Durchtrennung eines Nervs ist immer eine neurochirurgisch-operative Behandlung anzustreben.

Lagerungsschäden

- angeboren (→ Plexus brachialis)
  - Hypertrophie des M. scalenus anterior und medius
  - Existenz einer Halsrippe
  - anomaler Ursprung des Plexus brachialis
- erworben
  - Mikrozirkulationsstörungen als Folge von Mikroangiopathien, Schock, disseminierter intravasaler Koagulation, Hypothermie
  - Kachexie

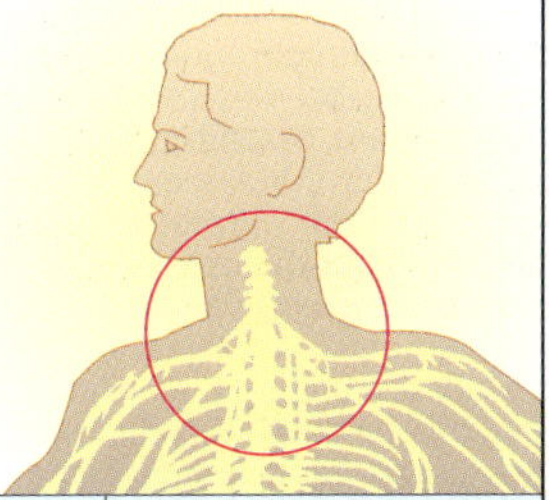

1. Prädispositionen

	Neurapraxie	Axonotmesis	Neurotmesis
Schädigungs-form	Commotio nervi ohne Kontinuitätsunterbrechung	lokale Zerstörung von Axonen und Markscheiden	totale oder subtotale Nervendurchtrennung
Ursachen	Prellung, Druck, Ödem, Hämatom	Quetschung	Schnittverletzung, schwerste Quetschung
Elektro-myogramm	keine Denervierungszeichen	passagere Denervierung	nach 1–2 Wochen typische Denervierungspotenziale
Nerven-leitungsge-schwindigkeit	leicht vermindert	erheblich vermindert oder aufgehoben	keine Nervenleitung
Therapie	konservativ	konservativ	operativ (Nervennaht)
Regeneration	rasch und vollständig	protrahiert, aber i.d.R. vollständig	ohne Operation unvollständig

2. Übersicht über die verschiedenen Schweregrade einer Nervenschädigung

A. Nervenschäden

Prävention

- Vermeidung extrem unphysiologischer Lagen
- weiche Unterpolsterung von Nervenauflagepunkten
- Fixierung von Extremitäten

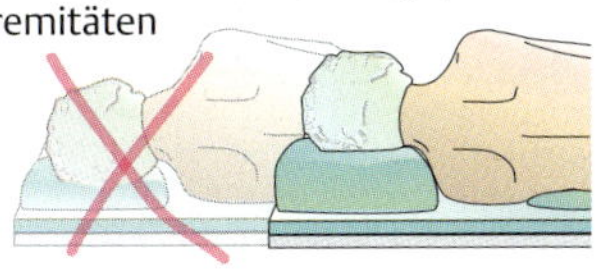

Therapie

- konservativ
  - gezielte Krankengymnastik
  - Reizstromtherapie → Durchlutungsförderung, Verhinderung von Muskelatrophien, Kontrakturen und Gelenkversteifungen
- operativ
  - Nervenreanastomierung

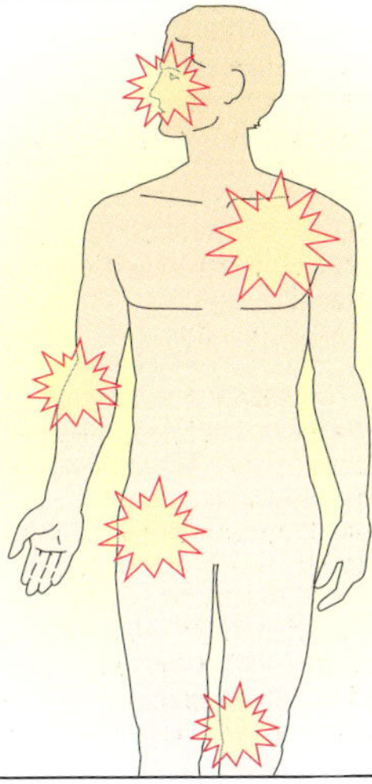

B. Prävention und Therapie von Nervenschäden

Neben den kardiovaskulären sind es vor allem die pulmonalen Erkrankungen, die die perioperative Komplikationsrate und das Anästhesierisiko ganz wesentlich erhöhen können. Das gilt ganz besonders dann, wenn bei fortschreitender Erkrankung eine pulmonale Hypertonie mit Rechtsherzbelastung oder Rechtsherzinsuffizienz hinzukommt. Präoperativ ist eine eingehende Diagnostik erforderlich, um Art und Ausprägung der Krankheit abschätzen und nach Möglichkeit gezielte therapeutische Maßnahmen zur Verbesserung der Lungenfunktion einleiten zu können. Zumindest wenn es sich um aufschiebbare Eingriffe handelt, soll der Patient in den bestmöglichen Zustand gebracht werden. Respiratorische Komplikationen (s. Kap. 13.2) betreffen, abgesehen von der Ein- und Ausleitung einer Narkose, weniger die intraoperative, sondern mehr die postoperative Phase.

A. Nosologie

Nach atemmechanischen Gesichtspunkten lassen sich **restriktive und obstruktive Lungenerkrankungen** unterscheiden. Bei den *restriktiven* ist die belüftete (ventilierte) und durchblutete (perfundierte) Lungenoberfläche, d. h. die Gasaustauschfläche, vermindert, was intra- und extrapulmonale Ursachen haben kann *(A1)*; bei den *obstruktiven Lungenerkrankungen* sind die Strömungswiderstände in den Atemwegen erhöht. Restriktive und obstruktive Veränderungen können einzeln, aber auch gemeinsam auftreten. In jedem Fall bilden *Verteilungsstörungen*, d. h. eine Fehlabstimmung von Ventilation und Perfusion, die pathophysiologische Grundlage für eine Beeinträchtigung des pulmonalen Gasaustausches, die bis hin zu einer akuten respiratorischen Insuffizienz gehen kann.

► **COPD.** Mit der Abkürzung „COPD" („chronic obstructive pulmonary disease") bezeichnet man im Deutschen die **chronische obstruktive Lungenerkrankung.** Unter diesem Begriff wird eine Reihe von chronischen Krankheitsbildern zusammengefasst, deren gemeinsames Merkmal die Atemwegsobstruktion ist: die chronische obstruktive Bronchitis, das obstruktive Lungenemphysem und das asthmatoide Syndrom.

Die Entstehung einer COPD ist ein multifaktorielles Geschehen, wobei *exogene Noxen* (Reizstoffe, Allergene, Infektionserreger) mit *endogenen Faktoren* (bronchiale Hyperreaktivität, reduzierte bronchopulmonale Abwehr) zusammenwirken *(A2)*. Morphologisches Substrat ist eine *chronische Schädigung der Bronchialschleimhaut* mit Beeinträchtigung des ziliaren Reinigungsmechanismus, vermehrter Produktion zähen Bronchialsekrets (Hyper- und Dyskrinie) und entzündlichem Schleimhautödem, was sich klinisch als typische bronchitische Symptomatik, d. h. in Form von *Husten und Auswurf*, zeigt. Von einer **chronischen Bronchitis** spricht man nach WHO-Definition, wenn Husten und Auswurf über mindestens 3 Monate in 2 aufeinanderfolgenden Jahren bestehen. Mit der Zeit kommt es durch Umbauvorgänge zu einer Erschlaffung und Rarefizierung des Lungengerüsts („Emphysem"; s. u.). Die begleitende Reduktion des Kapillargebiets lässt dann, zusammen mit der hypoxischen pulmonalen Vasokonstriktion („Euler-Liljestrand-Mechanismus"; s. Kap. 7.5), außerdem nach und nach die rechtsventrikuläre Nachlast ansteigen (→ Cor pulmonale chronicum).

Als Folge der *Atemwegsobstruktion* ist die Atemarbeit erhöht und die Belastungsreserve eingeschränkt. Die Gasaustauschstörung betrifft die O_2-Aufnahme (Oxygenierung) und die CO_2-Abgabe (Ventilation im engeren Sinn), wobei die CO_2-Abgabe zunächst aber besser aufrechterhalten werden kann als die O_2-Aufnahme. Bei fortgeschrittener Erkrankung sind allerdings $PaCO_2$-Werte von 60 mmHg in Ruhe keine Seltenheit. Im Laufe der Zeit adaptiert die Atemregulation an die *chronische Hyperkapnie*. Bei diesen Patienten wird die Atmung hauptsächlich über den PaO_2 gesteuert, d. h. über die arterielle Hypoxie. In der Spirometrie (s. u.) fallen eine erniedrigte Vitalkapazität und ein überproportional vermindertes forciertes exspiratorisches Volumen auf, im Blutbild findet sich oft eine kompensatorische Polyglobulie. Extremformen der COPD sind der *Pink Puffer* und der *Blue Bloater (A3)*. Im klinischen Alltag begegnen einem jedoch zumeist Mischtypen.

Die morphologische Grundlage eines **Lungenemphysems** ist die *irreversible* Erweiterung der Lufträume distal der Bronchioli terminales infolge einer Zerstörung der Bronchialwände. Aus dem damit verbundenen *Verlust von Surfactant*, dem Faktor, der die Oberflächenspannung der Alveolen vermindert, resultiert eine Instabilität der Bronchiolen, die dann während der Exspiration kollabieren können, noch bevor die normale Ausatmung beendet ist. Dadurch wird vermehrt Luft in den Alveolen zurückgehalten („Air-Trapping"), sodass die Residualkapazität ansteigt. Da der O_2-Anteil dieser „trapped air" aber geringer ist als der der Inspirationsluft, verringert sich auch die O_2-Abgabe an das vorbeiströmende Blut. Das bedeutet einen Anstieg der venösen Beimischung im arterialisierten Blut und damit

Lunge I

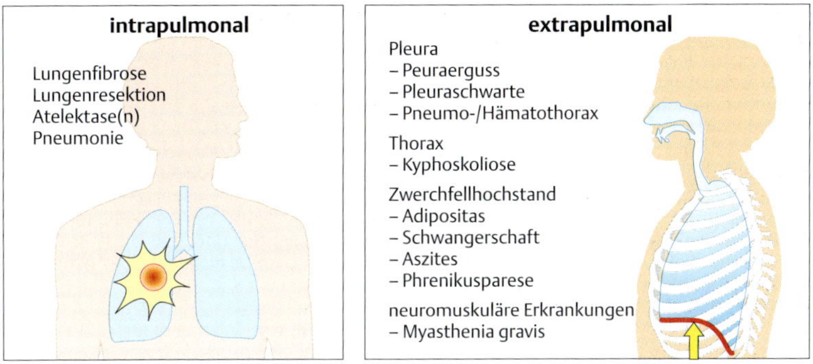

1. Ursachen restriktiver Lungenveränderungen

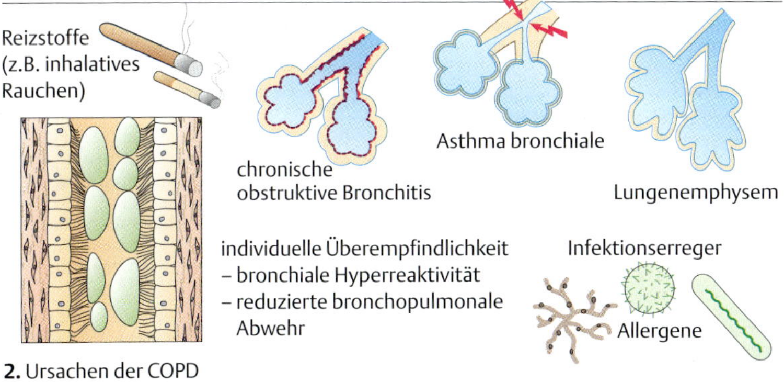

2. Ursachen der COPD

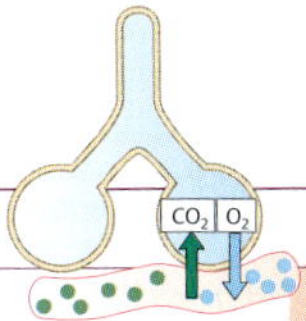

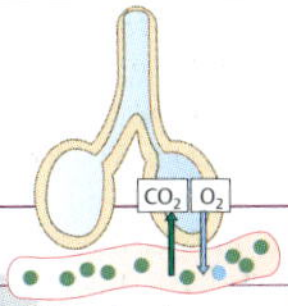

	A-Typ Emphysematiker (Pink Puffer)	**B-Typ Bronchitiker (Blue Bloater)**
Alter	50–60 Jahre	40–50 Jahre
Klinik	Dyspnoe kachektisch	Husten und Auswurf (Raucher) adipös, zyanotisch
Röntgenbild	Überblähung verminderte Gefäßzeichnung	Kardiomegalie, Stauung vermehrte Gefäßzeichnung
Gasaustausch (in Ruhe)	$PaO_2 \approx 70$ mmHg $PaCO_2$ normal	$PaO_2 < 70$ mmHg $PaCO_2 > 45$ mmHg
Atemregulation	erhalten	beeinträchtigt

3. Extremformen der COPD

A. Nosologie

eine verschlechterte Oxygenierung des Organismus. Im fortgeschrittenen Stadium werden diese Areale durch Umbauvorgänge an den Gefäßen ganz von der Perfusion abgetrennt („Gefäßrarefizierung"), was zu einer Zunahme des funktionellen Totraums mit entsprechender Beeinträchtigung der CO_2-Elimination führt.

Das **Asthma bronchiale** ist durch eine ausgesprochene *Hyperreagibilität des Bronchialsystems* gekennzeichnet. Auf diesem Boden können verschiedene allergische und nicht allergische Stimuli generalisierte Obstruktionen der kleinen Atemwege („Bronchospasmus") mit Dyspnoe und exspiratorischem Stridor auslösen. Während dieser Anfälle finden sich neben der spastischen Kontraktion der Bronchialmuskulatur auch eine vermehrte Produktion von zähem Bronchialsekret und eine ödematöse Schleimhautschwellung, was beides die Obstruktion verstärkt. Im Extremfall kann sich aus einem Asthmaanfall ein sog. **Status asthmaticus** entwickeln, d.h. eine z.T. über Tage persistierende schwerste Atemwegsobstruktion mit respiratorischer Globalinsuffizienz (s.u.). Zu Beginn der asthmatischen Erkrankung ist die Lungenfunktion im anfallfreien Intervall noch unbeeinträchtigt. Das ändert sich aber mit zunehmender Krankheitsdauer. Durch einen allmählichen entzündlichen Umbau mündet auch ein Asthma bronchiale schließlich in ein Lungenemphysem.

B. Präoperative Diagnostik und Behandlung

▸ **Diagnostik.** Die Diagnostik fußt auf Anamnese und klinischer Untersuchung. Bei Auffälligkeiten werden weiterführende radiologische Untersuchungen, eine *Spirometrie* und eine *arterielle Blutgasanalyse* erforderlich. Mithilfe von Spirometrie und Blutgasanalyse kann die Lungenfunktion beurteilt werden (s. Kap. 2.2). Außerdem lassen sich spirometrisch, wie der folgenden Übersicht zu entnehmen ist, restriktive und obstruktive Lungenerkrankungen voneinander abgrenzen:

	VC	FEV_1 (abs.)	FEV_1/VC*
Restriktion	↓	↓	normal
Obstruktion	±0/↓	↓	

VC = Vitalkapazität; FEV1 = forciertes Exspirationsvolumen; abs. = absolut; * FEV1 relativ

Die beste Aussagekraft im Hinblick auf die pulmonale Reserve soll der FEV_1 und dem unter Belastung (Ergometrie) bestimmten PaO_2 und $PaCO_2$ zukommen. Insbesondere wird die **FEV_1** herangezogen, um das Risiko einer postoperativen Ateminsuffizienz einzuschätzen. Bei Erwachsenen gilt das Risiko

- bei einer FEV_1 > 2 l als normal,
- bei einer FEV_1 = 0,8 – 2 l als erhöht und
- bei einer FEV_1 < 0,8 l als sehr hoch.

Falls bei einer fortgeschrittenen Lungenerkrankung der Verdacht auf eine pulmonale Hypertonie mit Rechtsherzbelastung bestätigt oder ausgeräumt werden soll, müssen eine *Echokardiografie* und ggf. auch eine *Rechtsherzkatheteruntersuchung* durchgeführt werden.

▸ **Behandlung.** Während restriktive Lungenerkrankungen durch konservative, vor allem pharmakotherapeutische Maßnahmen nicht oder nur in den seltensten Fällen gebessert werden können, sprechen die chronische obstruktive Bronchitis und das Asthma bronchiale sehr gut darauf an. Die Möglichkeiten umfassen hier neben einer physikalischen Atemtherapie

- die Verbesserung der Sekretmobilisation durch vermehrte Flüssigkeitsaufnahme (> 3 l/d) und durch Inhalationstherapie, evtl. unterstützt durch die Verabreichung von Expektoranzien,
- die antiobstruktive Therapie mit Bronchodilatatoren (Mittel der 1. Wahl: β_2-Sympathomimetika inhalativ, evtl. zusätzlich Theophyllin p.o.),
- die längerfristige Gabe von Glukokortikoiden (inhalativ, ggf. auch p.o.), um so die abakterielle chronische Entzündung zu unterbrechen, und
- die antibiotische Sanierung einer bakteriellen bronchopulmonalen Infektion.

Eine *Nikotinabstinenz* verbessert die pulmonale Situation nur dann nachhaltig, wenn sie mindestens 4 Wochen vor der Operation begonnen wird. Ein bereits eingetretener emphysematöser Lungenumbau ist nicht mehr reversibel, hier kann bestenfalls ein weiteres Fortschreiten verhindert oder verzögert werden.

Lunge II

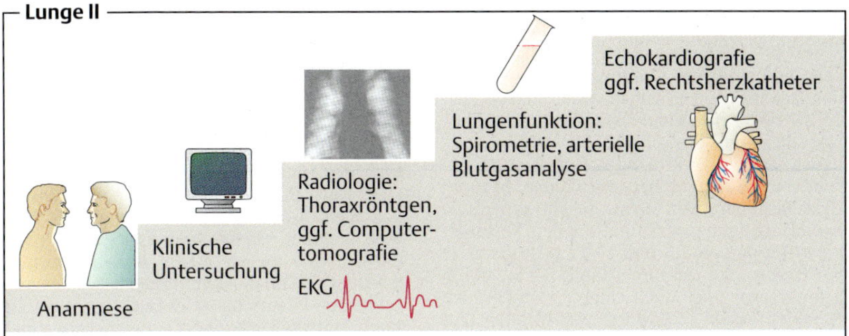

1. Diagnostische Maßnahmen

- Perkussion: hypersonorer Klopfschall
- Auskultation: abgeschwächtes Atemgeräusch
  - Obstruktion: Giemen und Brummen
  - Bronchitis: grobblasige Rasselgeräusche
  - Spastik: exspiratorisches Pfeifen und verlängertes Exspirium
- Röntgenbild: erhöhte Strahlentransparenz, evtl. Bullae bei Lungenemphysem und Bronchialwandverdickung bei Peribronchitis
- Blutgase: $PaO_2\downarrow$, $PaCO_2\uparrow$
- Spirometrie: VC↓, FRC*↑, $FEV_1\downarrow$ (abs. u. rel.)
- Blutbild: Polyglobulie
- ggf. Zeichen der Rechtsherzbelastung oder Rechtsherzinsuffizienz

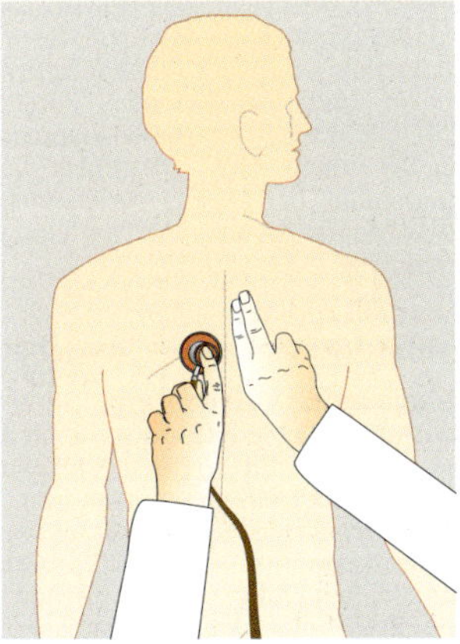

*funktionelle Residualkapazität

2. Diagnose der COPD

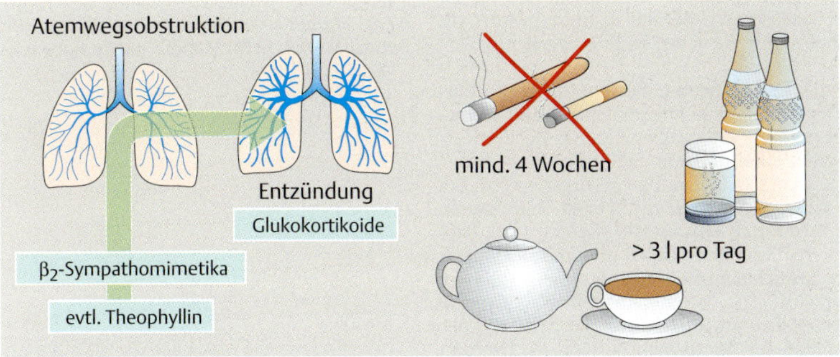

3. Therapiemaßnahmen

B. Präoperative Diagnostik und Behandlung

C. Perioperative Komplikationen

Schon bei Lungengesunden wird die Häufigkeit perioperativer pulmonaler Komplikationen (s. Kap. 13.2) erheblich von der Lokalisation des operativen Eingriffs mitbestimmt (Thorax: 40 – 80 %, Oberbauch: 20 – 40 %, Unterbauch: 10 – 20 %, extraabdominal: 1 – 2 %). Besonders bei vorgeschädigter Lunge begünstigen perioperativer Stress, die intraoperative Beeinträchtigung der funktionellen Residualkapazität (s. Kap. 7.5 und 11.1), postoperative Störungen der Atemmechanik (z. B. durch Schmerzen) wie auch eine postoperative Atemdepression (z. B. durch Anästhetika und Opioide) die Entwicklung einer **respiratorischen Insuffizienz.** In Bezug auf die Gasaustauschstörung, die anhand einer arteriellen Blutgasanalyse diagnostiziert wird, kann eine *Partialinsuffizienz* (art. Hypoxie, Normo- oder Hypokapnie) von einer *Globalinsuffizienz* (art. Hypoxie und Hyperkapnie) unterschieden werden. Von einer arteriellen Hypoxie spricht man bei einem $PaO_2 < 70$ mmHg, von einer Hyperkapnie bei einem $PaCO_2 > 45$ mmHg und von einer Hypokapnie bei einem $PaCO_2 < 35$ mmHg.

D. Anästhesiologisches Vorgehen

▸ **Präoperative Vorbereitung.** Die gewohnte antiobstruktive Medikation sollte bis zur Operation weitergeführt werden. Glukokortikoide müssen bei chronischer Anwendung in einer Dosis oberhalb der Cushing-Schwelle (30 mg Hydrocortison tgl.; s. Kap. 3.3) perioperativ vorübergehend höher dosiert werden. Präoperativ ist vor allem bei Asthmatikern für eine gute Stressabschirmung zu sorgen, wobei jedoch atemdepressiv wirkende Anxiolytika dann nicht eingesetzt werden dürfen, wenn der Gasaustausch bereits in Ruhe gestört ist, insbesondere nicht bei einer Hyperkapnie.

▸ **Anästhesieführung.** Bei peripheren Eingriffen sollte eine Regionalanästhesie bevorzugt werden. Eine Allgemeinanästhesie erfordert bei Patienten mit hyperreagiblem Bronchialsystem ein besonderes Vorgehen *(D).* Bei der Medikamentenauswahl sind Substanzen, die systemisch Histamin freisetzen (z. B. Barbiturate, Succinylcholin) und damit den Tonus der Bronchialmuskulatur erhöhen können, möglichst zu vermeiden. Obwohl *Opioide* über einen parasympathomimetischen Effekt ebenfalls den Tonus steigern können, werden sie erfolgreich eingesetzt. Hier scheint die analgetische und damit stressabschirmende Wirkung diesen Nachteil auszugleichen. Allerdings sollten sie nicht zu hoch dosiert werden. Beachtet werden muss zudem – besonders bei Emphysematikern –, dass nach schneller intravenöser Gabe eine Thoraxrigidität auftreten kann (s. Kap. 4.4). Vorteilhaft sind *volatile Anästhetika*, denn sie wirken bronchodilatatorisch. Dies gilt noch stärker für *Ketamin*, das daher auch als Ultima ratio für die Behandlung des Status asthmaticus angesehen wird (sehr hohe Dosis!). Für die Intubation wird – vor allem bei Asthmatikern – eine *tiefe Narkose* benötigt, ebenso wenn möglich für die Extubation, um so einen Bronchospasmus oder Asthmaanfall zu verhindern. Bei der maschinellen Beatmung ist es wichtig, einerseits hohe Spitzendrücke wegen der Gefahr eines Barotraumas (s. Kap. 7.5) und andererseits eine Behinderung der Ausatmung durch zu kurze Exspirationszeiten zu vermeiden. Besteht bei einer fortgeschrittenen COPD eine metabolisch kompensierte respiratorische Azidose, dann darf der Patient keinesfalls abrupt normoventiliert werden, weil damit die Azidose unvermittelt in eine Alkalose umschlagen würde, verbunden mit der Gefahr einer zerebralen und koronaren Minderperfusion (s. Kap. 9.5). Vor der Extubation sollte nicht routinemäßig endotracheal abgesaugt werden, sondern nur bei Bedarf und dann auch nur bei ausreichend tiefer Narkose. Auf *Cholinesterasehemmer* zur Antagonisierung eines Relaxansüberhanges sollte möglichst verzichtet werden, weil sie über einen parasympathomimetischen Effekt bronchokonstriktorisch wirken können. Für die postoperative Schmerztherapie sind *Prostaglandinsynthesehemmer* (z. B. Acetylsalicylsäure) nicht geeignet, denn sie führen zu einem Anstieg der ebenfalls bronchokonstriktorisch wirkenden Leukotriene. Empfehlenswert sind dagegen *Metamizol* und Opioide wie *Piritramid* (s. Kap. 14.4).

Zur *akuten bronchialen Obstruktion* (Bronchospasmus, Asthmaanfall) siehe Kap. 13.2.

Lunge III

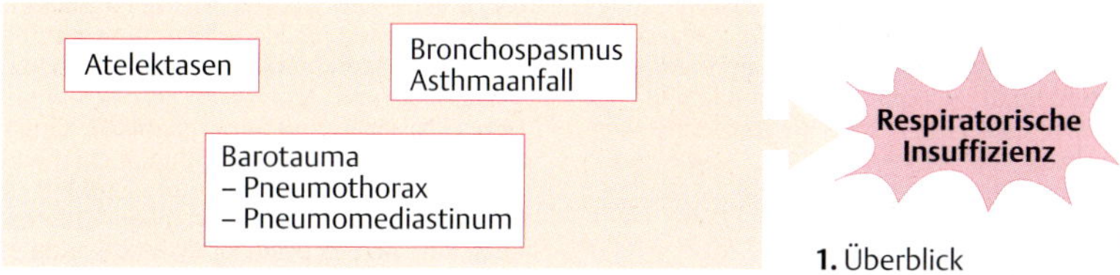

1. Überblick

Arterielle Hypoxie	Hyperkapnie
Tachykardie → Bradykardie	
Herzrhythmusstörungen	
arterielle Hypertonie → Hypotonie	
Tachypnoe → Bradypnoe	
Unruhe, Erregung, Desorientierung	
Krämpfe	
Somnolenz → Koma	$PaCO_2$ > 70 mmHg: „CO_2-Narkose"
Schwitzen	
Zyanose (desoxygeniertes Hb > 5 g/dl)	Hautrötung (Dilatation der Hautgefäße)

2. Klinische Zeichen der Ateminsuffizienz

C. Perioperative Komplikationen

1. Endotracheale Intubation
- in tiefer Narkose

2. Medikamente
- möglichst keine Verwendung histaminfreisetzender oder sulfithaltiger Substanzen
- evtl. Prophylaxe mit H_1- und H_2-Antihistaminika (s. Kap. 3.2 u. 13.4)
- empfohlene Substanzen: Propofol, Etomidat, volatile Anästhetika, alle „Narkose-Opioide", cis-Atracurium, alle Steroidrelaxanzien

3. Beatmung
- Ziel: Normoxie und Normokapnie (außer bei chronischer respiratorischer Azidose)
- niedriger Flow, Atemzeitverhältnis 1 : 3 bis 1 : 1 (*cave:* intrinsischer PEEP, entsteht bei zu kurzer Exspiration durch Erhöhung des pulmonalen Restvolumens!) PEEP max. 5 cmH_2O (zur Verhinderung von Air-Trapping)
- Beatmungsfilter (zum Anfeuchten und Erwärmen der Atemluft)

4. Extubation
- in tiefer Narkose (außer bei Kontraindikationen, wie fehlende Nüchternheit oder Ileus)
- restriktives endotracheales Absaugen
- nach Möglichkeit keine Antagonisierung mit Cholinesterasehemmern (z.B. Neostigmin)

5. Postoperative Schmerztherapie
- Piritramid und/oder Metamizol

Cave: Acetylsalicylsäure und verwandte Substanzen (NSAID)!

D. Allgemeinanästhesie bei hyperreagiblem Bronchialsystem

Im Gegensatz zu respiratorischen Komplikationen, die eher in der frühen postoperativen Phase auftreten, finden sich kardiovaskuläre Komplikationen häufiger intraoperativ. Prädisponierend wirken Vorerkrankungen wie die *arterielle Hypertonie*, die *koronare Herzkrankheit*, die *Herzinsuffizienz* sowie *Herzrhythmusstörungen*.

A. Arterielle Hypertonie

Die Prävalenz der arteriellen Hypertonie ist mit 10 – 20 % in Deutschland ausgesprochen hoch. Man unterscheidet die primäre (= essenzielle) Hypertonie von den sekundären Formen (kardiovaskulär, renal, endokrin u. a.; s. Tab. 9 a im Anhang). Die essenzielle Hypertonie ist mit etwa 95 % deutlich am häufigsten. Sie ist ätiologisch nicht geklärt. Wahrscheinlich handelt es sich um eine multifaktorielle Störung der Blutdruckregulation. Als diagnostische Grundlage dienen die Kriterien der WHO *(A1 und Tab. 9 b* im Anhang*)*. Hiernach gilt ein wiederholt in Ruhe gemessener Blutdruck ab 160 mmHg systolisch und ab 95 mmHg diastolisch als Hypertonus. Dem können aus pathophysiologischer Sicht ein erhöhtes Herzzeitvolumen („Volumenhochdruck"), ein erhöhter Gefäßwiderstand („Widerstandshochdruck") oder eine Kombination aus beidem zugrunde liegen. Die *isolierte systolische Hypertonie* beruht dagegen darauf, dass mit zunehmendem Lebensalter die „Windkesselfunktion" der Aorta aufgrund geringer werdender Elastizität nachlässt. Bei länger bestehender Hypertonie entwickeln sich sklerotische Veränderungen an den arteriellen Gefäßen („Arterio-/Arteriolosklerose"). Sie bilden nicht nur die Grundlage für eine Fixierung des Hypertonus, sondern können auch zu schwerwiegenden Organveränderungen führen *(A2)*. Besonders wenn Herz, Gehirn und Nieren betroffen sind, steigt die Komplikationsrate deutlich an und das perioperative Risiko nimmt zu.

▸ **Perioperative Besonderheiten.** Der unbehandelte Hypertoniker ist perioperativ stärkeren Blutdruckschwankungen ausgesetzt als der gut medikamentös eingestellte Hypertoniker oder der Normotoniker. Die Schwankungen werden durch eine *Hypovolämie* (Flüssigkeitskarenz, Diuretikatherapie etc.) noch deutlich verstärkt, die es daher unbedingt zu vermeiden gilt. Während hypertensive Phasen durch die Erhöhung des myokardialen O_2-Verbrauchs bedrohlich werden können, liegt die Gefahr hypotensiver Episoden in einer kritischen Verminderung der Organperfusion. Die perioperative Blutdrucklabilität kann zwar durch eine antihypertensive Behandlung reduziert werden, es ist jedoch nicht eindeutig gesichert, dass hierdurch die perioperative Morbidität und Mortalität gesenkt werden. Dennoch wird empfohlen, planbare Eingriffe zu verschieben und den Blutdruck medikamentös einzustellen, wenn er systolisch über 180 mmHg und diastolisch über 110 mmHg liegt. Eine bereits bestehende Medikation sollte unbedingt fortgeführt und nicht abrupt abgesetzt werden, um eine schwere Blutdruckentgleisung (hypertensive Krise) zu verhindern.

▸ **Hypertensive Krise.** Als hypertensive Krise bezeichnet man eine anfallartig auftretende erhebliche Steigerung des arteriellen Drucks (systolisch > 220 mmHg, diastolisch > 120 mmHg). Häufigste Auslöser sind in der perioperativen Phase die *endotracheale Intubation* und die *chirurgische Stimulation* bei jeweils zu flacher Anästhesie. Eine hypertensive Krise ist als lebensbedrohlich einzustufen, weil sie zu einem Ausfall der Funktion wichtiger Organe und anderen schweren Komplikationen führen kann *(A3)*. Deshalb ist ein konsequentes therapeutisches Handeln erforderlich. Dazu gehört neben der **sofortigen Narkosevertiefung** (z. B. durch volatile Anästhetika und Opioide) eine **spezifische Pharmakotherapie.** Folgende Substanzen können eingesetzt werden:

- als Mittel der 1. Stufe Urapidil (Ebrantil) oder Nifedipin (z. B. Adalat)
- als Mittel der 2. Stufe Dihydralazin (Nepresol), Clonidin (z. B. Catapresan)
- als Reservemedikamente z. B. Nitroprussidnatrium (nipruss)
- bei gleichzeitiger Linksherzinsuffizienz Glyceroltrinitrat (z. B. Nitrolingual)

B. Koronare Herzkrankheit

Die koronare Herzkrankheit (KHK) entsteht auf dem Boden einer Koronarsklerose. Diese führt zu einer allmählichen Stenosierung einer oder mehrerer Koronararterien und bei entsprechender Ausprägung zu einer Koronarinsuffizienz, d. h. zu einem Missverhältnis zwischen myokardialem O_2-Angebot und O_2-Verbrauch (bzw. O_2-Bedarf). Die Folge ist eine Myokardischämie und -hypoxie, zunächst nur bei Belastung, dann auch in Ruhe. In Abhängigkeit von Stenosegrad und -lokalisation und der Anzahl der betroffenen Gefäße kann sich eine KHK als

Herz und Kreislauf I

Normotonie (mmHg)	Grenzwerthypertonie* (mmHg)	Hypertonie (mmHg)
< 140/90	140/90 bis 159/94	≥160/95

1. WHO-Definition

*„borderline hypertension"

Hirnarteriosklerose (→ transitorische ischämische Attacken, Hirninfarkt, vaskuläre Demenz)

Retinopathie, Stauungspapille

koronare Herzkrankheit, Linksherzhypertrophie, Linksherzinsuffizienz

Vorhofflimmern

Aortenaneurysma

Nephrosklerose (Albuminurie, Niereninsuffizienz, Urämie)

periphere arterielle Verschlusskrankheit (Claudicatio intermittens → Gangrän)

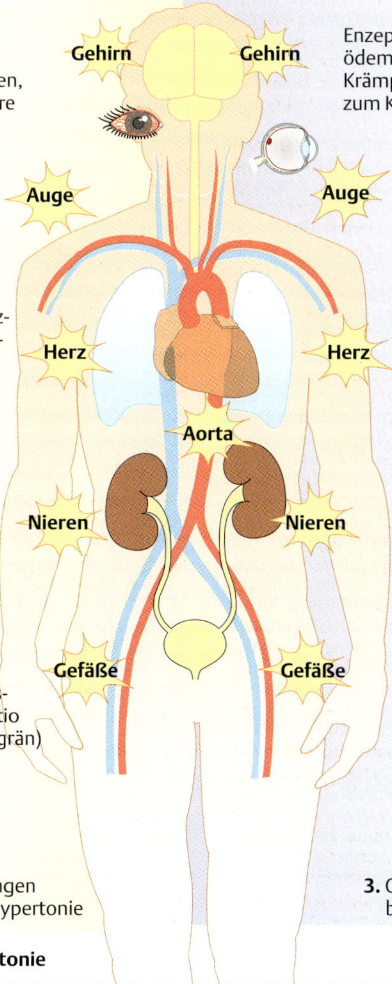

Enzephalopathie (Hirnödem) mit fokalen Ausfällen, Krämpfen, Somnolenz bis hin zum Koma; Massenblutung

Papillenödem, Blutungen

akutes Koronarsyndrom, Linksherzdekompensation mit Lungenödem, Kammerflimmern

Aortendissektion

Oligurie, Nierenversagen

Dissektionen

2. Organveränderungen bei chronischer Hypertonie

3. Organveränderungen bei hypertensiver Krise

A. Arterielle Hypertonie

- stabile, belastungsabhängige oder instabile, auch in Ruhe auftretende Angina pectoris (Extremform: Prinzmetal-Angina),
- akutes Koronarsyndrom,
- Myokardinfarkt,
- Herzinsuffizienz,
- in Form von Herzrhythmusstörungen oder
- als plötzlicher Herztod

manifestieren. Als *akutes Koronarsyndrom* bezeichnet man eine ausgeprägte Ruheangina unabhängig von ihrer Ursache (instabile Angina pectoris, Prinzmetal-Angina, [transmuraler] Myokardinfarkt im Frühstadium). Neben der morphologisch fixierten Stenose können dynamische Faktoren, wie z. B. Vasospasmen oder fluktuierende Thromben, die Obstruktion verstärken und eine wesentliche Rolle spielen.

▸ **Perioperative Besonderheiten.** Patienten mit KHK sind perioperativ gefährdet, eine Myokardischämie oder sogar einen Myokardinfarkt zu erleiden (s. Kap. 13.3). Auslöser können Faktoren sein, die das myokardiale O_2-Gleichgewicht beeinträchtigen, vor allem hämodynamische Reaktionen wie **Blutdruckabfälle oder -anstiege, Tachy- oder Bradykardien** *(B1)*. In der präoperativen Vorbereitung sind daher eine ausreichende anxiolytische Prämedikation und die Weiterführung der antianginösen Dauertherapie sehr wichtig. Die Pharmakotherapie soll im Wesentlichen den myokardialen O_2-Verbrauch vermindern, was durch eine *Senkung von Herzfrequenz, Myokardkontraktilität, kardialer Nachlast („afterload") und Vorlast („preload")* erreicht werden kann *(B2)*. Insbesondere **β-Rezeptoren-Blocker** (z.B. Metoprolol) und wohl auch **α_2-Rezeptor-Agonisten** (Clonidin; s. Kap. 3.2) sind in der Lage, die Rate perioperativer Myokardischämien zu senken, indem sie die Häufigkeit von Tachykardien und hypertensiven Episoden reduzieren. Sie können zur Prämedikation oral (Clonidin) oder kurz vor der Narkoseeinleitung intravenös (Metoprolol [Beloc, Lopresor]) verabreicht werden.

Eine **Allgemeinanästhesie** hat den Vorteil, dass neben einer generellen Reduktion des O_2-Bedarfs durch die negativ inotrope Wirkung der volatilen Anästhetika speziell der myokardiale O_2-Verbrauch verringert werden kann. Das gilt natürlich nur dann, wenn keine Herzinsuffizienz vorliegt. Eine gewisse Vorsicht scheint bei **Isofluran** angebracht. Höhere Konzentrationen (> 1 MAC) sollen unter ungünstigen Umständen ein sog. *Coronary-Steal-Phänomen* hervorrufen können. Hierunter versteht man eine myokardiale Blutumverteilung aus stenosierten hin zu nicht stenosierten Gefäßarealen, wodurch die Perfusion in den bereits minderperfundierten Gebieten noch weiter verringert wird. Zum Nachweis eines Coronary-Steal-Phänomens dürfen sich Herzfrequenz, Blutdruck und kardiale Füllungsdrücke nicht ändern und zur Auslösung müssen 2 Voraussetzungen erfüllt sein: eine spezielle Koronarmorphologie und die Wirkung eines starken koronararteriolären Dilatators. Bei komplettem Verschluss eines oder mehrerer Koronaräste und einer zusätzlichen *proximalen* Stenose derjenigen Koronararterie, die den Kollateralfluss in das Areal distal des Verschlusses steuert, sind die Kollateralen aufgrund der Gewebehypoxie bereits maximal erweitert. Das bedeutet, dass die Kollateraldurchblutung ausschließlich vom Perfusionsdruck abhängt. In dieser Situation führt eine Dilatation der Arteriolen *distal* der stenosierten, aber nicht ganz verschlossenen Koronararterie zu einer Reduktion des Perfusionsdrucks und damit auch der Kollateraldurchblutung. Die Rate derartiger „stealfähiger" Koronargefäßsysteme wird bei KHK-Patienten mit ungefähr 10 – 20% angegeben. Während bei den bekanntlich sehr starken Koronardilatatoren *Adenosin* und *Dipyridamol* das Auftreten von Coronary-Steal-Phänomenen unstrittig ist, sprechen beim deutlich schwächer vasodilatierenden Isofluran (und noch mehr beim Sevofluran) die Ergebnisse aus experimentellen Untersuchungen eher dagegen. Dennoch sollte vorsichtshalber bei Patienten mit KHK *Isofluran* möglichst nicht in einer Konzentration von mehr als *1 MAC (Sevofluran 1,5 MAC)* angewendet werden.

▸ **Perioperativer Myokardinfarkt.** Der *transmurale* Myokardinfarkt ist eine der bedrohlichsten perioperativen Komplikationen überhaupt. In einer älteren Untersuchung erlitten weniger als 0,5% der Patienten ohne (bekannte) KHK perioperativ einen Infarkt, während das perioperative Reinfarktrisiko in den ersten 3 Monaten nach einem transmuralen Infarkt bis zu 40%, in der Zeit zwischen 3 und 6 Monaten ca. 10% und danach ca. 5% betrug. Die Reinfarktletalität war dabei ausgesprochen hoch (z.T. über 50%!). Früher wurden daher während der ersten 6 Monate nach einem Infarkt keine elektiven Operationen durchgeführt. Heute kann Folgendes gelten:

1. In den ersten 4 – 6 Wochen nach einem transmuralen Myokardinfarkt (Reaktionsstadium) dürfen – ebenso wie bei instabiler Angina pectoris – operative Eingriffe nur im Notfall oder bei dringlicher Indikation vorgenommen werden.
2. Wahleingriffe sollen frühestens nach Ablauf von 3 Monaten durchgeführt werden.

Herz und Kreislauf II

Risikofaktor	Pathomechanismen	
	MDO$_2$	MVO$_2$
Tachykardie, Hypertension		↑
Bradykardie, Hypotension	↓	
Anämie	↓	
Arterielle Hypoxie	↓	
Abnahme des HZV	↓	
Anstieg des LVEDP	↓*	↑*

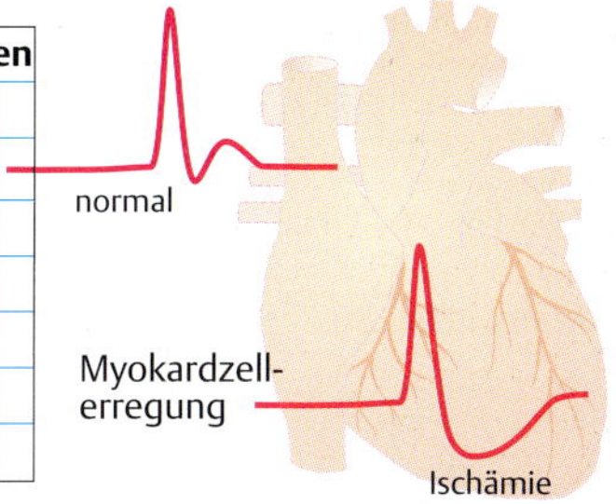

MDO$_2$ = myokardiales O_2-Angebot
MVO$_2$ = myokardialer O_2-Verbrauch
HZV = Herzzeitvolumen
LVEDP = linksventrikulärer enddiastolischer Druck
↑ Anstieg, ↓ Reduktion
* durch erhöhte Wandspannung

1. Risikofaktoren für eine (intraoperative) Myokardischämie

	Herzfrequenz	Kontraktilität	Nachlast	Vorlast	Koronarspasmus
Nitrate, Molsidomin	ø/↑	ø	↓	↓↓	ø
β-Rezeptoren-Blocker	↓	↓	ø/(↑)	ø	↑
Kalziumantagonisten					
Nifedipin-Typ*	ø/↑	(↓)	↓↓	(↓)	↓↓
Verapamil-Typ	↓	↓	↓	(↓)	↓

2. Pharmakotherapeutische Möglichkeiten

*Kontraindikationen für Nifedipin: instabile Angina pectoris, innerhalb der ersten 4 Wochen nach Myokardinfarkt

B. Koronare Herzkrankheit

Rechtsherzinsuffizienz
Halsvenenstauung
Hepatosplenomegalie
Aszites
periphere Ödeme
Nykturie

Linksherzinsuffizienz
Dyspnoe
Tachypnoe
Orthopnoe
Lungenödem

Globalinsuffizienz
zusätzlich:
Pleuraergüsse

Herzrhythmusstörungen, Verwirrtheitszustände

1. Klinische Symptome

NYHA I	keine Beschwerden (oder allenfalls bei extremer Belastung)
NYHA II	Beschwerden bei stärkerer Belastung (bei leichter Belastung und in Ruhe beschwerdefrei)
NYHA III	Beschwerden schon bei leichter Belastung (in Ruhe beschwerdefrei)
NYHA IV	Beschwerden auch in Ruhe (keine Belastung möglich; Prognose zweifelhaft)

2. NYHA-Klassifikation der Herzinsuffizienz

C. Herzinsuffizienz

3. Lebenswichtige Eingriffe innerhalb dieser Fristen erfordern ein angepasstes, erweitertes Monitoring (ST-Strecken-Analyse; großzügig: arterielle Druckmessung und ZVK [→ ZVD, SvO_2!]; evtl. PA-Katheter oder transösophageale Echokardiografie; postop. Intensivüberwachung für 48 – 72 Stunden).

C. Herzinsuffizienz

Bei der Herzinsuffizienz ist die Pumpfunktion des Herzens eingeschränkt, sodass kein dem metabolischen Bedarf des Organismus entsprechendes Herzzeitvolumen (HZV) aufrechterhalten werden kann. Hauptursachen sind die koronare Herzkrankheit, die arterielle Hypertonie, eine Myokarditis, Herzklappenfehler und Herzrhythmusstörungen. Eine Herzinsuffizienz kann akut oder chronisch auftreten und sich als *Linksherz-, Rechtsherzinsuffizienz oder Globalinsuffizienz* zeigen *(C1)*. Zur Einteilung nach Schweregrad (Belastungs-, Ruheinsuffizienz) dient die Klassifikation der *New York Heart Association* (NYHA; *C2*).

▸ **Perioperative Besonderheiten.** Patienten mit einer Herzinsuffizienz reagieren deutlich empfindlicher auf negativ inotrope Anästhetika, auf Blutdruckschwankungen, Hyper- oder Hypovolämie und Hypoxämie. Unter dem Einfluss von Operation und Anästhesie besteht die Gefahr, dass eine vorher stabile Herzinsuffizienz dekompensiert. Die medikamentöse Therapie soll deshalb perioperativ nicht unterbrochen werden. Nur **Herzglykoside** und **Diuretika** sollen am Operationstag wegen möglicher Interferenzen mit dem Elektrolyt- und Flüssigkeitshalt weggelassen werden (s. Kap. 3.3). Nach Meinung einiger Autoren soll ebenso auf **ACE-Hemmer** verzichtet werden, weil sie perioperativ zu stärkeren Blutdruckabfällen Anlass geben können. Bei einer *manifesten* Herzinsuffizienz (NYHA IV) dürfen keine aufschiebbaren Eingriffe durchgeführt werden und lebenswichtige Operationen nur unter entsprechendem Monitoring (s. o.). **Volatile Anästhetika** und auch $\mathbf{N_2O}$ sollen dabei wegen ihrer negativ inotropen Wirkung vermieden werden, **rückenmarknahe Regionalanästhesien** wegen der Möglichkeit stärkerer Blutdruckabfälle bei zu ausgeprägter Sympathikolyse (Ausnahme s. u.).

▸ **Therapieprinzipien.** Reversible kardiale Funktionsstörungen müssen präoperativ behandelt werden. Ziel sind die Beseitigung von Stauungszeichen und die Erhöhung des linksventrikulären Schlagvolumens. Hierzu gibt es pharmakologisch 3 Ansatzpunkte (s. auch Kap. 13.3):

1. **Steigerung der Myokardkontraktilität.** Klassische Substanzen für eine Dauertherapie zur Kontraktilitätssteigerung sind die *Herzglykoside*. Ihre Bedeutung hat aber mit der zunehmenden Anwendung von vasodilatierenden Substanzen, insbesondere den ACE-Hemmern, erheblich abgenommen.
2. **Senkung der Nachlast.** *Vasodilatanzien* senken durch eine Abnahme des peripheren Gefäßwiderstands die (links)ventrikuläre Nachlast und bewirken so eine Zunahme des Schlagvolumens.
3. **Senkung der Vorlast.** *Nitrate* reduzieren durch eine Erweiterung venöser Gefäße („Kapazitätsgefäße") die Vorlast und können auf diese Weise bei erhöhten ventrikulären Füllungsdrücken zu einer Steigerung des Schlagvolumens führen.

Viele Substanzen haben gemischte Wirkungen. *ACE-Hemmer* und *AT_1-Rezeptor-Antagonisten* vermindern sowohl die Nachlast als auch die Vorlast und werden mittlerweile bereits in frühen Stadien der Herzinsuffizienz eingesetzt. Sie verbessern nicht nur die Lebensqualität, sondern bewirken auch eine Lebensverlängerung. *Phosphodiesterasehemmer* (PDE-III-Hemmer) senken die Nachlast und erhöhen gleichzeitig in geringem Maße die Myokardkontraktilität; sie sind jedoch nur für die intravenöse Anwendung verfügbar. *Diuretika* dienen in erster Linie zur Verringerung des Plasmavolumens, um so eine Stauungssymptomatik zu beseitigen (z. B. beim Lungenödem); *Schleifendiuretika* führen darüber hinaus zu einer mäßigen Venodilatation mit leichter Abnahme der Vorlast. Inzwischen werden auch *β-Rezeptoren-Blocker* in niedriger Dosis adjuvant bei kompensierter Herzinsuffizienz zugeführt, allerdings nur solche ohne intrinsische Aktivität und negativ inotrope Eigenwirkung, wie z. B. Metoprolol. Damit lässt sich wieder ein besseres Ansprechen der kardialen β-Rezeptoren auf endogene Katecholamine erreichen („Up-Regulation").

Herz und Kreislauf III

- Sick-Sinus-Syndrom, höherer SA-Block
- AV-Block III.°, AV-Block II.° Typ Mobitz
- bifaszikulärer Block + AV-Block I.°
- Karotissinussyndrom
- pharmakoresistente Bradyarrhythmia absoluta (< 50/min)
- bradykarde Herzinsuffizienz, Herzinsuffizienz mit Linksschenkelblock
- Digitalisüberdosierung

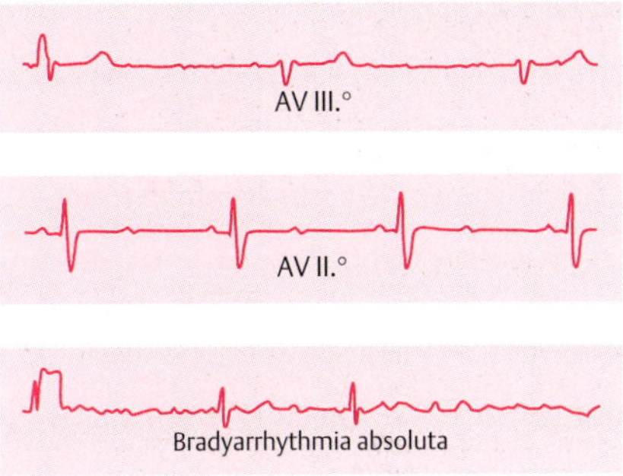

D. Herzrhythmusstörungen (Indikationen für einen perioperativen Schrittmacher)

Methode	Stellenwert
Anamnese 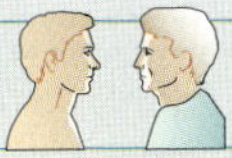	Auffälligkeiten und grobe Belastbarkeit im Alltag, Medikamente etc.
Klinische Untersuchung 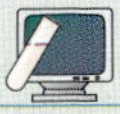	Zeichen der Herzinsuffizienz, Rhythmusstörungen, Herz- und Strömungsgeräusche
Ruhe-EKG (12-Kanal) 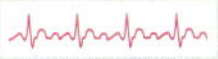	ST-Strecken-Veränderungen, abgelaufener Herzinfarkt, Art der Rhythmusstörung
Thoraxröntgen 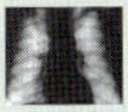	Herzmorphe (Form und Größe), pulmonaler Flüssigkeitsgehalt (→ Lungenödem)
Belastungs-EKG 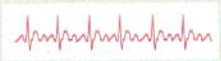	Objektivierung von Belastungsreserve, Belastungsangina und belastungsabhängigen ST-Strecken-Veränderungen; erfasst Koronarstenosen ab ca. 75%iger Lumeneinengung
Echokardiografie 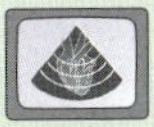	Myokardkontraktilität (z.B. LVEF[1]), Kontraktionsanomalien (hypo-, akinetische oder dyskinetische Areale), Form und Größe der Herzvorhöfe und -kammern, Form und Funktion der Herzklappen
Stressechokardiografie 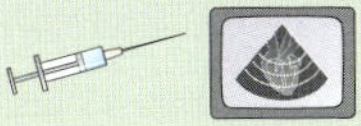	Objektivierung der Belastungsreserve (höhere Sensitivität und Spezifität als Belastungs-EKG, besonders bei 1- und 2-Gefäß-Erkrankungen; auch bessere regionale Zuordnung möglich); erfasst Koronarstenosen ab ca. 70%iger Lumeneinengung
Herzkatheter – Koronarangiografie	Morphologie der einzelnen Koronararterien; erfasst Stenosen ab ca. 40%iger Lumeneinengung
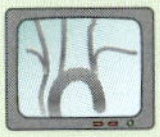 Ventrikulografie	Form und Größe der Herzvorhöfe und -kammern, Funktion der Herzklappen, intrakavitäre Drücke (besonders LVEDP[2]) und Druckgradienten bei Herzvitien

[1] LVEF = linksventrikuläre Ejektionsfraktion; [2] LVEDP = linksventrikulärer enddiastolischer Druck

E. Präoperative Diagnostik und ihr Stellenwert

D. Herzrhythmusstörungen

Herzrhythmusstörungen sollen das perioperative Risiko erhöhen, auch wenn hierzu kaum verlässliche Untersuchungen vorliegen. Ob planbare Eingriffe für eine antiarrhythmische Behandlung oder die Anlage eines künstlichen Herzschrittmachers *(D)* verschoben werden müssen, hängt neben eingriffsspezifischen Faktoren wie Ort und Umfang der Operation vor allem von Art und Schweregrad der Rhythmusstörung sowie den zugrunde liegenden Ursachen ab. Aus internistischer Sicht besteht eine Indikation zur Pharmakotherapie jedenfalls erst bei Arrhythmien ab Schweregrad IV nach *Lown* (s. Tab. 10 im Anhang). Auf die einzelnen Arrhythmieformen kann an dieser Stelle nicht eingegangen werden. Es muss auf die einschlägigen Lehrbücher verwiesen werden. Zur *Akuttherapie von Herzrhythmusstörungen* siehe Kap. 13.3.

▸ **Perioperative Besonderheiten.** Eine antiarrhythmische Therapie soll – in der Regel abgesehen von Herzglykosiden – auch am Operationstag fortgeführt werden. Hierbei müssen mögliche **Interaktionen** zwischen Antiarrhythmika und Anästhetika beachtet werden (negative Inotropie, Chronotropie und Dromotropie). Eine Sensibilisierung des Myokards gegenüber Katecholaminen spielt dagegen bei den neueren volatilen Anästhetika wie Isofluran und Sevofluran klinisch keine Rolle.

E. Präoperative Diagnostik und ihr Stellenwert

Eine präoperative kardiologische Diagnostik dient nicht nur zur Erfassung von Risikofaktoren, sondern ggf. auch als Grundlage für die Einleitung therapeutischer Maßnahmen, die die Ausgangssituation verbessern sollen. Vorrangiges Ziel ist hierbei die Steigerung der Belastungsreserve des Patienten. Die höchste Aussagekraft in Bezug auf die kardialen Reserven haben **ergometrische Verfahren** (Belastungs-EKG, Stressechokardiografie). Entweder wird eine Belastungssituation durch definierte körperliche Anstrengung herbeigeführt oder – besonders bei Patienten mit eingeschränkter Beweglichkeit – durch die Gabe kardial stimulierender Pharmaka imitiert.

F. Anästhesiologisches Vorgehen

Die Anästhesieführung muss beim kardiovaskulären Risikopatienten auf dessen individuelle Situation zugeschnitten werden. Allgemein gilt es, einen präoperativ kompensierten Zustand zu erhalten. **Regionalanästhesien** bieten sich bei peripheren Eingriffen an, wenn verfahrensbedingte Blutdruckabfälle ausgeschlossen werden können (z. B. Plexusanästhesien). *Rückenmarknahe Techniken* (Spinal-, Epiduralanästhesie) müssen differenziert betrachtet werden. Während sie bei Hypertonikern zumeist vorteilhaft das Blutdruckniveau stabilisieren, können sie bei Patienten mit KHK oder Herzinsuffizienz zu folgenschweren Blutdruckabfällen mit Myokardischämien bis hin zur Dekompensation führen. Daher sollen rückenmarknahe Verfahren zumindest nicht

- in den ersten Monaten nach Herzinfarkt,
- bei instabiler Angina pectoris und schon gar nicht
- bei manifester Herzinsuffizienz (NYHA IV)

eingesetzt werden (Ausnahme in Einzelfällen: spinales oder epidurales Katheterverfahren mit fraktionierter Injektion des Lokalanästhetikums bis zum Erreichen der gewünschten Wirkung). In den erwähnten Fällen ist – abgesehen von Plexusblockaden – die **Allgemeinanästhesie** die Methode der Wahl. Hierbei muss einerseits für eine ausreichende Reizabschirmung gesorgt, andererseits eine zu starke kardiovaskuläre Suppression vermieden werden. Dies gelingt in der Regel mit einer *balancierten Anästhesie* am besten, wobei Opioide meist zusammen mit N_2O die Basisanalgesie schaffen sollen und volatile Anästhetika dann entsprechend der aktuellen intraoperativen Reizkonstellation hinzugefügt werden. Vorteil der volatilen Anästhetika ist ihre gute Steuerbarkeit, weshalb sie besonders zur Regulierung des Blutdrucks unter rasch wechselnder chirurgischer Stimulation geeignet sind. Während Patienten mit KHK außerdem von den negativ inotropen Eigenschaften profitieren können (Reduktion des myokardialen O_2-Verbrauchs), ist das bei manifester Herzinsuffizienz nicht mehr der Fall. Hier sollen deshalb keine Substanzen verwendet werden, die die Myokardkontraktilität beeinträchtigen (auch kein N_2O!). Bei diesen Patienten empfiehlt sich vielmehr eine rein *intravenöse Anästhesie* mit Hypnotika wie Etomidat oder Midazolam sowie Opioiden (s. Kap. 4.3 und 4.4).

Herz und Kreislauf IV

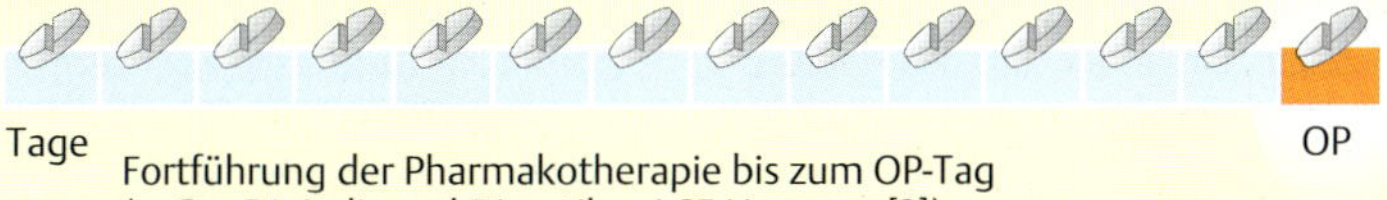

Fortführung der Pharmakotherapie bis zum OP-Tag (außer Digitalis und Diuretika; ACE-Hemmer [?])

genaue Einschätzung des Ausgangszustands und Klärung einer möglichen Verbesserbarkeit

stärkere anxiolytisch-sedierende Prämedikation (außer bei manifester Herzinsuffizienz)

1. Vorbereitung

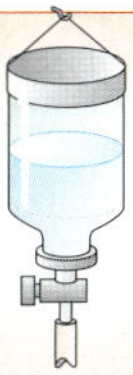

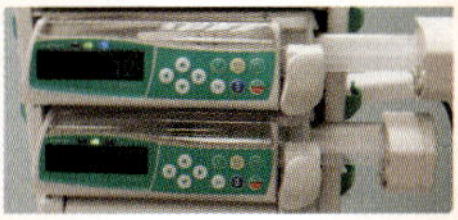

Opioide in ausreichender Dosis zur Dämpfung des Intubationsreizes

ausreichende Volumenzufuhr vor und während der Einleitung: 500–1000 ml Kristalloide (außer bei manifester Herzinsuffizienz)

Injektion des Hypnotikums langsam nach Wirkung

2. Narkoseeinleitung

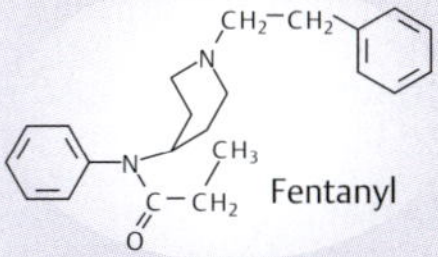

Fentanyl

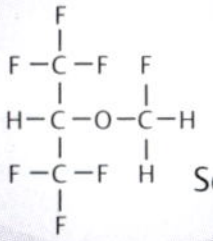

Sevofluran

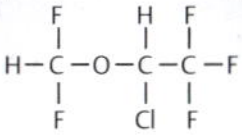

Isofluran

Basisanalgesie mit Opioiden und ggf. N_2O (kein N_2O bei manifester Herzinsuffizienz!)

volatile Anästhetika zur Blutdrucksteuerung* (außer bei manifester Herzinsuffizienz)

Isofluran besonders gut bei Hypertonus (stärkerer vasodilatierender Effekt), Sevofluran besser bei KHK

3. Narkoseaufrechterhaltung

*RR- u. HF-Zielbereich: mittl. individuelles Ausgangsniveau ± 20 %

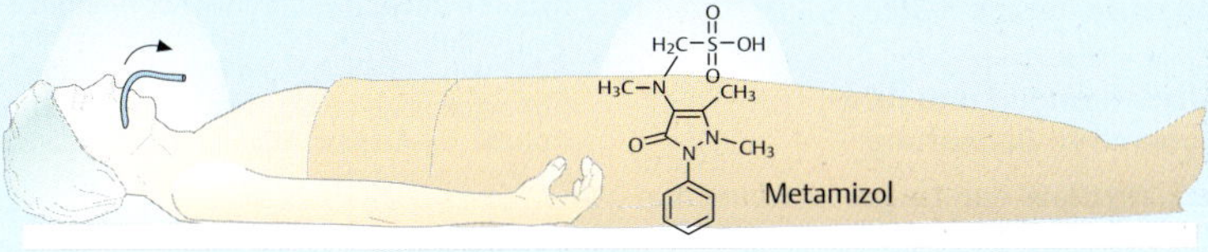

Metamizol

stressfreie Extubation

präventive Analgesie (z.B. Metamizol p. inf. ca. 15 min vor OP-Ende)

4. Narkoseausleitung

F. Allgemeinanästhesie beim kardiovaskulären Risikopatienten

Die chronische Niereninsuffizienz ist das Ergebnis eines allmählichen Untergangs von Nephronen. Sie hat vielfältige Auswirkungen auf andere Organe und erhöht im fortgeschrittenen Stadium das Risiko für perioperative Komplikationen.

A. Ursachen und Einteilung

Verschiedene Erkrankungen und Arzneimittel können zu einer dauerhaften Schädigung des Nierenparenchyms führen (s. Tab. 11 im Anhang). Die Entwicklung einer chronischen Niereninsuffizienz verläuft stadienhaft und betrifft sowohl die exkretorische als auch die inkretorische Funktion *(A)*. Im Vordergrund steht die **Beeinträchtigung der Exkretion,** erkennbar an einer progredienten Abnahme des Glomerulusfiltrats mit entsprechend eingeschränkter Elimination der harnpflichtigen Substanzen und schließlich auch unzureichender Wasserausscheidung.

▸ **Kreatininclearance und Retentionswerte.** Die glomeruläre Filtrationsrate (GFR), das Maß für die exkretorische Nierenfunktion, lässt sich unter klinischen Bedingungen am besten mit der Kreatininclearance erfassen. Da diese bei einer Nierenschädigung bereits abfällt, noch bevor das Kreatinin im Serum ansteigt, ist mit ihrer Hilfe eine Beeinträchtigung der Nierenfunktion frühzeitig zu erkennen. Eine messbare Erhöhung der Retentionswerte (Kreatinin, Harnstoff) findet sich erst bei einem Untergang von mehr als 50% des ursprünglich funktionstüchtigen Nierengewebes, was einer GFR oder Kreatininclearance von weniger als 60 ml/min entspricht. Die Kreatininclearance sollte bei Erwachsenen *größer als 90 ml/min* sein. Da sie auch von der Menge des endogen produzierten Kreatinins und somit von der Muskelmasse des Patienten abhängt, muss der Laborwert auf dessen Körperoberfläche umgerechnet werden (s. Formel im Anhang, S. 366).

B. Auswirkungen und ihre perioperative Bedeutung

▸ **Herz, Kreislauf und Lunge.** Im frühen Stadium einer chronischen Niereninsuffizienz führt der Verlust von Nephronen zu einer glomerulären Hyperperfusion, d. h. zu einer kompensatorischen Steigerung der Durchblutung und Filtration in den verbleibenden Glomeruli. Mit der Zeit sklerosieren die Gefäße („Glomerulosklerose"), was zu einer Ischämie der Tubulusepithelien und so zu einer verminderten Na^+-Rückresorption führt (→ Na^+-Verlust). Unter Beteiligung des Renin-Angiotensin-Aldosteron-Systems kommt es dann zu einer Konstriktion der Vasa afferentia. Das verstärkt nicht nur die Abnahme der GFR, der erhöhte renovaskuläre Widerstand zieht auch eine **arterielle Hypertonie** nach sich. Die damit einhergehende Linksherzbelastung kann in eine **Linksherzinsuffizienz** münden, die bei Dekompensation zu einem **Lungenödem** („Fluid-Lung") mit respiratorischer Insuffizienz führen kann. Oft findet sich auch eine **koronare Herzkrankheit**, bei der allerdings die typischen Symptome durch eine begleitende vegetative Neuropathie maskiert werden können, sodass Myokardischämien oft klinisch stumm verlaufen, d. h. ohne Angina pectoris. Die Neuropathie schränkt zudem die Sympathikusreaktionen ein (→ orthostatische Dysregulation) und damit auch die Fähigkeit urämischer Patienten, Volumenverluste zu kompensieren. Schon geringe Volumenverluste können dann mit einem deutlicheren **Blutdruckabfall** verbunden sein. Dies gilt vor allem für die Phase unmittelbar nach Dialyse. Affektionen der Herzklappen, eine Perikarditis und Pleuritis gehören zwar ebenso zum urämischen Formenkreis, kommen aber viel seltener vor.

▸ **Blut.** Hauptursache der bei einer chronischen Niereninsuffizienz fast immer vorhandenen **Anämie** ist eine verminderte renale Bildung von Erythropoetin. Im fortgeschrittenen Stadium sind die Patienten meist an *Hämoglobinwerte von 6 – 8 mg/dl* adaptiert und benötigen – außer bei Blutverlusten – normalerweise keine Bluttransfusion. Das bedeutet aber auch, dass die kardiovaskuläre Belastungsreserve deutlich eingeschränkt ist, sodass ein Abfall des kompensatorisch gesteigerten HZV, z. B. durch die negativ inotrope Wirkung von Anästhetika, in der Regel nicht gut toleriert wird und daher vermieden werden muss (→ langsame Injektion des Einleitungshypnotikums!). Bei chronischer Anämie ist die O_2-Hb-Bindungskurve als Folge einer Vermehrung von 2,3-Diphosphoglycerat in den Erythrozyten nach rechts verschoben, was die periphere O_2-Abgabe erleichtert und damit die O_2-Versorgung der Gewebe verbessert.

▸ **Hämostase.** Bei den Auswirkungen einer chronischen Niereninsuffizienz auf die Blutstillung steht die Beeinträchtigung der **Thrombozytenfunktion** durch Urämietoxine ganz im Vordergrund. Typisch für eine Thrombozytopathie ist eine verlängerte Blutungszeit bei normaler Thrombozytenzahl und normaler plasmatischer Gerinnung. Bei entsprechendem Ausmaß können chirurgische Blutungen

Chronische Niereninsuffizienz I

Stadium und Nierenfunktion	Laborwerte und Klinik	Anästhesiologische Besonderheiten

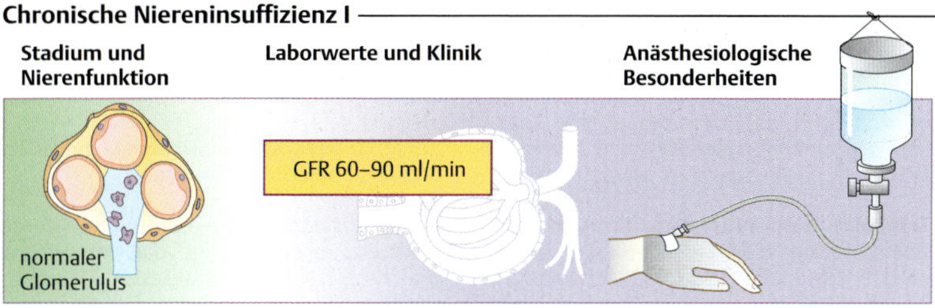

Stadium und Nierenfunktion	Laborwerte und Klinik	Anästhesiologische Besonderheiten
I (voll) kompensiert	eingeschränkte Kreatininclearance, Retentionswerte noch normal, Verminderung der Urinkonzentrierungsfähigkeit (= Hypostenurie); Normurie	ausreichende Volumenzufuhr wichtig, Vermeidung nephrotoxischer Substanzen

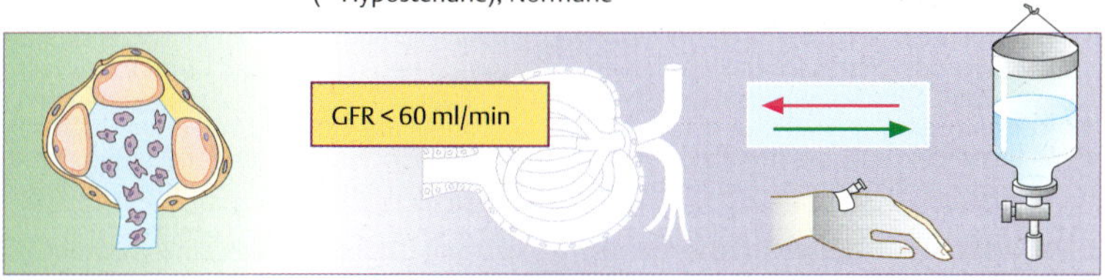

Stadium und Nierenfunktion	Laborwerte und Klinik	Anästhesiologische Besonderheiten
II kompensierte Retention	keine Urämiesymptomatik, erhöhte Retentionswerte (Azotämie): Krea 1,5–5 mg/dl, Hst bis 100 mg/dl; Polyurie	zusätzl. exakte Flüssigkeitsbilanzierung, Dosisanpassung bei überwiegend renal eliminierten Medikamenten notwendig

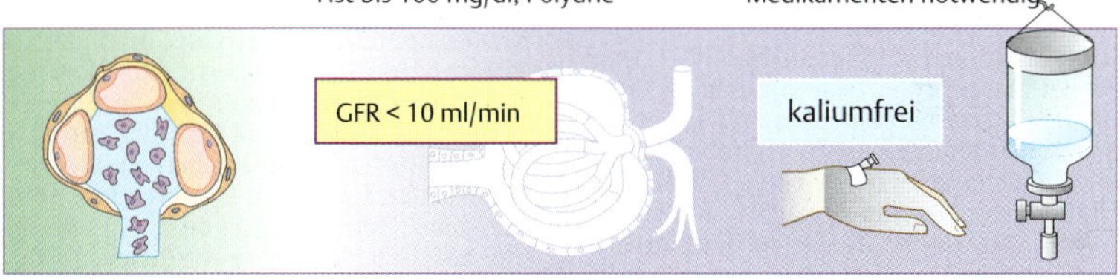

Stadium und Nierenfunktion	Laborwerte und Klinik	Anästhesiologische Besonderheiten
III teilkompensierte Retention	beginnende Urämiesymptome (Präurämie), Krea 5–15 mg/dl, Hst 100–300 mg/dl; Pseudonormurie, Isosthenurie	präoperative Dialyse erwägen, mit Volumenrestriktion beginnen, kaliumfreie Infusionslösungen verwenden

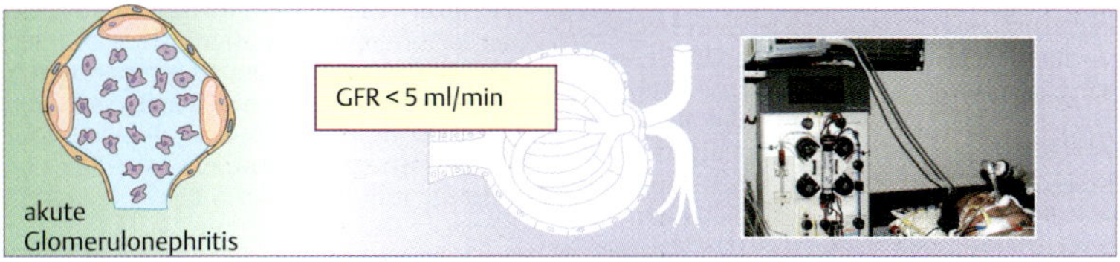

Stadium und Nierenfunktion	Laborwerte und Klinik	Anästhesiologische Besonderheiten
IV dekompensiert (terminale, d.h. irreversible Niereninsuffizienz)	Intoxikation (Urämie), Krea > 15 mg/dl, Hst > 300 mg/dl; Oligoanurie; Dialysepflichtigkeit	präoperative Dialyse notwendig, Volumenrestriktion (außer bei Nierentransplantation)

GFR = glomeruläre Filtrationrate; Krea = Kreatinin im Serum; Hst = Harnstoff im Serum

A. Stadien der chronischen Niereninsuffizienz

verstärkt werden. Außerdem nimmt das Blutungsrisiko bei rückenmarknahen Regionalanästhesien zu. Die Hämostasestörungen sind neben den kardiovaskulären Veränderungen der Grund dafür, dass rückenmarknahe Anästhesien bei einer fortgeschrittenen Niereninsuffizienz nicht durchgeführt werden sollen.

▸ **Elektrolyt- und Säure-Base-Haushalt.** Die bei fortschreitender Niereninsuffizienz beeinträchtigte Elimination von Kalium kann zu einer **Hyperkaliämie** mit bedrohlichen Herzrhythmusstörungen führen (bei einem Serumkalium > 6,0 mmol/l AV-Blockierungen, schwere Bradykardien und Asystolie möglich). Folglich muss das Serumkalium perioperativ engmaschig kontrolliert werden. Ein Wert von *5,5 mmol/l* sollte – außer im Notfall – als oberster Grenzwert für die Durchführbarkeit operativer Eingriffe gelten. Dennoch ist innerhalb bestimmter Grenzen weniger die absolute K^+-Konzentration im EZR entscheidend, sondern mehr der transmembranale K^+-Gradient. Deshalb ist es wichtig, abrupte Änderungen des Verhältnisses zwischen extra- und intrazellulärer K^+-Konzentration zu vermeiden.
Bei einer Niereninsuffizienz sind ferner die tubuläre H^+-Sekretion und HCO_3^--Reabsorption gestört. Dies lässt eine **metabolische Azidose** entstehen, die aber in der Regel durch eine gesteigerte Atmung kompensiert wird (bei Dekompensation Kußmaul-Atmung). Dem muss bei maschineller Beatmung durch Erhöhung des Atemminutenvolumens Rechnung getragen werden. Keinesfalls sollte vorschnell eine Puffertherapie eingeleitet werden (s. auch Kap. 9.5). Darüber hinaus ist zu berücksichtigen, dass die H^+-Retention die Entwicklung einer Hyperkaliämie begünstigt, indem intrazelluläre Na^+-Ionen vermehrt gegen extrazelluläre H^+-Ionen statt gegen K^+-Ionen ausgetauscht werden („Verteilungsstörung").

▸ **Gastrointestinaltrakt.** Bei progredienter Niereninsuffizienz finden sich gehäuft Inappetenz, Übelkeit und Erbrechen, Durchfälle und durch Ulzerationen bedingte gastrointestinale Blutungen. Anästhesiologisch ist vor allem die **verzögerte Magenentleerung** bedeutsam, weil sie das Aspirationsrisiko bei der Narkoseeinleitung erhöht. Sie erklärt sich aus der vegetativen Neuropathie, die zu einer Gastroparese führen kann.

▸ **Nervensystem.** Abhängig vom Schweregrad der Niereninsuffizienz reichen die Auswirkungen auf das Nervensystem von peripheren Neuropathien (inkl. vegetativer Neuropathie; s. o.) über eine Verminderung der zerebralen Leistungsfähigkeit bis hin zu einer schweren **Enzephalopathie** mit urämischem Koma. Ein Koma kann Ausdruck einer toxisch-metabolischen oder hypertensiven Entgleisung sein, wobei eine Hyposmolarität (Hyponatriämie) die Entwicklung eines Hirnödems in beiden Fällen fördert.

▸ **Immunsystem.** Eine chronische Niereninsuffizienz beeinträchtigt das Immunsystem und führt zu **Infektanfälligkeit.** Das gilt besonders für dialysepflichtige Patienten, die nicht selten an einer chronischen Virushepatitis leiden.

▸ **Pharmakologische Besonderheiten.** Die meisten Hypnotika, Opioide und Muskelrelaxanzien oder ihre Metaboliten werden renal eliminiert, sodass bei einer Nierenfunktionsstörung mit verlängerter Wirkung zu rechnen ist. Dagegen ist das Verteilungsvolumen bei Zunahme des EZR vergrößert, weshalb höhere Initialdosen zur Aufsättigung nötig sein können. Ferner muss berücksichtigt werden, dass eine Enzephalopathie die Empfindlichkeit auf zerebral dämpfende Substanzen erhöht.

C. Perioperative Einflüsse auf die Nierenfunktion

Den stärksten Einfluss auf die Nierenfunktion übt der **operative Eingriff** aus. Besonders Operationen an der Bauchaorta oder den Nieren selbst, große abdominale Eingriffe, Herzoperationen mit extrakorporaler Zirkulation und ausgedehnte Eingriffe am Becken oder an der Wirbelsäule können zu einer renalen Minderperfusion führen, entweder aufgrund einer Vasokonstriktion, die reflektorisch durch Stimulation des Renin-Angiotensin-Aldosteron-Systems oder durch vermehrt zirkulierende Katecholamine als Folge eines gesteigerten Sympathikotonus entstehen kann, oder aufgrund einer Gefäßokklusion (z. B. Abklemmen der Aorta). Die stressinduzierte Vasokonstriktion betrifft die Vasa afferentia wie auch die Vasa efferentia, was eine glomeruläre und eine tubuläre Ischämie nach sich ziehen kann. Zusätzlich wird, um die Flüssigkeitshomöostase zu erhalten, die ADH-Freisetzung angeregt und auch dadurch die Diurese vermindert. Die Nierenfunktion kann weiter durch operative Komplikationen wie Verletzung oder Traumatisierung einer Niere oder eine Ureterobstruktion beeinträchtigt werden. Darüber hinaus kann jede **Verminderung des HZV oder des renalen Perfusionsdrucks,** wenn sie ein gewisses Maß überschreitet, zu einer Abnahme der Nierendurchblutung und

Chronische Niereninsuffizienz II

Organ/System	Veränderung	Ursache
Herz und Kreislauf 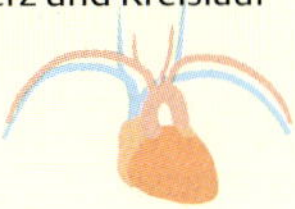	Hypertonus orthostatische Dysregulation KHK Linksherzinsuffizienz Perikarditis (selten)	Hypervolämie, Reninanstieg vegetative Neuropathie Arterio-/Arteriolosklerose chron. Volumen- u. Druckbelastung toxisch (?)
Lunge 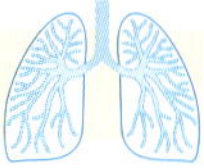	Lungenödem Pleuritis (selten)	unzureichende Flüssigkeitsausscheidung
Blut 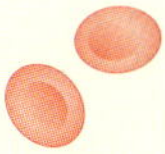	normochrome Anämie	Erythropoetinmangel, Hämolyse, vermind. Eisenresorption, Knochenmarkdepression
Gerinnung 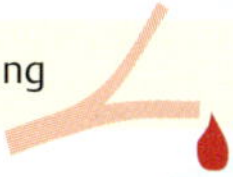	Thrombozytopathie	toxisch (?)
Elektrolythaushalt 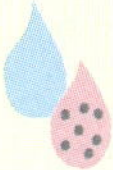	K^+↑ PO_4^{3-}↑ Mg^{2+}↑ Na^+↓ Ca^{2+}↓	vermind. Ausscheidung vermind. Ausscheidung vermind. Ausscheidung Salzrestriktion vermind. Vitamin-D-Umwandlung
Säure-Base-Haushalt 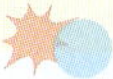	metabolische Azidose	vermind. tubuläre H^+-Ausscheidung
Eiweißhaushalt 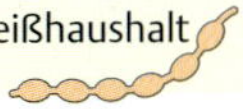	Hypoproteinämie	renaler Eiweißverlust
Gastrointestinaltrakt 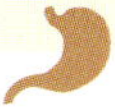	Übelkeit, Erbrechen	verzögerte Magenentleerung
Nervensystem 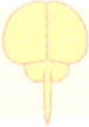	Enzephalopathie Polyneuropathie	toxisch(-metabolisch) (?) toxisch(-metabolisch) (?)
Immunsystem 	eingeschränkte Phagozytose	toxisch (?)

B. Auswirkungen und ihre perioperative Bedeutung

damit der glomerulären Filtration und der Tubulusfunktionen führen. Als Auslöser kommen nahezu alle Anästhetika, die Beatmung (besonders mit höherem PEEP) und vor allem alle Formen der Kreislaufdepression infrage (z. B. hämorrhagischer Schock). Eine Nierenschädigung ist aber auch möglich durch **nephrotoxische Substanzen,** z. B. Aminoglykoside (direkte Schädigung der Tubuluszellen), Röntgenkontrastmittel (Verschlechterung der Nierendurchblutung durch Hyperviskosität), Prostaglandinsynthesehemmer wie Acetylsalicylsäure (Reduktion der Nierendurchblutung durch Verminderung von PGE_2 und PGI_2) und Schleifendiuretika (indirekt als Folge einer Dehydratation).

▶ **Nierenschädigung durch volatile Anästhetika.** Direkte nephrotoxische Wirkungen können für die heute verwendeten Inhalationsanästhetika so gut wie sicher verneint werden. Lediglich bei **Sevofluran** bestehen gewisse Vorbehalte. Bei dessen Metabolisierung werden nämlich *Fluoridionen* freigesetzt, die, wie früher im Zusammenhang mit Methoxyflurannarkosen nachgewiesen wurde, konzentrations- und zeitabhängig ein irreversibles polyurisches Nierenversagen verursachen können. Im Gegensatz zu Methoxyfluran sind die Fluoridplasmaspiegel unter Sevofluran allerdings nicht nur deutlich niedriger und fallen unmittelbar nach Expositionsende wieder ab, sondern die *intrarenale* Entstehung von Fluorid – die mittlerweile als hauptverantwortlicher Pathomechanismus der Nephrotoxizität ausgemacht wurde – ist vernachlässigbar gering. In kontrollierten Untersuchungen, auch an Patienten mit renaler Vorschädigung, konnte demgemäß kein vermehrtes Auftreten von Nierenfunktionsstörungen unter Sevofluran beobachtet werden. Ähnliches gilt für das durch chemische Interaktion von Sevofluran mit trockenem Atemkalk in CO_2-Absorbern (vor allem Bariumkalk) entstehende *Compound A*, eine Vinyletherverbindung, die sich tierexperimentell als nephrotoxisch erwiesen hat. Inzwischen kann es jedoch als nahezu sicher gelten, dass die nötigen Schwellendosen beim Menschen nicht erreicht werden. Da sich Compound A aber bei Niedrigflussnarkosen im Beatmungssystem anreichern kann, sollen vorsichtshalber keine Niedrigflussnarkosen (< 1 l/min) mit Sevofluran bei Patienten mit eingeschränkter Nierenfunktion durchgeführt werden.

D. Anästhesiologisches Vorgehen

Planbare Eingriffe sollen bei chronisch niereninsuffizienten Patienten erst nach optimaler Vorbereitung, d. h. nach Beseitigung aller akut reversiblen Störungen durchgeführt werden. Hypervolämie, Hyperkaliämie und metabolische Azidose lassen sich durch eine präoperative Dialyse leicht beheben.

▶ **Anästhesieführung.** Solange die Niereninsuffizienz noch nicht das terminale Stadium erreicht hat, muss das anästhesiologische Regime darauf ausgerichtet werden, eine Funktionsverschlechterung und ein Fortschreiten der Erkrankung zu verhindern. Um eine ausreichende renale Perfusion und O_2-Versorgung zu gewährleisten, sind ein entsprechendes HZV und ein entsprechender Perfusionsdruck erforderlich. Außerdem sind nephrotoxische Substanzen zu vermeiden. Bei peripheren Eingriffen sollten **Regionalanästhesien** bevorzugt werden, wobei aber im Falle der rückenmarknahen Verfahren auf eine intakte Blutgerinnung zu achten ist. Wird eine **Allgemeinanästhesie** durchgeführt, so sollten – zumindest bei fortgeschrittener Niereninsuffizienz – möglichst Substanzen eingesetzt werden, die nicht renal eliminiert werden, um so Kumulationseffekte zu verhüten. Patienten mit Gastroparese (anamnestische Hinweise z. B. Übelkeit und Erbrechen) müssen als nicht nüchtern betrachtet werden, was bei der Einleitung zu berücksichtigen ist.

Chronische Niereninsuffizienz III

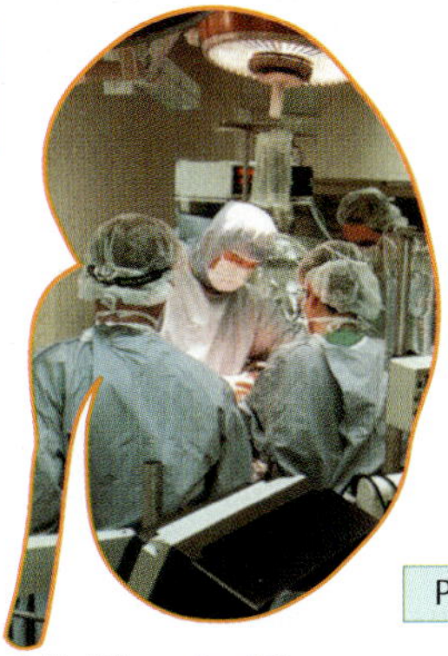

- Operativer Eingriff: Lokalisation, Umfang, Dauer, Komplikationen
- Anästhetika
- Hypoxie
- Kreislaufdepression
- Hämolyse, Myoglobinurie
- Überdruckbeatmung (bes. PEEP)
- Nephrotoxische Substanzen, z.B.:
  - Aminoglykoside
  - Röntgenkontrastmittel
  - Prostaglandinsynthesehemmer (z.B. ASS)
  - Schleifendiuretika
- Polytrauma, Sepsis

C. Perioperative Einflüsse auf die Nierenfunktion

1. Optimierung der renalen Perfusion und O_2-Versorgung

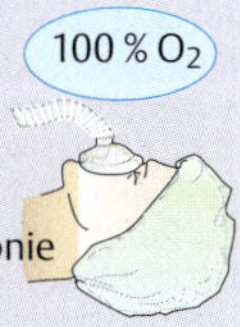

- Aufrechterhaltung von HZV und renalem Perfusionsdruck
  - → Optimierung des intravasalen Volumens
  - → Vermeidung stärkerer Blutdruckabfälle
  - → Vermeidung hoher Beatmungsdrücke
- Vermeidung von schwerer Anämie, arterieller Hypoxie und Hpokapnie

2. Anästhesieverfahren

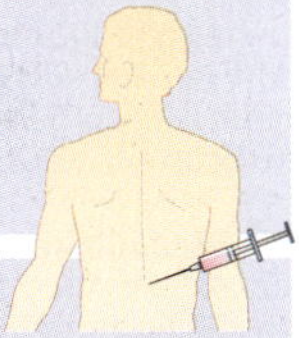

- Bevorzugung von Regionalanästhesien bei peripheren Eingriffen
- rückenmarknahe Verfahren nur in den Stadien I und II bei intakter Blutgerinnung

3. Anästhetika und Adjuvanzien

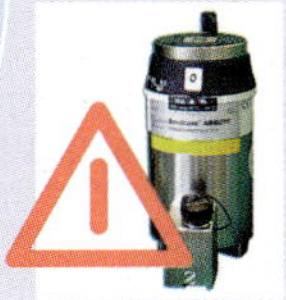

- keine Prämedikation mit Benzodiazepinen bei Enzephalopathie
- Dosisanpassung bei renal eliminierten Pharmaka zur Vermeidung einer Kumulation
- Bevorzugung nicht renal eliminierter Muskelrelaxanzien (z.B. Mivacurium, cis-Atracurium)
- keine Niedrigflussnarkosen (< 1l/min) mit Sevofluran
- kein Succinylcholin bei Hyperkaliämie (umstritten)

4. Sonstiges

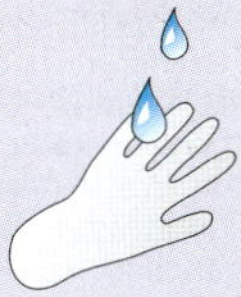

- Vermeidung nephrotoxischer Substanzen
- strenge Asepsis
- keine Manipulationen am Shuntarm
- keine kaliumhaltigen Infusionen ab Stadium III
- Nicht-nüchtern-Einleitung bei Gastroparese

D. Anästhesiologisches Vorgehen

Lebererkrankungen sind je nach Schweregrad mit einem erhöhten perioperativen Risiko verbunden und müssen dementsprechend präoperativ abgeklärt werden. Eine kompensiert eingeschränkte Leberfunktion kann sich unter Operation und Anästhesie verschlechtern, im ungünstigsten Fall bis zum akuten Leberversagen entwickeln. Hier sind die therapeutischen Möglichkeiten spärlich, denn ein apparativer Funktionsersatz ist – anders als beim Nieren-, Lungen- oder Herzversagen – technisch nach wie vor nicht möglich. Bei irreversiblem Funktionsausfall bleibt nur eine Lebertransplantation.

A. Präoperative Diagnostik

Die besondere Bedeutung der Leber ergibt sich aus dem Umstand, dass sie das zentrale Stoffwechselorgan ist *(A)*. Bei klinischem Verdacht auf eine Lebererkrankung werden zunächst leberspezifische Laboruntersuchungen durchgeführt. Mit deren Hilfe lässt sich

- eine Leberschädigung erkennen,
- die Lebersyntheseleistung und damit der Schädigungsgrad einschätzen,
- eine Hyperbilirubinämie differenzieren,
- eine floride Hepatitis diagnostizieren oder ausschließen.

Zur Bestimmung von Form, Größe und Durchblutung der Leber sind apparative Untersuchungen (z. B. Sonografie) erforderlich. Weiterhin müssen die Auswirkungen von Leberveränderungen auf die Funktion anderer Organe beurteilt werden.

▸ **Leberschädigung.** Um eine Leberschädigung zu erkennen und abzuklären, wird die Aktivität bestimmter im Serum vorkommender Enzyme gemessen: *LDH, GPT, GOT und GLDH* (s. Tab. 12 im Anhang). Anhand typischer Enzymmuster können leichte Zellschäden von Nekrosen unterschieden werden. Während die LDH, GPT und GOT auch in anderen Organen (z. B. Herzmuskelzellen) vorkommen, was differenzialdiagnostisch berücksichtigt werden muss, ist die GLDH ein leberspezifisches Enzym. Da die GPT (wie die LDH) nur im Zytosol, die GOT aber auch in den Mitochondrien vorhanden ist, sollte bei einem Aktivitätsanstieg der *GOT/GPT-Quotient* gebildet werden. Mit dessen Hilfe lässt sich das zelluläre Ausmaß einer Leberschädigung beurteilen. Werte unter 1 deuten auf einen nur geringen, Werte darüber auf einen ausgeprägteren Parenchymschaden hin, bei dem bereits Zellorganellen zerstört wurden. Die Zerstörung von Organellen ist ein Zeichen der Nekrose. Als empfindlichster Indikator von Leberzellnekrosen gilt jedoch die GLDH, da sie ausschließlich in den Mitochondrien vorkommt.

▸ **Lebersyntheseleistung.** Informationen über die Lebersyntheseleistung lassen sich anhand der Aktivität von *Gerinnungsfaktoren* (Quick-Wert, PTT etc.), der *Plasmacholinesterase* (PChE) sowie der *Plasmaalbuminkonzentration* erhalten, denn diese Eiweiße werden in der Leber produziert. Am besten eignen sich Vitamin-K-unabhängige Gerinnungsfaktoren mit einer kurzen Halbwertszeit (HWZ), wie z. B. der *Faktor V* (HWZ ca. 12 Stunden). Eine erniedrigte Aktivität weist direkt auf eine eingeschränkte Leberfunktion hin. Wegen der langen Halbwertszeit der PChE (ca. 10 Tage) und des Albumins (ca. 21 Tage) sind diese Parameter zu träge, um akute Funktionsstörungen anzuzeigen, beide dienen daher mehr zur Verlaufsbeurteilung bei chronischen Lebererkrankungen (z. B. Leberzirrhose).

▸ **Hyperbilirubinämie.** Eine Hyperbilirubinämie kann Ausdruck einer eingeschränkten exkretorischen Leberfunktion sein. Sie macht sich klinisch als *Ikterus* bemerkbar, wenn die Konzentration des *Gesamtbilirubins* (Norm: bis 1,1 mg/dl) einen bestimmten Wert, in der Regel 3 mg/dl, übersteigt. Das Gesamtbilirubin umfasst das *direkte*, mit Glukuronsäure konjugierte und das *indirekte*, nicht konjugierte Bilirubin. Direktes Bilirubin ist das wasserlösliche Endprodukt des Bilirubinstoffwechsels, es wird normalerweise mit der Galle ausgeschieden. Von differenzialdiagnostischer Bedeutung ist, ob beide Bilirubinanteile gleichermaßen erhöht sind oder ob Unterschiede bestehen (s. Tab. 13 im Anhang).

B. Leberzirrhose

Eine Leberzirrhose kann zu einer Leberinsuffizienz führen und damit das perioperative Risiko deutlich erhöhen. Zur Abschätzung des Risikos kann die Einteilung nach *Child und Turcotte* herangezogen werden *(B1)*.

▸ **Pathophysiologie und Auswirkungen.** Die Leber wird unter physiologischen Bedingungen zum überwiegenden Teil über die Pfortader und deutlich geringer über die A. hepatica durchblutet *(B2)*. Bei einem zirrhotischen Umbau wird jedoch der portale Blutfluss intrahepatisch mehr und mehr behindert. Bis zu einem gewissen Grad kann der Abfall der Pfortaderdurchblutung durch eine Zunahme des Herzzeitvolumens und der arteriellen Perfusion kompensiert werden. Hierbei sinkt der

Leber I

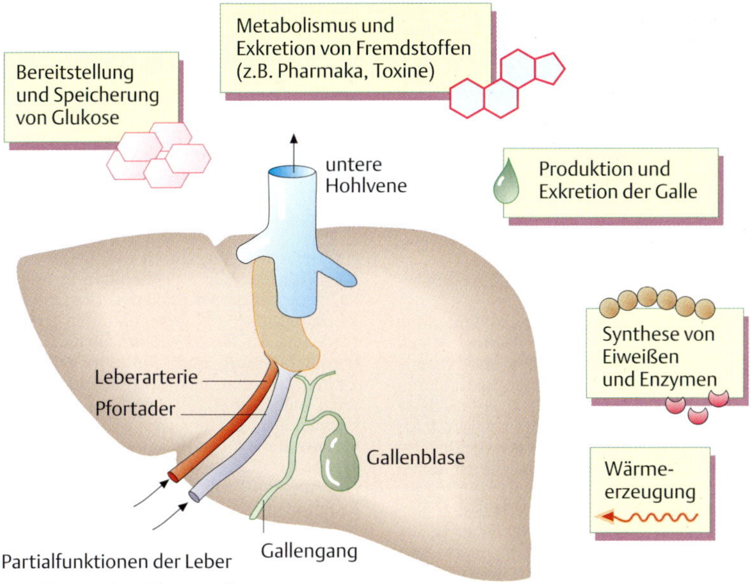

Partialfunktionen der Leber

A. Präoperative Diagnostik

	Klasse A	Klasse B	Klasse C
Albumin (g/l)	> 3,5	2,8–3,5	< 2,8
Bilirubin (mg/dl)	< 2,0	2,0–3,0	> 3,0
Aszites	nein	therapierbar	refraktär
Enzephalopathie	nein	Somnolenz	Sopor bis Koma
Quick-Wert (%)	> 70	40–70	< 40
Ernährungszustand	gut	eingeschränkt	schlecht
Prognose	günstig	schlecht	zweifelhaft
Perioperatives Risiko	normal	mäßig erhöht	deutlich erhöht

1. Prognostische Einteilung chronischer Lebererkrankungen (mod. nach Child/Turcotte)

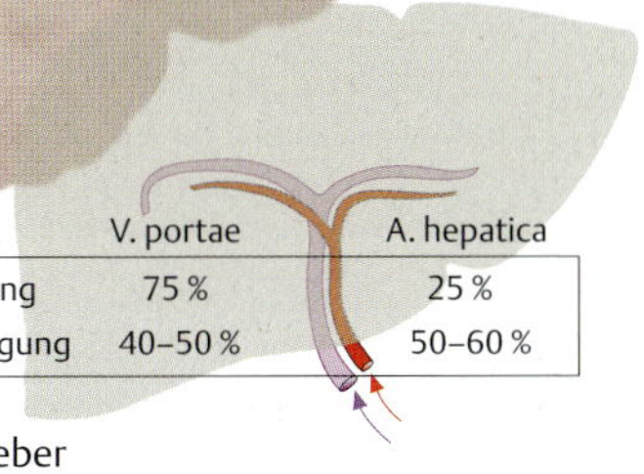

	V. portae	A. hepatica
Anteilige Durchblutung	75 %	25 %
Anteilige O_2-V0ersorgung	40–50 %	50–60 %

2. Physiologische Blut- und O_2-Versorgung der Leber

B. Leberzirrhose

periphere Gefäßwiderstand und der Blutdruck nimmt tendenziell ab. Das ändert aber nichts an der Entwicklung einer **portalen Hypertension** und von Kollateralkreisläufen. Die dabei entstehenden **Ösophagus- und Kardiavarizen** sind mit einem hohen Blutungsrisiko verknüpft, insbesondere dann, wenn die Hämostase beeinträchtigt ist. **Hämostasestörungen** können 3 Ursachen haben:

1. verringerte Synthese von Gerinnungsfaktoren,
2. Verminderung der zirkulierenden Thrombozyten durch ein lienales Pooling bei stauungsbedingter Splenomegalie,
3. toxisch bedingte Reduktion der Thrombozytenaggregation.

Portale Hypertension und Hypalbuminämie fördern die Bildung eines **Aszites.** Hinzu kommt eine vermehrte Natrium- und Wasserretention, bedingt durch einen sekundären Hyperaldosteronismus und eine verminderte Aldosteroninaktivierung in der Leber. Daraus resultieren **Störungen des Wasser-, Elektrolyt- und Säure-Base-Haushalts,** die oft durch eine begleitende Nierenfunktionseinschränkung noch verstärkt werden. Wenn sich eine Nierenfunktionsstörung als Folge einer Lebererkrankung entwickelt, spricht man von einem **hepatorenalen Syndrom.** Hierbei handelt es sich um eine ischämische Tubulopathie ohne wesentliche histomorphologische Veränderungen. Die durch den Aszites ausgelöste Steigerung des intraabdominalen Drucks führt zu einem Zwerchfellhochstand und so zu einer **Beeinträchtigung der Lungenfunktion** (reduzierte funktionelle Residualkapazität) sowie, vergleichbar mit der Adipositas, zu einer **Refluxneigung** und damit zu einem erhöhten Aspirationsrisiko während der Narkoseeinleitung.

Die bei einer Zirrhose eingeschränkte Entgiftungsfunktion der Leber begünstigt das Entstehen einer **Enzephalopathie,** ausgelöst z. B. durch eine Fehlernährung mit zu hohem Eiweißanteil (besonders aromatische Aminosäuren). Außerdem können hepatisch eliminierte Pharmaka kumulieren, was bei der Anästhetikaauswahl und der Dosierung zu berücksichtigen ist. Eine bei Leberinsuffizienz auftretende Beeinträchtigung der Glukoseverwertung und -produktion äußert sich in einer Neigung zu **Hyper- und Hypoglykämien.** Hypoglykämien finden sich besonders im Terminalstadium und sind dann Ausdruck eines mangelhaften Insulinabbaus in der Leber.

C. Perioperative Einflüsse auf die Leberfunktion

Ähnlich wie bei der Niere steht auch bei der Beeinträchtigung der Leberfunktion der **operative Eingriff** im Vordergrund. Verursacht durch einen gesteigerten Sympathikotonus, kommt es zu einer hepatischen Vasokonstriktion mit entsprechender Reduktion der Durchblutung. Die stärksten Auswirkungen haben in dieser Hinsicht Oberbaucheingriffe und Eingriffe an der Leber selbst.

▸ **Leberschädigung durch volatile Anästhetika.** Während alle Anästhetika und Hypnotika, insbesondere *volatile Inhalationsanästhetika, Barbiturate und Propofol,* durch eine Verringerung des Herzzeitvolumens auch die Leberdurchblutung und -funktion vermindern können, wurden nach Anwendung des heute nicht mehr benutzten **Halothans** schwere Leberschäden gesehen („Halothanhepatitis"), vereinzelt sogar ein fulminantes Leberversagen. In all diesen Fällen handelte es sich höchstwahrscheinlich um allergisch-toxische Reaktionen. Zwischen Halothan und den heute eingesetzten volatilen Anästhetika kann – zumindest theoretisch – die Möglichkeit einer *Kreuzreaktivität* nicht ausgeschlossen werden, sodass noch gewisse Vorsichtsmaßregeln eingehalten werden sollten *(C).*

D. Anästhesiologisches Vorgehen

Störungen der Leberfunktion sollen soweit wie möglich präoperativ korrigiert werden. Das bedeutet für die Durchführung planbarer Eingriffe, dass akute Hepatitiden ganz abgeklungen sein müssen. Strenge Anforderungen an die Eingriffsindikation gelten für die chronisch-aggressive Hepatitis und die fortgeschrittene Leberzirrhose (Klasse B und C nach Child und Turcotte). Darüber hinaus gilt der Grundsatz, dass alle Faktoren, die zu einer Beeinträchtigung der hepatischen O_2-Bilanz führen, zu vermeiden oder auf ein Mindestmaß zu beschränken sind.

Leber II

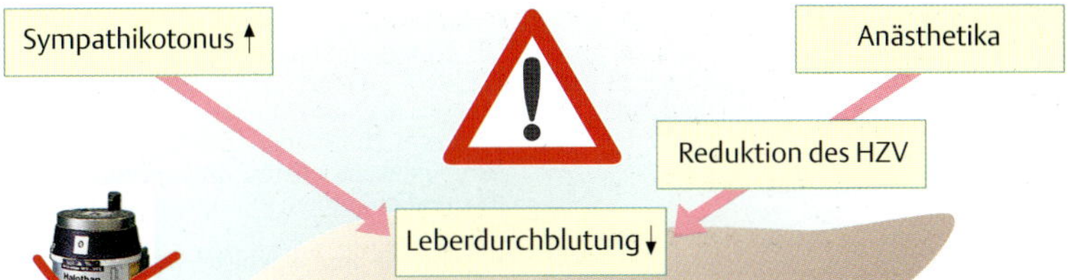

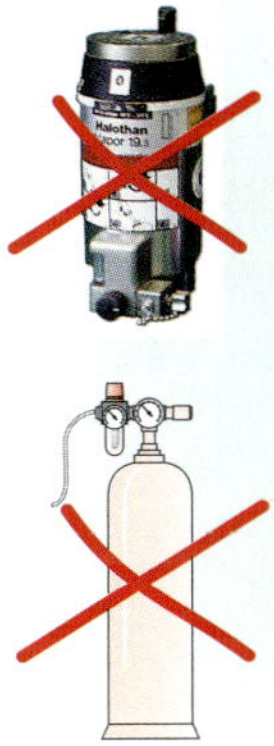

1. Faktoren, die die Leberfunktion beeinträchtigen
- operativer Eingriff
- Polytrauma, Sepsis
- Anästhetika, Überdruckbeatmung (bes. mit höherem PEEP)
- Hypoxie, Kreislaufdepression

2. Regeln für die Anwendung volatiler Anästhetika
- Bei Hinweisen auf eine frühere „Halothanhepatitis" sollen aus Sicherheitsgründen auch keine anderen volatilen Anästhetika zu Narkosezwecken eingesetzt werden.
- Eine Leberschädigung aus anderer Ursache ist keine Kontraindikation für den Gebrauch von Isofluran, Sevofluran oder Desfluran. Inhalationsanästhetika haben bei eingeschränkter Leberfunktion sogar Vorteile, wie den einer weitestgehend leberunabhängigen Elimination.

C. Perioperative Einflüsse auf die Leberfunktion

1. Optimierung der hepatischen Perfusion und O_2-Versorgung
- Vermeidung von HZV- und Blutdruckabfällen, Hypovolämie, Hypoxie, Hypokapnie und Anämie (Hb < 10 g/dl)
- zurückhaltender Einsatz einer PEEP-Beatmung

2. Anästhesieverfahren
- Bevorzugung von Regionalanästhesien bei peripheren Eingriffen
- rückenmarknahe Verfahren nur bei intakter Blutgerinnung

3. Anästhetika und Adjuvanzien
- keine Prämedikation mit Benzodiazepinen bei Enzephalopathie
- Dosisanpassung bei hepatisch eliminierten Pharmaka zur Vermeidung einer Kumulation
- Bevorzugung von Muskelrelaxanzien, die nicht hepatisch eliminiert werden (z.B. cis-Atracurium, mit Einschränkungen auch Mivacurium [Abbau durch PChE])

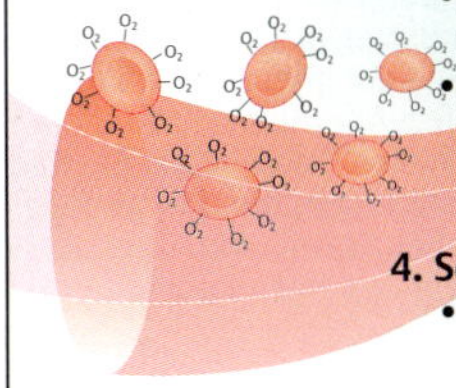

4. Sonstiges
- keine Infusionen mit organischen Anionen bei mangelhafter Lactatverstoffwechselung (metabolische Azidose; s. Kap. 9.4)
- strenge Indikation für Magensonde bei Ösophagusvarizen, äußerst behutsames Einführen
- Nicht-nüchtern-Einleitung bei ausgeprägtem Aszites, großem Lebertumor oder starker Leberschwellung

D. Anästhesiologisches Vorgehen bei Lebererkrankungen

Unter den Stoffwechsel- und endokrinologischen Erkrankungen sind die **Adipositas** und der **Diabetes mellitus** bei Weitem am häufigsten und haben dementsprechend auch in der perioperativen Phase die größte Bedeutung.

A. Ernährungsstörungen

► **Adipositas.** Eine Adipositas liegt vor, wenn das Körpergewicht das Normalgewicht nach dem Broca-Index um mehr als 30% überschreitet oder der Body-Mass-Index ≥30 ist (s. Tab. 14 im Anhang). Bei mehr als 100% iger Überschreitung oder einem Body-Mass-Index von ≥40 spricht man von einer Adipositas permagna. Die Adipositas hat Auswirkungen auf so gut wie alle Organe. Abhängig von ihrer Dauer und ihrem Ausmaß können sich respiratorische, kardiovaskuläre und weitere Erkrankungen entwickeln:

- Zwerchfellhochstand mit Verminderung der funktionellen Residualkapazität,
- arterielle Hypertonie,
- koronare Herzkrankheit,
- Linksherzinsuffizienz,
- Hiatushernie mit Refluxösophagitis,
- Schlafapnoe.

Durch eine Adipositas wird die kardiopulmonale Belastungsreserve erniedrigt und das perioperative Risiko erhöht – auch schon ohne manifeste Organerkrankungen. Im Vordergrund stehen dabei respiratorische Komplikationen. Vor allem postoperativ ist der Patient von einer **respiratorischen Insuffizienz** bedroht, z. B. im Zusammenhang mit einem Narkoseüberhang. Da sich Anästhetika im Fettgewebe anreichern können, sind Adipöse anfälliger für einen **Narkoseüberhang** als Normalgewichtige. Der gesteigerte intraabdominale Druck kann die Magenentleerung verzögern und den Verschlussdruck des unteren Ösophagussphinkters vermindern, sodass die Gefahr von **Regurgitation und Aspiration** unter einer Narkose zunimmt. Auch aus diesem Grund verbieten sich eine Maskenbeatmung und Maskennarkose. Die Maskenbeatmung ist bei Adipösen außerdem erschwert und manchmal wegen der verminderten thorakalen Compliance sogar mit Hilfsmitteln wie einem Guedel-Tubus nicht durchführbar. **Beatmungsprobleme** können aber auch beim intubierten Patienten auftreten. Wenn möglich sollten deshalb Regionalanästhesien bevorzugt werden. Allgemeinanästhesien müssen wie bei nicht nüchternen Patienten eingeleitet werden (s. Kap. 5.2), wobei sich **Intubationsschwierigkeiten** bei kurzem, dickem Hals ergeben können.

Patienten mit einer Adipositas permagna haben in 5 – 10% der Fälle eine **Schlafapnoe.** Sie dürfen zur Prämedikation keine Sedativa erhalten und benötigen zumindest bis zum Morgen nach der Operation ein Nasen-CPAP-System („continuous positive airway pressure"), um die oberen Atemwege offenzuhalten, und außerdem ein Apnoe-Monitoring.

► **Anorexie und Kachexie.** Anorexia nervosa (Körpergewicht oft bis zu 40% unter dem Normalgewicht) und Kachexie gehen mit schwerer bis schwerster Beeinträchtigung der Körperfunktionen einher. Es finden sich Störungen

- des Herz-Kreislauf-Systems (Bradykardie, arterielle Hypotonie, Kardiomyopathie),
- des Wasser-, Elektrolyt- und Säure-Base-Haushalts (Hypokaliämie, -kalzämie, -magnesiämie, metabolische Azidose),
- des Stoffwechsels (Hypoglykämie, Hypoproteinämie mit „Hungerödemen") und
- der Temperaturregulation (Hypothermie).

Planbare Eingriffe sollen erst nach Besserung des Ernährungs- und Allgemeinzustands durchgeführt werden. Während und nach einer Notoperation müssen die Patienten besonders intensiv überwacht werden.

B. Diabetes mellitus

Ein Diabetes mellitus entsteht als Folge einer unzureichenden Insulinwirkung. Die Ursache hierfür kann in

- einer verminderten Insulinsekretion (absoluter Insulinmangel),
- einem verminderten Ansprechen der Insulinrezeptoren (relativer Insulinmangel),
- einem Überwiegen kontrainsulinärer Hormone oder
- einer Kombination dieser Faktoren

liegen *(B1)*. Beim Diabetes mellitus handelt es sich um eine Systemerkrankung. Mit der Zeit können sich Veränderungen an den Gefäßen ausbilden, wovon insbesondere die *Mikroangiopathie* schwerwiegende Auswirkungen auf sämtliche Organe haben kann *(B2)*. Es sind diese Organmanifestationen, die das perioperative Risiko in Abhängigkeit von ihrer Ausprägung z. T. deutlich ansteigen lassen.

Stoffwechsel und Endokrinium I

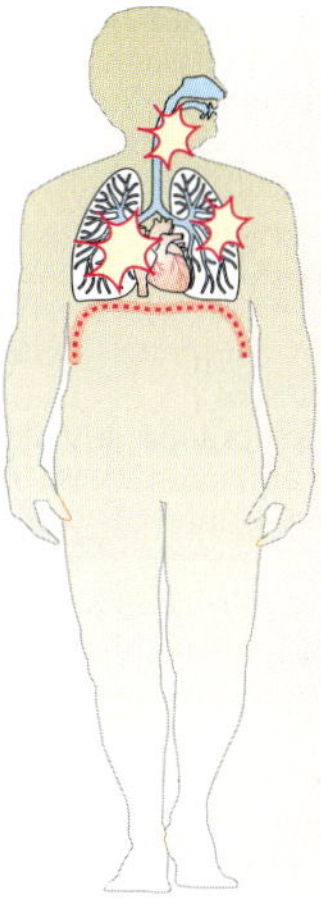

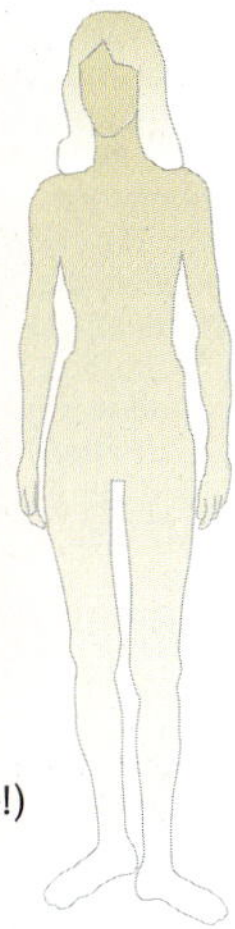

Allgemeinanästhesie bei Adipositas

- keine Maskenbeatmung
- zunächst Kontrolle der O_2-Sättigung bei Flachlagerung (Referenzwert!)
- Einleitung (in Oberkörperhochlagerung)
  - Wachintubation erwägen (zumindest ab 50 % über dem Normalgewicht)
  - sonst Durchführung einer Nicht-nüchtern-Einleitung mit Succinylcholin
- Extubation erst, wenn
  - der Patient völlig wach ist
  - kein Relaxansüberhang besteht (Relaxometrie!)
- großzügige Indikation zur Nachbeatmung

A. Ernährungsstörungen

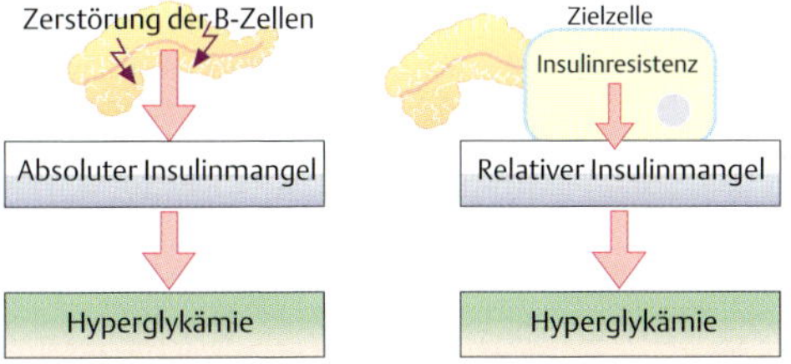

Sekundäre Formen: genetisch, exokrine Pankreaserkrankungen, Z. n. Pankreatektomie, Endokrinopathien, pharmakogen, Infektionen u.a.

Typ 1	Typ 2	Gestationsdiabetes

1. WHO-Klassifikation

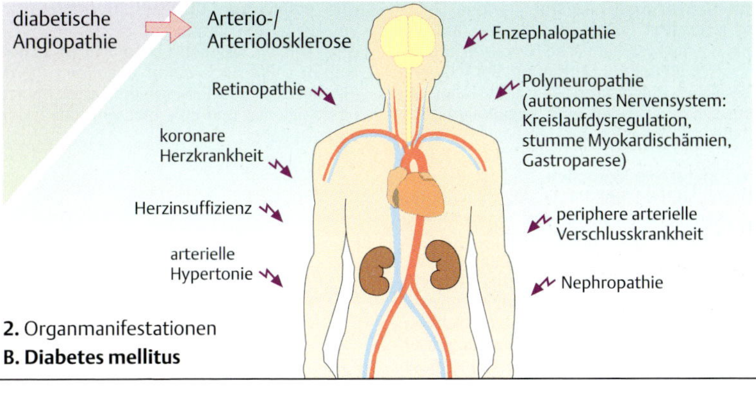

2. Organmanifestationen

B. Diabetes mellitus

▸ **Hyperglykämie und ihre akuten Folgen.** Der Leitbefund bei einem Diabetes mellitus ist die Hyperglykämie (s. Tab. 15 im Anhang). Sie resultiert aus der Glukoseverwertungsstörung, d. h. dem ausbleibenden Transport von Glukose in die Zellen der insulinabhängigen Gewebe. Übersteigt die Glukosekonzentration im Plasma die Nierenschwelle (ca. 180 mg/dl), dann wird die Kapazität des Carriersystems überfordert, das im proximalen Tubulus für die Glukoserückresorption sorgt. Die damit verbundene *Glukosurie* führt, osmotisch bedingt, zu einer Polyurie. Dabei können unter dem Bild der *hypertonen Dehydratation* erhebliche Mengen an Wasser und Elektrolyten verlorengehen, sodass eine schwere *Hypovolämie* die Folge ist. Die erhöhte Serumosmolarität bewirkt eine Flüssigkeitsverschiebung von intra- nach extrazellulär und somit eine *intrazelluläre Dehydratation.* Auf dieser Grundlage entwickeln sich zerebrale Symptome und es kann ein *Koma* entstehen. Zum Ausgleich der mangelhaften Energiegewinnung aus der Glykolyse werden der *Eiweiß- und Fettabbau* aktiviert (Proteolyse und Lipolyse). Infolgedessen werden vermehrt saure Stoffwechselprodukte (α-Ketosäuren) gebildet, die zu einer *metabolischen Azidose* (Ketoazidose) führen können.

▸ **Anästhesieverfahren.** Grundsätzlich können beim Diabetiker Allgemein- oder Regionalanästhesien durchgeführt werden. Die modernen Anästhesieverfahren haben selbst keinen Einfluss auf den Glukosestoffwechsel. Dagegen können Operation oder Trauma, Stress durch Angst oder Schmerzen sowie bestimmte Medikamente (z. B. Glukokortikoide) die Ursache für die Entgleisung eines latenten oder medikamentös gut eingestellten Diabetes sein. Regionalanästhesien haben den Vorteil, dass die Vigilanz des Patienten erhalten bleibt. Somit stehen, wenn auf eine stärkere Sedierung verzichtet wird, die hyper- und vor allem die hypoglykämische Warnzeichen diagnostisch weiter zur Verfügung. Bei schwerer diabetischer Polyneuropathie sollte aber aus forensischen Gründen eine Regionalanästhesie besser unterlassen werden.

▸ **Perioperatives Vorgehen.** Ziel ist es, perioperativ Stoffwechselentgleisungen wie Hyperglykämie, Ketoazidose und Hypoglykämie zu verhindern. Dazu muss zunächst die Güte der Diabeteseinstellung eingeschätzt (Blutzuckertagesprofil, HbA_{1c} [glykiertes Hämoglobin]) und nach Folgeerkrankungen gesucht werden; ggf. sind engmaschig Blutzuckerkontrollen und weitere Laboruntersuchungen erforderlich (z. B. Serumelektrolyte, Säure-Base-Status). Das anschließende Vorgehen muss den Diabetestyp und die individuelle Therapie berücksichtigen. Bei guter Stoffwechseleinstellung soll die Therapie (Diät, orale Antidiabetika, Insulin) nicht umgestellt und bis zum Vortag des Eingriffs weitergeführt werden. Es hat sich folgendes Konzept bewährt:

1. Besonders der insulinpflichtige Diabetiker sollte zur Vermeidung von Stress und zu langer Nahrungskarenz *an erster Stelle auf dem Operationsplan* stehen.
2. Auch Diabetiker müssen präoperativ die *übliche Nahrungskarenz* einhalten (beim Typ 2 nimmt der Blutzucker darunter ab, während er beim Typ 1 ansteigt!).
3. *Orale Antidiabetika* werden bereits am Vortag abgesetzt, *Insulin* wird nicht mehr am Morgen des Operationstags verabreicht.
4. Perioperativ wird ein *Blutzucker von 100 – 200 mg/dl* angestrebt. Morgens vor der Operation sollen der *Nüchternblutzucker* und evtl. auch die Serumelektrolyte (Natrium, Kalium) bestimmt werden. Weitere Blutzuckerkontrollen (Stix) sollen intraoperativ etwa stündlich und postoperativ alle 2 – 4 Stunden durchgeführt werden, ggf. auch öfter.
5. Die Insulinsubstitution richtet sich nach der Höhe und dem Verlauf des Blutzuckers *(B4).* Perioperativ werden nur *kurz wirkende Insuline* (Normal- bzw. Humaninsulin) eingesetzt und *intravenös* injiziert. Eine subkutane Applikation ist wegen möglicher Änderungen der Resorptionsverhältnisse (z. B. Vasokonstriktion im Schock) nicht sinnvoll.
6. *Glukose* wird perioperativ nicht zugeführt, es sei denn, es besteht oder entwickelt sich eine *Hypoglykämie.*

Als Kontraindikationen für planbare Eingriffe gelten ein präoperativer Nüchternblutzucker von < 60 mg/dl oder > 300 mg/dl, eine Glukosurie und eine Ketonurie. Bei **Notoperationen** und entgleistem Glukosestoffwechsel ist es vorrangig, den Blutzucker auf unter 300 mg/dl zu senken. Möglichst schon vor Anästhesiebeginn sollte auch damit begonnen werden, Flüssigkeits- und Elektrolytverluste (Kalium!) auszugleichen und eine metabolische Azidose zu korrigieren.

Stoffwechsel und Endokrinium II

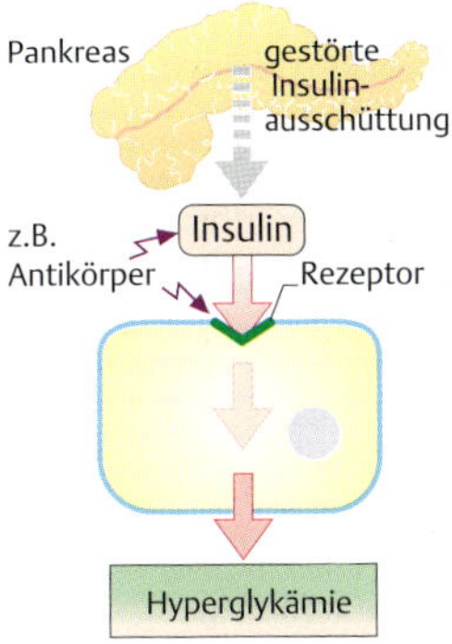

1. übliche präoperative Nahrungskarenz
2. keine oralen Antidiabetika am OP-Tag
3. Insulin bedarfsabhängig intravenös zuführen
4. Blutzucker zwischen 100 und 200 mg/dl halten
5. in der Regel keine Glukosezufuhr nötig

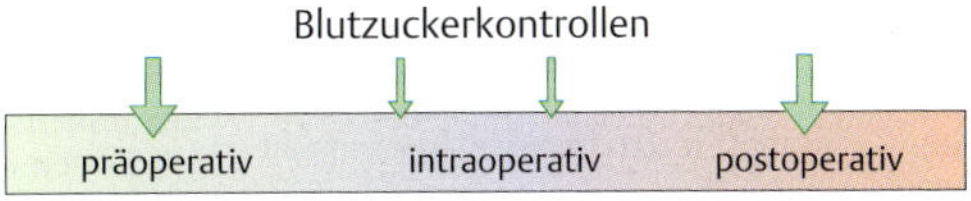

3. Perioperatives Vorgehen bei gestörter Insulinausschüttung

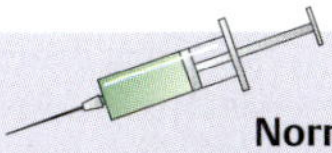

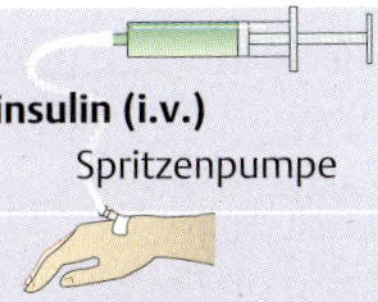

Blutzucker (mg/dl)	**Normal- bzw. Humaninsulin (i.v.)** Bolus	Spritzenpumpe
< 200	kein Insulin	
200–300	4–8 IE	
301–400	8–12 IE	
401–500	12 IE	+ 4–6 IE/h
> 500	12–20 IE	+ 4–6 IE/h

4. Perioperative Insulinsubstitution

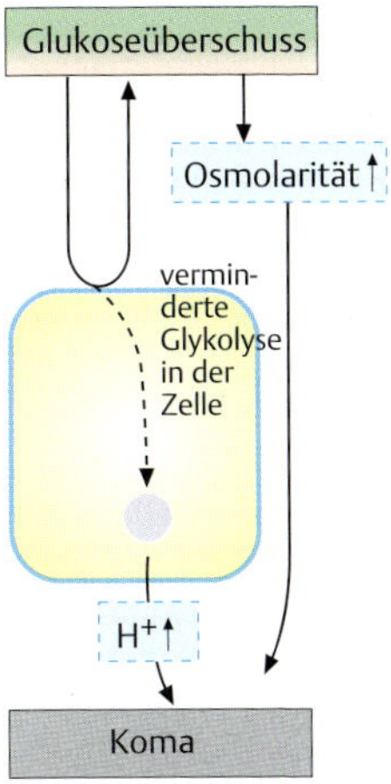

	Ketoazidotisches Koma	**Hyperosmolares Koma**
Vorkommen	besonders jüngere Patienten	besonders ältere Patienten
Hyperglykämie	BZ > 400 mg/dl	BZ > 600 mg/dl
Hyperosmolalität des Serums	bis 350 mosmol/l	> 350 mosmol/l
Metabolische Azidose	i.d.R. ausgeprägt (pH 7,0–7,2)	nein oder nur mäßig
Hypokaliämie	← ja →	
Hypovolämie bis zum Schock	← ja →	
Somnolenz bis zum Koma	← ja →	

5. Coma hyperglycaemicum

B. Diabetes mellitus

C. Erkrankungen der Schilddrüse

Bei Schilddrüsenerkrankungen müssen präoperativ die Stoffwechselfunktion und die Organgröße abgeklärt werden. Unbehandelte Hyper- oder Hypothyreosen können das perioperative Risiko erheblich erhöhen, wobei der Hyperthyreose die größere Bedeutung zukommt. Planbare Eingriffe dürfen daher nur bei euthyreotem oder annähernd euthyreotem Stoffwechsel durchgeführt werden. Bei einer Schilddrüsenvergrößerung (Struma) ist zu prüfen, ob eine Verdrängung und Kompression der Trachea vorliegen (Tracheazielaufnahme oder CT), die die Intubation und Beatmung erschweren können. Auch an eine Tracheomalazie muss in diesem Zusammenhang gedacht werden.

▸ **Hyperthyreose.** Hauptursachen einer Hyperthyreose sind autonome Schilddrüsenadenome, der Morbus Basedow und akute Thyreoiditiden. Bei einer Hyperthyreose besteht die Gefahr, dass sie perioperativ in Form einer lebensbedrohlichen **thyreotoxischen Krise** entgleist. Auslöser können neben dem operativen Stress eine Jodexposition (Kontrastmittel) oder bestimmte Medikamente, z. B. Amiodaron (Cordarex), sein. Deshalb muss Verdachtszeichen präoperativ sorgfältig nachgegangen werden; bei bereits therapierter Hyperthyreose muss die medikamentöse Einstellung überprüft werden. Die Basistherapie besteht aus schwefelhaltigen *Thyreostatika* (Thiamide, z. B. Methimazol [Favistan]). Sie hemmen die Hormonsynthese in der Schilddrüse (T_4 [Thyroxin) und T_3 [Triiodthyronin]). Bis allerdings die Hormonkonzentration im Plasma nachhaltig absinkt, dauert es 1 – 2 Wochen, da zunächst die noch in der Schilddrüse und im Gewebe vorhandenen Hormone „verbraucht" werden müssen (HWZ von T_4 ca. 7 Tage). Ist eine Operation zwingend vor Erreichen einer Euthyreose erforderlich oder entwickelt sich eine Thyreotoxikose, so können mit einer zusätzlichen *β-Rezeptoren-Blockade* (z. B. präoperativ Propranolol [Dociton], intraoperativ Esmolol [Brevibloc]) die kardiovaskulären Auswirkungen abgeschwächt werden. Solche Patienten müssen präoperativ zur Stressabschirmung ausreichend mit Benzodiazepinen sediert werden und – falls eine Regionalanästhesie nicht möglich ist – eine tiefe Narkose erhalten. Außerdem muss unbedingt das Flüssigkeits- und Elektrolytdefizit ausgeglichen werden.

▸ **Hypothyreose.** Eine Hypothyreose kann durch pathologische Prozesse in der Schilddrüse, durch inadäquate Hormonsubstitution nach Thyreoidektomien oder durch eine Hypophysenvorderlappeninsuffizienz verursacht werden. Hypothyreote Patienten können extrem empfindlich auf Anästhetika reagieren (Atem- und Herz-Kreislauf-Depression) und sind perioperativ gefährdet, ein **Myxödemkoma** zu entwickeln. Daher ist präoperativ eine ausreichende *Hormonsubstitution* notwendig. Vor Notoperationen kann T_4 in Form von L-Thyroxin intravenös zugeführt werden.

▸ **Struma.** Eine Struma ist am häufigsten Folge eines endemischen Jodmangels. Die kompensatorische Hyperplasie bewirkt in der Regel, dass die Funktion normal ist. Bei Strumektomien muss aber mit **Intubationsschwierigkeiten** gerechnet werden (s. Kap. 6.2). Intraoperativ kann es – besonders bei Thyreoidektomien wegen Karzinomen – zu einer Verletzung eines oder beider Nn. recurrentes kommen. Wenn auf ein Rekurrens-Monitoring (Ableitung elektrischer Potenziale vom M. vocalis) verzichtet wird, empfiehlt es sich, die Extubation nach solchen Eingriffen unter direkter Laryngoskopie vorzunehmen und dabei die Stimmbandfunktion zu prüfen. Eine einseitige **Rekurrensparese** verursacht einen inspiratorischen Stridor, eine beidseitige führt zu einem Verschluss der Glottis. In dieser Situation muss der Patient umgehend reintubiert und dann für die anschließende Lateralfixation der Stimmbänder tracheotomiert werden. Bei der seltenen akzidentellen Entfernung aller Epithelkörperchen entwickelt sich ein **Hypoparathyreoidismus** mit Hypokalzämie.

D. Erkrankungen der Nebennieren

▸ **Phäochromozytom.** Phäochromozytome sind seltene katecholaminproduzierende Tumoren des chromaffinen Gewebes. Sie finden sich hauptsächlich (> 90%) im Nebennierenmark. Die meisten sezernieren eine Kombination von *Noradrenalin und Adrenalin*, wobei gewöhnlich Noradrenalin überwiegt. Daraus erklärt sich die typische Symptomatik *(D1)*. Sie besteht vor allem in einer anfallsweise auftretenden *Hypertonie* und evtl. auch *Tachykardie*. Beweisend sind erhöhte Katecholaminkonzentrationen in Blut und Urin während des Anfalls. Im Intervall kann die Diagnose unter anderem durch Bestimmung der Konzentration von Vanillinmandelsäure im 24-Stunden-Urin gestellt werden.
Operationen bei Patienten mit einem nicht erkannten Phäochromozytom sind mit einer hohen Mortalität belastet. Bevor planbare Eingriffe durchgeführt werden dürfen, muss der

Stoffwechsel und Endokrinium III

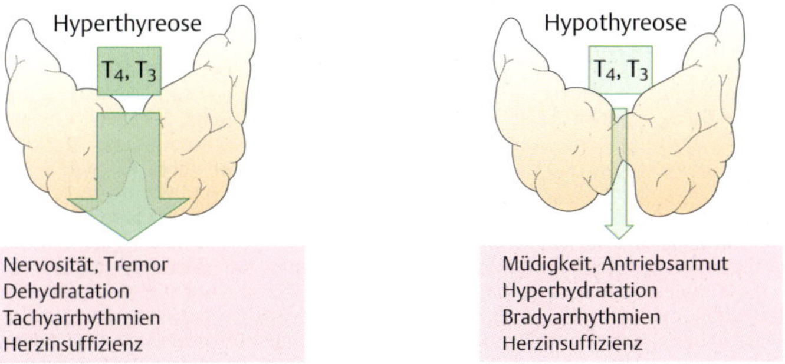

1. Störungen der Schilddrüsenfunktion

Symptome

- Unruhe, Verwirrtheit, Tremor, später Somnolenz und schließlich Koma
- Hyperthermie (T > 40 °C), Hypovolämie, Hyperglykämie
- Tacharrhythmien (oft Vorhofflimmern), art. Hypertension, Herzinsuffizienz

Therapie

- tiefe Sedierung und künstliche Beatmung bzw. Narkosevertiefung
- Hemmung der Hormonsynthese (z.B. mit Methimazol i.v.)
- β-Rezeptoren-Blockade (außer bei Herzinsuffizienz!)
- Glukokortikoidsubstitution zur Verhinderung einer sekundären NNR-Insuffizienz
- Ausgleich von Flüssigkeits- und Elektrolytdefiziten
- Senkung der Körpertemperatur
- Ultima ratio: Plasmapherese zur Eliminierung von eiweißgebundenen T_3 und T_4

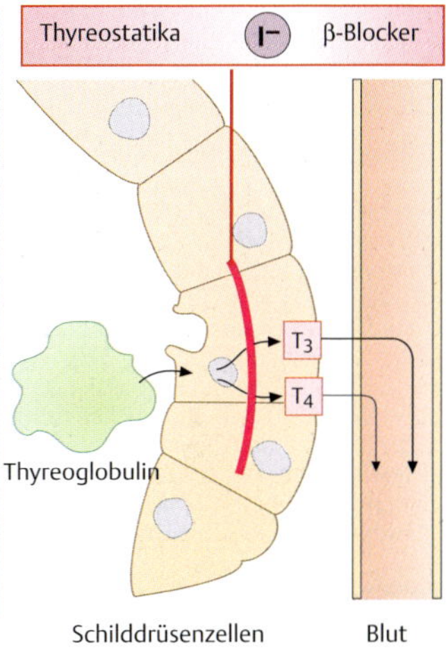

2. Thyreotoxische Krise

Symptome

- Verlangsamung, später Somnolenz und schließlich Koma
- Hypothermie (T bis 32 °C), Hypoglykämie, Hypoventilation (→ resp. Azidose)
- Bradyarrhythmien, art. Hypotension, Herzinsuffizienz

Therapie

- Intubation und künstliche Beatmung
- Hormonsubstitution: nur T_4
- Ausgleich von Flüssigkeits- und Elektrolytdefiziten
- langsames Wiederaufwärmen

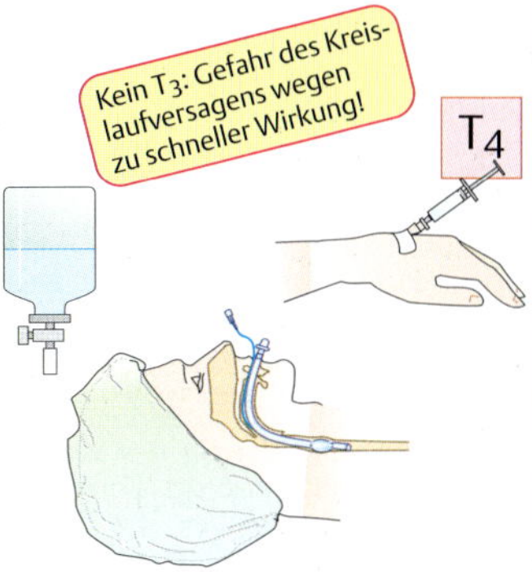

3. Myxödemkoma

C. Erkrankungen der Schilddrüse

Tumor entfernt werden. Dies geschieht in der Regel durch eine Adrenalektomie. Um dabei krisenhafte Blutdruckanstiege zu vermeiden, müssen die Patienten über ungefähr 14 Tage mit einem *α-Rezeptoren-Blocker* in langsam ansteigender Dosis vorbehandelt werden (z. B. Phenoxybenzamin [Dibenzyran]). Ziel ist nicht nur eine Blutdrucknormalisierung – sie wird schon nach wenigen Tagen erreicht –, sondern vor allem eine nachhaltige Zunahme des Plasmavolumens, was mehr Zeit benötigt. Mit der Zunahme des Plasmavolumens (erkennbar an einem Gewichtsanstieg und einem Hkt-Abfall) wird die Abnahme des arteriellen Gefäßtonus kompensiert. Auf diese Weise können die intraoperativen Gefäßreaktionen auf Noradrenalin und Adrenalin bei Manipulationen am Tumor deutlich verringert werden. Eine zusätzliche präoperative Applikation eines *β-Rezeptoren-Blockers* ist nur nötig, wenn im Anfall auch Tachykardien auftreten.

▸ **Cushing-Syndrom.** Das Cushing-Syndrom entsteht durch ein *Zuviel an Glukokortikoiden*. Hauptursachen sind ACTH-bildende Hypophysenadenome („Morbus Cushing") und hormonaktive Tumoren der Nebennierenrinde (NNR). Auslöser kann aber auch eine längere Kortikoidtherapie mit Dosen oberhalb der Cushing-Schwelle sein (s. Kap. 3.3). Vor einer Tumorentfernung muss eine etwaige Hypertonie behandelt, der Blutzucker eingestellt und der Wasser- und Elektrolythaushalt normalisiert werden. Postoperativ müssen wegen der noch anhaltenden NNR-Suppression ausreichend Kortikoide substituiert werden.

▸ **Morbus Addison.** Dem Morbus Addison liegt eine primäre NNR-Insuffizienz zugrunde, d. h. ein *Mangel an Gluko- und Mineralokortikoiden*. Er ist in der Regel die Folge einer Zerstörung der NNR durch autoimmunologische, entzündliche oder tumoröse Prozesse, kann aber auch bei einer Sepsis auftreten, wenn es durch eine disseminierte intravasale Koagulation zu einer hämorrhagischen NNR-Nekrose kommt („Waterhouse-Friderichsen-Syndrom"). Eine Hypophysenvorderlappeninsuffizienz führt durch die verminderte ACTH-Sekretion ebenso wie die abrupte Beendung einer Therapie mit hochdosierten Glukokortikoiden (→ NNR-Suppression) nur zu einem isolierten Ausfall der Glukokortikoide („sekundäre NNR-Insuffizienz"). Perioperativ steht neben der Normalisierung des Wasser- und Elektrolythaushalts und der Korrektur einer eventuellen Hypoglykämie die Substitution von Glukokortikoiden in erhöhter Dosis im Vordergrund (z. B. 200 – 300 mg Hydrocortison/d).

▸ **Addison-Krise.** Als Addison-Krise bezeichnet man eine akute NNR-Dekompensation *(D3)*. Hierbei handelt es sich um ein lebensbedrohliches Kreislauf- und Stoffwechselversagen, ausgelöst durch einen schweren Mangel an Cortisol und Aldosteron (z. B. bei Operationen, nach Trauma oder bei Infektionen). Zusätzlich zu den oben genannten Maßnahmen muss der Kreislauf stabilisiert und die metabolische Azidose korrigiert werden. Über Einsatz von Glukokortikoiden (Hydrocortison i. v.) hinaus, müssen auch Mineralokortikoide substituiert werden (z. B. Fludrocortison).

▸ **Conn-Syndrom.** Das Conn-Syndrom ist durch eine *exzessive Produktion von Aldosteron* geprägt und wird am häufigsten durch NNR-Adenome verursacht („primärer Hyperaldosteronismus"). Präoperativ müssen Störungen des Wasser- und Elektrolythaushalts (ausgeprägte Hypokaliämie!) korrigiert werden. Zur Unterdrückung der Aldosteronwirkungen ist eine vorübergehende Behandlung mit Aldosteronantagonisten sinnvoll (z. B. Spironolacton [Aldactone]). Hierbei ist jedoch zu beachten, dass die volle Wirkung erst nach einigen Tagen erreicht wird.

Akromegalie

Der Akromegalie liegt eine *Überproduktion von Wachstumshormon* (STH) zugrunde, ausgelöst durch ein Hypophysenadenom. Bei diesen Patienten ist wegen der anatomischen Veränderungen (Makroglossie, großer Unterkiefer, veränderte Gesichtsproportionen) mit einer erschwerten bis unmöglichen konventionellen Intubation zu rechnen. Das gilt auch für die Maskenbeatmung. Es empfiehlt sich daher, die Intubation fiberendoskopisch am wachen Patienten durchzuführen (s. Kap. 6.2). Oft finden sich weitere anästhesierelevante Störungen wie Hyperglykämie, Hypernatriämie, Hypokaliämie, arterielle Hypertonie, Herzrhythmusstörungen und Herzinsuffizienz.

Stoffwechsel und Endokrinium IV

	Symptome	Komplikationen
Herz und Kreislauf	paroxysmal: Hypertonie, Tachykardie, Extrasystolie, Angina pectoris	Herzinsuffizienz Lungenödem Herzinfarkt
ZNS	Nervosität, Kopfschmerzen Sehstörungen, Schwindel	intrakranielle Blutung Hirninfarkt
Abdomen	Übelkeit, Erbrechen, Durchfälle	ischämische Enterokolitis
Niere	Polyurie	Hypovolämie, Elektrolytstörungen
Stoffwechsel	erhöht: Blutzucker, freie Fettsäuren	
Allgemein	Gewichtsverlust, Schweißausbrüche	

1. Phäochromozytom

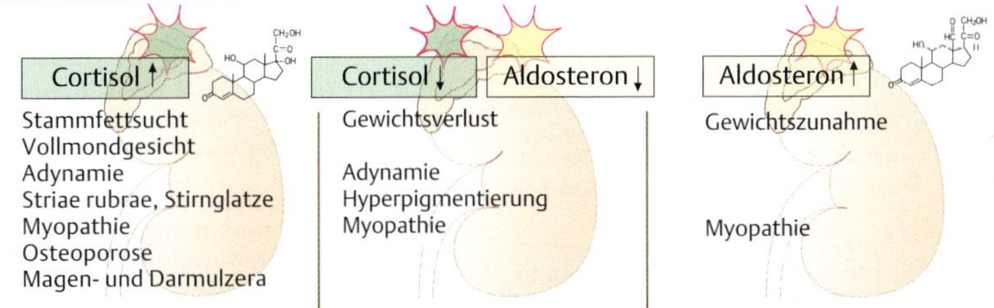

Cushing-Syndrom	**Morbus Addison**	**Conn-Syndrom**
Hypernatriämie Hypokaliämie Hyperglykämie metabolische Alkalose Hypervolämie Hypertonie Herzinsuffizienz	Hyponatriämie Hyperkaliämie metabolische Azidose Hypovolämie Hypotonie Herzinsuffizienz	Hypernatriämie Hypokaliämie Hyperglykämie metabolische Alkalose Hypervolämie Hypertonie Herzinsuffizienz
Hypertensive Krise	**Addison-Krise** **→ Herz-Kreislauf-Versagen**	**Hypertensive Krise**

2. Erkrankungen der Nebennierenrinde

Symptome

- Tachykardie, art. Hypotonie
- Erbrechen, Durchfall
- Hypovolämie bis zum Schock
- Hyperkaliämie, Hyponatriämie, Hypoglykämie
- metabolische Azidose
- Hyperthermie („Exsikkose-Fieber")
- Somnolenz

Therapie

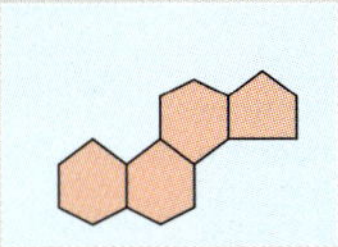

Substitution von Gluko- und ggf. auch Mineralokortikoiden

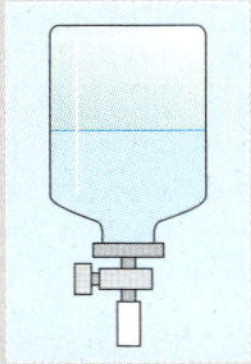

Ausgleich von Flüssigkeits-, Elektrolyt-, Base- und Glukosedefiziten

3. Addison-Krise

D. Erkrankungen der Nebennieren

A. Zerebraler Insult

Ein zerebraler Insult (Apoplexie, Schlaganfall) entsteht vor allem auf der Grundlage von arteriosklerotisch bedingten Störungen der Hirndurchblutung und zeigt sich vorrangig im höheren Lebensalter. In über 85% der Fälle beruht er auf einer **Mangeldurchblutung** (ischämischer Insult oder Hirninfarkt), in nur etwa 15% ist er Folge einer **Massenblutung** (hämorrhagischer Insult).

▸ **Zerebrovaskuläre Insuffizienz.** Die Hirnarteriosklerose kann diffus verteilt sein oder auch nur einzelne Gefäße betreffen. In fast 50% der Fälle findet sich eine umschriebene Stenose im extrakraniellen Verlauf der A. carotis interna, in fast 10% ist deren intrakranieller Anteil betroffen. Die restlichen Fälle verteilen sich im Wesentlichen auf die A. cerebri media (ca. 25%) und die A. vertebralis (ca. 10%). Mit zunehmender Ausdehnung der Gefäßeinengung(en) entwickelt sich eine zerebrovaskuläre Insuffizienz, d. h. ein Missverhältnis zwischen zerebralem O_2-Angebot und O_2-Bedarf *(A1)*. Die daraus resultierende Symptomatik ist zunächst nur flüchtig, bis es schließlich bei kritischen Stenosen oder einem Gefäßverschluss zu Ischämien kommen kann, die einen Untergang von Hirngewebe und damit anhaltende neurologische Defizite nach sich ziehen. Die Art der Symptomatik hängt dabei von der Lokalisation der Stenose ab *(A2)*.

▸ **Präoperative Diagnostik.** Da transitorische ischämische Attacken als Vorboten eines Hirninfarkts gelten, muss bei entsprechenden Hinweisen gezielt nach stenosierenden Veränderungen hirnversorgender Gefäße gesucht werden. Für die Einschätzung des perioperativen Risikos ist zu klären, ob **hämodynamisch relevante Stenosen** vorliegen. Das ist dann der Fall, wenn Veränderungen der Makrohämodynamik, also ein HZV- oder Blutdruckabfall, zu einer zerebralen Minderperfusion mit Ischämiesymptomen führen. In diesen Fällen ist das perioperative Risiko deutlich erhöht, sodass planbare Eingriffe nicht ohne Weiteres vorgenommen werden dürfen. Zur näheren Abklärung eignen sich die Dopplersonografie der Halsgefäße und die transkranielle Dopplersonografie (TCD). Mithilfe der TCD lässt sich auch die zerebrale Durchblutungsreserve bestimmen. Hierzu wird künstlich eine zerebrale Vasodilatation herbeigeführt, z. B. durch Inhalation eines 5% CO_2 enthaltenden Gasgemisches („Carbogen") oder durch intravenöse Gabe des Carboanhydrasehemmers Acetazolamid (Diamox). Zur morphologischen Beurteilung (z. B. Infarkte oder Blutungen) kann die Computertomografie oder die Magnetresonanztomografie eingesetzt werden. Um jedoch Stenosen exakt lokalisieren zu können, z. B. vor desobliterierenden Eingriffen, ist eine zerebrale Angiografie nötig. Weiterhin ist es für die Risikoeinschätzung wichtig, **Begleiterkrankungen** wie Hypertonie, KHK, Herzinsuffizienz, COPD, Diabetes mellitus und Adipositas zu erkennen.

▸ **Therapieprinzipien.** Hämodynamisch relevante Stenosen sollen nach Möglichkeit beseitigt werden. Bei extrakraniellen Karotisstenosen nutzt man anstelle operativer Verfahren („Desobliteration") zunehmend die interventionelle Technik der perkutanen transluminalen **Angioplastie** („Ballondilatation"). Sie scheint unter dem Nutzen-Risiko-Aspekt vor allem in frühen Stadien vorteilhaft. Die Möglichkeiten konservativer Maßnahmen sind begrenzt. Damit lassen sich allenfalls eine Progredienz der Stenose und zerebrale Embolien verhindern („Sekundärprophylaxe"). Neben der Ausschaltung oder Behandlung von Risikofaktoren beschränken sie sich im Wesentlichen auf die **Hemmung der Thrombozytenaggregation**, z. B. mit niedrigdosierter Acetylsalicylsäure (100 mg/d).

▸ **Anästhesiologisches Vorgehen.** Richtschnur für das anästhesiologische Handeln ist, die zerebrale O_2-Balance nicht zu beeinträchtigen, um keine zerebralen Ischämien mit möglicherweise deletären Folgen zu provozieren. Neben der Vermeidung stärkerer Blutdruckabfälle und arterieller Hypoxien muss bei Allgemeinanästhesien größte Sorgfalt auf die richtige Beatmung verwandt werden. Unbedingt ist eine **Normokapnie** anzustreben. Eine Hyperventilation führt zu einer Abnahme der Hirndurchblutung insgesamt, eine Hypoventilation kann eine regionale Minderperfusion nach sich ziehen, und zwar durch eine Blutumverteilung aus ischämischen Arealen, in denen die Gefäße bereits maximal dilatiert sind, in nicht ischämische Areale (Steal-Effekt).

Nervensystem und Muskulatur I

Stadium	Symptomatik	Reversibilität
I	asymptomatisch	
II	passagere Ischämien	
IIa	transitorische ischämische Attacke (TIA)	innerhalb von 24 h
IIb	prolongiertes reversibles ischämisches neurologisches Defizit (PRIND)	innerhalb von mehr als 24 h
III	progrediente Ischämie bis hin zum Hirninfarkt	nur partiell
IV	kompletter Hirninfarkt	irreversibel, evtl. Exitus letalis

1. Stadien der zerebrovaskulären Insuffizienz

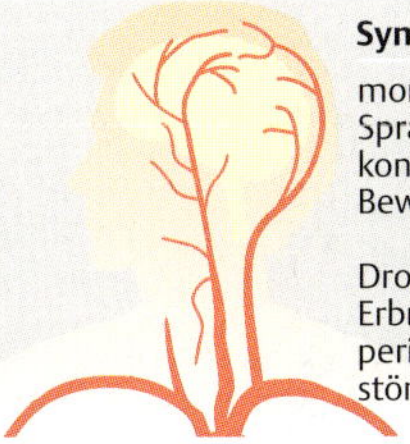

Ursache	Symptomatik
Karotisstenose (> 50 % der Fälle)	monokulare Blindheit (Amaurosis fugax) Sprachstörungen (Aphasien) kontralaterale Hemiparese und -hypästhesie Bewusstseinsstörungen (selten)
vertebrobasiläre Insuffizienz (vor allem bei Lageänderungen)	Drop-Attacks, Schwindel, Ataxie; Übelkeit, Erbrechen; bilaterale Sehstörungen, periorale Taubheit, Sprach- und Schluckstörungen, Tetraparese, transitorische Amnesie

2. Neurologische Symptomatik

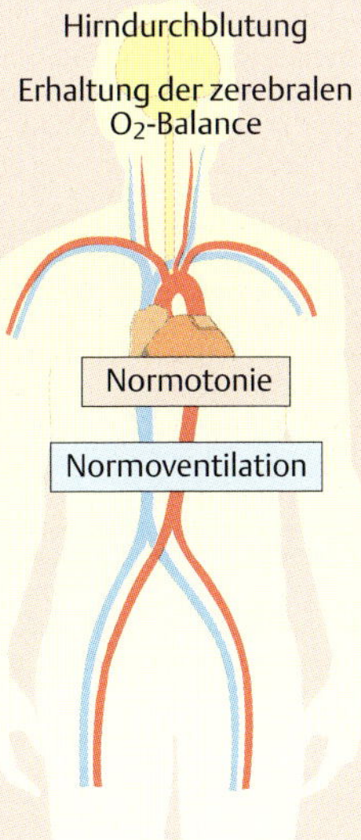

1. **Optimierung der zerebralen Perfusion, O_2- und Substratversorgung**
   - Vermeidung von HZV-Abfällen sowie Blutdruckschwankungen von mehr als ± 20 %, Hypovolämie, Anämie (Hb < 10 g/dl) und Polyglobulie
   - Vermeidung von Hypoxie, Hypo- und Hyperkapnie
   - Vermeidung von Hypo- und Hyperglykämie (BZ 100–150 mg/dl!)
2. **Anästhesieverfahren**
   - Bevorzugung von Regionalanästhesien bei peripheren Eingriffen
   - rückenmarknahe Verfahren wegen der Gefahr des Blutdruckabfalls nur in Einzelfällen
3. **Prämedikation**
   - keine Sedativa bei Bewusstseinsstörungen
   - Fortführung einer kardiovaskulotropen Medikation
4. **Anästhetika und Adjuvanzien**
   - Senkung des zerebralen O_2-Verbrauchs durch geeignete Anästhetika wie Barbiturate, Propofol, Etomidat, Isofluran, Sevofluran
   - kein N_2O (Steigerung des zerebralen O_2-Verbrauchs!)
   - kein Succinylcholin bei Patienten mit Paresen (Hyperkaliämiegefahr!)

3. Anästhesiologisches Vorgehen bei zerebrovaskulären Erkrankungen

A. Zerebraler Insult

B. Zerebrales Anfallleiden (Epilepsie)

Für die Anästhesie sind vor allem die **Grand-mal-Anfälle** von Bedeutung. Sie sind die Folge einer *synchronisierten Depolarisation größerer kortikaler Neuronenverbände.* Da Krampfanfälle beim narkotisierten und relaxierten Patienten klinisch stumm verlaufen und nur im EEG zu erkennen sind, aber aufgrund der Steigerung von Hirnstoffwechsel und O_2-Bedarf zu einer *zerebralen Hypoxie* führen können, müssen sie durch geeignete Maßnahmen verhindert werden. Hierzu gehört, dass der Plasmaspiegel von Antikonvulsiva im therapeutischen Bereich liegen muss. Diese Medikamente werden auch noch am Morgen vor der Operation und ggf. sogar intraoperativ verabreicht. Zur Prämedikation eignen sich besonders Benzodiazepine (ggf. auch Barbiturate), weil sie die Krampfschwelle anheben. Sie sollten dazu ausreichend hoch dosiert werden. *Regionalanästhesien* haben – bei angemessener Sedierung des Patienten – den Vorteil, dass ein Anfall klinisch sofort erkannt und therapiert werden kann. Bei *Allgemeinanästhesien* muss eine Hyperventilation, die die zerebrale Durchblutung abfallen lässt, vermieden werden, ebenso wie die Gabe solcher Anästhetika, die die Krampfschwelle senken oder wie Ketamin einen Anfall vortäuschen können.

C. Morbus Parkinson

Dem Morbus Parkinson liegen degenerative Veränderungen der Basalganglien zugrunde. Hierdurch kommt es zu einem *Untergang dopaminerger Neurone*, was zur Folge hat, dass die cholinerge Aktivität die dopaminerge überwiegt.[2] Daraus erklären sich die typischen extrapyramidalen Bewegungsstörungen: Akinesie, Rigor und Tremor. Die beeinträchtigte Motorik schränkt die Atemmechanik ein und vermindert die Effektivität von Hustenstößen, was postoperativ zu *respiratorischen Komplikationen* Anlass geben kann. Zudem sind oft auch vegetative Funktionen gestört (orthostatische Hypotonie, Magen-, Darm- und Harnblasenatonie). Der Morbus Parkinson wird hauptsächlich symptomatisch mit Pharmaka behandelt, die die dopaminerg-cholinerge Balance wiederherstellen (s. Tab. 16 im Anhang). Perioperativ soll diese Therapie unbedingt beibehalten und der Einsatz dopaminantagonistischer Medikamente (z. B. Haloperidol) wie auch von Cholinesterasehemmern vermieden werden. Anderenfalls droht eine Verschlimmerung der Symptomatik bis hin zu einer *akinetischen Krise* oder ein *malignes Dopa-Entzugssyndrom*, das einer Maligne-Hyperthermie-Krise ähnelt.

D. Myasthenia gravis

Die Myasthenia gravis ist eine Autoimmunkrankheit. Sie wird durch zirkulierende *IgG-Antikörper* ausgelöst, die *gegen postsynaptische Acetylcholinrezeptoren der neuromuskulären Endplatte* gerichtet sind und die Rezeptoren entweder zerstören oder blockieren. Leitsymptom ist eine im Tagesverlauf zunehmende, belastungsabhängige Schwäche der Skelettmuskulatur. Zunächst sind nur die von den Hirnnerven innervierten Muskeln betroffen (→ Facies myasthenica, Ptose), im weiteren Verlauf dehnt sich die Erkrankung jedoch auf andere Muskeln und schließlich auch auf die Schluck- und Atemmuskulatur aus, sodass sich dann jederzeit eine *Ateminsuffizienz* entwickeln kann. Zu den wichtigsten Behandlungsverfahren gehören die Thymektomie, die Immunsuppression mit Glukokortikoiden (Hemmung der Autoantikörperbildung) und die symptomatische Therapie mit Cholinesterasehemmern (z. B. Pyridostigmin [Mestinon]). Cholinesterasehemmer erhöhen die Acetylcholinkonzentration an den neuromuskulären Synapsen. Bei Überdosierung kann eine *cholinerge Krise* auftreten, bei Unterdosierung eine *myasthenische Krise* (s. Tab. 17 im Anhang).

▸ **Anästhesiologisches Vorgehen.** Myastheniepatienten reagieren überaus empfindlich auf *nicht depolarisierende Relaxanzien*, die deshalb möglichst gar nicht eingesetzt werden sollten. Es empfiehlt sich vielmehr, die morgendliche Dosis des Cholinesterasehemmers wegzulassen und die Intubation in tiefer Inhalationsanästhesie unter Verzicht auf sämtliche Relaxanzien vorzunehmen. Zu beachten ist, dass zahlreiche Pharmaka die neuromuskuläre Funktion beeinträchtigen können. Benzodiazepine sollen deshalb nicht eingesetzt werden. Sicherheitshalber muss postoperativ ein Nachbeatmungsplatz auf einer Intensivstation zur Verfügung stehen.

[2] Von einem Parkinson-Syndrom spricht man bei exogener Verursachung (z. B. durch SHT, Intoxikationen, Dopaminantagonisten).

Nervensystem und Muskulatur II

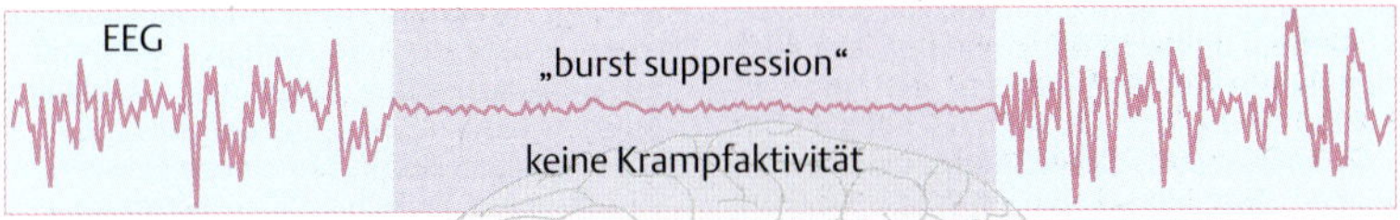

Vermeidung von Ketamin, Atracurium (Metabolit: Laudanosin), Hyperventilation

kontrovers: Propofol, N_2O

sicher: Thiopental, Methohexital, Midazolam, Opioide, Isofluran, Sevofluran

ggf. perioperative Dauerinfusion von z.B. Phenytoin

Beachtung von Interaktionen zwischen Antiepileptika und Anästhetika: z.B. Sedierung, negative Inotropie und Dromotropie, Enzyminduktion

B. Zerebrales Anfalleiden (Allgemeinanästhesie)

Anästhesiologisches Vorgehen

Fortführung der medikamentösen Therapie auch am Operationstag

keine Dopaminantagonisten (z.B. Haloperidol, Promethazin, Metoclopramid)

Allgemein- oder Regionalanästhesie möglich

bei Relaxierung: Relaxometrie und möglichst keine Antagonisierung mit Cholinesterasehemmern

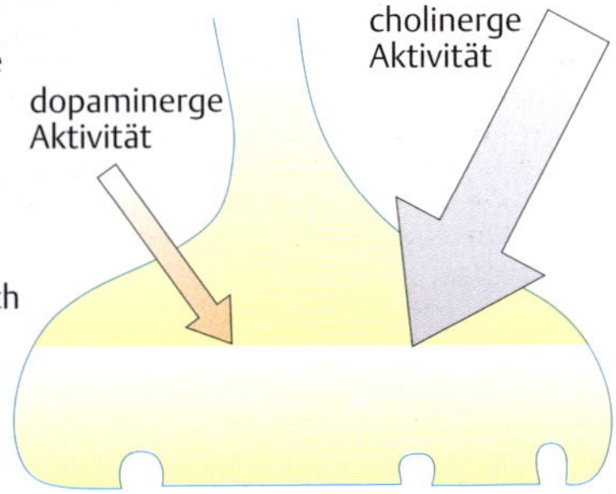

C. Morbus Parkinson

Anästhesiologisches Vorgehen

keine Prämedikation mit Benzodiazepinen, stattdessen z.B. Promethazin

Beachtung der neuromuskulären Auswirkungen anderer Pharmaka: z.B. Aminoglykoside, Lokalanästhetika, Schleifendiuretika

bei Allgemeinanästhesie:
- Weglassen der morgendlichen Dosis des Cholinesterasehemmers
- Intubation möglichst ohne Relaxanzien in tiefer Inhalationsanästhesie

postoperative Nachbeatmungsmöglichkeit

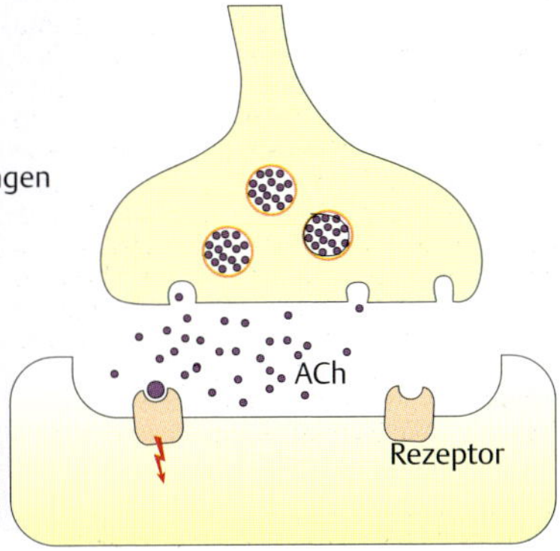

D. Myasthenia gravis

Das Spektrum anästhesiologischer Komplikationen reicht von geringfügigen, für den weiteren Verlauf unbedeutenden Ereignissen über reversible Beeinträchtigungen bis hin zu schweren bleibenden Schäden oder sogar tödlichem Ausgang. Als Bezeichnung für schwerwiegende Komplikationen werden Begriffe wie „Anästhesie- bzw. Narkosezwischenfall" und „kritisches Anästhesie- bzw. Narkoseereignis" verwendet. Hiervon charakterisiert der **Anästhesiezwischenfall** die schwersten Fälle, nämlich den *Kreislaufstillstand* während oder kurz nach der Anästhesie oder die *schwere zerebrale Dysfunktion*, z. B. nach einer Reanimation. Eine Hirnschädigung kann sich jedoch auch ohne vorausgehenden Herzstillstand entwickeln, und zwar bei einer prolongierten Hypoxie (z. B. Beatmung mit einem zu wenig Sauerstoff enthaltenden Gasgemisch). Von einem **kritischen Anästhesieereignis** spricht man, wenn eine Komplikation Auswirkungen auf den postoperativen Verlauf hat (z. B. verlängerter Aufenthalt im Aufwachraum, Behandlung auf einer Intensivstation) und bei nicht rechtzeitiger Therapie zum Tod des Patienten oder zu schweren dauerhaften Behinderungen führen würde. Das kritische Anästhesieereignis kann auch als Vorstufe des Anästhesiezwischenfalls angesehen werden.

▸ **Häufigkeiten.** Exakte Aussagen zur Häufigkeit anästhesiebedingter Todesfälle sind schwierig, weil eine Abgrenzung zur operations- und erkrankungsbedingten Mortalität nicht immer möglich und die perioperative Mortalität insgesamt nur sehr gering ist. Als Anhalt kann **1 anästhesiebedingter Todesfall auf 10 000 Anästhesien** genannt werden. In extremen Altersgruppen oder in speziellen Bereichen (z. B. Kardiochirurgie) sowie bei erheblichen Begleiterkrankungen ist die Mortalität allerdings um einiges höher, bei Patienten ohne Begleiterkrankungen (Risikoklasse ASA I) dagegen um einiges niedriger. Der Anteil der anästhesiebedingten Mortalität an der Gesamtmortalität chirurgischer Patienten wird mit 10 – 20% angegeben. Die Rate kritischer Anästhesieereignisse soll in einer Größenordnung von 1 : 100 liegen.

▸ **Ursachen.** Als häufigste Ursachen der anästhesiebedingten Mortalität gelten

1. die Hypoxämie (Fehlintubation, fehlerhafte Beatmung, Aspiration, Gerätedefekte),
2. die Herz-Kreislauf-Instabilität (z. B. durch Herzinfarkt, Herzinsuffizienz, Lungenembolie),
3. die Medikamentenüberdosierung oder -verwechselung und
4. anaphylaktische Reaktionen.

Interessanterweise ereignen sich Zwischenfälle eher während der **Unterhaltungsphase** einer Anästhesie und weniger während der Ein- und Ausleitung. Dafür mag nachlassende Aufmerksamkeit des Anästhesisten mit eine Rolle spielen. Unter den durch Fehlverhalten verursachten Zwischenfällen werden ca. 30% auf Fehler bei der endotrachealen Intubation, 20 – 25% auf falsche Gerätebedienung und 10 – 15% auf eine Aspiration zurückgeführt. Das unterstreicht die Bedeutung präventiver Maßnahmen wie Verbesserung der Anästhesieausbildung, aber auch der apparativen Ausstattung. Nach neueren Schätzungen sollen 50 – 60% der anästhesiebedingten Todesfälle vermeidbar sein. Neben menschlichem und technischem Versagen bleiben aber immer noch schicksalhafte Verläufe aufgrund schwerer oder schwerster Begleiterkrankungen oder solcher genetischen Defekte, die wie die maligne Hyperthermie erst unter der Anästhesie manifest werden (s. Kap. 13.6).

▸ **Allgemein- versus Regionalanästhesie.** Retrospektive und neuere prospektive Untersuchungen haben selbst bei großen Fallzahlen keine wesentlichen statistisch signifikanten Unterschiede zwischen Allgemein- und rückenmarknahen Anästhesien hinsichtlich der perioperativen Morbidität und Mortalität zeigen können. Außer bei den eindeutig vorteilhaften peripheren Nervenblockaden (z. B. Plexus-brachialis-Anästhesien) hat die Wahl des Anästhesieverfahrens keinen entscheidenden Einfluss auf den perioperativen Verlauf. Die Entscheidung, welches Verfahren einzusetzen ist, muss somit individuell getroffen werden und ist mehr von der Erfahrung des Anästhesisten abhängig als von den Begleiterkrankungen des Patienten.

▸ **Qualitätssicherung.** Bei noch so großer Sorgfalt kann es nicht gelingen – und wird es womöglich auch nie –, menschliche Irrtümer völlig auszuschalten. Daher bleibt – gewissermaßen als Maxime – nur, *aus den Fehlern anderer zu lernen und eigene nicht zu wiederholen.*

Einführung und Überblick

Häufigkeit

- insgesamt: 1 : 10 000
- Neugeborene: 1 : 1000
- Geriatrie: 1 : 100–1 : 1000
- Sectio caesarea: 1 : 1000–1 : 10 000 (mütterliche Mortalität)
- ambulant: < 1 : 100 000

Ursachen

- menschliches Versagen
- technische Defekte
- Begleiterkrankungen
- unbekannte genetische Defekte

A. Anästhesiebedingte Mortalität

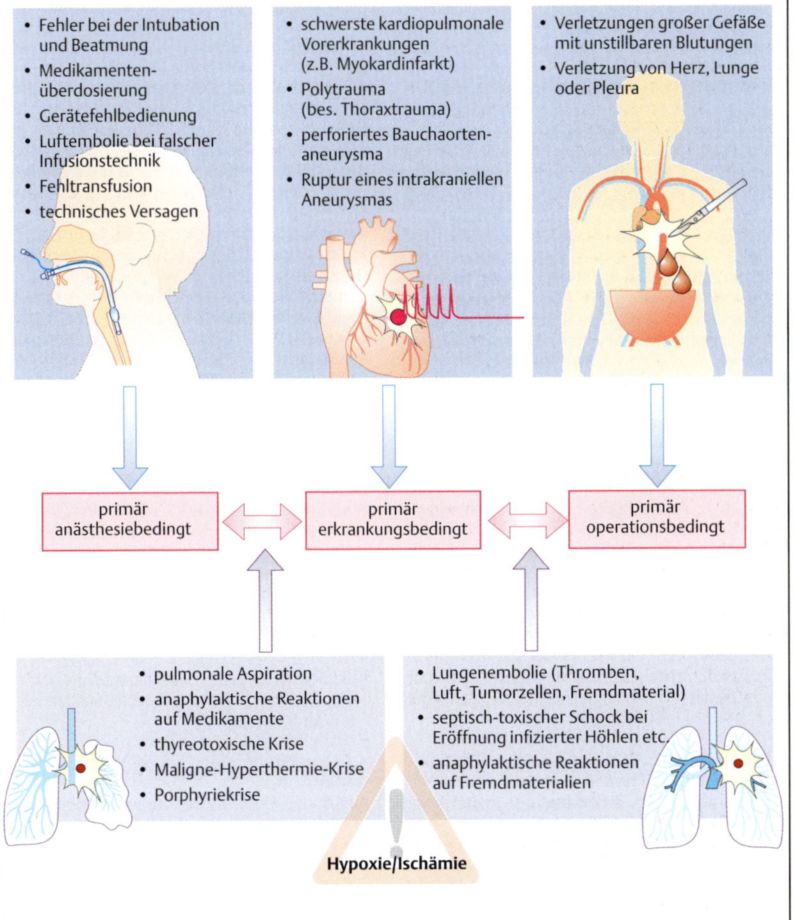

B. Ursachen perioperativer Mortalität

Respiratorische Komplikationen haben wahrscheinlich den größten Anteil an der anästhesiebedingten perioperativen Mortalität. Grund dafür ist, dass sie unbehandelt rasch zu einer **respiratorischen Insuffizienz** und dann zu einem hypoxischen Herzversagen führen können. Bereits in anderen Kapiteln wurden erläutert:

- die Intubationskomplikationen (Kap. 6.2),
- die pulmonale Aspiration (Kap. 5.2),
- die Hypoventilation durch Anästhetika, Analgetika oder Muskelrelaxanzien (Kap. 4).

A. Laryngospasmus und Larynxödem

Als **Laryngospasmus** bezeichnet man eine anhaltende Kontraktion der quergestreiften supraglottischen Kehlkopfmuskulatur, was zu einem Verschluss des Kehlkopfeingangs führt. Auslöser sind Stimuli, die die Atemwege irritieren und so ein Reflexgeschehen in Gang setzen *(A1)*. Der Reflexbogen läuft afferent und efferent über den N. laryngeus superior. Ein Laryngospasmus tritt meist in flachen Narkosestadien und vor allem bei Inhalationsanästhesien auf. Am ehesten kann er sich bei Kindern in den ersten Lebensjahren entwickeln, weil bei ihnen die Reflexaktivität am stärksten ausgeprägt ist. Davon abzugrenzen ist der **Glottisverschlussreflex.** Hier kommt es als Folge einer Larynxstimulation zu einer Kontraktion der Stimmbandmuskeln (Mm. vocales) und damit nur zu einem Verschluss der Stimmritze. Die Stimmritze öffnet sich – im Gegensatz zum Laryngospasmus, der sich erst wieder in der Hypoxie löst, – in der Regel von selbst, sobald der Stimulus wegfällt. Beim **Larynxödem** handelt es sich um eine ödematöse Schwellung der Glottis und z. T. auch der subglottischen Region. Neben entzündlichen und allergischen Ursachen spielen in der Anästhesie vor allem Manipulationen am Larynx, wie z. B. die traumatische Intubation (s. Kap. 6.2), eine Rolle. Während sich ein Laryngospasmus oder Glottisverschlussreflex unmittelbar im Anschluss an die Irritation entwickelt, tritt ein Larynxödem erst mit einer gewissen Verzögerung in Erscheinung (z. T. bis zu 24 Stunden!).

► **Symptomatik.** Charakteristische Symptome jeder Obstruktion der oberen Atemwege sind bei partiellem Verschluss der **inspiratorische Stridor** (pfeifendes Atemgeräusch) und bei komplettem die **inverse Atmung.** Hierunter versteht man frustrane, ineffektive Atembewegungen mit ausgeprägten, ruckartigen inspiratorischen Einwärtsbewegungen des Thorax im Bereich des Jugulums und der Interkostalräume und gleichzeitigen, durch Kontraktionen des Zwerchfells bedingten Auswärtsbewegungen des Abdomens. Die inverse Atmung wird von schwerster Zyanose und initial Tachykardie und Blutdruckanstieg begleitet. Darauf folgen mit dem Atemstillstand die Bradyarrhythmie und der Blutdruckabfall und schließlich der hypoxische Kreislaufstillstand. Ein Kreislaufstillstand kann aber auch sofort durch einen Vagusreflex ausgelöst werden.

► **Therapie.** Ein **Laryngospasmus** erfordert unverzüglich ein therapeutisches Eingreifen. Wenn sich mit den Basismaßnahmen *(A3)* keine umgehende Besserung herbeiführen lässt, dann muss ein Muskelrelaxans injiziert werden. In der Regel genügt schon eine geringe Dosis *Succinylcholin* (10 – 20 mg beim Erwachsenen), um den Spasmus zu durchbrechen. Ein **Larynxödem** kann zumeist durch intravenöse Gabe eines *Glukokortikoids* (z. B. 250 mg Prednisolon [Solu-Decortin H]) und die Inhalation einer vernebelten *adrenalinhaltigen Lösung* (*Micronephrin* [razemisches Adrenalin, internationale Apotheke] oder Suprarenin [L-Adrenalin]) beseitigt werden. Erst in schweren Fällen, d. h. bei ausgeprägtem Ödem mit erheblicher Dyspnoe oder bei drohendem Komplettverschluss der Atemwege, muss ein *künstlicher Atemweg* geschaffen werden. Falls eine herkömmliche endotracheale Intubation mit einem dünnen Tubus (z. B. ID 6,0 mm) nicht möglich sein sollte, muss der Patient konio- oder tracheotomiert werden.

B. Akute bronchiale Obstruktion

Eine akute bronchiale Obstruktion kann Ausdruck eines **reflektorischen Bronchospasmus,** aber auch – was schwerwiegender ist – eines **Asthmaanfalls** sein. Eine Unterscheidung gelingt meist nur ex juvantibus, d. h. nach Einleitung einer pragmatisch ausgerichteten Therapie. Die ersten Schritte sind in beiden Fällen:

- Sicherstellung des Gasaustausches, vorrangig der Oxygenierung, durch manuelle Beatmung mit 100% O_2,
- Narkosevertiefung und
- Reizminimierung (Unterbrechen jeder Stimulation).

Bleibt die Obstruktion dennoch bestehen – was auf einen **Asthmaanfall** hindeutet –, so wird eine spezifische Pharmakotherapie notwendig:

- β_2-Sympathomimetika und Theophyllin zur Bronchodilatation,

Respiratorisches System I

- Sekrete, Blut oder Erbrochenes
- Intubationsversuch, Einführen einer oro- oder nasopharyngealen Atemwegshilfe oder einer Larynxmaske bei zu flacher Narkose
- schmerzhafte operative Stimulation bei unzureichender Narkosetiefe unter Maskenbeatmung
- Extubation während des Exzitationsstadiums

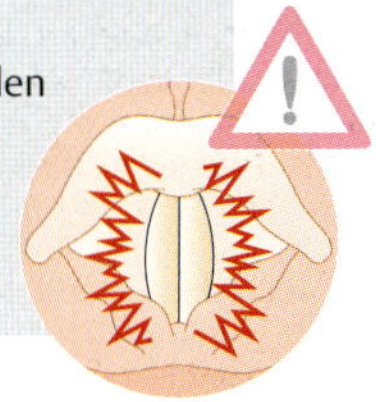

1. Auslöser eines Laryngospasmus

- traumatische Intubation, z.B.
  - mehrere Intubationsversuche
  - zu großer Endotrachealtubus
- unsteriler Endotrachealtubus
- allergische Reaktion
- infektiöse Laryngitis

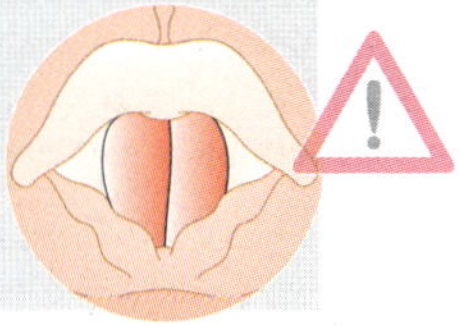

2. Auslöser eines Larynxödems

- rasche Beseitigung des auslösenden Stimulus, z.B.
  - Beenden von Absaugmanövern
  - Entfernen einer pharyngealen Atemwegshilfe
  - Unterbrechen schmerzhafter Stimuli
- intravenöse Narkosevertiefung
- Zufuhr von 100 % O_2 über dicht sitzende Maske

Notabene: bei Ineffektivität Relaxierung mit Succinylcholin!

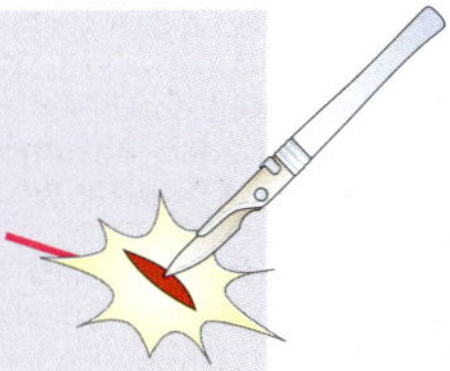

3. Therapie des Laryngospasmus

A. Laryngospasmus und Larynxödem

1. Intraoperative Diagnose
- plötzliche, deutliche Erhöhung des Beatmungsdrucks
- Bronchospastik: pfeifende Nebengeräusche + verlängertes Exspirium
- Abfall der O_2-Sättigung, evtl. Zyanose u. Halsvenenstauung
- initial: Tachykardie, Hypertonie

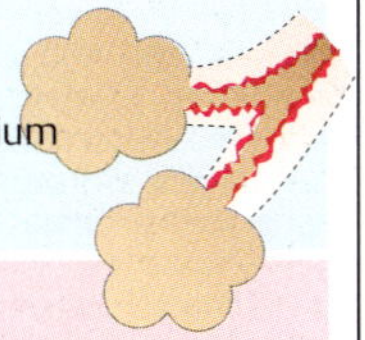

2. Basismaßnahmen
- sofortiges Unterbrechen der operativen Manipulationen
- manuelle Beatmung mit 100 % O_2
- Narkosevertiefung (möglichst volatile, ggf. auch intravenöse Anästhetika)

3. Spezifische Pharmakotherapie
- β_2-Mimetika, z.B. Fenoterol-Spray (Berotec), 0,5 mg Terbutalin (Bricanyl) fraktioniert i.v.
- 200 mg Theophyllin (Bronchoparat) i.v.
- Glukokortikoide: z.B. Prednisolon (Solu-Decortin H) i.v. (Effekt aber erst nach 4–6 h!)

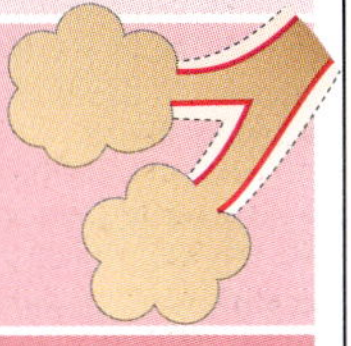

4. Ultima ratio bei Therapieresistenz: Ketamin 5 mg/kg KG langsam i.v.

B. Akute bronchiale Obstruktion

- Glukokortikoide zur Unterbrechung der Entzündungsreaktion.

Wenn möglich, werden β_2-Mimetika zunächst endobronchial appliziert (inhalativ oder Injektion einer verdünnten Lösung über tracheal platzierten Absaugkatheter). Bei schwerer bis schwerster Obstruktion mit entsprechend stark behindertem Atemstrom ist eine Wirkung allerdings nicht zu erwarten, ebenso wie eine Narkosevertiefung mit volatilen Anästhetika dann nicht erfolgreich sein kann. Hier muss umgehend *Ketamin* in hoher Dosis intravenös injiziert werden.

C. Atelektasen

Bei einem Verschluss peripherer oder zentraler Atemwege kommt es mit der Resorption der distal verbliebenen Luft zu einem Kollaps der betroffenen Lungenabschnitte („Atelektase"). Der Verschluss kann von innen („Obstruktion") oder von außen („Kompression") verursacht werden. **Obstruktionsatelektasen** entstehen häufig durch Schleimpfröpfe, Koagel oder Fremdkörper (z. B. Zähne), **Kompressionsatelektasen** durch verdrängende (expansive) Pleuraergüsse, Pneumothoraces, Bronchialtumoren oder operative Manipulationen an der Lunge.

Eine Sonderform sind die **Resorptionsatelektasen.** Sie können sich bei längerer (!) Anwendung hoher inspiratorischer O_2-Konzentrationen oder bei einseitiger Beatmung nach zu tiefer, d. h. endobronchialer Intubation (meist rechts) entwickeln, also ohne dass ein Vorschluss vorliegt. Bei Beatmung mit reinem Sauerstoff fehlt der für die Stabilisierung der Alveolenwand nötige Stickstoff. In schlechter ventilierten Arealen besteht dann die Gefahr, dass die Alveolen kollabieren, wenn der ins Blut aufgenommene Sauerstoff nicht schnell genug nachströmen kann. Die Belüftung nur einer Lunge hat, abhängig von der Dauer, eine Totalatelektase der anderen zur Folge, was dann mit einer schweren Störung der Oxygenierung verbunden ist (s. u.). Auch forciertes endotracheales Absaugen über einen Katheter, der den Tubus weitgehend verschließt, kann durch den dabei entstehenden Unterdruck die Bildung einer Atelektase nach sich ziehen.

Je nachdem, wie viel Lungengewebe betroffen ist, werden **Makro- und Mikroatelektasen** unterschieden. Handelt es lediglich um partielle Verschlüsse, bei denen noch eine Restbelüftung stattfinden kann, dann spricht man von **Dystelektasen.** Röntgenologisch nachzuweisen sind allerdings nur Makroatelektasen. Atelektasen führen zu einer erhöhten venösen Beimischung (Zunahme des funktionellen Rechts-links-Shunts) und damit zu einem Abfall des PaO_2. Demgegenüber bleibt der $PaCO_2$ so lange unbeeinträchtigt, wie CO_2 noch über andere Alveolarbezirke vermehrt ausgeatmet werden kann. Das liegt daran, dass CO_2 viel leichter durch biologische Membranen diffundiert als O_2 (der Krogh-Diffusionskoeffizient für CO_2 ist mehr als 20-mal größer als der für O_2).

► **Therapie.** Bei Obstruktionsatelektasen muss die Bronchiallumenverlegung beseitigt werden (z. B. Absaugung von Schleimpfröpfen, bronchoskopische Entfernung von Fremdkörpern). Kompressionsatelektasen erfordern ebenfalls eine an den Ursachen ausgerichtete Behandlung (z. B. Entlastung eines Pleuraergusses oder Pneumothoraxes).

D. Pneumothorax

Unter einem Pneumothorax versteht man eine Luftansammlung im Pleuraraum. Es können folgende Formen unterschieden werden: der (nach innen oder außen) offene Pneumothorax, der geschlossene Pneumothorax und der Spannungspneumothorax. Der **offene Pneumothorax** entsteht am häufigsten durch penetrierende Verletzungen. Charakteristisch ist hier das sog. *Mediastinalpendeln*: Unter Spontanatmung dringt Luft bei jeder Inspiration in den Pleuraspalt ein – entweder von außen oder von innen –, was eine Verschiebung des Mediastinums zur Gegenseite bewirkt; bei der Exspiration ist es umgekehrt. Beim **geschlossenen Pneumothorax** besteht keine Verbindung zwischen dem Pleuraraum und der Außenluft, d. h., die Pleura parietalis ist intakt. Der geschlossene Pneumothorax ist vielmehr die Folge sich schnell wieder verschließender Mikroverletzungen der Pleura visceralis. Am gefürchtetsten ist der **Spannungspneumothorax.** Hier wirkt das pleurale Leck gewissermaßen als Ventil („Ventilpneumothorax"), das inspiratorisch den Eintritt von Umgebungsluft zulässt, exspiratorisch aber den Austritt blockiert. Daraus resultiert eine schnelle Druckerhöhung im Pleuraspalt, sodass die Mediastinalorgane zur Gegenseite verdrängt werden und es zu einer Kompression von Lunge, Herz und den großen Gefäßen kommt. Aus einem Pneumothorax kann sich, ganz besonders, wenn er geschlossen ist, jederzeit ein Spannungspneumothorax entwickeln, vor allem unter Beatmung und bei Zufuhr von N_2O! Ein Spannungspneumothorax muss wegen seiner raschen Entwicklung klinisch erkannt werden *(D4).*

Respiratorisches System II

- Plattenatelektase (Subsegmentatelektase)
- Segmentatelektase
- Lappenatelektase
- Totalatelektase einer Lunge

1. Makroatelektasen

Perkussion
- gedämpfter Klopfschall

Auskultation
- abgeschwächtes bis aufgehobenes Atemgeräusch

Röntgenbild
- geringere Strahlentransparenz des atelektatischen Lungenbezirks
- Verziehung der benachbarten Strukturen zur Atelektase hin
- Überblähung benachbarter Areale

Blutgase
- $PaO_2\downarrow$, $PaCO_2$ initial $\downarrow$, zuletzt $\uparrow$

2. Diagnose der Atelektase

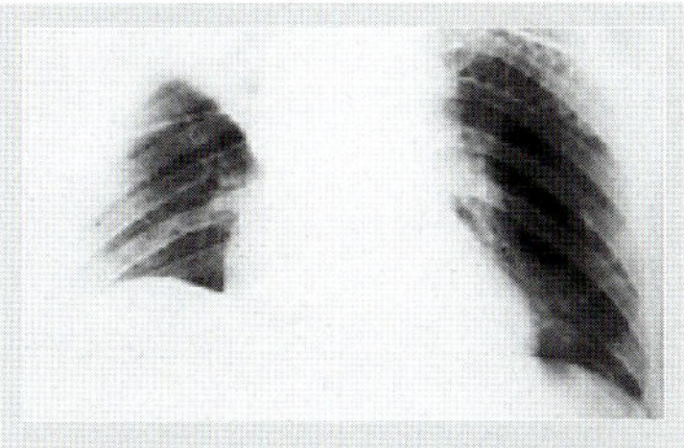

Homogene Verschattung des rechten Oberlappens mit deutlicher Verziehung des kleinen Lappenspalts nach kranial (Liegendaufnahme)

3. Rechtsseitige Oberlappenatelektase

C. Atelektasen

- instrumentelle Pleuraverletzungen, z.B.
  - Punktion der V. subclavia oder V. jugularis interna
  - operativ
- Barotrauma unter maschineller Beatmung
- (Spontan-)Ruptur einer subpleuralen Emphysemblase
- Asthmaanfall
- Perforation zerfallender infiltrativer Prozesse in die Pleurahöhle
- Thoraxtrauma mit Rippenfrakturen
- Tracheotomie

1. Ursachen

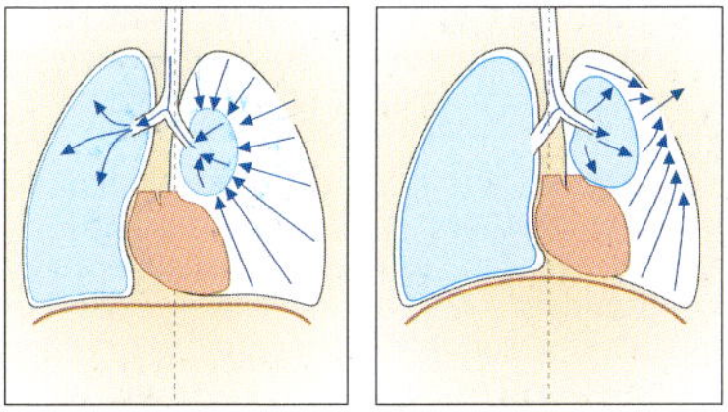

Inspiration | Exspiration

2. Mediastinalpendeln (Spontanatmung)

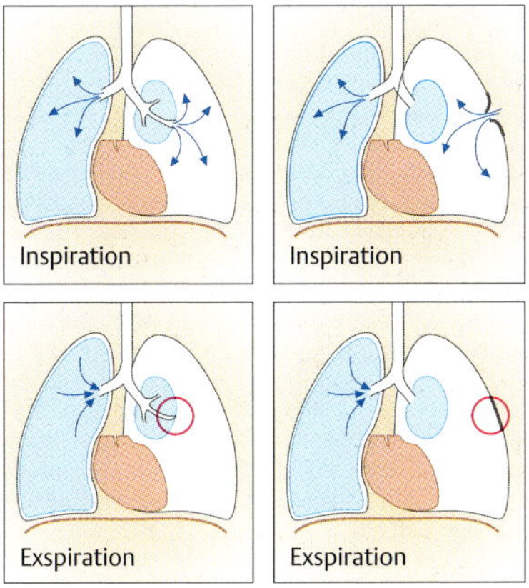

nach innen offen | nach außen offen

3. Ventilmechanismus beim Spannungspneumothorax

D. Pneumothorax

Dagegen werden die anderen Formen in der Regel radiologisch diagnostiziert, manchmal auch nur zufällig (z. B. Mantelpneumothorax). In der Thoraxübersicht ist es schwierig, von der zweidimensionalen Projektion eines Pneumothorax auf seine dreidimensionale Ausdehnung zu schließen. So entspricht ein Pneumothorax von 10 – 15% Größe auf der p.-a. Aufnahme bereits einem Kollaps der betroffenen Lunge von 30 – 40%.

▸ **Barotauma.** Bei maschineller Beatmung mit zu hohem inspiratorischem Druck können Alveolen überdehnt werden und platzen. Handelt es sich um eine *inkomplette* Ruptur, so ist die Pleura visceralis intakt. Luft kann dann interstitiell entlang den alveolären Septen bis ins Mediastinum und von dort bis in die Halsweichteile vordringen („Mediastinal- und Weichteilemphysem"; s. u.). Bei *kompletter* Ruptur ist auch die Pleura visceralis durchtrennt, sodass Luft in den Pleuraraum gerät. Die komplette Ruptur ist unter Beatmung in der Regel mit einem Ventilmechanismus verbunden (→ „Spannungspneumothorax"). Eine beidseitige Ruptur führt zu einem doppelseitigen Pneumothorax. Er muss umgehend (!) entlastet werden, um ein Kreislaufversagen zu verhindern. Aus der Physiologie ist bekannt, dass gesunde Lungen von Erwachsenen Beatmungsdrücke bis zu 70 cmH_2O tolerieren, ohne dass sich ein Barotrauma entwickelt. Bei pulmonalen Erkrankungen mit erniedrigter Compliance (z. B. Emphysem) liegt diese Grenze jedoch z. T. deutlich darunter, wobei eine individuelle Vorhersage aber nicht möglich ist. Daher empfiehlt es sich, inspiratorische Spitzendrücke von 20 – 30 cmH_2O nicht zu überschreiten.

▸ **Therapie.** Ein Pneumothorax beim Beatmungspatienten muss drainiert werden, damit kein Spannungspneumothorax entstehen kann. Ein Spannungspneumothorax muss notfallmäßig punktiert (z. B. mit einer großlumigen Venenkanüle) und anschließend mit einer Drainage dauerhaft entlastet werden. Dagegen kann bei kleinen geschlossenen Pneumothoraces (z. B. Mantelpneumothorax) abgewartet werden, ob eine Spontanheilung eintritt, d. h. eine Resorption der eingedrungenen Luft. Als **Indikationen für eine Pleuradrainage** gelten

- ein Pneumothorax, der größer als $^1/_3$ des halben Thoraxdurchmessers ist,
- ein Pneumothorax, der mit Dyspnoe verbunden ist,
- ein beidseitiger Pneumothorax,
- ein Spannungspneumothorax und
- ein Pneumothorax unter Beatmung.

E. Pleuraerguss

Pleuraergüsse entstehen bei abnormer Ansammlung von Flüssigkeit im Pleuraraum. Dabei kann es sich um Transsudat, Exsudat, Blut, Lymphe (Chylus) oder Eiter handeln. Man unterscheidet folgende Formen:

- den Hydrothorax (Syn.: Fluido- oder Serothorax; Sonderform Infusionsthorax),
- den Hämatothorax,
- den Chylothorax und
- das Pleuraempyem.

In der Anästhesie sind vor allem die traumatisch bedingten blutigen Ergüsse von Bedeutung. Sie entstehen nach kombinierter Verletzung von Gefäßen und der Pleura parietalis, z. B. bei einem Thoraxtrauma oder fehlerhafter Punktion einer zentralen Vene. Sind der lympheführende Ductus thoracicus und die Pleura betroffen, so entwickelt sich ein linksseitiger Chylothorax. Eine zusätzliche Verletzung der Lunge nach Perforation der Pleura visceralis führt gleichzeitig zu einem Pneumothorax. Man spricht dann von einem Hydro-, Hämato- oder Chylopneumothorax.

▸ **Therapie.** Ein Pleuraerguss muss punktiert und ggf. auch drainiert werden, wenn er entweder den pulmonalen Gasaustausch beeinträchtigt oder bakteriell infiziert ist oder wenn die Ursache geklärt werden soll. Therapeutisch sollten nicht mehr als 1000 – 1500 ml Flüssigkeit auf einmal abgelassen werden, weil sich sonst infolge zu schneller Wiederentfaltung der Lunge ein Ödem auf der betroffenen Seite bilden könnte („Reexpansionsödem").

Respiratorisches System III

Inspektion
- obere Einflussstauung

Perkussion
- hypersonorer, tympanitischer Klopfschall

Auskultation
- abgeschwächtes bis aufgehobenes Atemgeräusch

Röntgenbild
- feiner Strichschatten (Pleura visceralis) parallel zur Thoraxwand
- strukturfreier, strahlentransparenzerhöhter Bezirk zwischen Thoraxwand und Lungenoberfläche
- völlig kollabierte Lungenareale

Blutgase
- $PaO_2 \downarrow$, $PaCO_2$ unter Spontanatmung initial $\downarrow$, zuletzt $\uparrow$

4. Diagnose des Spannungspneumothorax

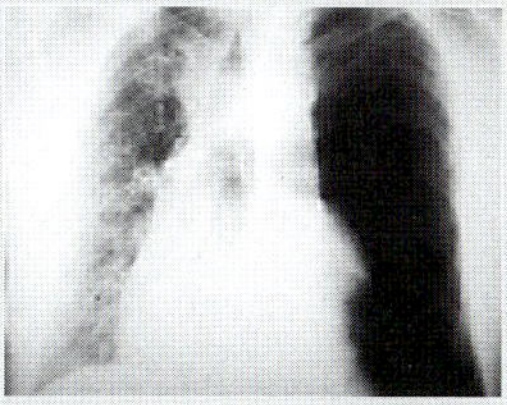

Totalkollaps der linken Lunge mit massiver Verdrängung der Mediastinalorgane zur rechten Seite und entsprechender Kompression der rechten Lunge (Liegendaufnahme)

5. Linksseitiger Spannungspneumothorax

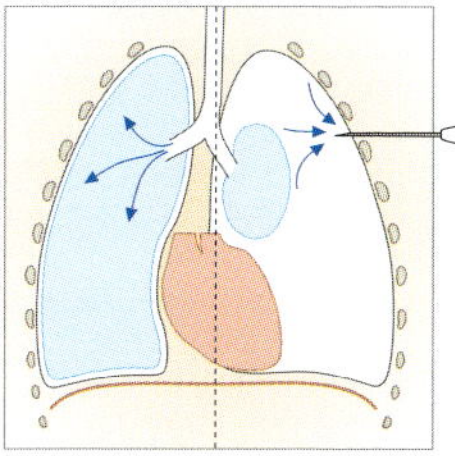

6. Punktion beim Spannungspneumothorax

D. Pneumothorax

- iatrogen-traumatisch
  - Arterien- und Pleuraläsion bei Punktion der V. subclavia
  - Infusion bei extravasaler Lage eines Kavakatheters
- Thoraxtrauma
- kardiale Dekompensation, Lungenembolie
- bakterielle Pneumonien
- subphrenischer Abszess, akute Pankreatitis
- nephrotisches Syndrom, urämische Pleuritis
- Autoimmunkrankheiten
- Bronchial- oder Mammatumoren

1. Ursachen

Perkussion
- gedämpfter Klopfschall

Auskultation
- abgeschwächtes bis aufgehobenes Atemgeräusch

Röntgenbild
- homogene Trübung der betroffenen Thoraxhälfte mit nach kranial abnehmender Dichte
- bei großen Ergüssen Verdrängung des Mediastinums zur Gegenseite
- Nachweisgrenze bei Rückenlage im a.–p. Strahlengang erst ab ca. 0,5 l Flüssigkeit!, sonografisch bereits ab 50 ml

Blutgase
- $PaO_2 \downarrow$, $PaCO_2$ unter Spontanatmung initial $\downarrow$, zuletzt $\uparrow$

2. Diagnose

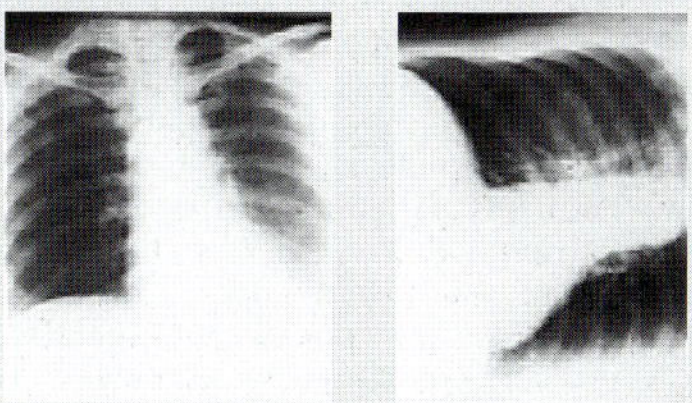

Homogene sichelförmige Verschattung entlang der linken Thoraxwand (linkes Bild). Es handelt sich um Flüssigkeit im Pleuraraum, da sie in linker Seitenlage (Bild rechts) nach kranial frei ausläuft. (Liegendaufnahmen)

3. Linksseitiger Pleuraerguss

E. Pleuraerguss

F. Pleurapunktion und Pleuradrainage

Als Zugang zur Pleurahöhle wird bei einem **Pneumothorax** stets der *höchste* Punkt gewählt: am auf dem Rücken liegenden Patienten der 2./3. ICR in der Medioklavikularlinie (nach *Monaldi*) oder der 2./3. ICR in der vorderen Axillarlinie. Im Falle eines Spannungspneumothorax wird der Monaldi-Zugang bevorzugt, weil sich damit der Pleuraraum am schnellsten und einfachsten erreichen lässt. Zur Entlastung eines **Pleuraergusses** wird im Gegensatz zum Pneumothorax immer ein möglichst *tiefer* Punkt aufgesucht: am auf dem Rücken liegenden Patienten z. B. der 4./5. ICR in der mittleren Axillarlinie (nach *Bülau*).

Um eine Verletzung von Abdominalorganen, insbesondere der Leber, und des Zwerchfells zu vermeiden, soll nicht unterhalb der Mamillarlinie punktiert werden – am besten unter sonografischer Kontrolle. Andere typische **Komplikationen** können sein:

- ein Pneumothorax (durch Verletzung der Pleura visceralis),
- ein Hämatothorax (durch Verletzung von Interkostalgefäßen) und
- im weiteren Verlauf eine Infektion.

Im Unterschied zur (einmaligen) Punktion wird bei einer **Pleura- oder Thoraxdrainage** ein großlumiger Schlauch („Drain"), der neben einer endständigen auch mehrere seitliche Öffnungen haben muss, in den Pleuraraum eingeführt. Mithilfe eines Dauersogs können dann große Pneumothoraces bis zum Spontanverschluss der Verletzung oder große, nachlaufende Pleuraergüsse entlastet werden, damit sich die kollabierten oder komprimierten Lungenanteile wieder entfalten. Beim Beatmungspatienten muss ein Pneumothorax, wie bereits bemerkt, auch drainiert werden, um die Gefahr eines Spannungspneumothorax auszuschalten. Technisch geht man am besten so vor, nach einer Querinzision der Haut das Gewebe bis zur Pleura mit einer *Klemme* stumpf freizupräparieren *(F3)*. Anschließend wird mit deren Spitze die Pleura parietalis durchstoßen, woraufhin sich schwallartig Flüssigkeit, Blut oder Luft entleeren sollte. Geführt durch die Klemme, wird dann der Drain so weit in die Pleurahöhle vorgeschoben, bis alle Drainöffnungen intrapleural liegen. Seine richtige Lage erkennt man an einem atemsynchronen Beschlagen der Innenwand. Nun wird die Sogquelle angeschlossen und eine Röntgenaufnahme des Thorax zur Kontrolle und Dokumentation der Drainlage angefertigt.

Alternativ kann der Pleuraraum nach der Hautinzision auch mit einem *Trokarkatheter* direkt punktiert werden. Hierbei muss allerdings ein höheres Verletzungsrisiko für die Lunge und die benachbarten Organe in Kauf genommen werden.

▸ **Pneumothoraxdrainage.** Um Luft aus dem Pleuraraum zu entfernen, verwendet man am besten ein *2-Flaschen-Saugsystem (F5)*. In der ersten Flasche, die mit etwa 200 ml Aqua dest. gefüllt wird, befindet sich eine lange Glasröhre, die mit der Außenluft Kontakt hat. Die Spitze der Glasröhre wird ungefähr 2 cm ins Wasser eingetaucht, wodurch ein sog. Wasserschloss entsteht. Das Wasserschloss bewirkt, dass bei einem Ansteigen des intrapleuralen Drucks auf über 2 cmH_2O (z. B. bei Hustenstößen des Patienten) Luft oder Flüssigkeit aus dem Pleuraraum in die Flasche entweichen kann, und verhindert andererseits, dass z. B. bei defekter Sogquelle oder zu gering eingestelltem Sog während spontaner Atemzüge des Patienten Luft von außen in den Pleuraraum gelangen kann. Die zweite Flasche, die mit deutlich mehr Aqua dest. gefüllt wird, dient zum Einstellen und Kontrollieren des Unterdrucks. Sie wird durch einen Schlauch mit der Wasserschlossflasche und durch einen weiteren mit der Sogquelle verbunden. Eine skalierte Glasröhre wird 10 – 20 cm tief ins Wasser der zweiten Flasche eingetaucht; die Eintauchtiefe entspricht dem Sog in „cmH_2O". Ein Ausperlen von Luft in der ersten Flasche zeigt an, dass ein Leck in den Bronchien oder Alveolen vorhanden ist („bronchoalveoläres Leck"). Die Absaugung muss dann so lange fortgeführt werden, bis das Leck verschlossen ist, d. h., bis – bei korrekt liegendem Drain – keine Luft mehr ausperlt (ggf. muss der Sog reduziert oder sogar entfernt werden). Dann wird die Drainage für 12 – 24 Stunden abgeklemmt und anhand klinischer und röntgenologischer Kontrollen geprüft, ob die Lunge entfaltet ist und entfaltet bleibt. Erst wenn das der Fall ist, wird der Drain entfernt.

▸ **Ergussdrainage.** Zur Entfernung von Flüssigkeit aus dem Pleuraraum empfiehlt sich die Verwendung eines *3-Flaschen-Saugsystems (F5)*. In der ersten Flasche wird die Flüssigkeit aufgefangen und die Menge gemessen, die zweite und dritte dienen, wie oben beschrieben, als Wasserschloss und als Saugkontrolle.

▸ **Komplikationen.** Im Zusammenhang mit der Durchführung von Pleuradrainagen können folgende Komplikationen auftreten:

- Blutungen (durch die Punktion oder durch eine spätere drainbedingte Arrosion)
- Verletzung der Lunge, anderer thorakaler und evtl. auch abdominaler Organe
- Dislokation des Drains nach extrapleural

Respiratorisches System IV

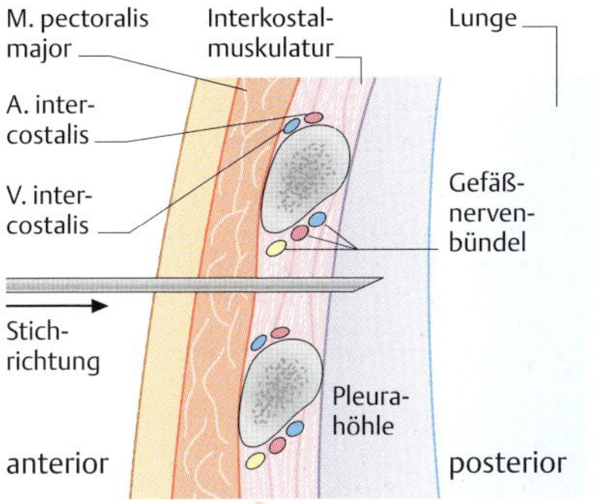

Punktion in der Mitte des Interkostalraums, weil ein oberes Gefäßnervenbündel bis zur vorderen Axillarlinie zieht und ein unteres Gefäßbündel existiert

1. Vordere Pleurapunktion (Pneumothorax)

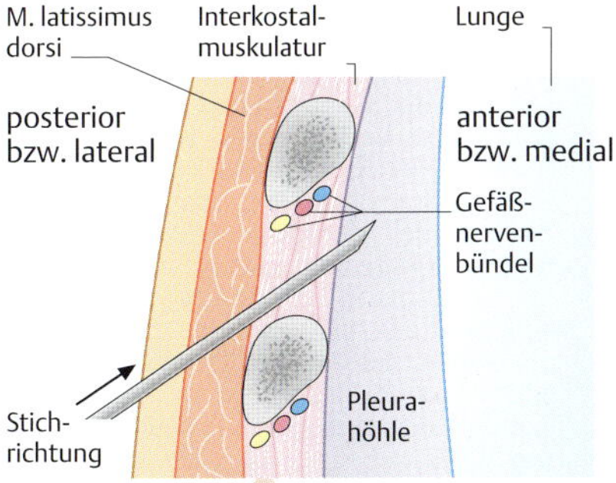

Punktion entlang der Rippenoberkante, weil nur noch ein Gefäßnervenbündel im Bereich der Unterkante existiert

2. Hintere/seitliche Pleurapunktion (Erguss)

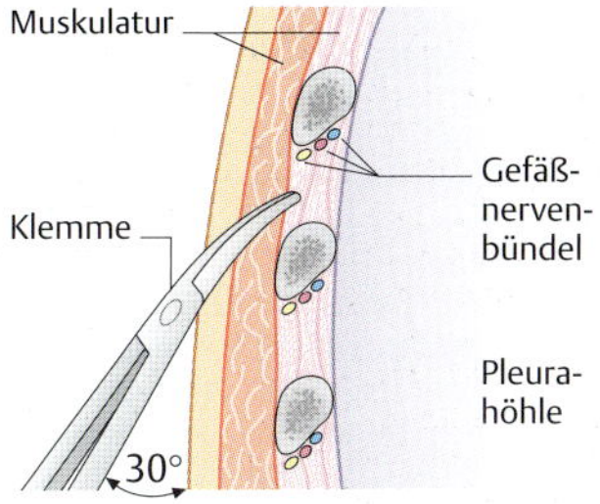

a) Subkutangewebe und Muskulatur werden stumpf auseinandergedrängt.

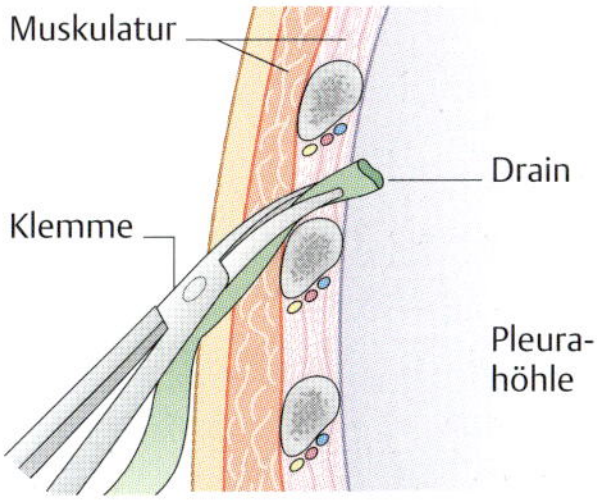

b) Der Drain wird mithilfe der Klemme in die Pleurahöhle vorgeschoben.

3. Stumpfe Anlage einer Pleuradrainage

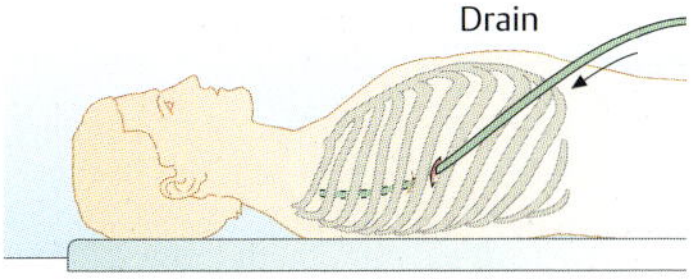

Der Drain wird nach hinten und oben vorgeschoben.

4. Drainagenanlage bei Erguss

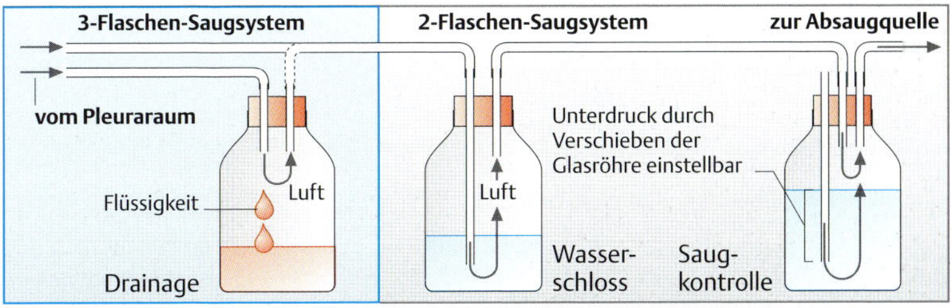

5. Absaugsysteme

F. Pleurapunktion und Pleuradrainage

- Weichteilemphysem (z.B. bei zu großem Stichkanal oder wenn eine Öffnung des Drains außerhalb der Pleurahöhle liegt)
- Infektionen

Ein anhaltender Pneumothorax kann auf einem verstopften oder dislozierten Drain beruhen, aber auch auf einer ausgedehnten Lungenverletzung oder gar einer Bronchusruptur („persistierendes Luftleck"). Während es bei Leckagen, die durch größere Parenchymdefekte verursacht werden, meist genügt, weitere Drains zu legen, muss eine Bronchusruptur operativ versorgt werden (Bronchusnaht, evtl. Stent).

G. Pneumomediastinum

Luft kann nicht nur in den Pleuraraum eindringen, sondern unter bestimmten Umständen auch ins Mediastinum. Man spricht dann von einem Pneumomediastinum oder Mediastinalemphysem. Der Pneumothorax kann zwar die Folge eines Pneumomediastinums sein, aber umgekehrt nicht dessen Ursache! Hier spielen andere Faktoren eine Rolle *(G)*. Die klinische Bedeutung eines isolierten Pneumomediastinums ist weitaus geringer als die eines Pneumothorax. Erst bei massiver Luftansammlung kann es zu einer Kompression intrathorakaler Venen („obere Einflussstauung") mit Reduktion des venösen Rückstroms zum Herzen und nachfolgender Kreislaufdepression kommen („Spannungspneumomediastinum"). Als therapeutische Maßnahme muss dann eine **kollare Mediastinotomie** durchgeführt werden: Nach einem Schnitt quer durch die Haut oberhalb des Manubrium sterni und anschließender scharfer Durchtrennung der oberflächlichen und der mittleren Halsfaszie dringt man mit einem Finger stumpf in das lockere Bindegewebe des vorderen Mediastinums vor, bis Luft nach außen entweicht *(G)*. Die ausströmende Luft steht merklich unter Druck und ist in der Regel mit Blut zu einem Schaum vermischt. Eine erfolgreiche Entlastung führt zu einer raschen Besserung der Symptomatik. Meist entlastet sich ein Pneumomediastinum aber spontan, indem sich die Luft ihren Weg selbst bahnt und diffus in den Halsweichteilen verteilt. Das dabei entstehende **Weichteilemphysem** kann sich auch weiter ausdehnen und den Kopf sowie den gesamten Rumpf erfassen. Auch wenn ein Weichteilemphysem extreme Ausmaße annehmen kann, so ist es doch nicht bedrohlich und begrenzt sich in seinem Wachstum schließlich selbst. Eine Therapie durch Punktion ist daher weder nötig noch sinnvoll.

H. Lungenödem

Ein Lungenödem ist durch eine *interstitielle* und evtl. auch *alveoläre* Flüssigkeitsansammlung gekennzeichnet. Damit ein Ödem entstehen kann, muss der Einstrom von Flüssigkeit ins Gewebe größer sein als der Abtransport über die Lymphgefäße. Die Lymphdrainage hält das interstitielle Volumen normalerweise konstant. Um eine Ödembildung zu verhindern, kann die Lymphe dabei bis auf das Zehnfache ihres Normalwerts zunehmen. Für die Aufrechterhaltung des Flüssigkeitsgleichgewichts zwischen dem intra- und dem extravasalen Raum sind folgende Faktoren maßgeblich: der hydrostatische und der onkotische Druck im Plasma und Gewebe sowie die Permeabilität der Kapillaren. Steigt der hydrostatische Druck im venösen Teil des Kapillargebiets an (z.B. bei einer Herzinsuffizienz) oder sinkt der onkotische Druck im Plasma (z.B. bei einer Hypalbuminämie), so kommt es zu einem erhöhten Nettoausstrom von Flüssigkeit aus dem Gefäßraum – zunächst ins Interstitium und bei Überschreitung der Lymphtransportkapazität auch in die Alveolen. Gleiches geschieht bei vermehrter Durchlässigkeit der kapillaren und alveolären Membranen (z.B. bei Sepsis oder Anaphylaxie). Ein Absinken des Alveolardrucks erhöht ebenfalls den transmembranalen Druckgradienten in Richtung des Interstitiums. Dieser Mechanismus spielt unter anderem bei zu rascher Wiederentfaltung der Lunge nach einseitigem Kollaps eine Rolle, z.B. wenn ein länger bestehender Pneumothorax oder Pleuraerguss abrupt entlastet wird („Lungenödem e vacuo"). Zur Therapie des *kardiogenen* Lungenödems siehe Kap. 13.3.

Respiratorisches System V

Ursachen

- Perforation der Trachea oder großer Bronchien
- inkomplette Ruptur einer peripheren Alveole (z.B. unter maschineller Beatmung)
- Perforation des Ösophagus
- Induktion eines Pneumo- oder Kapnoperitoneums zur Laparoskopie
- Infektion mit gasbildenden Bakterien

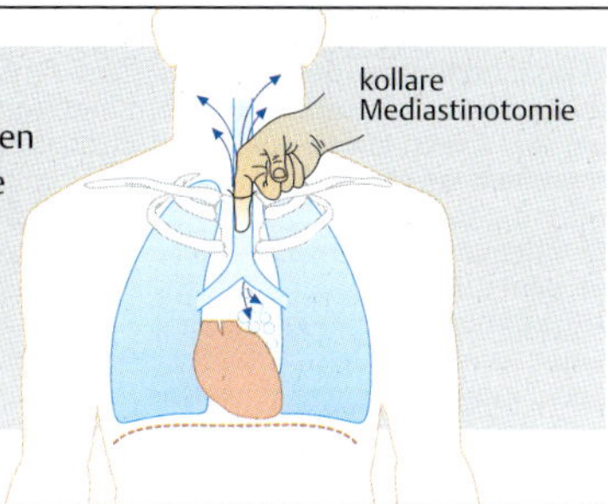

G. Pneumomediastinum

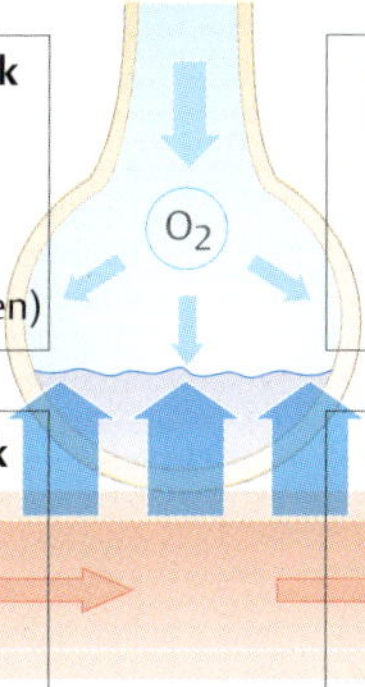

Erhöhter hydrostatischer Druck in den Kapillaren
- Linksherzinsuffizienz
- Niereninsuffizienz
- Überwässerung
- Hirndrucksteigerung (neurogen)

Erhöhte alveolokapillare Permeabilität
- Hypoxie (akut)
- Hyperoxie (subakut)
- Toxine
- Hitzeeinwirkung

Erniedrigter onkotischer Druck im Plasma
- Hypoproteinämie

Erniedrigter Alveolardruck
- Aufenthalt in großer Höhe
- zu schnelle Reexpansion der Lunge nach großem Pneumothorax oder Pleuraerguss („Lungenödem e vacuo")

1. Ursachen

Perkussion
- unauffällig

Auskultation
- fein- bis mittelblasige Rasselgeräusche (alveoläre Infiltration)

Röntgenbild (3 Stadien)

I. basoapikale Umverteilung der Lungenperfusion, Erweiterung der Oberfeldgefäße (bei Aufnahmen im Liegen wegen hydrostatisch bedingter Blutumverteilung nicht zu verwerten)
II. interstitielles Lungenödem: allgemeine Verminderung der Strahlentransparenz, unscharfe Gefäßkonturen, verdickte Bronchialwände, verdickte horizontale Interlobularsepten (Kerley-B-Linien), positives Pneumobronchogramm
III. alveoläres Lungenödem: kleinfleckige, teilweise konfluierende Herdschatten mit vorwiegend bilateral symmetrischer Verteilung, positives Pneumobronchogramm; evtl. Pleuraergüsse – zusätzlich Herzvergrößerung bei den hydrostatischen Formen

Blutgase
- $PaO_2\downarrow$, $PaCO_2$ unter Spontanatmung initial$\downarrow$, zuletzt$\uparrow$

2. Diagnose

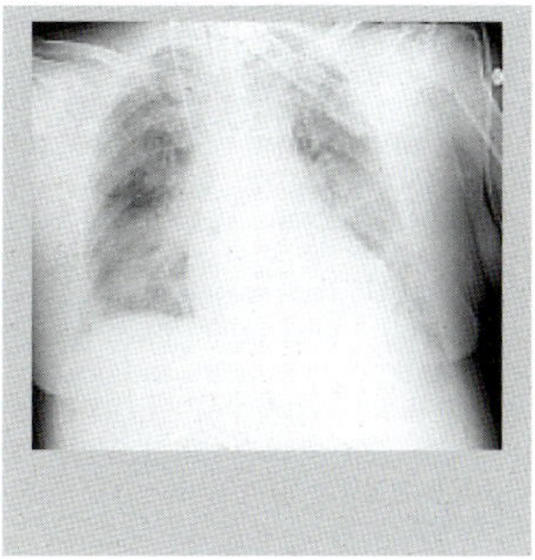

Linksherzvergrößerung; verstrichene Herztaille; feinfleckige, z.T. konfluierende Herdschatten in beiden Lungen (Liegendaufnahme)

3. Kardiogenes alveoläres Lungenödem

H. Lungenödem

A. Pathophysiologie

Beeinträchtigungen der Herz-Kreislauf-Funktion beruhen auf Störungen von mindestens einer der folgenden Regelgrößen: elektrische Herzaktion, mechanische Herzaktion (Pumpfunktion), Gefäßtonus, Blutvolumen. Sie stehen miteinander in enger Beziehung und können daher nicht isoliert betrachtet werden. Die Trennung, die hier erfolgt, hat didaktische Gründe und soll dem besseren Verständnis dienen. Unabhängig davon, welche Größe vorrangig betroffen ist, münden alle kardiovaskulären Störungen in eine **Abnahme des Herzzeitvolumens** (HZV).

▸ **Elektrische Insuffizienz.** Störungen der Reizbildung und/oder -leitung führen zu *Arrhythmien*, wodurch der Ablauf aufeinander abgestimmter, geordneter Herzmuskelkontraktionen beeinträchtigt wird. Bei entsprechender Schwere der Rhythmusstörung (z. B. ventrikuläre Tachykardie, AV-Block III. Grades) kann sich ein mechanisches Herzversagen entwickeln.

▸ **Mechanische Insuffizienz.** Eine eingeschränkte Pumptätigkeit des Herzmuskels kann primär oder sekundär entstehen. Bei einem *primären* Geschehen liegt die Ursache im Myokard selbst oder führt hier zu unmittelbaren Auswirkungen. Hauptsächlich handelt es sich um den Verlust an kontraktiler Muskelmasse beim Myokardinfarkt oder um die ischämisch bedingte Funktionseinschränkung des Herzmuskels bei der KHK. Weitaus seltener sind strukturelle Läsionen des Myokards als Folge von Myokarditiden oder Kardiomyopathien. Eine *sekundäre* Pumpinsuffizienz kann durch Druck- oder Volumenbelastungen des Herzens verursacht werden, wie sie vor allem bei extrakardialen vaskulären Prozessen (Hypertonus, Lungenembolie) oder bei angeborenen oder erworbenen Vitien (Herzklappenfehler, Septumdefekte) auftreten können. Eine weitere Möglichkeit ist die Behinderung der Herzfüllung durch eine Perikardtamponade (Störung der diastolischen Funktion).

▸ **Veränderter Gefäßtonus.** Eine Widerstandserhöhung im systemarteriellen Gefäßbett (z. B. hypertensive Krise, Abklemmen der Aorta) oder in der pulmonalarteriellen Strombahn (z. B. Lungenembolie, Spannungspneumothorax, PEEP-Beatmung) zieht ebenso wie eine Obstruktion einer Ventrikelausflussbahn (z. B. Aortenstenose) einen Anstieg der kardialen *Nachlast* („afterload“) nach sich. Das gilt auch für eine Zunahme der Blutviskosität (z. B. Dehydratation). In diesen Fällen muss das Herz vermehrt Druckarbeit leisten, was mit einem deutlich gesteigerten myokardialen O_2-Bedarf einhergeht. Die Folge kann ein Pumpversagen sein. Dagegen ist der Gefäßtonus beim anaphylaktischen, septisch-toxischen und neurogenen Schock erniedrigt oder ganz aufgehoben („Vasoparalyse“ oder „Vasoplegie“). Das führt zu einer drastischen Verminderung der Nachlast, aber auch der *Vorlast* („preload“). Man spricht auch von einer *relativen Hypovolämie*. Die mit der Vorlastsenkung verbundene Abnahme des venösen Rückstroms lässt das HZV abfallen, die aus der Nachlastsenkung resultierende Reduktion des Blutdrucks beeinträchtigt die Koronarperfusion.

▸ **Inadäquates Blutvolumen.** Eine *absolute Hypovolämie*, d. h. eine verlustbedingte Abnahme des zirkulierenden Blutvolumens, findet sich bei einer Dehydratation (z. B. mehrstündige präoperative Flüssigkeitskarenz), bei unzureichender intraoperativer Flüssigkeitssubstitution und bei Blutungen, eine *Hypervolämie* bei einer Herz- oder Niereninsuffizienz oder bei übermäßiger parenteraler Flüssigkeitszufuhr. Die Verminderung des HZV bei Hypo- oder Hypervolämie beruht auf einer kritischen Änderung der Vorlast (Senkung bei Hypo- und Steigerung bei Hypervolämie), bei einem Erythrozytenverlust spielt außerdem die Abnahme der O_2-Transportkapazität des Bluts eine Rolle.

B. Myokardischämie und Myokardinfarkt

Aufgrund moderner Anästhesieverfahren und verbesserter Überwachungstechniken verlagert sich das Auftreten von Myokardischämien und Myokardinfarkten mehr und mehr von der intra- in die frühe postoperative Phase (bis zum 3. postoperativen Tag). Da unter einer Allgemeinanästhesie die typische, richtungweisende pektanginöse Symptomatik fehlt, müssen intraoperativ andere Zeichen wie *Herzrhythmusstörungen* und *ST-Strecken-Veränderungen* genauestens beachtet werden und immer auch an eine Myokardischämie denken lassen. Eine der schwerwiegendsten und bedrohlichsten perioperativen Komplikationen ist der *transmurale* Myokardinfarkt. Er kann zu malignen Arrhythmien, akuter Linksherzinsuffizienz mit arterieller Hypotension und Lungenödem, einem kardiogenem Schock oder dem sog. Sekundenherztod führen. Bei deutlich mehr als 50% der perioperativen Myokardischämien fehlen Änderungen von

Herz-Kreislauf-System I

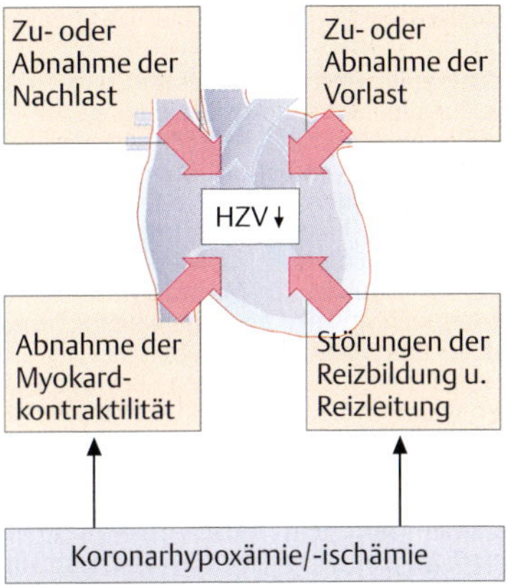

1. Abnahme des Herzzeitvolumens (HZV)

- Myokardinfakt/-ischämie
- akute Linkherzinsuffizienz (z.B. bei hypertensiver Krise)
- akute Rechtsherzinsuffizienz (z.B. bei Lungenembolie)
- brady- oder tachykarde Rhythmusstörungen
- Perikardtamponade
- dekompensierte Herzvitien
- Myokarditis
- primäre Kardiomyopathien
- exzessive Hypervolämie
- sämtliche Schockformen

2. Ursachen des kardialen Pumpversagens

A. Pathophysiologie

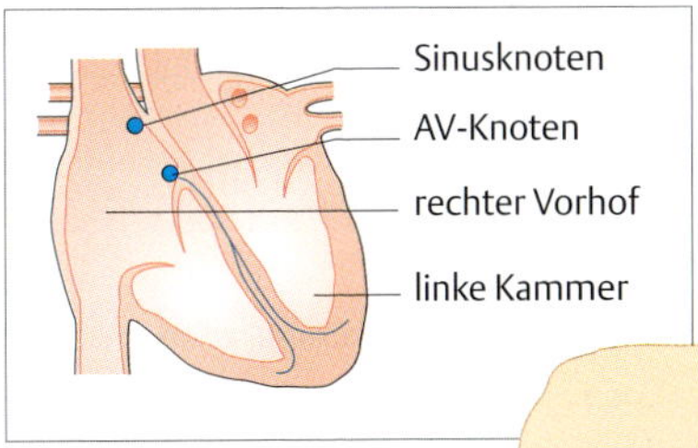

Vorderwand
linksventrikuläre Dysfunktion bis hin zur Linksherzdekompensation, ventrikuläre Arrhythmien

Hinterwand
Bradyarrhythmien, Reizleitungsstörungen bis hin zum AV-Block III.°

Bei deutlich mehr als 50 % der perioperativen Myokardischämien fehlen akute Änderungen von Herzfrequenz oder Blutdruck.

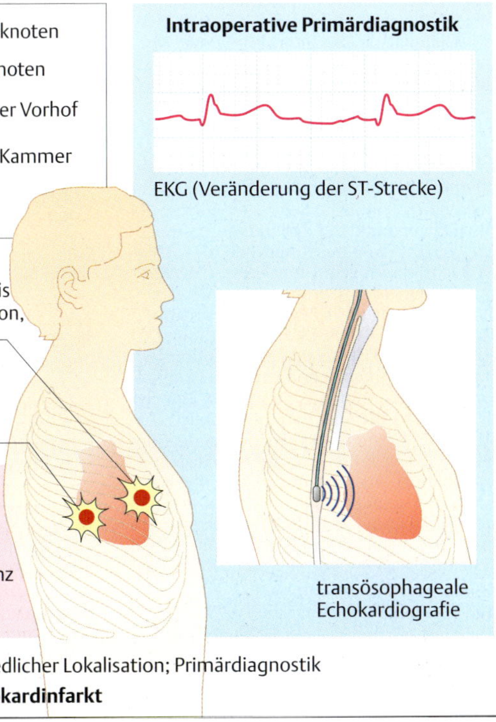

1. Auswirkungen bei unterschiedlicher Lokalisation; Primärdiagnostik

B. Myokardischämie und Myokardinfarkt

Herzfrequenz oder Blutdruck als Auslöser. Hier liegt die Ursache in einer *regionalen* Einschränkung der myokardialen O_2-Versorgung, ausgelöst durch einen Koronarspasmus oder fluktuierenden Thrombus.

▸ **Primärdiagnostik.** Wegweisend für eine intraoperative Myokardischämie unter Narkose können *Arrhythmien* und vor allem *Veränderungen der ST-Strecke* sein. Deshalb ist eine automatische ST-Strecken-Analyse bei Risikopatienten unerlässlich (s. Kap. 9.1). Hierbei ist jedoch zu beachten, dass die Sensitivität dieser technisch einfach zu realisierenden Methode deutlich höher ist als die Spezifität. Als verlässlichster und frühester Indikator einer Myokardischämie gelten neu auftretende segmentale Störungen der Herzwandbewegung. Sie lassen sich mit der *transösophagealen Echokardiografie* nachweisen. Sie ist damit das empfindlichste und zugleich spezifischste Verfahren, um beim narkotisierten Patienten Myokardischämien zu entdecken. Ihr Einsatz wird allerdings durch den erheblichen technischen und personellen Aufwand und die verhältnismäßig hohen Kosten begrenzt. Ungeeignet zum frühzeitigen Erfassen von Myokardischämien ist die intermittierende Messung des pulmonalkapillaren Verschlussdrucks über einen Pulmonaliskatheter.

▸ **Enzyme und Troponine.** Zur Sicherung der Diagnose eines Myokardinfarkts und zur Verlaufsbeurteilung eignet sich die Messung der Aktivität oder Konzentration bestimmter Enzyme und Troponine im Serum, die infolge der Zellschädigung und des Zelluntergangs freigesetzt werden. Troponine sind bereits 4 Stunden nach Infarktbeginn im Serum nachweisbar und bleiben es über einen deutlich längeren Zeitraum als das Isoenzym der Kreatinkinase (CK), die CK-MB. Deren Bestimmung ist deshalb und auch wegen der gegenüber bestimmten Troponinen geringeren Herzmuskelspezifität in den Hintergrund gerückt. Eine der Isoformen von *Troponin T* kommt nämlich ausschließlich im Herzmuskel vor. Sie ist dort Bestandteil eines Proteinkomplexes (Troponin-Tropomyosin), der den Ablauf der Myokardkontraktion reguliert. Sie erscheint erst bei einer Schädigung von Herzmuskelzellen im Serum und kann dann qualitativ mit einem Streifentest schon am Krankenbett erfasst werden. Mithilfe von Troponin T lassen sich Myokardzellnekrosen mit hoher Empfindlichkeit erkennen oder ausschließen, was besonders in früher unklaren Fällen (z. B. grenzwertige CK-MB-Erhöhung) nützlich ist. Bei Urämie kann Troponin T falsch positiv reagieren. Hier kann die Messung von *Troponin I* Abhilfe schaffen.

▸ **Therapie.** Treten perioperativ Zeichen auf, die für eine Myokardischämie sprechen können, so muss vorrangig die *(Be-)Atmung* (Oxygenation und Ventilation) überprüft und ggf. optimiert werden. Außerdem ist für eine ausreichende vegetative Abschirmung zu sorgen (z. B. Analgosedierung, Narkosevertiefung), um den myokardialen O_2-Verbrauch zu senken. Ferner sind etwaige *hämodynamische Instabilitäten* und *operationsbedingte Ursachen* (z. B. Schmerzreize) zu beseitigen. Bei Persistenz der Symptomatik soll, wenn ein kausaler therapeutischer Ansatz nicht zu finden ist, im nächsten Schritt eine *spezifische antianginöse Pharmakotherapie* eingeleitet und das *HZV* zusammen mit dem *diastolischen arteriellen Druck* als den entscheidenden Determinanten der Koronarperfusion *optimiert* werden. In den ersten Stunden eines Infarktgeschehens ist es durch eine Rekanalisierung der verschlossenen Koronararterie möglich, den dauerhaften Verlust von Herzmuskelgewebe zu verhindern oder zu minimieren. Der Einsatz von *Fibrinolytika* ist perioperativ allerdings nur bei vertretbarem Blutungsrisiko oder in sonst aussichtslosen Fällen gerechtfertigt. Ansonsten sollte ein interventionelles Verfahren wie die *Ballondilatation* oder die *Stenteinlage* erwogen werden.

C. Linksherzdekompensation

Unter einer Linksherzdekompensation versteht man die akute Ruheinsuffizienz des linken Ventrikels. Hierbei kommt es zu einem **kritischen Abfall des HZV** und daraus resultierend zu einer *Hypotonie* im großen und zu einer *„Blutstauung“* im kleinen Kreislauf. In der Regel findet sich eine kompensatorische *Tachykardie*, es sei denn, die Ursache der Dekompensation liegt in einer *Bradykardie*. Als Folge des erhöhten hydrostatischen Drucks tritt vermehrt Flüssigkeit aus den Lungenkapillaren ins Interstitium aus und es entwickelt sich ein **Lungenödem**. In schweren Fällen beschränkt sich das Ödem allerdings nicht aufs Interstitium, sondern erfasst auch die Alveolen. Wenn nicht die pulmonalvenöse Stauung, sondern eine schwere arterielle Hypotonie (systolischer Druck < 80 mmHg) im Vordergrund steht, dann spricht man von einem **kardiogenen Schock**.

▸ **Diagnose.** Während eine Linksherzinsuffizienz mit Lungenödem beim wachen Patienten typischerweise zu einem Asthma cardiale

Herz-Kreislauf-System II

Frischer Vorderwandinfarkt (Stadium 0)

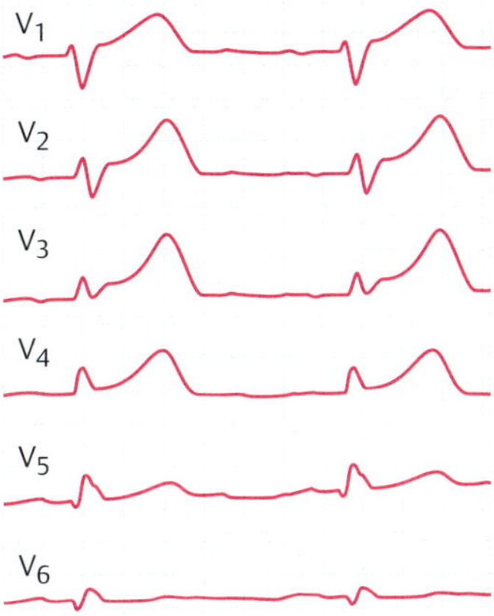

2. Typische EKG-Veränderungen

- Optimierung der Oxygenierung und Ventilation ($pSaO_2$ 98 %, PaO_2 100–120 mmHg, $PaCO_2$ 40 mmHg)
- Analgosedierung
- Beseitigung hämodynamischer Instabilitäten wie
  - Tachykardie, Bradykardie, Arrhythmie
  - arterielle Hypo- oder Hypertension
- kausale Therapie bei operationsbedingter Ursache
- spezifische antianginöse Pharmakotherapie, Optimierung von HZV und Blutdruck
- evtl. Fibrinolyse, Ballondilatation oder Stenteinlage

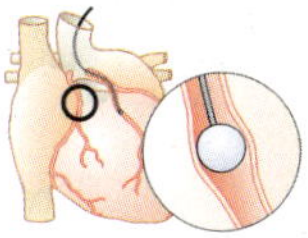

4. Stufentherapie bei perioperativem Infarkt

Troponin T

- Vorkommen in der Herz- und der Skelettmuskulatur
  - herzmuskelspezifische Isoform messbar durch monoklonale Antikörper (ELISA)
  - Streifentest zum bettseitigen qualitativen Nachweis verfügbar

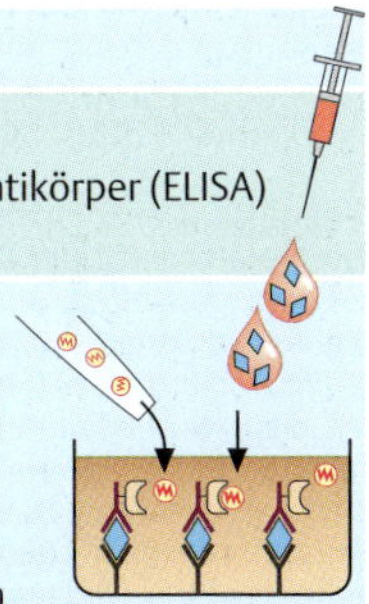

- Infarktdiagnostik:
  - Sensitivität 100 %!
  - Spezifität 60–70 % (u.a. auch bei instabiler Angina pectoris und florider Myokarditis positiv)
- Troponinnachweis bei instabiler Angina pectoris spricht für einen Mikroinfarkt, der als Risikoindikator für einen transmuralen Infarkt gilt (DD: EKG)

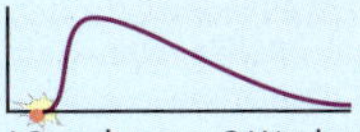

- Nachweisbarkeit im Serum: ab 4 Stunden nach Infarkt bis ca. 3 Wochen
  - initial steiler Anstieg durch im Zytosol gelösten Anteil (ca. 5 %)
  - lange Persistenz (Plateau) durch langsame Freisetzung des an Tropomyosin gebundenen Anteils (ca. 95 %)
- falsch positive Werte bei erhöhtem Serumkreatinin und bei Lungenembolie!

Troponin I

- im Unterschied zu Troponin T keine Interferenz mit Urämie, nach Infarkt aber nur 5–6 Tage im Serum nachweisbar

3. Troponine

B. Myokardischämie und Myokardinfarkt

(Dyspnoe und Husten) führt, beschränken sich die ersten Symptome unter einer Allgemeinanästhesie auf einen *Abfall des arteriellen Blutdrucks*, eine *Tachy- oder seltener Bradykardie* und ein *Absinken der arteriellen O_2-Sättigung*. Erst eine ausgeprägte arterielle Hypoxie zeigt sich – einen normalen Hämoglobingehalt im Blut vorausgesetzt – auch in einer (zentralen) *Zyanose*. Die genannten Symptome sind aber unspezifisch. Wichtig ist daher die Auskultation der Lungen, die bei einem Ödem feuchte Rasselgeräusche ergeben sollte. Spätzeichen eines Linksherzversagens sind ein Anstieg des zentralvenösen Drucks und beim endotrachealen Absaugen ein schaumig-wässriges, oft blutig tingiertes Sekret als Hinweis auf ein fortgeschrittenes alveoläres Lungenödem.

▸ **Besonderheit.** Perioperativ dekompensiert eine Herzinsuffizienz nicht unbedingt in der Hypervolämie, sondern nicht selten in der *Hypovolämie*. Dann steht ein ausgeprägter Blutdruckabfall (als Folge der HZV-Abnahme) bei normalen oder nur leicht erhöhten Vorlasten im Vordergrund („kardiogener Schock"). Mögliche Gründe dafür sind eine präoperative Flüssigkeitsrestriktion und Diuretikatherapie sowie unzureichend ausgeglichene intraoperative Volumenverluste (Verdunstung über dem Operationssitus, Blutungen etc.).

▸ **Therapie.** Die Sofortmaßnahmen bei einem intraoperativ auftretenden kardiogenen Lungenödem bestehen in *Oberkörperhochlagerung, Oxygenierung mit 100% O_2* und *Beatmung mit PEEP* (bis zu ca. 10 cmH_2O). Zur Verringerung des myokardialen O_2-Bedarfs muss eine zu flache Narkose vertieft werden, wobei Substanzen zu bevorzugen sind, die die Myokardkontraktilität nicht oder nicht relevant beeinträchtigen (z. B. Midazolam, Etomidat; Opioide). Entscheidend für den weiteren Verlauf ist die *nachhaltige Optimierung der Vorlast*. Eine zu stark erhöhte Vorlast wird mit Glyceroltrinitrat (initial auch als Spray perlingual oder nasal, sonst p. inf.) und Furosemid (20 – 40 mg i. v.) sowie durch PEEP-Beatmung (s. Kap. 7.5) gesenkt. Im kardiogenen Schock kann dagegen, wie oben erläutert, die Vorlast auch zu niedrig sein, sodass eine vorsichtige Volumenzufuhr erforderlich wird. Zur *Verbesserung der Myokardkontraktilität* werden – besonders beim kardiogenen Schock – Katecholamine und evtl. Phosphodiesterasehemmer verabreicht (s. u.).

D. Lungenembolie

Eine Lungen(arterien)embolie entsteht bei Verengung oder Verlegung der pulmonalarteriellen Strombahn durch thrombotisches Material, Fett, Luft oder Gas *(D1)*. Diagnostische Schwierigkeiten können die vieldeutigen, unspezifischen Symptome bereiten. Oft bestehen zudem kardiopulmonale Begleiterkrankungen. Gerade bei schweren Embolien ist aber die schnelle und richtige Diagnose von höchster Bedeutung für die Einleitung wirksamer Therapiemaßnahmen (z. B. Fibrino- bzw. Thrombolyse). Umso wichtiger ist es deswegen, bei jeder nicht erklärbaren Kreislaufdepression auch an eine Lungenembolie zu denken. Gefahr und Häufigkeit einer Thromboembolie sind in den ersten Tagen nach einer Operation oder einem Trauma am größten, während intraoperativ – abgesehen von Embolien bei Thrombektomien – andere Auslöser dominieren (z. B. Luftembolie durch fehlerhafte Infusionstechnik oder nach versehentlicher Eröffnung von Durasinus während intrakranieller Eingriffe in sitzender Position, Gasembolie bei Laparoskopien, knochenzementinduzierte Embolie bei der Hüftendoprothetik).

▸ **Pathophysiologie.** Primäre Folge einer Lungenembolie ist die Erhöhung des pulmonalen Gefäßwiderstands. Was eine Lungenembolie so gefährlich macht, ist die Tatsache, dass sie sich genau an der Schnittstelle zwischen dem Kreislauforgan „Herz" und dem Atmungsorgan „Lunge" ereignet. Dadurch sind sowohl die **Kreislauftätigkeit** als auch – und das in enger Wechselwirkung – der **pulmonale Gasaustausch** betroffen *(D2)*. Die Schwere der Auswirkungen hängt im Einzelnen von folgenden Faktoren ab: Größe und Lokalisation der Embolie, primäre Leistungsfähigkeit des linken und des rechten Herzens, Zustand der Lunge und des Lungengefäßbetts. Die Einengung der arteriellen Lungenstrombahn bewirkt eine *Zunahme der rechtsventrikulären Nachlast*. Zur Überwindung des erhöhten pulmonalarteriellen Widerstands muss der rechte Ventrikel vermehrt Druckarbeit leisten. Infolgedessen steigt der pulmonalarterielle Mitteldruck („pulmonale Hypertonie"; s. auch Kap. 9.1). Bei nicht vorgeschädigtem Myokard beträgt die Grenze der akuten Adaptationsfähigkeit ca. 40 mmHg. Höhere Drücke sprechen für eine schon länger bestehende Widerstandszunahme („Cor pulmonale chronicum"). Bei Überlastung des rechten Ventrikels, d. h., falls er nicht in der Lage ist, den erforderlichen Druck zu erzeugen, kommt es zu einer Überdehnung und Dekompensation (→ Pumpversagen). Der Abfall des rechtsventrikulären

Herz-Kreislauf-System III

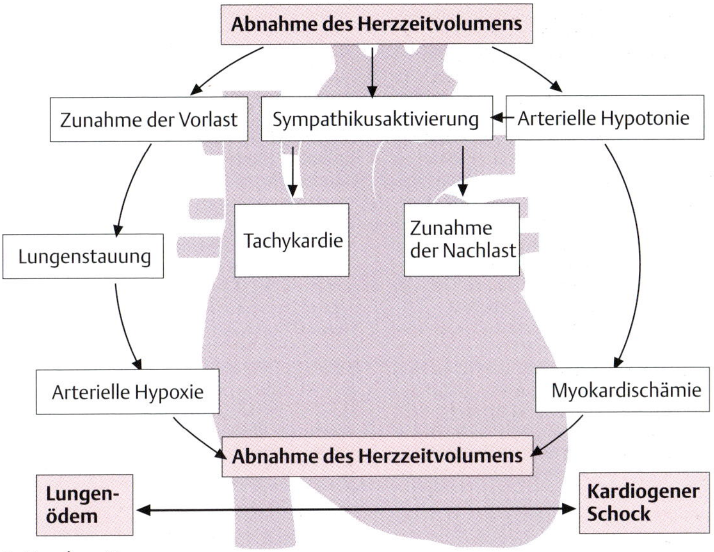

1. Circulus vitiosus

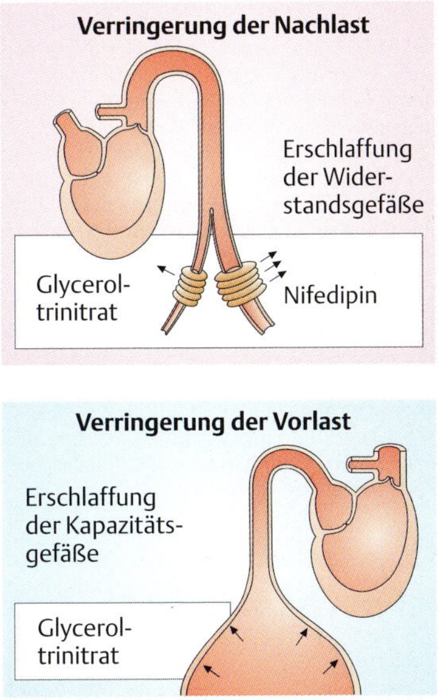

2. Pharmakawirkungen

C. Linksherzdekompensation

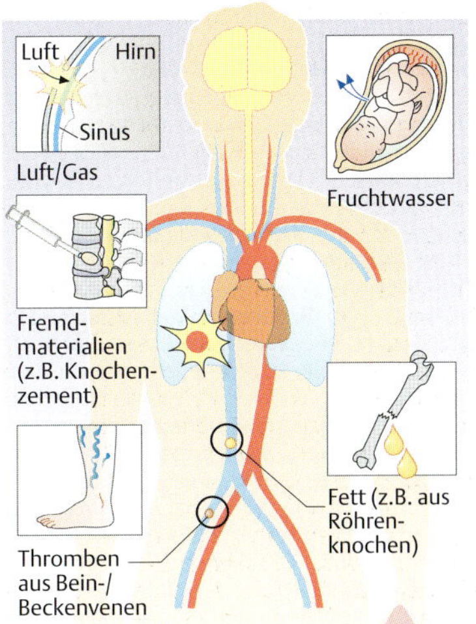

Bei jeder nicht erklärbaren Kreislaufdepression immer auch an eine Lungenembolie denken!

1. Ursachen

D. Lungenembolie

Schlagvolumens beeinträchtigt auch die Füllung und den Auswurf des linken Herzens. Die daraus resultierende *Verminderung der Koronarperfusion* macht sich am deutlichsten im Bereich des überbeanspruchten rechten Ventrikels bemerkbar. Dort, wo der O_2-Bedarf am größten ist, sinkt das O_2-Angebot am stärksten. Damit wird ein Circulus vitiosus in Gang gesetzt. Zusätzlich führt die Embolie zu einer Umverteilung der Lungendurchblutung. Areale mit normaler Belüftung werden übermäßig stark durchblutet, sodass das Blut hier nicht mehr vollständig mit Sauerstoff gesättigt werden kann – man spricht von einem erhöhten funktionellen *Rechts-links-Shunt*. Das Ergebnis ist ein Anstieg der venösen Beimischung im arterialisierten Blut. Die shuntbedingte Hypoxämie verschlechtert die Herzfunktion weiter und akzentuiert die negativen Auswirkungen auf den Organismus. Distal des Gefäßhindernisses liegende Lungenregionen werden dagegen weniger oder gar nicht mehr durchblutet, aber dennoch belüftet, d. h., die funktionelle *Totraumventilation* nimmt zu, wodurch die CO_2-Elimination behindert wird.

▸ **Diagnose.** Die Symptome einer Lungenembolie sind abhängig vom Ausmaß der Verlegung des pulmonalen Gefäßbetts. Die im Diagramm *(D3)* aufgeführten Auswirkungen gelten nur unter Spontanatmung (FIO_2 0,21) bei normalem Herz-Lungen-Ausgangsbefund. Bei Vorerkrankungen können auch schon kleinere Embolien schwerwiegende Folgen haben und im Einzelfall lebensbedrohlich sein. Unter einer Narkose dominieren folgende unspezifische Zeichen: *Blutdruckabfall, Tachykardie* (selten primäre Bradykardie), *Arrhythmien* (z. B. Vorhofflimmern), *EKG-Veränderungen* wie S_I/Q_{III}-Typ, Rechtsschenkelblock, ST-Hebungen oder ST-Senkungen in den Ableitungen III, aVF und V_{1-3}, *arterielle Hypoxie* (Abfall der $pSaO_2$), evtl. *Zyanose, ZVD-Anstieg.* Seltene Symptome sind eine *Hämoptoe* bei einem Lungeninfarkt und ein *Bronchospasmus.* Massive Embolien, die zu einem Rechtsherzversagen führen, werden von einer *oberen Einflussstauung* und einer *Schocksymptomatik* begleitet, fulminante Embolien können sich in Form eines *plötzlichen Herztodes* manifestieren.

Die **Kapnometrie/-grafie** zeigt – bei unverändertem AMV (Beatmung) – als Folge der mangelhaften CO_2-Elimination eine abrupte Abnahme des endexspiratorischen CO_2-Partialdrucks ($PECO_2$), während der arterielle ($PaCO_2$) ansteigt (unter Spontanatmung kann der $PaCO_2$ wegen kompensatorischer Hyperventilation absinken! *[D3]*). Die Zunahme der Differenz von $PaCO_2$ und $PECO_2$ fällt umso größer aus, je stärker das HZV abfällt. Allerdings ist dieses Verhalten nicht spezifisch für eine Lungenembolie, es ist vielmehr nur eine allgemeiner Hinweis auf eine Kreislaufdepression (s. auch Kap. 9.1).

Spezifische Befunde lassen sich nur mit besonderen Verfahren erheben. Die Messung der pulmonalarteriellen Drücke über einen **Pulmonaliskatheter** ermöglicht es, die hämodynamischen Auswirkungen einer Embolie zu quantifizieren und gegen linkskardial bedingte Veränderungen abzugrenzen *(D3)*. Die **transösophageale Echokardiografie** lässt eine Embolie im Pulmonalishauptstamm mitunter sogar direkt erkennen. Sonst liefert auch sie indirekte Informationen über das embolische Geschehen (z. B. Erweiterung einer Pulmonalarterie, des rechten Ventrikels und Vorhofs). Zudem können die Folgen für die linksventrikuläre Füllung unmittelbar beurteilt werden. Die TEE ist besonders nützlich für die intraoperative Überwachung von Patienten, die einem erhöhten Embolierisiko ausgesetzt sind (z. B. intrakranielle Eingriffe in sitzender Position).

▸ **Therapie.** Neben allgemeinen Maßnahmen wie Verbesserung der Oxygenierung, Reduktion des myokardialen O_2-Verbrauchs werden bei schweren Embolien Katecholamine zur Kreislaufunterstützung benötigt. Entscheidende Bedeutung kommt hier *Noradrenalin* zu, weil es den systemischen Blutdruck und damit den koronaren Perfusionsdruck anhebt. Infolgedessen kann die Durchblutung des rechtsventrikulären Myokards zunehmen, was die wichtigste Voraussetzung für eine verbesserte Ventrikelfunktion ist. Bei massiven, fulminanten oder behandlungsrefraktären Embolien muss, wenn diese (höchstwahrscheinlich) thrombotisch bedingt sind, eine *Thrombolyse* mit rt-PA („recombinant tissue plasminogen activator“, z. B. Alteplase [Actilyse]) erwogen werden. Eine andere Möglichkeit ist die *Embolektomie.* Sie sollte am besten unter extrakorporaler Zirkulation („Herz-Lungen-Maschine“) durchgeführt werden. In beiden Fällen sind Nutzen und Risiko gegeneinander abzuwägen.

Herz-Kreislauf-System IV

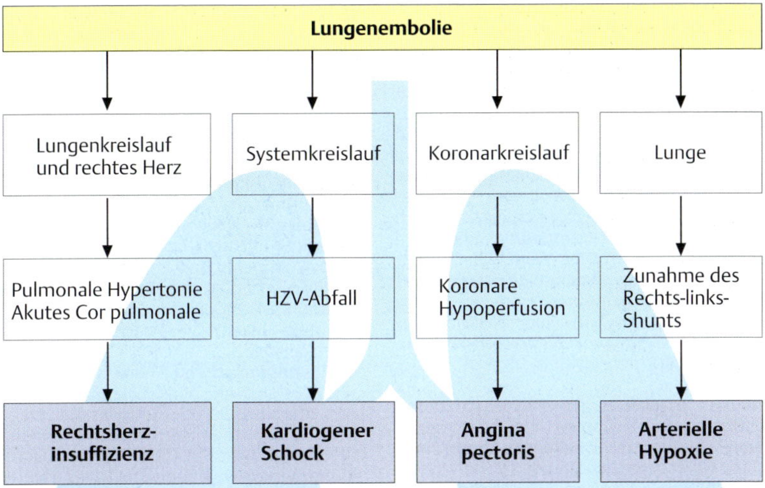

2. Mögliche Auswirkungen

Grad	Gefäßverlegung	Pulmonalarterieller Mitteldruck	Zentraler Venendruck	Systemarterieller Mitteldruck	Arterieller Sauerstoffpartialdruck (FIO_2 0,21)*	Arterieller Kohlensäurepartialdruck	Klinik
I (klein)	< 25 % periphere Äste	normal	normal	normal	normal	normal	Dyspnoe
II (mittel)	25–50 % Segmentarterien	normal/(↑)	normal/(↑)	normal/(↓)	normal/(↓)	normal/(↓)	Dyspnoe thorakaler Schmerz Tachykardie
III (massiv)	> 50 % PA-Ast oder mehrere Lappenarterien	25–30 mmHg	10–20 mmHg	↓	< 70 mmHg	< 30 mmHg	akutes Cor pulmonale schwere Dyspnoe Tachypnoe Tachykardie Zyanose Synkope
IV (fulminant)	> 80 % PA-Ast und mehrere Lappenarterien	> 30 mmHg	> 20 mmHg	↓↓	< 60 (50) mmHg	< 30 (25) mmHg	kardiogener Schock Herz-Kreisl.-Stillstand

3. Einteilung nach Schweregrad

*unter Spontanatmung

PA = Pulmonalarterie

D. Lungenembolie

E. Perikardtamponade

Eine Perikardtamponade kann durch Ansammlung von Flüssigkeit (zumeist Blut → Hämatoperikard) oder Luft im Herzbeutel (Pneumoperikard) zustande kommen *(E1)*. Akut können bereits 100 ml Flüssigkeit die Herzfüllung in der Diastole kritisch behindern, und schon wenige 100 ml können tödlich wirken. Charakteristisch für eine Perikardtamponade ist die sog. **Beck-Trias.** Sie besteht aus dem sog. *Pulsus paradoxus*, einer sich inspiratorisch verstärkenden *Halsvenenstauung* und dem *Leiserwerden der Herztöne*. Weiter sind folgende Symptome wegweisend: eine *arterielle Hypotension*, eine *Tachykardie* und ein *Anstieg des ZVD*, begleitet von einer *Niedervoltage* und ischämiebedingten *ST-Strecken-Veränderungen* im EKG.

▸ **Pulsus paradoxus.** Als Pulsus paradoxus werden etwas irreführend stärkere atemsynchrone Blutdruckschwankungen bezeichnet. Schon unter Spontanatmung ist der systolische Blutdruck inspiratorisch immer geringfügig niedriger als exspiratorisch. Das hängt mit dem negativen intrathorakalen Druck während der Inspiration zusammen. Hierdurch wird der Druck in den pulmonalen Venen verringert, sodass der Blutstrom zum linken Herzen abnimmt. Die Reduktion der linksventrikulären Füllung führt schließlich zu einem Abfall des Schlagvolumens und damit des Aortendrucks. Für die Beatmung gilt im Prinzip das Gleiche, nur ist es hier umgekehrt, der Blutdruck ist exspiratorisch etwas niedriger als inspiratorisch. Bei einer Perikardtamponade werden diese Vorgänge verstärkt. Von einem Pulsus paradoxus spricht man dann, wenn sich der systolische Blutdruck über einen Atemzyklus um mehr als 10 mmHg vermindert.

▸ **Therapie.** Eine Tamponade muss umgehend durch eine *Perikardpunktion* (Perikardiozentese, ggf. Drainage) entlastet werden (am besten unter sonografischer Kontrolle). Sollte dies nicht den gewünschten Erfolg bringen, so muss eine *Thorakotomie* durchgeführt und die zugrunde liegende Ursache beseitigt werden.

F. Herzrhythmusstörungen

Unter einer Herzrhythmusstörung versteht man physiologische oder pathologische Änderungen der Herzschlagfolge. Die Herzschlagfolge kann dabei *regelmäßig* oder *unregelmäßig*, die Herzfrequenz *erhöht* (Tachykardie) oder *erniedrigt* (Bradykardie) sein. Herzrhythmusstörungen werden nach der Lokalisation in *supraventrikuläre* und *ventrikuläre* Formen unterteilt. Anästhesierelevant sind diejenigen, die das HZV kritisch erniedrigen oder die zu einem Kreislaufstillstand führen können.

▸ **Therapie.** Bei plötzlich auftretenden Arrhythmien muss sofort nach der Ursache gesucht werden, um möglichst eine kausale Therapie durchführen zu können. An erster Stelle steht immer der Ausschluss oder die Beseitigung einer Hypoxie (Überprüfung der [Be-]Atmung)! Es folgt ggf. die Frage nach einem operativen Stimulus und einer dafür zu flachen Narkose. Häufig beruhen intraoperative Rhythmusstörungen aber auch auf Elektrolytentgleisungen, hauptsächlich auf einer Hypokaliämie.

Eine **symptomatische Therapie** ist indiziert, wenn es sich um hämodynamisch relevante Arrhythmien oder um Vorboten maligner Arrhythmien (Kammertachykardie/-flattern/-flimmern) handelt *(F2)*. Bei **tachykarden Rhythmusstörungen** empfiehlt es sich, das *Serumkalium* in einen Bereich von 5,0 – 5,5 mmol/l anzuheben und dort zu halten (cave: terminale Niereninsuffizienz!). Initial können dazu 1 – 2 10-ml-Ampullen Trophicard oder Inzolen langsam i. v. injiziert werden (10 ml enthalten je 2,8 mval K^+ und Mg^{2+} [Mg^{2+}-Spiegel oft gleichzeitig erniedrigt]). Ein neu aufgetretenes **tachykardes Vorhofflimmern** wird, wenn die üblichen Ursachen ausgeschlossen sind und das Serumkalium normalisiert wurde, unter Narkose am besten durch eine *Kardioversion* behandelt. **Bradykarde Rhythmusstörungen** lassen sich meist mit *Atropin* oder dem β-Sympathomimetikum *Orciprenalin* (Alupent) beheben. Bei unzureichendem Erfolg ist jedoch eine *Schrittmacherstimulation* erforderlich (extern über thorakale Elektroden oder intern über eine transvenöse Ventrikelsonde).

Die eigentlichen **Antiarrhythmika** sollen nur bei nicht ermittelbarer oder nicht behebbarer Ursache eingesetzt werden. Wegen der möglichen Nebenwirkungen *(F3)* sollten dann Substanzen mit kurzer oder ultrakurzer Halbwertszeit bevorzugt werden, z. B. *Esmolol* (Brevibloc) zur Blockade von β_1-Rezeptoren bei gesteigerten Sympathikotonus oder *Adenosin* (Adrekar) zur Suppression der AV-Überleitung bei supraventrikulären Tachyarrhythmien. Die Gabe von *Verapamil* (Isoptin) kann bei einer fälschlich als supraventrikuläre Arrhythmie gedeuteten ventrikulären Rhythmusstörung aufgrund der peripheren Vasodilatation deletäre Folgen haben und einen Kreislaufstillstand auslösen. Verapamil soll daher in der Akutphase überhaupt vermieden

Herz-Kreislauf-System V

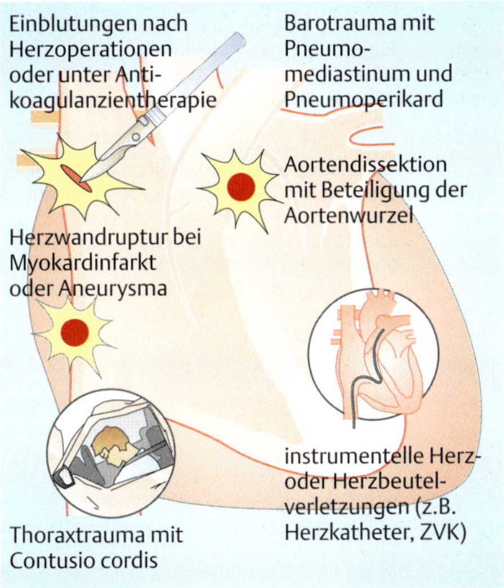

1. Ursachen

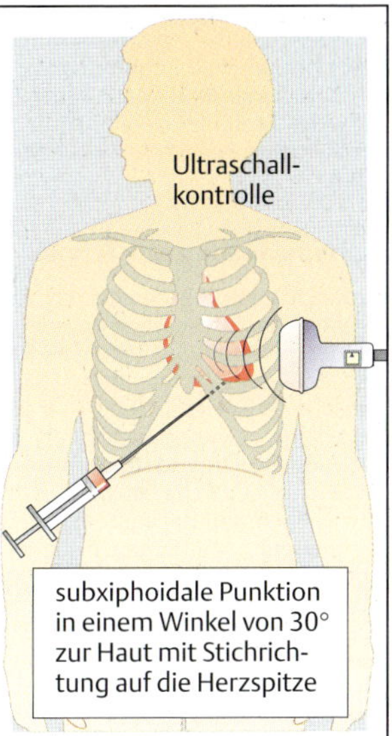

2. Perikardpunktion

E. Perikardtamponade

Homöostasestörungen

- Hypoxie!
- Hyper- oder Hypokapnie
- inadäquate Narkosetiefe
- Elektrolytstörungen (bes. Hypokaliämie)
- metabolische Azidose oder Alkalose
- arterielle Hyper- oder Hypotension
- Hypovolämie
- Anämie

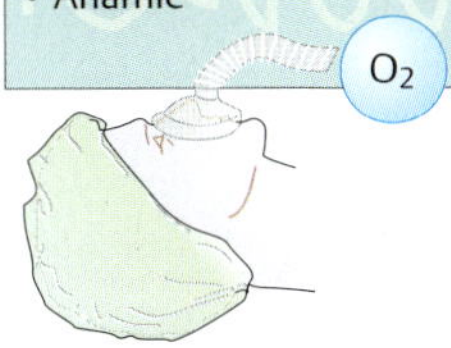

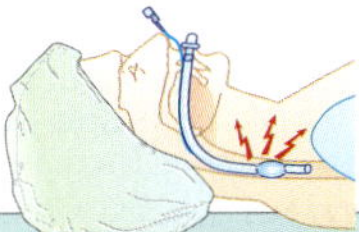

Mechanisch-reflektorische Ursachen

- Irritation der Luftwege
  - Laryngoskopie
  - endotracheale Intubation
  - Bronchoskopie
- Katheter (ZVK, PA-Katheter)
- operative Manipulationen
  - direkt am Herzen
  - indirekt (Vagus, Sympathikus, Schmerz)

Organische Ursachen

- Myokardischämie, Myokardinfarkt
- Myokardinsuffizienz
- Lungenembolie
- Sepsis
- endokrine Erkrankungen
  - Hyperthyreose
  - Phäochromozytom

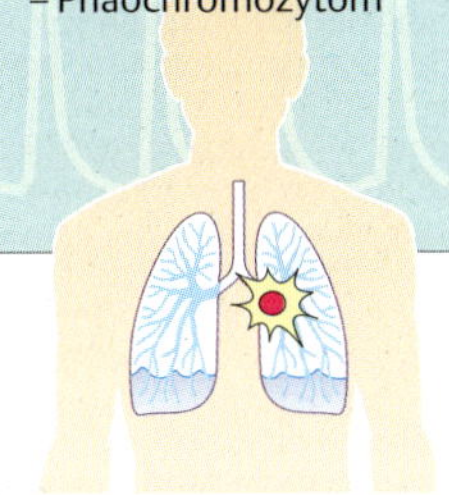

Sonstiges: Präexzitationssyndrome (z.B. WPW, LGL), Digitalis(überdosierung), Maligne-Hyperthermie-Krise

1. Auslöser perioperativer Arrhythmien

F. Herzrhythmusstörungen

werden. Die Anwendung von *Herzglykosiden* ist hier ebenso wenig ratsam. Sie führen nicht zu einem unmittelbaren Erfolg, ihre Wirkungen sind nicht steuerbar und die individuelle Empfindlichkeit kann perioperativ stark schwanken (z. B. AV-Block bei Hypokaliämie).

G. Hypovolämischer Schock

Kennzeichnend für einen Kreislaufschock ist – unabhängig von seiner Genese – die ungenügende Durchblutung lebenswichtiger Organe mit daraus resultierendem Ungleichgewicht zwischen O_2-Angebot und O_2-Bedarf. Am Anfang eines Schockgeschehens stehen noch funktionelle Organveränderungen, die reversibel sind, am Ende schwere, irreversible Organschäden und das mit einer hohen Letalität verbundene Multiorganversagen. Für diese Entwicklung sind Störungen der Mikrozirkulation verantwortlich, die zu einer nachhaltigen Beeinträchtigung des Zellstrukturstoffwechsels führen. Der hypovolämische Schock ist nicht nur die häufigste, sondern neben dem anaphylaktischen Schock (s. Kap. 13.4) auch die aus anästhesiologischer Sicht wichtigste Schockform. Er hat seine Ursache in einer *kritischen Verminderung des zirkulierenden Blutvolumens* durch Verlust von Blut („hämorrhagischer Schock"), Plasma oder Wasser und Elektrolyten.

▸ **Pathophysiologie.** Die Verminderung des intravasalen Volumens führt zu einer Abnahme des HZV und des arteriellen Blutdrucks („Makrozirkulationsstörung"). Darauf reagiert der Organismus mit einer Reihe von Kompensationsmechanismen. Im Vordergrund steht die adrenerge Gegenregulation zur *Mobilisierung der kardialen Reserven* (Tachykardie, Zunahme der Myokardkontraktilität). Der gesteigerte Sympathikotonus bewirkt außerdem eine periphere Vasokonstriktion. Hierdurch kommt es zu einer *Zentralisation des Kreislaufs*, d. h. zu einer Blutumverteilung aus dem Splanchnikusgebiet, der Muskulatur und Haut in die lebenswichtigen Organe Gehirn und Herz, um deren Durchblutung aufrechtzuerhalten. Auf diese Weise können Volumenverluste bis zu ca. 25% ausgeglichen werden („kompensierter Schock"). Bei darüber hinausgehenden Verlusten kann schließlich auch die zerebrale und koronare Perfusion nicht mehr ausreichend sichergestellt werden („dekompensierter Schock"). In den von der Vasokonstriktion betroffenen Organen machen sich dann die typischen *Mikrozirkulationsstörungen* bemerkbar und setzen einen Circulus vitiosus in Gang *(G1)*. Die Fließeigenschaften des Bluts verschlechtern sich, bis eine Stase mit Flüssigkeitsextravasation und intravasaler Aktivierung der Gerinnung eintritt, und als Folge der anhaltenden schweren Gewebehypoxie entwickelt sich eine massive Lactatazidose.

▸ **Diagnose.** Die Symptomatik spiegelt den gesteigerten Sympathikotonus und die verminderte Organdurchblutung wider *(G2)*. Es muss bedacht werden, dass die arterielle Hypotonie kein Frühzeichen ist. Ein Schock beginnt schon, bevor der Blutdruck abfällt.

▸ **Therapie.** Vorrangig ist zwar die Beseitigung der Ursache (z. B. Blutstillung bei Gefäßverletzungen), doch muss parallel dazu so rasch wie möglich das zirkulierende Volumen wiederhergestellt werden. Zum primären *Volumenersatz* sollen Kolloide eingesetzt werden (HES), erst danach Erythrozytenkonzentrate und Frischplasma (s. Kap. 9.4 und 9.6). Abgesehen von Antithrombin sollen Gerinnungsinhibitoren und -faktoren möglichst nur gezielt nach Gerinnungsanalyse substituiert werden (s. Kap. 9.7). Der Einsatz von *Vasokonstriktoren* (z. B. Akrinor, Noradrenalin) ist aus pathophysiologischen Gründen zwar nicht sinnvoll, weil so die Mikrozirkulationsstörungen noch verstärkt werden, manchmal aber unvermeidbar, dann nämlich, wenn ein kritischer Blutdruckabfall mit unmittelbarer Gefährdung der zerebralen und koronaren Perfusion überbrückt werden muss. Allgemeine Therapiemaßnahmen sind die Verbesserung der Oxygenierung durch Zufuhr von 100% O_2 (Intubation!) und die Reduzierung des O_2-Verbrauchs durch eine ausreichende Analgosedierung.

Herz-Kreislauf-System VI

Arrhythmie	Therapie[1]
Supraventrikuläre Extrasystolen	———
Supraventrikuläre Tachykardie	Adenosin[2], β-Blocker[3] bei Hypersympathikotonie
AV-Knoten-(Reentry-) Tachykardie	Adenosin[2] oder Kardioversion[4]
Tachyarrhythmia absoluta	K^+/Mg^{2+} → Kardioversion[4]
WPW-Tachykardie[5]	Ajmalin, Flecainid, Amiodaron
Ventrikuläre Extrasystolen, Couplets[6], Salven	Lidocain, β-Blocker[3] bei Hypersympathikotonie, evtl. Amiodaron
Kammertachykardie	Kardioversion[4], evtl. + Amiodaron
Kammerflattern/-flimmern	Defibrillation, evtl. + Amiodaron
Bradykardie/-arrhythmie	Atropin → Orciprenalin → Schrittmacher

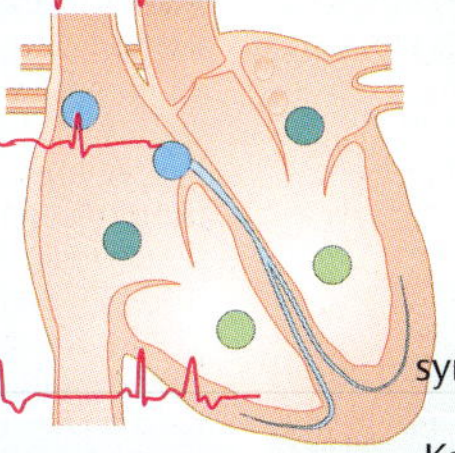

[1] Medikamente alle i.v.; [2] Bolusinjektion!; [3] z.B. Esmolol oder Metoprolol; [4] R-Zacken-getriggerte Defibrillation mit ggf. steigender Energie (100–200 Joule), Impulsabgabe 10–20 ms nach der R-Zacke (Vermeidung der vulnerablen Phase); [5] keine β-Blocker (außer Sotalol), kein Verapamil oder Digitalis (paradoxe Wirkung möglich!); [6] = Doppelschläge

2. Symptomatische Therapie perioperativer Arrhythmien (Auswahl)

- negative Inotropie (außer Amiodaron)
- negative Chronotropie und Dromotropie
- periphere Vasodilatation
- proarrhythmische Effekte, besonders
  - in den ersten 3 Monaten nach Myokardinfarkt
  - bei eingeschränkter Linksherzfunktion
  - bei QT-Verlängerung
  - bei Elektrolytstörungen
  - bei gravierenden Arrhythmien

3. Kardiovaskuläre Nebenwirkungen von Antiarrhythmika

F. Herzrhythmusstörungen

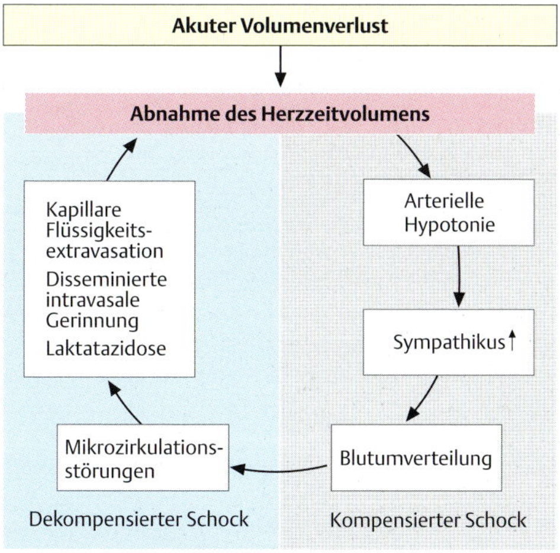

1. Circulus vitiosus

G. Hypovolämischer Schock

H. Hämodynamische Therapie

Die Behandlung von Störungen der Herz-Kreislauf-Funktion muss auf die eingangs genannten Regelgrößen ausgerichtet werden. Ziel sind die Wiederherstellung und Erhaltung einer bedarfsgerechten Perfusion aller Organe, in kritischen Situationen zumindest aber von Gehirn, Herz und Lunge. Das therapeutische Repertoire umfasst neben allgemeinen Maßnahmen, wie O_2-Therapie zur Erhöhung des (myokardialen) O_2-Angebots, Analgosedierung oder Narkosevertiefung zur Reduktion des O_2-Bedarfs und Lagerungsmaßnahmen zur Optimierung der kardialen Vorlast, die *Infusions- und Transfusionstherapie* (s. Kap. 9.4 und 9.6), die *Applikation kardiovaskulotroper Pharmaka* sowie den *Einsatz kreislaufunterstützender mechanischer Systeme*.

▸ **Organdurchblutung.** Die Organdurchblutung ist unter klinischen Bedingungen nicht messbar und somit nicht direkt beurteilbar. Sie wird in erster Linie durch den regionalen Perfusionsdruck und Gefäßwiderstand geregelt *(H1)*. Ist der Gefäßwiderstand konstant, dann hängt der Perfusionsdruck unmittelbar vom Herzschlagvolumen ab und die Organdurchblutung vom **Herzzeitvolumen.** Das HZV ist daher die entscheidende makrohämodynamische Größe. In der perioperativen Phase werden zur Gewährleistung eines den Erfordernissen entsprechenden zellulären O_2-Angebots normale bis leicht supranormale Werte angestrebt. Unbedingte Voraussetzung dafür ist ein normaler bis leicht erhöhter intravasaler *Volumenbestand* (Normo- oder leichte Hypervolämie). Die Induktion einer Hypervolämie zur Steigerung des HZV muss allerdings die Herz- und Nierenfunktion berücksichtigen und erfordert ein invasives Monitoring (ZVD, SvO_2 [!], kontinuierliche Blutdruckmessung, ggf. PCWP und HZV). *Katecholamine* sollen – außer im Notfall – erst in zweiter Linie eingesetzt werden, um dann vor allem die Myokardkontraktilität zu verbessern.

▸ **Volumenbelastungstest.** Mithilfe eines Volumenbelastungstests lassen sich grob die individuellen Frank-Starling-Verhältnisse einschätzen. Hierzu werden 100 – 250 ml einer kristalloiden Lösung innerhalb von 5 – 10 Minuten unter Beobachtung des idealerweise kontinuierlich aufgezeichneten zentralvenösen und arteriellen Drucks infundiert *(H2)*. Alternativ kann der Patient durch Kippen des Operationstisches in eine leichte Kopftieflage (10 – 20°) gebracht werden. Dies erhöht den venösen Rückstrom aus der unteren Körperhälfte und führt so zu einem ähnlichen Effekt.

▸ **Katecholamine.** Katecholamine sind *direkte* Sympathomimetika. Sie wirken in unterschiedlicher Weise an *adrenergen Rezeptoren* (α_1, α_2, β_1, β_2; *H4*), sodass sie differenziert eingesetzt werden können. Voraussetzung für ihre Anwendung ist ein invasives Monitoring (s. o.). Die wichtigsten Substanzen sind Noradrenalin, Adrenalin und Dobutamin.

Noradrenalin (Norepinephrin; Arterenol) stimuliert überwiegend *α-Rezeptoren*. Das führt zu einem Anstieg des peripheren Gefäßwiderstands und zu einer Blutdruckerhöhung. Die Durchblutung von Myokard und Gehirn nimmt durch Blutumverteilung aus den vasokonstringierten Gebieten zu. Das HZV wird allerdings durch Noradrenalin in der Regel nicht gesteigert. Die Herzfrequenz kann reflektorisch abfallen (Barorezeptorenreflex). Noradrenalin ist indiziert bei *erniedrigtem peripherem Widerstand* (z. B. septisch-toxischer Schock), aber auch bei sonst *therapieresistenter arterieller Hypotonie* (z. B. massive Lungenembolie, schwerer hypovolämischer Schock).

Adrenalin (Epinephrin; Suprarenin) stimuliert *α- und β-Rezeptoren*, wobei in niedriger Dosierung (1 – 2 µg/min) der β-Effekt überwiegt. Die Substanz wirkt positiv ino-, chrono-, dromo-, bathmo- und lusitrop (Beschleunigung der Myokardrelaxation), in höherer Dosierung dann auch vasokonstriktorisch. Das HZV steigt über den gesamten Dosisbereich an, ebenfalls die Herzfrequenz. Adrenalin ist Mittel der 1. Wahl bei der *kardiopulmonalen Reanimation* (s. Kap. 15.3) und beim *anaphylaktischen Schock*.

Dobutamin (Dobutrex) ist ein synthetisches Katecholamin mit überwiegend β_1-stimulierender Wirkung. Im Vordergrund stehen daher die positive Ino- und Lusitropie. Die schwächere Erregung von β_2-Rezeptoren führt zu einer peripheren Vasodilatation mit Nachlast- und Vorlastabnahme. Daraus erklärt sich, dass – anders als unter Noradrenalin und Adrenalin – der linksventrikuläre Füllungsdruck gesenkt und die myokardiale O_2-Bilanz nicht verschlechtert wird. Voraussetzung ist allerdings, dass ein Blutdruckabfall und eine Tachykardie vermieden werden. Sie sind jedoch im Wesentlichen nur bei einer *Hypovolämie* zu befürchten. Dobutamin gilt als das Katecholamin der 1. Wahl beim *akuten Linksherzversagen*.

Die weiteren Katecholamine **Dopamin** und **Dopexamin,** die auch *dopaminerge Rezeptoren* (D_1, D_2) stimulieren, spielen in der Anästhesie so gut wie keine Rolle mehr. Früher wurde vor allem Dopamin zur selektiven Verbesserung

Herz-Kreislauf-System VII

Volumenverlust (absolut u. in % des Blutvolumens)	Schweregrad und klinische Zeichen
1800–2500 ml (35–50 %)	**schwerer Schock** fadenförmiger Puls Herzfrequenz > 120/min RR < 60 mmHg systolisch ausgeprägte Vasokonstriktion Schwitzen, Verwirrtheit, Anurie
1200–1800 ml (25–35 %)	**mäßiger Schock** fadenförmiger Puls Herzfrequenz > 100/min RR < 90 mmHg systolisch verminderte Urinausscheidung Schwitzen, Angst, Unruhe
500–1200 ml (10–25 %)	**kompensierter Schock** RR-Abfall, verschmälerte Blutdruckamplitude Herzfrequenzanstieg leichte periphere Vasokonstriktion
0–500 ml (0–10 %)	**kein Schock** keine klinischen Zeichen

RR = Blutdruck nach Riva-Rocci

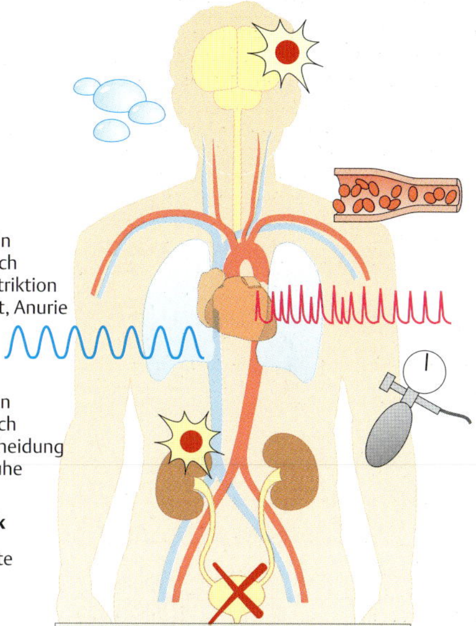

Hämodynamische Zeichen
- Tachykardie
- arterielle Hypotonie
  - systol. Druck < 80–90 mmHg oder < 30–40 % des Ausgangsniveaus
  - Mitteldruck < 50 mmHg
  - verschmälerte Blutdruckamplitude
- niedriger zentraler Venendruck
- Abfall von SvO_2 und $PECO_2$

2. Beziehung zwischen Volumenverlust und klinischer Symptomatik (Erwachsene)

G. Hypovolämischer Schock

Organperfusion
- direkt proportional zum Perfusionsdruck (= Einstromdruck – Ausstromdruck)
- umgekehrt proportional zum Gefäßwiderstand

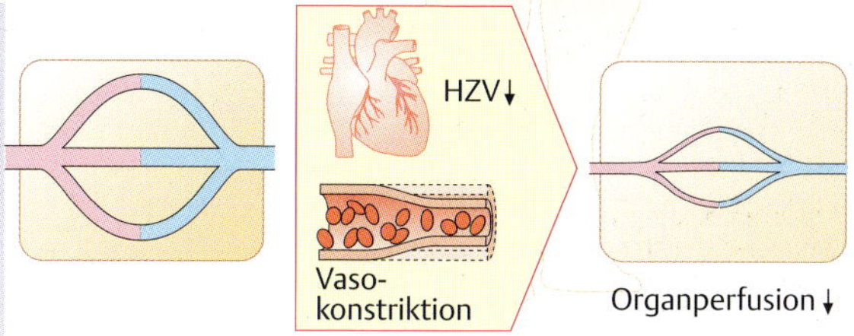

MAP	=	HZV	·	SVR
mittlerer arterieller Blutdruck		Herzzeitvolumen		systemischer Gefäßwiderstand

1. Organdurchblutung

H. Hämodynamische Therapie

der Nierendurchblutung eingesetzt. Es hat sich allerdings herausgestellt, dass hierdurch ein akutes Nierenversagen nicht zu verhindern ist. In höherer Dosierung wirkt Dopamin indirekt sympathomimetisch, d. h., es setzt Noradrenalin frei, was die Wirkung nicht nur unübersichtlich macht, sondern die Wirksamkeit bei Erschöpfung der Noradrenalinspeicher auch stark einschränkt.

▸ **Phosphodiesterasehemmer.** Hemmstoffe der Phosphodiesterase (PDE) III wie **Enoximon** (Perfan) und **Milrinon** (Corotrop) erhöhen über eine *Verminderung des cAMP-Abbaus* den intrazellulären cAMP-Gehalt. In der Herzmuskelzelle hat dies eine Zunahme, in der Gefäßmuskelzelle eine Abnahme der Ca^{2+}-Konzentration zur Folge. PDE-III-Hemmer wirken daher positiv ino-, lusi- und chronotrop sowie peripher vasodilatatorisch. Sie werden, ergänzend zu Dobutamin oder Adrenalin, zur Behandlung des *akuten Linksherzversagens* eingesetzt. Dies kann besonders dann von Nutzen sein, wenn die Empfindlichkeit der myokardialen β_1-Rezeptoren gegenüber Katecholaminen herabgesetzt ist (sog. Down-Regulation, z. B. bei längerer Katecholamintherapie oder chronischer Herzinsuffizienz). Da PDE-III-Hemmer relativ deutlich den peripheren Widerstand senken, muss, damit der Blutdruck nicht zu sehr abnimmt, eine Hypovolämie vermieden werden. Der positiv chronotrope Effekt von PDE-III-Hemmern ist verhältnismäßig gering ausgeprägt, sodass eine Tachykardie mehr das Ergebnis einer reflektorischen Antwort auf die Blutdrucksenkung und damit Ausdruck einer Hypovolämie ist.

▸ **Vasodilatatoren.** Vasodilatatoren werden zur *Senkung der kardialen Vor- und/oder Nachlast* verwendet. Es sollen 3 Substanzen herausgegriffen werden: Glyceroltrinitrat, Nifedipin und Urapidil.

Glyceroltrinitrat (inkorrekt auch als Nitroglycerin bezeichnet; z. B. Nitrolingual) führt durch Abspaltung von Stickstoffmonoxid zu einer Erschlaffung der glatten Gefäßmuskulatur vor allem im *venösen*, weniger im arteriellen Bereich. Infolgedessen wird der venöse Rückstrom vermindert und der linksventrikuläre enddiastolische Druck nimmt ab („Vorlastsenkung"). In geringerem Maße sinkt auch der periphere Widerstand („Nachlastsenkung"). Das HZV steigt nur dann an, wenn deutlich erhöhte Vorlasten reduziert werden (→ abfallender Schenkel der Frank-Starling-Kurve). Glyceroltrinitrat ist unter anderem indiziert bei *Linksherzinsuffizienz mit Lungenstauung* (z. B. kardiogenes Lungenödem) und bei *Myokardischämien*.

Nifedipin (z. B. Adalat) ist der *Kalziumantagonist* mit der stärksten vasodilatatorischen Potenz. Da vor allem der periphere Widerstand gesenkt wird, gehört es zu den Mitteln der 1. Wahl bei der *hypertensiven Krise*.

Urapidil (Ebrantil) blockiert periphere α_1-Rezeptoren und stimuliert zentrale Serotoninrezeptoren vom 5-HT_{1A}-Typ. Das führt zu einer Abnahme des arteriellen Blutdrucks, ohne dass sich – anders als bei Nifedipin – eine Reflextachykardie entwickelt. Urapidil ist ebenfalls ein Mittel der 1. Wahl bei der *hypertensiven Krise*.

▸ **Diuretika.** Perioperativ werden ausschließlich *Schleifendiuretika* und davon in erster Linie **Furosemid** (z. B. Lasix) eingesetzt. Sie sind die am stärksten wirksamen Diuretika, denn sie verhindern dosisabhängig die *Natrium- und Wasserrückresorption* im gesamten Bereich der aufsteigenden Henle-Schleife bis einschließlich des frühdistalen Tubulus. Auf diese Weise können mehr als 30 % des Primärfiltrats ausgeschieden werden. Dementsprechend nehmen die ventrikulären Füllungsdrücke ab. Furosemid bewirkt zudem eine geringe Venodilatation. Es ist unter anderem indiziert bei *Links- und/oder Rechtsherzinsuffizienz mit Stauungszeichen* („hydropische Herzinsuffizienz") und bei *iatrogener Überwässerung*.

Herz-Kreislauf-System VIII

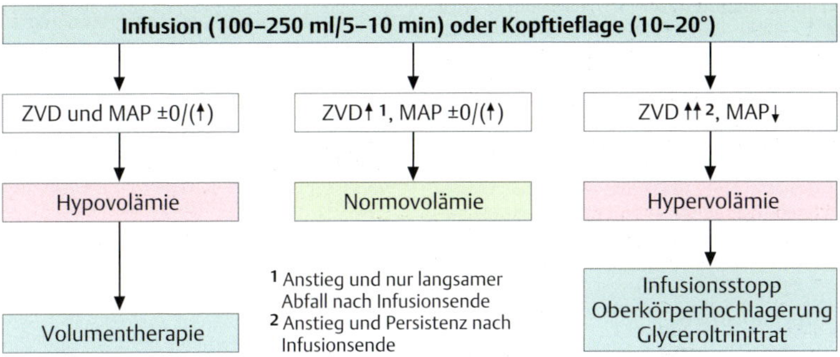

2. Algorithmus zum Volumenbelastungstest

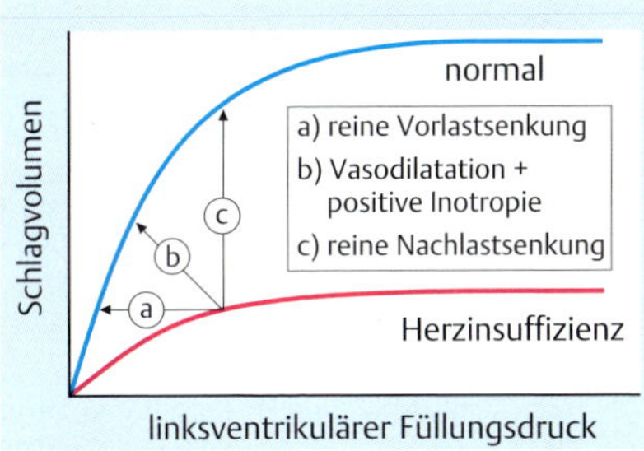

Substanzen, die nur die Inotropie, Vor- oder Nachlast beeinflussen, gibt es praktisch nicht. Es handelt sich vielmehr um „präferentielle Wirkungen“, wie z.B.:
Glyceroltrinitrat → Vorlastsenkung
Nifedipin → Nachlastsenkung
Katecholamine → pos. Inotropie

3. Erläuterung hämodynamischer Therapiekonzepte anhand der Frank-Starling-Kurve

Substanz	α	β_1	β_2	D_1	D_2
Noradrenalin	+++	++	(+)	ø	ø
Adrenalin	++	+++	+++	ø	ø
Dobutamin	+	+++	+/++	ø	ø
Dopamin	++	++	(+)	+++	++
Dopexamin	ø	+	+++	++	+

4. Rezeptoraffinität verschiedener Katecholamine

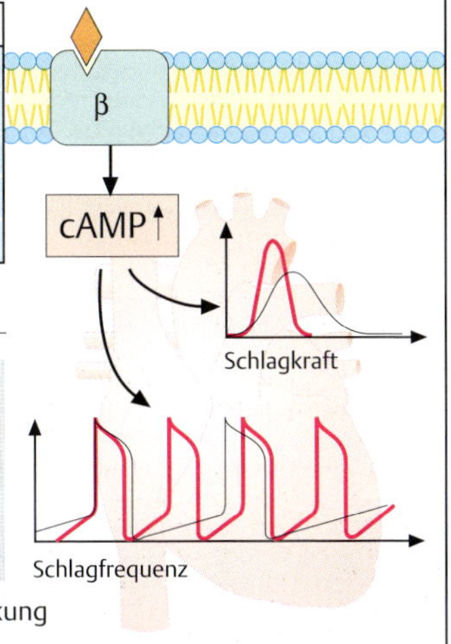

- (fortbestehende) massive Hypovolämie
- ausgeprägte Azidose (pH < 7,2)
- ionisierte Hypokalzämie
- Hypothermie
- Down-Regulation kardialer β-Rezeptoren
- Mangel an Cortisol oder Schilddrüsenhormonen
- erhebliche Reduktion kontraktilen Myokards

5. Gründe für eine unzureichende Katecholaminwirkung

H. Hämodynamische Therapie

Die Häufigkeit intraoperativer anaphylaktoider und anaphylaktischer Reaktionen wird mit 1 : 4500 bis 1 : 28 000 angegeben, wobei anaphylaktische Reaktionen mit einem Anteil von 60 – 70 % überwiegen sollen. Die Letalität liegt in einer Größenordnung von 0,01 %. Mit zunehmendem Lebensalter steigt der Schweregrad anaphylaktoid-anaphylaktischer Reaktionen, nicht aber deren Häufigkeit. Seit einiger Zeit ist eine generelle Zunahme zu verzeichnen, was unter anderem auf die steigende Zahl der als Auslöser infrage kommenden Substanzen zurückgeführt wird.

A. Mechanismen

Anaphylaktoide und anaphylaktische Reaktionen können durch *Arzneistoffe*, deren *Metaboliten* oder in den Handelspräparaten enthaltene *Begleitstoffe* (Lösungsvermittler, Stabilisatoren, Konservierungsmittel) oder *Verunreinigungen* ausgelöst werden (s. Tab. 18 im Anhang). Pathogenetisch lassen sich unterscheiden:

1. anaphylaktoide (= allergoide, pseudoallergische) Reaktionen: vor allem unspezifische Histaminfreisetzung oder Komplementaktivierung
2. anaphylaktische (= allergische) Reaktionen: spezifische, durch Antikörper vermittelte Reaktionen

Unter den **anaphylaktoiden Reaktionen** dominieren diejenigen, die durch eine unspezifische Histaminfreisetzung hervorgerufen werden. Eine Vielzahl unterschiedlicher Pharmaka ist in der Lage, Histamin und weitere Mediatoren aus gewebeständigen Mastzellen oder im Blut zirkulierenden basophilen Granulozyten ohne Antikörperbeteiligung durch rein chemische Interaktionen freizusetzen. Demgegenüber sind **anaphylaktische Reaktionen** echte Immunreaktionen. Hiervon stehen perioperativ die Reaktionen vom Soforttyp (Typ I, IgE-vermittelt) und vom Immunkomplextyp (Typ III, IgG-vermittelt) im Vordergrund.

▸ **Prädispositionen.** Eine unspezifische Histaminfreisetzung ist dosisabhängig und kann daher im Grunde alle Patienten betreffen. Patienten mit erhöhter Empfindlichkeit (z. B. Asthmatiker) reagieren lediglich eher oder stärker. Voraussetzung für eine allergische Reaktion ist dagegen ein früherer Antigenkontakt, der zu einer Sensibilisierung oder einer Kreuzsensibilisierung (z. B. durch Nahrungsmittel oder synthetische Substanzen) geführt hat.

B. Symptomatik

Klinisch lassen sich anaphylaktoide und anaphylaktische Reaktionen nicht voneinander abgrenzen. Beide Formen können alle Schweregrade bis hin zum Herz-Kreislauf-Stillstand verursachen *(B2)*. Hierbei gilt **Histamin** als der wichtigste Mediator *(B1)*. Während die unspezifische Degranulation von gewebeständigen Mastzellen in der Regel auf lokale Symptome begrenzt ist (z. B. histaminvermitteltes Erythem im Injektionsareal nach Gabe von Atracurium), führt eine Histaminfreisetzung aus basophilen Granulozyten (oder eine Komplementaktivierung) immer zu einer unterschiedlich ausgeprägten systemischen Symptomatik. Unspezifische Reaktionen sind *selbstbegrenzend*, d. h. nur von der Menge des freigesetzten Histamins und seiner Halbwertszeit abhängig, während allergische Reaktionen durch das Ingangsetzen von Mediatorkaskaden *selbsterhaltend* sind. Dennoch können natürlich auch unspezifische Reaktionen lebensbedrohliche Symptome hervorrufen. Unter einer **Allgemeinanästhesie** zeigen sich anaphylaktoid-anaphylaktische Reaktionen generell abgeschwächt (trotzdem ist auch hier ein Kreislaufstillstand möglich!), während die Symptomatik durch Stress verstärkt wird.

▸ **Histaminrezeptoren.** Die Wirkungen von Histamin werden über eigene Rezeptoren, hauptsächlich H_1- und H_2-Rezeptoren, vermittelt (s. auch Kap. 3.2). Kardiovaskulär entsprechen die H_1-Wirkungen denen einer α-adrenergen und die H_2-Effekte denen einer β-adrenergen Stimulation. Die Plasmahalbwertszeit von Histamin ist ausgesprochen kurz und beträgt nur ungefähr 60 Sekunden.

▸ **Diagnose.** Der Verdacht auf erhöhte und klinisch wirksame Histaminplasmaspiegel sollte durch einen plötzlichen, anders nicht erklärbaren **Herzfrequenzanstieg** (> 20/min) und **Blutdruckabfall** (> 30 mmHg) geweckt werden. Um Hautreaktionen nicht zu übersehen, empfiehlt es sich, den Patienten auf dem Operationstisch nie ganz abzudecken. Hautreaktionen zeigen sich am häufigsten im thorakalen Bereich.

Unverträglichkeitsreaktionen I

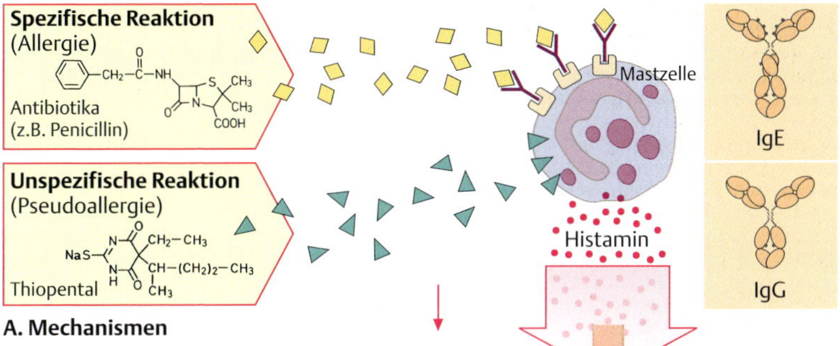

A. Mechanismen

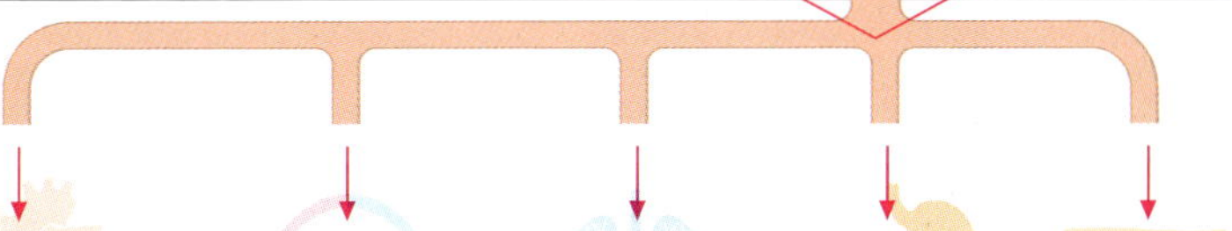

kardial
- Tachykardie
- Erniedrigung der Flimmerschwelle
- Verzögerung der AV-Überleitung
- positive Inotropie
- Koronarspasmen

vaskulär
- system. Vasodilatation (→ art. Hypotension, rel. Hypovolämie)
- Gefäßpermeabilität ↑ (→ Ödeme, abs. Hypovolämie)
- pulmonale Vasokonstriktion (→ pulmonalarterieller Druck ↑)

respiratorisch
- Larynxödem
- Bronchokonstriktion
- Lungenödem

gastrointestinal
- Übelkeit
- Erbrechen
- Durchfall
- Magen- und Darmkrämpfe

kutan
- Erythem
- Urtikaria (vor allem im Gesicht und am Hals)

andere
- Veränderungen der Gerinnungsaktivität
- Freisetzung von Noradrenalin und Adrenalin

1. Histaminvermittelte Wirkungen

Stadium	Symptomatik	Therapie
0	lokal begrenzte Hautreaktionen	keine
I	generalisierte Hautreaktionen (Flush, Erytheme, Urtikaria, Ödeme)	Unterbrechung der Exposition mit dem auslösenden Agens, ggf. Antihistaminika (H_1- + H_2-Antagonist)
II	Tachykardie, arterielle Hypotonie; Dyspnoe, Übelkeit	Antihistaminika + Glukokortikoid (z.B. 100 mg sulfitfreies Prednisolon [Solu-Decortin H]), ggf. Vasopressoren (z.B. Akrinor); O_2-Zufuhr
III	Schock, Bronchospastik, Larynxödem; Erbrechen, Defäkation; Bewußtseinstrübung/-verlust	Adrenalin (0,1 mg i.v., ggf. mehrfach) + Glukokortikoide (z.B. 1 g Prednisolon) + Volumenersatz (z.B. 1.000 ml HES), bei überwiegender Bronchospastik auch β_2-Sympathomimetikum und Theophyllin; ggf. Intubation und Beatmung mit 100 % O_2
IV	Atem- und Kreislaufstillstand	kardiopulmonale Reanimation

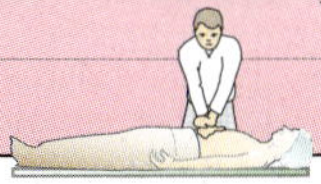

2. Einteilung und Therapie anaphylaktoid-anaphylaktischer Reaktionen

B. Symptomatik

C. Therapie

Welche therapeutischen Schritte einzuleiten sind, hängt davon ab, wie ausgeprägt die Symptomatik ist. Als basale Maßnahme ist stets jede weitere Exposition mit histaminfreisetzenden Wirkstoffen zu vermeiden, zusätzlich können die Histaminrezeptoren blockiert werden. Einige Autoren bevorzugen als H_1-Antagonisten *Dimetinden* (Fenistil), weil es nur einen blockierenden Effekt, aber keine intrinsische Aktivität an H_1-Rezeptoren hat. Zentrale Bedeutung bei schweren Reaktionen hat die Therapie mit **Adrenalin** (Suprarenin; s. auch Kap. 13.3). Neben der kreislaufstimulierenden und bronchospasmolytischen Wirkung kann Adrenalin in höherer Dosierung Membranen abdichten. Auf diese Weise hemmt es unspezifisch die weitere Degranulation von Mastzellen und basophilen Granulozyten und vermindert durch Reduktion der Gefäßpermeabilität zudem die Ödementwicklung. Entscheidend für den therapeutischen Erfolg sind jedoch die Normalisierung des stark erniedrigten Gefäßtonus und die Steigerung der Myokardkontraktilität. Ferner muss so schnell wie möglich das (absolute und relative) intravasale **Volumendefizit** beseitigt werden. Hierzu wird zügig ein kolloidales Volumenersatzmittel infundiert (z. B. 1000 ml Hydroxyethylstärke initial). Zusätzlich muss für eine adäquate Oxygenierung gesorgt werden, wozu ggf. eine Intubation und Beatmung erforderlich sind.

Abschließend sei noch darauf hingewiesen, dass eine **Fehldeutung des Symptoms „Tachykardie“** fatale Folgen haben kann, dann nämlich, wenn bei anaphylaktoid-anaphylaktischen Reaktionen ein *β-Rezeptoren-Blocker* eingesetzt wird. Hierdurch werden die kardialen Wirkungen von Histamin (positive Chronotropie und Inotropie) unterdrückt, was ein Herzversagen nach sich ziehen kann.

D. Prophylaxe

An erster Stelle steht die Expositionsprophylaxe, d. h., bei disponierten Patienten müssen alle potenziell histaminfreisetzenden Stoffe vermieden werden. Außerdem sollen sämtliche verwendeten Medikamente langsam injiziert werden. Darüber hinaus kann eine präventive Gabe von H_1- und H_2-Rezeptor-Antagonisten sinnvoll sein (s. Kap. 3.2). Hierdurch lassen sich die Rate und der Schweregrad anaphylaktoider Reaktionen vermindern, bei anaphylaktischen Reaktionen wird möglicherweise die Letalität gesenkt.

E. Latexallergien

Epidemiologische Untersuchungen zeigen eine seit einigen Jahren steigende Inzidenz von Latexallergien. Deswegen verwundert es nicht, dass Latexallergien gerade im anästhesiologischen und operativen Bereich erheblich an Bedeutung gewonnen haben.

Bei der Latexallergie handelt es sich um eine *IgE-vermittelte Reaktion* auf Latexproteine. Latex, der Milchsaft des Kautschukbaums, ist Ausgangsstoff für zahlreiche medizinische Produkte. Er enthält ungefähr 250 Proteine, wovon etwa 60 allergen sind. Aufgrund uneinheitlicher Fertigungsstandards gibt es große Unterschiede im Allergengehalt industrieller Latexprodukte. Nicht selten bestehen *Kreuzunverträglichkeiten* auf bestimmte Lebensmittel, wie z. B. Bananen, Kiwis, Mangos, Avocados und Esskastanien. Als **Prädispositionen** gelten dysraphische Fehlbildungen wie Spina bifida (bis zu 70 %!), urogenitale Fehlbildungen (Sensibilisierung vermutlich wegen häufiger Blasenkatheterisierung) und die Atopie.

Ein **Latexkontakt** im medizinischen Bereich kann über Haut und Schleimhäute, seröse Häute (z. B. Peritoneal- oder Pleuradrainagen), Injektionen und Infusionen zustande kommen. Als besonders gefährlich ist die *aerogene Exposition* einzustufen, z. B. über die heute nicht mehr zulässigen gepuderten Latexhandschuhe. Die **klinische Symptomatik** reicht von Erythemen, Kontakturtikaria und Rhinokonjunktivitis über den Asthmaanfall bis zum Vollbild des anaphylaktischen Schocks. Im Gegensatz zu den durch intravenöse Antigenzufuhr ausgelösten Reaktionen ist eher mit einem verzögerten Einsetzen der Symptome zu rechnen (ca. 30 Minuten nach Exposition).

Bei Unverträglichkeitsreaktionen während medizinischer Behandlungen (unklare Kreislaufdepression, Bronchospastik oder Hautveränderung) ist immer auch eine Latexallergie in Betracht zuziehen. Dann ist umgehend auf die Verwendung latexfreier Artikel umzustellen. Vor weiteren Eingriffen sollte zur Abklärung der Ursache ein Allergologe hinzugezogen werden. Bei disponierten Patienten muss von vornherein sämtlicher Latexkontakt vermieden werden („latexfreie Anästhesie“).

Unverträglichkeitsreaktionen II

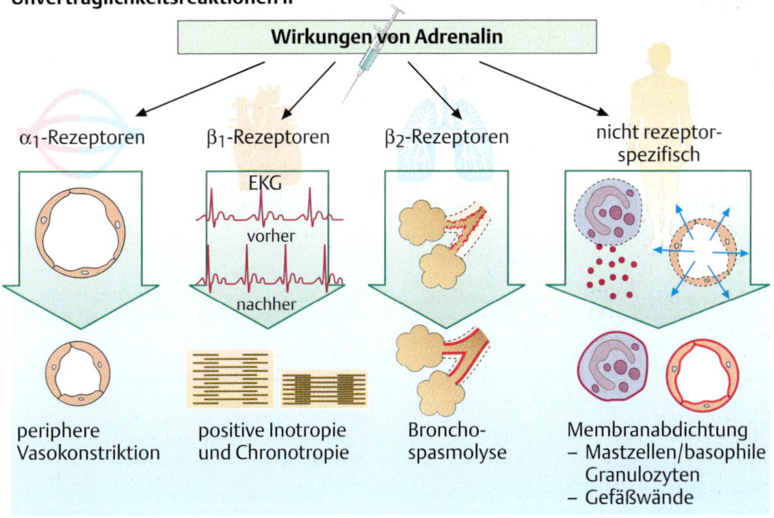

C. Therapie

- sorgfältige Anamneseerhebung
- Vermeidung histamin-freisetzender Medikamente
- Antihistaminikaprophylaxe (H_1- + H_2-Antagonist)
- langsame Injektion von Medikamenten

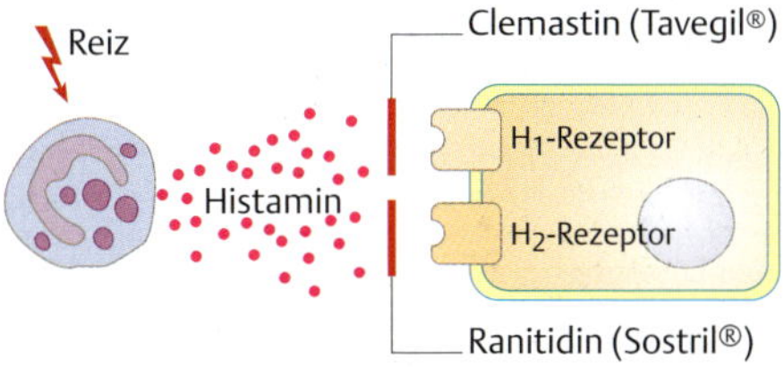

D. Prophylaxe

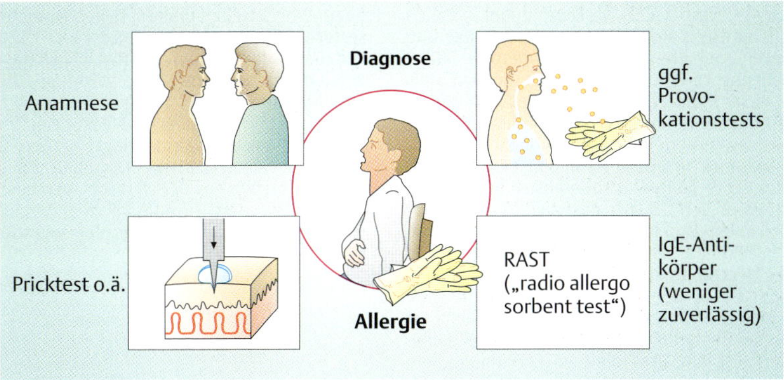

E. Latexallergien

An dieser Stelle wird nur das verzögerte Aufwachen aus einer Narkose erläutert. Weitere zentralnervöse Komplikationen werden in folgenden Kapiteln abgehandelt:

- intraoperative Wachphänomene in Kap. 5.3,
- postoperative Erregungszustände und zentralanticholinerges Syndrom in Kap. 14.3,
- epileptischer Anfall in Kap. 12.6.

A. Ursachen

Die möglichen Ursachen für ein verzögertes Aufwachen sind zahlreich *(A)*. Am häufigsten liegt allerdings nur ein **Überhang an Narkosemitteln** infolge deren absoluter oder relativer Überdosierung vor. Da Wirkung und Wirkungsdauer von Anästhetika interindividuell stark schwanken können, ist es auch bei noch so großer Erfahrung des Anästhesisten nicht möglich, die pharmakodynamische Empfindlichkeit des Patienten und den pharmakokinetischen Verlauf nach rein empirischen Kriterien immer richtig einzuschätzen. Hierzu tragen diverse Umstände bei *(A1)*. Differenzialdiagnostisch muss an eine abnorme Reaktion auf zentral wirksame Pharmaka im Sinne eines *ZAS* gedacht werden. Aber auch ein nur scheinbares Nichtaufwachen durch einen *Überhang an Muskelrelaxanzien* ist zu erwägen.

▸ **Homöostasestörungen.** Im Zusammenhang mit einer Narkose auftretende Homöostasestörungen können ebenfalls den Aufwachzeitpunkt verzögern, wie z. B. eine fehlerhafte Beatmung. Das gilt nicht nur für eine Hypoxie. Auch eine *Hypoventilation* kann eine Narkose verlängern, z. B. durch verlangsamte Elimination von Inhalationsanästhetika oder durch die Hyperkapnie, wenn diese ausgeprägt genug ist („CO_2-Narkose" bei $PaCO_2$ > 70 mmHg; s. Kap. 14.3). Eine ausgiebige und länger anhaltende *Hyperventilation* führt nicht nur zu einer Hypokapnie, sondern auch zu einer Entleerung der CO_2-Speicher, sodass dann der Atemantrieb nachhaltig verringert wird. Außerdem kann eine Hypokapnie, ebenso wie eine *arterielle Hypotonie* (z. B. Schock) oder ein *erhöhter intrakranieller Druck* (z. B. schweres SHT) durch die Verminderung der zerebralen Durchblutung das Aufwachen beeinträchtigen. Weiterhin müssen Störungen des Elektrolythaushalts und des Glukosestoffwechsels in Betracht gezogen werden. Eine exzessive *Hyponatriämie* kann, vor allem bei rascher Entstehung (z. B. fehlerhafte Infusionstherapie), ein Hirnödem mit neurologischen Ausfällen, eine sich schnell entwickelnde *Hypernatriämie* dagegen eine pontine Myelinolyse hervorrufen. *Hyperkalzämie* und *Hypermagnesiämie* wirken direkt zentral dämpfend. Während eine *Hypoglykämie* den zerebralen Energiestoffwechsel reduziert, kann eine ausgeprägte *Hyperglykämie* – besonders beim insulinpflichtigen Diabetiker – ein ketoazidotisches oder hyperosmolares Koma verursachen. Um kein Hirnödem aufgrund eines Glukosedysäquilibriums zwischen Extra- und Intrazellulärraum zu provozieren, dürfen dann die Blutzuckerspiegel nur schrittweise gesenkt werden. Eine *Hypothermie* verlangsamt nicht nur die metabolischen Prozesse, sondern erhöht auch die Empfindlichkeit auf Anästhetika und führt bei einer Temperatur von 28 °C schließlich direkt zu einem Bewusstseinsverlust.

▸ **Hirnorganische Ursachen.** Scheiden die bisher genannten Ursachen aus, so muss an eine hirnorganische Schädigung als Folge einer Hypoxie, Ischämie oder intrakraniellen Blutung gedacht werden *(A3)*.

B. Prophylaxe, Diagnose und Therapie

Um einen Narkoseüberhang zu verhindern, müssen bei der Auswahl und Dosierung der Medikamente neben der Eingriffsdauer soweit wie möglich die Faktoren berücksichtigt werden, die die individuelle Empfindlichkeit beeinflussen (z. B. Begleiterkrankungen). Nützlich sind Anästhesieverfahren wie eine TIVA und bei Inhalationsanästhesien die Messung der Narkosegaskonzentration. Ein elektrophysiologisches Monitoring der Narkosetiefe (s. Kap. 9.2) hat sich noch nicht überall durchsetzen können. Verfahren wie die Pulsoxymetrie und Kapnometrie, ergänzt durch Laboranalysen bei längeren oder größeren Eingriffen und bei Risikopatienten, helfen Homöostasestörungen frühzeitig zu entdecken. Die Relaxometrie lässt einen Relaxansüberhang erkennen und vermeiden. Die Wirkung einiger Medikamente kann antagonisiert werden (Benzodiazepine, Opioide, Relaxanzien), ein ZAS mit Physostigmin beseitigt werden. Erst wenn solche „einfachen" Ursachen für ein Nichtaufwachen aus der Narkose ausscheiden, muss gezielt nach hirnorganischen Veränderungen gesucht werden (neurologisches Konsil, CCT etc.).

Verzögertes Aufwachen aus der Narkose

- unterschiedliche Rezeptorempfindlichkeit (s. auch Definition der MAC_{50}-Werts)
- erhöhte Durchlässigkeit der Blut-Hirn-Schranke bei bestimmten Erkrankungen
- Veränderungen der Eiweißbindung (Arzneimittelinterferenzen, Hypo- oder Dysproteinämie)
- verzögerte Elimination durch Leber- oder Nierenfunktionsstörungen
- Umverteilung bzw. Rückverteilung von Anästhetika aus peripheren Kompartimenten ins Plasma

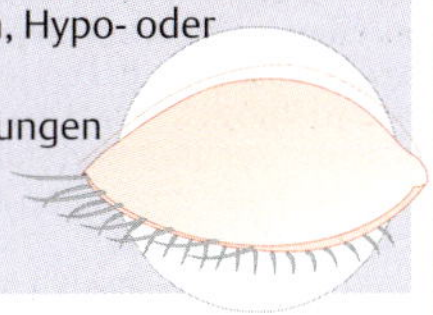

1. Narkoseüberhang (mögliche Gründe)

- Hypoxie, Hyper-/Hypokapnie
- arterielle Hypotonie
- Hyper-/Hyponatriämie
- Hyperkalzämie/-magnesiämie
- Hyper-/Hypoglykämie
- Hypothermie

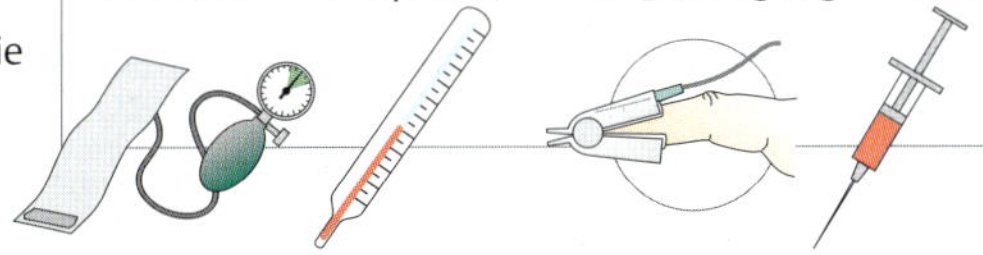

2. Homöostasestörungen

- hypoxisch-ischämische Hirnschädigung
- zerebrale Embolie
  - Thromboembolie (z.B. Herzklappenerkrankungen, Karotisendarteriektomie)
  - paradoxe Luftembolie (bei latent offenem Foramen ovale bzw. bei Vorhofseptumdefekt)
- intrakranielle Blutung (z.B. hypertensive Krise)

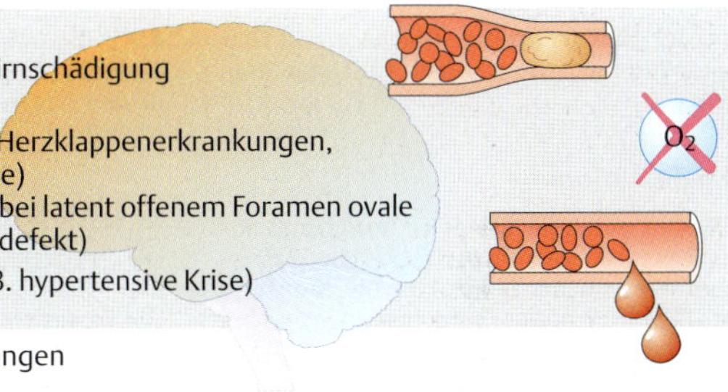

3. Hirnorganische Veränderungen

A. Ursachen

Einteilung der Bewusstseinstrübung

Somnolenz	Verlangsamung, Benommenheit, Schläfrigkeit
Sopor	schlafähnlicher Zustand, aus dem der Patient geweckt werden kann
Koma	keine Weckbarkeit, keine Spontanaktivität
– Grad 1	gezielte Abwehrreaktionen auf Schmerzreize
– Grad 2	ungezielte Reaktionen auf Schmerzreize
– Grad 3	keine Reaktion auf Schmerzreize
– Grad 4	zusätzlich aufgehobene Pupillenreaktionen und erloschene Hirnstammreflexe
– Grad 5	zusätzlich zentrale Atemlähmung und Kreislaufdysregulation

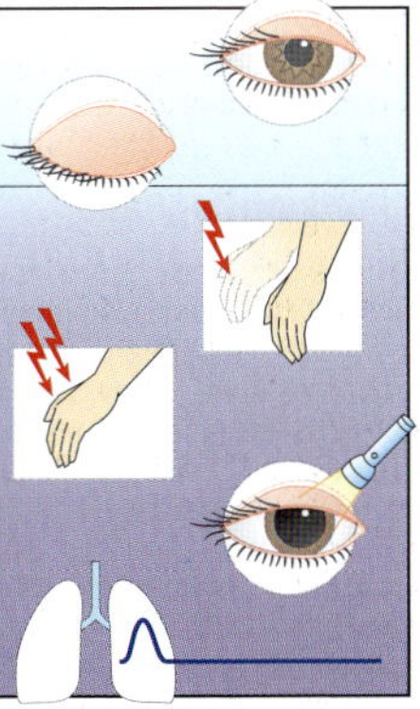

B. Prophylaxe, Diagnose und Therapie

Die maligne Hyperthermie (MH) ist als Krankheitsbild erst im Zusammenhang mit der Allgemeinanästhesie in Erscheinung getreten und gilt daher als klassisches Beispiel einer pharmakogenetischen Erkrankung. Sie beruht auf einer seltenen anlagebedingten **subklinischen Myopathie.** Die meisten MH-Genträger sind klinisch (muskel-)gesund und im Alltagsleben symptomfrei, nur bei wenigen lassen sich eindeutig Myopathien, wie z. B. die „central core disease", erkennen. Auch wenn Stress eine Rolle spielen mag, führt erst der Kontakt mit bestimmten Triggersubstanzen, unter denen Allgemeinanästhetika den größten Raum einnehmen, zu Krankheitserscheinungen. Solche Triggersubstanzen können abrupt schwere bis schwerste biochemische Veränderungen in der Skelettmuskulatur auslösen und dadurch zu einer lebensbedrohlichen Stoffwechselentgleisung, der sog. **MH-Krise,** führen. Die MH-Krise ist wahrscheinlich die gefährlichste Komplikation einer Allgemeinanästhesie überhaupt, denn sie endet unbehandelt in 70 – 80% der Fälle mit dem Tod des Patienten. Gegenwärtig liegt die Letalität unter 10%; frühzeitige Diagnose und Therapie sollten sie jedoch gegen Null tendieren lassen.

A. Epidemiologie

Die Veranlagung zur MH wird autosomal-dominant vererbt. Rassenspezifische Unterschiede bestehen nicht. Beide Geschlechter und sämtliche Altersstufen sind betroffen, wobei männliches Geschlecht und jugendliches Alter überwiegen. Die Prävalenz der MH-Disposition ist nicht genau bekannt, sie wird auf 1 : 10 000 geschätzt. Die Rate schwerer MH-Krisen beträgt nach retrospektiven Untersuchungen 1 Fall auf 250 000 – 500 000 Allgemeinanästhesien, die Häufigkeit klinischer Verdachtsfälle etwa 1 : 20 000.

B. Pathophysiologie

Der MH liegt eine **Störung der myoplasmatischen Kalziumhomöostase** zugrunde. Auch wenn die Mechanismen im Einzelnen noch nicht endgültig aufgeklärt sind, spricht doch vieles für eine Fehlsteuerung der transmembranalen Kalziumströme in der Skelettmuskulatur (sarkoplasmatisches Retikulum, Mitochondrien, Sarkolemm). MH-assoziierte Genloci wurden bisher auf 6 Chromosomen entdeckt. Bei einem Teil der Patienten konnte außerdem ein genetischer Defekt des Ryanodinrezeptors, der für die Kalziumfreisetzung (mit-)verantwortlich ist („calcium release channel"), nachgewiesen werden. Allen disponierten Patienten ist gemeinsam, dass verschiedene Triggermechanismen auf der Grundlage der angenommenen Membrandysfunktion eine massive Kalziumfreisetzung und/oder verzögerte Kalziumwiederaufnahme auslösen und so eine Kalziumüberflutung der Muskelzelle bewirken können. Als typische MH-Triggersubstanzen gelten **volatile Inhalationsanästhetika** und als Kofaktor **depolarisierende Muskelrelaxanzien** *(B1)*. Der Anstieg der intrazellulären Kalziumkonzentration führt einerseits zu einer Kontraktur der Skelettmuskelfasern (→ Muskelrigidität) und andererseits durch Steigerung der aeroben und anaeroben Glykolyse zu einer exzessiven Zunahme des O_2-Verbrauchs mit entsprechender Produktion von CO_2, Lactat und Wärme (→ hyperkatabole Stoffwechselentgleisung). Als Folge der intrazellulären Lactatazidose und intramitochondrialen Kalziumakkumulation wird die oxidative Phosphorylierung entkoppelt, was nichts weniger als den Zusammenbruch des Energiestoffwechsels bedeutet. Dies zieht einen Verlust der Zellintegrität nach sich, d. h., die Membranpermeabilität für Ionen, Moleküle, Enzyme etc. nimmt zu, und mündet in den irreversiblen Zelluntergang („Rhabdomyolyse").

C. Symptomatik der MH-Krise

Die Symptomatik der MH-Krise ist Ausdruck der dramatischen Stoffwechselsteigerung. Häufigstes *Frühzeichen* sind **tachykarde Rhythmusstörungen**, die wegen fehlender Spezifität aber nicht immer richtig eingeordnet werden. Pathognomonisch und ebenso schon zu Beginn auftretend ist der schnelle, kontinuierliche **Anstieg der endexspiratorischen CO_2-Konzentration** beim volumenkonstant beatmeten Patienten oder die rasche, massive Zunahme von Atemzugvolumen und Atemfrequenz beim spontan atmenden Patienten. Die Kapnometrie/-grafie gilt deshalb als das sicherste Monitoring zur Früherkennung einer MH-Krise! Sie liefert darüber hinaus wertvolle Hinweise zur Beurteilung des Behandlungserfolgs. Weitere Symptome wie Blutdruckinstabilität, Hypoxämie, Zyanose, Rigor (evtl. mit Beteiligung der Kiefermuskulatur [Masseterspasmus → Kieferklemme]) und eine exzessive Temperatursteigerung, die aber in der Regel ein *Spätzeichen* ist, prägen das klinische Bild der voll ausgebildeten Krise. Je schneller die Körpertemperatur steigt, umso bedrohlicher ist der Verlauf und umso schlechter die Prognose.

Maligne Hyperthermie I

Manifestationsformen

Abortive MH	**Moderate MH**	**Fulminante MH**
Beschränkung auf ein oder wenige Symptome wie Masseterspasmus oder CK-Erhöhung	mehrere typische Symptome, jedoch ohne Ausbildung des krisenhaften Krankheitsgeschehens	Vollbild der MH-Krise

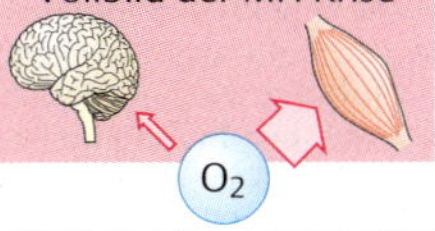

A. Epidemiologie

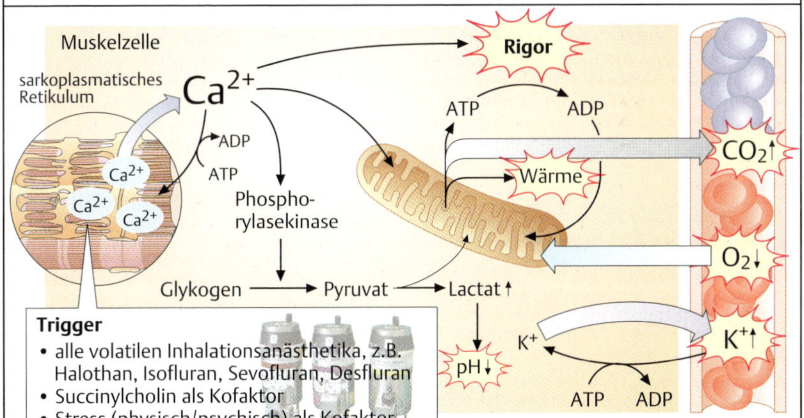

Trigger
- alle volatilen Inhalationsanästhetika, z.B. Halothan, Isofluran, Sevofluran, Desfluran
- Succinylcholin als Kofaktor
- Stress (physisch/psychisch) als Kofaktor

1. Biochemischer Ablauf der MH-Krise

- Barbiturate, Propofol, Etomidat, Benzodiazepine
- Ketamin (wegen adrenerger Stimulation und möglicher Auslösung eines Rigors aus differenzialdiagnostischen Gründen problematisch)
- Opioide, N_2O, Xenon
- alle nicht depolarisierenden Muskelrelaxanzien
- alle Lokalanästhetika

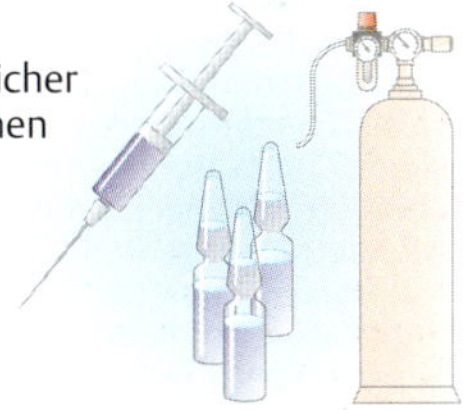

2. Medikamente ohne Triggerpotenz

B. Pathophysiologie

Frühsymptome
- unklare Tachykardie/Tachyarrhythmie, Blutdruckinstabilität
- steiler Anstieg des $PECO_2$
- abnorme Erwärmung und Verfärbung des CO_2-Absorbers
- Abfall der $pSaO_2$, Zyanose
- Rigor (bei 60–80 % der Patienten)
- respiratorisch-metabolische Azidose

Spätsymptome
- exzessiver Anstieg der Körpertemperatur
- Zeichen des Zelluntergangs:
  - Hyperkaliämie, Hyperkalzämie
  - Enzymanstieg (auf mehrere 1000 U/l): CK, GPT, GOT, LDH, HBDH
  - Myoglobinämie/-urie
- Hyperglykämie (katecholaminbedingt)

C. Symptomatik der MH-Krise

An Komplikationen können ein Nierenversagen, eine Verbrauchskoagulopathie und ein Hirnödem entstehen. Auch die Herzmuskulatur scheint nicht direkt von der MH betroffen zu sein, sodass der Tod in der Akutphase meist auf ein hypoxisch bedingtes Herzversagen zurückzuführen ist. Die Labordiagnostik zeigt eine respiratorisch-metabolische Azidose und als Folge der Rhabdomyolyse eine Hyperkaliämie und Hyperkalzämie, eine Myoglobinämie und Myoglobinurie sowie eine Erhöhung der Transaminasen und der Kreatinkinase (CK) im Serum. Bedacht werden muss, dass sich eine MH-Krise auch nach vorher unauffälligen Narkosen entwickeln kann. Sie muss außerdem nicht zwangsläufig unmittelbar nach der Applikation von Triggersubstanzen in Erscheinung treten, sondern kann ohne Weiteres auch mit einer gewissen Verzögerung einsetzen.

D. Therapie der MH-Krise

Nur bei frühzeitigem Erkennen einer MH-Krise kann eine umgehende, konsequente Therapie die Letalität entscheidend senken. Zu den Sofortmaßnahmen *(D1)* gehören
- die Beendung der Zufuhr von Triggersubstanzen,
- mindestens eine Verdreifachung des Atemminutenvolumens (bedarfsgerechte Mehrventilation),
- die Beatmung mit 100% O_2 sowie
- die Gabe von Dantrolen.

Hiervon kann derzeit nur die Therapie mit **Dantrolen** als spezifisch und kausal angesehen werden. Dantrolen hemmt die weitere Kalziumfreisetzung aus dem sarkoplasmatischen Retikulum, ohne jedoch die Kalziumwiederaufnahme zu beeinträchtigen (s. Kap. 4.5, *A1*). Es ist damit als einzige Substanz in der Lage, den Triggerungsprozess zu durchbrechen. Die Wirkungsdauer beträgt 4 – 6 Stunden. Die Diagnose „MH-Krise" muss in Zweifel gezogen werden, wenn sich der Zustand des Patienten nach Gabe von 10 mg Dantrolen pro kg KG nicht innerhalb von 20 – 30 Minuten bessert. Die üblichen *Kalziumantagonisten* sind, abgesehen von ihrer fehlenden Wirkung, bei einer MH-Krise wegen lebensbedrohlicher Interaktion mit Dantrolen (Auslösung eines hyperkaliämischen Herzstillstands) *absolut kontraindiziert*! Selbstverständlich muss eine angefangene Operation so schnell wie möglich beendet werden und ein verschiebbarer Eingriff darf, falls sich die MH-Krise schon im Einleitungsraum entwickelt, nicht mehr begonnen werden.

▸ **Diagnostik nach MH-Krise.** Bei Patienten mit Verdacht auf MH-Disposition kann die Diagnose mit dem **Halothan-Koffein-Kontrakturtest** (IVKT; zukünftig wohl Sevofluran-Koffein-Kontrakturtest) am Skelettmuskelbiopsat in vitro gestellt werden. Der IVKT bietet immer noch die größte Sensitivität (100%) und Spezifität (ca. 80%). Als zusätzliche Untersuchung hat sich in bestimmten Fällen der **Ryanodin-Kontrakturtest** etabliert. Präoperative Bestimmungen der CK im Serum können zwar einen Hinweis auf eine Myopathie liefern, sind jedoch als Screening-Test zur Identifizierung von Anlageträgern für die MH-Diagnostik völlig ungeeignet. Angaben über eine erhöhte CK bei Anlageträgern schwanken zwischen 30 und 70%. Eine normale CK schließt also eine MH-Veranlagung keineswegs aus.

E. Anästhesie bei MH-Disposition oder MH-Verdacht

Zu den wichtigsten präventiven Maßnahmen bei Eingriffen an Patienten mit vermuteter oder bekannter MH-Disposition gehören
- der Verzicht auf Narkosemittel und Pharmaka mit erwiesener oder fraglicher Triggerpotenz und
- die Verwendung eines „dekontaminierten" Narkosegeräts.

Nach entsprechenden Untersuchungen kann durch ein Auswechseln von CO_2-Absorber und Beatmungsschläuchen, Entfernen des Vapors und ca. 10-minütiges Durchspülen des Geräts mit O_2 oder Luft (Flow: 10 l/min) die in einem kontaminierten Gerät befindliche Menge eines volatilen Anästhetikums suffizient entfernt werden. Eine prophylaktische Dantrolengabe (2,5 mg/kg i. v. ca. 45 Minuten vor Narkosebeginn) wird mehrheitlich nicht mehr für nötig gehalten, wenn neben der Triggervermeidung ein Monitoring durchgeführt wird, das eine Früherkennung einer MH-Krise sicher gewährleistet *(E)*. Falls vom Eingriff her möglich, sollten *Regionalanästhesien* mit angemessener Sedierung des Patienten bevorzugt werden.

Maligne Hyperthermie II

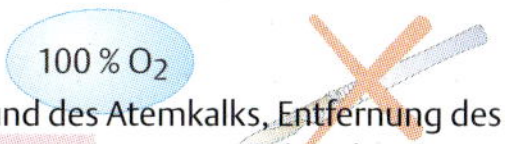

- Beendung der Zufuhr von Triggersubstanzen
- Auswechslung der kontaminierten Beatmungsschläuche und des Atemkalks, Entfernung des Vapors
- Steigerung des AMV auf das 3–4fache, Beatmung mit 100 % O_2 unter maximalen Flow (ca. 15 l/min)
- Fortführung und Vertiefung der Narkose mit Substanzen ohne Triggerpotenz
- Dantrolen i.v.: initial 2,5 mg/kg KG über 10–15 min (bei Bed. Steigerung bis zu einer Gesamtdosis von10 mg/kg KG)
- evtl. $NaHCO_3$ zur Korrektur der metabolischen Azidose: initial 1–2 mmol/kg KG (*cave*: PCO_2-Anstieg!)
- ggf. antiarrhythmische Therapie
- äußere und innere Kühlung

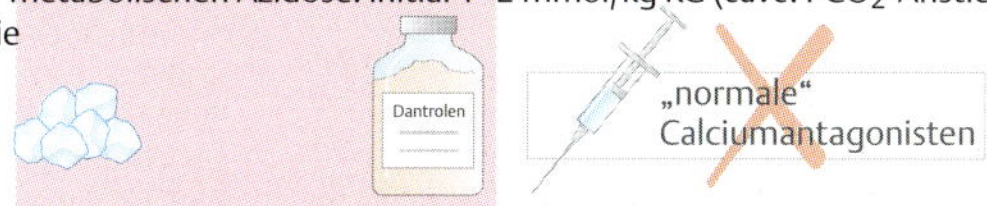

1. Sofortmaßnahmen

- Trockensubstanz in 20-mg-Flaschen, die in je 60 ml Aqua ad inject. gelöst werden muß. Die Lösung enthält dann pro Flasche 3 g Mannit sowie NaOH (pH ca. 9,5!).
- Nebenwirkungen
  - Sedierung, negative Inotropie
  - periphere Atemdepression (durch Verminderung des Muskeltonus)

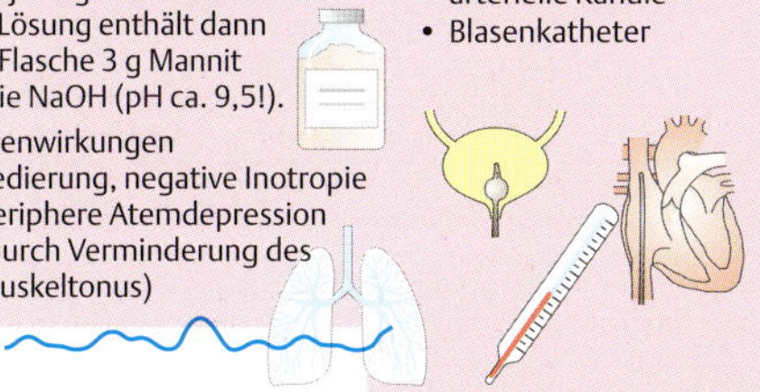

2. Dantrolen

- Temperaturmessung
- ZVK
- arterielle Kanüle
- Blasenkatheter

3. Erweitertes Monitoring

- forcierte Diurese (zur Verhinderung einer Crush-Niere bei Rhabdomyolyse)
- Low-Dose-Heparin (zur Verhinderung einer Verbrauchskoagulopathie): initial 50 IE/kg KG i.v.
- regelmäßige Laborkontrollen (BGA, CK, Transaminasen, Myoglobin etc.)
- (postop.) Überwachung auf einer Intensivstation

4. Erweiterte Therapie und Überwachung

- malignes neuroleptisches Syndrom
- perniziöse Katatonie
- malignes Dopa-Entzugssyndrom
- thyreotoxische Krise, Phäochromozytom
- Porphyriekrise
- hyperdyname Phase des septisch-toxischen Schocks

5. Differenzialdiagnose der MH-Krise

D. Therapie der MH-Krise

- bei peripheren Eingriffen Regionalanästhesie bevorzugen
- stärkere Prämedikation zur Stressvermeidung
- absoluter Verzicht auf potentielle MH-Triggersubstanzen
- Verwendung eines „dekontaminierten" Narkosegeräts:
  - frischer Atemkalk, neue Beatmungsschläuche, Entfernung des Vapors
  - Durchspülen des Geräts mit 100 l O_2 oder Luft
- Bereitstellung von Dantrolen für den Notfall
- Minimalmonitoring:
  - EKG, nicht invasive Blutdruckmessung, Pulsoxymetrie
  - Kapnometrie/-grafie (bei Allgemeinanästhesien)
  - Temperaturmessung
- postoperativ:
  - nach Möglichkeit für 24 h Intensivüberwachung
  - engmaschige Kontrollen von Temperatur, CK, BGA etc.

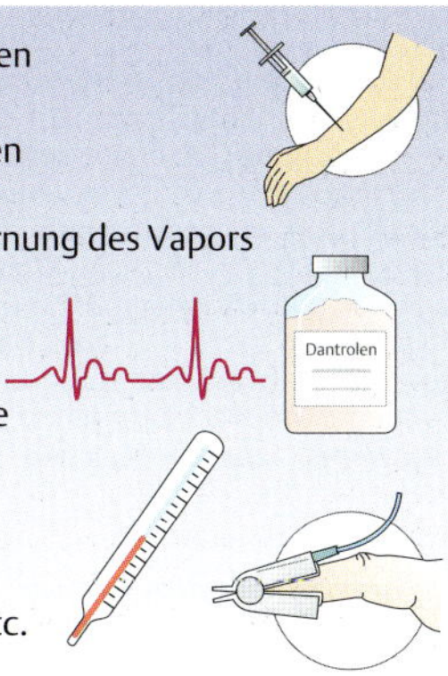

E. Anästhesie bei MH-Disposition oder MH-Verdacht

A. Funktionen

Die unmittelbar postoperative Phase ist für den Patienten besonders kritisch, weil die körpereigenen Regulations- und Kompensationsmechanismen aufgrund des operativen Traumas und der anästhesiebedingten Nachwirkungen in der Regel noch nicht völlig wiederhergestellt sind. In dieser Phase ist eine sorgfältige und lückenlose Überwachung der Vitalfunktionen notwendig, um Komplikationen zu vermeiden oder sofort therapieren zu können. Als Organisationseinheit dient dazu der „Aufwachraum" oder auch die mancherorts schon etablierte „perioperative Anästhesiestation". Überwachung und Therapie sollen hier wie dort nach den Grundsätzen und mit den Mitteln der modernen Intensivmedizin möglich sein.

B. Organisation

Der Aufwachraum ist das Bindeglied zwischen der Operationsabteilung und den Krankenstationen. Spätestens hier wird zu entscheiden sein, ob der Patient auf eine Allgemein- oder eine Intensivstation o. ä. verlegt wird oder nach Hause entlassen werden kann. Bis auf die Patienten, die postoperativ auf einer Intensivstation überwacht oder behandelt werden müssen, sollten alle anderen zunächst in einer Aufwacheinheit betreut werden. Das gilt unabhängig von der Art und Dauer der Anästhesie.

Der Aufwachraum sollte sich in unmittelbarer Nähe des Operationsbereichs befinden oder am besten darin integriert sein. So ist ein jederzeitiger Kontakt mit dem Anästhesie- und Operationsteam gewährleistet und bei Komplikationen eine umgehende Rückführung des Patienten in den Operationssaal sichergestellt.

Der ärztliche Leiter des Aufwachraums ist üblicherweise ein Anästhesist. Für die angemessene Versorgung Frischoperierter ist neben der apparativen Ausstattung eine ausreichende Besetzung mit erfahrenem (Anästhesie-) Pflegepersonal erforderlich. Man geht heutzutage von einem Personal-Patienten-Schlüssel von 1 : 2 bis 1 : 3 aus. Die Anzahl an benötigten Aufwachbetten ist in den einzelnen operativen Fachdisziplinen verschieden, sie schwankt zwischen 1,5 und 3 Betten pro Operationstisch.

C. Allgemeine Maßnahmen

Im Aufwachraum geht die Betreuung des Patienten vom Anästhesisten auf eine Pflegekraft über. Diese sollte den Patienten nach Möglichkeit von seiner Aufnahme bis zu seiner Verlegung weiterversorgen. Die Übergabe muss folgende Informationen umfassen:

- Name und Alter des Patienten
- durchgeführte Operation und Anästhesie
- intraoperative Komplikationen
- aktuelle Vitalparameter
- Verlust und Ersatz von Körperflüssigkeiten und Blut
- Zahl und Art der Katheter, Drainagen, Sonden
- Vor- bzw. Begleiterkrankungen
- besondere Risiken (z. B. Nichtnüchternheit)
- Anordnungen zur Schmerztherapie
- spezielle Anordnungen (z. B. Untersuchungen, Medikamente)

Die Lagerung des Patienten muss neben den Erfordernissen des durchgeführten Eingriffs auch die von Atmung und Kreislauf berücksichtigen (→ in der Regel leichte Oberkörperaufrichtung). Sie dient zudem der Reduktion von Schmerzen. Zumindest nach Allgemeinanästhesien ist eine O_2-Insufflation unverzichtbar, weil hiernach immer mit passageren Störungen des Gasaustausches zu rechnen ist (z. B. durch Mikroatelektasen). Patienten, die nicht sofort nach der Operation extubiert werden können, müssen im Aufwachraum nachbeatmet werden. Die Vitalfunktionen müssen in jedem Fall ausreichend überwacht werden (s. Kap. 14.2). Bis auf kurze periphere Eingriffe wird die Infusionstherapie weitergeführt, wobei den Besonderheiten des postoperativen Flüssigkeits- und Elektrolythaushalts Rechnung zu tragen ist (s. Kap. 9.4). Wichtig für einen adäquaten Flüssigkeitsersatz ist auch die Bilanzierung der Verluste über Drainagen, den Blasenkatheter und die Magensonde. Medikamente werden grundsätzlich intravenös verabreicht, ggf. per infusionem. Ihre Gabe erfordert ebenso wie eine Bluttransfusion eine ärztliche Anordnung. Aufgrund intraoperativer Auskühlung kann besonders nach größeren und längeren Eingriffen eine Wärmezufuhr nötig werden (s. Kap. 9.8). Kältereaktionen wie ein Muskelzittern müssen pharmakologisch unterdrückt werden, um den O_2-Verbrauch nicht gefährlich ansteigen zu lassen (s. Kap. 14.3). Alle diese Maßnahmen sind zu protokollieren.

Aufwachraum

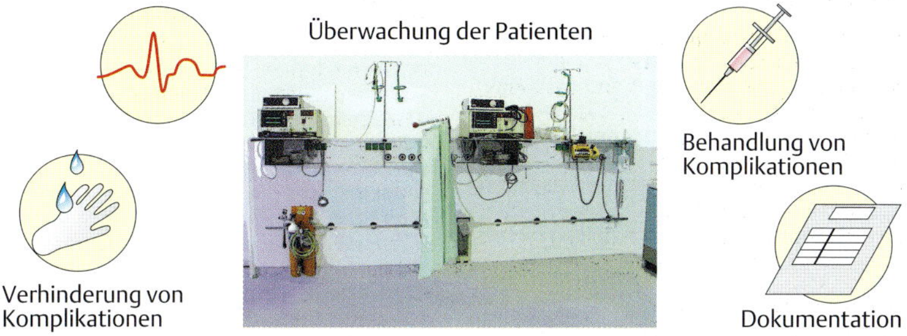

A. Funktionen

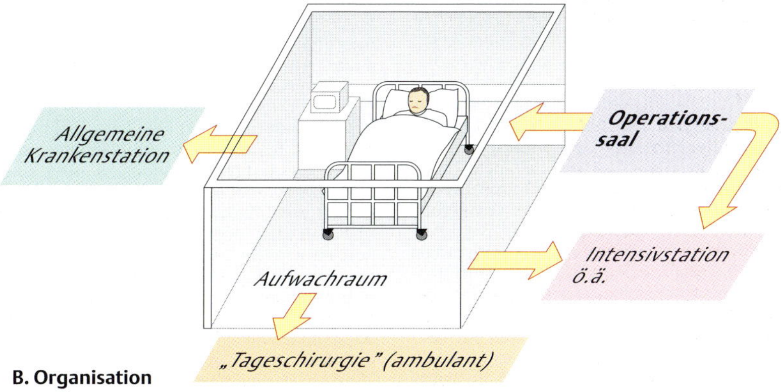

B. Organisation

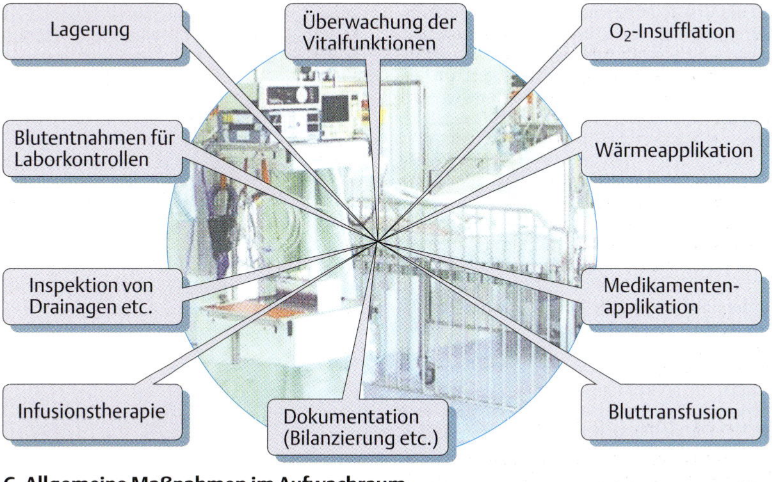

C. Allgemeine Maßnahmen im Aufwachraum

A. Überblick

Das Ausmaß des Monitorings richtet sich in der unmittelbar postoperativen Phase

- nach den Vorerkrankungen und dem Alter des Patienten,
- nach Art, Umfang und Dauer des operativen Eingriffs,
- dem durchgeführten Anästhesieverfahren und
- etwaigen intraoperativen Komplikationen.

B. Einzelne Maßnahmen

▸ **Klinische Überwachung.** Die klinische Untersuchung bildet die Basis der Überwachung im Aufwachraum. Hierunter fallen

- die Überprüfung der Bewusstseinslage,
- die Kontrolle der Atemfrequenz und -tiefe,
- die Auskultation der Atemgeräusche und
- nach Anwendung von Muskelrelaxanzien die Einschätzung der groben Muskelkraft.

Zur Beurteilung der peripheren Zirkulation dienen die *Hautfarbe und Hauttemperatur* sowie die *Pulsqualität*. Diese Parameter müssen besonders nach gefäßchirurgischen Eingriffen und nach der operativen Versorgung von Extremitätenfrakturen regelmäßig überprüft werden. Bei Letzteren sind ebenso wie nach Eingriffen am zentralen Nervensystem periodische Kontrollen der *Sensibilität und Motorik* nötig, um neurologische Ausfälle frühzeitig erkennen zu können. Nach intrakraniellen Eingriffen gilt das auch für die *Pupillenweite* (Anisokorie!) sowie für die *Pupillenreaktion auf Licht*. Nach Regionalanästhesien ist auf die Rückkehr der neurologischen Funktionen zu achten, nach rückenmarknahen Anästhesien zudem hin und wieder die *Blasenfüllung* zu prüfen (Gefahr der Überlaufblase). Ferner müssen *Verbände und Drainagen* wiederholt auf Blutungszeichen hin inspiziert werden.

▸ **Apparative Überwachung.** Zu den Standardmaßnahmen gehören

- die kontinuierliche EKG-Überwachung,
- die regelmäßige nicht invasive Blutdruckmessung (mindestens alle 15 Minuten) und
- (außer bei einfachen Regionalanästhesien ohne Sedierung) die Pulsoxymetrie (s. auch Kap. 9.1).

Nach größeren Eingriffen ist darüber hinaus oftmals eine *Messung des zentralvenösen Drucks* zur Beurteilung des intravasalen Volumens und bei instabiler Hämodynamik auch eine *invasive Blutdruckmessung* erforderlich. Die Notwendigkeit eines PA-Katheter-Monitorings (HZV, Drücke im kleinen Kreislauf, differenzierte Beurteilung des rechten und des linken Herzens) stellt sich im Aufwachraum in der Regel nicht, da die betroffenen Patienten auf eine Intensivstation verlegt werden.

In die modernen EKG-Monitore ist die Möglichkeit zur kontinuierlichen Überwachung der Atmung in Form einer *Messung der Atemfrequenz* integriert, sodass auf diese Art eine Apnoe sofort bemerkt werden kann. Eine *Bestimmung der endexspiratorischen CO_2-Konzentration* ist zwar prinzipiell auch am nicht intubierten Patienten über (halboffene) Gesichtsmasken oder O_2-Insufflationskatheter durchführbar, bietet aber nur eine eingeschränkte Genauigkeit (Nebenluft). Sie kann dennoch bei Risikopatienten sinnvoll sein, um z. B. bei schwerer COPD eine Sauerstofftherapie zu ermöglichen, ohne dass es zu einer weiteren CO_2-Retention kommt.

Weitere Maßnahmen sind:

- die Messung der Körpertemperatur (meist kontinuierlich) und Urinausscheidung nach größeren oder längeren Eingriffen und
- die Anfertigung einer Röntgenaufnahme des Thorax bei Verdacht auf pulmonale oder kardiale Komplikationen (z. B. Atelektase, Pneumothorax, Pleuraerguss, Lungenödem) oder zur Überprüfung der Lage eines zentralvenösen oder pulmonalarteriellen Katheters (s. auch Kap. 8.1).

▸ **Laborchemische Überwachung.** Nach ausgedehnteren Eingriffen oder bei besonderen Begleiterkrankungen werden nicht selten unmittelbar postoperativ Laboruntersuchungen notwendig. In erster Linie handelt es sich dabei um Hämoglobin-, Hämatokrit-, Blutzucker- und Elektrolytbestimmungen, die Messung der zentralvenösen O_2-Sättigung sowie um Blutgas- und Gerinnungsanalysen.

Monitoring

- klinisch
- apparativ
- laborchemisch

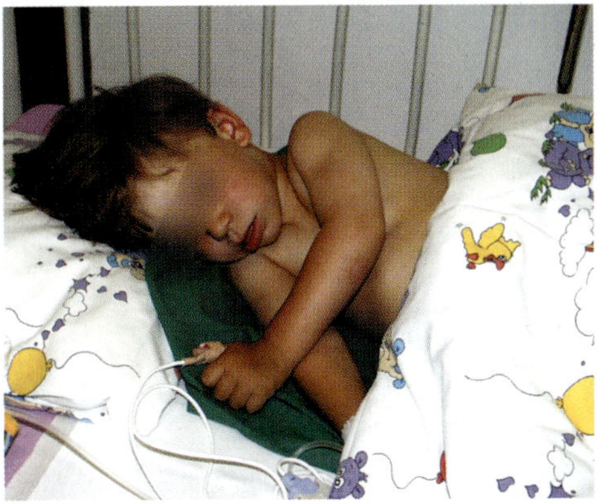

A. Überblick

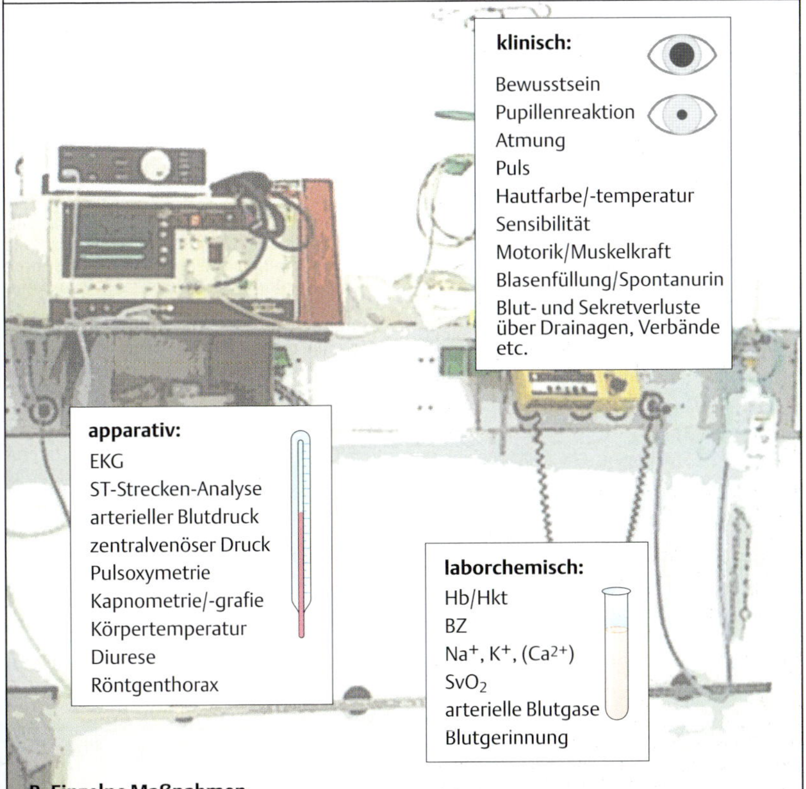

klinisch:

Bewusstsein
Pupillenreaktion
Atmung
Puls
Hautfarbe/-temperatur
Sensibilität
Motorik/Muskelkraft
Blasenfüllung/Spontanurin
Blut- und Sekretverluste über Drainagen, Verbände etc.

apparativ:

EKG
ST-Strecken-Analyse
arterieller Blutdruck
zentralvenöser Druck
Pulsoxymetrie
Kapnometrie/-grafie
Körpertemperatur
Diurese
Röntgenthorax

laborchemisch:

Hb/Hkt
BZ
Na^+, K^+, (Ca^{2+})
SvO_2
arterielle Blutgase
Blutgerinnung

B. Einzelne Maßnahmen

A. Respiratorisches System

Im Mittelpunkt der postoperativen Komplikationen stehen im Aufwachraum – noch vor den kardiovaskulären Problemen – die Störungen der Atmung. Sie entwickeln sich meist im Zusammenhang mit einer Allgemeinanästhesie und sind deshalb so gefährlich, weil sie unbehandelt rasch zu einer **Ateminsuffizienz** führen können.

▸ **Atemwegsprobleme.** Als Folge eines Narkoseüberhangs kann die Zunge gegen die Rachenhinterwand zurückfallen und die oberen Atemwege partiell oder komplett verschließen. Eine *Atemwegsverlegung* kann aber auch durch den chirurgischen Eingriff selbst verursacht werden. Dann handelt es sich in der Regel um eine Obstruktion von Larynx oder Pharynx, z. B. durch ein Ödem oder eine Blutung nach Karotis- und anderen Halsoperationen oder durch eine Rekurrensparese nach Strumektomie. Durch Stimulation oder Irritation des Kehlkopfs kann ein *Laryngospasmus* entstehen. Besonders gefährdet sind die Patienten hierfür während der Narkoseausleitung. Auslöser sind Manipulationen (Absaugen), Sekret- oder Blutansammlungen. Bei disponierten Patienten (z. B. Asthma bronchiale, chronische Bronchitis) kann, dadurch bedingt, auch ein *Bronchospasmus* auftreten. Ein Laryngospasmus ist deutlich häufiger bei Säuglingen und Kleinkindern als bei Erwachsenen. Wenn er nicht durch Maskenbeatmung mit reinem Sauerstoff zu beherrschen ist, muss er mit einer kleinen Dosis Succinylcholin durchbrochen werden. Im Unterschied zum Laryngospasmus, der nur kurz dauert, können traumatische Intubationen und laryngeale Operationen zu einer länger anhaltenden Schleimhautschwellung, einem *Larynxödem*, führen.

▸ **Zentrale Störungen.** Ein Überhang an Opioiden oder volatilen Anästhetika kann durch Hemmung des Atemzentrums für eine postoperative *Hypoventilation* sorgen. Die besondere Gefahr liegt hierbei darin, dass ein steigender $PaCO_2$ keine adäquate Ventilationssteigerung nach sich zieht, weil der Patient keine Dyspnoe empfindet. Mit zunehmendem arteriellem CO_2-Gehalt kann sich schließlich eine „CO_2-Narkose" ($PaCO_2$ > 70 mmHg) entwickeln, die unbemerkt in einen Atemstillstand mündet („silent death").

▸ **Atemmuskulatur.** Nachwirkende Muskelrelaxanzien können durch die neuromuskuläre Blockade eine *periphere Atemlähmung* verursachen. Hierfür kommen aber auch Komplikationen des operativen Eingriffs, wie z. B. eine Phrenikusparese, oder Erkrankungen der Skelettmuskulatur, wie z. B. eine Myasthenie, infrage.

▸ **Pulmonale Komplikationen.** Thorax- und Oberbaucheingriffe, chronische Lungenerkrankungen oder erhebliches Übergewicht prädisponieren zu einer Entwicklung von *Mikroatelektasen* mit entsprechenden Gasaustauschstörungen. Eine *Aspiration* von Mageninhalt kann nach Erbrechen während der Narkoseausleitung auftreten, wenn die Schutzreflexe noch nicht völlig wiederhergestellt sind (s. Kap. 5.2). Bei Operationen am Thorax, Zwerchfell oder an den Nieren, bei Strumektomien oder der Anlage zentralvenöser Katheter besteht die Gefahr einer Pleuraperforation mit Bildung eines *Pneumo- oder Hämatothorax*. Auch ein *Lungenödem* oder eine *Lungenembolie* kann den pulmonalen Gasaustausch erheblich beeinträchtigen. Zu einer Steigerung des Sauerstoffbedarfs kommt es regelmäßig bei Kältereaktionen, motorischer Unruhe oder Fieber. Dadurch kann die Sauerstoffversorgung einzelner Organe, vor allem von Herz und Gehirn, bei disponierten Patienten kritisch vermindert werden.

B. Herz-Kreislauf-System

Hypoxämie, Hyperkapnie, Hypovolämie, Anämie, Schmerzen, Unterkühlung oder eine Harnverhaltung – all diese Zustände führen zu einer erhöhten Aktivität des sympathischen Nervensystems. Hieraus können sich kardiovaskuläre Komplikationen entwickeln wie eine *arterielle Hyper- oder Hypotension*, *kardiale Arrhythmien*, eine *Herzinsuffizienz*, ein *Myokardinfarkt* oder ein *Herz-Kreislauf-Stillstand*. Am meisten gefährdet sind Patienten mit entsprechenden Vorerkrankungen. Bei ihnen ist neben dem Ergreifen geeigneter präventiver Maßnahmen ein subtiles Monitoring erforderlich, um bei Komplikationen unverzüglich und angemessen therapieren zu können.

Eine *Lungenembolie* ist unmittelbar postoperativ zwar eher selten, darf aber bei einer foudroyanten Kreislaufdepression als mögliche Ursache in den differenzialdiagnostischen Überlegungen nicht fehlen. Gleiches gilt für eine *Perikardtamponade*, vor allem nach Thorax- und Oberbaucheingriffen. *Septische Kreislaufreaktionen* können besonders dann auftreten, wenn intraabdominale Abszesse ausgeräumt und dabei Erreger oder Endotoxine in die Blutbahn eingeschwemmt wurden. Bei Patienten mit Nebennierenrindenatrophie

Komplikationen I

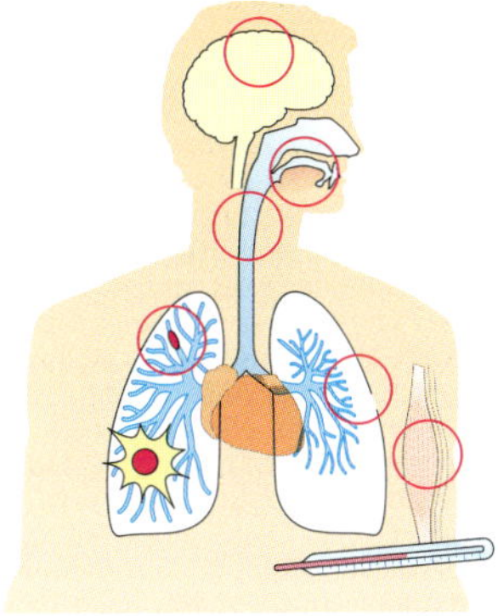

Atemwegsobstruktion
- Verlust des Tonus der Zungengrundmuskulatur
- chirurgischer Eingriff
- Laryngospasmus
- Larynxödem
- Bronchospasmus

Hypoventilation
- zentrale Atemdepression
- periphere Atemlähmung

Pulmonale Komplikationen
- Atelektasen
- Aspiration
- Pneumo-/Hämatothorax
- Lungenödem
- Lungenembolie

Gesteigerter Sauerstoffbedarf
- Muskelzittern
- Fieber

1. Respiratorische Komplikationen

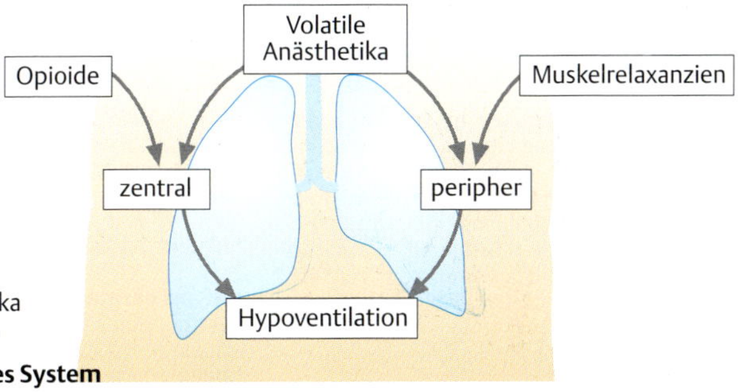

2. Hypoventilation durch Anästhetika und Relaxanzien

A. Respiratorisches System

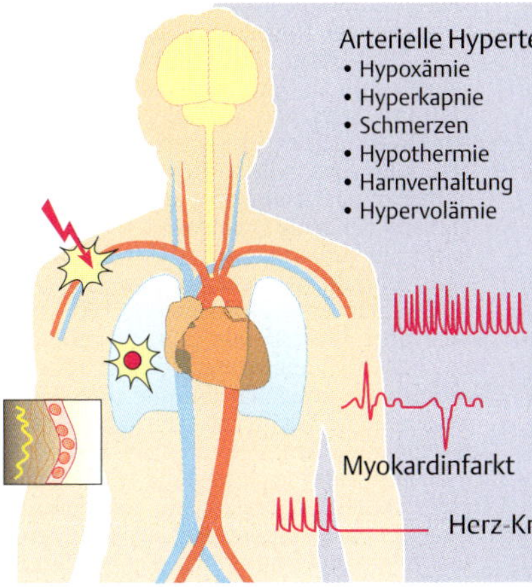

Arterielle Hypertension
- Hypoxämie
- Hyperkapnie
- Schmerzen
- Hypothermie
- Harnverhaltung
- Hypervolämie

Arterielle Hypotension
- Hypovolämie
- Nachblutung
- Herzinsuffizienz
- Perikardtamponade
- Sepsis
- Nebennierenrindeninsuffizienz

Herzrhythmusstörungen
- Elektrolytimbalancen (bes. Hypokaliämie)
- Hypoxämie
- Hyperkapnie
- metabolische Azidose oder Alkalose
- Digitalisintoxikation
- Myokardischämie

Lungenembolie

B. Herz-Kreislauf-System

und chronischer Glukokortikoidsubstitution muss ebenso wie nach Hypophysektomien, Nephrektomien oder Adrenalektomien bei einer Kreislaufbeeinträchtigung an einen *akuten Cortisolmangel* gedacht werden.

C. Zentrales Nervensystem

▸ **Verzögertes Aufwachen.** Die häufigste Ursache eines verzögerten Aufwachens ist ein *Narkoseüberhang*. In diesem Fall müssen die Patienten meist nachbeatmet werden. Wenn Opioide oder Benzodiazepine als Auslöser infrage kommen, ist zwar auch eine medikamentöse Antagonisierung möglich, dabei muss aber beachtet werden, dass überschießende Kreislaufreaktionen wie Tachykardie und Blutdruckanstieg den Patienten gefährden können. Zudem sind Rebound-Phänomene denkbar, wenn aufgrund unterschiedlicher Halbwertszeiten die Wirkung des Antagonisten früher nachlässt als die des Agonisten. Eine exzessive intraoperative *Hyperventilation* kann durch die respiratorische Alkalose eine zerebrale Vasokonstriktion und Ischämie nach sich ziehen. Darüber hinaus führt die Entleerung der CO_2-Speicher zu einer Verminderung oder sogar Aufhebung des Atemantriebs. Eine ungewollte Hyperventilation ist jedoch mithilfe der endexspiratorischen CO_2-Messung leicht zu verhindern. Ursache einer postoperativ eingeschränkten Vigilanz kann auch eine *Hypoglykämie* sein. Hier hilft eine Blutzuckerbestimmung mit einem Schnelltest („BZ-Stix").

▸ **Postoperative Erregungszustände.** Auch wenn Erregungszustände postoperativ häufig durch *Schmerzen* verursacht werden, so darf in diesem Zusammenhang keinesfalls eine **Hypoxämie** übersehen werden. Sie muss immer als erstes ausgeschlossen werden. Ferner kommt als Auslöser eine *Harnverhaltung* bei voller Blase infrage (z. B. obstruierter Blasenkatheter oder Spasmus der Blasenhalsmuskulatur bei nicht katheterisierten Patienten). Weiterhin muss eine *Dehydratation* nach intraoperativ unzureichendem Flüssigkeitsersatz erwogen werden, besonders bei älteren Patienten, und vor allem nach transurethralen Prostataresektionen an die Möglichkeit einer ausgeprägten *Hyponatriämie* gedacht werden. Bei Medikamenten- oder Alkoholabhängigen kann sich im Aufwachraum ein *Entzugssyndrom* entwickeln und zu einer deliranten Symptomatik führen.

▸ **Zentralanticholinerges Syndrom.** Das zentralanticholinerge Syndrom (ZAS) beruht auf einer medikamentös bedingten Blockade muskarinerger Rezeptoren oder Abnahme der Acetylcholinkonzentration, jeweils im Bereich zentraler Synapsen. Neben den typischen Anticholinergika wie Atropin kommen auch Inhalationsanästhetika, Hypnotika, Opioide, Benzodiazepine und zahlreiche andere Pharmaka als Auslöser in Betracht. Die Häufigkeit eines ZAS nach Narkosen soll bei 2 – 5 % liegen. Man unterscheidet nach der klinischen Symptomatik eine *exzitatorische* von einer *depressorischen* Form *(C2)*. Außer den zentralen finden sich in unterschiedlicher Ausprägung auch periphere Symptome, die ebenfalls Folge einer Blockade muskarinerger Rezeptoren sind. Das Therapeutikum der Wahl ist *Physostigmin* (Anticholium; *C3*). Es ist als tertiäres Amin (3 Nichtwasserstoffsubstituenten am N-Atom) in der Lage, die Blut-Hirn-Schranke zu überwinden, und erhöht durch Hemmung der Cholinesterase die zentrale Acetylcholinkonzentration.

▸ **Bewusstseinsstörungen anderer Genese.** Wenn die bisher genannten Ursachen einer Bewusstseinsstörung ausgeschlossen werden können, müssen *hirnorganische Schädigungen* wie ein Hirnödem, Hirninfarkt oder eine Hirnblutung und *Stoffwechselentgleisungen* wie eine Addison- oder eine thyreotoxische Krise erwogen werden.

▸ **Hypothermie.** Ein Abfall der Körpertemperatur findet sich besonders nach lang dauernden, thorakalen oder abdominalen Operationen. Hierbei kann es zu ausgeprägten Wärmeverlusten kommen (s. Kap. 9.8). Die Hypothermie führt postoperativ mit dem Wiedereinsetzen der Thermoregulation zu *Muskelzittern* (Shivering). Dadurch können Grundumsatz und O_2-Verbrauch bis auf das Vierfache ansteigen, was vor allem Patienten mit kardiovaskulären Vorerkrankungen gefährdet. Das Kältezittern lässt sich pharmakologisch aufheben oder zumindest abschwächen. Hierzu kann der reine Opioidagonist *Pethidin* (Dolantin) in subanalgetischer Dosis (25 mg i. v.), der zentrale α_2-Rezeptor-Agonist *Clonidin* (z. B. Catapresan; fraktioniert 150 µg i. v.) oder aber *Physostigmin* (s. o.; fraktioniert bis zu 2 mg i. v.) eingesetzt werden. Zusätzlich müssen die Patienten mithilfe physikalischer Maßnahmen wiedererwärmt und Risikopatienten außerdem bis zum Erreichen der Normaltemperatur analgosediert und nachbeatmet werden. Dabei ist zu berücksichtigen, dass die durch die Vasokonstriktion verdeckten Volumendefizite durch die Wiedererwärmung demaskiert werden (Gefahr des deutlicheren Blutdruckabfalls).

Komplikationen II

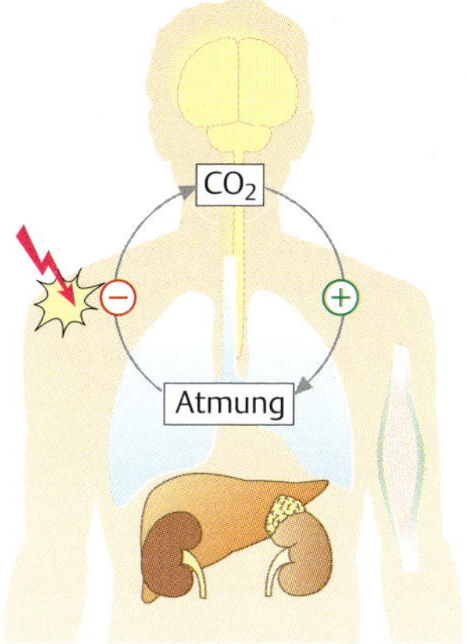

Verzögertes Aufwachen
- Narkoseüberhang
- exzessive Hyperventilation
- Hypoglykämie
- Addison-Krise

Agitiertheit
- Hypoxämie
- Schmerzen
- Harnverhaltung
- Dehydration
- Hyponatriämie
- Delir
- thyreotoxische Krise

Zentralanticholinerges Syndrom

Hirnorganische Schädigungen

1. Zerebrale Komplikationen

---

zentral
- exzitatorisch: Desorientiertheit, Agitiertheit bis hin zum Delir
- depressorisch: Stupor, Somnolenz bis hin zum Koma; Atemdepression
- evtl. Hyperthemie

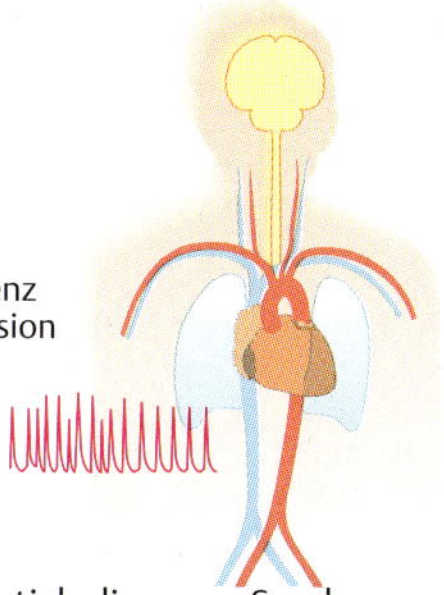

peripher
- tachykarde Rhythmusstörungen
- Mydriasis
- Mundtrockenheit
- Hautrötung
- Harnretention

2. Symptomatik des zentralanticholinergen Syndroms

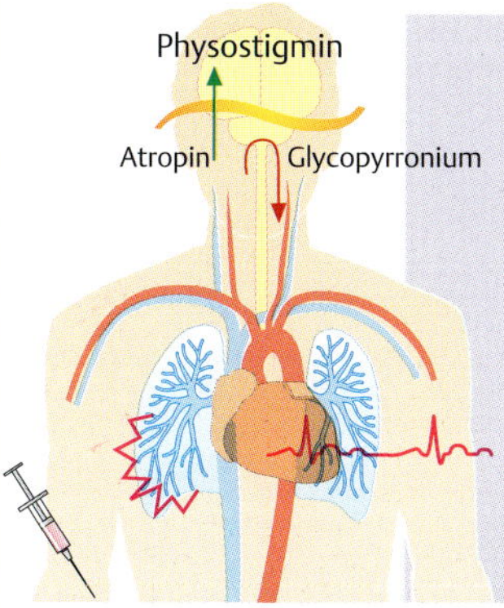

Physostigmin
- Dosierung: 0,03–0,04 mg/kg KG langsam i.v. (max. 2 mg)
- Wirkungseintritt: 2–10 min
- Wirkungsdauer: ca. 30 min
- Nebenwirkungen (durch peripheres und zentrales Überangebot an Acetylcholin)
  - Bradykardie
  - Bronchokonstriktion
  - Hypersalivation
  - Schweißausbruch
  - Übelkeit/Erbrechen
  - Krämpfe
- Antidote
  - Atropin (antagonisiert periphere Symptome, aber evtl. auch die zentrale Hauptwirkung)
  - Glycopyrronium (Robinul; beseitigt als quartäres Amin nur die peripheren Wirkungen)

3. Therapie des zentralanticholinergen Syndroms

C. Zentrales Nervensystem

► **Hyperthermie.** Eine postoperative Hyperthermie beruht meist auf einer harmlosen Verstellung des Temperatur-Soll-Werts durch Narkose und Operation. Sie kann aber auch Ausdruck einer Septikämie oder in seltenen Fällen sogar einer (abortiven) malignen Hyperthermie sein.

► **Muskelzittern.** Postoperatives Muskelzittern kann, wie beschrieben, eine Reaktion auf intraoperative Wärmeverluste sein. Es kann aber auch bei *normothermen* Patienten auftreten – und zwar besonders nach Inhalationsanästhesien. Der genaue Entstehungsmechanismus ist noch nicht bekannt. Vorstellbar ist eine unterschiedlich schnelle Abflutung des Anästhetikums aus kortikalen und subkortikalen Regionen. Auch hier kann die Gabe von *Pethidin, Clonidin oder Physostigmin* erfolgreich sein.

D. Übelkeit und Erbrechen

Postoperative Übelkeit und postoperatives Erbrechen (PONV = „postoperative nausea and vomiting") entstehen nach sensorischer oder pharmakologischer Stimulation des Brechzentrums in der Formatio reticularis des Rhombenzephalons. Die durchschnittliche Häufigkeit beträgt 20 – 30 % (bei allerdings hoher Variabilität), das Maximum liegt in den ersten 2 – 3 Stunden nach einer Operation. Als Ursachen spielen neben patientenabhängigen Faktoren vor allem **Inhalationsanästhetika und Opioide** (Reizung chemosensibler Rezeptoren im Bereich der Area postrema) eine Rolle, weniger der chirurgische Eingriff selbst *(D1)*. PONV beeinträchtigt nicht nur das Wohlbefinden des Patienten, sondern kann zu Komplikationen führen, die den Operationserfolg oder den Patienten gefährden. In der Vermeidung derartiger Komplikationen liegt das Hauptziel präventiver und therapeutischer antiemetischer Maßnahmen *(D2)*, wovon die spezifische Pharmakotherapie nur einen kleinen, aber nicht unbedeutenden Teil ausmacht.

► **Antiemetika.** Zur Verhinderung von PONV kann das Neuroleptikum *Haloperidol* (Haldol) oder *Droperidol* (Xomolix) in niedriger Dosis bei der Narkoseeinleitung oder, wenn es sich um längere Eingriffe handelt, besser bei der Ausleitung intravenös injiziert werden. Gute Erfahrungen bestehen auch mit dem H_1-Antihistaminikum *Dimenhydrinat* (Vomex A). Einen noch besseren Effekt soll die kombinierte Gabe von *H_1- und H_2-Rezeptor-Antagonisten* haben. Serotoninantagonisten wie der 5-HT_3-Rezeptor-Antagonist *Ondansetron* (Zofran) wurden bisher eher zur Therapie als zur Prophylaxe eingesetzt, weil die Präparate sehr teuer waren. *Glukokortikoide*, z. B. Dexamethason (Fortecortin), sind nur präventiv und Dopaminantagonisten wie *Metoclopramid* (Paspertin) nur in hoher Dosis therapeutisch wirksam. Bei Hochrisikopatienten (z. B. Erbrechen nach früheren Narkosen) empfiehlt sich neben einer Prophylaxe der Verzicht auf Inhalationsanästhetika und die Verwendung von *Propofol* als Hypnotikum im Zusammenhang mit einer TIVA, falls keine Regionalanästhesie infrage kommt.

Spezielle chirurgische Aspekte

Eine schwerwiegende Komplikation beim Frischoperierten ist die **Nachblutung.** Hierbei sind nicht nur die Menge und Geschwindigkeit des Blutverlusts wichtig, sondern auch die Lokalisation der Blutung. So kann z. B. nach einer Strumaresektion schon eine geringe Nachblutung durch Kompression der Trachea und die hieraus resultierende Hypoxie deletäre Folgen haben. Nachblutungen sind nicht immer am Blutfluss über die Drainagen zu erkennen, da diese verstopfen oder dislozieren können. Bei Oberbauch-, Nieren- oder thorakalen Operationen besteht die Gefahr einer Pleuraverletzung mit Entwicklung eines **Spannungspneumothorax.** Nach Frakturversorgungen mit Gipsanlage können Kompressionsphänomene bis hin zum **Kompartmentsyndrom** auftreten, wobei periphere Nerven bei nicht rechtzeitiger Intervention irreversibel geschädigt werden können. Nach desobliterierenden Eingriffen kann es zu einem erneuten Gefäßverschluss kommen, was auf der venösen Seite an einer **Stauungssymptomatik,** auf der arteriellen an einer **Ischämiesymptomatik** zu erkennen ist.

Komplikationen III

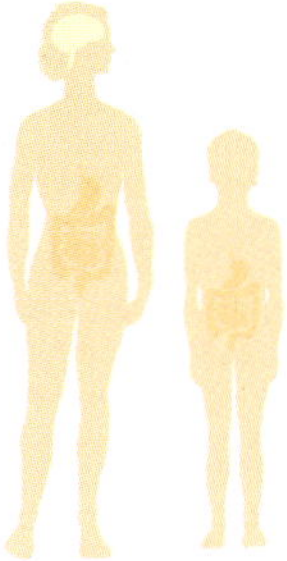

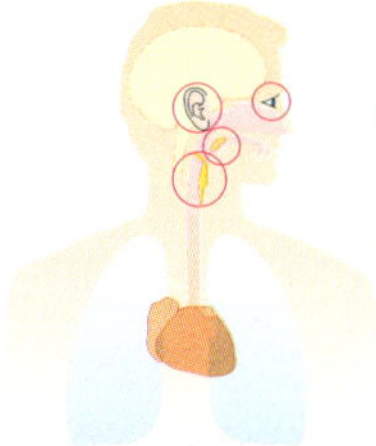

patientenbedingt

- häufiger bei Frauen, Kindern und Jugendlichen sowie Nichtrauchern
- Übelkeit/Erbrechen nach früheren Narkosen
- Neigung zur „Reisekrankheit“
- zu kurze oder zu lange präoperative Nüchternheit (< 6 h, > 14–16 h)

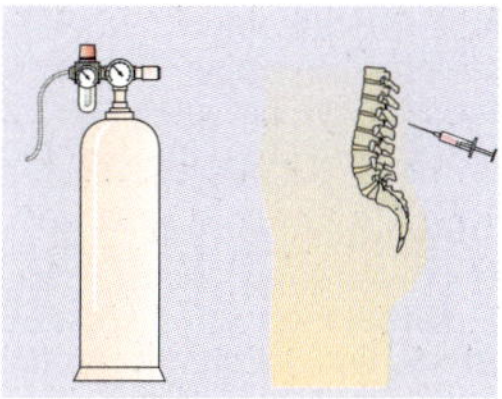

anästhesiebedingt

- lange Narkose- bzw. Operationsdauer
- volatile Anästhetika (!)
- Opioide
- N_2O (nur Kofaktor)
- Cholinesterasehemmer (?)
- rückenmarknahe Regionalanästhesien (Hypotension)

operationsbedingt

- Notfalleingriffe (fehlende Nüchternheit, Aufregung)
- Strumaoperationen (?)

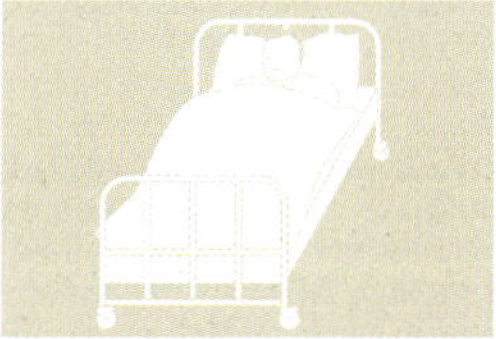

postoperativ

- Opioide
- mechanische Pharynxreizung
- Bewegungsreize, z.B. Umlagern (?)

1. Risikofaktoren für PONV

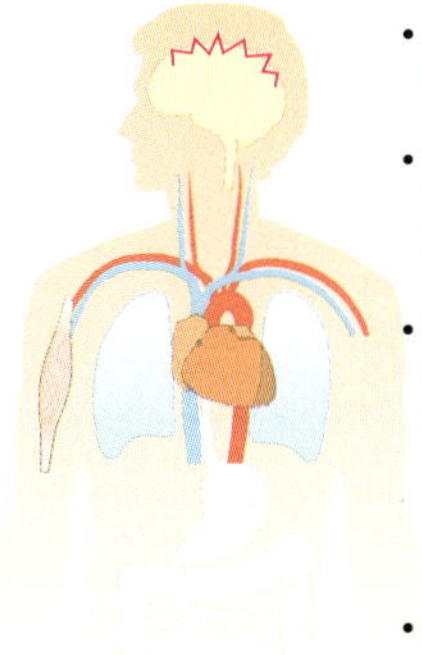

- ausreichend lange, aber nicht zu lange präoperative Nüchternheit
- Vermeidung von Angst und Schmerzen (→ anxiolytische Prämedikation)
- Magensonde bei Allgemeinanästhesien (umstritten)

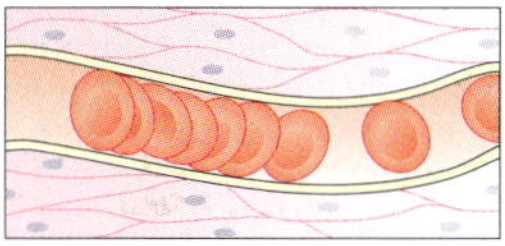

- Vermeidung von Hypoxämie und Hypotension

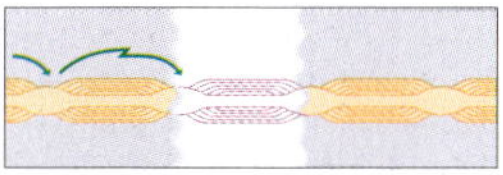

- wenn möglich: Regionalanästhesien bevorzugen

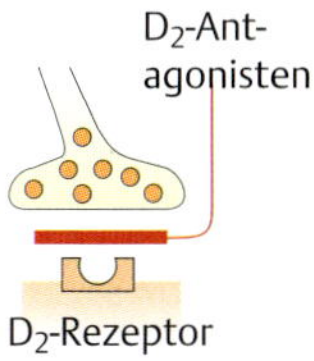

- **pharmakologisch**
  - H_1-Rezeptor-Antagonisten: Dimenhydrinat, 62 mg i.v.
  - H_1- + H_2-Rezeptor-Antagonisten: 4 mg Clemastin + 100 mg Ranitidin ad 500 ml Sterofundin®
  - D_2-Rezeptor-Antagonisten: Haloperidol oder Droperidol, 1,25 mg i.v.
  - 5-HT_3-Rezeptor-Antagonisten: Ondansetron, 4 mg i.v.
  - Glukokortikoide (nur präventiv): Dexamethason, 4 mg i.v.

- **Narkosekonzept bei (Hoch-)Risikopatienten:**

TIVA mit Propofol, keine volatilen Anästhetika!, kein N_2O

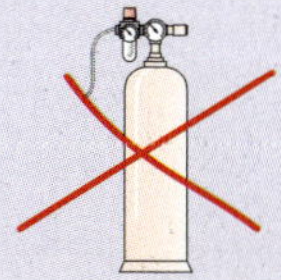

2. Prophylaxe und Therapie bei PONV

D. Übelkeit und Erbrechen

A. Postoperativer Wundschmerz

Schmerzen sind nur dann physiologisch sinnvoll, wenn sie auf eine noch nicht bekannte Organschädigung oder -dysfunktion hinweisen. Diese Warnfunktion erfüllt der postoperative Wundschmerz gemeinhin nicht. Er ist ausschließlich Folge des chirurgischen Traumas, also der Erregung von Schmerzrezeptoren (Nozizeptoren) im Operationsgebiet.

▸ **Auswirkungen.** Potenziell gefährlich für den Organismus werden Schmerzen durch die **Stimulation des sympathischen Nervensystems** und der daraus resultierenden Steigerung von Herzfrequenz sowie links- und rechtsventrikulärer Nachlast *(A)*. Zudem nimmt der O_2-Verbrauch zu, und das in einer Situation, in der er als Folge des Postaggressionsstoffwechsels sowieso schon unphysiologisch gesteigert ist. Hinzu kommt eine präkapillare Vasokonstriktion in den „Schockorganen", die hier die zelluläre O_2-Versorgung einschränkt („Mikrozirkulationsstörung"). Bei disponierten Patienten können sich auf dieser Grundlage Myokardischämien, ein Myokardinfarkt, eine hypertensive Krise oder auch eine kardiale Dekompensation entwickeln. Ferner können Schmerzen, vor allem nach Thorax- oder Oberbaucheingriffen, durch Schonatmung und mangelhaftes Abhusten die Bildung von Atelektasen begünstigen und so den Gasaustausch im Sinne einer **alveolären Hypoventilation** beeinträchtigen.

▸ **Charakteristika.** Der postoperative Wundschmerz ist ein Ruheschmerz. Seine Intensität ist umso größer, je ausgedehnter die Gewebeverletzung ist. Besonders ausgeprägt sind Schmerzen nach Thorax-, Oberbauch-, Nieren-, Gelenk- und Wirbelsäuleneingriffen. Psychische Faktoren können das Schmerzerlebnis verstärken oder abschwächen. Aber auch das Anästhesieverfahren spielt eine Rolle. Nach Inhalationsanästhesien ist der postoperative Wundschmerz stärker als z. B. nach intravenösen Verfahren mit noch anhaltender Opioidwirkung. Die Schmerzintensität verringert sich naturgemäß mit zunehmendem zeitlichem Abstand zur Operation.

B. Schmerztherapie

Die moderne postoperative Schmerztherapie beginnt sinnvollerweise schon intraoperativ oder sogar noch früher als **Schmerzprävention.** Bei Allgemeinanästhesien lässt sich mit *Opioiden* in höherer Dosis bereits ein Teil der postoperativ erforderlich werdenden Analgesie vorwegnehmen („präemptive [Basis-]Analgesie"). Ein weiterer Grund für den postoperativ reduzierten Analgetikabedarf liegt darin, dass Opioide – ebenso wie NSAID (s. u.) – eine Schmerzhypersensibilisierung verhindern helfen („antihyperalgetischer Effekt"). Besonders erfolgreich ist unter diesem Aspekt auch der Einsatz *regionalanästhesiologischer Verfahren.* Sie können z. B. sehr effektiv die Bildung von Schmerzengrammen und damit die Rate von Phantomschmerzen nach Amputationen verringern. Gleichfalls im präventiven Sinn wirksam ist die Gabe von *Metamizol* kurz vor der Narkoseausleitung, was wegen möglicher schwerwiegender Nebenwirkungen (s. u.) allerdings nicht routinemäßig und unkritisch praktiziert werden sollte.

Die Indikation für eine symptomatische postoperative **Schmerztherapie** ergibt sich dann, wenn kausal zu behandelnde Ursachen ausgeschlossen werden können. Dazu werden Analgetika *systemisch,* d. h. in erster Linie intravenös, oder Lokalanästhetika *regional* über noch liegende Spinal-, Epidural- oder Plexuskatheter appliziert. Auch eine Zufuhr über Spritzenpumpen, die vom Patienten selbst nach seinem Bedarf gesteuert werden, ist möglich („patientenkontrollierte Analgesie": intravenös als PC(I)A, epidural als PCEA).

▸ **Analgetika.** Zur systemischen Behandlung *starker Schmerzen* werden in der Regel **Opioide** eingesetzt, bevorzugt reine Agonisten mit mittellanger Wirkungsdauer, wie z. B. *Piritramid* (Dipidolor; *B2*). Die sedierende Komponente ist dabei zumeist nützlich. Eine Atemdepression durch Opioide muss dann nicht befürchtet werden, wenn sie richtig angewendet werden, d. h., wenn sie die Schmerzwahrnehmung gerade eben ausreichend unterdrücken.

Bei *leichten oder mittleren Schmerzen* reichen oft schon **Nicht-Opioid-Analgetika** aus *(B3)*; sie können bei starken Schmerzen mit Piritramid kombiniert werden, z. T. auch untereinander („balancierte Analgesie"). Eine Kombination sollte nach Möglichkeit frühzeitig erwogen werden und nicht erst nach dem Einsatz schon größerer Mengen an Opioiden, um so eine opioidinduzierte Atemdepression zu vermeiden. Für die *intravenöse* Applikation eignen sich vor allem folgende Substanzen:

- aus der Gruppe der nicht steroidalen Antiphlogistika (NSAID) der nicht selektive, irreversible COX-Hemmer Acetylsalicylsäure (ASS; Aspirin),
- das Anilinderivat Paracetamol (Perfalgan) und
- das Pyrazol(on)derivat Metamizol (Novaminsulfon; Novalgin).

Schmerztherapie und Patientenverlegung I

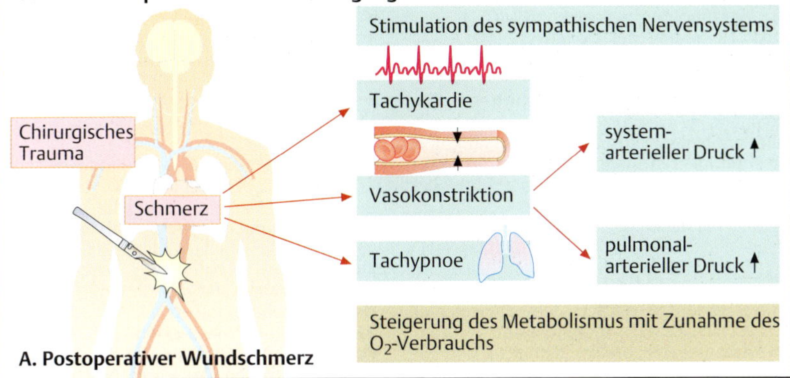

A. Postoperativer Wundschmerz

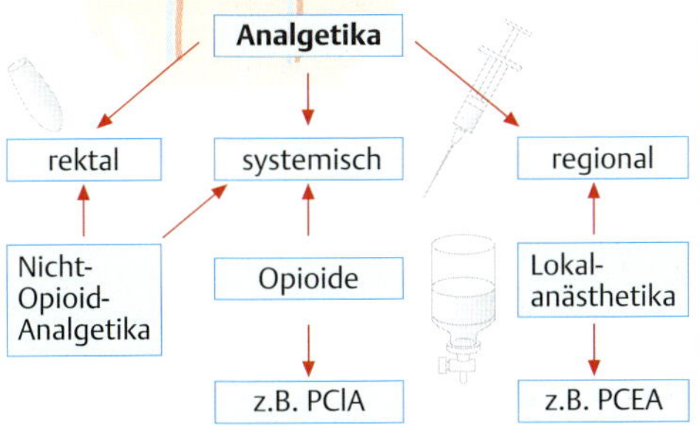

1. Überblick

Piritramid

- μ-Agonist mit starker analgetischer Wirkung
- Dosierung: 0,1 mg/kg KG i.v.
- Wirkungseintritt: i.v. nach 5 min, max. Wirkung aber erst nach 15–20 min
- Nebenwirkungen
  - Atemdepression bei Überdosierung
  - leichte Sedierung

2. Opioide

Paracetamol

- Anilinderivat mit rel. schwacher Analgesie
- evtl. zentrale Hemmung der Prostaglandinsynthese
- Einzeldosis: 10–20 mg/kg KG i.v./rektal
- Tageshöchstdosis:
  - 60 mg/kg KG bei Erwachsenen
  - 100 mg/kg KG bei Kindern
- Vorteile
  - keine Atemdepression
  - keine Hemmung der Thrombozytenaggregation
- Nachteile
  - keine antiphlogistische Wirkung
- Nebenwirkungen
  - Leberschädigung bis hin zur akuten Lebernekrose bei Überdosierung

Metamizol

- Pyrazol(on)derivat mit mittlerer bis starker analgetischer Wirkung (2,0–2,5 g Metamizol entsprechen ca. 10 mg Morphin)
- zentrale Wirkung, Mechanismus ungeklärt
- Einzeldosis: 10–20 mg/kg KG i.v./p. inf.
- Vorteile
  - keine Atemdepression
  - keine Hemmung der Thrombozytenaggregation
  - zusätzlich spasmolytische Komponente
- Nachteile
  - keine antiphlogistische Wirkung
- Nebenwirkungen
  - Blutdruckabfall (direkte Vasodilatation)
  - Agranulozytose bei Überempfindlichkeit (Inzidenz ca. 5 : 1 Mio.)

3. Nicht-Opioid-Analgetika

B. Schmerztherapie

Nicht-Opioid-Analgetika unterscheiden sich im Wirkungsmechanismus. *NSAID* führen durch Hemmung der Cyclooxygenase (COX) zu einer Reduktion der Prostaglandinsynthese (besonders PGE_2), primär peripher im Wundgebiet, aber auch zentral in Gehirn und Rückenmark. Sie wirken so nicht nur analgetisch (und antihyperalgetisch), sondern aufgrund ihres peripheren Angriffs auch *antiphlogistisch.* Das macht sie besonders effektiv bei Schmerzen, die bei ausgedehnter Gewebezerstörung entstehen. Sie verursachen wie alle Nicht-Opioid-Analgetika keine Atemdepression. *Paracetamol* hat nur eine relativ schwache analgetische Wirkung. Sie soll ausschließlich zentral vermittelt werden, denn Paracetamol reichert sich als nicht saure Substanz nicht im Entzündungsgebiet an. Bei *Metamizol* sind die Mechanismen, die zur Analgesie führen, nach wie vor nicht geklärt. Sicher ist, dass eine antiphlogistische Wirkung fehlt. Dafür ist der analgetische Effekt deutlich stärker ausgeprägt als bei den anderen Nicht-Opioid-Analgetika. Aufgrund seiner zusätzlichen spasmolytischen Wirkung eignet sich Metamizol sehr gut zur Unterdrückung viszeraler und kolikartiger Schmerzen.

Im Einzelnen lassen sich folgende **Indikationen** für Nicht-Opioid-Analgetika angeben:

- Eingriffe an der Körperoberfläche
- muskuloskelettale Eingriffe
- enorale Eingriffe (→ NSAID wegen antiödematöser Wirkung)
- laparoskopische Eingriffe (→ Metamizol)
- Eingriffe am Gastrointestinal- oder Urogenitaltrakt (kolikartige Schmerzen → Metamizol)
- ambulante Eingriffe (Vermeidung einer Atemdepression)
- Eingriffe bei alten Patienten (Vigilanzerhaltung), Patienten mit Adipositas permagna oder ehemals Opioidabhängigen

C. Patientenverlegung

Der frisch operierte Patient bleibt postanästhetisch so lange im Aufwachraum, bis er wieder im Vollbesitz seiner Schutzreflexe ist und keine unmittelbaren Komplikationen von Seiten der Atmung und des Kreislaufs oder als Folge der Operation zu erwarten sind. Erst dann darf er auf eine allgemeine Krankenstation verlegt werden. Hierüber entscheidet der Anästhesist. Für die **Verlegung auf eine Allgemeinstation** gelten im Einzelnen folgende Kriterien:

- suffiziente Spontanatmung (ohne Atemwegshilfen)
- stabiler Gasaustausch (ohne O_2-Zufuhr)
- stabile Herz-Kreislauf-Funktion
- klares Bewusstsein
- völlig wiederhergestellte Schutzreflexe
- kein Kältezittern, möglichst Normothermie
- abgeklungene oder deutlich nachlassende Nervenblockade nach Regionalanästhesien (rückenmarknah: sensible Blockade unter Th_{12})
- keine wesentlichen Nachblutungen oder sonstigen operativen Komplikationen

Instabile Vitalfunktionen, erhebliche Begleiterkrankungen oder Verletzungen machen dagegen ebenso wie ausgedehnte, langwierige Eingriffe eine Überwachung oder Therapie auf einer **Intensivstation** erforderlich *(C).*

Die Entscheidung über die **Entlassung** ins häusliche Umfeld **nach ambulanten Operationen** wird gemeinsam von Operateur und Anästhesist getroffen. Das wesentliche Kriterium ist in der Regel die Wiedererlangung der sog. Straßenfähigkeit, d. h., der Patient muss in der Lage sein, sich in Begleitung nach Hause zu begeben. Er erhält schriftliche Verhaltensregeln für die folgenden 24 Stunden und es wird ihm eine Telefonnummer für den Notfall angegeben. Zusätzlich zu den Kriterien für die Verlegung auf eine Allgemeinstation gelten im Einzelnen:

- völlige Orientiertheit (zu Person, Ort, Zeit)
- möglichst wiederhergestellte Gehfähigkeit
- keine oder nur minimale orthostatische Beschwerden (Schwindel)
- keine oder nur minimale Übelkeit
- keine Nachblutungen
- Schmerzfreiheit oder mit Nicht-Opioid-Analgetika (oral, rektal) beherrschbare Schmerzen
- fakultativ: Vertragen oraler Flüssigkeit und spontanes Wasserlassen

Schmerztherapie und Patientenverlegung II

Acetylsalicylsäure
nicht selektiver, irreversibler COX-Hemmer mit mittlerer analgetischer Wirkung periphere (und zentrale) Hemmung der Prostaglandinsynthese
Einzeldosis: 10–20 mg/kg KG i.v.
Tageshöchstdosis: 4 Einzeldosen
Vorteile
– keine Atemdepression
– auch antiphlogistische Wirkung
Nachteile
– irreversible Hemmung der Thrombozytenaggregation
Nebenwirkungen bei Überdosierung
– Blutungen oder Blutungsverstärkung (*cave*: Thrombozytopathien!)
– Magen- oder Duodenalulzera
– Verminderung der Nierendurchblutung
Nebenwirkungen bei Überempfindlichkeit
– Bronchokonstriktion (bes. bei intrinsischem Asthma bronchiale)
– Reye-Syndrom (akutes Leberversagen bei Kindern mit Varizellen- oder Influenzainfekten)

3. Nicht-Opioid-Analgetika

B. Schmerztherapie

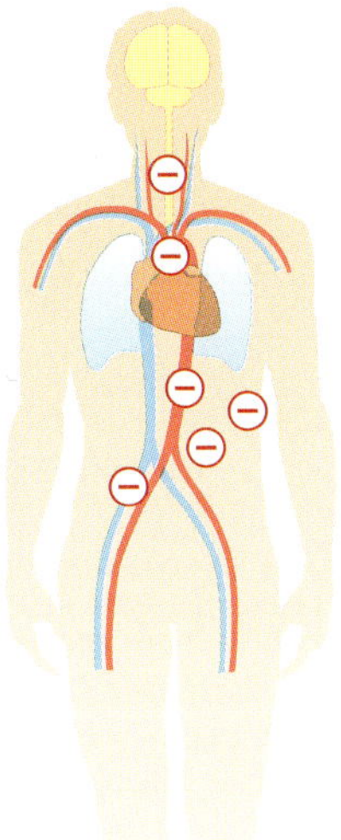

Kriterien für die Verlegung auf eine Intensivstation

- instabile Atmung (z.B. Nachbeatmung, Thoraxtrauma)
- instabiler Kreislauf (z.B. Katecholaminpflichtigkeit)
- komatöser Zustand (z.B. bei Schädel-Hirn-Trauma)
- beeinträchtigte Schutzreflexe (z.B. nach Eingriffen am Hirnstamm)
- erhebliche Unterkühlung
- intraoperative Maligne-Hyperthermie-Krise
- Z. n. Massivtransfusionen
- ausgedehnte oder sehr lange Eingriffe (z.B. Ösophagektomie, Whipple-OP, Lebertransplantation)
- größere intrakranielle Eingriffe (z.B. Angiome, Aneurysmen, Tumoren)
- Polytrauma
- schwere Begleiterkrankungen (z.B. Herzinfarkt innerhalb von 6 Monaten präoperativ, instabile Angina pectoris, schwere COPD, schwer einstellbarer Diabetes mellitus, Myasthenia gravis, Peritonitis)

C. Patientenverlegung

Das respiratorische und das kardiovaskuläre System sichern in engem Zusammenspiel die ständige Versorgung der Körperzellen mit Sauerstoff und die Elimination von Kohlendioxid. Ein Kreislaufstillstand unterbricht diesen Vorgang abrupt. Da es im menschlichen Organismus keine nennenswerten O_2-Speicher gibt, ist der dann noch verfügbare Sauerstoff (vor allem der an Hämoglobin gebundene sowie der geringe Anteil des physikalisch im Blut gelösten) schon nach sehr kurzer Zeit aufgebraucht und es entwickeln sich die Zeichen eines O_2-Mangels. Davon sind vor allem die stoffwechselaktiven Organe (Gehirn, Herz, Leber, Niere) betroffen, in erster Linie das Gehirn und daneben das Herz. Oberstes Ziel einer Wiederbelebung (Reanimation) ist die **Verhinderung des Hirntods.** Hierzu muss so schnell wie möglich wieder ein ausreichender Spontankreislauf in Gang gesetzt und bis dahin eine überbrückende Minimalversorgung von Gehirn und Herz mit Sauerstoff gewährleistet werden.

Ein **Kreislaufstillstand** beruht auf einem Pumpversagen des Herzmuskels. Grundsätzlich lassen sich 2 Arten des Kreislaufstillstands unterscheiden: der **primäre oder kardiogene** und der **sekundäre oder hypoxische**. Der primäre Kreislaufstillstand hat meist eine kardiale Ursache und entsteht in der Regel plötzlich, der sekundäre ist durch eine Hypoxie bedingt (z. B. Atemstillstand, hämorrhagischer Schock) und entwickelt sich daher langsamer (5 – 10 min). Das bedeutet aber zugleich, dass zum Zeitpunkt seines Eintritts die O_2-Reserven (der noch in der Lunge [FRC] und im Blut vorhandene Sauerstoff) schon weitestgehend verbraucht sind, was die Wiederbelebbarkeit erschwert und die Wiederbelebungszeit deutlich verkürzt.

A. Wiederbelebungszeit

Die Zeitspanne zwischen Beginn eines Kreislaufstillstands, d. h. einer totalen Ischämie, und dem irreversiblen Organversagen wird als Wiederbelebungszeit bezeichnet. Während dieser Spanne kann der **Zellstrukturstoffwechsel** noch aufrechterhalten werden (zunächst Aufbrauchen des ausschöpfbaren Sauerstoffs, dann Energiegewinnung durch anaerobe Glykolyse). Nur wenn es gelingt, innerhalb der Wiederbelebungszeit für einen ausreichenden Kreislauf zu sorgen, besteht die Chance, dass die Funktionen des Organismus völlig wiederhergestellt und irreparable Organschäden vermieden werden. Die Wiederbelebungszeit ist für die einzelnen Organe unterschiedlich lang und hängt von diversen Faktoren ab (u. a. Alter und Vorerkrankungen des Patienten, Körpertemperatur). Sie beträgt im Falle eines primären (!) Kreislaufstillstands für das normotherme, nicht vorgeschädigte **Gehirn 3 – 5 Minuten,** für das **Herz 15 – 30 Minuten.** Bei einem sekundären Kreislaufstillstand (z. B. als Folge eines Atemstillstands) sind diese Zeiten wesentlich kürzer. Die Wiederbelebungszeit des Gehirns, die am kürzesten von allen Organen ist, bestimmt die Wiederbelebungszeit des Organismus.

B. Primärer Kreislaufstillstand

Ein primärer Kreislaufstillstand ist erheblich häufiger als ein sekundärer (bei Erwachsenen sind über 80 % der Stillstände primärer Natur). Auch wenn es zahlreiche Ursachen gibt, die die Herztätigkeit abrupt unterbrechen können *(B)*, so dominieren im Erwachsenenalter eindeutig die ischämischen Herzerkrankungen wie die KHK und insbesondere der Myokardinfarkt („Sekundenherztod"). Intraoperativ kommen daneben vor allem reflektorische Ursachen (Vagusreizung), Narkotikaüberdosierung, Hyperkaliämie und Anaphylaxie in Betracht.

C. Sekundärer Kreislaufstillstand

Ein sekundärer Kreislaufstillstand ist Folge der myokardialen Auswirkungen einer anhaltenden generalisierten Hypoxie. Diese wird entweder durch Störungen der Atmung oder durch nicht kardiogene Störungen des Kreislaufs hervorgerufen *(C)*. Aus anästhesiologischer Sicht ist in dieser Hinsicht vor allem die Einleitungsphase gefährlich (Fehlintubation, Hypoventilation, Hypovolämie). Intraoperative Ursachen sind neben Beatmungsproblemen insbesondere plötzliche massive Blutverluste.

D. Diagnose

Für die Diagnose eines Kreislaufstillstands bleiben nur wenige Sekunden, um keine kostbare Zeit für die Einleitung von Reanimationsmaßnahmen zu verlieren. Das Besondere beim narkotisierten und relaxierten Patienten ist, dass viele der sonst typischen Zeichen, wie

- Pulslosigkeit
- Bewusstlosigkeit,
- Schnappatmung oder Atemstillstand,
- Verlust des Muskeltonus oder passagere Myoklonien,
- (beidseitige) Pupillenerweiterung und
- livide oder blassgraue Hautfarbe,

Kreislaufstillstand I

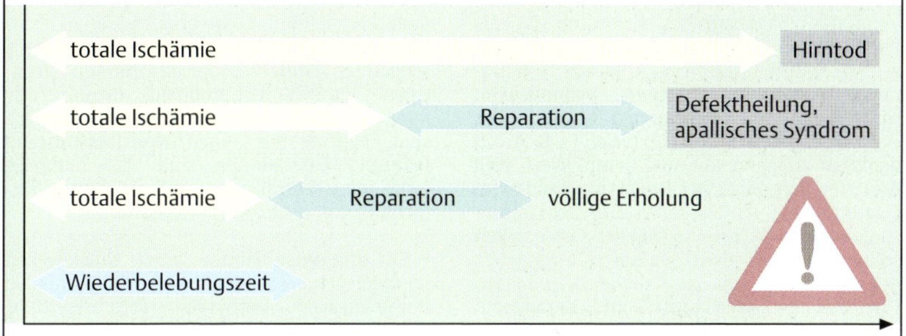

Auswirkungen unterschiedlich langer Ischämiezeiten auf die Wiederbelebung

A. Wiederbelebungszeit

- ischämische Herzerkrankung (häufigste Ursache bei Erwachsenen)
- Myokarditis, dekompensierte Herzvitien
- Trauma (Contusio cordis, penetrierende Herzverletzung)
- Intoxikation (kardiotoxische Medikamente, Kalium, Kalzium etc.)
- reflektorisch (z.B. Karotissinus-, Hirnstamm-manipulation)
- Elektrounfall, Blitzschlag
- abrupter, kompletter Verlust des Gefäßtonus (z.B. schwere Anaphylaxie)
- fulminante Lungenembolie
- Perikardtamponade

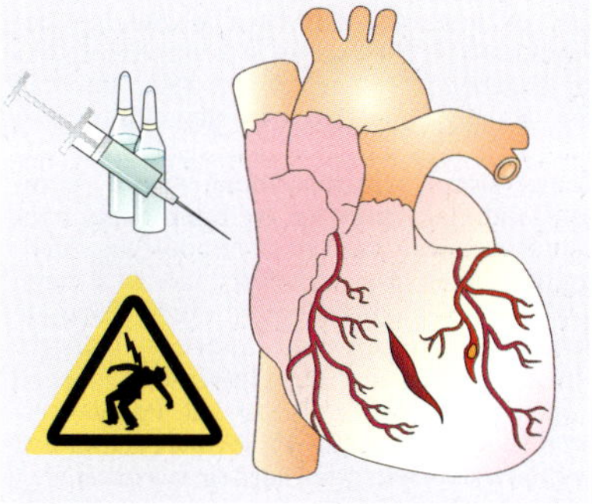

B. Ursachen des primären Kreislaufstillstands

- Verlegung der Atemwege
  - Zurücksinken der Zunge in den Hypopharynx bei Bewusstlosigkeit
  - Erbrochenes, Blut oder Fremdkörper
  - Glottisödem, Epiglottitis oder ausgeprägte Struma
  - Laryngospasmus, Bronchospasmus
- zentrale Atemdepression (z.B. durch SHT, Hirnischämie/-blutung, Anästhetika)
- periphere Atemdepression (z.B. durch Thoraxtrauma, Spannungspneumothorax, Zwerchfellhochstand, neuromuskuläre Erkrankungen, Muskelrelaxanzien)
- O_2-Mangel in der Umgebungsluft (zu geringe FIO_2)
- verminderte zelluläre O_2-Verfügbarkeit (z.B. CO- oder Cyanidintoxikation, Methämoglobinämie)

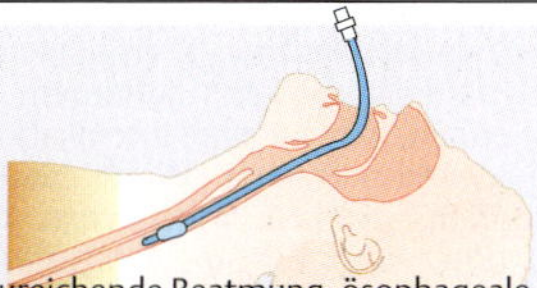

- unzureichende Beatmung, ösophageale Fehlintubation
- jede Form des Kreislaufschocks (außer kardiogenem Schock)
  - hypovolämisch-hämorrhagisch
  - anaphylaktisch
  - septisch-toxisch
  - neurogen (SHT, hoher Querschnitt, totale Spinalanästhesie)
  - endokrin-metabolisch (diabetisches Koma, Thyreotoxikose, akute NNR-Insuffizienz, Leber- und Nierenversagen)
- hypertensive Krise

C. Ursachen des sekundären Kreislaufstillstands

nicht zu verwerten sind. Wichtigstes und in jedem Fall mit einem Kreislaufstillstand verbundenes diagnostisches Kriterium ist die **Pulslosigkeit.** Sie wird durch Betasten einer großen Arterie festgestellt (A. carotis, A. femoralis). Wegen ihrer leichten Zugänglichkeit sollte die A. carotis bevorzugt werden *(D1).* Die Palpation peripherer Arterien (z. B. A. radialis) ist dagegen von unsicherem Wert, weil dort der Puls auch bei (noch) vorhandenem Eigenkreislauf fehlen kann (z. B. Zentralisierung im Schock). Die Prüfung der Pulslosigkeit sollte nicht mehr als 10 Sekunden in Anspruch nehmen. Inwieweit zusätzliche Zeichen zur Diagnose eines Kreislaufstillstands herangezogen werden können, hängt einerseits vom zeitlichen Verlauf ab und andererseits davon, in welcher Situation das Geschehen abläuft. Beim nicht narkotisierten Patienten, der einen primären Kreislaufstillstand erleidet, gibt es eine charakteristische Abfolge der Symptomatik. Hier lassen sich ungefähre Zeiten angeben *(D2).* Nach einem freien Intervall von 10 – 15 Sekunden tritt Bewusstlosigkeit ein, nach 15 – 45 Sekunden sistiert die Atmung, wobei Schnappatmung einem Atemstillstand gleichzusetzen ist, denn dabei handelt es sich lediglich um frustrane Zwerchfellkontraktionen. Ein Atemstillstand wird beim nicht intubierten Patienten durch fehlende Thoraxbewegungen und fehlende Luftströmung an Mund und Nase festgestellt („Sehen – Hören – Fühlen"). Bis sich die Pupillen erweitern, vergehen 30 – 45 Sekunden, und erst nach etwa 90 Sekunden sind sie maximal weit und lichtstarr.

Bewusstlosigkeit und **Atemstillstand** scheiden bei narkotisierten, kontrolliert beatmeten Patienten als Zeichen eines Kreislaufstillstands aus. Bewusstlosigkeit kann außerdem andere Ursache haben, wie z. B. eine Intoxikation oder ein Schädel-Hirn-Trauma. **Weite, reaktionslose Pupillen** sind kein Frühzeichen und besonders unter einer Allgemeinanästhesie kein verlässliches Kriterium, denn sie können auch bei zu flacher oder zu tiefer Narkose auftreten. Bei Patienten mit Schädel-Hirn-Trauma muss einer ein- oder beidseitigen Pupillenerweiterung ebenfalls kein Kreislaufstillstand zugrunde liegen. Eine beidseitige Pupillenerweiterung kann ferner durch eine Intoxikation, z. B. mit Cholinesterasehemmern, bedingt sein. Dennoch ist die Pupillendiagnostik unter Reanimation unerlässlich. Verengen sich nämlich primär weite Pupillen, so ist dies ein Hinweis auf eine erfolgreiche Wiederbelebung. **Graue Hautfarbe** oder eine **Zyanose** (Konzentration des nicht oxygenierten Hb > 5 g/dl) kann zwar eines der zuerst auffallenden Zeichen eines Kreislaufstillstands sein, die Beurteilung der Hautfarbe ist allerdings intraoperativ erschwert (mit farbigen Tüchern abgedeckter Patient, Lichtverhältnisse/-reflexionen). Ähnliches gilt bei Ikterus, Anämie, schwarzer Hautfarbe oder bestimmten Vergiftungen (z. B. Kohlenmonoxid). Intraoperativ kann ein Blick aufs Operationsfeld nützlich sein. Typisch für einen Kreislaufstillstand während Operationen sind das Aufhören jeder arteriellen Blutung und die dunkle Verfärbung von entoxygeniertem Blut.

▸ **EKG-Diagnose.** Hinter einer Pulslosigkeit können sich folgende Formen des kardialen Pumpversagens verbergen *(D3)*: Asystolie, Kammerflimmern oder -flattern, pulslose Kammertachykardie oder elektromechanische Entkopplung (Hyposystolie). Diese Zustände lassen sich nur mithilfe eines Monitor-EKGs voneinander abgrenzen. Während einer **Asystolie** ist das Herz elektrisch und mechanisch inaktiv. Im EKG zeigt sich eine Nulllinie. Bevor jedoch eine Asystolie diagnostiziert werden darf, muss ausgeschlossen werden, dass sie durch einen technischen Defekt, ein loses Kabel oder eine ungünstige Ableitung vorgetäuscht wird. **Kammerflimmern,** die häufigste Form des kardialen Pumpversagens, ist durch unkoordinierte elektrische Aktivität und mechanisch ineffektive Kontraktionen der Herzmuskelfasern gekennzeichnet („funktioneller Herzstillstand"). Während einer **pulslosen Kammertachykardie** (Frequenz 150 – 200/min) folgen die mechanischen Herzaktionen so schnell aufeinander, dass es während der Diastole nicht mehr zu einer ausreichenden Füllung der Vorhöfe und Ventrikel kommen kann; es resultiert ein insuffizienter Restkreislauf. Bei der **elektromechanischen Entkopplung** reicht das Spektrum von relativ normalen EKG-Bildern (z. B. bei Hypovolämie als Ursache) bis zu agonal deformierten und verbreiterten QRS-Komplexen, denen aber in keinem Fall effektive Kontraktionen nachfolgen („mechanische Asystolie").

Kreislaufstillstand II

Die A. carotis verläuft beidseits zwischen Schildknorpel und medialem Rand des M. sternocleidomastoideus. Zu ihrer Palpation wird der Kopf des Patienten leicht überstreckt, die Finger gleiten dann vom Schildknorpel aus nach laterokranial.

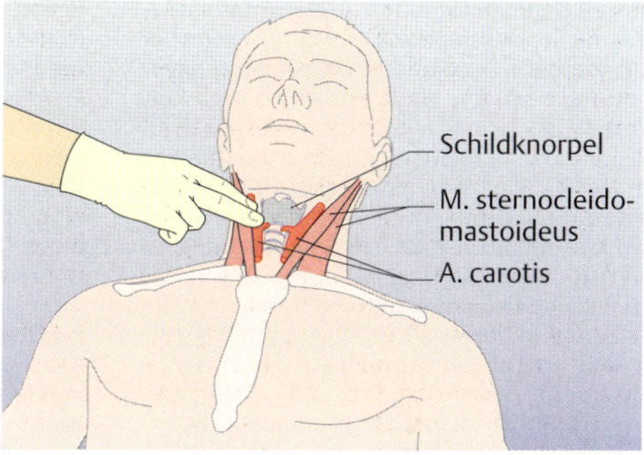

1. Prüfung der Karotispulse

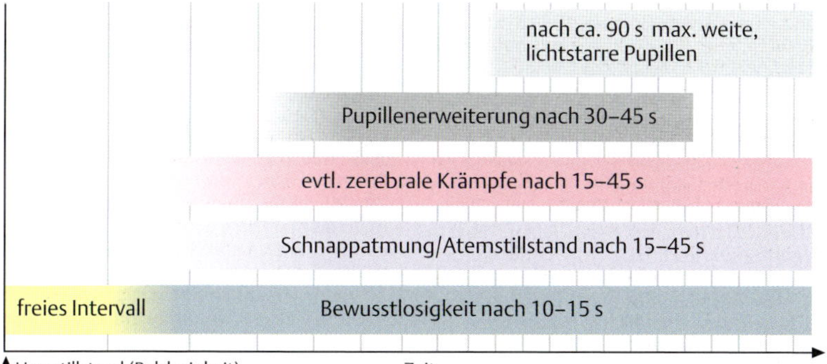

2. Abfolge der Symptomatik beim primären Kreislaufstillstand

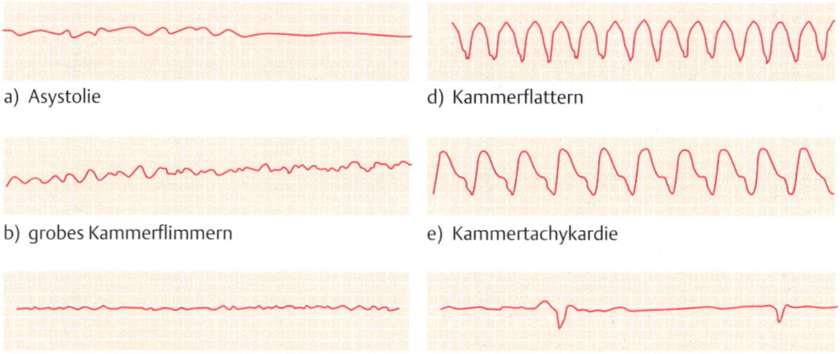

a) Asystolie

d) Kammerflattern

b) grobes Kammerflimmern

e) Kammertachykardie

c) feines Kammerflimmern

f) elektromechanische Entkopplung

3. EKG bei Pulslosigkeit

D. Diagnose

Allgemein gilt, dass Wiederbelebungsmaßnahmen dann zu ergreifen sind, wenn ein Patient nicht ansprechbar ist, d.h., wenn er keine Reaktion auf laute Ansprache und leichtes Rütteln an den Schultern zeigt, kein Puls festzustellen ist und wenn er auch nach Freimachen der Atemwege durch Überstrecken des Kopfes und Vorziehen des Unterkiefers (Esmarch-Handgriff *[C1]*; s. auch Kap. 6.1) nicht normal atmet. Eine Schnappatmung ist keine normale Atmung, soll aber bei bis zu 40% der Kreislaufstillstände auftreten! Zur Reanimation gehören grundsätzlich die **Herzmassage** und die **Beatmung** (daher auch die Bezeichnung „kardiopulmonale Reanimation"), wobei sich mittlerweile der Schwerpunkt in der Initialphase in Richtung *Herzmassage*, also zur Zirkulation, verschoben hat (s.u.). Das wird damit begründet, dass in dem häufigeren Fall des primären (!) Kreislaufstillstands noch O_2-Reserven (O_2-Gehalt im Blut) vorhanden sind, die für kurze Zeit eine zelluläre Oxygenierung zulassen.

A. Universalalgorithmus

Um den Reanimationserfolg zu steigern, ist ein systematisches, einheitliches Vorgehen nach einem möglichst einfachen Flussschema wichtig. Dem trägt ein neu entwickelter Universalalgorithmus Rechnung *(A)*. Hierin werden mit Blick auf die Behandlung nur noch 2 Formen des Kreislaufstillstands unterschieden: eine *hyperdyname* und eine *hypodyname*. Im ersten Fall ist die elektrische Aktivität des Herzens erhöht (Kammerflimmern etc.), im zweiten fehlt sie oder ist verringert (Asystolie, Hyposystolie).

B. Externe Herzmassage

Direkt nach Feststellung von Bewusstlosigkeit und Apnoe oder Schnappatmung soll mit der externen Herzmassage begonnen werden (früher waren 2 Initialbeatmungen üblich, die entfallen können, wenn es sich nicht um den seltenen Fall eines hypoxischen Kreislaufstillstands handelt). Bei einem am Monitor beobachteten Kreislaufstillstand kann ein sog. *präkordialer Faustschlag* (kräftiger Schlag auf die Mitte des Sternums), innerhalb der ersten Sekunden ausgeführt, manchmal wieder einen geordneten Herzrhythmus in Gang bringen. Für die Herzmassage wird der Thorax 30-mal hintereinander komprimiert, anschließend wird der Patient 2-mal beatmet (es wird kein Unterschied mehr zwischen der Ein- und der Zwei-Helfer-Methode gemacht). Auf diese Weise werden Unterbrechungen der Zirkulation minimiert und die Erfolgsaussichten der Reanimation verbessert. Der Druckpunkt befindet sich auf der unteren Hälfte des Sternums (z.B. 2 Querfinger kranial der Basis des Processus xiphoideus; *B1*), hier werden die Handballen übereinander aufgesetzt, wobei die Finger gestreckt sein sollen. Die Eindrücktiefe beträgt 5 – 6 cm. Beim Erwachsenen wird eine Kompressionsrate von 100 – 120/min empfohlen, wobei Kompressions- und Dekompressionsphase gleich lang sein sollen.

▸ **Effektivität.** Damit eine externe Herzmassage überhaupt wirksam sein kann, muss der Patient mit dem Rücken unbedingt auf einer **harten Unterlage** liegen (spezielles Reanimationsbrett o.ä., Fußboden). Sie wird als Widerlager benötigt. Der Kopf soll nicht erhöht gelagert werden, um die zerebrale Durchblutung nicht zu vermindern. Die Kompressionen müssen mit gestreckten Armen ausgeführt werden und die Arme müssen dabei mit dem Sternum einen rechten Winkel bilden *(B1)*. Dennoch lässt die rhythmische Thoraxkompression lediglich einen **Minimalkreislauf** entstehen. Mit optimaler Technik erreicht man zwar Blutdruckwerte bis zu 120 mmHg systolisch, diastolisch jedoch meist nur 10 – 20 mmHg, sodass der Mitteldruck kaum mehr als 40 mmHg beträgt. Die Koronardurchblutung, die hauptsächlich in der Diastole stattfindet, liegt wegen des niedrigen diastolischen Drucks ohne Einsatz von Vasokonstriktoren nur bei ca. 5% des Normalwerts. Das zu erzielende Herzzeitvolumen bewegt sich zwischen 1 und 2 l/min, womit die Funktionsfähigkeit des Gehirns auf Dauer nicht bewahrt werden kann. Die externe Herzmassage ist umso effektiver, je elastischer der Thorax ist. Beim starren Thorax des älteren Patienten, insbesondere des Emphysematikers, ist nicht nur die Aussicht auf Erfolg vermindert, sondern auch die Gefahr von Komplikationen erhöht *(B2)*.

C. Beatmung

Eine Mund-Rachen-Inspektion vor Beginn der Beatmung wird wegen des Zeitverlustes nicht mehr als unbedingt nötig angesehen *(C1)*. Die Atemspende sollte, wenn (noch) keine Hilfsmittel verfügbar sind, vorrangig als **Mund-zu-Nase-Beatmung** *(C2)* durchgeführt werden. Die Mund-zu-Nase-Beatmung ist gegenüber der Mund-zu-Mund-Beatmung *(C3)* das technisch einfachere Verfahren und verhindert außerdem durch die natürliche Begrenzung des Spitzendrucks eher, dass Luft in den Magen gerät. Das Beatmungs-(Tidal-)Volumen soll

Basismaßnahmen I

Auffinden einer leblosen Person

↓

Ansprechbarkeit prüfen

→ ansprechbar

→ **nicht ansprechbar** → Atemwege frei machen → Lebenszeichen prüfen

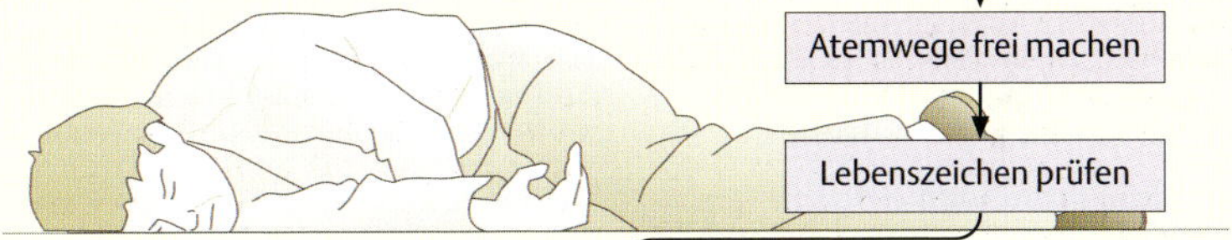

kein Lebenszeichen → Notruf

hypoxischer Kreislaufstillstand → **2–5 Beatmungen** →

Basisreanimation (CPR) beginnen: 30 : 2
(bis Defibrillator/EKG angeschlossen)

↓

Rhythmusanalyse

- **Kammerflimmern/-flattern pulslose Kammertachykardie** → **1 Schock: biphasisch 200 Joule (monophasisch 360 Joule)** → **CPR sofort wiederaufnehmen: für 2 min 30 : 2** → Rhythmusanalyse
- **Asystolie/Hyposytolie** → **CPR sofort wiederaufnehmen: für 2 min 30 : 2** → Rhythmusanalyse

Während der CPR

reversible Ursachen beheben (s.u.)
wenn noch nicht erfolgt:

- Elektrodenposition und -kontakt prüfen
- Atemwege und O_2-Zufuhr sichern und kontrollieren
- i.v. (i.o.) Zugang legen
- Adrenalingabe alle 3–5 min

Amiodaron erwägen!

Potenziell reversible Ursachen

- Hypoxie
- Hypovolämie
- Hyper-/Hypokaliämie
- metabolische Störungen
- Hypothermie
- Spannungspneumothorax
- Perikardtamponade
- Thrombose (koronar)
- Embolie (koronar oder pulmonal)
- Intoxikation

A. Universalalgorithmus zur kardiopulmonalen Reanimation (mod. von den Verfassern)

beim Erwachsenen 500 – 600 ml betragen, wobei aus praktischen Gründen sichtbare Thoraxbewegungen als Zeichen für eine ausreichende Ventilation genügen können. Um zu hohe Drücke zu vermeiden, soll die Inspiration gleichmäßig über 2 Sekunden erfolgen. Für die Exspiration ist wenigstens die gleiche Zeit zu veranschlagen.
Bei der Mund-zu-Nase- oder Mund-zu-Mund-Beatmung ist zu berücksichtigen, dass sie mit der Ausatemluft des Helfers durchgeführt wird, die aber normalerweise lediglich 16% Sauerstoff enthält (bei Hyperventilation des Beatmenden bis zu 18%). Um die Wirksamkeit der Beatmung zu erhöhen, ist es wichtig, so früh wie möglich für eine **Steigerung der inspiratorischen O_2-Konzentration** (FIO_2) zu sorgen. Das setzt mindestens den Gebrauch von Atemmaske und Beatmungsbeutel voraus. Wird Sauerstoff mit einem Flow von 8 – 10 l/min direkt in den Beutel eingespeist, so lässt sich schon eine FIO_2 von 0,5 – 0,6 erreichen. Bei Verwendung eines Reservoirs, was unbedingt empfehlenswert ist, kann eine FIO_2 von über 0,8 erzielt werden *(C5)*. Entscheidender Nachteil bleibt aber auch dann der fehlende Schutz gegen eine Aspiration von Mageninhalt. Hier hilft nur eine frühzeitige **endotracheale Intubation** des Patienten (s. Kap. 15.3). Solange bei der Beatmung Luft in den Magen geraten kann – was ohne Intubation während einer Reanimation so gut wie nicht zu vermeiden ist –, besteht außerdem die Gefahr, dass durch ein stärkeres Aufblähen des Magens die Zwerchfellbeweglichkeit eingeschränkt und damit die Ventilation beeinträchtigt wird.

D. Verhältnis Herzmassage zu Beatmung

Für die Ein- und die Zwei-Helfer-Methode gilt das gleiche Verhältnis von Kompression zu Beatmung, nämlich **30 : 2,** zumindest wenn der Patient nicht intubiert ist. Ist dies jedoch der Fall, dann sollte es aus Sicht der Verfasser **5 : 1** betragen.

▸ **30 : 2-Verhältnis.** Ein Kompressions-Beatmungs-Verhältnis von 30 : 2 bedeutet bei einer Kompressionsrate von 100/min, dass der Patient pro Minute lediglich 6 – 7-mal beatmet wird und dabei der einzelne Beatmungszyklus außerdem recht kurz ausfallen muss. Einerseits lassen sich so zwar Unterbrechungen der Herzmassage gering halten, andererseits besteht aber die Gefahr einer unzureichenden Oxygenierung und CO_2-Elimination. Die Befürworter einer Beatmung mit niedrigen Atemminutenvolumina argumentieren, dass unter dem Minimalkreislauf, der durch eine Herzmassage erzeugt wird, der CO_2-Anfall erheblich verringert ist und dass eine Hyperventilation unbedingt vermieden werden muss, um die Hirndurchblutung nicht noch weiter zu reduzieren. Dagegen kann allerdings eingewendet werden, dass während einer Reanimation auch eine Hyperventilation nicht zu einer Reduktion der zerebralen Perfusion führen wird, weil die Azidose der Hirnzellen die CO_2-Reaktivität der Hirngefäße außer Kraft setzt und so eine Vasokonstriktion verhindert (in einer Hypoxie oder Ischämie sind die arteriellen Gefäße eines Organs grundsätzlich maximal dilatiert!). Eine intrazelluläre Azidose lässt sich in dieser Situation wirksam im Übrigen nur durch eine Hyperventilation vermindern, weil CO_2 als Gas die Membranen ungehindert und schnell passieren kann. Aus Sicht der Verfasser sollte daher das 30 : 2-Verhältnis auf die *Initialphase* einer Reanimation beschränkt bleiben.

▸ **5 : 1-Verhältnis.** Bei einem Kompressions-Beatmungs-Verhältnis von 5 : 1 lassen sich Unterbrechungen der Herzmassage sogar ganz vermeiden, dann nämlich, wenn die Beatmung mit der Massage synchronisiert wird und exakt zwischen 2 Kompressionen die Inspiration erfolgt. Beim *intubierten Patienten* ist dies nicht unbedingt nötig, hier können Massage und Beatmung auch asynchron, also unabhängig voneinander, durchgeführt werden. Dabei reicht eine Kompressionsfrequenz von 60 – 80/min aus, was eine Beatmungsfrequenz von 12 – 16/min bedeutet. Das Tidalvolumen sollte dann ungefähr 500 ml betragen.

Basismaßnahmen II

a) Auffinden des Druckpunkts

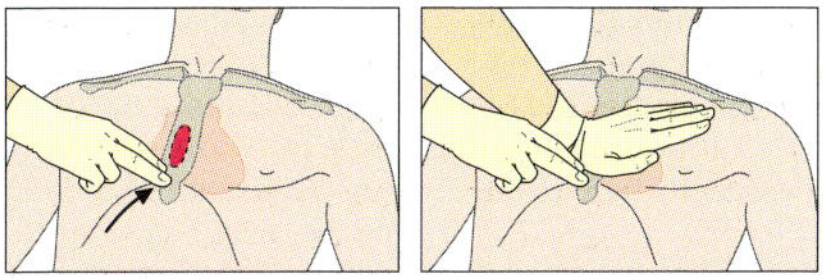

b) Körperhaltung

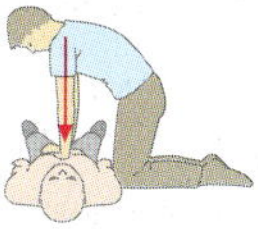

1. Durchführung

- Rippen- und Sternumfrakturen (besonders bei Emphysemthorax)
- (Hämato-)Pneumothorax
- Lungen-, Herz-, Leber-, Milz- und Zwerchfellverletzung

2. Komplikationen

B. Externe Herzmassage

a) Esmarch-Handgriff. Umfassen beider Kieferwinkel und leichtes Vorziehen des Unterkiefers am überstreckten Kopf

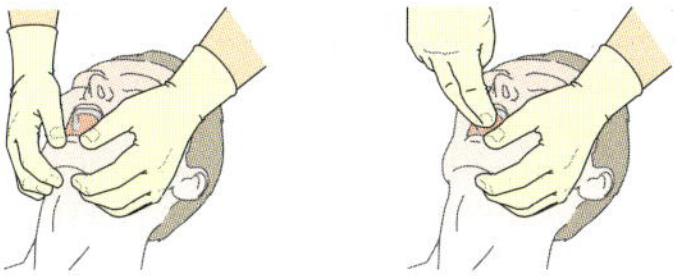

b) Reinigung des Mund-Rachen-Raums. Entfernen von Fremdkörpern o.ä. mit Zeige- und Ringfinger einer Hand

1. Prüfung der Atemwege

a) Überstrecken des Kopfes

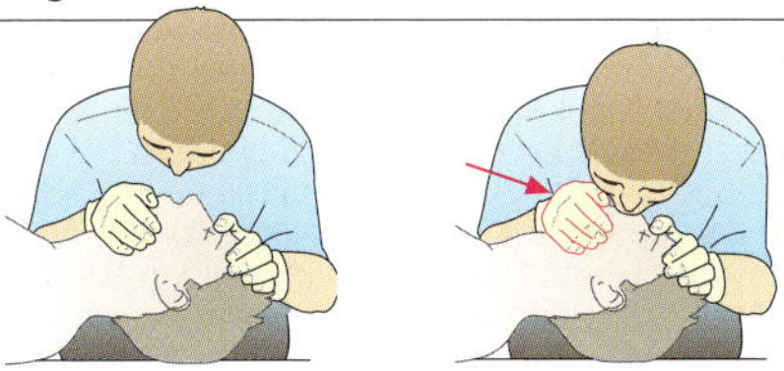

b) Position des Helfers

Wichtig: Zuhalten des Mundes!

2. Mund-zu-Nase-Beatmung

Wichtig: Zuhalten der Nase!

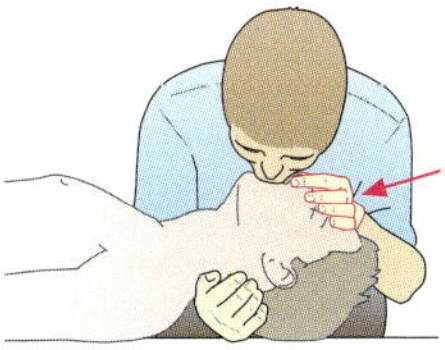

3. Mund-zu-Mund-Beatmung

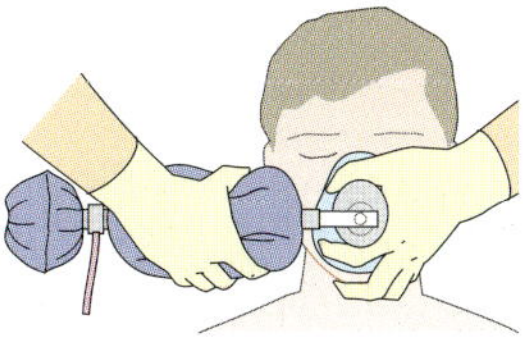

4. Beutel-Maske-Beatmung (mit Reservoir)

- Regurgitation und pulmonale Aspiration
- allmähl. Aufblähen des Magens (→ Behinderung der Beatmung, Magenruptur)

5. Komplikationen der Beatmung ohne Hilfsmittel oder mit Maske

C. Beatmung

Notabene:
- beim nicht intubierten Patienten: 30 : 2 (Kompressionsfrequenz ca. 100/min)
- beim intubierten Patienten: 5 : 1 (Kompressionsfrequenz 60–80/min)

D. Verhältnis Herzmassage zu Beatmung

Während der Reanimation müssen die Effektivität und der Erfolg der ergriffenen Maßnahmen immer wieder überprüft werden. **Klinische Kriterien einer erfolgreichen Reanimation** sind:

1. Der Thorax hebt und senkt sich bei der Beatmung.
2. Der Karotis- oder Femoralispuls ist bei der Herzmassage tastbar.
3. Die Hautfarbe des Patienten wird rosiger.
4. Primär weite Pupillen werden enger.
5. Es kommt zu spontanen Atembewegungen oder Herzaktionen.
6. Der Patient erlangt das Bewusstsein wieder.

Die Basismaßnahmen werden so lange fortgesetzt, bis entweder Spontanatmung und -kreislauf wieder einsetzen oder die Voraussetzungen für eine **erweiterte Reanimation** geschaffen sind. Hierzu gehören

- die endotracheale Intubation für die Optimierung von Oxygenation und Ventilation,
- die Anlage eines venösen Zugangs,
- die Zufuhr von Medikamenten und
- die Elektrotherapie.

A. Endotracheale Intubation

Zur Sicherung der Atemwege soll der Patient so früh wie möglich intubiert werden. Nur der (geblockte) Endotrachealtubus bietet wirklich Schutz vor einer (Makro-)Aspiration und gewährleistet die Applikation von reinem Sauerstoff. Außerdem müssen Beatmung und Herzmassage nicht mehr miteinander synchronisiert werden. Darüber hinaus wird eine endotracheale Absaugung ermöglicht. An erster Stelle steht die **orale Intubation.** Sollte eine endotracheale Intubation jedoch generell unmöglich sein, so kommt als Alternative die Einführung einer *Larynxmaske* oder des sog. *Kombitubus*[3] infrage *(A2)*. Zur Kontrolle der Tubuslage sind neben der Beobachtung der Thoraxbewegungen eine epigastrische und eine beidseitige thorakale Auskultation unverzichtbar. Wenn möglich, sollte eine Kapnometrie/-grafie über den weiteren Verlauf der Reanimation durchgeführt werden.

B. Venöser Zugang

Nach der Intubation oder schon parallel dazu sollte ein venöser Zugang gelegt werden, um kardiovaskulär wirksame Medikamente zuführen zu können. Es sollte möglichst eine Vene im Abflussgebiet der V. cava sup. punktiert werden, in erster Linie eine **Unterarm- oder Ellenbeugevene** oder auch eine **V. jugularis ext.** (kürzerer Weg zum Herzen!). Handrückenvenen sind wegen der Zentralisation meist nicht geeignet. Eine Punktion von Venen der unteren Extremitäten, auch der V. femoralis, sollte wegen des längeren Wegs zum Herzen und dem dadurch verzögerten Wirkungseintritt der injizierten Pharmaka eher unterbleiben. An die Kanüle muss eine Infusion (Vollelektrolytlösung oder HES-Präparat) angeschlossen werden, damit die Substanzen sicher und zügig in den Kreislauf gelangen können. Die Applikation von Medikamenten über den Endotrachealtubus wird wegen unzuverlässiger Resorption im Bronchialsystem nicht mehr empfohlen. Gestaltet sich die Venenpunktion schwierig oder ist sie nicht möglich, so soll ein **intraossärer Zugang** (Spezialkanüle) gelegt werden (s. Kap. 5.2).

C. Pharmakotherapie

▸ **Adrenalin.** Bei prolongierter Reanimation muss, um die Pumpfunktion des Herzens wiederherzustellen, die Myokardperfusion gesteigert und, um die Chancen für ein Überleben ohne bleibende Schäden zu verbessern, auch die zerebrale Perfusion erhöht werden. Beides lässt sich am besten mit Adrenalin erreichen. Adrenalin (s. auch Kap. 13.3) ist das Medikament der Wahl, um die Voraussetzungen zu schaffen, dass ein Eigenkreislauf wieder in Gang kommt, und zwar unabhängig davon, ob ein hypo- oder ein hyperdynamer Kreislaufstillstand vorliegt. Entscheidende Wirkkomponente ist in jedem Fall die **Anhebung des diastolischen Blutdrucks.** Sie ergibt sich aus der α-mimetisch bedingten Vasokonstriktion. Bei Kammerflimmern erleichtert die Zunahme der Koronardurchblutung eine Defibrillation ganz erheblich. Bei Asystolie spielt auch die Stimulation der Sinusknotenaktivität durch Adrenalin eine Rolle.

Adrenalin soll alle 3 – 5 Minuten intravenös injiziert werden. Die Einzeldosis beträgt bei Erwachsenen 1 mg. Nach der 3. erfolglosen Injektion kann sie auf 5 – 10 mg gesteigert werden. Bei Kammerflimmern soll Adrenalin erst nach der 2. vergeblichen Defibrillation, also erst vor dem 3. Defibrillationsversuch, gegeben werden.

---

[3] Ohne Hilfsmittel eingeführter Doppellumentubus mit Öffnungen auf unterschiedlicher Höhe, sodass, gleichgültig ob seine Spitze tracheal oder ösophageal zu liegen kommt, immer über einen Schenkel tracheal beatmet werden kann.

Erweiterte Maßnahmen I

- Schutz vor pulmonaler Aspiration
- Applikation von reinem Sauerstoff
- Beatmung und Herzmassage asynchron durchführbar
- endotracheale Absaugung und endobronchiale Applikation von Adrenalin möglich

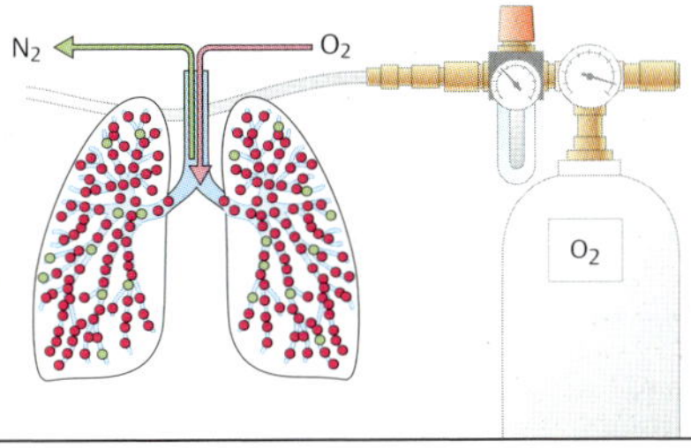

1. Vorteile

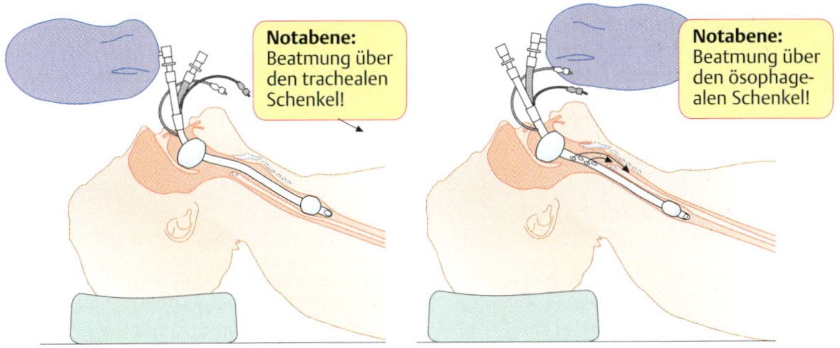

a) Lage des distalen Tubusendes in der Trachea

b) Lage des distalenTubusendes im Ösophagus

2. Kombitubus

A. Endotracheale Intubation

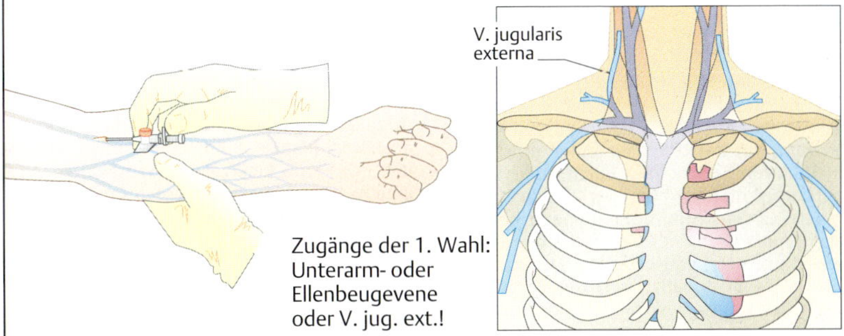

B. Venöser Zugang

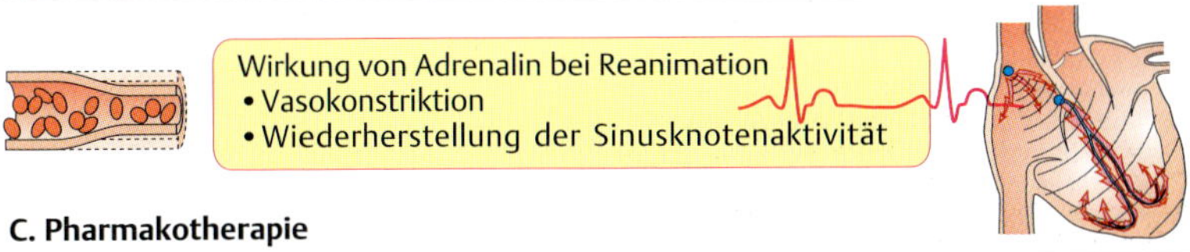

C. Pharmakotherapie

▸ **Amiodaron.** Erst wenn Kammerflimmern auch nach 3 Defibrillationsversuchen bestehen bleibt, wird eine antiarrhythmische Therapie für nötig gehalten. Hierzu soll nur noch Amiodaron (s. Anhang, S. 374) verwendet werden (und nicht mehr Lidocain). Die Dosis beträgt bei Erwachsenen 300 mg i. v. und wird als Bolus injiziert. Eine Nachinjektion von 150 mg ist bei Bedarf möglich, ggf. gefolgt von einer Infusion von 900 mg/24 h.

▸ **Weitere Medikamente.** Die Anwendung von **Atropin** bei persistierender Asystolie wird wegen mangelnder Wirksamkeit nicht mehr empfohlen. Dagegen kann ein Einsatz von **Kalzium** bei einer anderweitig therapieresistenten Asystolie nützlich sein. Hier könnte eine Hyperkaliämie zugrunde liegen, die dann mit Kalzium elektrophysiologisch zu antagonisieren wäre (z. B. 10 – 20 ml Kalziumglukonat 10 % i. v.). Die Puffertherapie ist mehr und mehr in den Hintergrund gerückt. Ohne Blutgasanalyse soll **Natriumhydrogencarbonat** frühestens nach 20 Minuten erfolgloser Reanimation in einer Dosis von 0,5 – 1,0 mmol/kg KG infundiert werden. Dabei muss aber eine Verstärkung der intrazellulären Azidose durch entsprechende Steigerung der Ventilation unbedingt vermieden werden. Der Versuch einer Thrombolyse, bevorzugt mit **rt-PA** (z. B. bis zu 50 mg Alteplase [Actilyse] im Bolus i. v., ggf. wiederholt), ist bei Verdacht auf Lungenembolie oder Myokardinfarkt gerechtfertigt, wenn die Standardmaßnahmen erfolglos bleiben.

D. Elektrotherapie

▸ **Defibrillation.** Die frühzeitige Defibrillation ist die entscheidende Maßnahme, um bei einem Kreislaufstillstand aufgrund von **Kammerflimmern/-flattern** oder einer **pulslosen ventrikulären Tachykardie** einen Sinusrhythmus herbeizuführen. Bei der Defibrillation sorgt ein **Gleichstromimpuls** für eine schlagartige Depolarisation aller unkoordiniert elektrisch aktiven Herzmuskelzellen. Die nachfolgende Asystolie schafft dann die Voraussetzungen dafür, dass wieder spontane, vom Sinusknoten gesteuerte Herzaktionen auftreten können.
Zur **Durchführung** einer externen Defibrillation werden die Elektroden („Paddles") nach dem Laden des Gerätekondensators meist *anterior-lateral*, d. h. die eine rechts parasternal unterhalb der Klavikula, die andere links in der vorderen Axillarlinie über der Herzspitze (5. ICR), auf den Thorax aufgesetzt *(D2)*. Die Stromflussrichtung spielt bei der Defibrillation keine Rolle, sodass es gleichgültig ist, auf welcher Position sich die Plus- und die Minuselektrode befinden. Um den Übergangswiderstand zu reduzieren und so Energieverluste auf dem Weg zum Herzen zu minimieren (und außerdem Hautverbrennungen im Elektrodenbereich zu verhindern), müssen die Paddles ausreichend mit Elektrodengel bestrichen und fest auf den Thorax gedrückt werden. Wenn möglich, sollten vorher die Haare an diesen Stellen abrasiert werden.
Früher wurde monophasisch defibrilliert, was bedeutet, dass der Strom nur in eine Richtung fließt, heutzutage wird die **biphasische Entladung** bevorzugt. Hierbei wechselt der Strom einmal seine Polarität und fließt demnach einmal zwischen den Elektroden hin und her. Dadurch vermindert sich die benötigte Energie deutlich (bis zu ca. 50 %), d. h., die Defibrillationsschwelle wird reduziert. Außerdem soll so ein erneutes Flimmern verhindert werden. Nach den bisherigen Untersuchungsergebnissen ist die biphasische Defibrillation effektiver als die monophasische. Sie wird daher diese zukünftig wohl völlig verdrängen. Nützlich bei den neuesten Defibrillatoren ist außerdem die automatische Messung der *transthorakalen Impedanz* mit entsprechender Anpassung des Stromflusses. Auf diese Weise wird die Effektivität des einzelnen Schocks gesteigert und das Risiko einer myokardialen Schädigung verringert. Hier scheinen *Rechteckimpulse* von Vorteil zu sein, denn sie lassen am ehesten hohe Stromspitzen am Myokard vermeiden.

▸ **Herzschrittmacher.** Bei bedrohlichen, persistierenden bradykarden Rhythmusstörungen mit erhaltener Kontraktionsfähigkeit des Myokards ist eine Schrittmachertherapie indiziert. Notfallmäßig wird **transkutan** über anterior-posterior platzierte Klebeelektroden stimuliert (die eine Elektrode linkspräkordial, die andere am Rücken links paravertebral).

Erweiterte Maßnahmen II

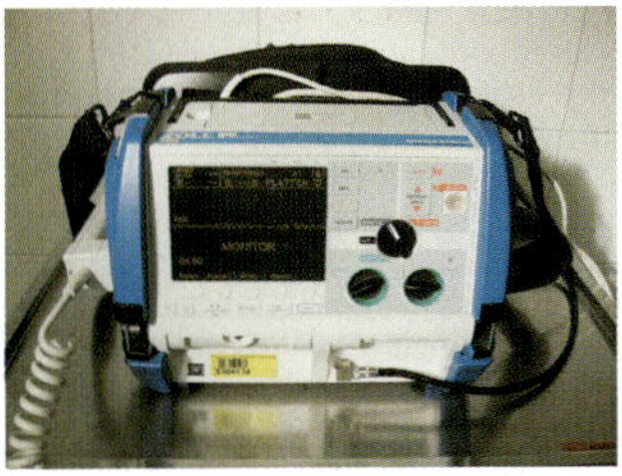

1. Defibrillator

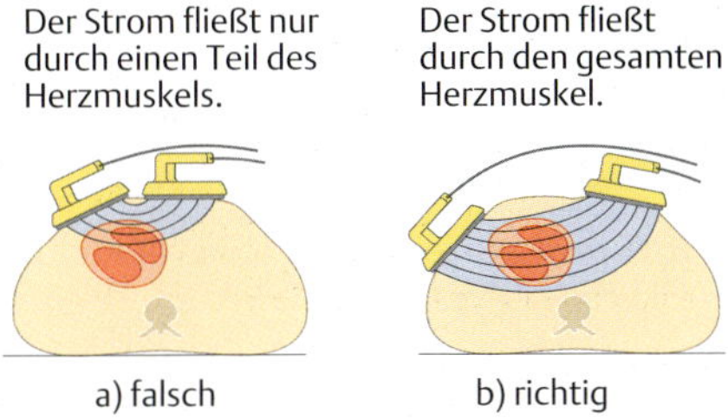

2. Plazierung der Defibrillationselektroden

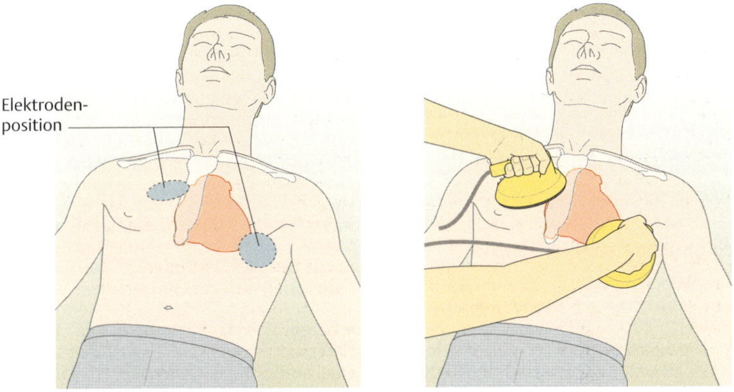

3. Durchführung einer externen Defibrillation

1. Jede **monophasische Defibrillation** wird bei Erwachsenen mit **360 Joule,** jede **biphasische mit 200 Joule** durchgeführt.
2. Die **Unterscheidung einer Asystolie von feinem Kammerflimmern** ist manchmal sehr schwierig. Gegebenenfalls muss nach erfolgloser Basisreanimation und Adrenalingabe probatorisch ein Defibrillationsversuch unternommen werden.
3. Unbedingte Voraussetzung für eine erfolgreiche Defibrillation ist die **ausreichende Versorgung des Myokards mit Sauerstoff.**
4. Um beim Patienten **Verbrennungen,** ausgelöst durch Funkenschlag bei unsachgemäßer Handhabung des Defibrillators zu verhindern, müssen höhere O_2-Konzentrationen in der Umgebungsluft vermieden werden. Hierzu sollten offene O_2-Quellen (z.B. dekonnektierte Beatmungsschläuche) mindestens 1 m vom Thorax des Patienten entfernt werden.
5. Wird die **Defibrillation bei Schrittmacherträgern** durchgeführt, so müssen die Elektroden ca. 10 cm vom Aggregat entfernt platziert werden.

4. Hinweise zur externen Defibrillation

D. Elektrotherapie

A. Irreversibler Herztod

Die Reanimationsmaßnahmen werden so lange fortgesetzt, bis entweder der Spontankreislauf wieder in Gang kommt oder die Zeichen des irreversiblen Herztodes eintreten. Ein **irreversibler Herztod** kann angenommen werden, wenn auch unter optimaler und erweiterter Therapie im EKG **über mehr als 30** Minuten **eine Asystolie** nachweisbar bleibt. Bei noch erhaltener elektrischer (Rest-)Aktivität, z. B. bei Kammerflimmern, muss zwar grundsätzlich eine Wiederbelebbarkeit des Herzens unterstellt werden, aber auch hier ist nach dieser Zeitspanne die Prognose im Hinblick auf eine Restitutio ad integrum äußerst kritisch zu sehen, da mit noch so guter Reanimationstechnik allein strukturelle Hirnschäden über längere Zeit nicht verhindert werden können. Einzuschränken ist, was die 30-Minuten-Grenze angeht, dass sie nur für **normotherme Erwachsene** gilt. Bei Kindern sowie bei Hypothermie und anderen besonderen Umständen (z. B. Intoxikationen) ist eine darüber hinausgehende Fortführung der Reanimationsbemühungen gerechtfertigt.

B. Erfolgreiche Reanimation

Ziel einer Reanimation ist nicht nur die Wiederherstellung eines suffizienten Eigenkreislaufs, sondern auch die **Verhinderung dauerhafter neurologischer Defizite** („zerebrale Reanimation"). Umso wichtiger ist es daher, so früh wie möglich mit der Reanimation zu beginnen. Die Zeit, die das Gehirn zur Erholung nach einer Reanimation braucht, nimmt exponentiell mit der Dauer der totalen Ischämie zu. In diesem Zusammenhang lassen sich 3 mögliche Folgezustände unterscheiden *(B)*.

C. Nachbehandlung

Die Weiterbehandlung des Patienten nach erfolgreicher Reanimation sollte in jedem Fall auf einer Intensivstation stattfinden. In dieser Phase kommt es darauf an, die bestmöglichen Voraussetzungen für eine **völlige Erholung des postischämischen Gehirns** zu schaffen *(C)*, wobei die *nachhaltige Kreislaufstabilisierung* und die *Optimierung der Beatmung* am wichtigsten sind.

▸ **Zerebrale Perfusion.** Neben adäquater Oxygenierung ist das Ziel, vor allem eine zerebrale Ischämie zu verhindern. Zu diesem Zweck muss für hämodynamische Stabilität und einen **ausreichenden zerebralen Perfusionsdruck** (CPP; s. auch Kap. 9.2) gesorgt werden. Das gilt besonders für noch bewusstlose Patienten nach einem längeren Kreislaufstillstand. Bei ihnen kann sich ein Hirnödem und damit ein erhöhter Hirndruck entwickeln, sodass eine arterielle Hypotension deletäre Folgen haben kann. Bei der Beatmung solcher Patienten gilt es, eine **Normoventilation** zu erreichen und sowohl eine Hyperventilation als auch eine Hypoventilation zu vermeiden. Während eine Hypoventilation die zerebrale Durchblutung durch Zunahme des $PaCO_2$ steigert und so ein Hirnödem verstärken kann, muss bei einer Hyperventilation mit einer zerebralen Ischämie gerechnet werden. Zu beachten ist, dass es mit dem Wiedereinsetzen des Spontankreislaufs zu einem drastisch vermehrten Anfall an CO_2 kommt. Das liegt zum einen daran, dass die Glykolyse wieder aerob abläuft, und zum anderen daran, dass die im Gewebe angehäuften, aus der anaeroben Glykolyse stammenden H+-Ionen nun in die Zirkulation gelangen und durch HCO_3 gepuffert werden, sodass auch auf diese Weise in verstärktem Maße CO_2 gebildet wird. Um einen nachhaltigen Anstieg des $PaCO_2$ durch Anpassung der Beatmung verhindern zu können, sollten in der frühen Phase nach einer Reanimation engmaschige Blutgasanalysen und möglichst auch ein endexspiratorisches CO_2-Monitoring durchgeführt werden.

▸ **Zerebraler O_2-Verbrauch.** Die bisherigen Untersuchungen sprechen dafür, dass mit einer **milden Hypothermie** (T = 32 – 34 °C) das neurologische Ergebnis bei Patienten, die nach der Reanimation bewusstlos bleiben, verbessert werden kann. Ob und in welchem Maße daran neben der Senkung des zerebralen O_2-Verbrauchs weitere Mechanismen beteiligt sind, ist noch offen. Wichtig ist aber, die Hypothermie so schnell wie möglich einzuleiten.

▸ **Zerebraler Glukosestoffwechsel.** Von Bedeutung ist nicht nur die Vermeidung einer **Hypoglykämie** (Substratmangel), sondern auch die einer **Hyperglykämie.** Bei einem Überangebot an Glukose droht nämlich in noch minderperfundierten Hirnregionen aufgrund des nicht ausreichend vorhandenen Sauerstoffs eine Lactatazidose (Folge der anaeroben Glykolyse) und dadurch eine Zunahme des Zellschadens.

Verlauf und Prognose

Kriterien für die Beendigung einer nicht erfolgreichen Reanimation

- länger als 30 min persistierende Asystolie oder Hyposystolie bei Normothermie und fehlenden Hinweisen auf eine Intoxikation oder andere besondere Umstände
- Bekanntwerden von Informationen wie
  - unheilbares Tumorleiden o.ä.
  - glaubhaften Willensäußerungen des Patienten zu Lebzeiten, dass er Wiederbelebungsmaßnahmen ablehnt
- Auftreten sicherer Todeszeichen (z.B. Totenflecke)

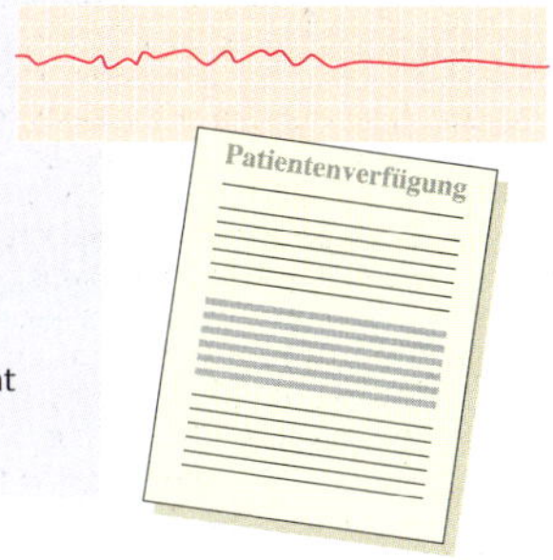

A. Irreversibler Herztod

Mögliche Folgezustände nach Reanimation

1. sofortiges Aufwachen des Patienten und Wiedererlangen aller ZNS-Funktionen (Hypoxie nicht länger als 3–5 min)
2. Wiedereintrübung nach initialem Aufwachen (Hirnödem als Folge einer postischämischen Hypoxie)
3. anhaltende Bewusstlosigkeit (Hypoxie länger als 3–5 min)

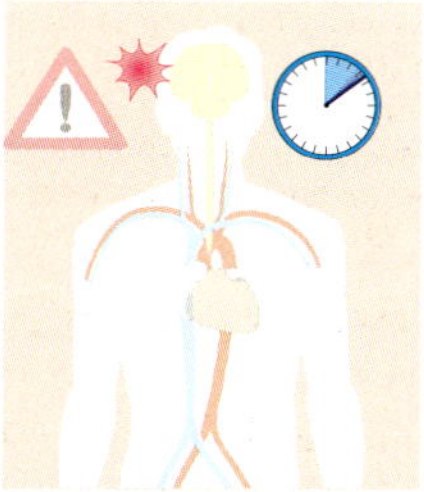

B. Erfolgreiche Reanimation

Empfehlungen zur Weiterbehandlung nach erfolgreicher Reanimation

1. Patienten bis zum Ergebnis der arteriellen BGA mit einer FIO_2 von 1,0 beatmen: PaO_2 100–120 mmHg, $PaCO_2$ 35–40 mmHg (möglichst auch $PECO_2$-Kontrolle), pH-Wert im Normalbereich halten
2. Der MAP sollte zwischen 80 und 100 mmHg liegen, der CPP mindestens 60–70 mmHg betragen. Für ein ausreichendes HZV muss das intravasale Volumen normalisiert werden (SvO_2 70–75 %). Gegebenenfalls ist der Einsatz von vasoaktiven Substanzen erforderlich.
3. Oberkörper ca. 30° hoch lagern, um den hirnvenösen Abfluss zu verbessern
4. Unruhe, Anstrengung, Krampfanfälle und Schmerzen primär durch ausreichende Analgosedierung mit Midazolam und Fentanyl oder Sufentanil verhindern
5. Hkt ca. 30 %, BZ 100–150 mg/dl, Elektrolyte im Normalbereich halten
6. bei anhaltender Bewusstlosigkeit Hypothermie anstreben und Patienten für 12–24 h auf 32–34 °C kühlen (anschließend aktive Wiedererwärmung über ca. 6 h)
7. Aufwachversuch möglichst erst nach CCT-Kontrolle (Ausschluss eines Hirnödems) unternehmen

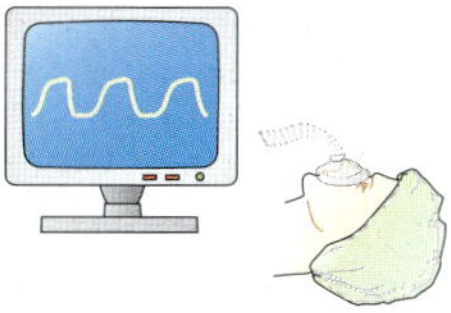

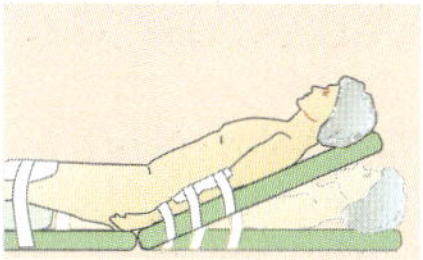

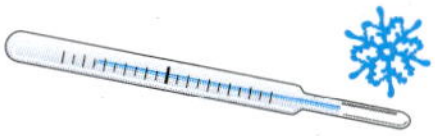

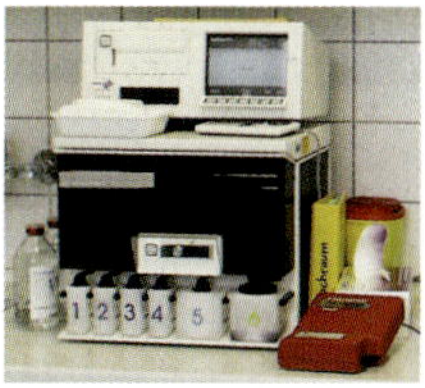

C. Nachbehandlung

Tab. 1 Eigenschaften und biophysikalische Daten gebräuchlicher Inhalationsanästhetika.

	Isofluran	Sevofluran	Desfluran	N_2O	Xenon
Geruch	ätherisch	„mild“	ätherisch	geruchlos	geruchlos
Siedepunkt (°C)	48,5	58,5	22,8	-88,5	−108,2
Aggregationszustand bei 20 °C	dampfförmig	dampfförmig	dampfförmig	gasförmig	gasförmig
Dampfdruck bei 20 °C (mmHg)	240	160	669	P_{atm} [1]	P_{atm} [1]
Verteilungskoeffizienten bei 37 °C					
• Blut/Gas	1,40	0,65	0,46	0,47	0,12
• Gehirn/Blut	1,6	1,7	1,3	1,1	?[2]
• Fett/Blut	45	47	27	2,3	ca. 20?
MAC_{50} in 100 % O_2 (Vol.-%) bei 37 °C[3]	1,2	2,0	6,0	104[4]	71
MAC_{50} in 70 % N_2O (Vol.-%) bei 37 °C[3]	0,6	1,1	2,8		
Metabolisierungsrate (%)	< 1	2 – 5	< 0,1	0	0
Metaboliten	Trifluoracetat	Fluoridionen	Trifluoracetat, Fluoridionen	∅	∅
Explosibilität	∅	∅	∅	∅	∅
Zerstörung der Ozonschicht	gering	sehr gering	sehr gering	gering[5]	nein
Stabilität in Atemkalk	bedingt	∅	∅	ja	ja

[1] atmosphärischer Druck; [2] noch nicht ermittelt; [3] Erwachsene mittleren Lebensalters; [4] theoretischer Wert; [5] aber ausgeprägter Treibhauseffekt

Tab. 2 Nebenwirkungen gebräuchlicher Inhalationsanästhetika.

	Isofluran	Sevofluran	Desfluran	N_2O	Xenon
Atmung und Atemwege					
Atemdepression	++	+	++	(+)	(+)
Bronchodilatation	+	+	(+)	∅	∅
Schleimhautreizung	ja	∅	ja	∅	∅
Eignung zur Narkoseeinleitung	bedingt	ja	∅	ja[1]	ja[1]
Herz und Kreislauf					
Myokardkontraktilität	(↓)	↓	↓	±0/(↓)	±0
Herzzeitvolumen	↓	(↓)	(↑)	±0	±0
peripherer Gefäßwiderstand	↓↓	↓	↑[2]	(↑)[3]	±0
mittlerer arterieller Druck	↓↓	↓	↑[2]	±0	±0
Herzfrequenz	↑↑	↑	↑[2]	±0	±0
Arrhythmogenität[4]	(+)	(+)	+	∅	∅
myokardialer O_2-Verbrauch	(↓)	↓	↑	±0	±0
Koronardilatation	++	+	+	∅	∅
Myokardperfusion	(↑)[5]	(↑)[5]	↑	±0	±0
Wirkung auf andere Organe					
Hirndurchblutung/-druck	bis 1 MAC ± 0	bis 1 MAC ± 0	↑	↑	(↑)
Leberdurchblutung/-funktion	±0?	±0?	±0?	±0	±0
Hepatotoxizität	∅	∅	∅	∅	∅
Nierendurchblutung/-funktion	±0?	±0?	±0?	±0	±0
Nephrotoxizität	∅	(+)[6]	∅	∅	∅
Varia					
Auslösung von Übelkeit/ Erbrechen	++	++	++	+	∅
Stickstoffinterferenz	∅	∅	∅	ja	geringer als bei N_2O
Knochenmarkdepression	∅	∅	∅	bei Langzeiteinsatz möglich	∅
Triggerung einer MH-Krise	+	+	+	∅	∅
Reaktion mit (trockenem) Atemkalk	+	+	++	∅	∅

[1] nur in Kombination mit volatilem A.; [2] durch passagere Sympathikusaktivierung; [3] durch geringe indirekt sympathomimetische Wirkung; [4] Sensibilisierung für Katecholamine; [5] relative Zunahme; [6] denkbar, aber nicht nachgewiesen; ? wahrscheinlich ohne relevanten Einfluss

Tab. 3 Pharmakologische Daten und Eigenschaften gebräuchlicher Injektionshypnotika.

	Thiopental	Methohexital	Propofol	Etomidat	Midazolam	S(+)-Ketamin
Zubereitung	Trockensubstanz + Lösungsmittel	Trockensubstanz + Lösungsmittel	Sojaöl-Emulsion LCT oder MCT/LCT[1]	Sojaöl-Emulsion MCT/LCT[1]	Lösung (Hydrochlorid)	Lösung (Hydrochlorid)
Lösungskonzentration			10 oder 20 mg/ml	2 mg/ml	1 oder 5 mg/ml	5 oder 25 mg/ml
Hypnose						
• Einleitungsdosis	3 – 7 mg/kg	1 – 2 mg/kg	1,5 – 2,5 mg/kg	0,15 – 0,3 mg/kg	0,15 – 0,2 mg/kg	0,5 – 1,0 mg/kg
• Erhaltungsdosis (TIVA)			2 – 6 mg/kg/h		0,1 – 0,15 mg/kg/h	1 – 3 mg/kg/h
Sedierung						
• Einleitungsdosis		0,5 mg/kg	0,5 – 1,0 mg/kg		0,05 – 0,1 mg/kg	0,25 mg/kg
• Erhaltungsdosis			1 – 2 mg/kg/h		0,05 mg/kg/h	0,5 mg/kg/h
Wirkungseintritt	15 – 45 s	15 – 45 s	15 – 45 s	15 – 45 s	45 – 90 s	45 – 90 s
Dauer der *hypnotischen* Wirkung	5 – 15 min	5 – 10 min	5 – 10 min	5 – 10 min	15 – 30 min	10 – 15 min
Eliminations-HWZ	5 – 10 h	2 – 3 h	ca. 1 h	2 – 3 h	2 – 3 h	ca. 2 h
Wirkungsüberhang	deutlich	deutlich	gering, Euphorie möglich	minimal	deutlich	deutlich, Halluzinationen möglich
Verwendbarkeit						
• Narkoseeinleitung	ja	ja	ja	ja	ja	ja[2]
• TIVA	∅	∅	ja	∅[3]	möglich[4]	möglich[5]
• i. v. Kurznarkose6 (< 15 min)	bedingt	bedingt	ja	ja	bedingt4	bedingt2
• Analgosedierung	bedingt[6]	bedingt[6]	ja[7]	∅	ja[7]	ja[5]

[1] MCT = mittelkettige, LCT = langkettige Triglyceride; [2] immer in Kombination mit Midazolam; [3] *cave*: mögliche NNR-Suppression!; [4] in Kombination mit S(+)-Ketamin; [5] in Kombination mit Midazolam oder Propofol; 6 in Kombination mit Opioid; 7 in Kombination mit Opioid oder S(+)-Ketamin

Tab. 4 Nebenwirkungen gebräuchlicher Injektionshypnotika.

	Thiopental	Methohexital	Propofol	Etomidat	Midazolam	Ketamin
Atmung und Atemwege						
Atemdepression	++	++	++	+	(+)	(+)
Bronchodilatation	∅	∅	∅	∅	∅	+
Herz und Kreislauf						
Myokardkontraktilität	↓	↓	↓	±0	±0	↓
Herzzeitvolumen	↓	↓	(↓)	±0	±0/(↓)	↑
peripherer Gefäßwiderstand	variabel	variabel	↓↓	±0	(↓)	↑
mittlerer arterieller Druck	↓	↓	↓↓	±0	(↓)	↑↑
Venodilatation (→ venöses Pooling)	++	++	++	∅	+	∅
Herzfrequenz	↑	↑↑	↓	±0	(↓)	↑↑
myokardialer O_2-Verbrauch	↑	↑	↓	±0	±0/(↓)	↑↑
Wirkung auf andere Organe						
Hirndurchblutung/-druck	↓↓	↓↓	↓↓	↓↓	↓	↑
Leberdurchblutung/-funktion	↓	↓	(↓)	±0	±0	±0
Nierendurchblutung/-funktion	↓	↓	(↓)	±0	±0	±0
Varia						
Antikonvulsion	++	++	+	+	++	(+)
Antiemesis	∅	∅	wahrscheinlich	∅	∅	∅
Venenreizung	ja	ja	ja	gering*	∅	∅
Gewebenekrosen nach Fehlinjektionen	ja	ja	∅	∅	∅	∅
Histaminfreisetzung	ja	ja	∅	∅	∅	∅
NNR-Suppression	(+)	(+)	(+)	+	(+)	∅

* gilt nur für die Fettemulsion

Tab. 5 Nebenwirkungen der „Narkose-Opioide".

	Rezeptorvermittelt	Unspezifisch	Zentral	Peripher	Relevanz
Sedierung	✓		✓		+
Atmung und Atemwege					
Atemdepression	✓		✓		++
Dämpfung des Hustenreizes	✓		✓		+
Thoraxrigidität	✓		✓		+
Bronchokonstriktion	✓		✓		(+)
Herz und Kreislauf					
Bradykardie	✓		✓		+
Blutdrucksenkung	✓		✓		+
Venodilatation	✓		✓		+
negative Inotropie		✓		✓	∅
Varia					
Hemmung der Blasenentleerung	✓		✓		+
Obstipation	✓			✓	∅
Übelkeit/Erbrechen	✓	✓	✓	✓	+
Pruritus	✓	✓		✓	(+)[1]
Suchtauslösung	✓		✓		∅[2]
Hypothermie	✓		✓		+
Miosis	✓		✓		∅

[1] nur bei intrathekaler oder epiduraler Gabe; [2] nur bei ehemals Abhängigen

Tab. 6 Pharmakologische Daten und Eigenschaften der „Narkose-Opioide".

	Fentanyl	Sufentanil	Alfentanil	Remifentanil
Zubereitung	Lösung (Hydrogen-citrat)	Lösung (Hydrogen-citrat)	Lösung (Hydrochlorid)	Trockensub-stanz + Lö-sungsmittel
Lösungskonzentration	0,05 mg/ml	0,005 od.	0,05 mg/ml 0,5 mg/ml	
Narkose				
• Bolusdosis[1]	1 – 4 µg/kg	0,2 – 0,5 µg/kg	10 – 20 µg/kg	1 – 2 µg/kg
• Erhaltungsdosis (TIVA)		ca. 0,5 µg/kg/h	3 – 5 µg/kg/min	0,1 – 0,3 µg/kg/min
Analgosedierung				
• Bolusdosis	1 – 2 µg/kg	0,1 – 0,2 µg/kg	5 – 7 µg/kg	0,5 – 0,75 µg/kg
• Erhaltungsdosis	0,5 – 1,0 µg/kg	0,05 – 0,1 µg/kg	0,5 – 1,0 µg/kg/min	0,025 – 0,1 µg/kg/min
Anschlagzeit[2]	4 – 5 min	2 – 3 min	1 – 1,5 min	1 – 1,5 min
Dauer der operativ nutzbaren Wirkung[3]	20 – 30 min	ca. 30 min	10 – 15 min	5 – 10 min
Dauer der Gesamtanalgesie[4]	1 – 2 h	ca. 2 h	30 – 60 min	ca. 20 min
Eliminations-HWZ	3 – 4 h	2 – 3 h	1,5 h	5 – 10 min
kontextsensitive HWZ				3 – 4 min (konstant!)
Kumulation/Wirkungsüber-hang	deutlich	deutlich	mäßig	∅
Indikationen				
• endotracheale Intubation	ja	ja	ja	ja
• balancierte Anästhesie	ja	ja	ja	∅[5]
• TIVA	∅	∅	ja	ja
• i. v. Kurznarkose (< 15 min)[5]	∅	∅	ja	ja
• Analgosedierung[6]	ja	ja	ja	v. a. Kurz-eingriffe
• Supplementierung von Regionalanästhesien	ja	∅	∅	∅
• intrathekal/epidural	möglich	möglich[7]	∅	∅[8]

[1] zur Unterdrückung der Intubationsreaktion (immer zusammen mit i. v. Hypnotikum) bzw. zur primären Analgesie bei balancierten Anästhesien; [2] Zeit bis zur maximalen Wirkung; [3] entspricht der Dauer der maximalen Analgesie; [4] umfasst die analgetische Maximal- und Restwirkung; [5] nur On-top-Gabe bzw. als Bolus; [6] in Kombination mit Sedativum; [7] Zulassung nur für epidurale Anwendung; [8] enthält potenziell neurotoxisches Glycin als Hilfsstoff

Tab. 7 Pharmakologische Daten und Eigenschaften gebräuchlicher Muskelrelaxanzien.

	Succinylcholin	Mivacurium	Atracurium	cis-Atracurium	Vecuronium	Rocuronium	Pancuronium
Zubereitung	Lösung (Chlorid)	Lösung (Chlorid)	Lösung (Besilat)	Lösung(Besilat)	Pulver + Lsg.-Mittel	Lösung (Bromid)	Lösung (Bromid)
Lösungskonzentration	10 od. 20 mg/ml	2 mg/ml	10 mg/ml	2 mg/ml		10 mg/ml	2 mg/ml
ED_{95}	0,3 mg/kg	0,06 – 0,08 mg/kg	0,2 – 0,25 mg/kg	0,05 mg/kg	0,05 mg/kg	0,3 mg/kg	0,05 mg/kg
Intubationsdosis (2-fache ED_{95})	1 – 1,5 mg/kg[1]	0,15 – 0,2 mg/kg	0,5 – 0,6 mg/kg	0,1 mg/kg	0,1 mg/kg	0,6 mg/kg	0,1 mg/kg
Repetitionsdosis		0,03 mg/kg	0,1 mg/kg	0,02 mg/kg	0,02 mg/kg	0,1 mg/kg	0,02 mg/kg
Erhaltungsdosis (kontinuierlich)		4 – 6 µg/kg/min[2]		1 – 2 µg/kg/min[2]			
Anschlagzeit[3] bei 2-facher ED_{95}	30 – 60 s[1]	2,5 – 3,5 min	1,5 – 2,5 min	3 – 4 min	2 – 3 min	1 – 2 min	3 – 4 min
DUR_{25}[4] bei ED_{95}		ca. 10 min	ca. 20 min	ca. 25 min	ca. 20 min	ca. 20 min	ca. 30 min
DUR_{25}[4] bei 2-facher ED_{95}	ca. 5 min[1]	15 – 20 min	30 – 40 min	40 – 50 min	30 – 40 min	35 – 45 min	90 – 100 min
Erholungsindex[5] bei 2-facher ED_{95}	ca. 5 min[1]	ca. 10 min[6]	ca. 15 min[6]	ca. 15 min[6]	ca. 15 min	ca. 20 min	30 – 40 min
Elimination	PChE7-Hydrolyse	PChE7-Hydrolyse, Esterhydrolyse	Hofmann-Reaktion, Esterhydrolyse	Hofmann-Reaktion	Leber (Niere)	Leber	Niere (Leber)
Kumulation		∅	∅	∅	mäßig	mäßig	deutlich
Indikationen							
Intubation	ja	ja	ja	ja	ja	ja	ja
„Blitzeinleitung"	ja	∅	∅	∅	∅	bedingt	∅
Operationen	∅	ja	ja	ja	ja	ja	ja
TIVA	∅	ja	bedingt	∅	∅	∅	∅

[1] ≈ 4-fache ED_{95}; [2] zur Aufrechterhaltung einer ca. 95 %igen neuromuskulären Blockade (die geringere Dosis gilt für eine balancierte Anästhesie mit volatilen Anästhetika, die höhere für eine TIVA); [3] gute Intubationsverhältnisse (ohne Priming); [4] klinische Wirkungsdauer; [5] entspricht dem Repetitionsintervall; [6] dosisunabhängig!; [7] PChE = Plasmacholinesterase. Hinweis: Die in der Tabelle angegebenen Dosen und Zeiten sind Mittelwerte. Sie beziehen sich auf die i. v. Applikation und wurden ohne Anwesenheit wirkungs-

Tab. 8 a Kalziumgehalt im Plasma.

	Gesamt	Ionisiert	Proteingebunden	Komplex-gebunden
Konzentration	2,0 – 2,5 mmol/l	1,0 – 1,3 mmol/l		
relativer Anteil	= 100 %	50 %	40 %	10 %

Tab. 8 b Auswirkungen einer ionisierten Hypokalzämie.

Ionisiertes Serumkalzium	Auswirkungen
< 0,8 mmol/l	Abnahme der Myokardkontraktilität und des Gefäßtonus
< 0,5 mmol/l	deutliche Kreislaufdepression
< 0,3 mmol/l	Störungen der Blutgerinnung

Tab. 9 a Sekundäre Hypertonien.

renal	renovaskuläre Erkrankungen (z. B. Nierenarterienstenose) glomeruläre Erkrankungen diabetische Glomerulosklerose (Kimmelstiel-Wilson-Syndrom)
endokrin	Phäochromozytom Cushing-Syndrom Conn-Syndrom adrenogenitales Syndrom EPH-Gestose Hyperthyreose (nur systolische Hypertonie)
kardiovaskulär (bis auf Isthmusstenose nur systolische Hypertonie)	Sklerose der großen Gefäße Aorteninsuffizienz Aortenisthmusstenose (Blutdruckerhöhung nur in der oberen Körperhälfte) AV-Block III. Grades hyperkinetisches Herzsyndrom arteriovenöse Fistel
pharmakogen	Ovulationshemmer Steroide Monoaminoxidasehemmer
neurogen	zentrale Störungen der Kreislaufregulation (z. B. bei Hirndrucksteigerung)

Tab. 9 b Einteilung der arteriellen Hypertonie nach Schweregrad (angelehnt an die WHO-Empfehlungen).

Schweregrad	Diastolischer Blutdruck*	Systolischer Blutdruck*
milde Hypertonie	90 – 99 mmHg	140 – 159 mmHg
mittelschwere Hypertonie	100 – 109 mmHg	160 – 179 mmHg
schwere Hypertonie	110 – 120 mmHg	≥ 180 mmHg
maligne Hypertonie	> 120 mmHg	

* gemessen als Ruheblutdruck

Anhang

Tab. 10 Einteilung der ventrikulären Herzrhythmusstörungen nach *Lown*.

Stadium	Ventrikuläre Extrasystolen (VES)
0	keine
I	isolierte monotope VES < 30/h oder < 1/min
II	isolierte monotope VES > 30/h oder > 1/min
IIIa	polytope VES
IIIb	Bigeminus
IVa	gekoppelte VES (Couplets)
IVb	mehrfach repetierte VES (Salve[n])
V	frühzeitig einfallende VES („R-auf-T-Phänomen")

Tab. 11 Häufige Ursachen der chronischen Niereninsuffizienz.

Ursache	Häufigkeit
Diabetes mellitus	ca. 30 %
arterielle Hypertonie (Nephrosklerose)	ca. 25 %
Glomerulonephritiden	ca. 15 %
interstitielle Nephritiden	ca. 10 %
Zystennieren	ca. 5 %
Systemerkrankungen	ca. 5 %
Arzneimittel (z. B. Analgetika, Antibiotika)	< 5 %

Formel zur Umrechnung der Kreatininclearance auf die Körperoberfläche

$$Cl_{korr} = Cl_{Lab} \cdot 1{,}73\ m^2/KOF \text{ des Patienten}$$

Cl_{korr} = korrigierte Kreatininclearance
Cl_{Lab} = im Labor ermittelte Kreatininclearance
KOF = Körperoberfläche

Tab. 12 Enzymveränderungen bei Leberschäden.

Enzym	Normalwert i. Serum (U/l)	Halbwerts-zeit (h)	Vorkommen	Ursache erhöhter Serumwerte	Relevanz
LDH	bis 240	ca. 50	Zytosol	Zellmembran-schädigung	leichter Paren-chymschaden
GPT	bis 22	ca. 50	Zytosol	Zellmembran-schädigung	leichter Paren-chymschaden
GOT	bis 18	ca. 20	Zytosol + Mi-tochondrien	Zellmembranschä-digung oder Zell-nekrose	leichter oder schwerer Paren-chymschaden
GLDH	bis 4	ca. 20	Mitochon-drien	Zellnekrose (leberspezifisch)	schwerer Paren-chymschaden
γ-GT	bis 28	ca. 85	Gallengangs-epithelien	Schädigung der Epithelzellen	Cholestase

Tab. 13 Differenzialdiagnose der Hyperbilirubinämie.

	Prähepatischer Ikterus	Intrahepatischer Ikterus	Posthepatischer Ikterus
Ursachen	Hämolyse (hämolytische Anämien, Transfusions-reaktionen, Hämatomre-sorption) Verbrennun-gen, Infektionen	Leberparenchymschaden (infektiös/toxisch), Virus-hepatitis, Bilirubinstoff-wechselstörung	Verschluss der Gallenwege (Steinokklusion, Pankreaskopf-tumor)
Diagnose			
indirektes Bilirubin	↑↑	↑	(↑)
direktes Bilirubin	(↑)	↑	↑↑

↑ Serumkonzentration erhöht

Tab. 14 Klassifikation des Körpergewichts (nach Empfehlung der WHO).

Gewichts-kategorie	Body-Mass-Index[1] (BMI)	Broca-Index2	Bemerkungen
Untergewicht	< 18,5		deutlich erhöhtes perioperatives Risiko
Normalgewicht	18,5 – 24,9		
Übergewicht	≥ 25		
Präadipositas	25 – 29,9		für sich allein keine anästhesiologi-sche Relevanz
Adipositas Grad 1	30 – 34,9	Adipositas > 30 %	
Adipositas Grad 2	35 – 39,9		leicht erhöhtes perioperatives Risiko
Adipositas Grad 3	≥ 40	Adipositas per-magna	deutlich erhöhtes perioperatives Risiko

[1] Körpergewicht in kg/(Körpergröße in m)^2; [2] Körpergröße – 100 = Normalgewicht in kg

Tab. 15 Grenzwerte der Plasmaglukose[1].

	Nüchtern-PG (mg/dl)	Wert 2 h nach OGTT2 (mg/dl)
Normalbefund	< 110	< 140
pathologische Glukosetoleranz	110 – 125	140 – 199
manifester Diabetes mellitus	≥ 126[3/4]	≥ 200*

[1] Die Messung der Serumglukose ist obsolet, weil Serumproben keinen Zusatz enthalten, der die Glykolyse in den Erythrozyten hemmt, sodass infolgedessen falsch niedrige Werte bestimmt werden. [2] oraler Glukosetoleranztest (Belastung mit 75 g Glukose); [3] früher 140 mg/dl; [4] in Vollblut 110 mg/dl

Tab. 16 Pharmakotherapie bei Morbus Parkinson.

Medikamente	Wirkungsmechanismus
L-Dopa (Levodopa) + peripherer Dopa-Decarboxylase-Hemmer	liquorgängige Vorstufe des Dopamins Verhinderung der peripheren Umwandlung von Dopa zu Dopamin und damit typischer kardiovaskulärer Nebenwirkungen
Bromocriptin (Pravidel) Lisurid (Dopergin)	Dopaminagonist Dopaminagonist
Amantadin (PK-Merz)	Steigerung der Synthese und Sekretion von Dopamin, postsynaptischer Dopaminagonist
MAOB-Hemmer z. B. Selegilin (Movergan)	Verminderung des Dopaminabbaus
COMT-Hemmer z. B. Tolcapon (Tasmar)	Verminderung des Dopaminabbaus
Anticholinergika z. B. Biperiden (Akineton)	Hemmung cholinerger Neurone

Tab. 17 Komplikationen einer Therapie mit Cholinesterasehemmern.

	Myasthenische Krise	Cholinerge Krise	
Ursache	Unterdosierung	Überdosierung	
Mechanismus		anhaltende Depolarisation der neuromuskulären Endplatte	Überstimulation des Parasympathikus
Symptome	muskuläre Ateminsuffizienz, mangelhaftes Abhusten, Schluckstörungen	Muskelschwäche (→ muskuläre Ateminsuffizienz)	Bradyarrhythmie, Hypotonie, Bronchokonstriktion, Hypersalivation, Schwitzen, Miosis, Übelkeit/Erbrechen u. a.
Therapie	Dosis des Cholinesterasehemmers erhöhen	Cholinesterasehemmer absetzen; kein Antidot vorhanden!	Atropin o. ä. als Antidot

Tab. 18 Substanzen mit anaphylaktoid-anaphylaktischer Potenz.

Substanz	Mechanismus		Besonderheiten/Bemerkungen
	anaphylaktoid	anaphylaktisch	
Intravenöse Hypnotika			
• Thiopental, Methohexital	+	+	
• Propofol, Midazolam		(+)	
Ketamin	(+)		
volatile Inhalationsanästhetika	(+)		
Muskelrelaxanzien			
• Succinylcholin	++	++	
• Vecuronium	(+)	+	Hemmung der Histamin-N-Methyltransferase
• Rocuronium	(+)	++	Hemmung der Histamin-N-Methyltransferase
• Atracurium, Mivacurium	++		i. d. R. nur lokale Symptome
Ester-Lokalanästhetika (LA)	+	+	bei Amid-LA dagegen überwiegend durch Konservierungsstoffe oder Lösungsvermittler bedingt
Analgetika			
• NSAID (z. B. ASS)	++		durch den Wirkungsmechanismus (Leukotriene ↑)
• Pyrazolderivate (z. B. Metamizol)		+	
Kolloidale Volumenersatzmittel			
• Dextrane		++	präformierte IgG-Antikörper
• Gelatine	++	+	
• Hydroxyethylstärke	(+)		sehr selten
• Humanalbumin		(+)	sehr selten
Konservenblut	(+)	(+)	
Röntgenkontrastmittel	++	+	seltener bei den neueren, nicht ionischen Kontrastmitteln
Heparin		(+)	
Protamin	+++	(+)	

Fortsetzung ►

Tab. 18 Fortsetzung

Substanz	Mechanismus		Besonderheiten/Bemerkungen
β-Lactam-Antibiotika		+++	in 5 – 10 % Kreuzreaktionen zwischen Penicillinen und Cephalosporinen
Glukokortikoide	(+)	(+)	durch Konservierungsstoffe oder Lösungsvermittler
ACE-Hemmer	(+)		durch den Wirkungsmechanismus (Bradykinin ↑)
Sulfit	(+)		Lösungsvermittler, auch in Adrenalinlösungen; vor allem bei Asthmatikern und Patienten mit ASS-Intoleranz
Methylparaben		++	Konservierungsstoff, z. B. in Lokalanästhetikalösungen (Flaschen zur Mehrfachanwendung!)
Polymethylmethacrylat (Palacos)	++		vor allem in der Hüftendoprothetik verwendet
Ethylenoxid		(+)	Sterilisationsgas; „Haptenmechanismus“
Latex		++	präformierte IgE-Antikörper

1. Blut	
Blutvolumen	♂ 75 ml/kg; ♀ 70 ml/kg
Hämoglobin (Hb)	♂ 14 – 18 g/dl; ♀ 12 – 16 g/dl
Hämatokrit (Hkt)	♂ 42 – 50; ♀ 36 – 44
Korpuskuläre Bestandteile	
Erythrozyten	♂ 5 Mio./µl; ♀ 4,5 Mio./µl
Retikulozyten	25 000 – 100 000/µl (oder 0,8 – 2,0 ‰)
Leukozyten	4000 – 8000/µl (Erwachsene)
Thrombozyten	150 000 – 400 000/µl
Gerinnung	
Blutungszeit (subaqual)	1,5 – 5,0 min
Thrombinzeit (TZ)	17 – 22 s
Reptilasezeit (RZ)	17 – 22 s
Thromboplastinzeit nach Quick	70 – 120 %
International Normalized Ratio (INR)	0,8 – 1,2
partielle Thromboplastinzeit (PTT)	35 – 40 s
Fibrinogen	200 – 400 mg/dl
Antithrombin (AT)	70 – 100 %
D-Dimere	< 0,5 µg/ml
Sauerstoff und Kohlendioxid	
PaO_2 (bei $FIO_2 = 0{,}21$)	70 – 100 mmHg (altersabhängig)
$AaDO_2$ (bei $FIO_2 = 0{,}21$)	10 mmHg
SaO_2	96 – 98 %
CaO_2	15 – 20 ml O_2/100 ml Blut
DO_2	750 – 1000 ml O_2/min (Erwachsene)
$VO_2 = HZV \cdot avDO_2$	200 – 300 ml O_2/min (Erwachsene)
PvO_2	40 mmHg
SvO_2	70 – 75 %
$avDO_2 = CaO_2 - CvO_2$	4 – 5 ml O_2/100 ml Blut
$PaCO_2 \approx PECO_2$	35 – 45 mmHg
$PvCO_2$	40 – 50 mmHg

2. Serum/Plasma	
Osmolarität (real)	≈ 290 mosmol/l
Osmolalität (real)	≈ 290 mosmol/kg H_2O
Elektrolyte	
Natrium	135 – 145 mmol/l
Kalium	4 – 5 mmol/l
Kalzium (gesamt)	2,0 – 2,5 mmol/l
Kalzium (ionisiert)	1,0 – 1,3 mmol/l
Magnesium	0,7 – 1,1 mmol/l
Chlorid	98 – 110 mmol/l
Phosphat (anorganisch)	0,6 – 1,5 mmol/l
Enzyme	
CK	5 – 80 U/l
CK-MB	< 6 % der CK
GPT (= ALAT)	3 – 22 U/l
GOT (= ASAT)	3 – 18 U/l
GLDH	bis 4 U/l
LDH	120 – 240 U/l (Erwachsene)
γ-GT	5 – 28 U/l
AP	30 – 190 U/l (Erwachsene)
Cholinesterase	2500 – 8000 U/l
Amylase	5 – 35 U/l
Lipase	bis 190 U/l
Eiweiße	
Gesamteiweiß	6 – 8 g/dl
Albumin	3,5 – 5,0 g/dl
Troponin T	< 0,1 ng/ml
Troponin I	0,1 – 2,0 ng/ml
C-reaktives Protein	< 1 mg/dl
Procalcitonin	< 0,5 ng/ml
Säure-Base-Parameter	
pH-Wert	7,36 – 7,44
Standardbicarbonat	22 – 26 mmol/l
Gesamtpufferbasen	48 mmol/l
Baseüberschuss	– 2 bis +2 mmol/l
Varia	
Glukose (nüchtern)	60 – 110 mg/dl
HbA_{1c} (normal)	4 – 6 %
HbA_{1c} (beim Diabetiker therapeutisch angestrebt)	6 – 7 %

Fortsetzung ►

2. Serum/Plasma	
Kreatinin	0,6 – 1,2 mg/dl
Harnstoff-N	8 – 24 mg/dl
Harnstoff	20 – 50 mg/dl
Harnsäure	2 – 7 mg/dl
Bilirubin gesamt	0,2 – 1,0 mg/dl
Bilirubin direkt	< 0,2 mg/dl
Triglyzeride	< 150 mg/dl
Cholesterin	< 200 mg/dl

3. Respiratorische Mess- und Rechengrößen (Erwachsene)	
Atemminutenvolumen (AMV)	6 – 8 l/min (in Ruhe)
Atemzugvolumen (AZV)	500 ml (in Ruhe)
Atemfrequenz (AF)	8 – 16/min (in Ruhe)
Vitalkapazität (VC)	> 3,5 l
Einsekundenkapazität (FEV_1)	> 2 l (oder > 75 % der VC)
funktionelle Residualkapazität (FRC)	3,0 – 3,5 l
Totraumvolumen (V_D)	150 – 200 ml

4. Kardiovaskuläre Mess- und Rechengrößen	
arterieller Blutdruck (Riva-Rocci)	120/80 – 140/90 mmHg (Erwachsene)
pulmonalarterieller Druck (PAP)	25/10 mmHg
zentralvenöser Druck (ZVD)	3 – 6 mmHg
rechtsventrikulärer enddiastolischer Druck (RVEDP)	3 – 6 mmHg
pulmonalkapillarer Verschlussdruck (PCWP)	6 – 12 mmHg
linksventrikulärer enddiastolischer Druck (LVEDP)	6 – 12 mmHg
Herzzeitvolumen (HZV)	5 – 6 l/min (Erwachsene, in Ruhe)
Herzschlagvolumen (SV)	60 – 90 ml (Erwachsene)
enddiastolisches Volumen (EDV)	120 – 130 ml (Erwachsene)
endsystolisches Volumen (ESV)	50 – 60 ml (Erwachsene)
Ejektionsfraktion (EF)	> 0,55
Herzfrequenz (HF)	60 – 80/min (Erwachsene, in Ruhe)
systemischer Gefäßwiderstand (SVR)	800 – 1400 ($dyn \cdot s \cdot cm^{-5}$)
pulmonaler Gefäßwiderstand (PVR)	100 – 250 ($dyn \cdot s \cdot cm^{-5}$)

5. Weitere Mess- und Rechengrößen	
Urinvolumen	900 – 1500 ml/d (Erwachsene)
Kreatininclearance	90 – 100 ml/min (Erwachsene)
Körpertemperatur	36,5 – 37,0 °C (Tagesmittel)
Body-Mass-Index (BMI)	18,5 – 24,9

Generikum	Präparat (Beispiel)	Indikationen	Hauptwirkungen	Nebenwirkungen/ Besonderheiten
ACE-Hemmer				
Captopril Enalapril	Xanef	Herzinsuffizienz, Hypertonie; Myokardinfarkt (nur Captopril)	Hemmung des „angiotensin-converting enzyme": venöse und vor allem arterielle Vasodilatation durch Verminderung von Angiotensin II und Vermehrung von Bradykinin; Natriurie durch Hemmung der Aldosteronsynthese	Hyperkaliämie, Verminderung der Nierendurchblutung, Leukozytopenie, Exantheme; Kontraindikationen: hereditäres angioneurotisches Ödem (extrem selten), Nierenarterienstenose (bds. oder bei Einzelniere), Z. n. Nierentransplantation, Niereninsuffizienz (Clearance < 30 ml/min)
Antiarrhythmika				
Adenosin	Adrekar	paroxysmale supraventrikuläre Tachykardien	Stimulation myokardialer A_1-Rezeptoren: u. a. Verzögerung der AV-Überleitung (ultrakurze Eigenwirkung: 5 – 10 s)	kurze Bradyarrhythmie/ Asystolie möglich, geringe Bronchokonstriktion; Kontraindikationen: Präexzitationssyndrome (proarrhythmische Wirkung), Asthma bronchiale
Ajmalin	Gilurytmal	tachykarde Rhythmusstörungen bei Präexzitationssyndromen	Klasse-Ia-Antiarrhythmikum: Depolarisationsverzögerung durch Hemmung des schnellen Na^+-Einstroms, zusätzlich Repolarisationsverlängerung	negative Inotropie; Kontraindikation: QT-Verlängerung (proarrhythmische Wirkung)
Amiodaron	Cordarex	nahezu sämtliche (therapieresistenten) Formen von tachykarden Rhythmusstörungen	Klasse-III-Antiarrhythmikum: Repolarisationsverlängerung durch Hemmung des K^+-Ausstroms (notabene: HWZ 14 – 28 d!)	geringe positive (!) Inotropie, korneale Mikroablagerungen, Photodermatose, Hyper- oder Hypothyreose, Lungenfibrose, Polyneuropathie; Kontraindikation: wie Ajmalin
Flecainid	Tambocor	lebensbedrohliche supraventrikuläre und ventrikuläre Tachyarrhythmien; tachykarde Rhythmusstörungen bei Präexzitationssyndromen	Klasse-Ic-Antiarrhythmikum: Depolarisationsverzögerung durch Hemmung des schnellen Na^+-Einstroms	negative Inotropie, proarrhythmische Wirkungen (cave: Herzinfarkt in den ersten 3 Monaten, Linksherzinsuffizienz, QT-Verlängerung)
Lidocain	Xylocain	ventrikuläre Tachyarrhythmien	Klasse-Ib-Antiarrhythmikum: Depolarisationsverzögerung durch Hemmung des schnellen Na^+-Einstroms, zusätzlich Repolarisationsverkürzung	negative Inotropie, zentralnervöse Störungen (Exzitation mit Krämpfen → Koma); Kontraindikation: wie Ajmalin

Fortsetzung ►

Generikum	Präparat (Beispiel)	Indikationen	Hauptwirkungen	Nebenwirkungen/ Besonderheiten
Antidiabetika				
Glibenclamid	Euglucon	Diabetes mellitus Typ 2	orales Antidiabetikum (Sulfonylharnstoff): Förderung der endogenen Insulinausschüttung	protrahierte Hypoglykämien (hohe Eiweißbindung)
Metformin	Glucophage	Diabetes mellitus Typ 2, adjuvant bei Typ 1	orales Antidiabetikum (Biguanidderivat): Drosselung der hepatischen Glukoseproduktion und Verbesserung der peripheren Glukoseutilisation	Laktatazidose; Kontraindikation: Nieren- oder Leberinsuffizienz
Antidote				
Biperiden	Akineton	extrapyramidale Symptome bei Neuroleptikaüberdosierung, Morbus Parkinson	Hemmung cholinerger Neurone im ZNS durch atropinartige Wirkung	Tachykardie, Extrasystolie, Mundtrockenheit
Dantrolen		Maligne-Hyperthermie-Krise	Hemmung der Kalziumfreisetzung aus dem sarkoplasmatischen Retikulum	Sedierung, periphere Atemdepression (Reduktion des Muskeltonus), negative Inotropie
Flumazenil	Anexate	Benzodiazepinüberdosierung/-intoxikation	Benzodiazepinantagonist	Krampfanfall; Benzodiazepin-Rebound
Naloxon	Narcanti	postoperativer Opioidüberhang, Opioidintoxikation	Opioidantagonist	akutes Opioidentzugssyndrom (u. a. Tachykardie, Blutdruckanstieg); Opioid-Rebound; Kontraindikationen: schwere kardiovaskuläre Erkrankungen, Opioidsucht
Neostigmin		postoperativer Überhang an nicht depolarisierenden Muskelrelaxanzien, (Atropinintoxikation)	periphere Hemmung der Acetylcholinesterase (quartäres Amin)	Bradyarrhythmie, Bronchokonstriktion, Hypersalivation, Hyperperistaltik; Relaxans-Rebound; Kontraindikationen: Bradyarrhythmien, COPD, lumeneröffnende Eingriffe am Gastrointestinaltrakt; Vollrelaxierung
Physostigmin	Anticholium	zentralanticholinerges Syndrom, Intoxikation mit Atropin, Phenothiazinen, tri- oder tetrazyklischen Antidepressiva	zentrale (und periphere) Hemmung der Acetylcholinesterase (tertiäres Amin)	Bradyarrhythmie, Bronchokonstriktion, Hypersalivation etc.; Übelkeit/ Erbrechen, Krampfanfall, Verstärkung extrapyramidaler Symptome (cave: Morbus Parkinson!)
Protamin	Protaminchlorid	Blutungen unter Heparintherapie, Heparinüberdosierung	chemische Antagonisierung der Heparinwirkung (Komplexbildung)	Antikoagulation durch Hemmung der Fibrinpolymerisation (cave: Überdosierung!)

Fortsetzung ►

Generikum	Präparat (Beispiel)	Indikationen	Hauptwirkungen	Nebenwirkungen/ Besonderheiten
Sugammadex	Bridion	Rocuroniumüberhang	Einkapselung und anschließende Ausscheidung von Rocuronium	Flush, Bronchospasmus; Relaxans-Rebound bei schwerer Niereninsuffizienz
Vitamin K1 (= Phytomenadion)	Konakion	Blutungen unter Cumarintherapie	Förderung der hepatischen Synthese von Faktor II, VII, IX und X	Thrombosen, bei i. v. Injektion anaphylaktischer Schock möglich
Antiemetika				
Droperidol Haloperidol	Xomolix Haldol	Übelkeit/Erbrechen	Neuroleptika (Butyrophenone), antiemetische Wirkung durch Blockade von D_2-Rezeptoren	extrapyramidale Bewegungsstörungen, Blutdruckabfall möglich (α-Rezeptoren-Blockade)
Metoclopramid	Paspertin	Übelkeit/Erbrechen	zentrale antiemetische Wirkung (Blockade von D_2-Rezeptoren), Förderung der Magenentleerung	extrapyramidale Bewegungsstörungen
Ondansetron	Zofran	Übelkeit/Erbrechen	zentraler Serotoninantagonist ($5\text{-}HT_3$-Rezeptor-Antagonist)	Kopfschmerzen, Obstipation; Blutdruckabfall, QT-Verlängerung
Antiepileptika				
Phenobarbital	Luminal	generalisierte Krampfanfälle, Krampfprophylaxe; Prämedikation	Barbiturat: generalisierte zerebrale Dämpfung, Antikonvulsion	zentrale Atemdepression, hepatische Enzyminduktion
Phenytoin	Phenhydan	generalisierte Krampfanfälle, Krampfprophylaxe; (digitalisinduzierte Arrhythmien)	Antikonvulsion durch „Membranstabilisierung"; (auch Klasse-1b-Antiarrhythmikum)	Blutdruckabfall (negative Inotropie und periphere Vasodilatation), hepatische Enzyminduktion
Antifibrinolytika				
Aminomethylbenzoesäure Tranexamsäure	Pamba Cyklokapron	Blutungen vor allem bei primärer Hyperfibrinolyse	Hemmung der Umwandlung von Plasminogen zu Plasmin	Thrombosen, cave: Verstärkung einer Verbrauchskoagulopathie bei sekundärer Hyperfibrinolyse!
Antihistaminika				
Clemastin Dimenhydrinat Dimetinden	Tavegil Vomex A Fenistil	anaphylaktoid-anaphylaktische Reaktionen, Übelkeit/Erbrechen	H_1-Rezeptor-Antagonisten der 1. Generation	Sedierung
Promethazin	Atosil	Prämedikation bei Kontraindikationen für Benzodiazepine (z. B. Myasthenia gravis)	H_1-Rezeptor-Antagonist mit neuroleptisch-sedierender Wirkung	extrapyramidale Bewegungsstörungen

Fortsetzung ►

Generikum	Präparat (Beispiel)	Indikationen	Hauptwirkungen	Nebenwirkungen/ Besonderheiten
Ranitidin	Zantic, Sostril	„Aspirationsprophylaxe“, anaphylaktoid-anaphylaktische Reaktionen; Magen-Darm-Ulzera	H_2-Rezeptor-Antagonist	bei zügiger i. v. Injektion Blutdruckabfall und Herzrhythmusstörungen
Antihypotonika				
Cafedrin + Theodrenalin	Akrinor	(normofrequente) arterielle Hypotonie	indirekt und direkt sympathomimetisch durch Stimulation von α-, β_1- und β_2-Rezeptoren: Steigerung des Gefäßtonus, geringe positive Inotropie	Tachykardie, reflektorische Bradykardie
Antikoagulanzien				
Dabigatran	Pradaxa	orale Thromboseprophylaxe	direkte, d. h. AT-unabhängige Thrombinhemmung	Blutungen bzw. Blutungsverstärkung
Danaparoid	Orgaran	Antikoagulation bei Heparinunverträglichkeit (z. B. heparininduzierte Thrombozytopenie)	Heparinoid, vor allem Hemmung von Faktor Xa, deutlich geringer von Thrombin	Blutungen bzw. Blutungsverstärkung, selten Kreuzreaktivität mit heparininduzierten Antikörpern (2 – 3 %)
Fondaparinux	Arixtra	(perioperative) Thromboseprophylaxe	Pentasaccharid: selektive Faktor-Xa-Hemmung	Blutungen bzw. Blutungsverstärkung
Heparin (unfraktioniert)		(perioperative) Thromboseprophylaxe, komplette Antikoagulation (z. B. Herz-Lungen-Maschine)	Katalyse der Antithrombinreaktionen (u. a. Hemmung von Thrombin und Faktor Xa)	Blutungen bzw. Blutungsverstärkung, schwere Thrombozytopenie (2 – 3 %)
Heparine (niedermolekular) – Certoparin – Dalteparin – Enoxaparin – Nadroparin – Reviparin – Tinzaparin	 Mono-Embolex Fragmin Clexane Fraxiparin Clivarin innohep	hauptsächlich (perioperative) Thromboseprophylaxe	Katalyse der Antithrombinreaktion vor allem in Bezug auf die Hemmung von Faktor Xa	Blutungen bzw. Blutungsverstärkung, schwere Thrombozytopenie (0,2 – 0,3 %)
Lepirudin	Refludan	Antikoagulation bei Heparinunverträglichkeit (z. B. heparininduzierte Thrombozytopenie)	rekombinantes Hirudin: direkte, d. h. AT-unabhängige Thrombinhemmung	Blutungen bzw. Blutungsverstärkung
Phenprocoumon	Marcumar	langfristige (orale) Antikoagulation	lang wirkendes Cumarinderivat: Vitamin-K-Antagonismus mit Hemmung der hepatischen Synthese von Faktor II, VII, IX, X und Protein C	Blutungen bzw. Blutungsverstärkung, initial hämorrhagische Hautnekrosen bei starkem Abfall von Protein C (< 1 %)

Fortsetzung ►

Generikum	Präparat (Beispiel)	Indikationen	Hauptwirkungen	Nebenwirkungen/ Besonderheiten
Rivaroxaban	Xarelto	orale Thromboseprophylaxe	direkte, d. h AT-unabhängige Faktor-Xa-Hemmung	Blutungen bzw. Blutungsverstärkung
AT_1-Rezeptor-Antagonisten				
Losartan	Lorzaar	Herzinsuffizienz oder Hypertonie bei Unverträglichkeit von ACE-Hemmern	Blockade von AT_1-Rezeptoren für Angiotensin II → venöse und vor allem arterielle Vasodilatation; Natriurie (Hemmung der Aldosteronsynthese)	Hyperkaliämie, Verminderung der Nierendurchblutung, Exantheme; Kontraindikationen: Nierenarterienstenose (bds. oder bei Einzelniere), Z. n. Nierentransplantation, Niereninsuffizienz (Clearance < 30 ml/min)
Benzodiazepine				
Midazolam	Dormicum	Prämedikation, Narkoseeinleitung und -supplementierung; generalisierte Krampfanfälle, Status epilepticus	kurz wirkendes Benzodiazepin: Verstärkung GABA-erger Wirkungen → Anxiolyse, Sedierung, Hypnose, Amnesie, Antikonvulsion, zentrale Muskelrelaxation (Hemmung polysynaptischer Reflexe im Rückenmark)	periphere Atemdepression, bei zügiger i. v. Injektion Blutdruckabfall; Kontraindikationen: Myasthenien, Muskeldystrophien o. ä.; Schlafapnoe
Dikalium-clorazepat	Tranxilium	Prämedikation	sehr lang wirkendes Benzodiazepin	periphere Atemdepression; Kontraind. s. o.
Flunitrazepam	Rohypnol	Prämedikation	lang wirkendes Benzodiazepin	periphere Atemdepression; Kontraind. s. o.
Lorazepam	Tavor	Prämedikation (auch sublingual)	mittellang wirkendes Benzodiazepin	periphere Atemdepression; Kontraind. s. o.
Temazepam	Remestan	Prämedikation	mittellang wirkendes Benzodiazepin	periphere Atemdepression; Kontraind. s. o.
Bronchodilatatoren				
Fenoterol	Berotec Partusisten	Asthmaanfall Tokolyse (Wehenhemmung)	β-Sympathomimetikum ($\beta_2 > \beta_1$)	Tachykardie, Extrasystolie Tachykardie, Extrasystolie, Lungenödem
Terbutalin	Bricanyl	Asthmaanfall	β-Sympathomimetikum ($\beta_2 > \beta_1$)	Tachykardie, Extrasystolie
Theophyllin	Euphyllin, Bronchoparat	Asthmaanfall (in Kombination mit β_2-Sympathomimetikum)	Xanthinderivat: Blockade von Adenosinrezeptoren (A3) → geringere Bronchodilatation als durch β_2-Sympathomimetika	Tachykardie, Extrasystolie, Krampfanfall

Fortsetzung ►

Generikum	Präparat (Beispiel)	Indikationen	Hauptwirkungen	Nebenwirkungen/ Besonderheiten
Kalziumantagonisten				
Nifedipin	Adalat	hypertensive Krise, stabile oder vasospastische Angina pectoris	arterielle Vasodilatation (auch koronar), geringe negative Inotropie	(überschießender) Blutdruckabfall, reflektorische Tachykardie; Kontraindikationen: instabile Angina pectoris, Herzinfarkt in den ersten 4 Wochen
Verapamil	Isoptin	supraventrikuläre Tachykardien, Tachyarrhythmia absoluta	Klasse-IV-Antiarrhythmikum: Verzögerung der AV-Überleitung durch Hemmung des langsamen Ca^{2+}-Einstroms; negative Inotropie, arterielle Vasodilatation	AV-Block II./III. Grades, Blutdruckabfall; Kontraindikationen: Präexzitationssyndrome (Kammerflimmern möglich!), Kammertachykardie (Kreislaufstillstand möglich!), Herzinsuffizienz
Diuretika				
Acetazolamid	Diamox	akute Senkung des Augeninnendrucks bei Glaukomanfall	Carboanhydrasehemmer: Verminderung der Kammerwassersekretion und Diuresesteigerung	als Folge der Carboanhydrasehemmung: Hypokaliämie, metabolische Azidose, Dehydratation
Furosemid	Lasix	Hyperhydratation, Herzinsuffizienz, Lungenödem; hyperkalzämische Krise; forcierte Diurese (Giftelimination)	Schleifendiuretikum: Hemmung der Na^+-Rückresorption im aufsteigenden Teil der Henle-Schleife und im distalen Tubulus; geringe Venodilatation	Hypovolämie (Hämokonzentration → Mikrozirkulationsstörungen), Hypokaliämie, Hypomagnesiämie, Hypokalzämie, metabolische Alkalose; Rebound-Effekt
Glycerol Mannitol	Glycerosteril 10 und 20 %	akute Senkung des Hirn- oder Augeninnendrucks	Osmodiuretika: passagere Erhöhung der Plasma- und Urinosmolarität	Dehydratation; Kontraindikation: Herzinsuffizienz (wegen passagerer Hypervolämie)
Spironolacton Eplerenon Kaliumcanrenoat	Aldactone, Osyrol Inspra Aldactone i. v.	primärer oder sekundärer Hyperaldosteronismus, Kombination mit Thiaziddiuretika	kompetitive Aldosteronantagonisten: Hemmung der Na+-Rückresorption im distalen Tubulus	Hyperkaliämie, metabolische Azidose, Dehydratation
Elektrolyte				
Kalzium	Calciumgluconat, Calciumchlorid	Hypokalzämie, Hyperkaliämie; Allergien; elektromechanische Entkopplung bei Reanimation	positive Inotropie, Steigerung des peripheren Gefäßtonus	bei Überdosierung Herzmuskelkontraktur („stone heart"; cave: digitalisierte Patienten!)
Kalium	Kaliumchlorid, Kaliumaspartat	Hypokaliämie, tachykarde Rhythmusstörungen	Stabilisierung des Ruhepotenzials, Verzögerung der AV-Überleitung, Suppression ektoper Foci	bei Überdosierung: Muskelschwäche mit Atemstörungen, diastolischer Herzstillstand; Kontraindikation: AV-Block II./III. Grades

Fortsetzung ►

Anhang

Generikum	Präparat (Beispiel)	Indikationen	Hauptwirkungen	Nebenwirkungen/ Besonderheiten
Magnesium	Magnesiumsulfat, Magnesiumaspartat	Hypomagnesiämie, tachykarde Arrhythmien; Krampfprophylaxe/-therapie bei EPH-Gestose, Tokolyse (Wehenhemmung)	Steigerung der Na+/ K+-ATPase-Aktivität, „Kalziumantagonismus"	bei Überdosierung: Muskelrelaxierung, Blutdruckabfall (periphere Vasodilatation), „Magnesiumnarkose"
Kalium + Magnesium	Trophicard, Inzolen	tachykarde Rhythmusstörungen	siehe jeweils Kalium und Magnesium	siehe jeweils Kalium und Magnesium
Fibrinolytika				
Alteplase	Actilyse	Thrombolyse bei Myokardinfarkt, Lungenembolie oder anderen thromboembolischen Gefäßverschlüssen	rekombinanter direkter Gewebeplasminogenaktivator (rt-PA)	Blutungen bzw. Blutungsverstärkung
Urokinase	Corase	wie Alteplase	direkter Plasminogenaktivator	wie Alteplase
Glukokortikoide				
Beclomethason (Spray)	Sanasthmyl	chronischer Hustenreiz als Zeichen einer abakteriellen Entzündung der Bronchialschleimhaut	Unterbrechung des entzündlichen Geschehens	Heiserkeit, Soor im Mund-Rachen-Bereich
Cortisol (= Hydrocortison)		NNR-Insuffizienz (z. B. perioperative Substitution)		
Dexamethason	Fortecortin	tumorbedingtes Hirnödem, Emesisprophylaxe	Mechanismen unklar	wie Methylprednisolon
Methylprednisolon	Urbason	Allergien, anaphylaktischer oder septisch-toxischer Schock, Status asthmaticus	Hemmung der Antigen-Antikörper-Reaktionen und der Mediatorenfreisetzung, Gefäßabdichtung, verbessertes Ansprechen auf Katecholamine und Bronchodilatatoren	Hyperglykämie, Magen-Darm-Ulzera, Hyperkoagulabilität; ACTH-Suppression bei längerer Anwendung höherer Dosen
Prednisolon	Solu-Decortin H	Allergien, anaphylaktischer Schock, Status asthmaticus	wie Methylprednisolon	wie Methylprednisolon; zusätzlich Na^+- und Wasserretention
Herzglykoside				
Digoxin Acetyldigoxin Methyldigoxin Digitoxin	Lanicor Novodigal Lanitop Digimerck	chronische Herzinsuffizienz, Tachyarrhythmia absoluta	Verminderung der Na+/ K+-ATPase-Aktivität → positive Inotropie; zentrale Steigerung der Vagusaktivität → Verzögerung der AV-Überleitung	Bradykardie, AV-Block II./ III. Grades, Extrasystolie, AV-, Kammertachykardie (cave: Hypokaliämie!); Kontraindikation: Präexzitationssyndrome (Kammerflimmern möglich)

Fortsetzung ►

Generikum	Präparat (Beispiel)	Indikationen	Hauptwirkungen	Nebenwirkungen/ Besonderheiten
Inhalationsanästhetika				
Stickoxydul (= Lachgas, N_2O)		analgetische Supplementierung einer Allgemeinanästhesie	gasförmiges Anästhetikum	Stickstoffinterferenz, Diffusionshypoxie; Knochenmarkdepression bei längerer Anwendung
Xenon		analgetische Supplementierung einer Allgemeinanästhesie	gasförmiges Anästhetikum (chemisch inertes Edelgas)	geringe zentrale Atemdepression
Desfluran	Suprane	Narkoseaufrechterhaltung	volatiles Anästhetikum	zentrale Atemdepression, Atemwegsreizung; passagere Sympathikusstimulation, negative Inotropie; Kontraindikationen: wie Isofluran
Isofluran	Forene	Narkoseaufrechterhaltung	volatiles Anästhetikum	zentrale Atemdepression, Atemwegsreizung; negative Inotropie, periphere Vasodilatation; Kontraindikationen: maligne Hyperthermie, erhöhter Hirndruck, Schockzustände
Sevofluran	Sevorane	Narkoseaufrechterhaltung, Narkoseeinleitung bei Säuglingen und Kleinkindern	volatiles Anästhetikum	zentrale Atemdepression; rel. geringe negative Inotropie und periphere Vasodilatation; Kontraindikationen: wie Isofluran
Intravenöse Hypnotika				
Etomidat	Etomidat-Lipuro	Narkoseeinleitung	Kurzhypnotikum ohne analgetische Wirkung; Hirndrucksenkung	zentrale Atemdepression, Myoklonien, NNR-Suppression; Kontraindikation: akute hepatische Porphyrien
Ketamin S(+)-Ketamin	Ketanest S	Analgesie bei Notfallpatienten, Narkoseeinleitung im Schock oder bei Asthma bronchiale, Status ashmaticus	kein richtiges Hypnotikum, sondern Analgetikum mit bewusstseinsverändernder Wirkung („dissoziierte Anästhesie"); Bronchodilatation	Tachykardie, Blutdruckanstieg, Hypersalivation, Rigor; Kontraindikationen: schwere Herzerkrankungen, erhöhter Hirndruck, schweres SHT
Methohexital	Brevimytal	Narkoseeinleitung	Barbiturat: generalisierte zerebrale Dämpfung, Hirndrucksenkung, Antikonvulsion	zentrale Atemdepression → Atemstillstand; negative Inotropie, hepatische Enzyminduktion, Venenreizung, Gewebenekrose bei Fehlinjektion; Kontraindikation: akute hepatische Porphyrien

Fortsetzung ►

Generikum	Präparat (Beispiel)	Indikationen	Hauptwirkungen	Nebenwirkungen/ Besonderheiten
Propofol	Disoprivan, Propofol-Lipuro	Narkoseeinleitung, TIVA in Kombination mit Opioiden (z. B. Remifentanil)	Hypnotikum ohne analgetische Eigenschaften; Hirndrucksenkung, Antiemesis (?)	zentrale Atemdepression, negative Inotropie, periphere Vasodilatation, Venenreizung
Thiopental	Trapanal	Narkoseeinleitung; generalisierte Krampfanfälle, Status epilepticus	Barbiturat: generalisierte zerebrale Dämpfung, Hirndrucksenkung, Antikonvulsion	wie Methohexital
Katecholamine				
Adrenalin (= Epinephrin)	Suprarenin	anaphylaktischer Schock, Herz-Kreislauf-Stillstand	dosisabhängige Stimulation von β_2-, β_1- und α-Rezeptoren → positive Ino-, Chrono-, Dromo-, Bathmo- und Lusitropie, periphere Vasokonstriktion, Steigerung des diastolischen Aortendrucks (→ Zunahme der Koronarperfusion)	Tachykardie, Extrasystolie, Kammerflimmern, Anstieg des myokardialen O2-Verbrauchs mit relativer Koronarischämie, Gangrän, Down-Regulation der kardialen β-Rezeptoren
Dobutamin	Dobutrex	kardiogener Schock, akute Linksherzinsuffizienz	β-Sympathomimetikum ($\beta_1 > \beta_2$): positive Inotropie, geringe Nachlastsenkung	Tachykardie, Extrasystolie, Kammerflimmern, Down-Regulation der kardialen β-Rezeptoren
Noradrenalin (= Norepinephrin)	Arterenol	Schock bei Versagen der Gefäßregulation: septisch-toxischer und spinaler Schock, akuter Querschnitt; Lungenembolie mit Rechtsherzversagen	Stimulation von α- und β1-Rezeptoren → periphere Vasokonstriktion mit Blutdrucksteigerung (→ Zunahme der zerebralen und koronaren Perfusion)	reflektorische Bradykardie, Tachykardie (selten), Gangrän
Orciprenalin	Alupent	Bradykardie/-arrhythmie, AV-Blockierungen	β-Sympathomimetikum ($\beta_1 \approx \beta_2$)	wie Dobutamin
Lokalanästhetika (LA)				
Bupivacain	Carbostesin	Spinal-/Epiduralanästhesie, periphere Nervenblockaden	lang wirkendes LA: Hemmung der Bildung und Fortleitung von Aktionspotentialen durch Blockade von Na^+-Kanälen	Exzitation mit Krämpfen → Koma; Bradykardie, AV-Blockierung, ventrikuläre Arrhythmien; negative Inotropie, periphere Vasodilatation; allergische Reaktionen
Mepivacain	Scandicain	Spinal-/Epiduralanästhesie, periphere Nervenblockaden, Infiltrationsanästhesie	mittellang wirkendes LA	wie Bupivacain

Fortsetzung ►

Generikum	Präparat (Beispiel)	Indikationen	Hauptwirkungen	Nebenwirkungen/ Besonderheiten
Prilocain	Xylonest	periphere Nervenblockaden	mittellang wirkendes LA	wie Bupivacain; zusätzlich Methämoglobinämie
Ropivacain	Naropin	Spinal-/Epiduralanästhesie, periphere Nervenblockaden	lang wirkendes LA	wie Bupivacain
Muskelrelaxanzien (MR)				
Succinylcholin (= Suxamethonium)	Pantolax, Lysthenon	Muskelrelaxation zur Intubation und für Kurzeingriffe, Nicht-nüchtern-Einleitung, Laryngospasmus	kurz wirkendes depolarisierendes MR, schnellster Wirkungseintritt von allen MR	periphere Atemlähmung, Bradykardie, Arrhythmien, Hyperkaliämie, Muskelschmerzen; Wirkungsverlängerung bei atypischer Plasmacholinesterase; Kontraindikationen: maligne Hyperthermie, Lähmungen, Muskeldystrophien/-atrophien
Atracurium	Tracrium	Muskelrelaxation zur Intubation und für operative Eingriffe	mittellang wirkendes nicht depolarisierendes MR, keine Kumulation (wegen Hofmann-Elimination)	periphere Atemlähmung, bei schneller Injektion Flush durch lokale Histaminfreisetzung möglich, selten Blutdruckabfall
cis-Atracurium	Nimbex	wie Atracurium	mittellang wirkendes nicht depolarisierendes MR, keine Kumulation (wegen Hofmann-Elimination)	wie Atracurium, aber keine Histaminfreisetzung
Mivacurium	Mivacron	Muskelrelaxation zur Intubation und für operative Eingriffe	kurz bis mittellang wirkendes nicht depolarisierendes MR	periphere Atemlähmung, Wirkungsverlängerung bei atypischer Plasmacholinesterase
Pancuronium		Muskelrelaxation zur Intubation und für lange operative Eingriffe	lang wirkendes nicht depolarisierendes MR	periphere Atemlähmung, Tachykardie durch atropinartige Wirkung, Kumulation bei Leber- und/oder Niereninsuffizienz
Rocuronium	Esmeron	Muskelrelaxation zur Intubation und für operative Eingriffe, Nicht-nüchtern-Einleitung	mittellang wirkendes nicht depolarisierendes MR, Wirkungseintritt fast so schnell wie bei Succinylcholin	periphere Atemlähmung, Kumulation bei Leber- und/oder Niereninsuffizienz
Vecuronium	Norcuron	Muskelrelaxation zur Intubation und für operative Eingriffe	mittellang wirkendes nicht depolarisierendes MR	periphere Atemlähmung, Kumulation bei Leber- und/oder Niereninsuffizienz

Fortsetzung ►

Generikum	Präparat (Beispiel)	Indikationen	Hauptwirkungen	Nebenwirkungen/ Besonderheiten
Nicht-Opioid-Analgetika				
Acetylsalicylsäure Lysinacetylsalicylat	Aspirin Aspirin i. v.	leichte bis mittlere Schmerzen, Fieber, nicht mikrobielle Entzündungen	nicht steroidales Antiphlogistikum: Reduktion der Prostaglandinsynthese durch nicht selektive, irreversible Hemmung der Cyclooxygenase → Analgesie, Antipyrese, Entzündungshemmung	Blutungen (wegen Thrombozytenaggregationshemmung; cave: Thrombozytopathie!), Bronchokonstriktion bei Asthmatikern, Reye-Syndrom bei Kindern; bei chronischer Anwendung: Magen-Darm-Ulzera, Verschlechterung der Nierenfunktion
Diclofenac Ibuprofen	Voltaren	leichte bis mittlere Schmerzen, Fieber, nicht mikrobielle Entzündungen	nicht steroidale Antiphlogistika: im Unterschied zu ASS aber nur reversible Cyclooxygenasehemmung	qualitativ wie ASS, aber nicht so lange anhaltend
Metamizol (= Novaminsulfon)	Novalgin	postoperative, posttraumatische oder kolikartige Schmerzen, hohes Fieber	Pyrazolderivat: Analgesie, Antipyrese, Erschlaffung glatter Muskulatur (Spasmolyse)	Blutdruckabfall (direkte Vasodilatation), anaphylaktischer Schock, Agranulozytose (sehr selten)
Paracetamol	ben-u-ron, i. v. Perfalgan	leichte bis mittlere Schmerzen, Fieber	Anilinderivat: Analgesie, Antipyrese	in therapeutischen Dosen so gut wie keine; bei Überdosierung oder Intoxikation Leberzerfall
Opioide				
Alfentanil	Rapifen	Analgesie bei Allgemeinanästhesien, Analgosedierung (z. B. zusammen mit Midazolam)	zentrale Analgesie (vor allem durch Stimulation von μ-Rezeptoren), Sedierung, antitussive Wirkung	zentrale Atemdepression, Bradykardie, Blutdruckabfall, Thoraxrigidität, Übelkeit/Erbrechen, Harnverhaltung, Miosis
Fentanyl		wie Alfentanil	wie Alfentanil	wie Alfentanil
Pethidin	Dolantin	postoperatives Shivering	wie Alfentanil	in subanalgetischer Dosis so gut wie keine
Piritramid	Dipidolor	postoperative oder posttraumatische Schmerzen	wie Alfentanil	zentrale Atemdepression, Übelkeit/Erbrechen, Harnverhaltung
Remifentanil	Ultiva	Analgesie bei Kurznarkosen und bei TIVA	wie Alfentanil	wie Alfentanil
Sufentanil	Sufenta Sufenta epidural	Analgesie bei Allgemeinanästhesien Epiduralanästhesie (zusammen mit Lokalanästhetikum)	wie Alfentanil	wie Alfentanil

Fortsetzung ►

Generikum	Präparat (Beispiel)	Indikationen	Hauptwirkungen	Nebenwirkungen/ Besonderheiten
Parasympatholytika (Anticholinergika)				
Atropin (= Hyoscyamin)		Bradykardie/-arrhythmie, Antisalivation, Physostigminüberdosierung, Organophosphat-Intoxikation	Reduktion des Parasympathikotonus durch kompetitive Blockade muskariner-ger Acetylcholinrezeptoren (zentral und peripher)	Tachykardie, Mundtrockenheit, Eindickung des Bronchialsekrets, Harnverhaltung; Temperaturanstieg bei Kindern (Hemmung der Schweißsekretion); bei Intoxikation Krampfanfall → Koma
Butylscopolamin	Buscopan	kolikartige Schmerzen	nur periphere atropinartige Wirkung (quartäres Amin)	Tachykardie, Mundtrockenheit, Harnverhaltung; Temperaturanstieg bei Kindern (siehe Atropin)
Glycopyrronium	Robinul	Antisalivation, Physostigminüberdosierung	wie Butylscopolamin (auch quartäres Amin)	wie Butylscopolamin
Ipratropium (= Isopropylatropin)	Itrop	Bradykardie/ -arrhythmie	wie Butylscopolamin (auch quartäres Amin), längere Wirkung als Atropin	wie Butylscopolamin
Phosphodiesterase-III-Hemmer				
Enoximon Milrinon	Perfan Corotrop	akute Linksherzinsuffizienz (oft zusätzlich zu Katecholaminen)	positive Ino- und Lusitropie, geringe positive Chronotropie; periphere Vasodilatation; Up-Regulation der kardialen β-Rezeptoren	Blutdruckabfall, Tachykardie (vor allem reflektorisch), Arrhythmien, Thrombozytopenie
Puffersubstanzen				
Natriumcitrat		„Aspirationsprophylaxe“	partikelfreies Antazidum: rasch einsetzende chemische Neutralisierung der Magensäure	
Natriumhydrogencarbonat (= $NaHCO_3$)		metabolische Azidose	Pufferung von H^+-Ionen durch HCO_3^-	Hypokaliämie, Hypernatriämie, bei Überdosierung metabolische Alkalose, bei mangelhafter CO_2-Abatmung (Hypoventilation) Azidoseverstärkung
Trispuffer (= THAM, Trometamol)		metabolische Azidose bei Hypernatriämie	Bindung von H^+-Ionen und Neubildung von HCO_3^-	Atemdepression, Gewebenekrosen bei paravasaler Applikation, Kumulation bei Oligoanurie

Fortsetzung ►

Generikum	Präparat (Beispiel)	Indikationen	Hauptwirkungen	Nebenwirkungen/ Besonderheiten
Reninhemmer				
Aliskiren	Rasilez	Hypertonie	Bindung an Renin und dadurch Verhinderung der Umwandlung von Angiotensinogen in Angiotensin I → venöse und vor allem arterielle Vasodilatation; Natriurie (Hemmung der Aldosteronsynthese)	wie AT_1-Rezeptor-Antagonisten
Sympatholytika				
Clonidin	Catapresan, Paracefan	Hypertonie, Zustände gesteigerter sympathischer Aktivität (postoperatives Shivering, Opioid- oder Alkoholentzug, Narkosesupplementierung), adjuvante Prämedikation bei Alkoholikern oder KHK-Patienten	Reduktion des Sympathikotonus durch Stimulation zentraler Imidazol(in)rezeptoren; Anxiolyse, Sedierung und Analgesie durch Stimulation zentraler α_2-Rezeptoren; zusätzlich periphere α-Rezeptoren-Stimulation	Bradykardie, (überschießender) Blutdruckabfall (bei i. v. Gabe initial Blutdruckanstieg durch periphere α-Rezeptoren-Stimulation möglich), geringe negative Inotropie
Esmolol	Brevibloc	hypersympathikoton bedingte supraventrikuläre Tachykardien oder Tachyarrhythmien; tachykarde Hypertonie; thyreotoxische Krise	kurz wirkender β-Rezeptor-Antagonist (HWZ 8 – 10 min): Wirkung wie Metoprolol	wie Metoprolol
Metoprolol	Beloc, Lopresor	wie Esmolol; zusätzlich stabile Angina pectoris, Reinfarktprophylaxe, stabile chronische Herzinsuffizienz	β-Rezeptor-Antagonist (Klasse-II-Antiarrhythmikum): negative Chrono-, Dromo- und Bathmotropie; Up-Regulation der kardialen β-Rezeptoren	Bradykardie, (überschießender) Blutdruckabfall (cave: Hypovolämie!), negative Ino- und Lusitropie, Bronchokonstriktion, Hypoglykämie
Phenoxybenzamin	Dibenzyran	Phäochromozytom (präoperative Vorbereitung)	peripherer α_1- und α_2-Rezeptor-Antagonist	überschießender Blutdruckabfall, reflektorische Tachykardie
Prazosin	Adversuten	Phäochromozytom (präoperative Vorbereitung)	postsynaptischer α_1-Rezeptor-Antagonist	wie Phenoxybenzamin
Propranolol	Dociton	wie Metoprolol	β-Rezeptor-Antagonist (wie Metoprolol)	wie Metoprolol
Urapidil	Ebrantil	(normofrequente) Hypertonie, hypertensive Krise	peripherer α_1-Rezeptor-Antagonist und zentraler Serotoninagonist ($5\text{-}HT_{1A}$-Rezeptor-Agonist)	überschießender Blutdruckabfall

Fortsetzung ►

Generikum	Präparat (Beispiel)	Indikationen	Hauptwirkungen	Nebenwirkungen/ Besonderheiten
Thrombozytenaggregationshemmer				
Abciximab	ReoPro	akutes Koronarsyndrom, Koronarangioplastie, Stentimplantation	irreversible Blockade des thrombozytären GP-IIb/IIIa-Rezeptors	Blutungen bzw. Blutungsverstärkung
Acetylsalicylsäure	Aspirin	Langzeitverhinderung arterieller Thrombosen (z. B. KHK, Z. n. Myokardinfarkt, TIA) und von Thromben bei Vorhofflimmern/-flattern	irreversible Hemmung der thrombozytären Thromboxansynthese (als Folge der Cyclooxygenasehemmung)	Blutungen bzw. Blutungsverstärkung
Clopidogrel	Plavix, Iscover	wie Acetylsalicylsäure	irreversible Blockade des thrombozytären ADP-Rezeptors	Blutungen bzw. Blutungsverstärkung
Eptifibatid Tirofiban	Integrelin Aggrastat	akutes Koronarsyndrom, Koronarangioplastie, Stentimplantation	kompetitive (reversible) Blockade des thrombozytären GP-IIb/IIIa-Rezeptors	Blutungen bzw. Blutungsverstärkung
Vasodilatatoren				
Dihydralazin	Nepresol	hypertensive Krise (besonders bei EPH-Gestose)	direkte Erweiterung ausschließlich von Arteriolen	überschießende Blutdrucksenkung, reflektorische Tachykardie
Glyceroltrinitrat („Nitroglycerin“)	Nitrolingual	Angina pectoris, intraoperative Myokardischämien, akute Linksherzinsuffizienz mit Lungenstauung, hypertensive Krise mit Linksherzinsuffizienz	NO-vermittelte Erweiterung überwiegend von Venen, weniger von Arterien → vor allem Vorlastsenkung	(überschießender) Blutdruckabfall, reflektorische Tachykardie; Tachyphylaxie
Nitroprussidnatrium	nipruss	therapieresistente hypertensive Krise, kontrollierte Hypotension, Linksherzinsuffizienz mit Low-Output-Syndrom	NO-vermittelte Erweiterung von Arteriolen und Venulen	überschießender Blutdruckabfall, reflektorische Tachykardie; Rebound-Hypertension; bei Überdosierung Cyanidintoxikation
Varia				
Desmopressin (DDAVP)	Minirin	zentraler Diabetes insipidus; Hämophilie A, Willebrand-Jürgens-Syndrom, thrombozytär bedingte Blutungen	antidiuretische Wirkung wie Vasopressin, zusätzlich Steigerung der Faktor-VIII-Aktivität	in höherer, d. h. hämostatisch wirksamer Dosis hyponatriämische Hyperhydratation

Fortsetzung ▸

Generikum	Präparat (Beispiel)	Indikationen	Hauptwirkungen	Nebenwirkungen/ Besonderheiten
Hydroxyethylstärke (nieder-, mittelmolekular)	Voluven	schwere Hypovolämie oder hypovolämisch-hämorrhagischer Schock; Hämodilution	künstliches Kolloid: Plasmaersatz, Verbesserung der Mikrozirkulation	Volumenüberladung, anaphylaktoid-anaphylaktische Reaktionen (sehr selten), Thrombozytenaggregationshemmung (Blutungsverstärkung bei Überdosierung), Nierenfunktionsstörungen (cave: Dehydratation, Juckreiz)
Ivabradin	Procoralan	Reservesubstanz bei Angina pectoris (z. B. bei Kontraindikationen für β-Rezeptor-Antagonisten)	Blockade sog. I_f-Kanäle, die nur am Sinus- und AV-Knoten vorkommen → Reduktion der Herzfrequenz	subjektive Lichtwahrnehmungen bei Helligkeitswechsel („Phosphene")
L-Thyroxin (T_4)	Euthyrox	euthyreote Struma, Hypothyreose, Z. n. Thyreoidektomie		Überdosierung („Hyperthyreosis factitia")
Methimazol (= Thiamazol)	Favistan	Hyperthyreose, thyreotoxische Krise	Thyreostatikum: Hemmung der Jodverwertung in der Schilddrüse	bei Überdosierung Strumawachstum; Kontraindikation: retrosternale Struma

1772 Entdeckung des Stickoxyduls durch Joseph Priestley (1733 - 1804)

1800 Beschreibung der analgetischen Eigenschaften von Stickoxydul durch Sir Humphry Davy (1778 - 1829), der es als „Lachgas" bezeichnet

1804 Isolierung des Morphiums aus Opium durch den Paderborner Apotheker Friedrich Sertürner (1783 - 1841)

1831 Entdeckung des Chloroforms durch Justus von Liebig (1830 - 1873)

1842 Der Landarzt Crawford Williamson Long führt am 30. März in seiner Praxis wahrscheinlich die erste Äthernarkose am Menschen durch, unterlässt jedoch lange Zeit eine Veröffentlichung, sodass ihm der Ruhm als Entdecker verwehrt bleibt.

1845 Horace Wells (1815 - 1848), Zahnarzt in Hartford, Connecticut, demonstriert erfolglos eine Anästhesie durch Lachgasinhalation für eine Zahnextraktion.

1846 Der Zahnarzt William Thomas Green Morton (1819 - 1868) führt am 16. Oktober am Massachusetts General Hospital in Boston öffentlich die erste erfolgreiche und allgemein anerkannte Äthernarkose durch.

1847 Der Erlanger Chirurg Johan Ferdinand Heyfelder (1798 - 1869) wendet die Äthernarkose erstmals auch in Deutschland an.
Sir James Young Simpson (1811 - 1870), Arzt und Geburtshelfer in Edinburgh, führt Chloroform als Narkosemittel ein.

1853 John Snow (1813 - 1858), Anästhesist in London, verabreicht Königin Victoria zur Schmerzlinderung während der Entbindung des Prinzen Leopold Chloroform („Anesthésie à la reine").

1871 Friedrich Trendelenburg (1844 - 1924), Chirurg in Berlin, verabreicht Chloroform über ein Tracheostoma und benutzt dafür einen Tubus mit Manschette.

1880 Sir William Macewen (1848 - 1924), Chirurg in Glasgow, stellt die orotracheale Intubation als Alternative zur Tracheotomie vor.

1884 Carl Koller (1857 - 1944), Augenarzt in Wien, demonstriert die lokalanästhetischen Eigenschaften von Kokain an der Hornhaut des Auges.

1885 James Leonard Corning (1855 - 1923), New Yorker Neurologe, erzeugt durch zufällige rückenmarknahe Injektion von Kokain Analgesie.

1890 Curt Schimmelbusch (1860 - 1895), Chirurg in Berlin, beschreibt die Verwendung einer (später nach ihm benannten) Maske zur Verdampfung von Äther und Chloroform.

1892 Carl Ludwig Schleich (1859 - 1922), Chirurg in Berlin, stellt die Infiltrationsanästhesie mit Kokain vor.

1898 August Bier (1861 - 1949), Chirurg in Kiel, und sein Assistent August Hildebrandt (1868 - 1954) erproben am 24. August im Selbstversuch erfolgreich die Spinalanästhesie durch gegenseitige Injektion von Kokain.

1901 Franz Kuhn (1866 - 1929), Chirurg in Kassel, beschreibt seine Technik der orotrachealen Intubation mit biegsamen Metallspiralrohren.
Heinrich Dräger (1847 - 1917) und sein Bruder Bernhard (1870 - 1928) entwickeln einen Narkoseapparat für Sauerstoff und Chloroform.

1902 Heinrich Braun (1862 - 1934), Chirurg in Leipzig, gelingt es, durch Zusatz von Adrenalin zur Kokainlösung deren Effekte zu verlängern und die Resorption zu verzögern.

1903 Emil Fischer (1852 - 1919), Chemiker in Berlin und Nobelpreisträger (1902) sowie Joseph von Mering (1849 - 1908), Internist in Halle (Saale), synthetisieren Veronal (Barbital), das erste Barbiturat.

1904 Alfred Einhorn (1856 - 1917), Chemiker in München, synthetisiert Novocain (Procain), das erste brauchbare Lokalanästhetikum.

1912 Arthur Läwen (1876 - 1958), Chirurg in Leipzig, berichtet über die Verwendung von Curare zur Muskelrelaxation bei der Bauchdeckennaht.

1921 Der spanische Militärarzt Fidel Pagés (1886 - 1923) beschreibt die lumbale Periduralanästhesie.

1924 Die Chirurgen Paul Sudeck (1866 - 1945) und Helmut Schmidt (1895 - 1979) entwickeln in Zusammenarbeit mit der Firma Dräger ein Kreisatmungssystem mit Kohlensäureabsorption.

1926 Der amerikanische Anästhesist John Silas Lundy (1894 - 1973) stellt sein Konzept der balancierten Anästhesie vor.

1932 Helmut Weese (1897 - 1954), Walter Scharpff und Rheinoff setzen als erste das 1931 von Kropp und Taub synthetisierte Evipan (Hexobarbital) ein.

1937 Der amerikanische Anästhesist Arthur Ernest Guedel (1883 - 1956) veröffentlicht ein Schema zur standardisierten klinischen Beurteilung der Tiefe einer Äthernarkose.

1942 Die kanadischen Anästhesisten Harold Randall Griffith (1894 – 1985) und Gladys Enid Johnson (1909 – 2001) setzen Curare bei Narkosen für chirurgische Zwecke ein.

1943 Sir Robert Reynolds Macintosh (1897 – 1989), Oxford, seit 1937 erster Lehrstuhlinhaber für Anästhesie in Europa, beschreibt sein gebogenes Laryngoskop.

1944 Erste Verwendung des Lokalanästhetikums Lidocain durch Torsten Gordh (1907 – 2010) am Karolinska Institut in Stockholm

1951 Erste klinische Erprobungen des 1949 von Daniel Bovet (1907 – 1992) beschriebenen Muskelrelaxans Suxamethonium durch Franz Theodor von Brücke (1908 – 1970) und Otto Mayrhofer (*1920)

1953 Gründung der „Deutschen Gesellschaft für Anästhesie"
Einführung und staatliche Anerkennung der Weiterbildung zum „Facharzt für Anästhesie" in Deutschland

1956 Erste klinische Anwendung von Halothan durch Michael Johnstone am Manchester Royal Infirmatory

1959 Einführung der Neuroleptanalgesie durch Joris DeCastro (1919 – 1990) und Paul Mundeleer (*1914)

1960 Erstbeschreibung der malignen Hyperthermie durch den Australier Michael Denborough (*1929)

1961 Erste Anwendung des 1960 von Paul Janssen (1926 – 2003) synthetisierten Opioidanalgetikums Fentanyl

1966 Einführung der Ketaminanalgesie durch Günther Corssen und Edward Domino in den USA

1971 Erste Anwendung von Isofluran

1972 Klinische Erstanwendung von Etomidat durch Alfred Doenicke (* 1928) in München

1977 Erste Anwendung von Propofol durch Brian Kay und George Rolly

1983 Erstbeschreibung der Kehlkopfmaske durch den englischen Anästhesisten Archibald Brain (*1942)

1984 Erstzulassung von Midazolam in Deutschland

1990 Erstzulassung von Sevofluran für den klinischen Gebrauch in Japan

1996 Einführung des kurzwirksamen Opioidanalgetikums Remifentanil
Einführung der mikroprozessorgesteuerten kontinuierlichen Zufuhr von Propofol im Rahmen total intravenöser Anästhesien

$AaDO_2$ alveoloarterielle Differenz des Sauerstoffgehalts
ACh Acetylcholin
ADH antidiuretisches Hormon
AF Atemfrequenz
AMV Atemminutenvolumen
AP Aktionspotenzial
ASA American Society of Anesthesiologists
ASS Acetylsalicylsäure
AT Antithrombin; Angiotensin
$avDO_2$ arteriovenöse Differenz des Sauerstoffgehalts
AWR Aufwachraum
AZV Atemzugvolumen; Atemzeitverhältnis
BGA Blutgasanalyse
BIS Bispektralindex
BMI Body-Mass-Index
CaO_2 Sauerstoffgehalt des arteriellen Bluts („content of arterial oxygen")
CBF zerebraler Blutfluss oder Hirndurchblutung („cerebral blood flow")
CBV zerebrales Blutvolumen („cerebral blood volume")
CC Verschlusskapazität („closing capacity")
CCO kontinuierliches HZV („continuous cardiac output")
CCT kranielles Computertomogramm oder kranielle Computertomographie
CI Herzindex („cardiac index")
$CMRO_2$ zerebraler Sauerstoffverbrauch („cerebral metabolic rate of oxygen")
CMV maschinelle (= kontrollierte) Beatmung („continuous mandatory ventilation")
CO Herzzeitvolumen („cardiac output")
COPD chronische obstruktive Atemwegserkrankung („chronic obstructive pulmonary disease")
CPAP kontinuierlich positiver Atemwegsdruck („continuous positive airway pressure")
CPP zerebraler Perfusionsdruck („cerebral perfusion pressure")
CPPV Beatmung mit positivem endexspiratorischem Druck („continuous positive pressure ventilation")
CSA kontinuierliche Spinalanästhesie
CT Computertomogramm oder -grafie
CV Verschlussvolumen („closing volume")
DLT Doppellumentubus
DO_2 Sauerstoffangebot („delivery of oxygen")
EEG Elektroenzephalogramm oder -grafie
EDV enddiastolisches Volumen
EKE rythrozytenkonzentrat
EKG Elektrokardiogramm od. -grafie
EF Ejektionsfraktion (Auswurffraktion)
EP evozierte Potenziale
EZR Extrazellulärraum
FEV_1 forciertes exspiratorisches Volumen (Sekundenkapazität)
FFP gefrorenes Frischplasma („fresh frozen plasma")
FIO_2 inspiratorische Sauerstoffkonzentration („fraction of inspired oxygen")
FRC funktionelle Residualkapazität („functional residual capacity")
GFR glomeruläre Filtrationsrate
HES Hydroxyethylstärke
HF Herzfrequenz
HWZ Halbwertszeit
HZV Herzzeitvolumen
ICP intrakranieller Druck („intracranial pressure")
IE Internationale Einheit(en)
IHD isovolämische Hämodilution
ILMA Intubationslarynxmaske
INR International Normalized Ratio (Umrechnungsstandard für den Quick-Wert)
IPPV Beatmung mit positivem inspiratorischem Druck („intermittent positive pressure ventilation")
IRV Beatmung mit umgekehrtem Atemzeitverhältnis („inversed ratio ventilation")
ITN Intubationsnarkose
IZR Intrazellulärraum
KHK koronare Herzkrankheit
KG Körpergewicht
KOD kolloidosmotischer Druck
KOF Körperoberfläche
LA Lokalanästhesie, Lokalanästhetikum
LAP linksatrialer Druck („left atrial pressure")
LM(A) Larynxmaske („laryngeal mask [airway]")
LVEDP linksventrikulärer enddiastolischer Druck („left ventricular enddiastolic pressure")
MAC minimale alveoläre Konzentration
MAP mittlerer arterieller Druck („mean arterial pressure")
MAT maschinelle Autotransfusion
MH maligne Hyperthermie
MP Mallampati
MPS mononukleäres phagozytierendes System
MR Muskelrelaxans
NIBP nicht invasive Blutdruckmessung („non-invasive blood pressure")
NO Stickstoff(mon)oxid
NNM Nebennierenmark
NNR Nebennierenrinde

NSAID nicht steroidale Antiphlogistika („non-steroidal anti-inflammatory drugs")
PAK Pulmonalarterienkatheter
PaO_2 arterieller Sauerstoffpartialdruck
PAO_2 alveolärer Sauerstoffpartialdruck
PAS perioperative Anästhesiestation
PBA Plexus-brachialis-Anästhesie
PCA patientenkontrollierte Analgesie
PCEA patientenkontrollierte Epiduralanalgesie
PChE Pseudo- oder Plasmacholinesterase
PCIA patientenkontrollierte intravenöse Analgesie
PCV druckkontrollierte Beatmung („pressure controlled ventilation")
PCWP pulmonalkapillarer Verschlussdruck (Wedge-Druck)
PDA Periduralanästhesie
PDK Periduralkatheter
$PECO_2$ endexspiratorischer Kohlendioxidpartialdruck
PEEP positiver endexspiratorischer Druck („positive endexpiratory pressure")
pH „potentia Hydrogenii"
PNB periphere Nervenblockade
PONV „postoperative nausea and vomiting"
$pSaO_2$ partielle Sauerstoffsättigung des arteriellen Bluts
$PvCO_2$ venöser Kohlendioxidpartialdruck
PvO_2 venöser Sauerstoffpartialdruck
PVR Lungengefäßwiderstand („pulmonary vascular resistance")
RAP rechtsatrialer Druck („right atrial pressure")
rt-PA rekombinanter Gewebeplasminogenaktivator („recombinant tissue plasminogen activator")
RV Residualvolumen
RVED Prechtsventrikulärer enddiastolischer Druck („right ventricular enddiastolic pressure")
SaO_2 Sauerstoffsättigung des arteriellen Bluts
SHT Schädel-Hirn-Trauma
SI „stroke index" (Schlagvolumenindex)
SIMV synchronisierte assistierende und kontrollierte Beatmung („synchronized intermittent mandatory ventilation")
SPA Spinalanästhesie; Spontanatmung
SPK Spinalkatheter
$Sv_{gem}O_2$ Sauerstoffsättigung des gemischtvenösen Bluts
SvO_2 Sauerstoffsättigung des zentralvenösen Bluts
SV Schlagvolumen („stroke volume")
SVR totaler peripherer Gefäßwiderstand („systemic vascular resistance")
TCD transkranielle Dopplersonografie
TEE transösophageale Echokardiografie
TIA transitorische ischämische Attacke
TIVA total intravenöse Anästhesie
TK Thrombozytenkonzentrat
TOF „train of four"
t-PA Gewebeplasminogenaktivator („tissue plasminogen activator")
VC Vitalkapazität („vital capacity")
VCV volumenkontrollierte Beatmung („volume-controlled ventilation")
VIP vertikale infraklavikuläre Plexusblockade
VO_2 Sauerstoffverbrauch
WHO Weltgesundheitsorganisation (World Health Organization)
ZAS zentralanticholinerges Syndrom
ZNS zentrales Nervensystem
ZVD zentralvenöser Druck
ZVK zentralvenöser Katheter

A

Anhang

B

C

E

F

Anhang

Anhang

I

Anhang

Anhang

L

Anhang

Anhang

O

P

Anhang

Anhang

T

U

Anhang